Electrocardiogram Atlas of
Fu Wai Hospital

阜外心电图图谱

主　编　方丕华　杨跃进

副主编　尹彦琳　陶晓娟　王志毅
　　　　李春雨　卢喜烈

主　审　陈　新　孙瑞龙　王方正
　　　　张　澍　郭继鸿

学术指导　吴　祥　林治湖　刘仁光
　　　　魏经汉　吴　杰　杨钧国

人民卫生出版社
PEOPLE'S MEDICAL PUBLISHING HOUSE

图书在版编目（CIP）数据

皋外心电图图谱 / 方丕华等主编 .—北京：人民卫生出版社，2008.4

ISBN 978-7-117-10016-8

I. 阜… II. 方… III. 心电图－图谱
IV. R540.4-64

中国版本图书馆 CIP 数据核字（2008）第 033738 号

人卫智网	www.ipmph.com	医学教育、学术、考试、健康，购书智慧智能综合服务平台
人卫官网	www.pmph.com	人卫官方资讯发布平台

皋外心电图图谱

主　　编：方丕华　杨跃进
出版发行：人民卫生出版社（中继线 010-59780011）
地　　址：北京市朝阳区潘家园南里 19 号
邮　　编：100021
E - mail：pmph @ pmph.com
购书热线：010-59787592　010-59787584　010-65264830
印　　刷：中农印务有限公司
经　　销：新华书店
开　　本：889 × 1194　1/16　　印张：42.25　　插页：4
字　　数：1371 千字
版　　次：2008 年 4 月第 1 版　2025 年 5 月第 1 版第 12 次印刷
标准书号：ISBN 978-7-117-10016-8
定　　价：98.00 元
打击盗版举报电话：010-59787491　E-mail：WQ @ pmph.com
质量问题联系电话：010-59787234　E-mail：zhiliang @ pmph.com
数字融合服务电话：4001118166　E-mail：zengzhi @ pmph.com

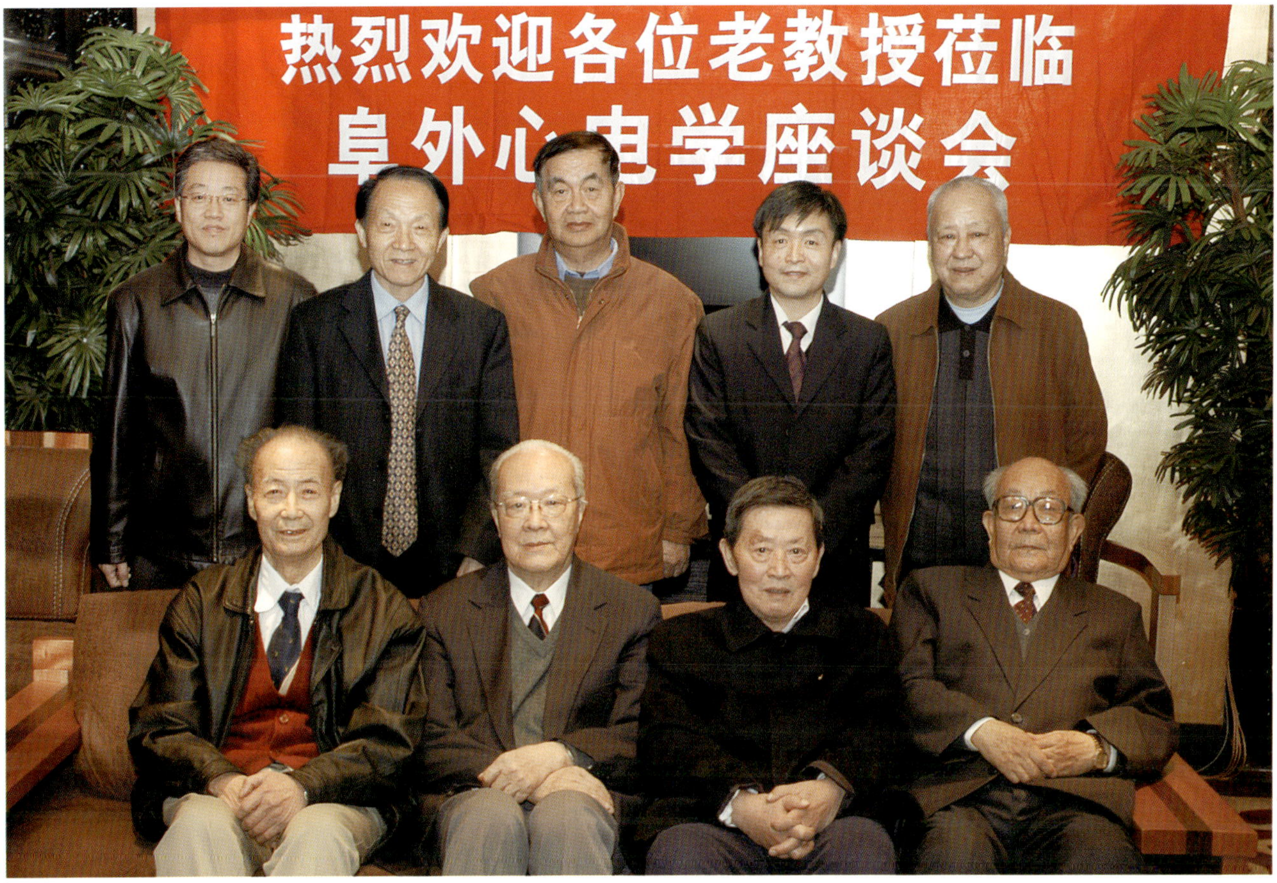

左起前排为：孙瑞龙　方圻　陈新　刘士珍教授
左起后排为：杨跃进　王方正　胡绳俊　方丕华　姜治忠教授
2008 年 3 月 19 日阜外心血管病医院邀请曾为阜外心电图学发展作出重要贡献的部分老专家座谈

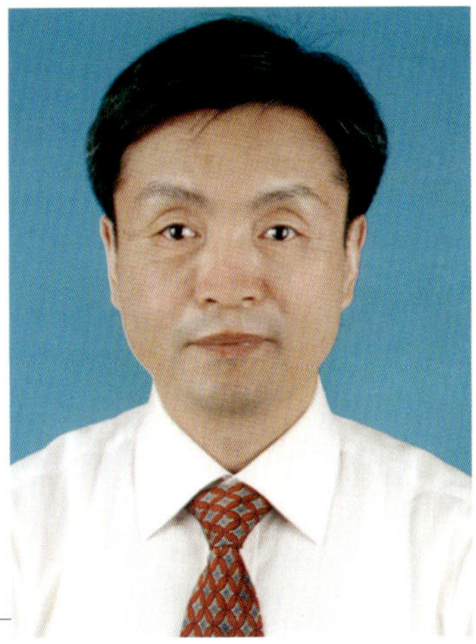

主编简介

方丕华，男，1958年生，医学博士，中国协和医科大学阜外心血管病医院心律失常诊治中心教授、主任医师、博士生导师，兼任阜外心血管病医院功能检测中心主任，中华医学会心电生理和起搏分会无创心电学组副组长，中国心电信息学分会副主任委员。1998年10月至2001年9月先后在意大利著名的帕维亚大学和美国的威克林大学医疗中心从事博士后研究3年，主攻心律失常的标测和介入治疗。2001年底学成回国后专门从事心脏起搏和心律失常的介入治疗。先后承担有首都医学发展基金、北京自然科学基金和国家科技部等省部级科研任务6项，发表在国内外医学杂志的专业论文60余篇，主译和主编著作多部。

专业特长：室上性心动过速、室性心动过速、房性心动过速、心房颤动、心房扑动等电生理检查和射频消融、起搏器植入和随访、无创心电学检查的诊断及心血管内科疾病的诊治。

主要研究方向：各种心律失常的机制和介入治疗，以及用无创心电学方法对心脏性猝死进行危险性分层研究。

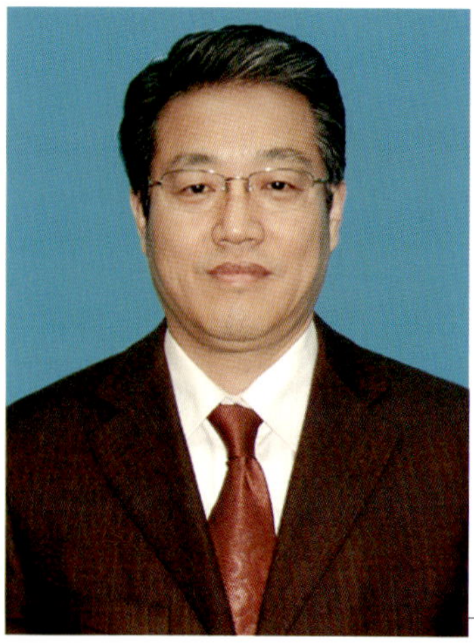

主编简介

杨跃进,1958年出生,教授、主任医师、博士生导师。1982年12月毕业于苏州医学院医学系,获学士学位,1989年于中国医学科学院协和医科大学研究生院获得博士学位。1991~1993年赴加拿大渥太华大学心脏病研究所进修,1997年赴美国Stanford大学医院学习。现任中国医学科学院阜外心血管病医院副院长,心内科主任,兼任中华医学会全国和北京分会心血管病委员会委员,国内中华心血管病杂志等多家杂志的编委、副主编。曾主持国家973、863、自然科学基金、教育部和卫生部等基金项目十多项。已荣获国家科技进步二等奖1项,省部级科技进步奖2项,中国医学科学院科技进步奖、医疗成就奖,全国优秀论文奖多项;并于1999年获得中国医学论坛报评选的美国赛克勒基金青年医师年度奖。已在专业杂志上发表学术论文200余篇,其中第1作者近百篇。

专业擅长:冠心病诊治和介入治疗,特别是经桡动脉复杂病变的介入治疗。

主要研究方向:心血管疾病疑难重症的诊治和救治。心肌梗死后的心室重构、心肌组织无再流和再灌注损伤的防治,存活心肌的识别,骨髓干细胞移植和心力衰竭防治的研究。

编　委

（以姓氏拼音排序）

蔡思宇　浙江大学附属第二医院

曹东芳　中国医学科学院阜外心血管病医院

常文兰　中国医学科学院阜外心血管病医院

陈　琪　中国人民解放军301医院

陈　新　中国医学科学院阜外心血管病医院

陈柯萍　中国医学科学院阜外心血管病医院

程显声　中国医学科学院阜外心血管病医院

楚建民　中国医学科学院阜外心血管病医院

邓晶萍　中国医学科学院阜外心血管病医院

方　全　中国医学科学院北京协和医院

方丕华　中国医学科学院阜外心血管病医院

冯　莉　中国医学科学院阜外心血管病医院

巩　燕　厦门大学附属中山医院厦门心脏中心

郭继鸿　北京大学人民医院

郭远林　中国医学科学院阜外心血管病医院

侯　煜　中国医学科学院阜外心血管病医院

华　伟　中国医学科学院阜外心血管病医院

黄　洁　中国医学科学院阜外心血管病医院

李　卫　中国医学科学院阜外心血管病医院

李　智　中国医学科学院阜外心血管病医院

李春雨　山东济宁医学院附属医院

李建军　中国医学科学院阜外心血管病医院

李晓枫　中国医学科学院阜外心血管病医院

李亚辉　中国医学科学院阜外心血管病医院

林治湖　大连医科大学附属第一医院

刘　莹　中国医学科学院阜外心血管病医院

刘仁光　辽宁医学院附属第一医院

刘兴鹏　首都医科大学附属安贞医院

柳志红　中国医学科学院阜外心血管病医院

卢喜烈　中国人民解放军301医院

浦介麟　中国医学科学院阜外心血管病医院

任晓庆　中国医学科学院阜外心血管病医院

任振芳　中国医学科学院阜外心血管病医院

孙配玲　中国医学科学院阜外心血管病医院

孙瑞龙　中国医学科学院阜外心血管病医院

陶晓娟　中国医学科学院阜外心血管病医院

王方正　中国医学科学院阜外心血管病医院

王国干　中国医学科学院阜外心血管病医院

王红宇　山西医科大学附属第二医院

王玉山　中国医学科学院阜外心血管病医院

王志毅　天津医科大学总医院

韦丙奇　中国医学科学院

魏经汉　河南大学附属第一医院

吴　杰　华中科技大学同济医学院附属同济医院

吴　祥　浙江大学附属第二医院

熊长明　中国医学科学院阜外心血管病医院

杨钧国　华中科技大学协和医院

杨伟宪　中国医学科学院阜外心血管病医院

杨晓云　华中科技大学同济医学院附属同济医院

杨跃进　中国医学科学院阜外心血管病医院

尹彦琳　中国医学科学院阜外心血管病医院

张海澄　北京大学人民医院

张　健　中国医学科学院阜外心血管病医院

张　澍　中国医学科学院阜外心血管病医院

朱　俊　中国医学科学院阜外心血管病医院

参编人员

（以姓氏拼音排序）

常淑秀　关　键　关　越　何　佳　胡福莉　贾　鹏　焦　峰　荆晓丽　李　晶　梁　慧　梁迎春

刘　岩　刘　悦　卢国英　路黎明　潘湘斌　施　露　时晓蕾　宋静宜　王　卉　赵林蓉　朱凌华

序 一

心电图技术最早由吴英恺院长和当时的心内科主任方圻教授引进阜外心血管病医院。在黄宛教授的领导下，对心电图技术进行了深入的临床应用研究和积极推广，先后出版了数本心电图学方面的专著，特别是黄宛教授主编的《临床心电图学》先后出了5版，对全国的心电学工作者和临床医生影响很大。由于黄宛教授年事已高，我作为主编主持了第6版的修订工作，同时，为了纪念黄宛教授对我国心电图学的卓著贡献，第6版书名将改为《黄宛临床心电图学》。在该书再版之际，方丕华教授和杨跃进副院长主编的这本《阜外心电图图谱》一书，是"阜外"心电学工作者的经验总结，可作为《黄宛临床心电图学》的补充参考书，相信会对广大的心电学工作者和临床医生很有裨益。

中华医学会心电生理和起搏分会　名誉主任委员
中华心律失常学杂志　主编
阜外心血管病医院　教授

序 二

自心电图检查技术在临床应用以来，已超过100年，由于它具有诸多优点，包括设备简单、费用低廉、操作方便、无创安全、重复性好、参考价值大等等，所以一直在心脏病学(甚至某些非循环系统疾病)的临床诊断、治疗过程中居于必不可少的地位。百余年来，随着科学技术的飞速发展，心电图领域中相关的理论、概念、仪器、技巧、应用范围等也不断发展、扩充，始终保持着发展空间与生存活力。我国心电图技术的临床应用，开始于老协和医学院的前辈。新中国医学事业中，黄宛教授及时引进心电图学的新概念、新技术，并大力推广提高、培训人才，使心电图的临床应用，在全国蓬勃发展，水平不断提高，成绩卓著，为学界所尊敬。

阜外心血管病医院的心电图技术是在黄宛、方圻等前辈亲手建立、亲身参与、亲自管理而发展起来的，前辈们的敬业、仁爱、求真、务实、拼搏、攀登的精神，严谨、谦虚的学风，踏实、实践的作风，一直是后辈们的榜样，激励、指导着后辈们的工作，三十多年来不断保持着与时俱进的状态，在实际工作中积累了大量宝贵的资料。由于阜外心血管病医院是我国第一所心血管病专科医院和研究所，设备完善、人才集中，专业技术的发展处于领先地位，吸引了大量患者就诊，在诊治过程中，检查完备，诊断明确，治疗得当，观察细致，结论可靠，因此积累的资料是非常宝贵的。

临床采用的各种检查手段，都是具有各自的作用和限度的，心电图技术也不能例外，所以利用心电图作为临床诊断、治疗的根据时，必须了解患者的全面临床资料与具体情况，把心电图的表现特征与其他所见相互核对、相互印证，才能做出比较正确的判断。一定要把心电图和具体患者作为整体来看，切不可只看心电图而脱离患者的其他资料就武断地判断，这样很容易导入误区。不论是在什么岗位上应用心电图，一定要保持这个理念。

我对编写本书寄予厚望。作者把阜外心血管病医院和某些兄弟医院多年来积累的大量宝贵资料，与同道们分享。书中对心电图的理论领域的概念，只简要介绍通用的共识，而并不赘述。但整体内容还是包括了新的进展。全书精选了近800幅临床实例心电图，内容相当丰富，涉及心电图问题的各个方面，其中不少是临床上较难遇见的复杂病例。对心电图的阐述与讨论，都与患者的具体情况结合，其结论是可信的。本书与读者分享的是从实践中积累的经验，面对的是临床实际问题，指出心电图在临床诊治中的实用价值。本书体现了重视实践，重视整体，以患者为本的理念，给读者以正确的导向。本书适用于学习、应用心电图的各类人员。当然，本书绝非尽善，深望读者持爱护本书之意，多提宝贵的建设性意见，帮助作者改进。

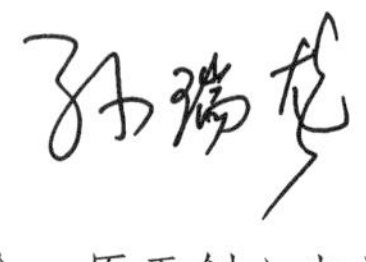

中华医学会心电生理和起搏分会 原无创心电学组组长
阜外心血管病医院 教授

前　言

自1956年由解放军胸科医院组建中国医学科学院阜外医院以来，无数阜外医院的医务工作者本着敬业、仁爱、求实、攀登的传统精神，不断拼搏进取，为中国心血管病的防治作出了杰出的贡献，同时也打造出了深受全国人民厚爱的“阜外”品牌。作为心血管病诊断的重要基本方法，心电图也最早由吴英恺和方圻教授引进阜外医院，然后在黄宛教授带领下，在其临床应用研究方面做了大量工作。黄宛、陈新、孙瑞龙教授先后出版了《临床心电图学》、《临床心电图图谱》和《简明心电图学》等专著，对中国心电学的发展起到了有力的推动作用，作出了杰出贡献。阜外医院现在已成为国家心血管病医疗、科研、预防和人才培养的重要基地，同时还是中国心血管技术协作培训中心，卫生部心血管病防治中心和世界卫生组织心血管病研究与培训中心。

随着阜外医院的发展壮大，心电学检测技术由当初单一的心电图室逐渐发展为门类齐全的功能检测中心。各项检测的临床工作量，堪称世界之最。常规心电图年均19万人次，动态心电图23 000人次，平板运动试验12 000人次，还有大量的远程心电监测、心磁图、倾斜试验和肺功能检测等。如此大量的临床检测工作为我们出版《阜外心电图图谱》提供了丰富的病例资料。为了保证《阜外心电图图谱》成为广大心电学工作者的良书益友，我们特邀请了全国在心电学第一线工作的专家教授撰写相关章节，以便达到百家争鸣、博采众长的学术效果。

本书多数章节都包括三部分，第一节是心电图概论，第二节是范例图谱，第三节是病例思考。第一节概论部分简要地介绍了心电图基本理论知识，第二节和第三节共收集了近800幅临床实例心电图，其中很多是一般医院临床上很难遇见的病例。

书中的心电图诊断术语主要参考了中华医学会心电生理和起搏分会和中国医药生物技术协会心电学技术分会在北京国际心血管病论坛—现代心电图学分论坛上制订的心电图诊断名词规范化的专家共识。但仍有部分名词保留了各院校自身的一些特点，由于时间仓促，未能做到完全统一。欢迎广大读者对本书中存在的问题和错误提出批评、指正，以期今后达到心电图诊断名词的规范化和标准化，使该书日臻完善。

衷心感谢方圻、黄宛等一辈心电学专家的艰辛创业和杰出贡献；感谢孙瑞龙、陈新、林治湖、吴祥、王方正等老教授对本书出版的支持；感谢全国兄弟院校心电图学专家为此书付出的辛劳，感谢阜外医院功能检测中心的全体同仁为本书所做的各项细致的工作。

方丕华　杨跃进

2008年2月22日

目　录

第一章

心电图及其导联

本章内容提要：

第一节　概　　论

心脏在机械收缩前，先产生可传导到皮肤表面的生物电流，使身体各不同部位的体表出现电位差。通过心电图机将体表上这种电位差连续记录下来所得的曲线即为心电图。它是心肌电活动的反映。

由于人体是个导电体，心脏电活动所产生的电位变化可向体表任何部位传导，因此将电极放在体表任意两点，都可引导出心电的变化。为了确定一个标准的心电图形，也为了便于对不同的心电图进行比较，必须规定一个统一安放电极的部位和电极与心电图机的连接方式。这种引导电极安放的部位以及各电极与心电图机正负极的连接方式叫做导联。

目前国际上对常规心电图导联已有统一规定。包括：肢体导联（额面导联）和胸壁导联（横面导联）两部分。肢体导联又分成三个标准导联（Ⅰ、Ⅱ、Ⅲ）和三个加压单极导联（aVR、aVL、aVF）；胸壁导联共 6 个（V_1～V_6）。此外，不常用的导联有：右胸导联（V_3R～V_8R）、后壁导联（V_7～V_9）和比上述导联高一肋间导联（V_1'～V_6'）及低一肋间导联（$V_{1'}$～$V_{6'}$）等。

一、六轴系统与导联轴

（一）定义

某一导联正负极间的假想连线称为该导联的导联轴。每一导联轴可分正负两部分，与心电图机正极相连的一侧为正；与心电图机负极相连的一侧为负。将额面六个肢体导联轴或横面六个胸壁导联轴分别组成辐射状的图形，称为六轴系统。六轴系统是导联轴的一种表达方式。

（二）分类

1. 额面六轴系统，又称：Bailey 六轴系统，由六个肢体导联轴组成。

2. 横面六轴系统：由心前六个导联轴组成。

（三）六轴系统的构成

1. 额面六轴系统的构成

将六个肢体导联轴保持原有的方向不变，并平行移动至 Einthoven 等边三角形的中心点，即形成额面六轴系统。每一导联轴均从中心点分成正负两部分，各导联之间的夹角约为 30°（图 1-1）。

2. 横面六轴系统的构成

以同样的方式，通过各心前导联轴的零电位点也可画出横面六轴系统。胸壁 V_1～V_6 导联以左腋中线为 0°，右腋中线为 180°，V_1～V_6 导联分别处于 125°、90°、65°、45°、5°、0°和－25°的电轴上，构成水平面六轴系统。以中心点向探查电极一侧为正；对侧为负（图 1-2）。

（四）六轴系统的意义

1. 帮助理解心电向量与导联轴之间的关系：心电向量与导联轴平行时，其投影最大；心电向量垂直于导联轴时，其投影为一点，心电图上显示为等电位线；心电向量与导联轴的夹角＞90°时，其投影在负侧；心电向量与导联轴平行但方向相反时，其投影也最大，但位于负侧。

2. 帮助理解 P、QRS、T 平均电轴：所谓平均电轴是指心房、心室激动中产生的最大综合向量的方向。

3. 计算心电轴：在心电学中"心电轴"通常指的是额面 QRS 电轴。根据投影原理，利用六轴系统确定心电轴。通过观察Ⅰ、Ⅲ导联的 QRS 波群主波方向，粗略估计平均心电轴的方向。

（1）Ⅰ导联 QRS 波群主波向下、Ⅲ导联 QRS 波群主波向上，二者呈"针锋相对"，则电轴右偏；

（2）Ⅰ导联主波向上，Ⅲ导联主波向下，二者呈现"背道而驰"，则电轴左偏；

（3）Ⅰ、Ⅲ导联主波方向均朝上，电轴为正常；

（4）Ⅰ、Ⅲ导联 QRS 波群主波方向均向下，电轴指向"无人区"，为不定电轴或电轴极度偏移。

4. 帮助理解心电活动在立体空间变化的全貌：水平面与额平面六轴系统共同反映心脏电活动在三维空间前、后、左、右和上、下各方位的变化。

二、额 面 导 联

（一）定义

额面导联指反映激动在前额面上、下、左、右的变化的导联，即肢体导联。

（二）分类

1. 标准导联：即Ⅰ、Ⅱ、Ⅲ导联，为双极导联。

2. 加压单极肢体导联：即 aVR、aVL、aVF 导联，为单极导联。

（三）重要概念

1. Einthoven 三角学说

标准导联是根据 Einthoven 等边三角形学说提出的。其要点如下：

（1）人体是一个近于圆形的导电性能均匀的容积导体；

（2）左肩、右肩和躯干下部三点构成等边三角形（Einthoven 三角）的三个顶点，这三条线代表三个标准导联的轴线（图 1-3）；

（3）把心脏看作是一个单一的电偶，位于等边三角形的中心；

（4）心电周期中，该电偶位置固定不变；

（5）心脏与上述三个肢体均在同一水平面上。

2. Einthoven 定律（法则）

Ⅱ导联 R 波的峰电位（或任何一点的电位）等于在这一刻Ⅰ和Ⅲ导联的电压之和，Ⅰ＋Ⅲ＝Ⅱ。

用 RA 代表右上肢；LA 代表左上肢；LL 代表左下肢，三个标准导联的关系为：Ⅰ＝LA－RA　Ⅱ＝LL－RA　Ⅲ＝LL－LA

Ⅰ＋Ⅲ＝LA－RA＋LL－LA＝LL－RA（Ⅱ）

(四) 标准导联(Ⅰ、Ⅱ、Ⅲ导联)

1. 定义

自1903年心电图机用于临床,直到40年代创建单极导联以前,心电图记录技术仅有这唯一的三个导联,故习惯上称之为"标准导联",这并不意味着它较其他导联更科学、更准确。标准导联为双极导联(每对电极有正负极之分),其仅反映两个肢体电极之间的电位差。

2. 标准导联连接方式:

(1) Ⅰ导联:左上肢与心电图机正极相连;右上肢与负极相连,所得电位是两上肢间的电位差。当左上肢电位高于右上肢时,所描记的波形向上;反之向下。

(2) Ⅱ导联:正极接左下肢;负极接右上肢,当左下肢电位高于右上肢时波形向上;反之向下。

(3) Ⅲ导联:正极接左下肢;负极接左上肢,当左下肢电位高于左上肢时波形向上;反之向下(图1-4)。

3. 三个标准导联的电压关系:

由于双极导联连接方式的结果,产生Einthoven定律:Ⅰ+Ⅲ=Ⅱ,即在同一瞬间,Ⅱ导联QRS波的电压等于Ⅰ与Ⅲ导联QRS电压的代数和。

(五) 加压单极肢体导联

1. 定义

由于标准导联提供的信息有限,而在额面三个导联轴之间存在的60°缺口较大。Wilson等人根据Einthoven三角的原则,将左、右上肢与左下肢的导联线各通过5kΩ电阻互相连接起来,组成中心电端。根据数学计算结果,该电端的电压近似为零,故可做为"无干电极"。无干电极与心电图机中电流计的负极相连,正极(探查电极)与肢体相连,这种连接方式称"单极导联"。所记录的波形代表探查电极所在部位的电位变化。

由于这种连接方式所得到的图形振幅较低,不便分析。1942年Godberger对中心点端进行了改良,在描记某一肢体的单极导联心电图时,便去除那个电极与中心电端的联系,从而使该导联在图形不变的前提下电压增加50%,故称加压单极肢体导联,分别表示为:aVR、aVL、aVF。

2. 加压单极肢体导联连接方式

(1) aVR导联:探查电极与右上肢相连,无干电极与左上肢及左下肢相连。

(2) aVL导联:探查电极与左上肢相连,无干电极与右上肢及左下肢相连。

(3) aVF导联:探查电极与左下肢相连,无干电极与左、右上肢相连(图1-5)。

三、横面导联

(一) 定义

横面导联是指利用单极导联的连接方式,将中心电端作为无干电极,探查电极放在胸壁不同部位上的导联。它反映激动在水平面前、后、左、右的变化。

(二) 分类

1. 常规部位导联:包括V_1~V_6导联;

2. 特殊部位导联:包括V_7~V_9导联、V_3R~V_8R导联及上、下肋间导联。

(三) 横面导联连接方式

胸壁各导联的位置是以胸部骨骼的标志为参照点安放的。

1. 常规部位连接

(1) V_1导联:探查电极置于胸骨右缘第4肋间;

(2) V_2导联:探查电极置于胸骨左缘第4肋间;

(3) V_3导联:探查电极置于V_2与V_4连接中点;

(4) V_4导联:探查电极置于左锁骨中线与第5肋间相交处;

(5) V_5导联:探查电极置于左腋前线与V_4同一水平;

(6) V_6 导联:探查电极置于左腋中线与 V_4、V_5 同一水平(图 1-6)。

2. 特殊部位连接

(1) V_7 导联:左腋后线 V_4 水平;

(2) V_8 导联:左肩胛线 V_4 水平;

(3) V_9 导联:后正中线 V_4 水平;

(4) V_3R 导联:右胸与 V_3 导联相对应的部位;

(5) V_4R 导联:右胸与 V_4 导联相对应的部位;

(6) V_5R 导联:右胸与 V_5 导联相对应的部位;

(7) V_6R 导联:右胸与 V_6 导联相对应的部位;

(8) V_7R 导联:右胸与 V_7 导联相对应的部位;

(9) V_8R 导联:右胸与 V_8 导联相对应的部位。

特殊情况下还可加做上述导联的上一、二肋间或下一、二肋间。(图 1-7)

第二节 图　谱

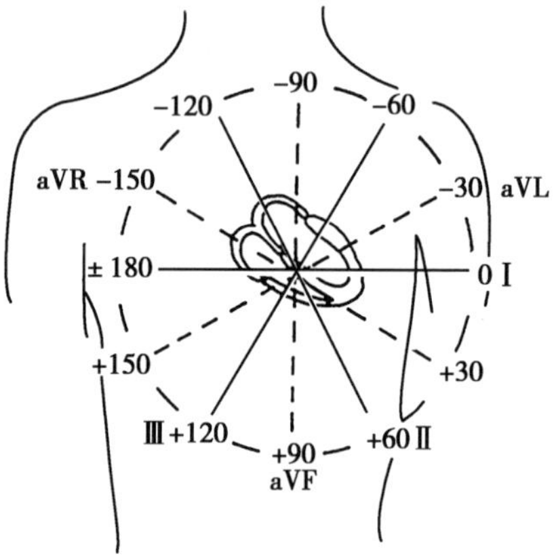

图 1-1 额面六轴系统

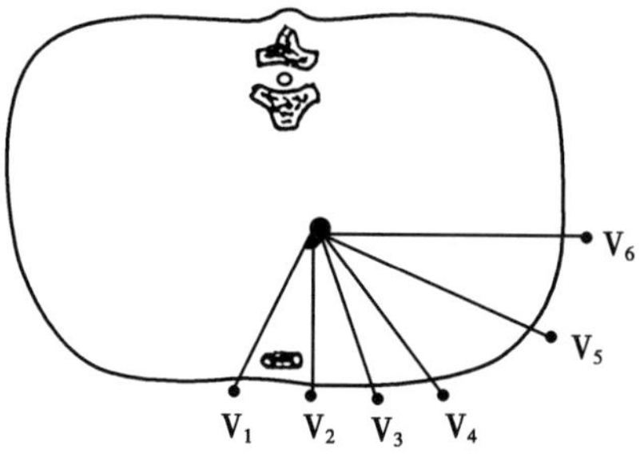

图 1-2 横面六轴系统

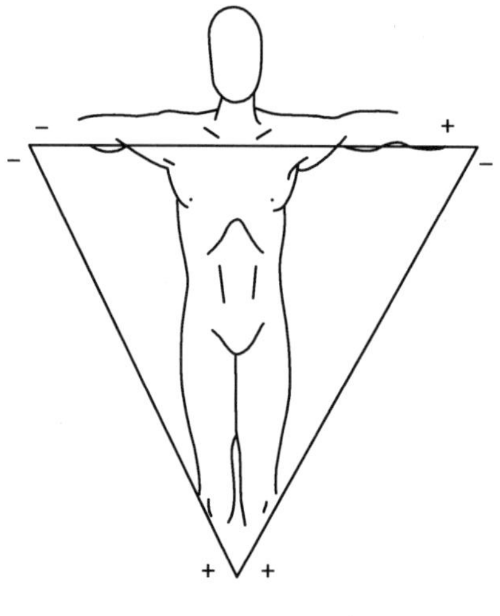

图 1-3 Einthoven 三角学说

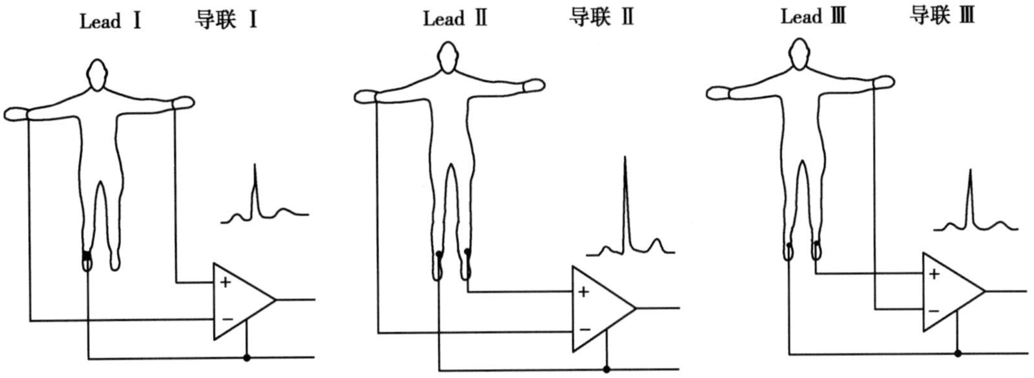

图 1-4　标准导联的连接方式

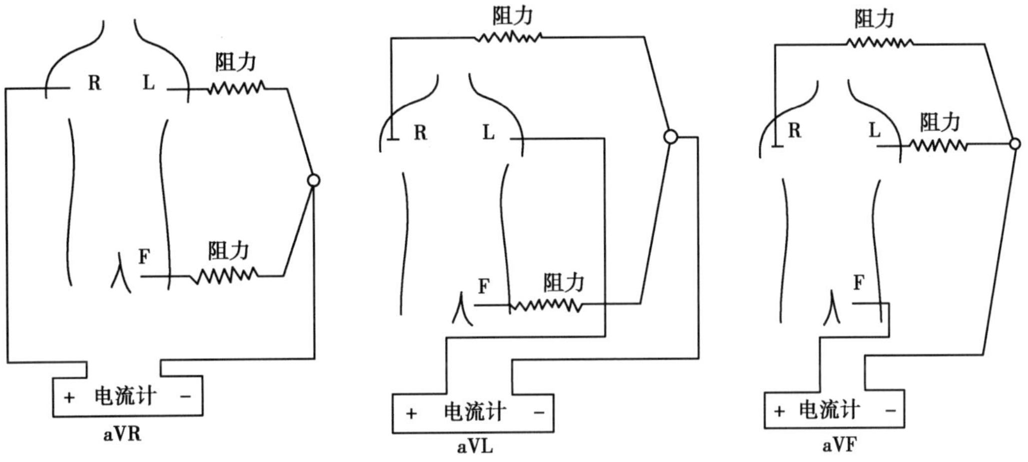

图 1-5　加压单极肢体导联连接方式

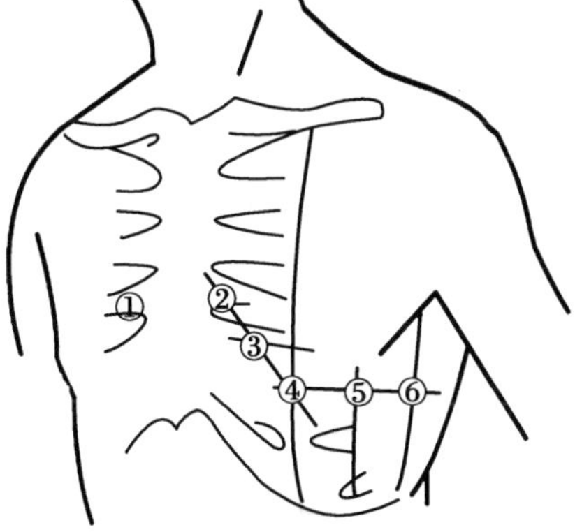

图 1-6　胸壁导联连接方式

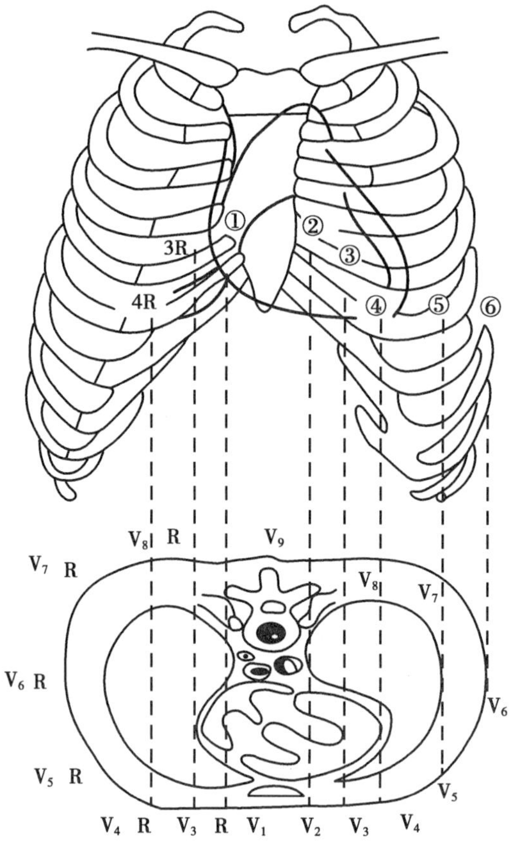

图 1-7　特殊部位连接

（方丕华　陶晓娟）

第二章

正常心电图

本章内容提要：

第一节　心电图概论

一、心脏的解剖学

（一）心脏的位置与外形

1. 心脏的位置　心脏在胸腔中纵隔的前下部，膈肌之上，两肺之间。约 2/3 在正中线左侧，1/3 在正中线右侧，周围裹以心包。在心血管系统中起着泵血的作用。

2. 心脏的外形　心脏的形状呈前后略偏的倒置圆锥形，心底朝向右后上方，位于第 5 至第 8 胸椎水平，由左右心房构成。心尖朝向左前下方，位于左侧第 5 肋间隙锁骨中线内侧约 1cm 处，由左心室构成。心脏的前面隆凸，朝向胸骨与肋软骨，称胸肋面（前壁），大部分由右心室、右心房构成。膈面（下壁）紧贴于膈肌之上，大部分由左心室构成，亦包括右心室的一部分。

（二）心脏的内部结构

心脏主要是由心肌构成的含腔器官，心腔被纵行的房、室间隔分为左右两半，右半心流动着静脉血，左半心流动着动脉血。房与室之间有房室口相通。整个心脏共分为右心房、右心室、左心房和左心室四个腔。

1. 右心房　右心房壁薄腔大，位于心脏右上部，分房体及心耳两部分。右心房借前下方的右房室口与右心室相通，依房间隔与左心房相毗邻。房间隔中部的浅凹陷称卵圆窝，是心导管穿刺的理想部位。如不闭合，可形成房间隔缺损。在右心房的上方和后下方，各有一个开口，分别称上、下腔静脉口。

2. 右心室　右心室为一扁平的锥形心腔，覆盖于左心室的右前方，壁厚约 3～4mm，出入右心室腔的口有前方的肺动脉口和后方的右房室口，室间隔将左右心室隔开。

右心室以室上嵴为界，位于后下方的为流入道、前上方的为流出道。右房室口为流入道的口，周缘有三个近似三角形的瓣膜，称三尖瓣。右室流出道借肺动脉口通向肺动脉干，肺动脉口周有三个半月形瓣膜，称肺动脉瓣。各瓣膜的作用是阻止血液反流、保证血流沿同一方向运行。

3. 左心房　左心房在心脏的后部，横卧于左心室上方形似长方体，分为左心耳和左心房体部两部分。左心房共有五个开口，即四个肺静脉口和一个与左室相通的左房室口。

4. 左心室　左心室位于右心室后方，近似圆锥形，因左心室工作负荷比右心室大，故左室壁较右室壁厚约3倍，约9～12mm。左心室有出入两口，即右前方有主动脉口，左后方有左房室口。室间隔组成左室的一部分，稍向右室隆凸，大部分为肌性组织，仅上方一小部分为膜性，称为膜部。膜部或肌部室间隔缺损，则左右心室可直接相通。

左心室以二尖瓣前瓣为界，分为流入道和流出道两部分。流入道的入口为左房室口，口周缘有二尖瓣，流出道的出口为主动脉口，口缘有三个半月瓣，称主动脉瓣。

（三）心壁的构造

心壁由心内膜、心肌层和心外膜三层所构成。

1. 心内膜　为衬附在心脏壁内层的表面光滑的薄膜，心内膜按其结构又可分为三层，即内皮层、内皮下层和心内膜下层。在乳头肌和腱索处无心内膜下层。心内膜向心腔突出皱褶，形成心脏瓣膜；向大血管内延伸，与血管内膜相连。

2. 心外膜　为心脏壁的外层，即心包膜的脏层。在成人，心外膜较心内膜厚，其中含有血管及脂肪组织。

3. 心肌层　位于心内膜和心外膜之间，是心脏壁的主要组成部分。其大部分由心肌细胞组成，这些心肌细胞的排列比较复杂，单个心肌细胞首尾相连排列成线状，很多心肌细胞集合成束或膜片，这些心肌细胞束或膜片在心肌膜内呈螺旋形交错排列，使心室收缩时，心室长轴径缩短，而深部肌层收缩使心室腔缩小。

心脏各部位的心肌层因其负荷不同，厚度也不一致，其厚度依次为左心室、右心室、心房。心房肌与心室肌被左右房室口周围的纤维相隔，而不直接相连，因此，房室纤维环起到电绝缘作用。

（四）心脏的传导系统

心脏传导系统是心壁内由心肌特化而成的具有自发起搏冲动并能将这些冲动传导到心脏各部位的系列结构组成，使心房和心室按一定的顺序和节律进行收缩和舒张运动。心脏传导系统包括：窦房结、结间束、房室结、房室束、左、右束支、分支（左前、后分支）、普肯耶纤维（图2-1）。整个心脏传导系统主要由起搏细胞（结细胞）、移行细胞和普肯耶纤维构成，其周围均被厚的结缔组织包裹。

二、正常心电图

一份典型的心电图由以下成分组成（图2-2）：

1. 心率　代表单位时间内心脏激动的频率或次数。
2. 心律　代表心脏激动的规律性。
3. P波　代表左、右心房除极的过程。
4. PR间期　代表自心房除极开始至心室除极开始的时间。
5. QRS波群　代表左、右心室除极的过程。
6. ST段　代表心室除极终末至复极开始之间的无电位变化时段。
7. T波　代表心室复极的电位变化。
8. U波　代表心肌激动后的后电位。
9. QT间期　代表心室除极和复极过程的总时程。

（一）心率及其规律性

1. 心率的计算

（1）如果心律基本规整，从心电图上测量PP或RR间期可计算出心率。测定的方法为，测量两个P波或R波之间的时间（s）并将其代入下列公式：

$$每分钟心率=\frac{60}{RR或PP间期(s)}$$

(2) 如果心律不规整时，如心房颤动，可数出6s(心电图纸上30大格)中的QRS波群个数，然后乘以10即为平均心室率。

2. 心率及心律的正常值

(1) 正常成人窦性心律的频率在60～100次/分；

(2) 节律规整，同导联RR间差<0.12s。

(二) P波的形态学

1. P波形态

(1) 窦性心律时P波在Ⅰ、Ⅱ、aVF、V_4～V_6导联直立，aVR导联倒置；

(2) 正常P波可有轻微切迹，切迹的两个波峰间期<0.03s。

2. P波测量

(1) P波振幅测量：以P波起点为参比点，从基线上缘测量至P波顶点。

(2) P波时间测量：以12导联最早出现的P波起点量至12导联最晚结束的P波终点。如果采用非12导联同步描记，可测量P波最宽的导联，测量时从P波起点的内缘测量至P波结束的内缘。

3. P波正常值

(1) P波振幅正常值：

1) 肢体导联<0.25mV；

2) 胸壁导联<0.15mV；

3) V_1导联P波负性部分<0.1mV；

4) V_1导联P波终末电势(负向振幅与时间的乘积即Ptf-V_1)绝对值<0.03s。

(2) P波时间正常值：成人P波正常时限为0.08～0.11s。

(三) PR间期

1. PR间期测量　从12导联最早出现的P波起点量至最早出现的QRS波群起点处，或选择P波和QRS波群最清楚的导联。

2. PR间期正常值

(1) 成人PR间期正常范围在0.12～0.21s；

(2) 儿童在0.11～0.18s。

(四) QRS波群的形态学

典型的QRS波群包括三个紧密相连的综合波，第一个离开基线向下的波为“Q”波；Q波后陡直向上的波为“R”波；R波后接着向下的波，称为“S”波。但并不是每一个QRS波群都必须具有Q、R、S三个波。

1. QRS波群测量

(1) QRS波群时限的测量：QRS波群时限的测量与P波测量相同，从12导联最早出现的QRS波群起点量至12导联最晚结束的QRS波群终点，或寻找QRS波群最宽的导联测量QRS波群起点至QRS波群终点。

(2) QRS波振幅测量：QRS波群振幅测量的原则是负向波振幅从基线下缘量到负向波底点(最低点)，正向波振幅从基线上缘量至正向波顶点(最高点)。

2. QRS波正常值

(1) QRS波群时限正常值：

1) 成人肢体导联为0.06～0.08s，胸导联0.06～0.11s；

2) 儿童上限为0.09s。

(2) QRS波群振幅正常值：

1) Q波正常值：

① 肢体导联：除Ⅲ、aVR导联外，Q波时间<0.03s；Ⅲ导<0.05s，Q波深度一般不超过同导R波振幅的1/4。

② 胸导联：多数正常人左胸导联可出现小Q波，Q波宽度≤0.03s；Q波深度一般≤0.2mV；V_2、V_3不应有Q波。

2）R波正常值：

① 肢体导联：R波在Ⅰ导联<1.5mV；aVL导联<1.2mV；Ⅱ导联<2.5mV、aVF导联<2.0mV。

② 胸导联：胸导R波振幅从右胸导联（V_1、V_2）到左胸导联（V_4～V_6）逐渐递增。V_1导联可以呈QS型，但呈rS型时，R波振幅应<0.6mV。V_4导联R振幅最高，其次是V_5、V_6导联。胸导R波振幅随年龄增长而逐渐减低；40岁以上V_5导联R波<2.5mV，年青人可达3.0mV。$R_{V_1}+S_{V_5}$<1.2mV，$R_{V_5}+S_{V_1}$男性<4.0mV；女性<3.5mV。

3）S波振幅及正常值：常规12导联中，右胸导联S波最深，正常成人V_1～V_3导联应<2.1mV，个别健康者可达3.0mV，Ⅰ、Ⅱ、aVF导联S波应<0.5mV。

4）QRS波群低电压：如果所有肢体导联R+S≤0.5mV为肢体导联低电压，所有胸导联R+S<1.0mV为胸导联低电压。

5）室壁激动时间（VAT）：从QRS波群起始到R波顶点的时间。正常成人V_1<0.03s；V_5<0.05s。

（五）ST段的形态学

1. ST段测量　ST段测量应以R波起始部为参比点，测量QRS终点后0.06～0.08s的水平位置。

2. ST段正常值

（1）成人肢体导联ST段呈等电位线；

（2）右胸导联V_1～V_3 ST抬高≤0.03mV，左胸导联V_4～V_6的ST抬高<0.1mV；

（3）所有导联ST压低均应<0.05mV。

（六）T波的形态学

1. T波的形态

（1）正常T波方向多与同导联QRS波群主波方向保持一致。Ⅰ、Ⅱ、V_4～V_6导联直立，aVR导联倒置。V_1可直立或倒置，倒置、双向或低平的T波在V_2少见、V_3更少见。

（2）正常T波不论直立或倒置，都是不对称的。它的前肢较平而后肢较陡。

2. 正常值

（1）T波振幅

1）所有肢体导联均<0.6mV，男女无明显差别。

2）胸导联上男性明显高于女性。V_2、V_3导联男性平均0.6mV，最高可达1.2mV；女性平均0.3～0.4mV，最高<0.8mV。

3）所有以R波为主的导联上，T波振幅均不能低于同导联R波的1/10，且不能双向、倒置。

（2）T波时限为0.05～0.25s。

（七）QT间期及QTc

1. QT间期

（1）QT间期测量：应以12导联最早出现的QRS波群起点测至最晚结束的T波终点，或选择T波较大并有清楚终末部的导联，一般最好测V_2、V_3导联。

（2）QT间期正常范围：0.30～0.46s。

2. 校正的QT间期（QTc）

（1）定义：因QT间期常随心率的改变而变化，心率加快QT缩短，心率减慢QT延长。为了校正心率的影响，临床上常将实测的QT间期除以患者的RR间期的平方根，即为校正的QT间期（QTc）（参见图2-2）。

$$QTc=QT/\sqrt{RR}$$

（2）正常值：

1）男性上限为 0.39s，女性为 0.41s；

2）目前临床认定的 QTc 正常值为<0.44s。

三、常见的正常心电图变异

（一）定义

所谓正常变异心电图是指该心电图图形不同于正常心电图，但其发生机制不是由于病理情况，而是由于一些生理情况的变化引起的，如体型、体位、呼吸状态、自主神经功能变化等。

（二）常见心电图表现

1. QRS 波群变化的正常变异

（1）位置性 Q 波：由于心脏位置及室间隔位置发生改变引起的 Q 波。

（2）胸导联 R 波递增不良：胸导联 R 波自右向左递增不良（图 2-3）。

（3）$S_Ⅰ$、$S_Ⅱ$、$S_Ⅲ$综合征：电轴位于无人区（图 2-4）。

（4）胸导联高电压：V_5 导联 R 波增高（图 2-5）。

（5）V_1 呈 rSr′型（室上嵴图形）（图 2-6）。

2. ST-T 变化的正常变异

（1）早期复极综合征：表现为 J 点未回到基线的 ST 段抬高。

（2）功能性 T 波倒置（两点半综合征）：额面 QRS-T 夹角增大，表现Ⅱ、Ⅲ、aVF 导联 QRS 主波向上、T 波倒置（图 2-7）。

（3）幼稚型 T 波：V_1～V_4 导联 T 波倒置、深吸气时转为直立（图 2-8A、B）。

（4）T 波高尖。

3. 其他正常变异

（1）迷走神经张力过高引起的一过性房室传导延迟。

（2）一过性肺型 P 波或 P 波切迹，时间正常。

对怀疑正常变异的心电图，切忌单凭心电图作出诊断。只有密切结合临床，进行综合分析后，方能做出正确的判断。

第二节　图　　谱

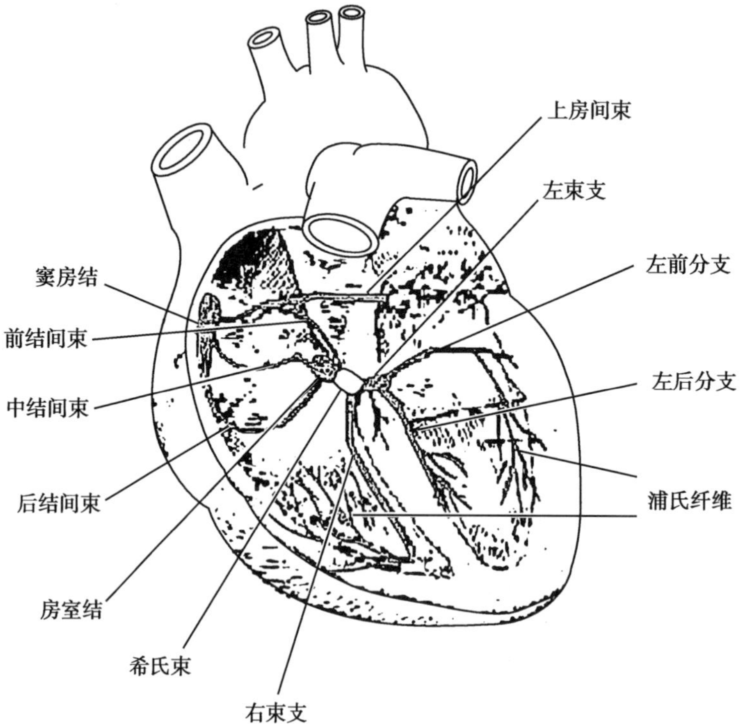

图 2-1　心脏自律传导系统

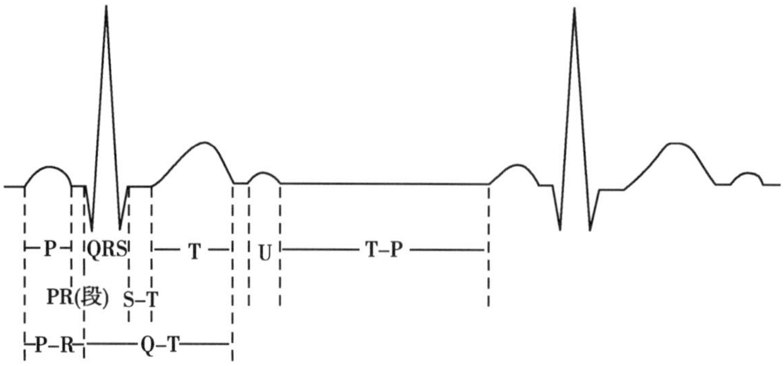

图 2-2　心电图组成及命名

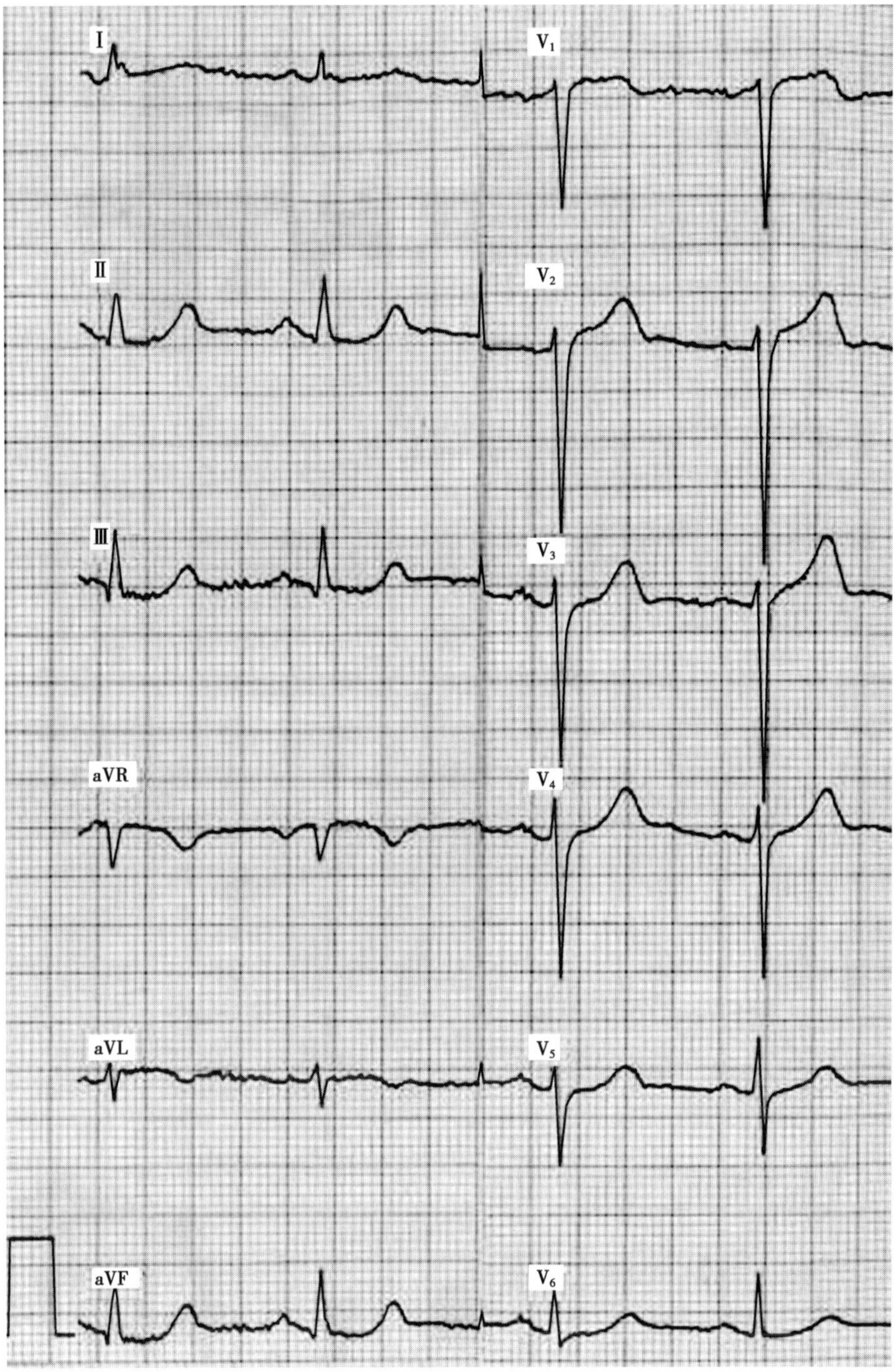

图 2-3　胸导联 R 波递增不良

临床资料:患者女性,23 岁。平素身体健康,查体发现心电图“异常”,来院就诊,体格检查:BP:120/80mmHg,心率 68 次/分,音清,余无异常。**心电图特征**:窦性心律,68 次/分,PR 0.16s,QT 0.40s,胸导见 QRS:V_1～V_4 呈 rS 型,V_5 导联 R/S=1,ST-T 未见异常。**心电图诊断**:窦性心律,胸导 R 波递增不良。**鉴别诊断**:前壁心肌梗死。**讨论**:正常胸导联 QRS 波群形态从右胸导联(V_1、V_2)至左胸导联(V_5、V_6)R 波依次递增,S 波逐渐变浅,移行区在中部导联(V_3、V_4)。本图移行区在 V_5 导联,V_1～V_4 导联 R 波未见上述渐变规律。符合“R 波递增不良”的心电图改变。此图形可见于正常人,也可在前壁心肌梗死,左心室肥厚、心肌病及肺心病中见到。判断时须结合临床及其辅助检查,本例为年轻,健康女性。心电图中无合并其他异常,如 ST-T 改变等,故可排除陈旧前壁心肌梗死。

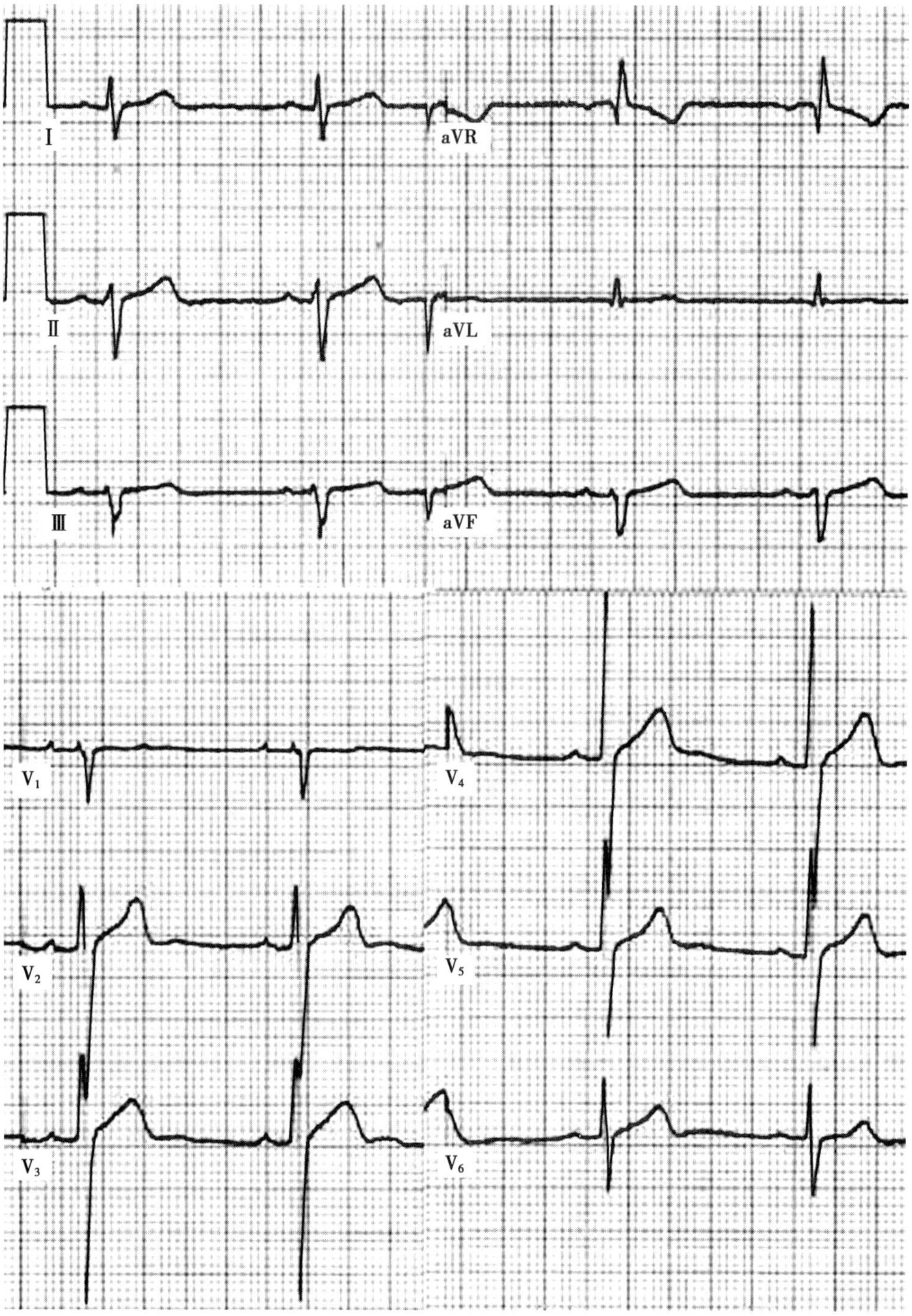

图 2-4　$S_{Ⅰ}S_{Ⅱ}S_{Ⅲ}$图形

临床资料：患者男性，27 岁。无器质性心脏病且各项检查均无异常发现。**心电图特征：**QRS 波群：Ⅱ、Ⅲ、aVF 呈 rS 型，Ⅰ呈 RS 型，$S_{Ⅱ}>S_{Ⅲ}$。电轴－90°，V_5 导联 R/S＝1。aVR 呈 qR，R/S>1。**心电图诊断：**窦性心律，$S_{Ⅰ}S_{Ⅱ}S_{Ⅲ}$图形。**鉴别诊断：**左前分支阻滞、右心室肥厚。**讨论：**$S_{Ⅰ}S_{Ⅱ}S_{Ⅲ}$图形指标准Ⅰ、Ⅱ、Ⅲ导联 S 波振幅大于等于同导联 R 波。但实际工作中发生率很低，临床常见的是Ⅱ、Ⅲ导联 S 波大于同导联 R 波，而Ⅰ导联 S 波多小于 R 波。左前分支阻滞时Ⅱ、Ⅲ导联也呈 rS 型，与本图相似，但其为 $S_{Ⅲ}>S_{Ⅱ}$，且Ⅰ导呈 R 或 qR 型，故可鉴别。此外，本例无引起右心室肥厚的临床病因及其他阳性发现，故考虑为正常变异。

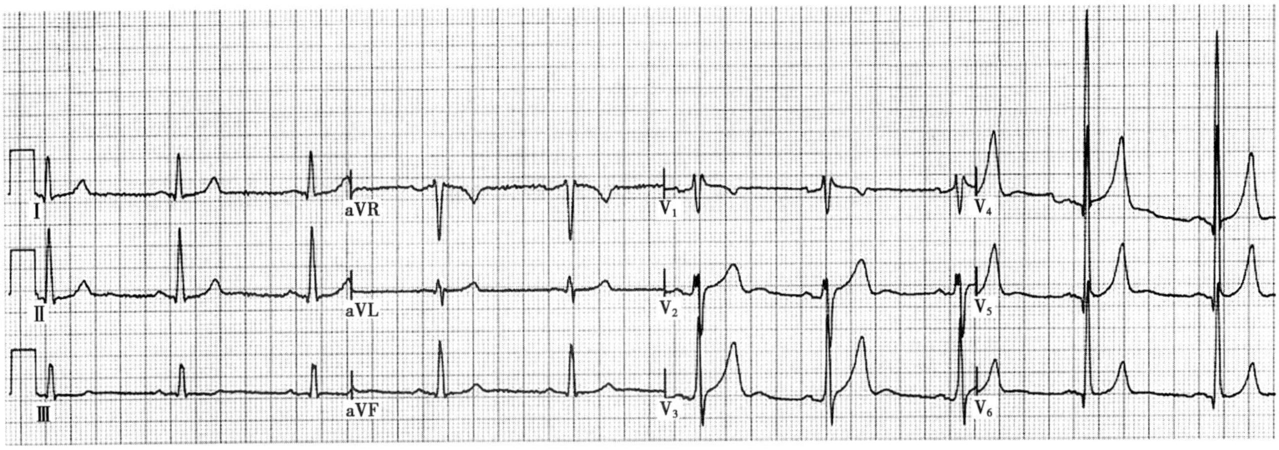

图 2-5　左胸导联高电压

临床资料:患者男性,18 岁,既往体健,喜运动。本图为健康查体所描记。**心电图特征:**窦性心律,心率:58 次/分,PR,QT 间期正常。QRS 波群形态:V_1 呈 rSr′型,V_5 电压增高达 3.3mV。ST-T 未见异常。**心电图诊断:**窦性心律,左室高电压。

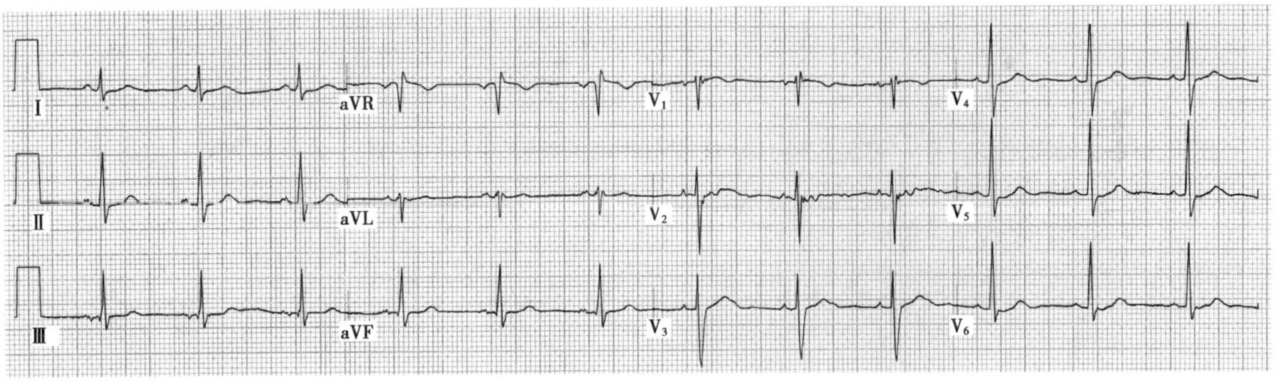

图 2-6　V_1 呈 rSr′型

临床资料:患者女性,29 岁。身体健康,无器质性心脏病。**心电图特征:**V_1 呈 rSr′型,且 QRS 时间<0.10s。《周氏心电图学》认为当 QRS 波群时限正常时,右胸导联出现 rSr′型图形时绝大多数属于正常。其中 r′波代表正常的室上嵴、近端室间隔和心脏基底部的心室除极。Tapia 和 Proudfit 针对这一图形提出下述正常标准:1. 初始 R 波振幅<0.8mV;2. r′波振幅<0.6mV;3. R/S 比值<1.0。

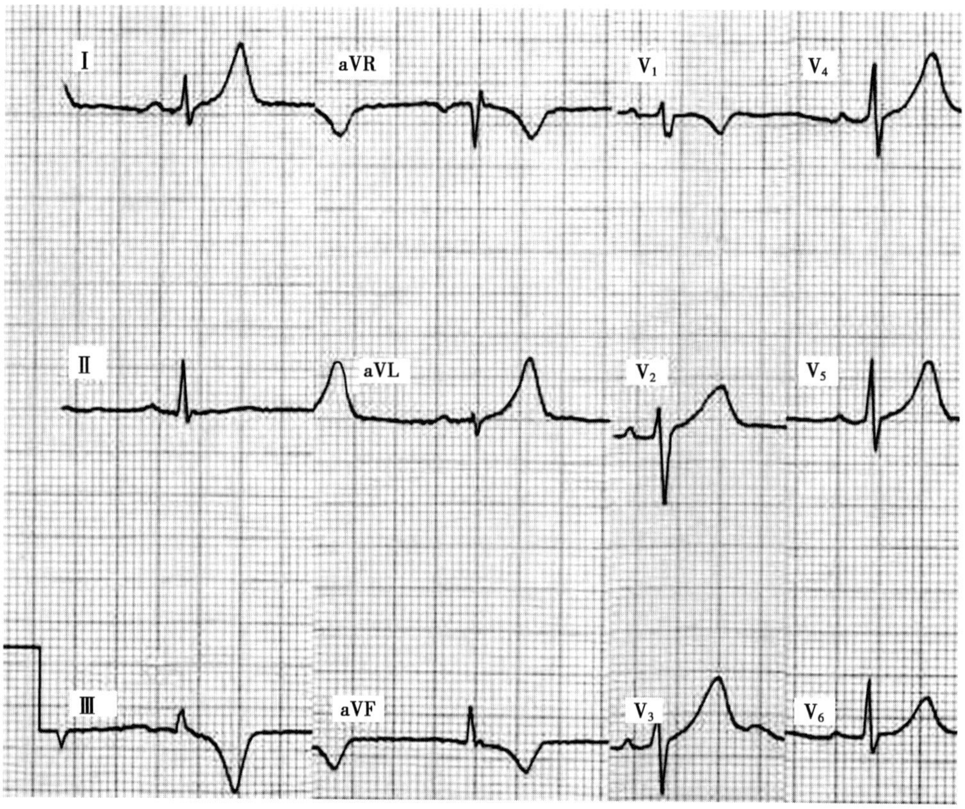

图 2-7　功能性 T 波倒置

临床资料:患者女性,35 岁。健康体检时发现心电图 T 波改变,为查清原因来我院就诊。患者无不适主诉,体格检查及其他检查均未有阳性发现。心电图见额面 QRS-T 夹角增大,Ⅱ、Ⅲ、aVF 导联 QRS 主波向上,T 波在Ⅲ、aVF 导联倒置,Ⅱ导平坦。T 电轴−30°。有人称这一心电图现象为“两点半综合征”,即 T 环最大向量指向左上方,而 QRS 最大向量位于下方。近似于时钟 2 点半。本例结合临床考虑为功能性 T 波倒置。

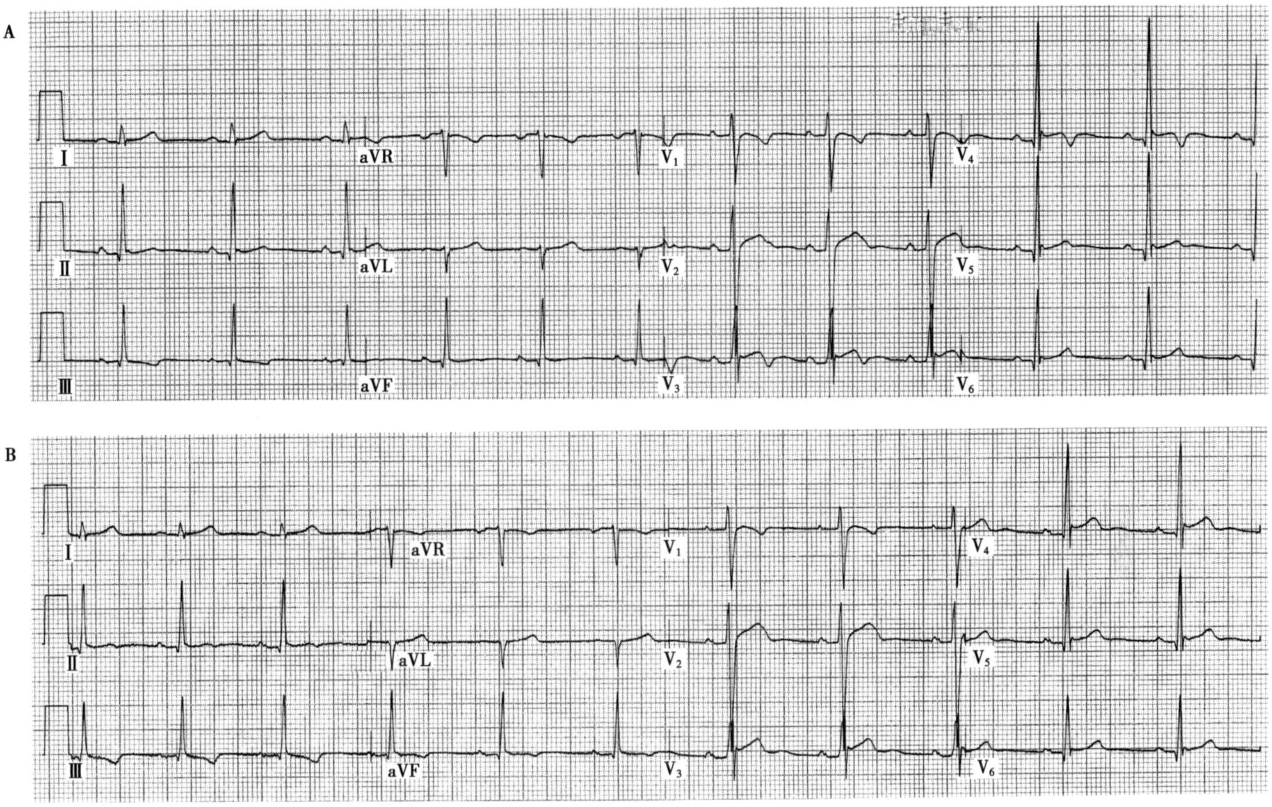

图 2-8 幼稚型 T 波

临床资料:患者男性,21 岁。国家篮球运动员,因鼻甲肥大,术前常规心电图检查时发现“异常”,来我院进一步诊治。本图为门诊检查时记录。图 A 为平静呼吸时描记,图 B 为深吸气时所记录。**心电图特征:**图 A 示:V_3、V_4 导联 T 波倒置,图 B 当深吸气后上述导联 T 波由倒置转直立结合临床。支持幼稚型 T 波诊断。

(陶晓娟　方丕华)

第三章

心房与心室肥大

本章内容提要：

第一节　心电图概论

心房或心室增大包括扩张和(或)肥厚。例如心室的扩张是因为舒张末期血流回流增多，可能是由于瓣膜关闭不全或室间隔缺损所致。而心室的肥厚则是因为收缩期对抗增加的外周阻力，主要原因为主动脉缩窄和高血压。心室的扩张可以是在心室肥厚的基础上回心血量不足以平衡心脏的输出时发生。近年来研究发现，心肌缺血可以造成心室肥厚，而且可以是独立造成心室肥厚的最常见原因。

心房增大的原因通常是被动的膨胀和拉伸-心房扩张。以往试图用心电图指标区分心室扩张和肥厚，有人认为：心房肥厚多表现为电压增高，心房扩大常表现为时间延长。根据临床观察，这一观点并不确切，不能作为鉴别诊断的依据。因为心电图无法区分舒张期或收缩期负荷过重，心电图只能够大致诊断心脏各腔室的增大，且存在一定的假阳性或假阴性，故心电图诊断房室增大存在一定的局限性，诊断时应结合临床。

心电轴对判断房室扩大或肥厚的意义非常重要，需要强调的是通常规定的心电轴的正常范围为 0°～90°是容易误导诊断的，心电轴是否正常一定要考虑受试者的年龄和体型。婴儿从出生到婴儿期时因为肺循环高压电轴是右偏的，一个婴儿电轴＋100°是正常的心电轴，电轴随年龄的增长而逐渐左偏，而心电轴是 0°甚至轻度左偏在一个成年人就可以是正常的。瘦长体型的人因为心脏的垂悬电轴趋于右偏，而矮胖体型者则因为心脏的横位电轴趋于左偏。如果一个 10 岁的儿童心电轴是＋10°属于异常心电轴，因为对于这个年龄电轴太过于左偏了，而对于一个 65 岁体重超重者＋90°的心电轴显然是不正常的，必须寻找是否有右室负荷过重的原因。所以在判断心电轴是否正常之前首先要考虑受试者的年龄和体型。

一、心 房 肥 大

(一) 定义

心房壁较薄，当心房内血容量增加或压力增大时，则表现为心房扩张，而很少出现心房壁增厚。心电图无法准确鉴别心房的肥厚或心房扩大，故一般统称为心房肥大。

(二) 机制

窦房结激动最先引起右心房除极，产生 P 波的前半部分，稍后左心房除极，产生 P 波的后半部分。由于左、右心房的解剖位置和激动顺序不同，故在左心房或右心房发生肥大时，其除极向量亦相互不同，从而使 P 波的变化也互有差异。借此可确定有无心房肥大，并可初步判断是哪侧心房肥大及其肥大的程度。

(三) 分型

1. 左心房肥大

2. 右心房肥大

3. 双侧心房肥大

(四) 左心房肥大的心电图表现和诊断要点

1. 诊断左心房肥大的心电图指标是

(1) Ⅱ、Ⅲ、aVF 导联 P 波时限≥0.12s。P 波宽大并有切迹。这些特点在Ⅱ导联最明显(图 3-1A)。

(2) V_1 导联 P 波的终末负向部分的深度(mm)和时限(s)乘积称为 P 波的终末电势，$Ptf_{V_1}\leqslant -0.04mm \cdot s$(图 3-3A)。

2. V_1 导联 P 波的意义　V_1 导联 P 波呈先正后负的双向(图 3-2)，因右房位于前，激动的方向朝向 V_1 导联的正侧而产生正向波，同理，左房位于后侧，激动的方向背离 V_1 导联的正侧，而产生负向波。左右心房肥大或者传导减慢均可引起相应部分的增大。

3. 诊断标准的可靠性及临床意义

(1) $Ptf_{V_1}\leqslant -0.04mm \cdot s$ 与Ⅱ、Ⅲ、aVF 导联 P 波时限≥0.10s 两项联合标准预测左心房增大的敏感性为 82%。

(2) $Ptf_{V_1}\leqslant -0.06mm \cdot s$ 预测左心房增大的敏感性为 80%。

(3) P 波时限≥0.10s 预测左心房增大的特异性为 85%，但敏感性＜33%。

以上改变与超声心动图左心房增大＞4cm 相关，且可能是高血压或其他心脏病引起左心室病变的唯一表现，其也可能是诊断潜在的左心室肥厚、心瓣膜病、先天性心脏病、缺血型心脏病引起的心衰、左室功能不全、各种心肌病或限制性心包炎的唯一线索。因此最好用左心房异常来涵盖左心房增大或肥厚、左心房压力增高和容量增加。

4. 左心房异常的原因　①二尖瓣狭窄；②二尖瓣反流；③左心室衰竭，尤其是急性肺水肿，在成功治疗大约一周后，其异常心电图改变可以减轻或消失；④左心室肥厚(左室顺应性改变后引起的心房扩大)；⑤主动脉瓣疾病。

(五) 右心房肥大的心电图表现和诊断要点

1. 诊断右心房肥大的心电图指标

(1) Ⅱ、Ⅲ、aVF 导联 P 波高尖，振幅≥0.25mV，时限正常(图 3-1B)。

(2) V_1、V_2、V_3 导联 P 波的正向部分高尖，振幅≥0.15mV(图 3-3B)。

(3) 额面 P 电轴＞75°。

2. 诊断标准的可靠性及临床意义

(1) V_1、V_2 导联(有时 V_3 导联)P 波异常高大≥0.15mV，也提示右心房肥大，其特异性要比根据Ⅱ、Ⅲ、aVF 导联 P 波高尖(肺型 P 波)的诊断价值更高。

(2) V_1、V_2 导联 P 波初始正向部分≥0.04s 提示右心房肥大，但在肺心病患者右胸导联这些变化并不常见，而多见于儿童先心病患者及成人右心室肥厚者。

(3) Ⅱ、Ⅲ、aVF 导联典型肺型 P 波诊断右心房肥大的特异性要比右胸导联低，但由于肺心病和一些其他疾病 V_1～V_3 导联可能无此异常，故必须注意Ⅱ、Ⅲ、aVF 导联 P 波的改变。

3. 右心房肥大的原因有①先天性心脏病；②肺心病；③肺动脉高压；④三尖瓣狭窄；⑤三尖瓣反流；⑥右心室肥厚。

(六) 双房增大的诊断标准

1. V_1 导联巨大的双向 P 波，起始正向部分的振幅＞0.15mV，终末负向部分的振幅＞0.1mV，时限＞0.04s(异常 P 波终末电势)或二者均有。

2. 右胸导联 P 波高尖(＞0.15mV)以及肢体导联或左心前区导联(V_5 和 V_6)存在宽而有切迹的 P 波。

3. 肢体导联 P 波振幅≥0.25mV，且时限≥0.12s。

二、心 室 肥 大

(一) 定义

当心室负荷过重时，造成心室肌向心性肥厚，继之形成离心性扩张，这种肥厚与扩张形成了心室肥厚。

(二) 分型

1. 右心室肥厚

2. 左心室肥厚

3. 双侧心室肥厚

(三) 心室肥厚的心电图表现和诊断标准

1. 心室肥厚的一般心电图表现

(1) R 波异常增高是诊断心室肥厚的重要条件，因为心室肌增厚必然产生高的 R 波。一侧心室区 R 波增高意味着对侧心室区 S 波加深，所以正向或负向 QRS 波电压增大均为心室肥厚的主要标准(图 3-4)。

(2) 平均心电轴总是偏向最肥厚的心室侧，假如左室肥厚，电轴可能左偏(相应的，右室肥厚，电轴会右偏)。

(3) 肥厚心室区的特殊的 ST-T 改变：ST 段下斜型压低，T 波呈前肢缓、后肢陡的曲棍样改变-劳损样 ST-T 改变(图 3-5)。

(4) 左心房肥大。二尖瓣于整个舒张期处于开放状态，左室舒张末压增高必然导致左心房压力增高。在排除二尖瓣病变的条件下，左房肥大是左室增大和功能衰竭的可靠的病理改变。

(5) 室壁类本位曲折时间延迟。心室肌越肥厚，所用的室壁激动时间就越长。当心室肌异常增厚，R 波从起始上升至顶峰的时间就超过正常。正常的室壁类本位曲折时间不超过 0.05s。

2. 左心室肥厚

左心室肥厚时，左心房也变得肥厚以代偿左心室的顺应性下降，因而左心房肥大是左心室肥厚的早期心电图表现。

最具权威性的 Romhit-Estes 记分系统是根据尸解室壁厚度对照，有机地结合以上 5 个心电图表现，用记分的方法作为左室肥厚诊断标准。在此记分系统中“电压增高”是指心前导联电压增高≥0.3mV，肢体导联电压增高≥0.2mV。

Romhit-Estes 记分系统诊断左室肥厚的标准

(1) 电压达到以下任何一项：肢体导联 R 或 S 波达 0.2mV；S_{V_1}、S_{V_2} 达 0.3mV；R_{V_5}、R_{V_6} 达 0.3mV，计 3 分。

(2) 劳损型 ST-T 改变，计 2 分。

(3) 左房肥大，计 2 分。

(4) 电轴左偏超过−30°，计 2 分。

(5) QRS 时限超过 0.09s 不超过 0.12s，计 1 分。

(6) V_1、V_2R 波类本位曲折时间超过 0.05s。

计分达 5 分诊断左室肥厚，达 4 分提示左室肥厚。

图 3-6 为左室肥厚的心电图，满足左室肥厚的多项标准，但传统上一般采用电压诊断标准：

(1) QRS 波群电压的改变：

1) 标准肢体导联，$R_{I}>1.5mV$，$R_{I}+S_{III}>2.5mV$。

2) 胸壁导联 $R_{V_5}+S_{V_1}>3.5mV$（女），$>4.0mV$（男）$R_{V_5}+S_{V_1}>4.0mV$。

3) 单极肢体导联，额面 QRS 朝左上方时 $R_{aVL}>0.7mV$，额面 QRS 朝下时 $R_{aVF}>2.0mV$。

(2) 心电轴改变：在$+0°\sim-30°$属电轴左偏，电轴左偏对左心室肥厚诊断只有参考价值。

(3) QRS 时间延长：可延长$>0.09s$，但不超过 0.11s 对左心室肥厚诊断只有参考价值。

(4) ST 段和 T 波改变：在各个以 R 波为主的导联 ST 段下降$\geq0.05mV$，T 波倒置，属不正常。电压增高加以 ST-T 改变诊断左心室肥厚最为准确。

3. 右心室肥厚的心电图诊断　右室肥厚的心电图诊断价值大于左室肥厚，Chou 和 Helm 的诊断标准非常有用。

(1) A 型右室肥厚。V_1 呈单纯 R 波型如字母 A。电轴显著右偏（图 3-7、8），为最重的一型右室肥厚。说明右室压力很高，至少达 2/3 体循环压力。肺动脉平均压 85mmHg 或更高。临床常见于严重肺动脉高压或严重的先天性左向右分流的房间隔缺损。

(2) B 型右室肥厚。较 A 型轻的一型右室肥厚，V_1 呈高 R 波后继 S 波，R 波至少与 S 波振幅相等。终末 S 波是区别 A、B 两型右室肥厚的标志。额面电轴右偏（图 3-9、10），B 型右室肥厚有轻度肺动脉高压和右室压力增高。

(3) C 型右室肥厚。是慢性阻塞性肺疾患的典型心电图改变。Ⅰ、Ⅱ、Ⅲ导联以 S 波为主，额面电轴$+90°\sim+180°$，电轴极度右偏，通常为假性电轴左偏（图 3-11）。心前导联 $V_1\sim V_6$ 呈 rS，此型为慢性阻塞型肺疾病伴显著肺气肿的典型心电图改变（图 3-12）。

传统上采用的心电图诊断标准如下：

(1) QRS 波群的电压改变：胸壁电压改变最为突出，R_{V1}往往增高 1.0mV 以上，S_{V_1}较正常减小或根本消失，R/S 在 V_1 导联上大于 1，S_{V_5}较正常深，甚至 V_5 的 $R/S<1$，$R_{V_1}+S_{V_5}>1.2mV$。右心室肥厚时 V_1 QRS 基本上向上，但有时可呈现 Rs、rsR′、qR 等形状。部分病人的肢体导联 R_{aVR}可较正常增高至$\geq0.5mV$，aVR 导联中的 $R/Q>1$。

(2) 心电轴右偏可达$+110°$，对诊断右心室肥厚有较大意义。

(3) V_1 的室壁激动时间可超过 0.03s，其辅助意义比 V_5 的室壁激动时间延长对诊断意义较大。

(4) ST 段及 T 波改变；V_1、V_2 的 ST 压低，TV_1 倒置，有参考价值，有时 ST-T 改变在Ⅱ、Ⅲ、aVF 中亦常可见到。

4. 双侧心室肥厚的诊断标准

(1) 只出现一侧肥厚心电图改变。

(2) 近似正常心电图。

(3) 出现两侧心室肥厚的心电图特征。

第二节 图 谱

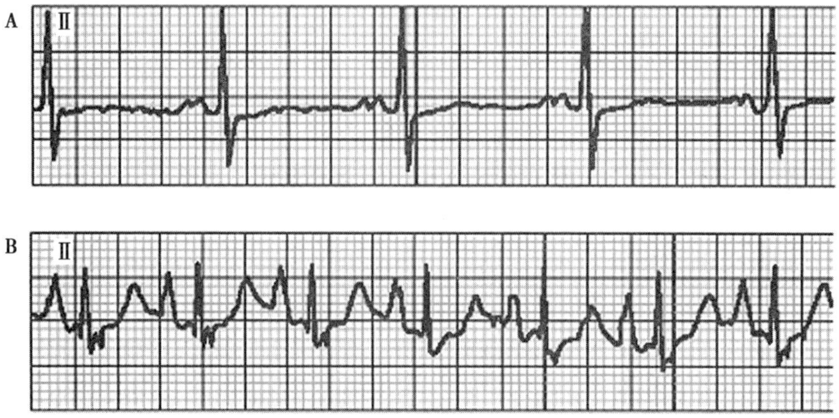

图 3-1 左、右心房肥大的心电图

A. 肢体导联上左心房肥大心电图改变;B. 肢体导联上右心房肥大心电图改变

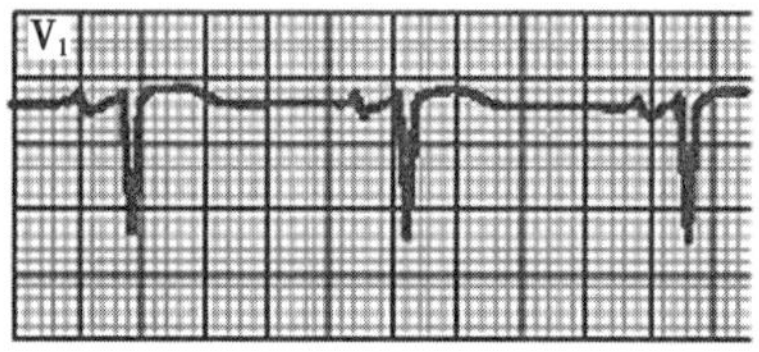

图 3-2 正常心电图 V_1 导联上 P 波形态

正常心电图 V_1 导联上 P 波呈现先正后负双向,分别代表右房和左房除极

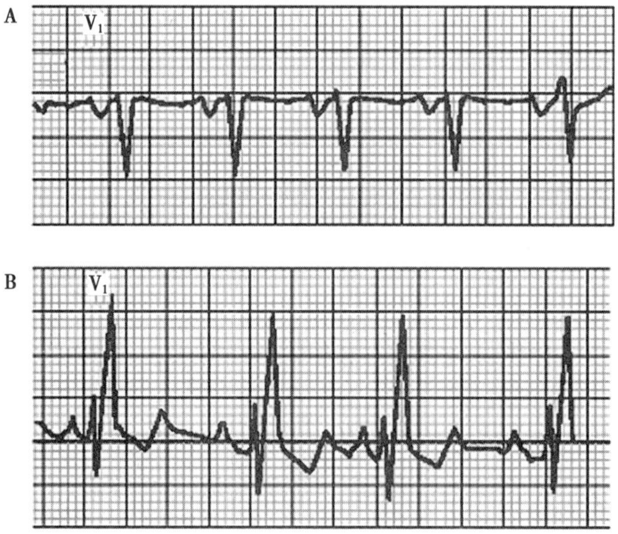

图 3-3 左、右心房肥大心电图

A. 左房肥大表现在 V_1 导联 P 波负向部分的增大。因为左房位于后侧,激动产生的方向背离 V_1 导联的正侧,增大的部分为负向部分,增大超过 1mm・s 为显著增大;B. 右房肥大表现在 V_1 导联 P 波增高增宽的正向部分。因为右房位于前侧,激动产生的方向朝向 V_1 导联的正侧,正向部分增大超过 1.5mV 为显著增大

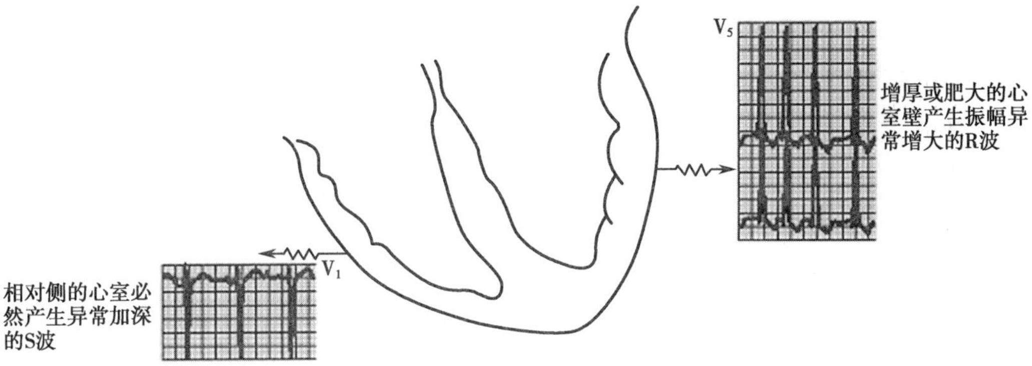

图 3-4　左室肥厚时电压增大的示意图

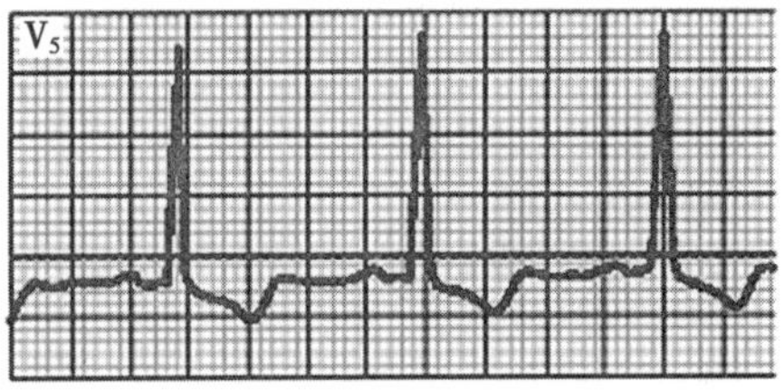

图 3-5　左室肥厚时劳损样 ST-T 改变

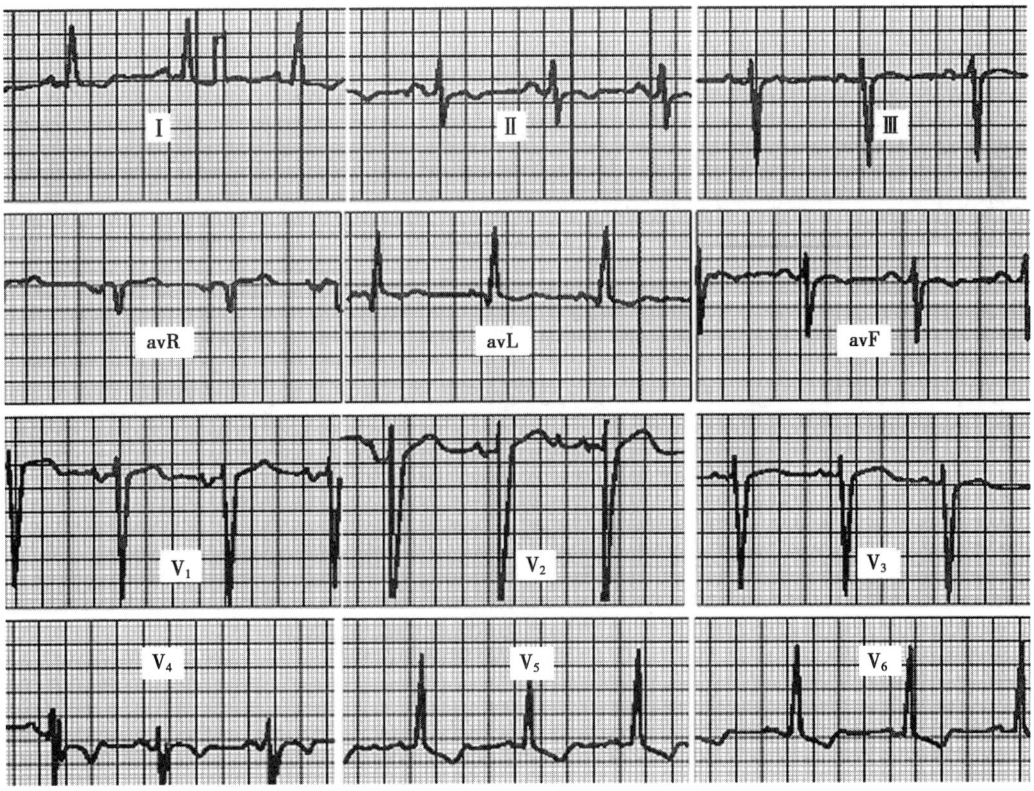

图 3-6　左室肥厚的心电图

满足 Romhit-Estes 记分标准中的电压、电轴、劳损型 ST-T 改变、左房肥大，类本位曲折的延迟等条件

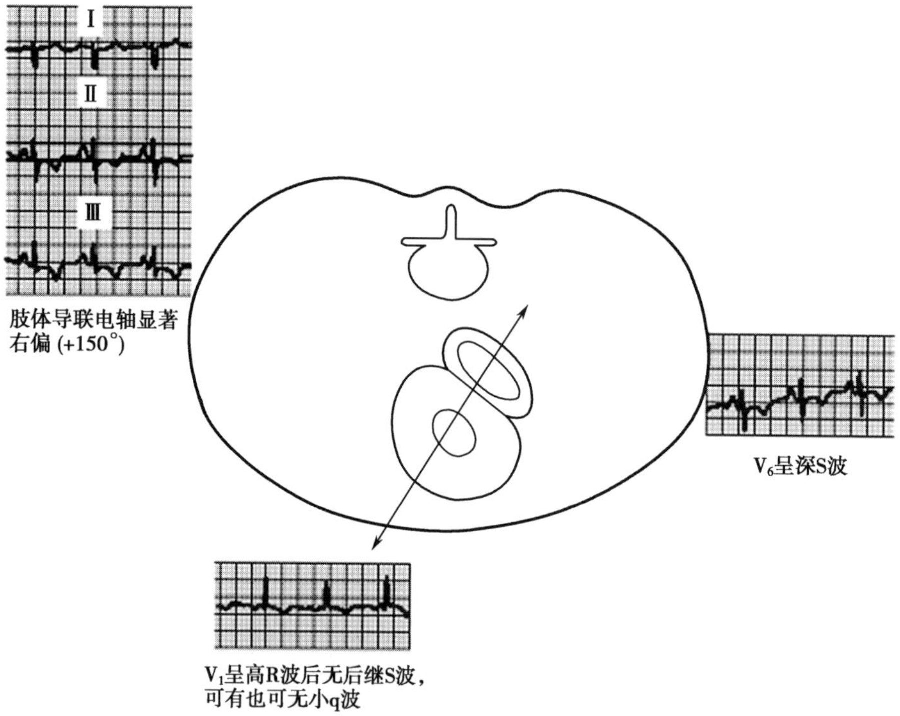

图 3-7　A 型右室肥厚的解剖和心电图改变

在肺动脉狭窄和严重肺动脉高压的患者，右室压力明显增高。右室除极力量会大于左室。如果肺动脉高压是右室肥厚的原因，肺动脉的压力至少应是体循环压力的 2/3

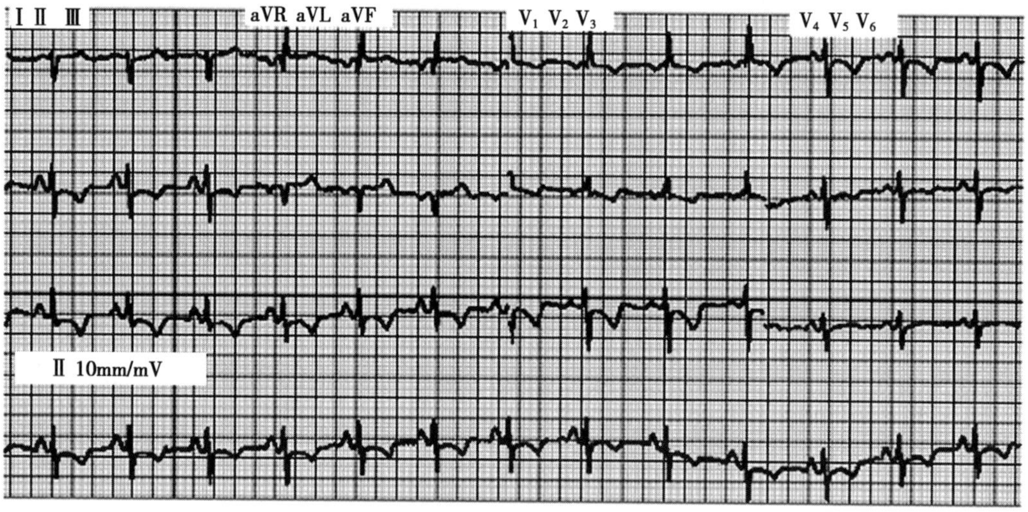

图 3-8　典型 A 型右室肥厚心电图改变

严重的肺动脉高压和右心室高压

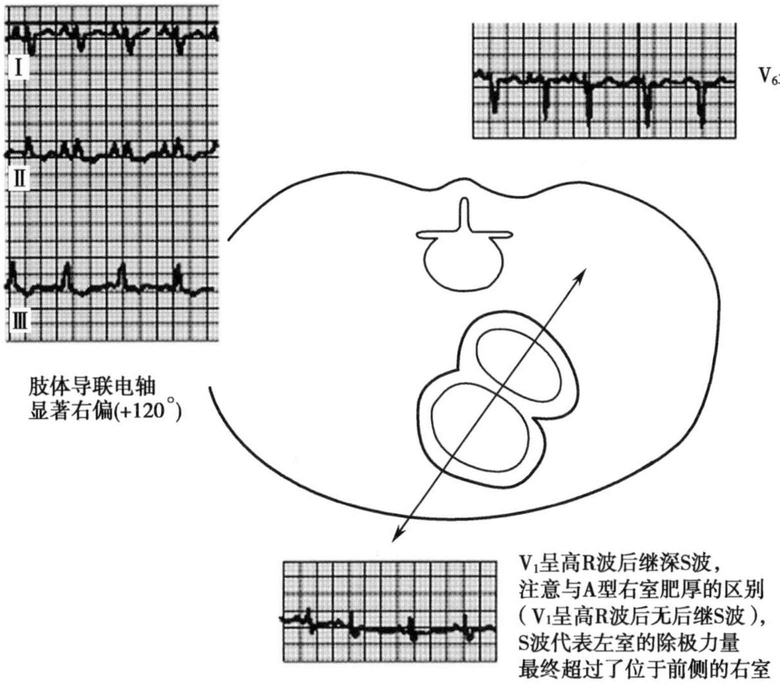

图 3-9　B 型右室肥厚的心电图改变

为轻度的右室肥厚，典型病例为二尖瓣狭窄伴肺动脉高压。除极开始右室占优势，但终末左室除极力量超过右室

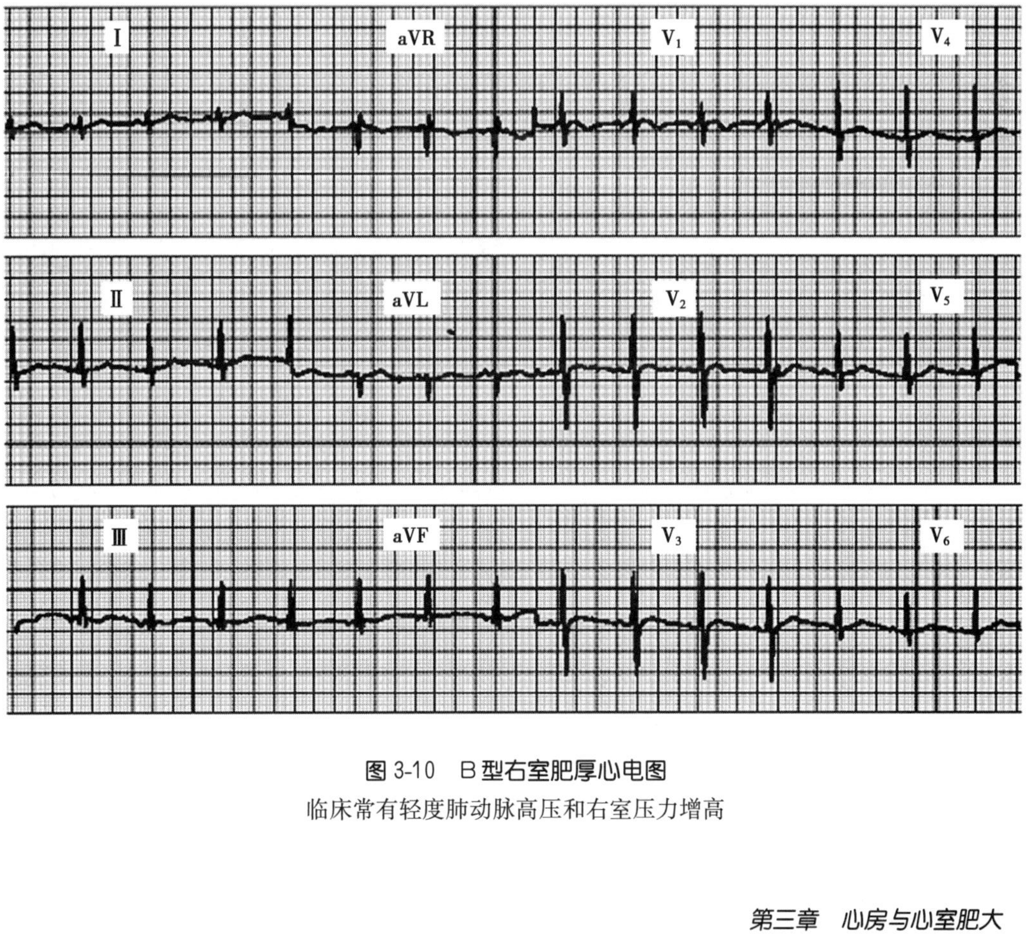

图 3-10　B 型右室肥厚心电图

临床常有轻度肺动脉高压和右室压力增高

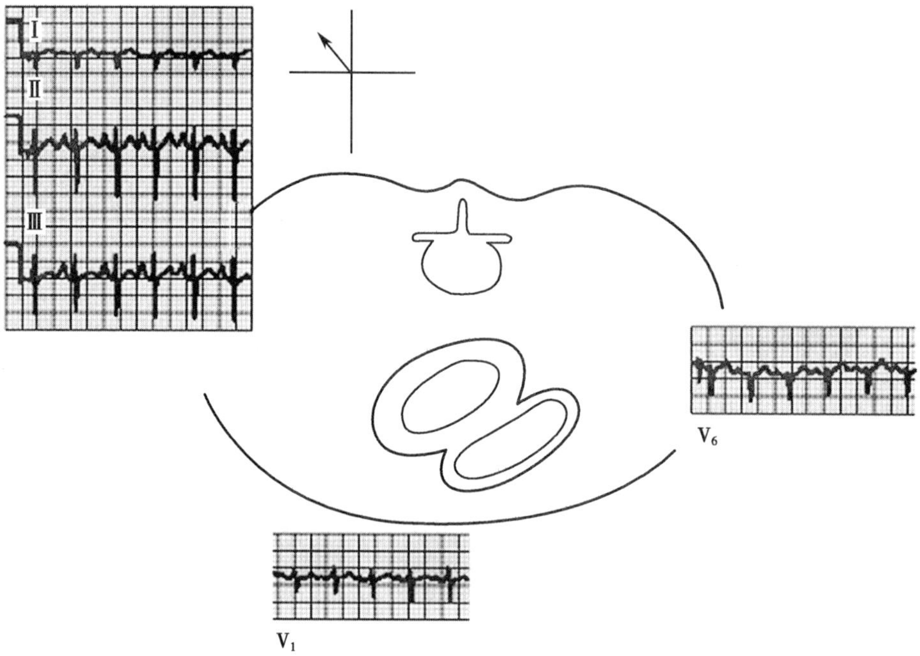

图 3-11　典型的 C 型右室肥厚心电图改变

额面电轴严重右偏，为+240°，也称为肢体导联 $S_{Ⅰ}$ $S_{Ⅱ}$ $S_{Ⅲ}$ 综合征，又可称为假性电轴左偏。整个心前导联几乎都呈 rS 型

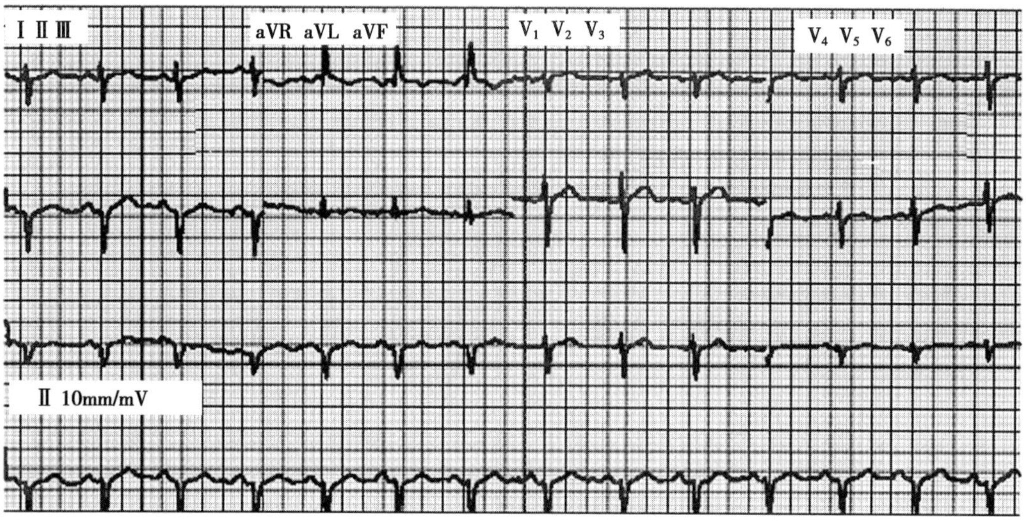

图 3-12　典型的 C 型右室肥厚心电图改变

此例病人为严重阻塞性肺疾病，为假性电轴左偏。V_1～V_6 均为深 S 波

第三节 病例思考

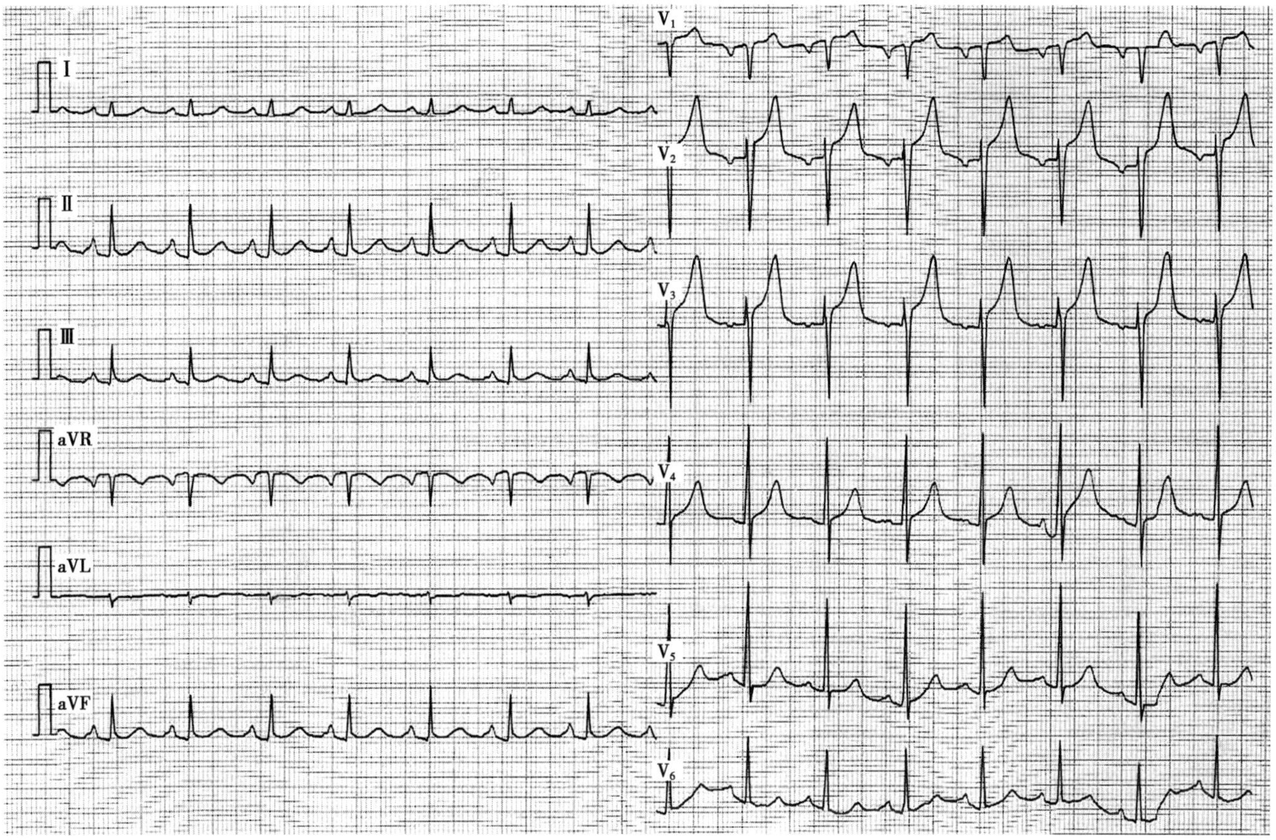

C3-1 左心房肥大

临床资料：患者，男性，35岁。因心慌、气促14年，加重1月入院。患者感冒后出现心慌胸闷，活动量受限，有夜间阵发呼吸困难，曾晕倒两次，1月前因感冒症状加重入院。查体心尖部可闻及舒张期杂音。超声提示左房右室大，二尖瓣狭窄、主动脉瓣狭窄。**心电图特征：**心率93次/分，PR间期0.16s，QT间期0.36s；Ⅱ导联P波振幅≥0.25mV，P波的上开支上可见切迹。**心电图诊断：**窦性心律，左心房肥大。**讨论：**典型风心病二尖瓣狭窄的心电图表现为二尖瓣型P波，本例类似右心房肥大的表现，但仔细辨认P波有切迹，提示P波后半部分的增高可能是左房扩大所致，故该图仍支持左心房肥大的表现。V_1导联P波负向波增深，还是表现出了左心房扩大的特征。Ⅱ、Ⅲ、aVF导联P波变尖，可能与右房压力增高有关。

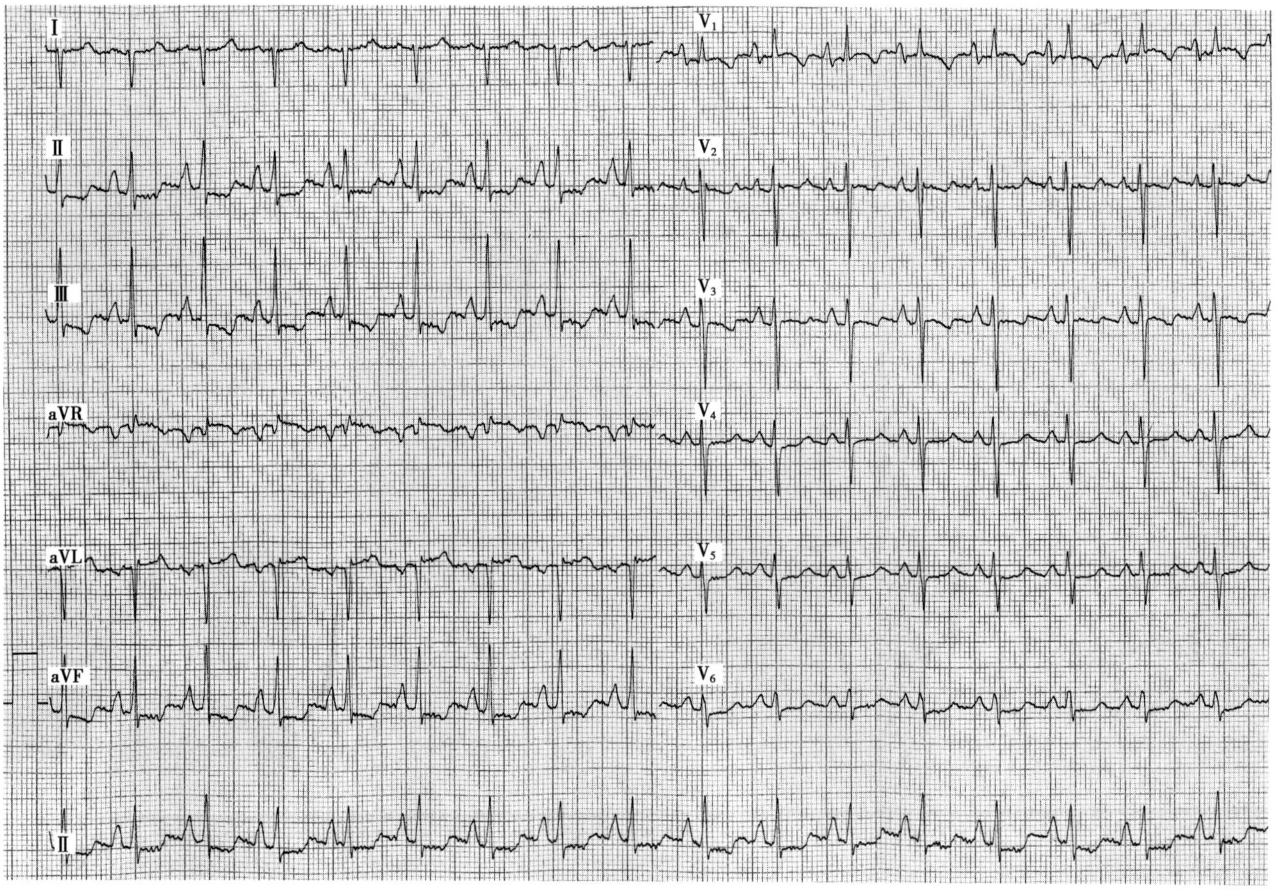

C3-2　右心房肥大、右心室肥厚

临床资料:患者,女性,46 岁。因间断胸闷气短 5 年入院。查体心律齐,心界扩大。超声提示右心扩大、肺动脉高压。**心电图特征:**心率 103 次/分,PR 间期 0.16s,QT 间期 0.33s;Ⅱ导联 P 波振幅≥0.25mV;V_1 导联 R/S>1,V_5 导联 R/S<1,QRS 电轴右偏>110°;继发性 ST-T 改变。**心电图诊断:**窦性心动过速,右心房肥大,右心室肥厚图形,ST-T 改变。**讨论:**肺动脉高压患者常见的心电图表现有 P 波电压增高,右室肥厚等。P 波振幅反应右房压力,右房压力越高,P 波增高越明显。

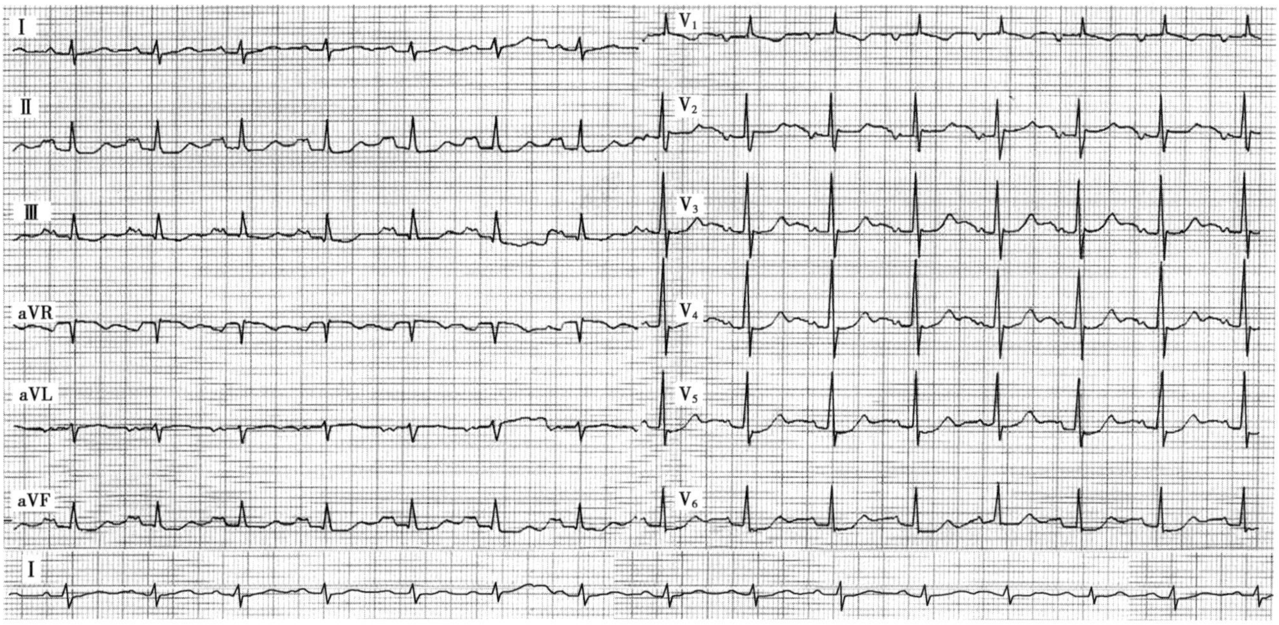

C3-3　左心房肥大

临床资料:患者,女性,39 岁。因活动后胸闷 6 月入院。查体心律齐,$R_{2、3}$及心尖可闻及舒张期杂音。超声提示二尖瓣狭窄。**心电图特征:**心率 73 次/分,PR 间期 0.20s,QT 间期 0.40s;P 波增宽>0.11s,伴切迹,呈双峰,双峰相距>0.04s。V_1 呈 R 型。ST 段 V_5、V_6 导联下降 0.05mV。**心电图诊断:**窦性心律,左心房肥大,右室肥厚,ST 改变。**讨论:**风心病二尖瓣狭窄典型的心电图表现 P 波增宽,双峰间期≥0.04s,或者 V_1 导联 P 波负向波增大,V_1 导联呈 R 型,是重度右室肥厚的表现。

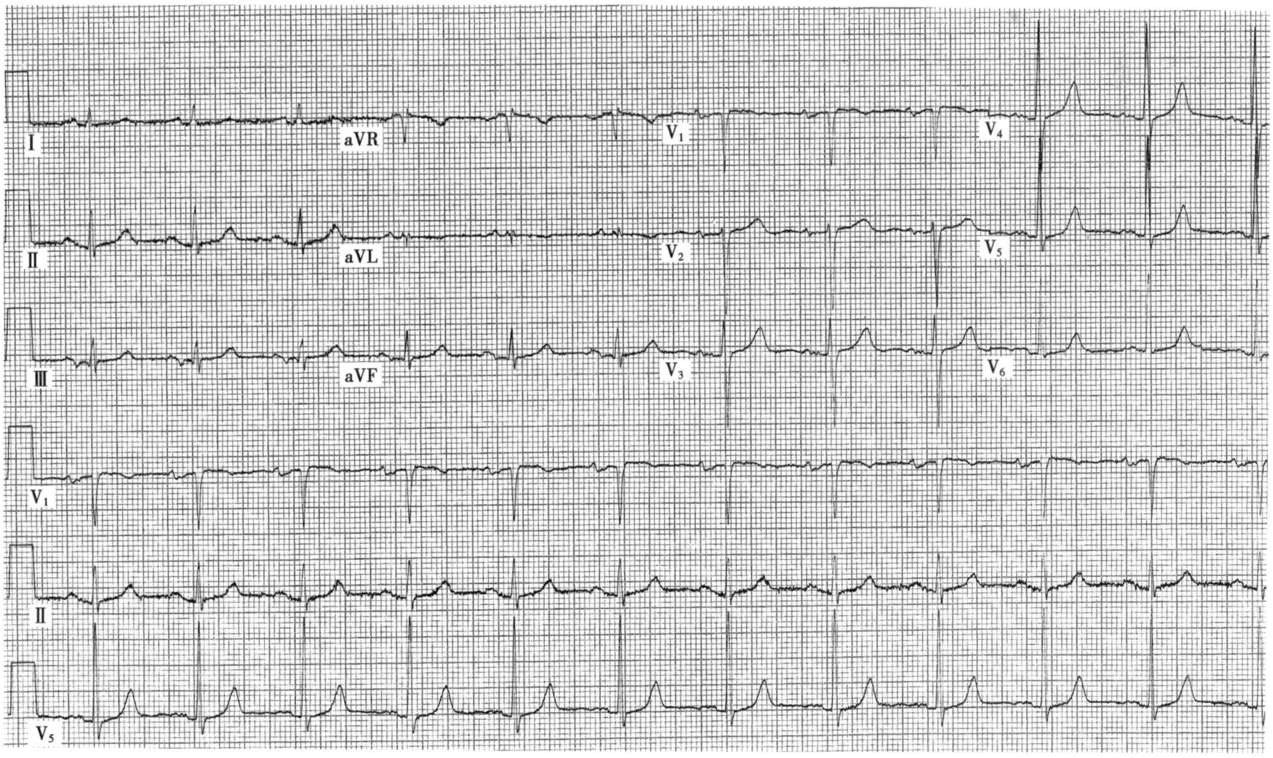

C3-4　左心房肥大

临床资料：患者，女性，58 岁。因劳累后心悸、胸闷、气短 1 月入院。查体心律不齐，心尖部舒张期杂音。超声提示左房大，二尖瓣重度狭窄。**心电图特征：**心率 89 次/分，PR 间期 0.21s，QT 间期 0.44s；P 波增宽＞0.11s，伴切迹，呈双峰，双峰相距＞0.04s。**心电图诊断：**窦性心律，P 波异常，ST-T 改变。**讨论：**心电图上出现的 P 波增宽，双峰间期≥0.04s，除见于风心病的二尖瓣狭窄以外，还可见于心房内阻滞，应结合临床进行鉴别。

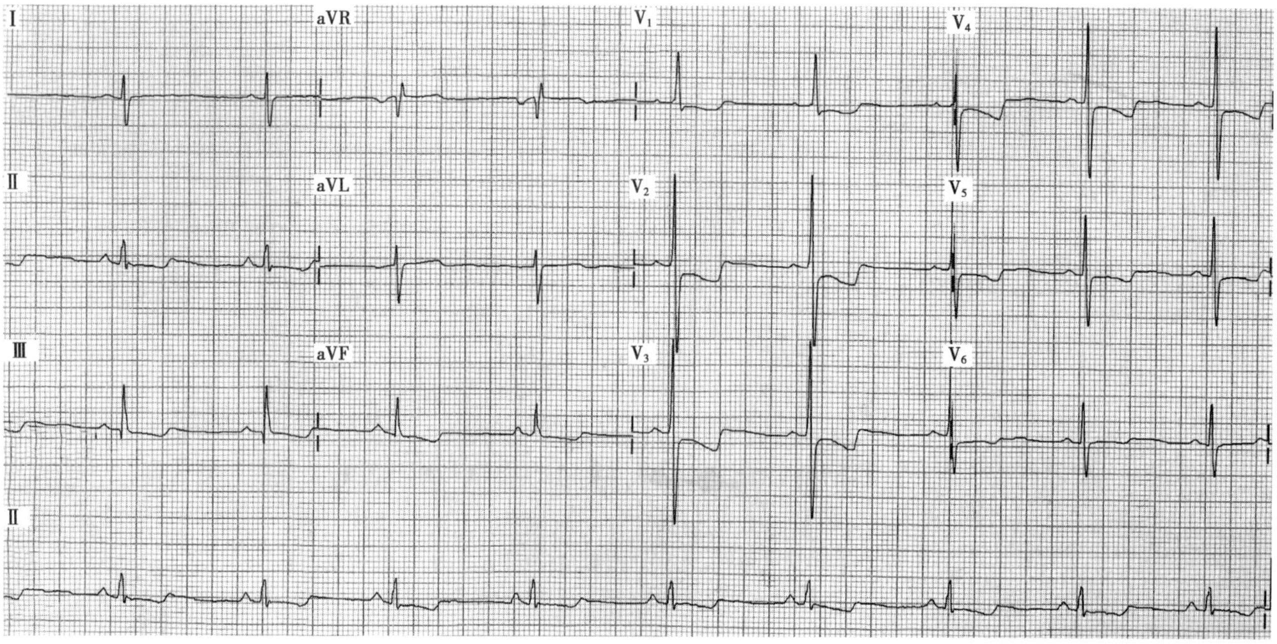

C3-5 **右心室肥厚**

临床资料：患者，女性，43 岁。因反复胸闷、气短 3 年，加重 4 月入院。患者跑步时突发胸闷、晕厥，伴心前区疼痛，近 4 月加重。造影示重度肺动脉高压。**心电图特征：**心率 56 次/分，PR 间期 0.16s，QT 间期 0.44s；QRS 电轴右偏＞110°，R_{V_1}＞1.0mV，$R_{V_1}+S_{V_5}$＞1.2mV，V_1 导联 R/S＞1，V_5 导联 R/S＜1；继发性 ST-T 改变。**心电图诊断：**窦性心动过缓，右心室肥厚，ST-T 改变。**讨论：**本例患者 V_1～V_4 导联出现的显著的 ST 段下降和 T 波倒置，是重度右室肥厚所致的右室心肌缺血的表现，由重度肺动脉高压所致。

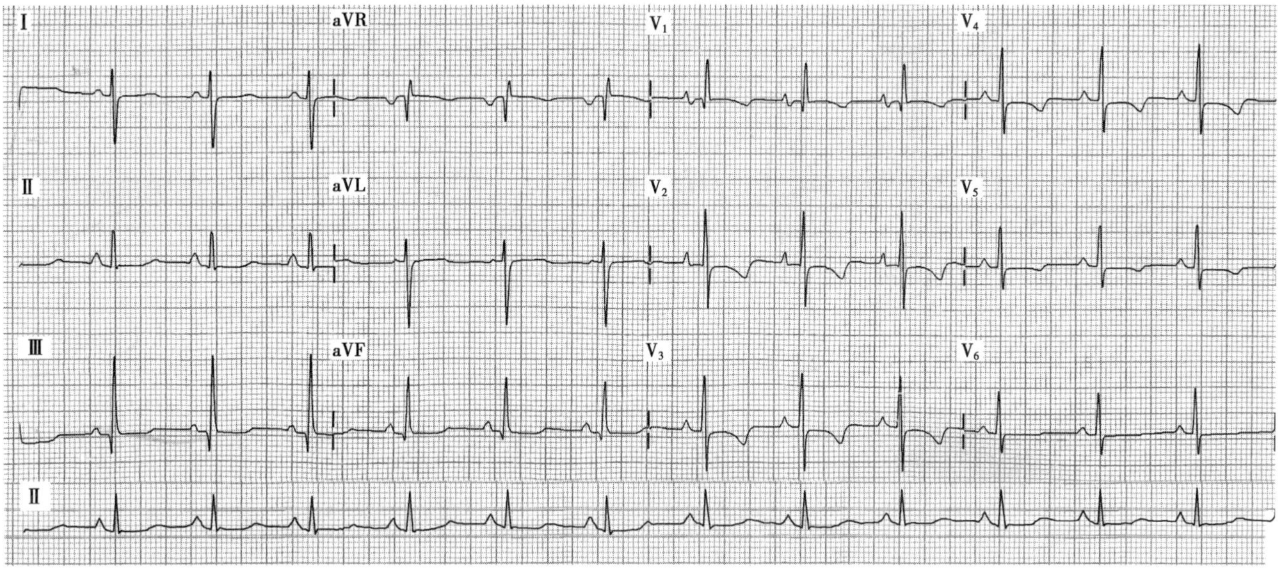

C3-6　右心室肥厚

临床资料:患者,女性,37 岁。因活动后胸闷气短 1 年余。患者上楼时曾晕厥一次,一分钟后自行醒转。造影示肺动脉高压。**心电图特征**:心率 77 次/分,PR 间期 0.16s,QT 间期 0.42s;QRS 电轴右偏≥110°;R_{V_1}>1.0mV,$R_{V_1}+S_{V_5}$>1.2mV,V_1 导联 R/S>1;继发性 ST-T 改变。**心电图诊断**:窦性心律,右心室肥厚图形,ST-T 改变。

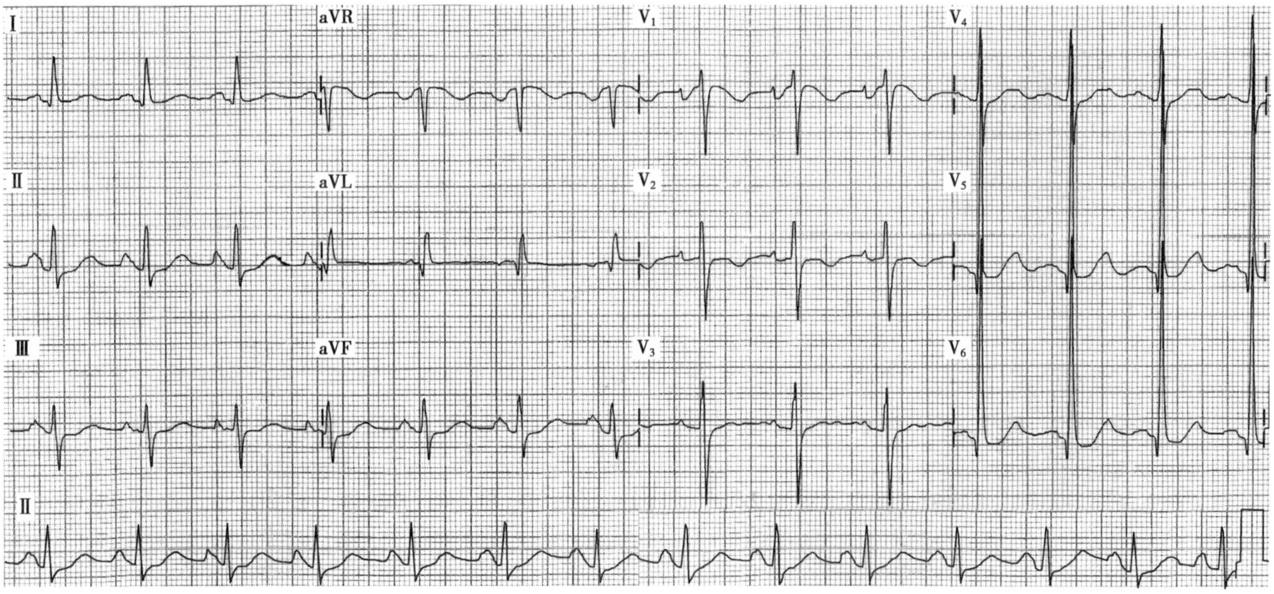

C3-7　左心室肥厚

临床资料:患者,女性,63 岁。因间断胸闷、气短 30 年,加重 1 周入院。超声提示左房、左室大,二尖瓣关闭不全并大量反流。**心电图特征**:心率 82 次/分,PR 间期 0.19s,QT 间期 0.44s;Ptf_{V_1}>0.04mm·s,R_{V_5}(或 R_{V_6})>2.5mV,R_{V_5}(或 R_{V_6})$+S_{V_1}$>3.5mV(女)。**心电图诊断**:窦性心律,心房肥大,左心室肥厚。

(巩 燕　梁 慧)

第四章
房室阻滞

本章内容提要：

第一节　心电图概论

一、房室阻滞的分类

(一) 定义

房室阻滞是指因房室连接组织不应期延长而引起的房室传导异常延缓或中断。在心电图上表现为PR间期延长，或P波之后不继有QRS波群。房室阻滞可发生在房室连接组织的任何部位，由于药物中毒或迷走神经张力亢进所引起的阻滞，多数位于房室结的上部，由于器质性病变引起的则常在房室束分叉部位之下。阻滞的部位愈高，异位起搏点也愈高，心室率也愈快，预后较好；反之，阻滞发生在房室束分叉以下，往往引起缓慢的室性逸搏心律，特别是当二度向三度房室阻滞的转变过程中，异位起搏点不能及时发出激动，易导致阿斯综合征或猝死。

房室阻滞大部分是暂时性、间歇性的，少数是永久性的。根据阻滞的程度不同，分为一度、二度、高度、三度。一、二度房室阻滞称为不完全性房室阻滞，三度房室阻滞称为完全性房室阻滞。其中一度房室阻滞有三个亚型，二度房室阻滞有两个亚型，高度房室阻滞往往是完全性房室阻滞的前奏。

(二) 机制

房室阻滞的程度取决于房室传导系统不应期延长的程度，可以是单纯相对不应期或有效不应期延长，也可两者同时延长。一度房室阻滞是相对不应期延长，但P波均能下传心室；二度Ⅰ型房室阻滞相对不应期和有效不应期均有延长；二度Ⅱ型房室阻滞主要是有效不应期的延长；三度房室阻滞是由于有效不应期占据了整个心动周期，使 P 波完全不能下传心室。

（三）分类

1. 一度房室阻滞　电生理学的研究资料证明，体表心电图上的一度房室阻滞，实际上是反映了从心房到心室不同部位的传导延迟，习惯上分为房内阻滞，房室结内、希氏束及束支的传导延迟，可以是单一部位的亦可是多部位的联合阻滞。

心电图改变：符合下列条件之一者，即可诊断为一度房室阻滞：

（1）PR 间期延长，成人超过 0.21s，儿童随年龄与心率变化。

（2）PR 间期超过相应心率的最高值。

（3）心率大致相同的情况下，PR 间期动态变化超过 0.04s 以上。

一度房室阻滞可分为三个亚型：一度Ⅰ型房室阻滞心电图表现为周而复始地出现 PR 间期逐渐延长，但不出现房室传导的脱落现象；一度Ⅱ型房室阻滞是最常见的类型，心电图表现为 PR 间期固定地延长；一度Ⅲ型房室阻滞的心电图 PR 间期不固定地延长。在临床上，一度Ⅰ型和一度Ⅲ型房室阻滞非常少见。

2. 二度房室阻滞　由于房室交界区的有效不应期和相对不应期不等程度的延长所致。可分为二度Ⅰ型和二度Ⅱ型两个类型，二度Ⅰ型心电图表现：在心房激动下传心室时，PR 间期依次逐渐延长，直到一个 P 波被阻滞，出现 QRS 波群群脱落，称为一个文氏周期。此周期周而复始反复出现。

（1）二度Ⅰ型心电图表现：呈文氏周期传导特性。

1）PR 间期进行性延长，但延长的增量却逐渐缩短，最大的增量出现在停搏之后的第 2 个心搏。

2）QRS 波群群脱落之前 RR 间期逐渐缩短，表现为心室率逐渐增快。

3）QRS 波群群脱落之前 RR 间期最短，最长 RR 间期小于最短的 RR 间期的 2 倍。

4）漏搏后的 RR 间期长于漏搏前的最后一个 RR 间期。

5）有时可见到不典型的文氏现象：①心室漏搏前 PR 意外的延长；②漏搏后的第一个 PR 不缩短，反而延长；③文氏周期的最后一次下传搏动产生房性反复搏动；④窦性心律不齐使文氏现象的 PR 间期与 RR 间期不典型。

（2）二度Ⅱ型心电图表现：

1）PR 固定（正常或延长）而无进行性延长，心室漏搏突然发生。

2）RR 间期：较规则，脱落产生的长间歇恰为 RR 间期的两倍。

3）房室传导比：可固定或有变化，如不固定多为 3∶2 或 4∶3 传导。

4）二度房室阻滞可伴交界性或室性逸搏心律，形成不完全性房室分离。

一般来说，二度Ⅰ型房室阻滞较Ⅱ型常见。前者多为功能性或病变位于房室结或希氏束近端，预后较好。二度Ⅱ型房室阻滞的病变多位于房室束远端，常为双侧束支阻滞所引起，预后较差，常易转变成高度或完全性房室阻滞。

3. 高度房室阻滞　目前尚无一个统一明确的标准，一般认为大于 3∶1 传导的二度房室阻滞即可诊断为高度房室阻滞。另外，在三度房室阻滞时，偶有心室夺获，如果出现魏登斯基现象，也应视为高度房室阻滞，连续两个以上的窦性 P 波后面不继有 QRS 波群者，则应诊断为高度房室阻滞。

心电图表现：

（1）大部分 P 波不能下传，P∶QRS 多为 4∶1、6∶1、8∶1（偶数）等，而呈 3∶1、5∶1、7∶1（奇数）者较少见。

（2）有时在整条心电图上仅见到 1、2 个窦性 P 波引起的 QRS 波群（心室夺获），余者皆为交界性逸搏心律，即逸搏数多于下传搏动数。

（3）当窦性 P 波下传时，PR 可以正常或明显延长，但常恒定，除非伴有隐匿性传导或超常期房室传导。

（4）PP 间期一般是规则的，但亦可因窦性心律不齐、窦房阻滞或室性时相性窦性心律不齐而不规则。

（5）QRS 形态取决于其起源部位。由窦性 P 波下传者形态正常，除非伴有束支阻滞；交界性逸搏 QRS 形态与窦性者相似，除非伴有室内差异性传导；室性逸搏的 QRS 形态宽大畸形。

4. 三度房室阻滞　三度房室阻滞又称完全性房室阻滞，由于有效不应期占据了整个心脏激动周期，使全部心房激动都落在有效不应期内，房室传导完全被阻滞所致。此时，阻滞部位以下的异位节奏点将被迫发出逸搏性激动来控制心室，这个逸搏节奏点可能发自房室结或者是心室内，而心房仍在窦房结控制之下，这样就形成完全性房室分离或房室脱节。

心电图表现：

（1）心房与心室各按自己的规律独立地激动，心房率比心室率快。心电图上表现为PP间期相等，RR间期相等，二者无固定关系，RR间期大于PP间期，PR间期不固定。

（2）辅助性起搏点位于房室束支分叉上时，属于交界性逸搏性心律，其引起的QRS波群形态和正常相似，频率在40～60次/分之间；如果辅助起搏点位于房室束支分叉以下时，则属于室性逸搏性心律，其产生的QRS波群形态宽而畸形，频率在30～40次/分之间。心房颤动时，如果出现心室律慢而绝对规则，为心房颤动合并三度房室阻滞。辅助起搏点的位置越低，心室率越慢且越不稳定，QRS波群越宽，QRS波群畸形越显著，越容易发生心脏停搏。因此，对于QRS波群明显增宽，频率在40次/分以下的高度或完全性房室阻滞，需应用人工心脏起搏器治疗，因为此种患者常为双侧束支阻滞，容易发生阿斯综合征。

二、房室阻滞的定位

（一）概述

房室交界区和房内阻滞合称为高位房室阻滞，希氏束和束支系统的阻滞统称为低位房室阻滞。前者预后良好，一般无需永久性起搏，后者预后较恶劣，宜及早作起搏治疗，故房室阻滞的准确定位有重要的临床意义。根据临床资料和心电图特点可大致推测阻滞的部位（表4-1），房室阻滞的准确定位有赖于希氏束电图检查。

表4-1　高位阻滞和低位阻滞临床特点比较

	高位阻滞	低位阻滞
病变性质	先天性或后天性	几乎全是后天性
基本病因	先天性：先天性完全性房室阻滞或伴有先天性心血管畸形者。 后天性：洋地黄或普萘洛尔过量、下壁心肌梗死、心脏手术后、心肌炎（尤其风湿性）	急性：前间壁心肌梗死、心肌炎 慢性：原因不明的退化性变性改变（原发性传导阻滞）、慢性冠状动脉供血不全、心肌病（原发或继发性）
年龄	任何年龄	多见于45岁以上
病程及可逆性	先天性：呈永久性不可逆 后天性：多为暂时性，往往可逆	通常呈永久性，不可逆
脑缺血所致神经症状	少见，如有亦较轻，如头昏、眩晕、偶有黑矇	常见，且较重，表现为严重眩晕、黑矇甚至昏厥、猝死。
阿托品影响	阻滞程度可减轻	阻滞程度不变，甚至加重
并发三度房室阻滞	心率较快，大多在50次/分以上 QRS波群正常	心率较慢，多低于50次/分 QRS波群增宽畸形

（二）体表心电图定位

1. QRS波群形态　房室传导系统的某个部位发生三度阻滞后，来自窦房结和心房的冲动未能下传，依据心脏频率优势法则，整个心脏传导系统的起搏点发放冲动频率，从窦房结至心室的希浦氏纤维依次减少，此时往往由阻滞下紧邻的起搏点控制心室。若阻滞位于房室结，控制心室的起搏点在希氏束内；希氏束阻滞时，束支系统近端（即邻近希氏束分叉点）的起搏点成为心室的主要节律点；双束支阻滞所致者，则由束支系统远端的起搏点发放冲动控制心室。如果起搏点在交界区或希氏束，冲动沿正常途径下传，心室激动顺序不变，QRS波群形态和时间正常。如果起搏点在左右束支，则分别呈右束支或左束支阻滞图形，QRS波群宽大。起搏点位置越低，QRS波群畸形越显著。因此，可根据QRS波群形态判断阻滞的部位。希氏束分叉点以下心室内的起搏点，如果与左、右束支恰好距离相同，冲动同时到达两束支，结果也可形成正常的QRS波群图形，无法与交界区和希氏束内起搏点相鉴别，但这种情况毕竟是极为罕见的。

2. 心室率　交界区、希氏束以及心室内的起搏点的频率，分别大约为 50～59 次/分、40～49 次/分、30～39 次/分。这就可根据心室率推测低位起搏点的位置，从而估计阻滞部位，不过，这些起搏点发放冲动的频率范围，彼此间有很大重叠，且因人而异，在临床应用中应予注意。

(三) 房室阻滞的希氏束电图定位

近代的临床电生理研究业已证明，目前所称的房室阻滞，可发生在房室结、希氏束及束支或分支各个部位，其中房室结和希氏束是最常发生传导阻滞的部位，可以是单一部位的，亦可是多层次的联合阻滞。病人的预后主要和阻滞部位有关。准确地判断房室阻滞发生的部位需要借助于希氏束电图记录。

按阻滞部位分成 4 种类型，其诊断标准如下：

1. 心房内阻滞(PA 阻滞)　①一度房内阻滞：仅有 PA 间期延长；②二度Ⅰ型房内阻滞：PA 间期逐渐延长，直至不能下传。

2. 房室结内阻滞(AH 阻滞)　①一度房室结内阻滞：A-H 间期延长；②二度传导阻滞：Ⅰ型(文氏型)：A-H间期进行性延长，直至 A 波后无 H 波和 V 波；Ⅱ型：A-H 间期固定，直至突然心搏脱落，A 波后无 H 波和 V 波；③三度传导阻滞：A 波有固定的频率，其后无 H 波；V 波亦有固定频率，其前有 H 波；A 波和 HV 波群完全无关，且 A 波频率高于 H 波。

3. 希氏束内阻滞　①一度传导阻滞：a. 希氏束间期增宽达到或超过 30ms；b. H 波分裂为 H 和 H′波；②二度传导阻滞：Ⅰ型为 H 波分裂，H-H′间期进行性延长，直至 H 波后无 H′波和 V 波。Ⅱ型为 H 波分裂，HH′间期固定，直至 H 波后突然无 H′波和 V 波。2∶1 阻滞体表心电图不易鉴别为Ⅰ型或Ⅱ型，但根据希氏束电图，其阻滞部位不难确定；③三度传导阻滞：每个 A 波后有 H 波，每个 V 波前亦有 H′波，成对的 A-H 波群与 H′V 波群各有固定的频率，相互间完全无关。

4. 希氏束远端阻滞(HV 阻滞)　①一度传导阻滞：HV 间期延长；②二度传导阻滞：Ⅰ型为 HV 间期进行性延长，直至 H 波后无 V 波。Ⅱ型为 HV 间期固定，心搏脱落于 H 波和 V 波之间。③三度传导阻滞：A 波之后均有 H 波，AH 间期正常，V 波之前无 H 波，AH 波群和 V 波各有固定的频率。

三、伴随房室阻滞的心律失常

(一) 概述

房室传导功能异常时，常同时伴有各种复杂的电生理现象，如房室超常传导、伪超常传导、隐匿性传导、隐匿性折返、分层阻滞、3 相及 4 相阻滞等。这些心电现象的单独或联合出现，常使房室传导的心电图呈现多种复杂的表现，使诊断困难和复杂化。应强调的是，长程心电图的推理分析对房室传导的复杂心电图的诊断极其重要，有时是唯一的诊断方法。

(二) 隐匿传导的影响

隐匿传导是指一次激动传入传导系统，但未能穿透全程(未能激动下位心肌)，未能在心电图上显现，但该次传导可使已除极过的心肌组织产生新的不应期，将对随后激动的传导和激动形成产生影响。隐匿传导对下次激动传导的影响可表现为：传导延迟，传导中断和再次隐匿传导。生理情况下发生的隐匿传导酷似房室阻滞，如隐匿性交界性期前收缩。在心房颤动、心房扑动或房性心动过速中连续的隐匿传导可引起长 RR 间期。病理情况下，隐匿传导可加重房室阻滞的表现，如期前收缩或逸搏激动侵入房室传导系统引起不应期重整(除极后产生新的不应期)，使下次理应正常下传的激动因重整后的生理性不应期而引起传导延迟或中断，称为干扰性房室阻滞。这种干扰同样可以发生在不应期已有病理延长的房室阻滞中，并引起阻滞程度加重的伪像。

(三) 房室传导中的分层阻滞

房室结习惯分成房结区、结区和结希区。房室阻滞可以在 2 个或 3 个层次同时形成，称为房室传导中的分层阻滞。一般最多见的是两个层次的阻滞，结区易形成文氏传导，而结希区和房结区则易形成 2∶1 传导。这种房室结两个水平上存在不同类型二度房室阻滞而引起不规则的心室律，称为交替性文氏现象或交替性文氏周期。

Kosowky 在研究房性心动过速时，发现有两种不同类型的交替性文氏现象。如房室结上部（房结区）为 2∶1 传导，结区为文氏传导，则最终以 3 个未下传心房激动终止文氏周期，称为 A 型交替性文氏传导。A 型交替性文氏传导在临床上较少见，因为一般房结上部的不应期较短，不易形成 2∶1 传导，一般仅在较快的房率时才出现。如结区为文氏传导，而下部（结希区或希氏束远端）为 2∶1 传导，最终以 1 个或连续 2 个未下传心房激动终止文氏周期。此型称为 B 型交替性文氏传导。房室交界区两个水平的房室阻滞一般是该区的一种生理反应，但如在心房率＜135 次/分时出现的交替性文氏传导，则认为是存在房室传导的病理性阻滞。

（四）被跨越的 P 波

心房激动下传到心室，其 P 波并非都是紧接着 QRS 波群之前的，有时可在前一次搏动的 QRS 波群之前出现，这种 P 波现象称为“被跨越的”P 波，不加识别可能会导致诊断错误。图 4-1 为连续记录，示窦性心动过速，心率 125 次/分，QRS 波群成组出现伴 3∶2、4∶3 和 5∶4 文氏传导。每组搏动的 PR 间期都是逐渐延长的，但每组搏动中第 1 和第 2 个搏动的 PR 间期对正常房室传导而言是太短的，因此这次搏动的 QRS 波群肯定是从前一次 P 波下传的，该次 P 波即称为“被跨越的”P 波。如此则该搏动的 PR 间期就特别长，达 0.69s。其 PR 间期长于 PP 间期（0.48s）。这就带来一个问题，PR 间期延长到什么程度，仍能表示是其下传的？对此尚无肯定的回答，一般可达 0.80s，PR 间期达到或超过 1s 的虽有报道，但是非常可疑的。

（五）频率依赖性房室阻滞

频率依赖性阻滞与心率快慢相关，即与心脏传导部位所处的时相相关，所以又称为相性传导阻滞。相性传导阻滞分为 3 相阻滞和 4 相阻滞两种。在心率加快时出现的传导阻滞与动作电位 3 相有关，称为 3 相阻滞；在心率减慢时出现的传导阻滞与动作电位 4 相有关，称为 4 相阻滞。3 相阻滞多为生理干扰现象，亦可称为差异性传导，但部分 3 相阻滞是病理性阻滞，而 4 相阻滞皆为病理性阻滞。心率在上述快、慢之间时为正常传导。

心脏传导从正常传导转为异常传导，此时的心率为临界心率，此时的 RR 间期称为临界周期。出现 3 相阻滞的最低心率为 3 相阻滞临界心率，出现 4 相阻滞的最高心率为 4 相阻滞的临界心率。有时可观察到心率虽然增快，但未立即出现阻滞，心率减慢时阻滞图形也不会立即消失，即传导正常与传导阻滞的 RR 间期有轻度重叠现象。临界心率在不同病例或同一病例的不同时间可以不同，这与传导组织的病变程度有关。无论是生理性或是病理的相性阻滞多为一过性的或间歇性的，随着病情的改善或加重，相性阻滞可以恢复为正常传导，也可能演变为永久性阻滞。

相性阻滞可以发生在心脏各个部位，最常见为房室传导和束支传导的相性阻滞，即房室和束支的频率依赖性阻滞。本章着重介绍频率依赖性房室阻滞即相性（3 相或 4 相）房室阻滞。当心率增快或减慢到临界水平时，房室传导突然中断或延缓，待到心率脱离临界水平时，房室传导功能又能恢复，因此，这种传导阻滞是间歇出现，故通常将其命名为阵发性房室阻滞。

（六）单向传导阻滞

人体正常的心肌组织均有双向传导功能，尤以房室结为然，即室上性冲动从心房前向经房室结传至心室，称之前向传导；房室结下冲动可经房室结逆行传回心房，称之逆向传导。但两种传导方式存在差异，不仅传导速度、动作电位大小不尽相同，而且兴奋的方式和传导径路也可能不同，如前向传导时冲动从房室结的终嵴进入，而逆行传导则传向房间隔。逆行传导的方向朝向心房，心房除极过程便异于正常，所以 P 波形态和正常窦性时不同。

在病理情况下，某些心肌组织只允许激动从一个方向传导，而相反方向的激动不能通过，即所谓单向传导阻滞。它属于传导阻滞的一种特殊类型，在特定条件下，心脏任何部位都可发生单向传导阻滞，尤以房室交界区最多见。可有种种心电图表现：单向传导阻滞形成隐匿性交界性反复搏动；单向前向性三度房室阻滞伴室房传导；房室双重性逸搏心律伴交界性单向前向传导阻滞引起完全性房室脱节；单向性房室阻滞的魏登斯基易化作用等。

四、房室阻滞的鉴别诊断

（一）一度房室阻滞的鉴别诊断

1. PR 间期显著延长，P 波隐藏于前面的 T 波或 U 波中，心率较快时尤其容易发生，如不注意 T 波或 U

波上的细小突起或切迹，可误诊为交界性心律，二者鉴别极为困难，压迫颈动脉窦和运动可引起心室漏搏(即P波不下传)，这时可清楚显示出P波的形态，有助于鉴别。

2. PR间期变化大多系传导径路不同之故，如当冲动沿正常的房室传导系统，产生长的PR间期，而沿旁路下传的冲动，使房室传导时间缩短，产生短的PR间期。此外，游走性节律伴一度房室阻滞时，因节律点的游走变化，也可使PR间期长短不一。

3. 正常情况下PR间期与心率的关系。如心率达到或超过150次/分，由于冲动进入房室交界区时，该区仍处于前一个冲动形成的相对不应期，冲动的传导发生延缓，这是生理性传导延缓，不能归入一度房室阻滞。

4. 等率性房室分离，重度的一度房室阻滞，PR间期极度延长，超过T-R间期，使P波落在ST段内，呈现PR间期＞T-R间期现象应注意识别。

5. 房内阻滞，PR间期延长的原因是P波显著增宽，可超过0.11s，PR段则正常。

6. 室上性期前收缩遇房室交界区的相对不应期时，PR间期可延长，系生理性传导延缓，室性期前收缩激动心室，有时也可逆传到房室交界区使之除极，而随后进入房室交界区的窦性冲动，正好落在相对不应期，使PR间期延长，这是隐匿性传导的结果。

7. 当双侧束支发生同等度的阻滞时，心电图上也表现为PR间期延长，难以和第一度房室阻滞区别。

(二) 二度房室阻滞的鉴别诊断

1. 文氏型房室阻滞的鉴别诊断　鉴别文氏型房室阻滞主要依据RP/PR的反比关系“RP决定PR间期”。如在长RP间期后PR间期较短，短RP间期后PR间期较长，这是文氏现象典型表现。在临床心电图中如能证明存在这种反比关系，则可以肯定在房室交界区的某个部位存在着文氏传导(图4-2、图4-3)。特别是如存在不典型的文氏传导，如反文氏周期等，这种反比关系的确立有助于明确诊断。

2. 二度Ⅱ型房室阻滞的鉴别诊断　二度Ⅱ型阻滞时房室传导呈全或无的传导关系，心房激动无论其落在舒张期的早或晚，只要是在有效不应期外，则PR间期都是相等，而其前的RP间期是不规律的，无RP/PR的反比关系。

(1) 二度房室阻滞是指一个或多个心房激动未下传到心室，原因是多种多样，其临床意义也各不相同，如房室结干扰、隐匿性传导、希氏束内的隐匿性期前收缩、房室结内的隐匿性折返等均可引起P波未能下传，并非是真正的房室阻滞。因此，在判断一个心房激动未下传的临床意义时，应首先排除生理性不应期的干扰、隐匿性传导、隐匿性折返等原因后，才能确定是否系阻滞所致。

(2) Ⅱ型房室阻滞当阻滞的P波与ST-T重叠时，可造成P波缺如的假象，甚至误诊为2∶1窦房阻滞或窦性心动过缓，应仔细辨认。

(三) 高度房室阻滞的鉴别诊断

高度房室阻滞与完全性房室阻滞的区别在于前者有心室夺获，后者无心室夺获。心室夺获的特点是提早出现的QRS波群与P波有关，此QRS与位于其前的室性自身搏动无固定距离，这个距离因RP与PR的反比例关系而变动，夺获后的间歇与室性自身心律的RR相等或稍短。一般情况下，心室夺获的QRS波群时间正常，除非伴有室内差异性传导。

此外，有两种情况应该注意。首先，如在心房扑动时，房率高达300次/分，此时，如有每3个连续的房性激动未能下传，为4∶1阻滞，而不能认为这是高度房室阻滞。其次，交界性或室性异位心律的频率较快，亦可导致房性激动不能下传，这种房室干扰极易误诊为高度房室阻滞。只有当交界性或室性逸搏心律＜45次/分时，有合适下传的条件而房性激动连续未能下传才能认为是高度房室阻滞。

(四) 三度房室阻滞的鉴别诊断

既往习用的房室分离，如心房率快于心室率为阻滞，心室率快于心房率为干扰的鉴别标准，过于简单且常不准确，建议予以摒除。

1. 诊断三度房室阻滞必须具备3个条件

(1) 心房率足够慢，一般要求小于135次/分。心房率超过135次/分出现的房室分离，很可能是生理性不应期引起的房室传导功能性障碍所致，一般不能诊断为房室阻滞；

(2) 心室率小于2倍的窦性心率。如心室率大于2倍的窦性心率，很可能是2∶1房室阻滞时引起的干扰性房室分离，由于逸搏心律的干扰，使本应以2∶1下传的心房激动未能下传。因此，如心室率大于2倍窦性心率时出现的完全性房室分离时，一般需要仔细判断是否为2∶1房室阻滞时的干扰脱节，不宜轻易诊断为三度房室阻滞；

(3) 心室率足够慢，一般小于45次/分，才能诊断为完全性房室阻滞。

2. 三度房室阻滞可发生于房室交界区，也可在双束支或三分支，两者预后和治疗不同，两者鉴别在于：

(1) 病因的寻找，既利于鉴别诊断，又利于判定预后及合理治疗。急性下壁心肌梗死、先天性房室阻滞者阻滞部位好发于房室结区，药物治疗无效时才采用起搏治疗；反之，前壁心肌梗死或原发性传导系统硬化症者多呈束支或分支水平的阻滞，必须及早予以起搏治疗。

(2) 凡QRS波群正常，心室率>50次/分，节律规则，运动或投以阿托品后室率增快，阻滞程度的动态变化较少者，以房室结区阻滞可能性大；反之，完全性阻滞前有单侧束支和(或)分支阻滞，QRS波群(逸搏)宽大畸形，室率<40次/分，节律不齐，对运动和阿托品无明显反应者，则以束支或分支水平阻滞可能性大。

(3) 希氏束心电图可明确诊断。

(五) 阻滞性与干扰性房室分离

应强调房室分离和房室阻滞是不同的概念。房室阻滞仅是引起房室分离的原因之一，而生理性干扰，则是房室分离更常见的原因。在一度或二度Ⅰ型的房室阻滞时，次位节律点兴奋性稍有增加，即易引起干扰性房室分离。对这类心室率快于交界区逸搏点自身节律(40～45次/分)的完全性房室分离，不宜轻易作出三度房室阻滞的诊断。对此，Marriott等提出一个新的诊断术语，称为“房室阻滞/加速性交界区或室性心律伴房室分离”。

在2∶1房室阻滞时，极易形成干扰性房室分离，而酷似三度房室阻滞的心电图。当房率稍变慢时，即PP间期延长，RR间期<2倍的PP间期时，在房室交界区上部，房性激动以2∶1下传，在交界区下部，因逸搏心律快于下传的心房激动，而呈干扰性房室分离。如心电图记录不够长，仅记录到房室分离时的图形，则极易误诊为三度房室阻滞。如房率加快，PP间期缩短，RR间期≥2倍PP间期时，下传的心房激动较逸搏心律快，故逸搏心律被抑制，而又呈现2∶1房室阻滞图形。在2∶1房室阻滞时，这种心电现象是常见的。近年来有学者通过临床电生理试验，经心房起搏证实了这种心电现象。图4-4为2∶1房室阻滞时这一心电现象梯形图解。图A中PP间期较短，RR≥2倍PP，下传的心房激动较逸搏心律快，呈现2∶1房室阻滞图形。图B中PP间期稍延长，RR≤2倍PP间期，下传的心房激动因逸搏心律的干扰而不能下传至心室，形成干扰性房室分离，酷似三度房室阻滞图形。

(六) 功能性和病理性房室阻滞

临床心电图中所述及的传导阻滞常是指病理性阻滞。但是，有些传导阻滞现象并非病理因素所致，称之生理性传导阻滞，也称功能性阻滞，它是对应具有病理意义传导障碍而提出的概念，是指心脏激动因遇生理性不应期而引起传导延缓或中断现象。如某些房性心动过速、心房扑动2∶1传导、房性期前收缩未下传、心室内差异性传导、房室结双径路中的蝉联现象、跨R的房室传导等均属于生理性传导阻滞现象。因此，在判断心房激动未下传时，必须首先除外生理性阻滞，只有当P波落在心动周期(RP间期)的各个时相内，具有合适的传导条件而不能下传，方能肯定为房室阻滞。

此外，房室传导功能异常时，常同时伴有各种复杂的电生理现象，如房室超常传导、伪超常传导、分层阻滞、3相及4相阻滞等，这些心电现象的单独或联合出现，可加重阻滞程度或暂时改善房室传导。使心电图表现趋于复杂，使诊断困难和复杂化。应强调的是，长程心电图的推理分析对房室传导复杂心电图的诊断极其重要，有时是唯一的诊断方法。

如房率过快时，心房激动可遇房室结的生理不应期引起生理性房室阻滞，理论上应根据不应期测定结果来判断，但从临床实用出发，常依心房频率判断：房率≥150次/分时出现的二度Ⅰ型、房率≥180次/分时出现的2∶1房室传导，可能为生理性的，反之可考虑为房室阻滞，心率的加快可导致生理性阻滞，但是，有时心率减慢可以掩盖部分房室阻滞，出现传导功能伪改善的假象，这是造成间歇性房室阻滞的原因之一(图4-5)。

第二节 图　谱

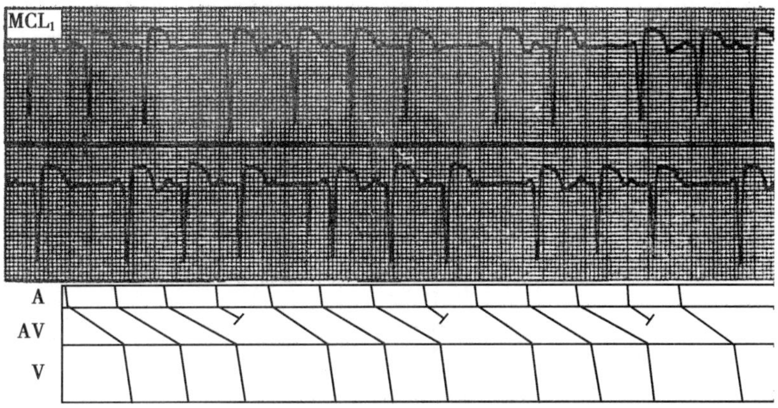

图 4-1 "被跨越的"P 波

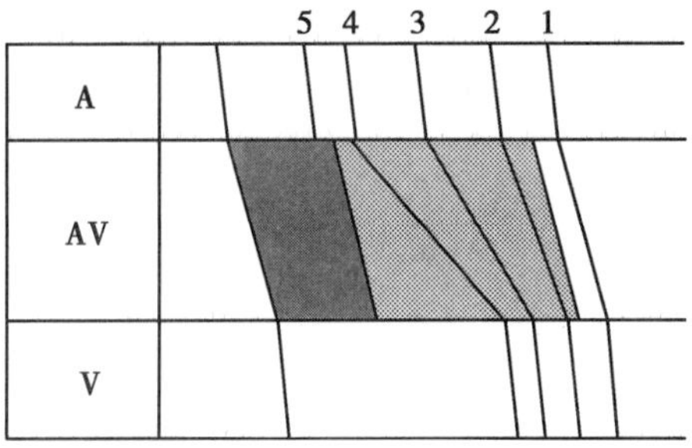

图 4-2 房室阻滞时房室传导图解

黑区代表房室交界区的有效不应期，灰区代表相对不应期，如房性激动(1)在相对不应期后到达房室结，则正常地传导；如激动稍提前抵达(2)房室传导有轻度延迟；如激动越来越早(3、4)抵达，则传导延迟时间亦越来越长；最后激动在有效不应期内抵达(5)则不能传导

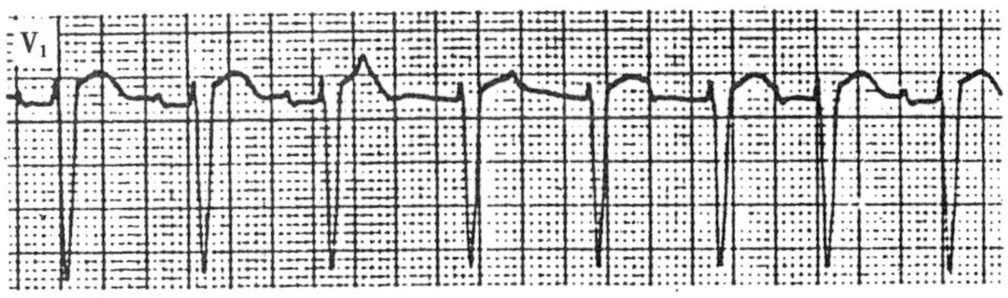

图 4-3 RP 间期和其后的 PR 间期之间的反比关系

最后 4 次传导激动表现了反文氏传导，因为每次连续激动的 RP 间期进行性延长，而其后 PR 间期进行缩短(引自 Marriott)

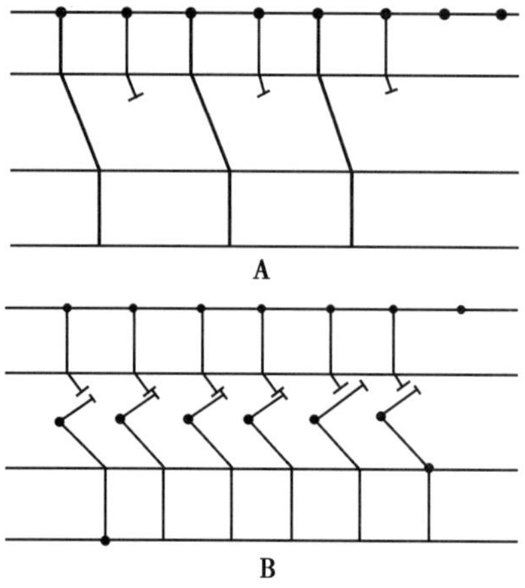

图 4-4 干扰性房室分离

A. 2∶1房室阻滞伴干扰性房室分离的梯形图解；B. 为PP间期延长，逸搏间期≤2倍PP间期，呈干扰性房室分离，酷似三度房室阻滞

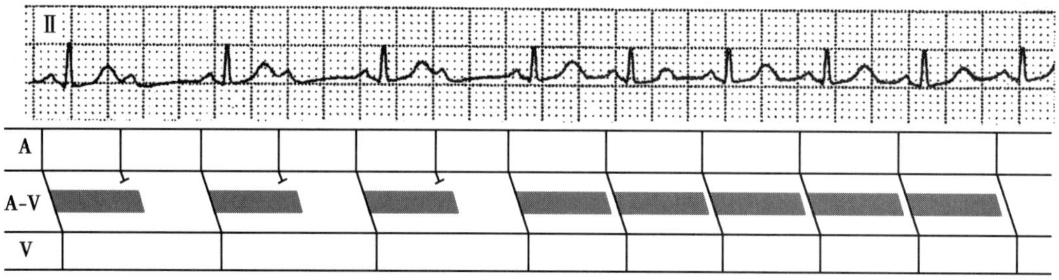

图 4-5 间歇性二度房室阻滞示意图

AV间期内的黑框区代表房室交界区不应期，由于房室交界区不应期延长造成二度房室阻滞，后半段示当窦性频率减慢，室上性激动到达时，脱离了房室交界区不应期，使得传导得到假性改善，传导阻滞暂时消失，形成间歇性二度房室阻滞

第三节 病例思考

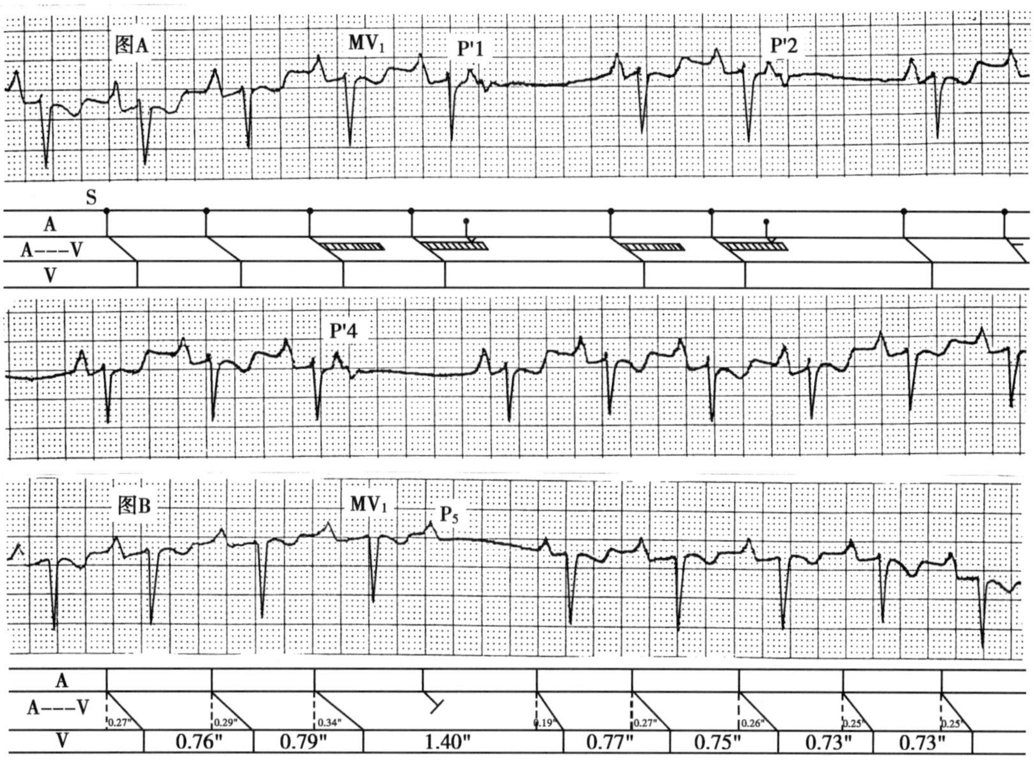

C4-1 不典型文氏现象

临床资料：图 A 与图 B 非同一患者，但两者均有心悸、胸闷不适症状，临床诊断心律不齐。**心电图特征**：图 A 为 MV_1 导联连续记录，示 P 波高尖，PP 间期 0.72s，心率 83 次/分，QRS 波群呈 rS 型，PR 间期轻微逐渐延长(0.20s→0.22s→0.24s……)，最后以房性期前收缩结束文氏周期，图中 P_1'、P_2'较矮小，形态与窦性 P 波形态不同，因遇到房室交界处不应期而下传受阻(梯形图斜栅代表不应期)。图 B 示窦性心律，PP 间期 0.73～0.76s，心率为 79～82 次/分，QRS 波群呈 rS 型，PR 间期逐渐延长，直至 P 波下传阻滞，QRS 波群脱漏，然后周而复始，但 PR 间期增量无规律性，可属不典型文氏现象。**心电图诊断**：图 A：不典型文氏现象，以阻滞性房性期前收缩结束文氏周期。图 B：不典型文氏现象，PR 间期增量无规律性。**鉴别诊断**：图 A：文氏现象以房性期前收缩结束文氏周期应与房性反复搏动结束文氏周期鉴别。房性反复搏动必须是逆行 P 波，P′波极性除了 V_1 导联外，P′波方向必定与窦性 P 波相反，而房性期前收缩形态极性与窦性 P 波不同，但无规律性。房性期前收缩未下传形成不典型文氏现象与典型文氏现象不同。①未下传房性期前收缩一定提前出现，而典型文氏周期的受阻窦 P 属应有序列位置上的 P 波。②未下传房性期前收缩多半 $P_{Ⅱ}$、$P_{Ⅲ}$、P_{aVF} 为正向型，而文氏周期最后一个 PR 间期引发的窦性反复心搏(心房回声)则属逆行 P 波。**讨论**：临床实践中许多Ⅰ型阻滞是不典型的，1978 年 WHO 定义强调大多数Ⅰ型具有不典型变化，例如阻滞后下传的第二个 PR 间期延长程度往往不是最大的，阻滞发生前的几个心搏，PR 间期也可能无明显变化，如果 PR 间期递增非常小易被忽视，容易把Ⅰ型阻滞误判为Ⅱ型阻滞。

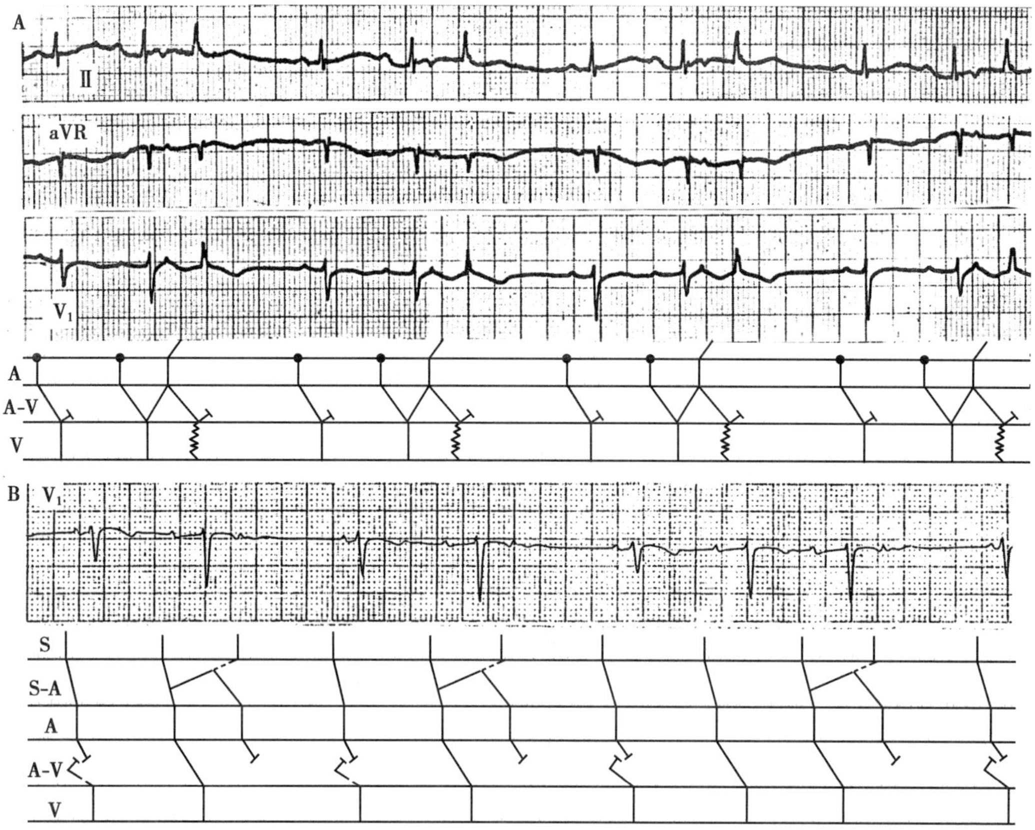

C4-2　不典型房室文氏现象与伪文氏现象

临床资料:图 A 和图 B,非同一患者,临床诊断心律不齐。**心电图特征**:图 A　Ⅱ、aVR 和 V_1 导联记录示窦性心律,PP 间期 0.98s,心率 61 次/分,QRS 波群Ⅱ导联呈 Rs 型、aVR 呈 Qr 型、V_1 呈 rS 型,PR 间期不固定,逐渐延长呈文氏现象,最后以房性反复搏动结束文氏周期,逆行 P 波与窦性搏动 P 波极性相反,V_1 导联逆行 P 波与窦性 P 波方向一致呈直立尖峰状,反复搏动的 QRS 波群呈室上性,但略差异性传导(见梯形图解)。图 B:V_1 导联 P 波正负双向,PP 间期 0.80s,心率 75 次/分,QRS 呈 rS 型,P_3、P_6 和 P_{10} 为阻滞性期前收缩,其形态与窦性 P 波相似呈等周代偿间歇,考虑为折返性窦性期前收缩,P′波后未跟随 QRS 波群,阻滞性期前收缩的等周代偿间歇后第一次 QRS 波群的 PR 间期较短,第二个 QRS 波群的 PR 间期延长,初看酷似文氏现象,但仔细分析(见梯形图解)P′后的第一次 QRS 波群略畸形,其前虽有 P 波,PR 间期不固定(0.10～0.14s),P 波与 R 波无关,QRS 波群为交界性逸搏伴非相性差异性传导,第二个 QRS 波群为窦性夺获,PR 间期 0.26s,为一度房室阻滞,本例心电图表现呈房室交界性逸搏—窦性夺获—折返性窦性期前收缩序列酷似文氏现象。**心电图诊断**:A:窦性心律,不典型房室文氏现象,以房性反复搏动结束文氏周期。B:窦性心律,一度房室阻滞,窦性期前收缩,酷似文氏现象。**鉴别诊断**:图 B 窦性期前收缩应与房性期前收缩鉴别,但本例期前收缩呈等周代偿 P′-P 间期等于 PP 间期故属窦性期前收缩。本例窦性期前收缩还应与文氏现象以心房反复搏动结束文氏周期鉴别,因为在房室传导延长的基础上,冲动在房室交界处有机会逆行传导心房,但此逆行 P 波在Ⅱ、Ⅲ、aVF 导联倒置在 V_1 导联呈直立尖峰状。**讨论**:逆行性 P 波是指房室交界性激动或室性激动具有室房传导功能,当冲动逆行传入心房所引发的心房除极波,因其激动的传导方向与窦性 P 波方向相反,故称为逆行 P 波。逆行 P 波的平均额面电轴在－60°～90°之间,所以在Ⅱ、Ⅲ、aVF 导联 P^- 波倒置,aVR 导联 P^- 直立,V_1 导联 P^- 波主要直立,正常倒置的后半部 P 波消失。

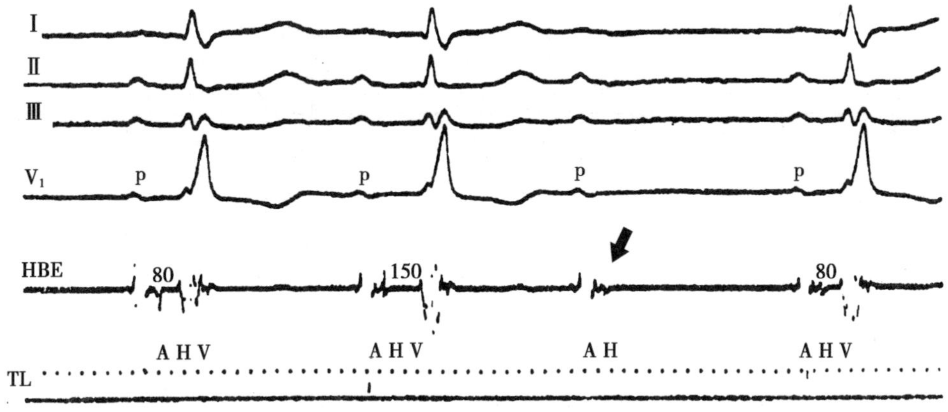

C4-3　3∶2 房室文氏现象和右束支阻滞

临床资料:患者,男性,78 岁,平素有心绞痛史。临床诊断:冠心病,心绞痛。**心电图特征:**自上而下依次为标准导联Ⅰ、Ⅱ、Ⅲ、V_1 导联和希氏束电图,示窦性心律,3∶2 房室文氏现象。P-A 间期和 A-H 间期均正常,HV 间期逐渐延长,分别为 80ms 及 150ms,第三个 P 波未下传,希氏束电图显示阻滞发生于希-浦系统,V_1 导联 QRS 波群呈 R 型,R 波挫折,为完全性右束支阻滞。**心电图诊断:**①窦性心律;②二度Ⅰ型房室阻滞,③完全性右束支阻滞。**鉴别诊断:**不同部位房室文氏现象,心电图表现鉴别见表 4-2。**讨论:**希氏束电图是诊断房室文氏现象发生部位的金标准,希氏束电图可显示出阻滞位于心房、房室结、希氏束、双束支水平。希氏束下阻滞,A 波后有 H 波,AH 间期正常,HV 间期逐渐延长,直至 H 波后无 V 波,并伴一侧束支和(或)分支阻滞者,表示束支或分支水平阻滞。本例希氏束表现属于希氏束下阻滞。房室文氏现象以房室结内的文氏现象最常见,发生于希-浦系统的文氏现象提示病变范围广,发展或成为高度以上房室阻滞者,预后严重,是置入起搏器的指征。

表 4-2　不同部位房室文氏现象的心电图鉴别

	房室结	希氏束内	束支系统
阻滞类型	几乎总是呈文氏现象	几乎总是Ⅱ型	同左
QRS 波群形态和时间	几乎总是室上型,时间<0.12s,偶尔增宽,呈束支阻滞图形	室上型时间≤0.12s	几乎都增宽,≥0.12s,呈束支阻滞或分支阻滞图形
心室率	40~50 次/分	同左,略慢	最慢,往往<40 次/分
阿托品影响	阻滞程度可减轻	无变化或加重	同左
进展	常可恢复正常房室传导	常可发展到完全性房室阻滞	同左
压迫颈动脉窦	阻滞程度加重	阻滞减轻或不变	同左

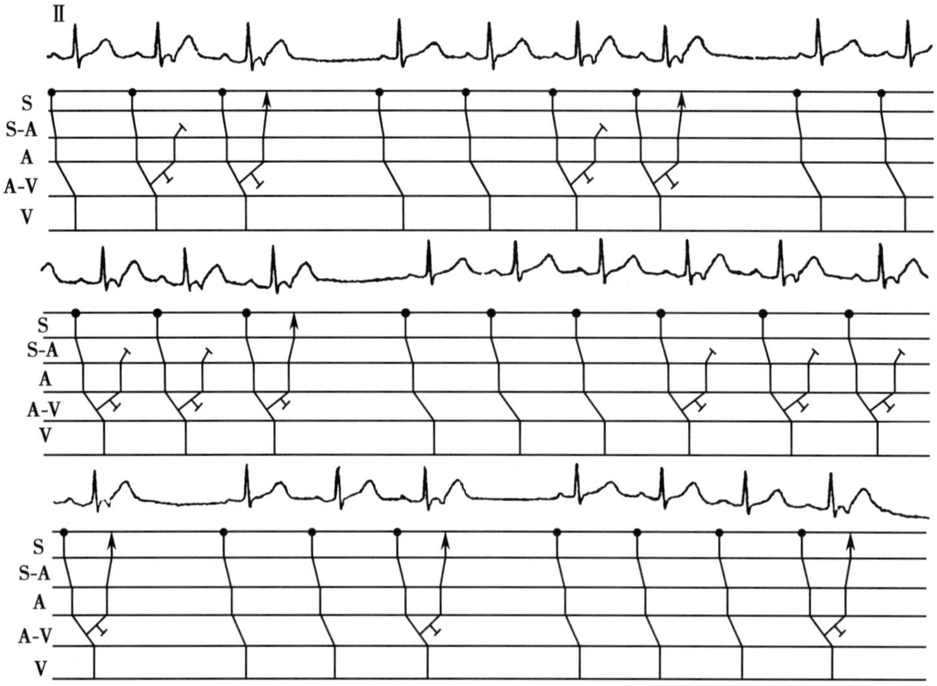

C4-4 不典型文氏型房室阻滞合并房窦二度逆传阻滞

临床资料:患者,女性,16 岁。临床诊断:病毒性心肌炎。**心电图特征:**心电图Ⅱ导联连续记录示:窦性心律,PP 间期略不规则,P 波频率约 83 次/分,PR 间期逐次延长,分别为 0.15s、0.17s、0.18s、0.20s 延至 0.20s 后重复 1~3 次心搏,但 PR 间期不变(0.20s)。其后随以长 RR 间期,长 RR 间期短于两个窦性周期。PR 间期增量未见逐渐减少,因而 RR 间期亦不呈逐渐缩短,在中行后部分反而呈逐渐延长变化,故为不典型文氏现象。当 PR 间期大于等于 0.18s 时,QRS 波群群后均紧跟一个 P′波,并重叠于 QRS 波群的 ST 段上,呈现 P-QRS-P′现象,RP′间期较短,且恒定在 0.13s,连续发生 1~4 次不等而结束文氏周期。部分 P⁻ 波未能逆传窦房结使其节律重整,表明存在房窦逆传二度阻滞。**心电图诊断:**①窦性心律不齐;②不典型文氏型房室阻滞伴心房回波;③房窦二度逆传阻滞。**鉴别诊断:**本例心电图诊断关键在于识别房窦二度逆传阻滞。本例心电图尽管呈文氏型变化现象,但在长 RR 间期内均未见到被阻滞的窦性 P 波,而是由较长 PR 间期后出现心房回波结束文氏周期。同时,由于房窦二度逆传阻滞的并存,使图形复杂化。仔细观察本帧心电图可发现:①心房逆行激动 P′波出现与其前 QRS 波群的 PR 间期有内在联系,只有当房室传导延缓到一定程度时,才能发生 P⁻ 波,所以可以把它看作是房室阻滞的一种继发现象;②伴有 P′波的心搏,R-P′波间期恒定,这说明 P′波与 QRS 波群间有肯定的逆行传导关系,而此 P⁻ 波的部分激动可侵入窦房结,使窦性激动提早释放,并重新调整窦性周期。**讨论:**以上现象提示:本例心电图表现为房室与房窦阻滞,可也称为双重性阻滞。窦房阻滞可以与其他部位的阻滞,特别是房室阻滞并存,且易发生折返激动。但本例是房室阻滞及房窦逆传阻滞同时存在,这正是造成文氏现象不典型的主要原因,同样也易诱发折返激动。

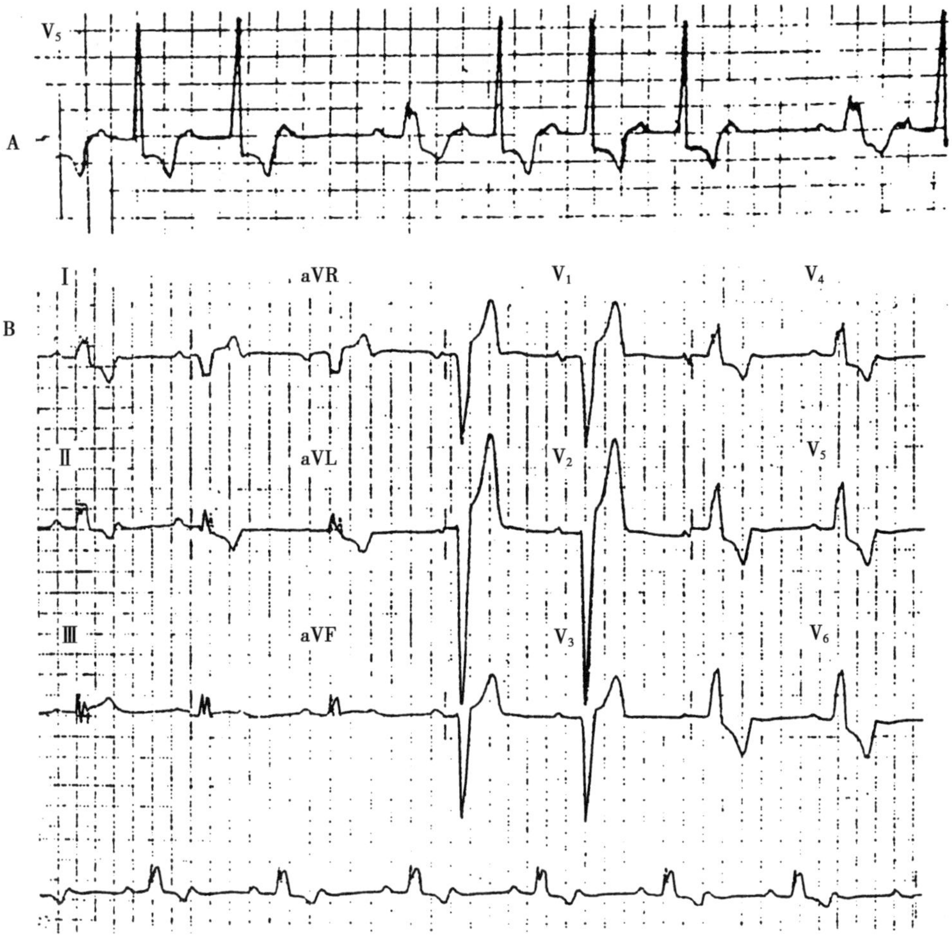

C4-5 房室阻滞伴频率依赖性束支阻滞

A. 5∶4 文氏型房室阻滞伴慢频率依赖性束支阻滞；B. 12 导联心电图示 2∶1 房室阻滞伴左束支阻滞

临床资料：患者男性，45 岁。因严重胸痛入院，既往有高血压病史，心电图曾示Ⅱ、Ⅲ、aVF 导联 ST 抬高 0.3mV，Ⅲ、aVF 导联出现病理性 Q 波，血清 CPK 酶升高，诊断为急性下壁心肌梗死。入院第 4 天 PR 间期延长至 0.28s，不久观察到 P 波下传阻滞且伴随畸形 QRS 波群（图 A）。次日发展为持续 2∶1 房室阻滞，下传的 QRS 波群呈左束支阻滞图形（图 B）。**心电图特征：**（图 A）示：V_5 导联示窦性心律，PR 间期逐渐延长，直至 P 波下传受阻，呈文氏传导现象，阻滞后首次心搏呈宽大畸形 R 波，其 PR 间期固定，考虑为慢频率依赖性左束支阻滞。图 B 为 12 导联同步心电图记录，示窦性心律，P 波呈 2∶1 房室阻滞，下传 QRS 波群呈左束支阻滞型，但 PR 时间一致，可排除室性逸搏。**心电图诊断：**A 窦性心律，二度Ⅰ型房室阻滞伴慢频率依赖性束支阻滞。B 窦性心律，2∶1 房室阻滞伴左束支阻滞。**鉴别诊断：**在频率依赖性束支阻滞中，慢频率依赖性束支阻滞较为少见，当发生二度Ⅰ型房室阻滞时，须与室性逸搏和二度Ⅱ型阻滞鉴别，后两者更易产生宽 QRS 波群，因二度Ⅱ型房室阻滞预后较差，多数人需安装心脏起搏器治疗。故两者鉴别有着十分重要的意义。本例图 A 二度Ⅰ型房室阻滞初看认为是二度Ⅱ型伴左束支阻滞，但从两次畸形 QRS 波群的 PR 间期固定，RR 间期稍有变化，室性逸搏的可能性则很小。更符合二度Ⅰ型房室阻滞伴慢频率依赖性束支阻滞，后经电生理检查证实希氏束远端无传导异常。**讨论：**4 相阻滞基本上都是病理性的。4 相一度房室传导以及逸搏 QRS 波群形态正常的 4 相阵发性房室阻滞其病变部位在希氏束及其以上，多见于心肌炎，经积极治疗，有望恢复房室正常传导。病变肯定在希氏束者，一般预后不佳，应安装人工心脏起搏器。逸搏 QRS 波群畸形的病变部位在希氏束分叉以下，并伴有心室停搏症状凶险者，应积极创造条件，尽早安装人工心脏起搏器，并辅以其他方法治疗，以防猝死。

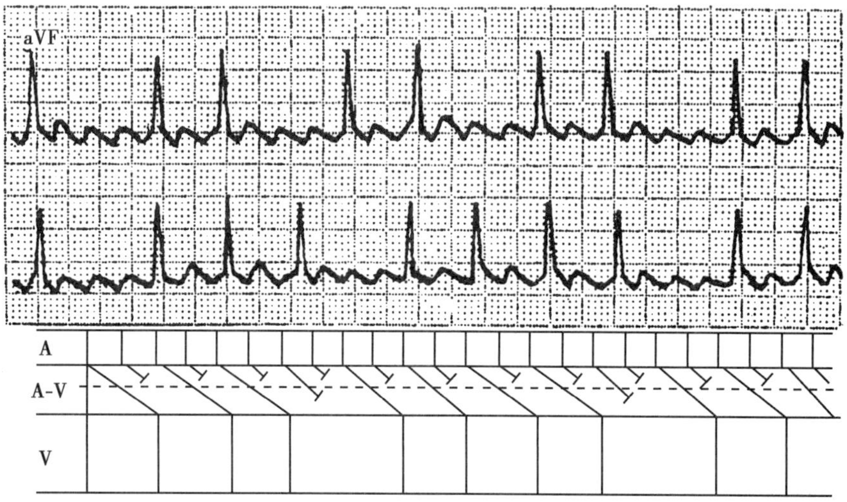

C4-6　心房扑动伴A型交替性文氏周期

临床资料：患者女性，34岁。风心病、二尖瓣狭窄合并关闭不全、二尖瓣分离术后20年。**心电图特征：**aVF导联显示：P波消失，代之以F波，F波频率300次/分，F波倒置，为典型的逆钟向心房扑动。梯形图显示交界区上部2∶1阻滞，交界区下部呈5∶3文氏现象，最终以3个连续未下传的心房激动波结束文氏周期。**心电图诊断：**①心房扑动（逆钟向型）；②房室交界区A型交替性文氏现象。**鉴别诊断：**交替性文氏周期根据传导组织近端与远端阻滞类型的不同，可分为A型和B型。A型：房室交界区近端为2∶1阻滞，远端为文氏现象，近端2∶1传导不受远端文氏现象的影响，文氏周期中最后1个心房激动前后的2个P波均在近端受阻，因而以3个P波连续受阻而结束一个文氏周期。B型：房室交界区近端为文氏现象，而远端为2∶1阻滞。文氏周期中最后1个P波在近端与远端均受阻，结果以2个P波连续受阻而结束一个文氏周期。本例心电图表现属于A型。**讨论：**交替性文氏周期又称为交替性下传心搏的文氏周期，是指在2∶1房室阻滞的基础上，下传心搏的PR间期逐搏延长，最后以连续2～3个P波受阻而结束一个文氏周期。交替文氏周期不仅可以发生于房室交界区，还可以发生于心房或心室内，以交界区的交替性文氏周期比较多见。交替性文氏周期的发生机制是传导组织中存在着两个性能各异和水平不同的阻滞区，一个为文氏型阻滞区，另一个为2∶1阻滞区。在一定的频率下，每隔一次激动在下传过程中，适遇传导组织处于有效不应期，便导致2∶1阻滞，其余的激动则逐渐落在相对不应期和有效不应期，使传导时间逐渐延长以致传导中断而形成文氏周期。典型心房扑动包括顺钟向型（Ⅱ、Ⅲ、aVF导联F波正向）和逆钟向型（Ⅱ、Ⅲ、aVF导联F波负向），是心房内大折返引起。折返环路由上腔静脉、右房界嵴、右房下部、心房间隔或左心房构成。本例心房扑动的发生机制是激动沿着母环自心房下部向上逆行传导，F波向量投影在Ⅱ、Ⅲ、aVF导联轴负侧，出现负向F波。当房室传导系统有效不应期长于FF间期时，部分F波受阻于房室交界区。一般说来，房室结文氏点在150次/分，超过150次/分的室上性激动不能1∶1下传心室者，属于生理性文氏现象。本例心房扑动表现出来的交替性文氏周期，属于生理性文氏周期。

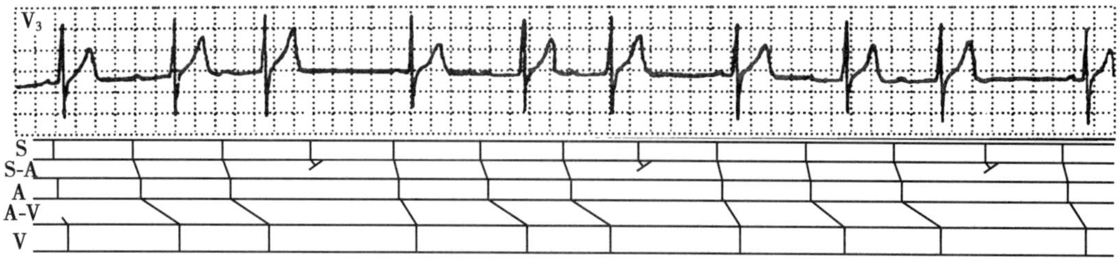

C4-7　窦房和房室双重同步文氏现象

临床资料:患者男性,61 岁。因风湿性心脏病心衰,口服地高辛出现恶心呕吐而入院,血清地高辛浓度 2.8ng/ml。**心电图特征**:心电图 V_3 显示 PP 间期逐渐缩短后突然出现一次长 PP 间期,结束一次窦房文氏周期。在窦房传导的文氏现象过程中,房室交界区也发生了文氏现象,表现为 PR 间期逐渐延长,窦房和房室交界区双重同步文氏现象,传导比例均为 4∶3。房室文氏型阻滞由于同时伴有窦房文氏型阻滞,导致 P 波与 QRS 波群同步阻滞未能显示(见梯形图解)**心电图诊断**:窦性心律,窦房和房室双重性文氏现象,洋地黄过量。**鉴别诊断**:本例由于窦房阻滞的存在,致使房室文氏型不典型,窦房阻滞时心房漏搏,使文氏型房室阻滞的心室漏搏无法显示,有些作者将这种周期性 PR 间期逐渐延长,而无 QRS 波群脱落现象,称之一度文氏型房室阻滞,但其实质是二度文氏型房室阻滞。**讨论**:洋地黄的直接和间接作用,可引起不同程度的房室阻滞,轻度表现为 PR 间期延长,较重或严重中毒则可引起二度或完全性阻滞,其中以文氏型为多见,可能占二度房室阻滞总数的 2/3。洋地黄中毒时,房室阻滞的程度与洋地黄的剂量、基本心脏病、原有房室传导功能及电解质紊乱有关。临床实践表明,冠心病、心肌病、心肌炎(尤其是风湿性)、急性膈面心肌梗死患者,洋地黄中毒时更易诱发不同程度的房室阻滞。

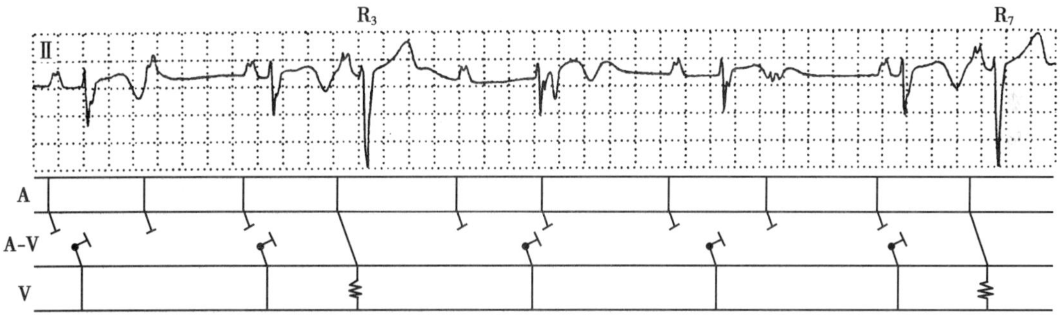

C4-8 不完全性左房内阻滞合并高度房室阻滞及 3 相性左前分支阻滞

临床资料:患者男性,14 岁,临床诊断:先天性心脏病,法洛四联症。**心电图特征**:Ⅱ导联系术后第 3 天记录,P 波形态高耸伴切迹,电压 0.25~0.3mV,时限 0.10s,两峰距 0.04~0.05s,PR 间期长短不一,只有提早出现呈左前分支阻滞型 QRS-T 波群(如 R_3、R_7),其 PR 间期固定为 0.14s;多数 RR 间期 1.36~1.45s,频率 42~44 次/分,QRS 波群呈 rS 型,时限 0.10s,电轴 41°,QT 间期 0.54s(正常最高值为 0.50s)。**心电图诊断**:①窦性心律不齐;②右房肥大;③提示不完全性左房内阻滞;④高度房室阻滞合并房室交界区 3 相超常期传导,3 相性左前分支阻滞;⑤房室交界性逸搏心律;⑥QT 间期延长。**鉴别诊断**:本例 R_3 和 R_7 提前出现,且其前均有 P 波,须与房性期前收缩鉴别。虽然 R_3 和 R_7 提前出现,但其 P 波并不提前,仍按窦性顺序出现。同时,本例大多数 PR 间期长短不一,即使 P 波远离 QRS-T 波群亦未能下传心室,只有 P 波落在 T 波终末部,其 RP 间期 0.55s 时,可见出现呈左前分支阻滞型的 QRS-T 小波群(如 R_3、R_7),当 RP 间期<0.50s 时,P 波也不能下传(如 P_2)。故 R_3、R_7 为窦性搏动伴房室交界区 3 相超常期传导伴 3 相性左前分支阻滞。**讨论**:本例心电图表现需与二度房室阻滞伴加速性交界区心动过速或加速性室性心动过速构成伪高度房室阻滞鉴别,后者的诊断要点为:①室率≥房率。②夺获之 QRS 波群提前出现(较同导联逸搏周期短 0.08s 以上,但室性融合波提前甚微或几乎不提前),其前有 P 波,PR 间期≥0.12s(且 PR 间期互差≤0.06s)。③交界区逸搏伴非相性室内差异性传导者外形与窦性下传之 QRS 波群稍有差异,而室性逸搏迥异与窦性 QRS 波群。所有逸搏间期理应相等(伴有隐匿性交界区夺获者例外)。倘 PP 间期相等,RR 间期也相等,而 PR 间期却不等者,则 QRS 波群前即使有 P 波,“PR≥0.12S”,也属无关 P 波,此 QRS 波群无疑是逸搏,本例心电图不符合这些表现,显然不属于伪性高度房室阻滞。

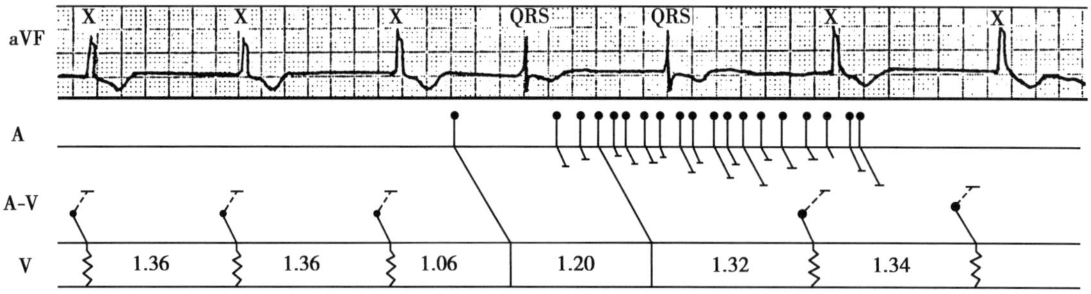

C4-9　心房颤动，高度房室阻滞，房室交界性逸搏

临床资料：患者，女，38 岁，临床诊断风湿心脏病，二尖瓣狭窄伴主动脉瓣关闭不全，心房颤动。**心电图特征：**本例为心房颤动患者在使用洋地黄过程中所记录的 aVF 导联，X 表示房室交界性逸搏，QRS 表示下传心搏，小黑点表示激动起源，V 行中锯齿状线表示心室内差异性传导，整行心房颤动波中仅选择一段图解以表示在房室交界区不同程度的隐匿性传导。本例显然是由于洋地黄过量引起的高度房室阻滞，致使大多数心房颤动波未能传至心室，于是房室交界性起搏点以 1.32～1.36s 的间期发出逸搏，逸搏 QRS 波群呈 R 型，波峰有挫折为非频率依赖性室内差异性传导所致，仅少数心房颤动波循房室传导途径下传。**心电图诊断：**①心房颤动；②高度房室阻滞；③房室交界性逸搏心律伴非频率依赖性室内差异性传导。**鉴别诊断：**心房颤动伴有某种程度的房室阻滞时，可以发生房室交界性逸搏，且大多数逸搏周期固定（1.0～1.33s），但可因房室交界处隐匿性传导造成交界性逸搏周期不固定，出现一个比逸搏周期更长的 RR 周期，通常隐匿性传导的次数愈多，这种间歇便愈长。如果出现一个比逸搏周期更长的间歇，该间歇末尾的一个心搏，可能是房室交界逸搏，也可能仍然是一次房性下传激动。两者鉴别要点在于，若长间歇后的心搏伴有非相性心室内差异性传导，则有助于房室交界性逸搏的诊断。本例长间歇较固定（1.32～1.36s）且 QRS 波群伴非相性室内差异性传导，故为房室交界性逸搏。**讨论：**心房颤动时最容易发生隐匿性房室传导，而且心房率愈快，隐匿性传导发生的机会也愈多。通常在一定条件下，房室交界区的不应期是相同的，因此心房颤动时，频繁的房性异位激动，在房室交界区脱离了不应期时，应该能及时下传到心室，尽管心房律快慢不等，心室律似乎应该是规则的。但心房颤动心律由于不同程度的隐匿性传导，故心室律仍然是绝对不齐。本例心室律在大多数情况下规则，且在洋地黄应用过程中出现，故考虑为洋地黄过量所致高度房室阻滞。

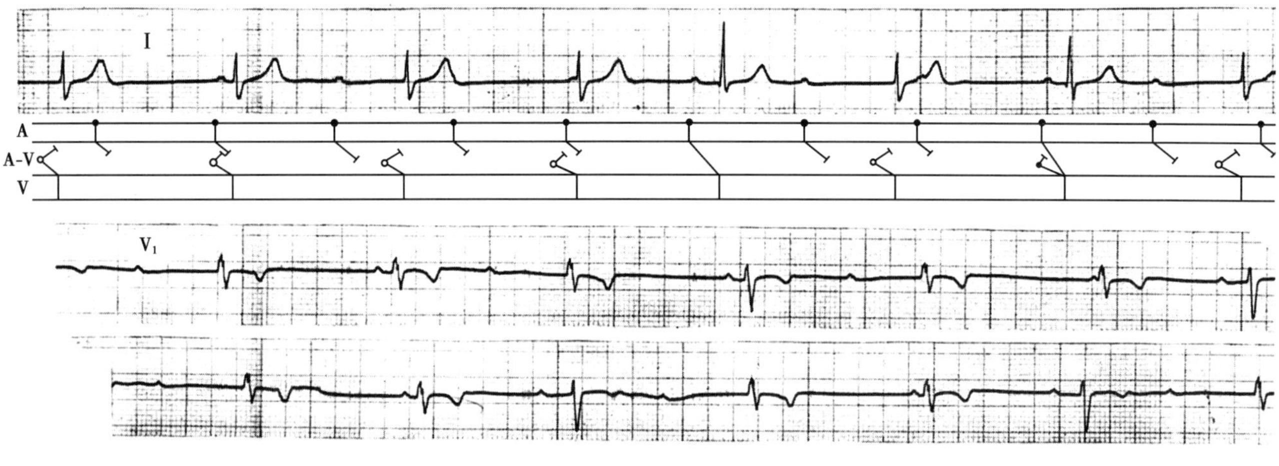

C4-10　高度房室阻滞、房室交界性逸搏伴窦-交室性融合波

临床资料：患者女性，24 岁。临床诊断：病毒性心肌炎后遗症。**心电图特征：**Ⅰ、V_1 导联（连续记录）示：窦性 P 波，PP 间期略不整齐，心房率约 62 次/分，少数窦性 P 波下传，如Ⅰ导联 R_5 及 V_1 导联 R_7、R_{10} 及 R_{13} 为窦性搏动，PR 间期 0.22s，提示一度房室阻滞。大多数 P 波未能下传心室，出现房室交界性逸搏，逸搏周期

1.40s，逸搏心率 43 次/分。本例 QRS 波群呈三种形态，以Ⅰ导联为例，多数 QRS 波群呈 R_s 型为房室交界性逸搏，少数呈 QRS 型（如 R_5）为窦性搏动，个别 QRS 波群形态介于窦性搏动与房室交界性逸搏形态之间（如 R_7）为窦性搏动与房室交界性逸搏形成的室性融合波，窦性夺获心室可为完全性，亦可不完全性呈窦-交界区性或窦-室性融合波。**心电图诊断：**高度房室阻滞，房室交界性逸搏伴窦-交室性融合波。**鉴别诊断：**窦性心动过缓伴干扰性房室脱节酷似高度房室阻滞，由于窦房结原发或继发性病变，或迷走神经张力增加，窦率过缓，根据频率抑制原则，房室交界区异位起搏点有机会脱离窦性冲动的控制而被"解放"出来，并与缓慢窦性心律竞争控制心室，构成干扰性房室脱节，完全性干扰者易误为三度房室阻滞，不完全性干扰性房室脱节者酷似高度房室阻滞，两者鉴别诊断见表 4-3。**讨论：**高度房室阻滞者有发作性眩晕、黑矇、晕厥者预后差。希氏束电图：PA 或 AH 延长，提示阻滞在房内或房室结内，预后好，反之 HH′延长和（或）HV 延长，H 波后无 V 波，伴有或不伴有一侧束支阻滞者，表示阻滞平面位于希氏束内或束支，预后严重，应安装永久性心脏起搏器。

表 4-3　高度房室阻滞与干扰性房室分离的鉴别

	高度房室阻滞	干扰性房室分离
病因	急性者多为 AMI、心肌炎、洋地黄中毒；慢性者多为心肌病、冠心病、先心病	多为洋地黄中毒、心肌炎、AMI
持续时间	多数为持续性，也可暂时性	多为暂时性
心房率	60～100 次/分，快于室率	多数慢于或等于室率
心室率	40 次/分左右	≥60 次/分，多为交界区性
夺获	少	多见
QRS 波群	多为室性，亦可为室上性	多为室上性
晕厥	常见（先天性房室阻滞少见）	少见

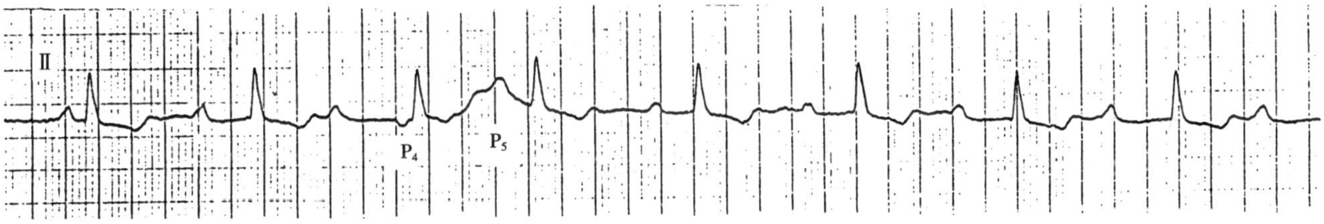

C4-11　高度房室阻滞伴逆传心房致 Wedensky 易化现象

临床资料：患者男性，70 岁。反复发作黑矇入院。**心电图特征：**Ⅱ导联，示 P 波按序出现、外形直立、振幅正常。PP 间期 0.80～0.94s（76～63 次/分），为窦性心律不齐。除 P_5 下传外，其余直立 P 波都和 QRS 无传递关系。QRS 呈 qR 型，时限、振幅正常。除 R_4 外，RR 间期为 0.98s（61 次/分）为交界区性逸搏心律。R_3 位于 RR 序列位置，其前可见和窦 P 极性相反的逆 P（P′），P′R 为 0.10s，属交界性 P′。各心搏 ST 段斜形下移，T 波倒置。**心电图诊断：**窦性心律不齐，高度房室阻滞（房室阻滞），交界区性逸搏心律伴逆传夺获心房搏动，Wedensky 易化作用，冠脉供血不足。鉴别诊断图中可见大多数窦 P 位于心动周期各个时相都未下传心室，仅有 R_4 为 P_5 所夺获下传，可判为高度房室阻滞。从 R_1-R_3、R_5-R_{11} 可见：仅于 RP 为 0.48s 处（即 P_5 部位）夺获下传。仔细量度 R_2-P_3 之时间也为 0.48s，却未获下传仍出现交界区性逸搏心律（R_3）伴 P′（P_4）。因此，要考虑 P_4^- 当其在通过阻滞区形成 P_4 的同时，使其对侧的兴奋性阈值降低，从而 P_5 下传，即形成夺获。但一次阈值降低之持续时间平均为 0.75s，而 P_6 的出现已在 P_5 后的 0.94s，逐使房室交界区兴奋阈值又回复原有阻滞状态，P_6 再度受阻。**讨论：**魏登斯基现象是心脏在传导性和自律性受抑制的状态下得以暂时改善的一种保护性反应。Wedensky 在 1886～1903 年动物实验中发现，对神经或肌肉给以强刺激后的一段时间内，其兴奋性异常增强，对原先不发生应激的阈下刺激，可暂时降低其激动阈值而能进行传导，故称魏登斯基现象。Schamroth 和 Friedberg 于 1969 年首次报道了魏登斯基现象的临床病例。魏登斯基现象包括魏登斯基易化作用和魏登斯基效应两方面。魏登斯基易化作用(亦称"魏登斯基促进作用")是指某一阻滞区的一侧受到一次强烈刺激作用后,该刺激虽未通过阻滞区,却降低了阻滞区的应激阈值,使来自另一侧原先不起反应的阈下刺激得以通过。魏登斯基效应是指某一阻滞区受到一端来的强刺激后,阻滞区的应激阈值暂时降低,使同一端接踵而来的原先不能引起反应的阈下刺激能够引起兴奋并通过阻滞区。魏登斯基现象可以发生在连接区与束支内,常见的魏登斯基现象主要出现在高度或完全性房室阻滞。

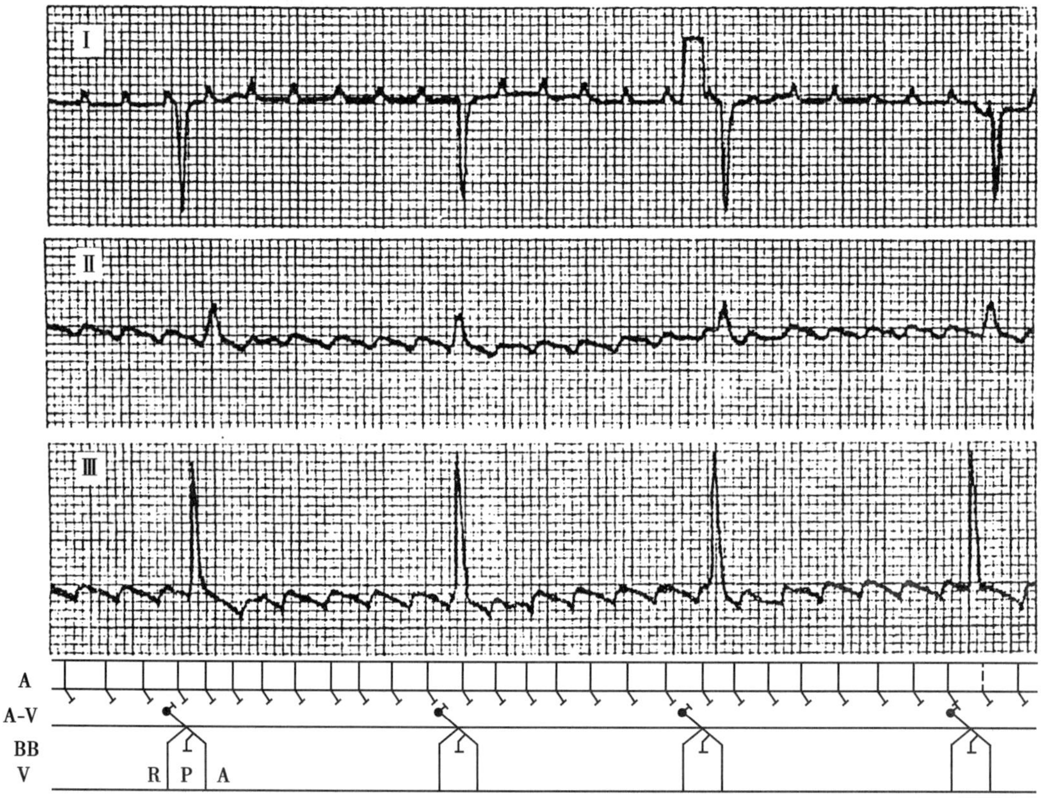

C4-12 Ⅰ型心房扑动伴完全性房室阻滞

临床资料:患者男性,53 岁。糖尿病伴冠心病。**心电图特征:**图为同步描记的 3 个标准肢体导联心电图。各导联 P 波消失,代以规律的心房扑动波(F 波),F 波在Ⅱ、Ⅲ导联呈锯齿状,极性向下,频率 300 次/分。标准Ⅰ导联 F 波直立,波间有等电位线。QRS 波群形态正常,RR 间期规则,心室率 48 次/分,QRS 波群与 F 波无固定关系。Ⅰ导联 QRS 波群呈 rS 或 QS 型,Ⅱ、Ⅲ导联呈 R 型,电轴右偏(+139°)。**心电图诊断:**①心房扑动(Ⅰ型);②完全性房室阻滞;③房室交界性逸搏心律;④提示左后分支阻滞。**鉴别诊断:**根据 F 波的极性和形态,将心房扑动分为 3 种类型:①Ⅰ型心房扑动:多见,约占心房扑动的 90%。F 波呈三角形,升肢与降肢多对称,在Ⅱ、Ⅲ、aVF 导联 F 波倒置,波间无等电位线,频率相对缓慢,为 250～350 次/分,F 波在Ⅰ导联振幅较小,多呈 2∶1 房室下传,经心房程序刺激容易诱发和终止。本例心电图表现属此类Ⅰ型心房扑动。②Ⅱ型心房扑动:较少见,约占心房扑动的 10%。F 波形态与Ⅰ型一样,呈三角形,升肢与降肢多对称,但在Ⅱ、Ⅲ、aVF 导联 F 波直立;与Ⅰ型心房扑动不同,F 波间无等电位线,频率相对快速(350～450 次/分),多呈 2∶1 以上比例的房室下传,经心房程序刺激不容易诱发和终止。此外,aVF 导联 F 波振幅偏小,Ⅰ导联 F 波振幅较大。③Ⅲ型心房扑动:又称为不典型心房扑动或非峡部依赖性心房扑动,其折返无需心房峡部参与。心电图特点是:F 波形态不规则,呈多样性,极性或正或负,频率较快(350～450 次/分),房室传导比例多不规整,容易自行转变为心房颤动或其他类型的心房扑动,心房程序刺激不能诱发与终止。**讨论:**心房扑动的产生机制是心房内大折返所致。过去治疗首选电击复律,现在应用导管射频消融术,特别针对Ⅰ型心房扑动有较好的治疗效果。心房扑动的发生率不如心房颤动高,但也是临床常见的心律失常之一。多数心房扑动有明确的病因如冠心病等,少数原因不明,称为特发性心房扑动。

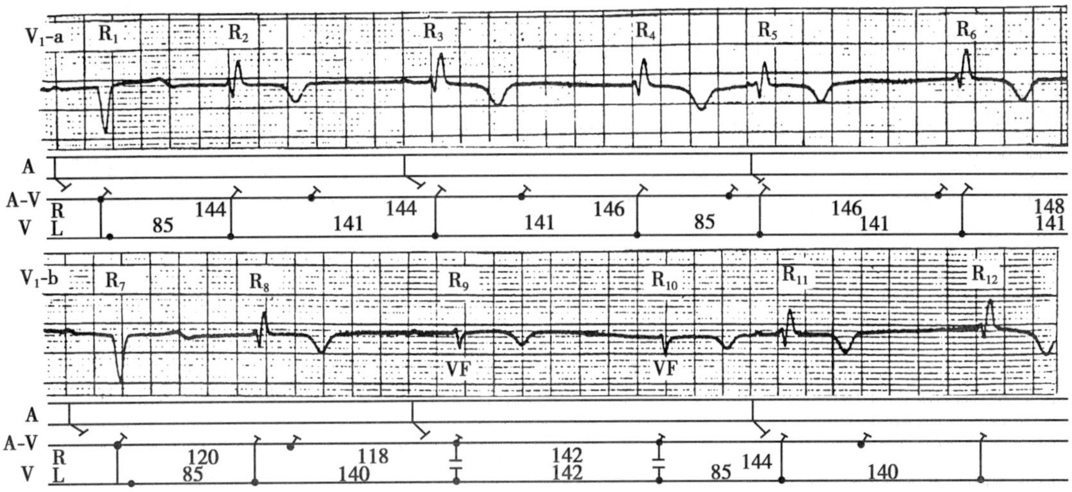

C4-13　三度房室阻滞伴双源性室性逸搏伴融合 QRS 波群正常化

临床资料:患者男性,63 岁,冠心病伴晕厥,为安装心脏起搏器入院。**心电图特征:**图示 V_1 导联连续记录,P 波窦性 25 次/分,PP 间期均齐,提示二度窦房阻滞。窦性 P 波于应激期也未能下传心室为完全性房室阻滞。QRS 波群呈 3 种状,$R_{2、6、8、11、12}$呈右束支阻滞型的室性逸搏,其特殊的是每两个长间歇伴一短间歇,构成三联律,长 RR 间期为 1.40～1.42s,提前的 QRS 波群亦呈右束支阻滞,且耦联间期相等,故可能由折返激动所致,R_1、R_7 呈左束支阻滞型,R_1-R_7 间期恰为 R_9-R_{10}间期的 5 倍(1.42＋2×5),R_9、R_{10} QRS 波群正常化,所以考虑起搏点在希氏束分叉以下的左右心室近似等频逸搏节律,形成钩拢现象,双个逸搏点同时激动左右心室所致的室性融合波,致使 R_9、R_{10} QRS 波群正常化(VF)。**心电图诊断:**窦性心律,二度窦房阻滞,双源性室性逸搏,折返性室性期前收缩,正常化室性融合波。**鉴别诊断:**本例窦性激动极为缓慢,为 25 次/分,且 PP 间期匀齐,提示二度窦房阻滞的可能性较大。窦性 P 波于应激期也未能下传心室,为完全性房室阻滞。QRS 波群呈 3 种形态,其中两种宽大畸形的 QRS 波群分别呈左右束支阻滞型,QRS 时间均为 0.12s,考虑是起源于希氏束分叉点之下的室性逸搏。呈右束支阻滞型的室性逸搏,每两个长间歇伴一短间歇,为三联律。提前的 QRS 波群均呈右束支阻滞型,且耦联间期相等,故可能由折返所致。其折返区在异位起搏点与正常心肌交界区。同时也不能排除异位灶自律性间歇性增高所致,此期前收缩引起逸搏点节律重整。呈左束支阻滞型的室性逸搏,长 R_1-R_7 间期恰为短 R_9-R_{10}间期的 5 倍,因呈右束支阻滞型的 RR 间期为 1.40～1.42s,所以应为左右心室近似等频的逸搏节律。且双逸搏点均在希氏束分叉点之下,位置相近,易形成钩拢现象。另外,此逸搏点的多次激动于心室应激期未能下传,考虑存在间歇性外出阻滞。$R_{9、10}$则为双逸搏点同时激动左右心室所致的融合波群,而使 QRS 波群正常化。**讨论:**三度房室阻滞的心室节律通常匀齐。但如有室性期前收缩、房室交界性或室性逸搏起搏点伴有传出阻滞、两个或两个以上的异位起搏点竞相控制心室或控制心室的异位起搏点本身发出激动不规则等情况,心室律也可不规则。本例多种心律失常并存,故心律不匀齐。

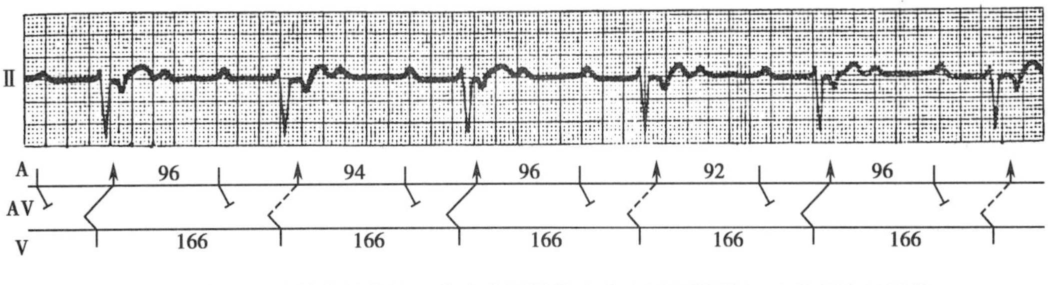

C4-14　窦性心律单向前向性三度房室阻滞伴房室交界区逸搏 1∶1 快慢交替逆传

临床资料:患者男性,41 岁,临床诊断心肌病。**心电图特征:**Ⅱ导联图示,窦性 P 波,心房率约 62 次/分,P

波均未下传。QRS波群呈rS型，室率36次/分，RR间期规则，QRS时间正常，每个QRS波群均有逆行P波。PP′间期长(0.22s)短(0.16s)交替。**心电图诊断**：窦性心律，三度阻滞，房室交界区逸搏心律伴室房逆传。**鉴别诊断**：完全性房室阻滞有时可见单向阻滞，即可以有逆行室房传导，一般希氏束下出现室-房传导的比率较房室结或希氏束内阻滞高得多，故发现逆行P波者应更多考虑由束支系统病变所致三度房室阻滞。束支系统内的单向前向性阻滞往往见于有室性自主性起搏点者，其特征为室性波群宽大、畸形，表示单向阻滞的区域是在室内传导系统的分布范围以内。而本例的QRS波群的时限正常，提示单向阻滞的部位是在房室交界处内(房室结或希氏束)，或在室内传导系统的近端(例如，在左后分支的上部。)**讨论**：本例的单向性房室阻滞，在以下两个方面较为少见：(1)逆向传导至心房的逆向传导时间长短交替，而与前面的PR距离无关，因此被阻滞的窦性激动，单独地隐匿性地侵入房室交界处，不能够引起这种交替。而逆向传导速度的改变，或者是由于反向传导的真正的交替，或者是由于利用了传导速度不同的两条逆行传导途径所致(图中以箭头的实线和虚线表示)。(2)直立性P出现的时间及形状均不同，提示是在窦房结以内或靠近窦房结的几个潜在的心房起搏点的逸搏，而窦房结内的主要起搏点却受到了每个交界处激动的逆向侵入所抑制，因此，产生了“反向的”逸搏-夺获房性二联律，而不是通常所见的室性二联律。

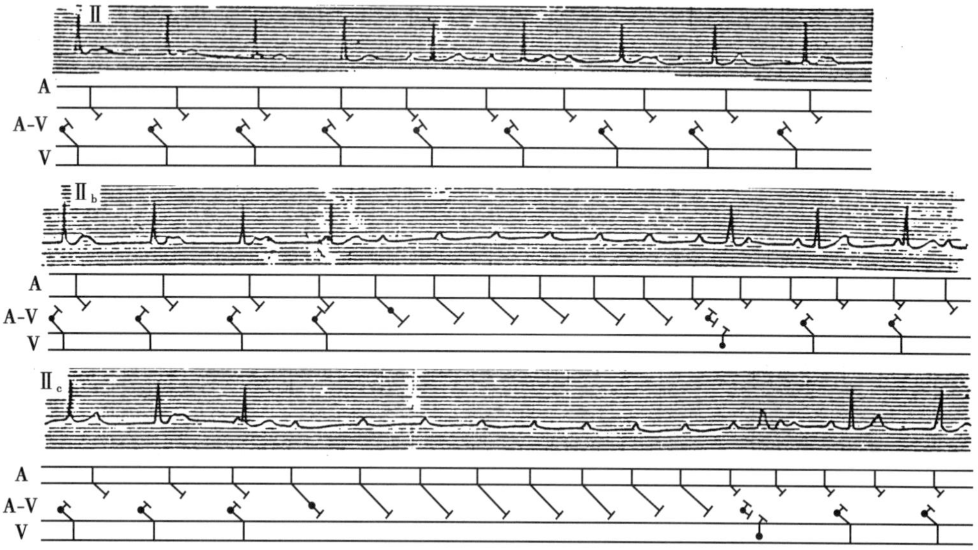

C4-15　三度房室阻滞伴房室交界性逸搏心律，频率依赖性心室静止及偶见室性逸搏

临床资料：患者男性，25岁，因“感冒”10天，胸闷3天伴晕厥2次入院。临床诊断：危重型病毒性心肌炎。**心电图特征**：心电图为Ⅱ导联连续记录，示RR间期不规则，心房率62～107次/分，P与R无关。Ⅱb、Ⅱc可见长心室停搏RR间歇达4.32s和5.60s，但P波仍然存在，此两阵长间隙发生于PP间期逐渐缩短至0.64s，即窦性频率加快至94次/分时出现，而于出现宽QRS波群后终止。此后又恢复规整的室上性QRS波群。入院后经连续心电监护，静注糖皮质激素、极化液等治疗2天后转为二度房室阻滞，5天后恢复正常窦性节律，传导阻滞消失。**心电图诊断**：①窦性心律不齐；②三度房室阻滞，房室交界处逸搏心律；③频率依赖性心室静止伴偶发室性逸搏。**鉴别诊断**：关于房室交界处逸搏心律的恢复似以魏登斯基效应解释。室性逸搏逆传使交界处产生易化作用致使交界处逸搏下传，又由于魏登斯基效应，使接踵而来的交界处逸搏顺利连续下传，恢复规整的交界处逸搏心律。但长间歇后起始的宽QRS波群形态不一致，于同次Ⅱ导联的记录为何差异如此大，故不完全排除房室交界处逸搏伴心室内差异传导或交界处逸搏(Ⅱb)及室性逸搏(Ⅱc)的可能。另外Ⅱb、Ⅱc中倒数第2个QRS波群貌似窦性夺获，但RR规整，未提前出现，故可排除窦性夺获。**讨论**：通常三度房室阻滞时，可由房室交界处起搏点或心室内起搏点控制心室，而由于窦性频度增快引起心室静止报道甚少。本例三度房室阻滞，房室交界处逸搏心律于窦性频率加快时，发生心室静止和阿-斯综合征的发作，探讨其机制可能有：

①房室交界处可能存在4相传导阻滞，当窦性频率加快时房室传导改善，但由于隐匿性传导仍不能传入心室。此隐匿性传导可侵入到房室交界处的起搏点使之除极而未能下传心室。由于较快频率的窦性激动在房室交界处连续隐匿性传导，致使房室交界处起搏点被连续抑制，故出现长RR间期导致阿-斯综合征发作。②窦性激动下传较深，可在希氏束或束支隐匿传导。使下级起搏点被抑制而未能发出激动，故长间歇亦无QRS波群出现。③心肌弥漫性病变，希氏束、束支和浦氏纤维的自律细胞静息电位负值增大或阈电位向零位飘移而使舒张期自动除极困难，自律性降低。④下级起搏点处于"沉睡"状态，激动更慢，本例可能以①、②两项为主要原因。

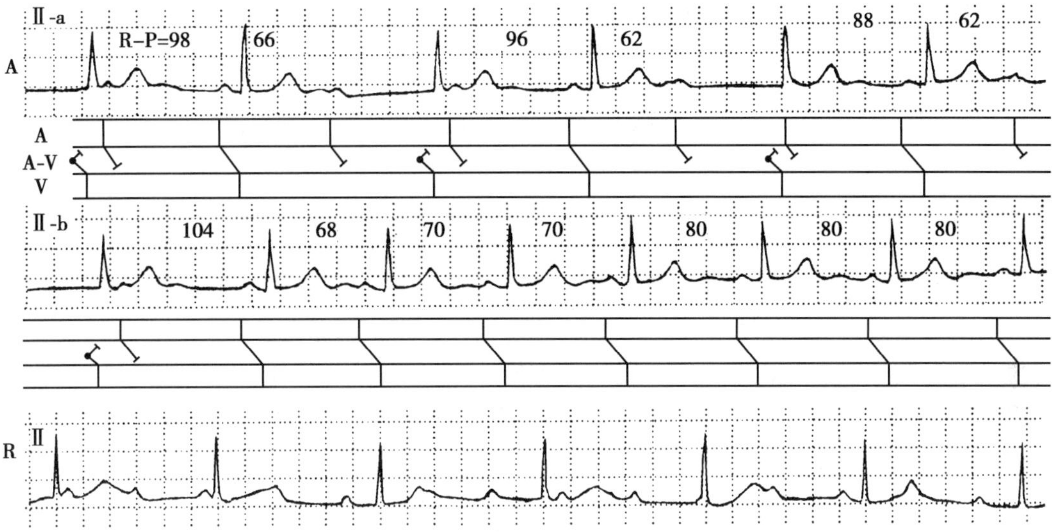

C4-16 窦性心律不齐伴快频率依赖性二度房室阻滞

临床资料：患者女性，51岁。近年来常头昏胸闷，血压偏高。门诊心电图检查示心脏传导障碍而入院检查。**心电图特征**：A：上两行是Ⅱ导联连续记录。窦性心律不齐，心率变化在60～75次/分之间。梯形图示大部分P波能以正常PR间期下传心室，但部分P波下传受阻，以RP间期计算，当RP间期缩短至0.66s（上行R_2P_3）时，P_3下传受阻，继之较长间歇后出现房室交界性逸搏R_3，并干扰了P_4的下传；当R_3P_5长达0.96s时，P_5又能顺利下传心室，如此所形成的"交界区逸搏-窦P夺获"二联律直至中行R_1后方告终止，自中行P_2皆能1∶1顺利下传心室，因为它们的RP间期皆大于0.66s。B：是在图A后第三天复查的心电图，窦性心律，频率为115次/分，则呈窄QRS逸搏的三度房室阻滞。**心电图诊断**：A图：①窦性心律不齐；②阵发性快频率依赖性二度房室阻滞；B图：①窦性心动过速；②三度房室阻滞伴房室交界性逸搏心律。**鉴别诊断**：诊断快频率依赖性房室阻滞时尚须判别其阻滞部位。如果阵发性房室阻滞（P房室阻滞）发生之前窦性冲动下传心室QRS形态以及发生P房室阻滞时逸搏QRS都是正常形态，其P房室阻滞阻滞部位可能是在希氏束。但是P房室阻滞的阻滞部位大多在束支及分支水平，通常先有一侧束支和（或）一个分支的完全性阻滞，随着频率的改变，另一侧束支和（或）分支发生了频率依赖性阻滞，从而造成P房室阻滞。在发生P房室阻滞的同时，往往伴随低位逸搏冲动的形成障碍而出现较长时间的停搏，甚至导致严重的临床后果。本例窦性搏动及阻滞性逸搏均呈窄QRS波群，故阻滞部很可能是在希氏束或以上。**讨论**：①A图上行中段出现逸搏-夺获二联律（相当于2∶1房室阻滞）是由RP间期突然缩短所引起的，称之"快频率依赖性阵发性二度房室阻滞"，在逸搏-夺获过程中，被阻滞的P波与干扰因素有关，因此这种房室阻滞是介于一度与二度之间。②A图是以RP间期的长度来衡量能否发生P波的下传受阻，这似乎能确切地反映房室交界区的有效不应期。在分析心率与房室阻滞的关系时，以RP间期代替PP间期是完全可行的。③B图窦性心律频率达115次/分，呈窄QRS逸搏的三度房室阻滞，虽未记录到三度房室阻滞发生和终止情况，也应考虑是快频率依赖性三度房室阻滞。

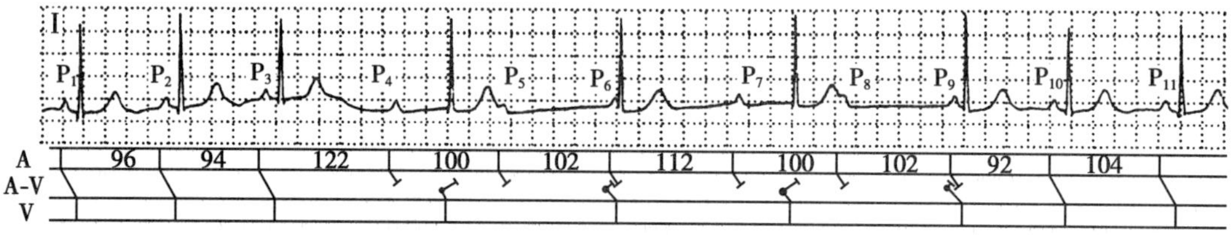

C4-17 窦性心律不齐伴慢频率依赖性阵发性三度房室阻滞

临床资料:患者女性,55 岁。头昏、下肢水肿,近来偶有黑曚,血压偏高而入院。**心电图特征:**长Ⅰ导联图示,基本心律为窦性。PP 间期不等,变化在 0.82～1.22s 之间,心率 49～65 次/分。平均心率 58 次/分。P_1～P_3 皆以 0.16s 的 PR 间期下传心室,QRS 为室上型。P_3-P_4 突然延长达 1.22s,使 P_4 下传受阻,此后的 P_5～P_9 连续下传受阻,并以 R_4-R_7 的交界性逸搏 QRS 取而代之,形成 4 相阵发性三度房室阻滞。直至 P_9-P_{10} 周期缩短到 0.92s,使得 P_{10} 能以 0.16s 的 PR 间期下传心室,P_{10}-P_{11} 间期为 1.04s,P_{11} 也可以 0.16s 的 PR 间期下传心室。本图 U 波倒置,心率稍快时 U 波倒置稍明显。**心电图诊断:**①窦性心动过缓伴窦性心律不齐;②4 相阵发性三度房室阻滞;③间歇性交界性逸搏心律;④U 波倒置。**鉴别诊断:**诊断三度房室阻滞亦须判别阻滞部位。4 相三度房室阻滞发生部位:①束支系统内较为多见,即一侧束支或同时合并另一分支原有完全性阻滞,另一侧束支或另一分支发生慢频率依赖性阻滞,则表现为阵发性三度房室阻滞,逸搏的 QRS 波群呈束支和分支阻滞。②阻滞发生在房室结或希氏束的,此种少见。原下传的 QRS 形态正常,心率减慢后发生三度房室阻滞,逸搏的 QRS 形态亦正常,有利于房室结或希氏束阻滞的诊断,本例心电图表现属于此种类型。**讨论:**本例窦性心动过缓伴心律窦生心律不齐为发生 4 相房室阻滞提供了基本条件。本例属慢频率依赖性房室阻滞,阻滞的临界周期稍大于 1.04s(P_{10}-P_{11})。发生三度房室阻滞期间的部分 PP 间期虽然小于 1.04s(P_4-P_5、P_5-P_6、P_7-P_8 和 P_8-P_9),但这些周期的窦 P 皆位于交界性逸搏 QRS 的有效不应期内发生了干扰而未能下传。本例窦性夺获以及交界性逸搏皆为窄型 QRS 波群,窦性夺获心室的 PR 间期正常恒定为 0.16s,呈 PR 间期全有全无传导现象,考虑阻滞部分在房室结或希氏束,但患者有黑曚症状和 U 波倒置,所以推测阵发性 4 相三度房室阻滞部位在希氏束可能性大,预后不良,应安装人工心脏起搏器。

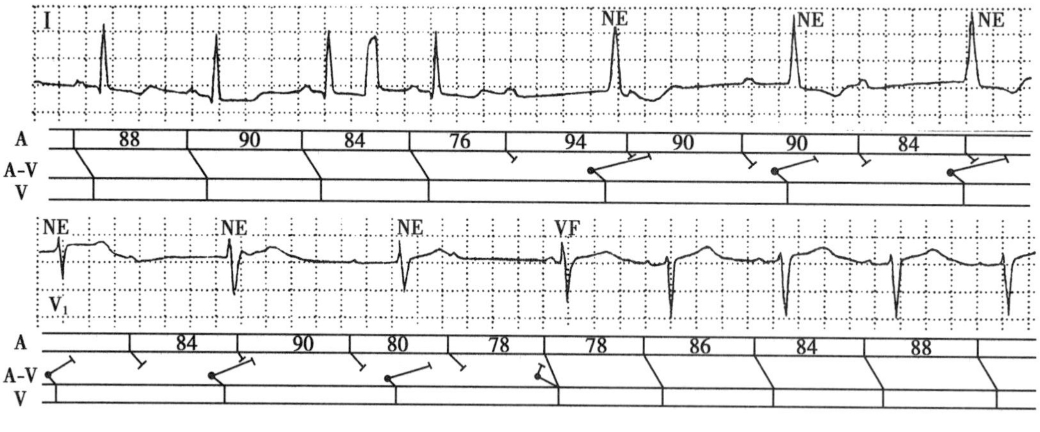

C4-18 快频率依赖性阵发性三度房室阻滞

临床资料:患者男性,49 岁。诉近日胸闷无力,检查心电图存在房室传导障碍而入院。**心电图特征:**Ⅰ和 V_1 两个导联是同次非同步记录。图示:主导节律为窦性心律,心率变化在 67～80 次/分之间。Ⅰ导联前 3 个窦性缩短到 0.76s 时,P_5 下传受阻,此后连续产生三次交界区逸搏(伴非相性室内差异性传导),周期分别为 0.88s、0.90s 和 0.84s,P_1～P_4 皆能以 PR 间期 0.16s 下传导心室,当 P_4-P_5 间期缩短到 0.76s 时 P_5 下传受阻,此后连续产生三次交界区逸搏,构成阵发性快频率依赖性三度房室阻滞。V_1 导联的前半段是三度房室阻滞,P_5-P_6 间期为 0.78s,P_6 能以 0.16s 的 PR 间期夺获心室,此后 $P_{7,8,9}$ 皆能顺利地 1∶1 下传心室,它们的 PP 间期皆大于 0.76s。V_1 的 R_4 介于心室夺获与交界性逸搏之间，且均发生在两者预计出现的时相内，故判为“窦性-交界性融合波”简称窦-交室融。Ⅰ导联的 T 波倒置双向，ST 段压低 0.5～1.0mV。**心电图诊断：**①窦性心律不齐；②阵发性快频率依赖性三度房室阻滞；③“窦性-交界性融合波”；④ST-T 变化。**鉴别诊断：**三度房室阻滞常见发生部位依次为束支系统、房室结和希氏束。频率依赖性三度房室阻滞，当窦性心率增快到一定水平时，或发生期前收缩时，冲动不能下传心室，可能在房室交界区引起反复隐匿性传导产生新的不应期，从而阻止多个窦性 P 波下传，或伴房室交界性逸搏，表现为 PVAB。如果窦性频率相对缓慢并伴一侧束支和一个分支阻滞，当窦性频率加快到一定水平时，使得另一侧束支或分支发生 3 相阻滞，便形成希氏束远端的 P 房室阻滞。本例窦性心律不齐，当 PP 间期缩短到 0.76s 时，P 波下传受阻，由此引发Ⅰ导联 P_5 以后的窦性 P 波皆未能下传，而以房室交界性逸搏心律取而代之心室的搏动，形成阵发性快频率依赖性三度房室阻滞，其阻滞的临界周期是 0.76s。在三度房室阻滞发作时，PP 间期皆大于 3 相临界房室阻滞周期，P 波却都不能下传夺获心室，其原因可能是：有的 P 波落在交界性逸搏后有效不应期内；交界性逸搏冲动隐匿性逆行传到房-结区，产生了新的不应期，从而又干扰了某些 P 波的下传；由于交界性逸搏周期较长，某些 P 波下传可以落在交界区 4 相而引起交界区 4 相阻滞。本图心室夺获的 PR 间期正常且恒定为 0.16s，表现 PR 间期的“全有全无”现象，逸搏和夺获的 QRS 皆为窄型，故提示本例房室阻滞部位在希氏束。**讨论：**一度 P 房室阻滞的 QRS 波群是正常形态的，且心率增快与 PR 间期延长呈正相关系，表示其阻滞部位在房室结，通过治疗，一般预后良好。二度或三度 P 房室阻滞，窦 P 夺获心室的 QRS 波群形态即使是正常的，其夺获心搏的 PR 间期亦恒定，但 PR 间期表现常为“全有全无”现象，其阻滞部位应考虑在希氏束，加之 P 房室阻滞发作时有心脑缺血症状，不论其原发病是什么，应尽早安装人工心脏起搏器。至于宽 QRS 的三度 P 房室阻滞患者伴有长时间心室停搏的，更应尽早安装人工心脏起搏器。

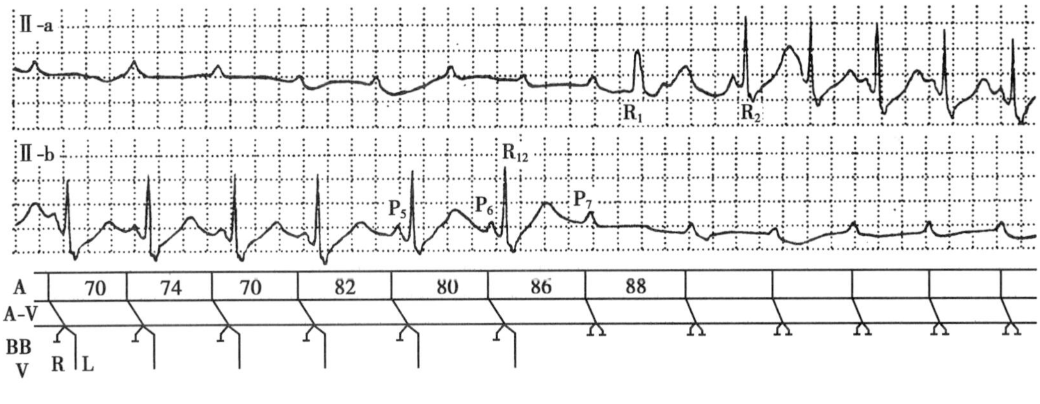

C4-19　4 相阵发性三度房室阻滞伴心室停搏

临床资料：患者女性，34 岁。临床诊断为急性病毒性心肌炎，频繁发作阿-斯综合征，急诊安装临时右室腔内起搏器，维持人工起搏 12 天，拔除起搏导管后观察传导阻滞消失。**心电图特征：**Ⅱ导联连续记录，是在反复发作阿-斯综合征时记录。上行（Ⅱ-a）前中段有 9 个窦性 P 波下传心室受阻，直到第 8 个 P 波之后出现一次室性逸搏（R_1），此后接连有 10 个窦 P 能够循左束支下传心室，直至下行 P_7 下传受阻，重复上行前中段的三度房室阻滞伴心室停搏的心电现象。下行（Ⅱ-b）的 PP 周期有逐渐延长的趋势，当 PP 周期延长到 0.86s（P_6-P_7）时，P_7 下传心室受阻，此后的 6 个窦性 P 波又连续下传受阻，并未见交界性或室性逸搏出现。**心电图诊断：**①窦性心律；②完全性右束支阻滞；③间歇性左束支阻滞；④室性逸搏；⑤左束支传导的魏登斯基现象；⑥4 相阵发性三度房室阻滞；⑦心室停搏。**鉴别诊断：**本图上行（Ⅱ-a）发生连续窦 P 下传受阻，在长时间心室停搏后出现一次室性逸搏（R_1），此逸搏来自右束支阻滞平面以下，并逆行隐匿性地刺激了左束支，使之应激阈值下降，从而使得 P_{10} 能够循左束支下传心室形成 CRBBB 型的 R_2，这是左束支的魏登斯基易化作用，此后接连有 10 个窦 P 循左束支下传心室，这是魏登斯基效应在继续维持传导功能。本图下行（Ⅱ-b）的 PP 周期有逐渐延长的趋势，当 PP 间期延长到 0.86s（P_6-P_7）时，P_7 下传又受阻，此后有 6 个 P 波接连下传受阻。这是一种典型的 4 相阵发性三度房阻滞的心电图表现。4 相阵发性三度房室阻滞往往发生在一侧束支永久性阻滞的情况下，当心房率(PP 频率)降低到一定水平时，对侧束支发生了 4 相阻滞，从而使得房室传导中断，形成三度房室阻滞，本例 4 相阻滞的临界周期为 0.86s。阵发性三度房室阻滞发作时，往往有连续几个至十几个窦 P 不能下传心室，并且交界区和心室的逸搏不能及时出现而呈现长时间的心室停搏，继而发作阿-斯综合征，本例表现就如此。**讨论：**三度房室阻滞的病程和预后完全取决于病因，先天性者，除非合并其他先天性心脏畸形，常无临床症状。Campell 和 Emanuel 对 6 例先天性三度房室阻滞者观察 34～40 年，其中 4 例到 47～54 岁时仍无症状。由肌炎、洋地黄中毒、下壁心肌梗死所致者，均为暂时性，去除病因后即可缓解。中年以后不明原因三度房室阻滞者常为持久性或复发性，倘逸搏 QRS 波群时间≥0.14s 伴晕厥等症状者必须起搏治疗。对于不明原因晕厥，必须首先排除心源性，心脏电生理检查可除外阵发性或频率依赖性三度房室阻滞。

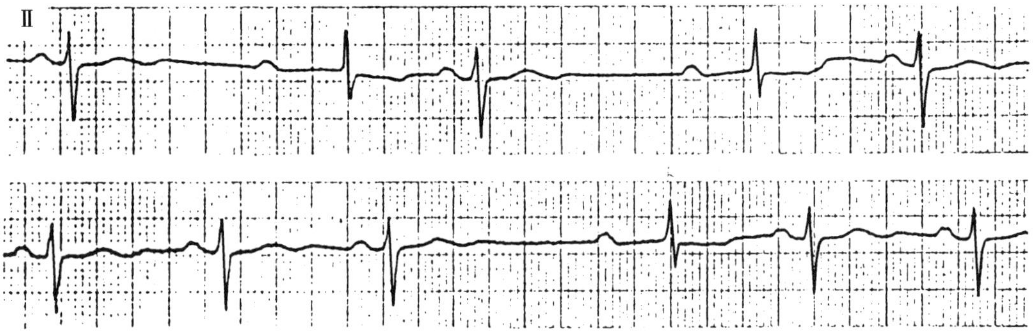

C4-20 二度减速依赖型房室阻滞伴房室交界性逸搏

临床资料：患者女性，73 岁。冠心病发作晕厥及阿斯综合征。**心电图特征：**Ⅱ导联连续记录示窦性 P 波，PP 间期 0.94～1.36s，心房率 44 次/分～64 次/分，依据 PP 间期分析，凡 PP 间期<1.16s(心房率 52 次/分)时，P 波能下传心室，PR 间期 0.18s，QRS 波群呈 rS 型，提示左前分支阻滞，而当 PP 间期>1.24s(心房率 37 次/分)时 P 波不能下传心室，出现如 R_2、R_4 及 R_9 三个房室交界性逸搏，其前无固定 PR 间期，逸搏周期固定 1.54s(逸搏频率 39 次/分)QRS 波群呈 RS 型，提示左前分支阻滞消失。**心电图诊断：**①窦性心律不齐；②二度减速依赖型房室阻滞；③左前分支阻滞；④房室交界性逸搏。**鉴别诊断：**心率减慢出现 P 波下传受阻，心率加速时 P 波正常下传，属 4 相房室阻滞。本例心电图表现：①房室阻滞突然出现和反复发作。②房室阻滞的发生与心率有关。③常合并束支阻滞。故 4 相房室阻滞诊断可以成立。本例 R_2、R_4 和 R_9 之前均有窦性 P 波，故应与房室结内双径路鉴别，双径路者是心率基本稳定状况下 PR 间期意外延长(跳跃现象)，且可持续 2～3 个心搏，长、短 PR 间期≥60ms 或 PR 长达 250ms，食管心房调搏可进一步鉴别双径路。**讨论：**减速依赖型房室阻滞几乎原来均存在室内阻滞，是由束支、分支阻滞发展而来，有人认为减速依赖型房室阻滞实际上即为束支的减速依赖型阻滞。电生理实验发现，普肯耶纤维舒张期电位会逐渐降低，所以落在舒张期后的激动所产生的 0 相上升速率与振幅减小，因而该激动不能传播，或只能以较慢的速度传播。由此引起的传导障碍称 4 相阻滞。此概念是 Singer 等在电生理学研究基础上提出的，其发生须具备下列条件：①传导阻滞部位存在缓慢的舒张期自动除极化；②传导阻滞部位在明显心动过缓时，有足够的时间使束支或分支纤维的膜电位降低，使此时到达的激动传导障碍；③膜电位减低至－75mV 左右，在到达阈电位之前激动即已传至，便发生传导阻滞。4 相阻滞较少见，但与 3 相阻滞一样，可以发生于传导系统的各个部位。

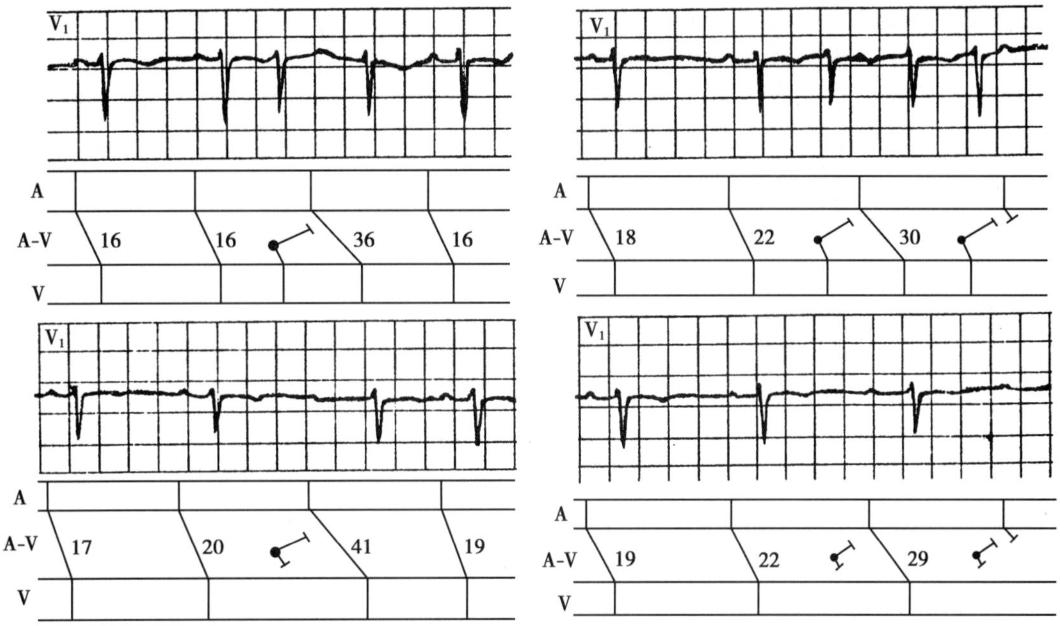

C4-21　隐匿性房室交界性期前收缩引起假性房室文氏现象

临床资料：患者男性，34 岁。临床诊断：风湿性心肌炎。**心电图特征：**常规心电图（未刊出）示有 PR 间期意外延长及文氏型房室阻滞。此处并列的两帧心电图详细图示显性和隐匿性房室交界性期前收缩对房室传导的影响，左图为显性和隐匿性房室交界性期前收缩引起的干扰性 PR 间期延长。左图上行示窦性心律，PR 间期 0.16s，而第 3 个窦性心搏 PR 间期延长达 0.36s，这是由于其前存在房室交界性期前收缩干扰所致。左图下行示窦性心律，PR 间期 0.17～0.20s，而第 3 个心搏 PR 间期意外延长达 0.41s，推测其前面存在隐匿性房室交界性期前收缩，引起干扰性 PR 间期延长。右图则为显性和隐匿性房室交界性期前收缩引起的文氏型阻滞，上行示窦性心律 PR 间期由 0.18～0.22s→0.30s 直至 P 波下传受阻，呈文氏型房室阻滞，这是由于第 3 个及第 5 个窦性搏动受房室交界性期前收缩干扰所致。同样，推测右图下行窦性心律的 PR 间期由 0.19s→0.22s→0.29s，至第 4 个窦性 P 波下传受阻，系由隐匿性房室交界性期前收缩引起假性房室文氏现象。**心电图诊断：**①窦性心律；②显性及隐匿性房室交界性期前收缩引起一度及文氏型房室阻滞。**鉴别诊断：**隐匿性房室交界性期前收缩引起一度及文氏型房室阻滞的诊断，须与房室结本身病变引起一度及文氏型房室阻滞鉴别。本例已有显性交界性期前收缩引起房室阻滞，推测隐匿性房室交界性期前收缩引起房室阻滞，如行希氏束电图能记录到 H′波则可明确诊断隐匿性交界性期前收缩引起房室阻滞。**讨论：**当窦性搏动下传时，相继遇到隐匿性房室交界性期前收缩的相对不应期及有效不应期时，相继发生 PR 间期延长及 P 波脱落，使房室传导呈现文氏现象。本例经仔细分析，PR 间期延长总是发生于交界性期前收缩之后，其延长的程度与期前收缩发生时间早晚有关，且 R′P 与 PR 间期呈反比关系。如期前收缩发生早些、R′P 间期较长时，随后的 PR 间期延长少些；反之，R′-P 间期短些，随后 PR 间期延长就明显些，甚至 P 波下传受阻。本例为 PR 间期延长和 P 波下传受阻相继发生所形成的假性房室文氏现象。

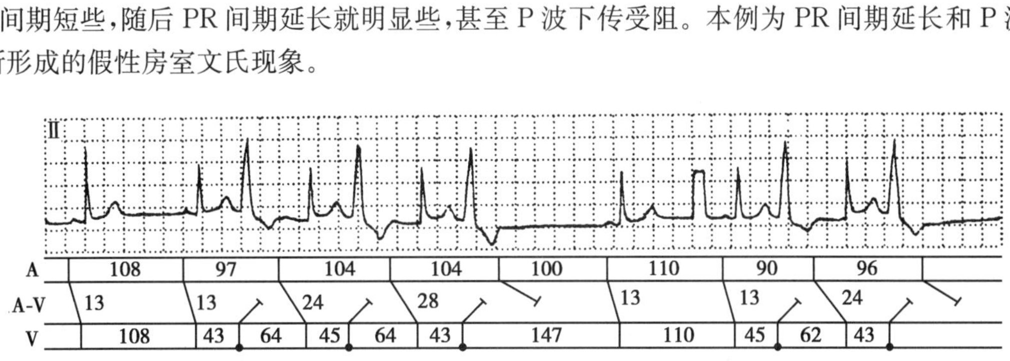

C4-22　间位型室性期前收缩隐匿性室房传导引起窦性心搏的伪文氏现象

临床资料:患者男性,32 岁。临床诊断:病毒性心肌炎后遗症。**心电图特征**:Ⅱ导联示窦性心律,PP 间期不甚规则(0.90～1.08s)心房率 55～67 次/分,QRS 波群呈 qR 型(或 R 型),PR 间期 0.13s,可见频发间位型室性期前收缩,期前收缩后窦性搏动 PR 间期逐渐延长,直至 P 波下传受阻,QRS 波群脱落,形成长 RR 间期,随后 PR 间期恢复正常,同时室性期前收缩停发 1 次,上述现象周而复始,以第一组房室文氏为例,PR 间期呈 0.13s→0.24s→0.28s,P 波下传阻滞结束文氏周期,形成奇特的房室文氏现象。**心电图诊断**:窦性心律,频发间位型室性期前收缩二联律隐匿性逆行传导引起伪二度Ⅰ型房室阻滞。**鉴别诊断**:本例房室传导文氏现象与间位室性期前收缩有关。间位室性期前收缩出现时,房室传导文氏现象亦出现,间位室性期前收缩消失时,房室传导文氏现象随即消失。提示其文氏现象的产生系由间位室性期前收缩隐匿性逆行性传导在房室交界区形成的新的不应期,致使窦性搏动的房室传导逐渐延缓,直至 P 波下传受阻。房室传导文氏现象并非少见,但由间位性室性期前收缩引起,甚为罕见,应与自主神经功能紊乱,超常传导等鉴别。**讨论**:迷走神经张力明显增高可引起房室传导系统(特别是房室结)不应期显著延长,引起不同程度的功能性房室阻滞。如运动员、强体力劳动者或健壮的中青年,可在卧位或夜间心率减慢时出现二度Ⅰ型房室阻滞,而白天活动心率加快时,房室传导恢复正常,显然与迷走神经张力增加有关。迷走神经张力也能加重病理性房室阻滞。如心肌炎、心肌梗死(特别是下壁梗死)时,迷走神经张力增高可加重房室阻滞的表现。因此在诊断迷走神经引起的功能性房室阻滞前必须结合临床排除病理情况。

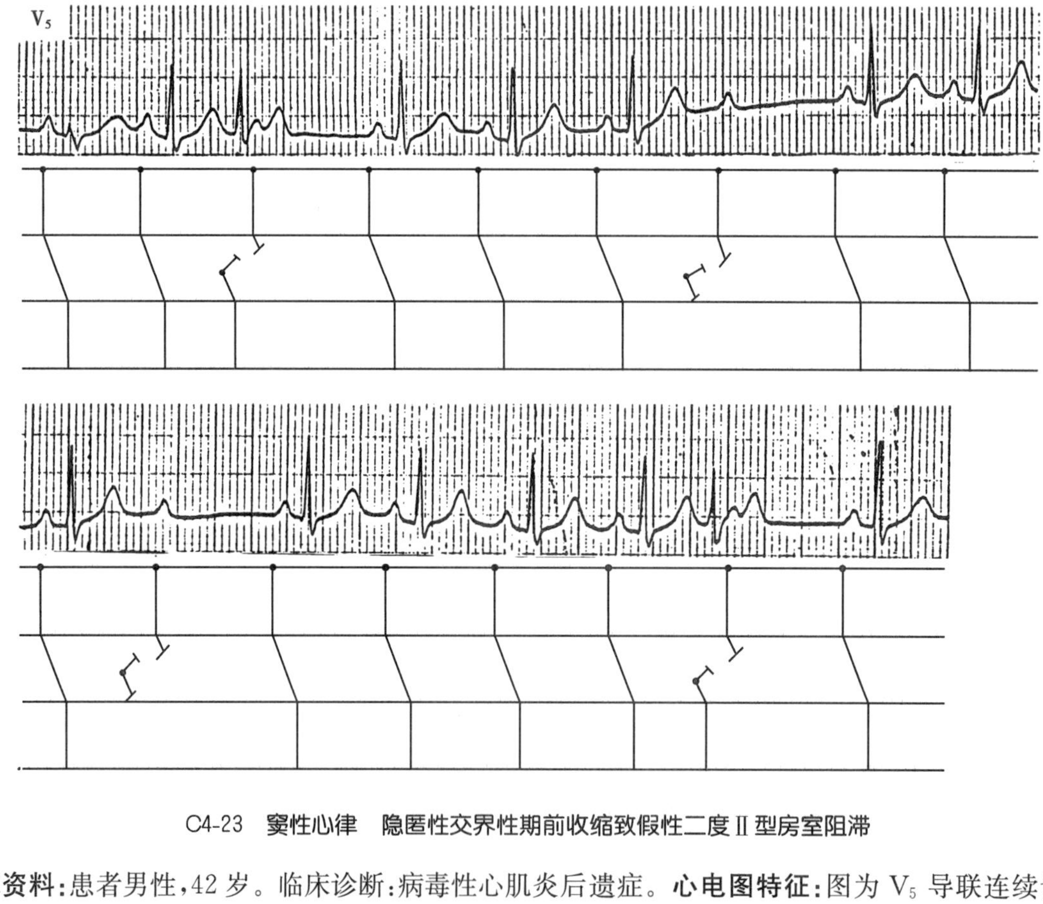

C4-23 窦性心律 隐匿性交界性期前收缩致假性二度Ⅱ型房室阻滞

临床资料:患者男性,42 岁。临床诊断:病毒性心肌炎后遗症。**心电图特征**:图为 V_5 导联连续记录示,窦性心律 PP 间期 0.66s,心率 91 次/分,PR 间期 0.16s,QRS 波群呈 gRs 型,上行 R_3 及下行 R_6 为期前收缩,QRS 呈 Rs 型,时限正常,考虑为房室交界性期前收缩,期前收缩的 QRS 波群后紧跟园钝窦性 P 波,考虑是窦性 P 波下传至房室交界处,遇到房室交界处有效不应期发生干扰而受阻,同样上行 P_7 与下行 P_2 意外下传受阻,提示为隐匿性房室交界性期前收缩与窦性搏动在房室交界处干扰所致。**心电图诊断**:窦性心律,频发显性交界性期前收缩及隐匿性交界性期前收缩致假性二度Ⅱ型房室阻滞。**鉴别诊断**:隐匿性交界性期前收缩须与房室交界性并行心律伴外出阻滞鉴别，如果是后者激动外出阻滞，那么并行收缩灶发出的冲动未能传导至周围传导组织，不产生新的不应期，因而随后接踵而至的窦性搏动仍可绕过并行收缩灶下传心室而不被阻滞，不会发生二度Ⅱ型房室阻滞。**讨论：**通常情况下，起源于房室交界区的异位冲动具有双向传导特点，即能逆向传导至心房，引起逆行P波，前向传导至心室，产生类似窦性下传的QRS波群。然而，有时JEI后发生双向性传导阻滞，既不能前向传导激动心室，也不能逆向传导激动心房，而在房室交界区内呈隐匿性传导，体表心电图中便无P-QRS-T波群出现。但JEI确已激动了房室交界区的部分传导组织，产生一次新的不应期，可影响下一次窦性激动的传导。若随后下传的窦性激动适逢该组织处于相对不应期时，便出现PR间期延长；适逢绝对不应期时，P波下传受阻，此种现象表面上似乎属房室传导障碍，但实质上是JEI对房室结隐匿性干扰所致，是一种生理性干扰现象，Langendorf称之假性房室阻滞。

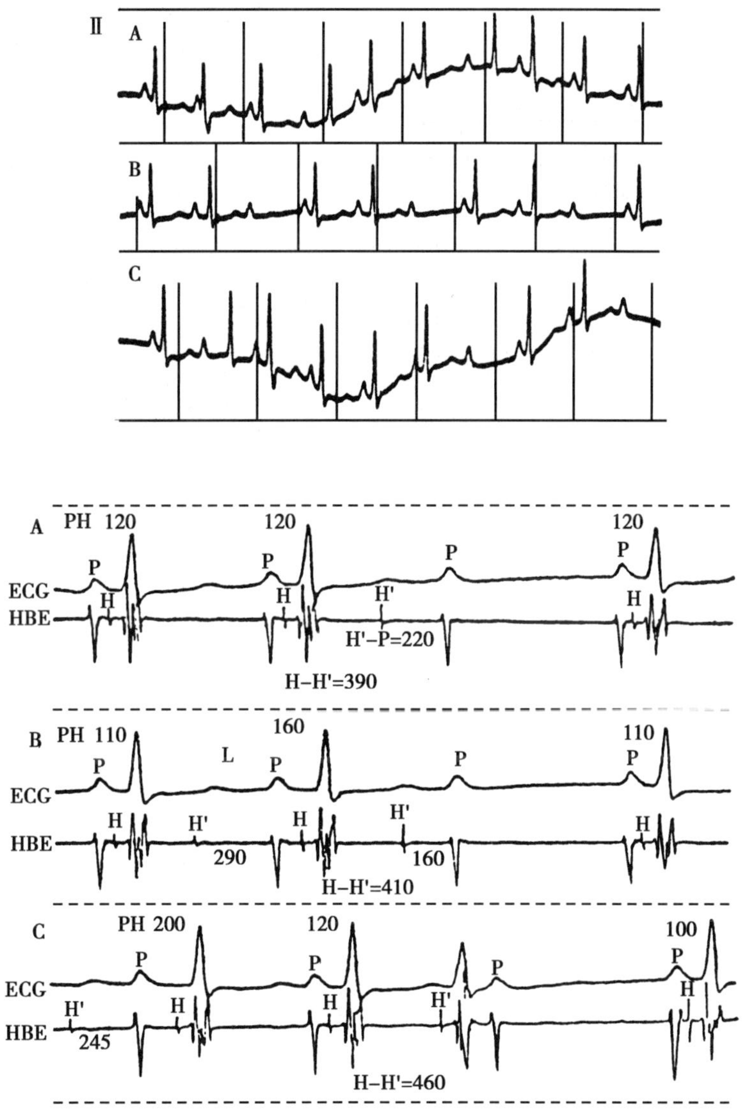

C4-24　房室交界性隐匿性期前收缩导致貌似Ⅰ型、Ⅱ型房室阻滞

临床资料：患者男性，43岁。因心律不齐入院检查。**心电图特征：**A：窦性心律，PR间期基本固定，但P_4R和P_7R间期意外延长。B：窦性心律：PR间期逐渐延长，呈3∶2文氏型传导。C：窦性心律，P_2R间期意延长，P_7突然意外受阻。本例经希氏束电图证实为隐匿性交界性期前收缩导致假性Ⅰ型、Ⅱ型房室阻滞。A：P_1、P_2、P_4、下传，P_3下传受阻，希氏束电图示A波未跟随H波和V波，但在A波之前220ms处可见H′波。B：PR

逐渐延长，第 3 个 P 波下传受阻，希氏图电图示第 2 个心搏之前 290ms 处可见 H′，第 3 个心搏仅见 A 波，但在此 A 波之前 160ms 处可见 H′波。C：PR 间期不等，伴有 P 波下传受阻，第 1 个心搏 PR 间期延长（200ms），希氏束电图示 A 波之前 245ms 处可见 H′波。P_3 下传受阻是由于其前有显性交界性期前收缩干扰所致。**心电图诊断：**①体表心电图诊断一度、二度Ⅰ型、二度Ⅱ型房室阻滞；②希氏束电图证实由隐匿性交界性期前收缩所致。**鉴别诊断：**隐匿性交界性期前收缩可致伪文氏周期，希氏束电图业已证明交界性期前收缩有显性和隐匿性之分。倘隐匿性交界性期前收缩呈二联律时，心电图亦可呈现 PR 间期逐搏延长，直到 P 波受阻，貌似文氏周期，它与真性文氏周期不同之处在于同一份心电记录中有显性交界性期前收缩。**讨论：**隐匿性交界性冲动的诊断是根据它对下一次冲动传导的影响来确定的，凡体表心电图上有如下表现应考虑隐匿性交界性冲动：①突然出现一次或几次不明原因的 PR 间期延长，②PR 间期交替性改变；③同次记录中 PR 间期有很大变化，而且 R′P与 PR 的关系可提示房室传导“超常性”者；④突然 P 波下传受阻，或同一份心电图中有Ⅰ型和Ⅱ型房室传导受阻者；⑤仅有逆行 P 波而无心室波群，貌似未下传的房性期前收缩。根据 Fisch 意见，要证实这一点还必须在同一份心电图中找到一次或更多次显性交界性冲动，其最后确诊有赖于希氏束电图检查证实。

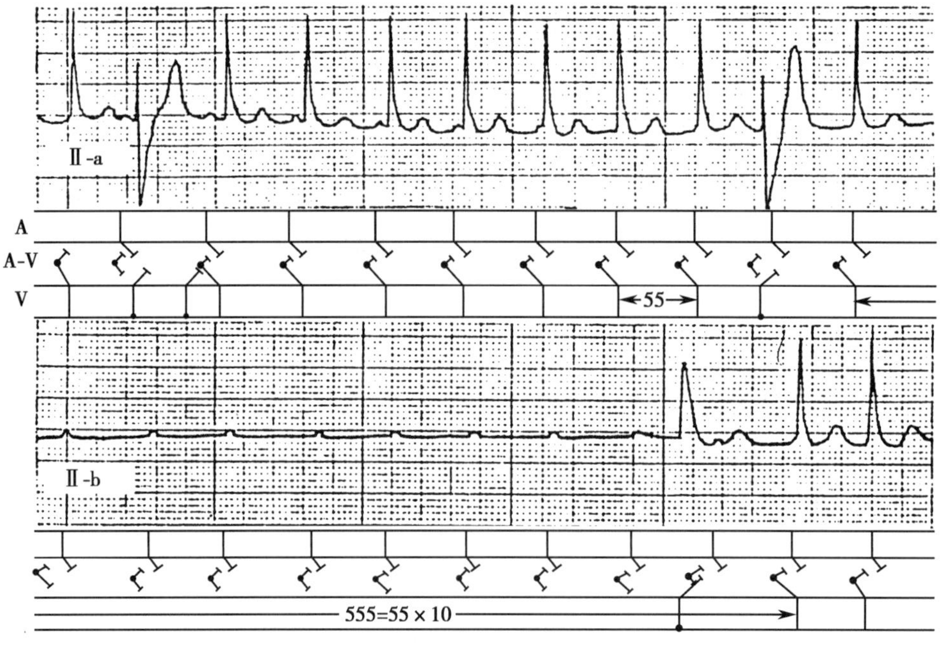

C4-25　隐匿性房室交界性冲动引起假性三度房室阻滞

临床资料：患者女性，23 岁。临床诊断：急性病毒性心肌炎。**心电图特征：**连续记录Ⅱ导联，示窦性心律，心房率为 107～110 次/分。QRS 波群形态呈室上性，心室率为 115 次/分，P 波与 QRS 波群无固定关系，诊断为加速性房室交界性心动过速、完全性干扰性房室分离。上行最后一个 QRS 波群之后，出现 1 个长达 5.55s 的长 RR 间期，期间可见连续 8 个 P 波没有下传，貌似三度房室阻滞。但根据上行显示的房室交界性搏动的 RR 间期（0.55s）来推算，这个长间歇内，房室交界性搏动仍按其原来固有的频率释放冲动，但呈隐匿性冲动，故窦性 P 波下传时，因遇及隐匿性交界性搏动所产生的生理性不应期而下传受阻，貌似三度房室阻滞。上行第 2 个和第 10 个心搏宽大畸形，以室性期前收缩可能性大。下行第 1 个心搏畸形增宽，之前为长间歇，考虑为室性逸搏，此室性逸搏可能通过魏登斯基作用，促使重新出现房室交界性 QRS 波群。**心电图诊断：**①窦性心动过速；②显性及隐匿性房室交界性心动过速，伴完全性干扰性房室分离；③室性期前收缩；④假性三度房室阻滞引起短暂性心室静止；⑤室性逸搏诱发异-肌交界区魏登斯基现象（交界性异位起搏点与其周围组织的交界区）。**鉴别诊断：**房室交界性心动过速表现有 3 种形式：①从房室交界区发出的冲动可双向传导，如果前向和逆向传导功能均完整，则将产生逆行 P 波和室上性的 QRS 波群，分别控制心房和心室；如果仅前向传导功能完整，则仅有 QRS 波群；如果仅逆向传导功能完整，则仅有逆行 P 波，$P_{Ⅱ}$、$P_{Ⅲ}$、P_{aVF}是倒置的，这一类型较少见。

②较常见的是心房由窦房结控制，心室由房室交界性起搏点控制，心房和心室各有自己的频率，彼此很相近，但后者心率略快，形成房室分离。当窦性心率稍有变化，如窦性心律不齐时，则心室可由窦房结与房室交界处两者往返交替控制，即交界性心动过速在窦性频率缓慢时开始出现，而于窦性频率增快时恢复窦性心律。③少见情况是房室交界区同时存在两个各自独立的起搏点，一个起搏点的冲动逆行上传激动心房，在Ⅱ、Ⅲ、aVF导联有倒置P^-波，另一个起搏点激动心室，彼此间产生房室分离。这种心律称为双重性交界性心动过速，其特点是：逆行P波与QRS波群无固定关系；心房率与心室率均规则，但速率不同；偶有来自室上性激动的夺获心室。本例更罕见的是房室交界性心动过速呈现长达5.55s隐匿性激动，导致假性三度房室阻滞，并通过室性逸搏的魏登斯基作用，促使重新出现显性房室交界性心动过速。**讨论：**房室交界性搏动会因连续的隐匿性传导而引起连续多次心房激动未能下传，产生阵发性房室阻滞，酷似三度房室阻滞，但在体表心电图上诊断三度房室阻滞，必须具备以下条件：①完全性房室分离；②心室率足够慢，一般认为应≤45次/分；③RR>2倍PP间期。另外，房率一般不宜超过135次/分，大于135次/分时不易除外生理性干扰。

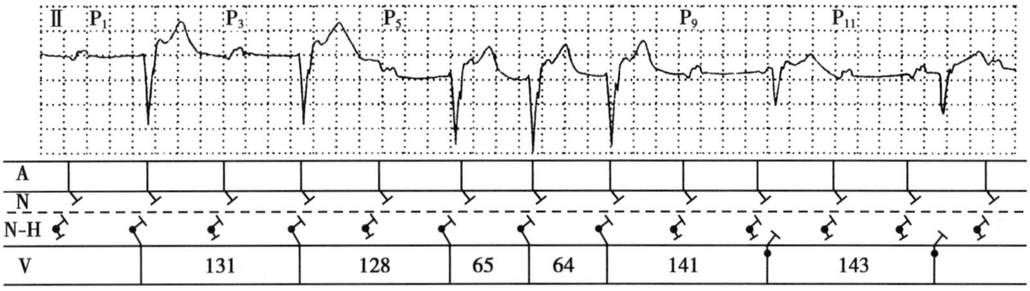

C4-26　加速性房性、房室交界性、室性逸搏心律伴传导系统多水平阻滞

临床资料：患者女性，78岁。临床诊断：慢性支气管炎，肺气肿，肺心病。**心电图特征：**长Ⅱ导联为气管插管术后第二天记录，示PP间期0.64～0.65s，频率93～94次/分，P波呈负、正双向，正向波双峰切迹，两峰距时限0.06s，P波时限达0.15～0.16s，PR间期长短不一，P波远离T波亦未能下传心室；QRS波群形态有两种：①呈rS型，S波挫折，时限0.12s，电轴－59°，其RR间期长短分别为1.28～1.31s、0.64～0.65s，长RR间期为短RR间期的2倍；②呈QS型，时限0.14s，其RR间期1.41～1.43s，频率42～43次/分。**心电图诊断：**①加速性房性逸搏心律；②不完全性心房内阻滞；③三度房室阻滞或生理性干扰引起的假性三度房室阻滞；④加速性房室交界性逸搏心律伴结-室二度Ⅱ型阻滞及左前分支阻滞或加速性高位室性逸搏心律伴异-肌交界区外出二度Ⅱ型阻滞；⑤室性逸搏；⑥不定型室内阻滞。**鉴别诊断：**Ⅱ导联P波呈负、正双向伴双峰切迹，时限明显增宽，应考虑P波的激动起源于心房且合并不完全性心房内阻滞，心房率为93～94次/分，符合加速性房性逸搏心律。QRS波群呈rS型，其起源部位有2种可能：①起源于房室交界区，所发放激动的基本频率为93～94次/分，表现为房室交界性加速性逸搏心律伴结-室二度Ⅱ型阻滞及左前分支阻滞（电轴左偏－59°）；②起源于高位室间隔，为加速性室性逸搏心律伴异-肌交界区外出二度Ⅱ型阻滞，以前者可能性为大。QRS波群呈QS型，为室性逸搏。本例PR间期长短不一，P波频率快于QRS波群频率，P波落在应激期上均未能下传心室，有两种可能：①存在三度房室阻滞；②假性三度房室阻滞，即P_1、P_3、P_5、P_9、P_{11}未能下传心室，系由于遇及加速性房室交界性逸搏心律外出阻滞后（属隐匿性异位搏动）所形成的不应期所致，其他P波未能下传心室是由于遇及下级起搏点激动心室后所产生的生理性不应期所致。本例心房与房室交界区或高位室性两个节律点频率相等，可能是“同步化”或“趋同”现象所致。**讨论：**房室阻滞通常是指窦性心律或心室率在135次/分以下或耦联期间大于0.45s的室上性激动不能1∶1下传心室或房室传导时间延长的心电现象。房室分离可由高度或三度房室阻滞引起的，而干扰引起的生理性不应期，则是房室分离更常见的原因，如窦性心动过缓，当窦率低于交界区逸搏心率，P波因连续遇到逸搏使交界区产生的生理性有效不应期而不能下传，形成干扰性房室分离。又如加速的交界区或室性逸搏心律或心动过速，同样可产生干扰性房室分离。特别是与加速性室性逸搏心律形成等频性干扰性房室分离，P波位于QRS前时还易误诊为间歇性预激综合征。

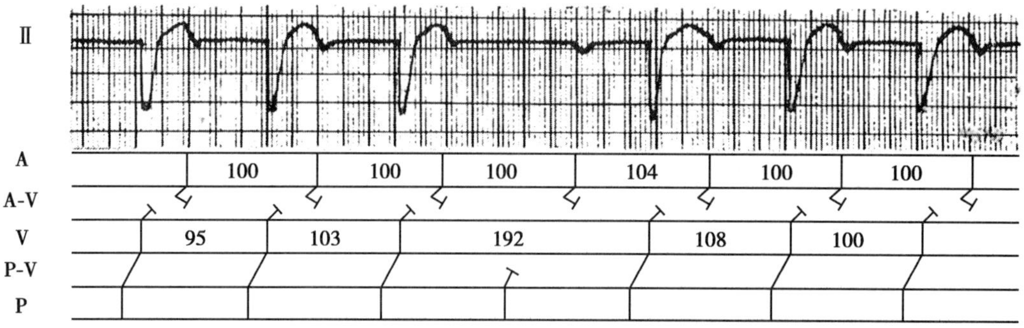

C4-27　交界性心律、室性自身性节律伴外出阻滞、完全性房室脱节

临床资料:患者女性,46岁。临床诊断:风湿性心脏病,心力衰竭,洋地黄过量。**心电图特征**:Ⅱ导联示P波倒置,节律基本规则,心率60次/分,说明心房受房室交界性起搏点所控制。QRS波群畸形增宽,除第3个RR间期较长外,其他的心室率也较规则,约60次/分。因为在心室已脱离了不应期时,房室交界性起搏点之激动仍始终未能传至心室,说明存在着房室阻滞。本例心室系受室性异位起搏点所控制,因其速率较快,故属加速性室性心动过速。图中可见长RR间隔(192ms)约为短RR间隔(95～108ms)的两倍,说明其中必有一次心室激动波未能传出。因此,本例除房室交界性心律及室性心动过速外,尚存在两个传导阻滞区,一个阻滞区位于房室交界组织内,导致完全性房室脱节,另一个阻滞区则位于室性起搏点与心室之间,引起了偶尔出现的外出阻滞。**心电图诊断**:①窦性静止;②交界性心律;③伴单向前向性传导阻滞;④室性自身性节律偶伴传出阻滞;⑤完全性房室脱节。**鉴别诊断**:动物试验显示节律点位于右房中下部及左房下部时体表心电图可见典型逆行P波,Ⅱ导联示倒置P波,故本例P波倒置尚需除外心房下部节律伴前向传导阻滞,需要12导联心电图同步记录加以识别。**讨论**:传出阻滞亦称外出阻滞。任何起搏点发出的激动,不能通过该起搏点与周围心脏(心房肌或心室肌)的连接处而传至心房或心室,使规则的心律突然出现漏搏现象时,称为传出阻滞,它属单向阻滞的一种表现。任何起搏点发出的激动都可在其与周围心肌的连接点处发生传出阻滞,如窦房连接区、异-房连接处、异-室连接处等。本例属异-室连接处,因未引起P波或QRS波群,缺乏直接的心电图表现,其诊断是依据间接推断而确定的。

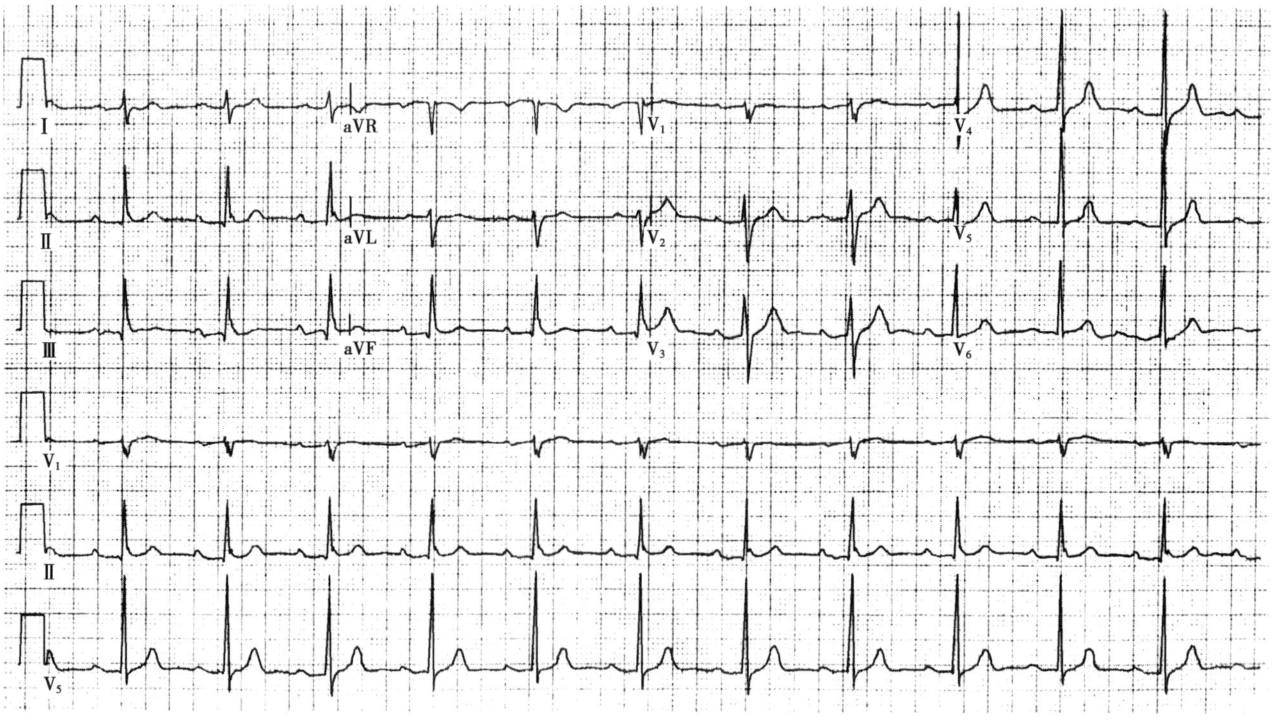

C4-28　一度房室阻滞

心电图特征:心率 70 次/分,PR 间期 0.23s,QT 间期 0.37s;P 波顺序出现且均可下传心室,PR 间期>0.20s。**心电图诊断**:窦性心律,一度房室阻滞。

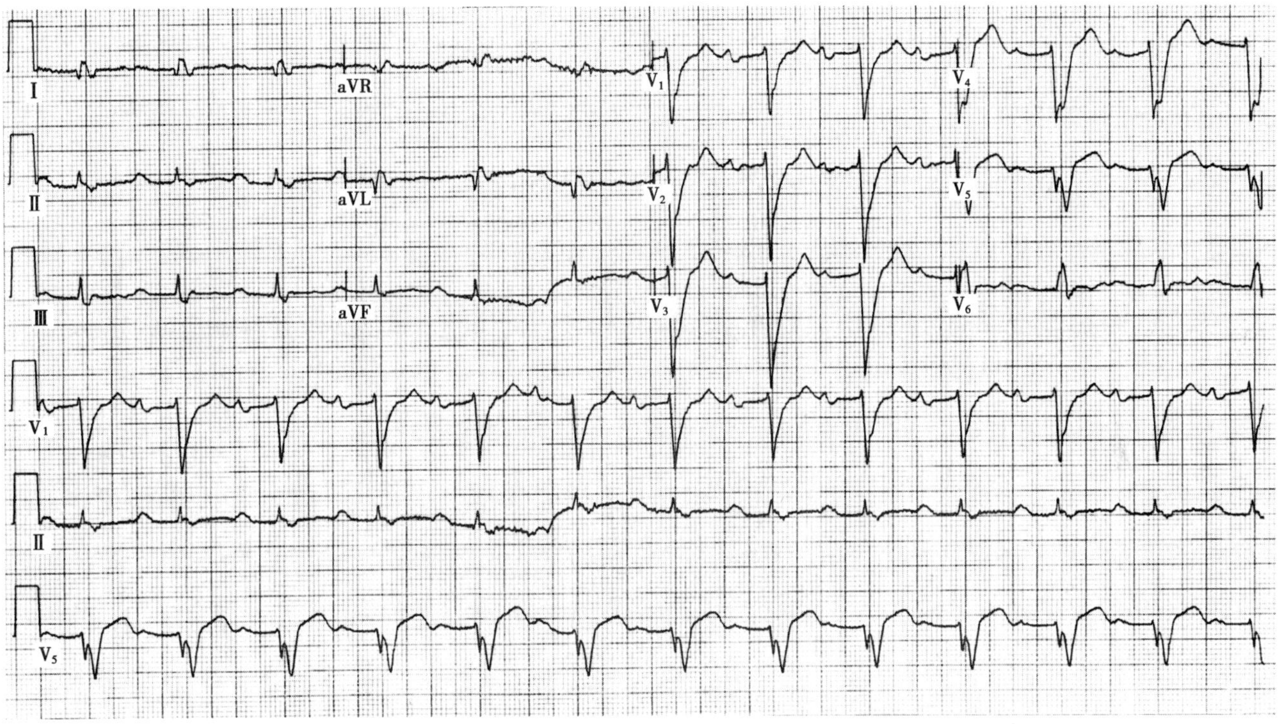

C4-29 一度房室阻滞

心电图特征:心率 75 次/分,PR 间期 0.32s,QT 间期 0.44s;P 波顺序出现且均可下传心室,PR 间期>0.20s;P 波增宽>0.12s;QRS 波群宽大畸形。**心电图诊断**:窦性心律,P 波异常,一度房室阻滞,室内阻滞。**讨论**:引起房室传导延迟的原因很多,如心肌炎、心肌病等。该图来自心肌病患者,除对传导系统的损害造成一度房室阻滞外,对心肌的传导也有一定的影响,形成心室内传导阻滞。

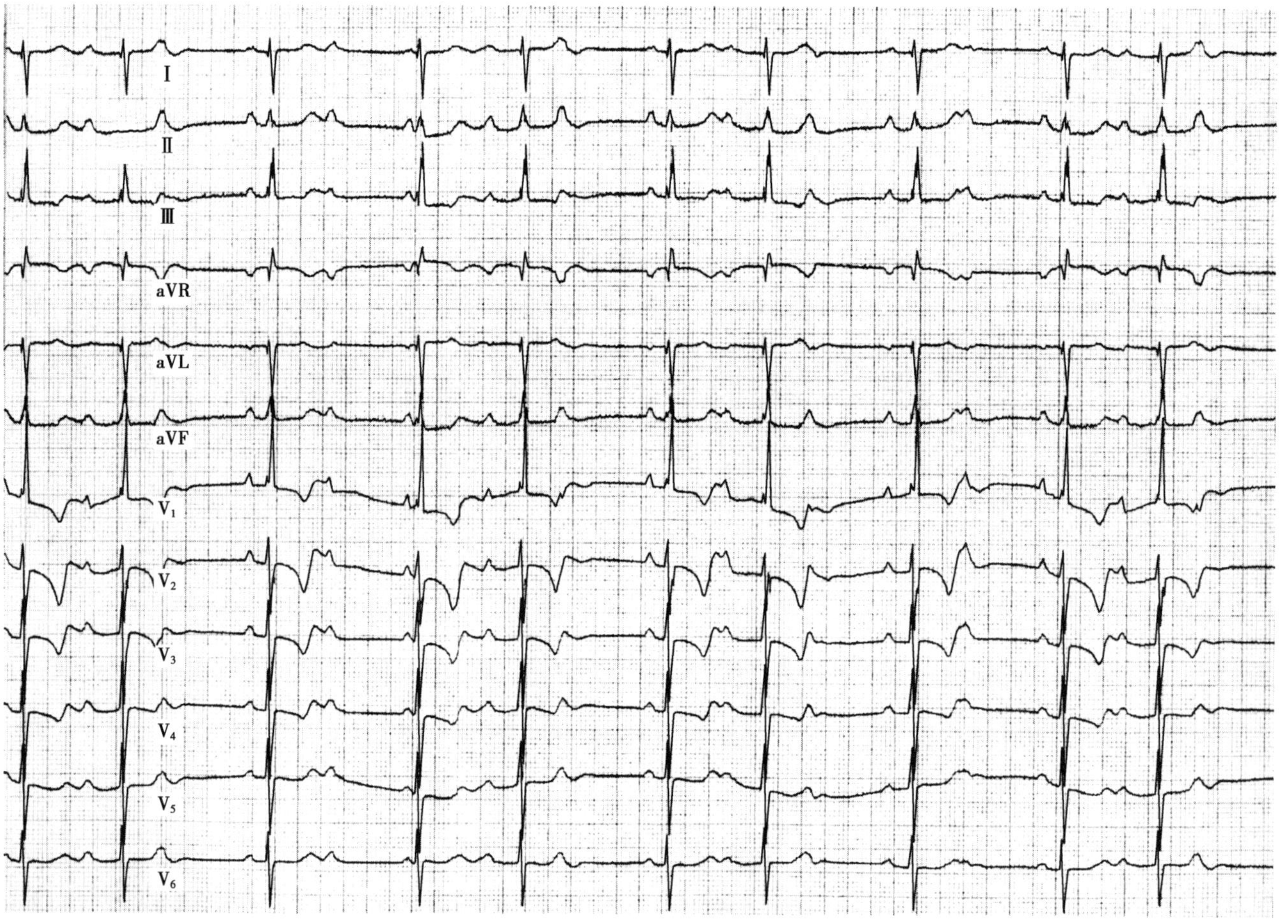

C4-30　二度Ⅰ型房室阻滞

心电图特征:心房率 83 次/分,平均心室率 60 次/分,QT 间期 0.48s;PR 间期依次逐渐延长,直至一次 QRS 波群脱落;图中第四个 QRS 波群为交界性逸搏;V_1 呈 M 型,V_5 呈 rS 型,电轴右偏。**心电图诊断**:窦性心律,交界性逸搏,二度Ⅰ型房室阻滞,不完全性右束支阻滞右心室肥厚图形。

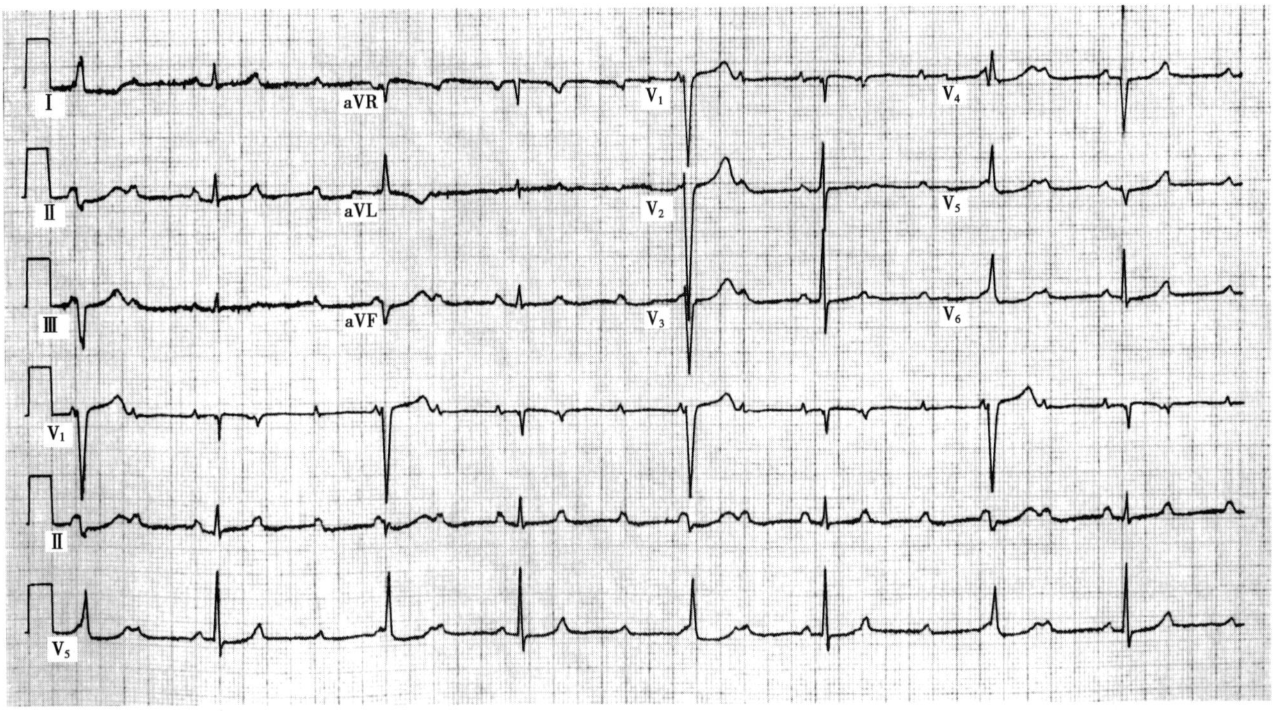

C4-31　高度房室阻滞(5∶1下传)

心电图特征:心房率120次/分,平均心室率48次/分,PR间期0.17s,QT间期0.45s;P波顺序出现,以5∶1比例下传心室,其间可见延迟出现的与室上性QRS波群形态不同的QRS波。**心电图诊断:**窦性心动过速,室性逸搏,高度房室阻滞。

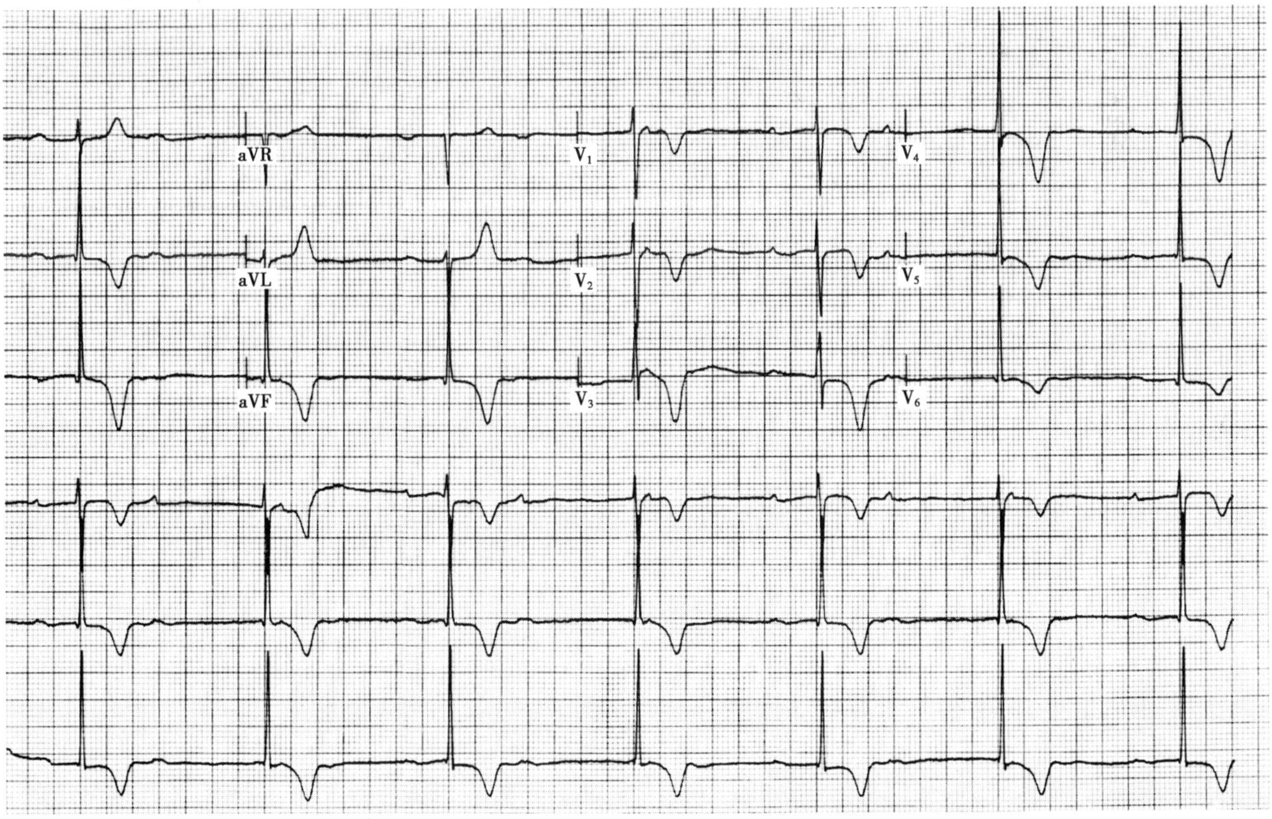

C4-32　三度房室阻滞

心电图特征：心房率63次/分，平均心室率43次/分，QT间期0.44s；PP固定，RR固定，但P波与QRS波群无传导关系，且房率大于室率；广泛导联ST段压低，T波倒置。**心电图诊断：**窦性心律交界性逸搏心律，三度房室阻滞ST-T改变。**讨论：**三度房室阻滞亦称完全性房室分离，由于阻滞的部位不同，心室逸搏的频率和QRS波群的形态也有明显的差异，通常情况下，阻滞部位低，逸搏点亦低，心室率缓慢。QRS波群宽大，反之相反，故以此推断改图的阻滞部位较高。

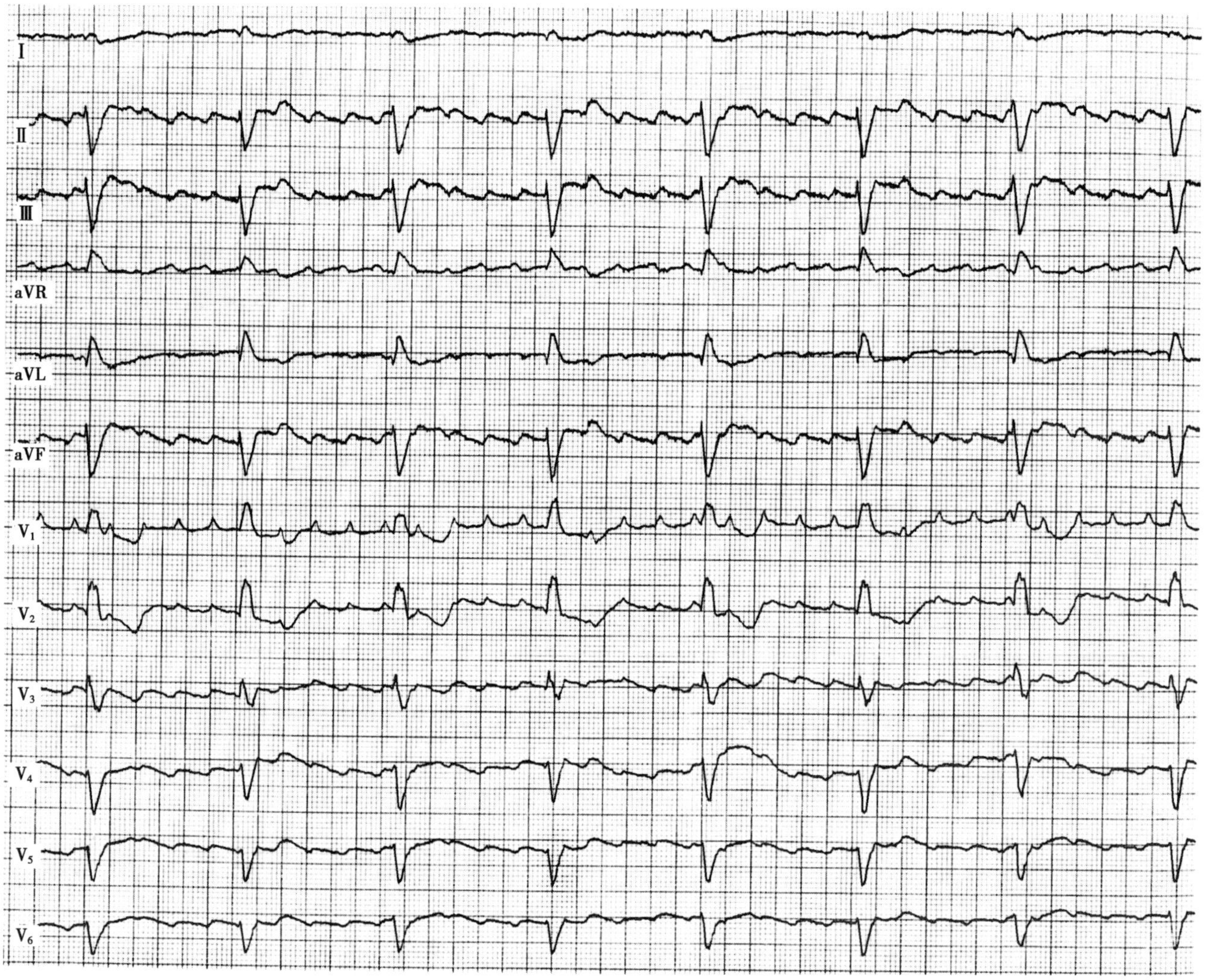

C4-33 心房扑动合并三度房室阻滞

心电图特征：P波消失代之以大小相等的F波，F波频率为214次/分；心室率匀齐48次/分；F-R间期不固定故无传导关系；QRS波群宽大畸形，考虑为室性逸搏。**心电图诊断：**心房扑动，室性逸搏心律，三度房室阻滞。

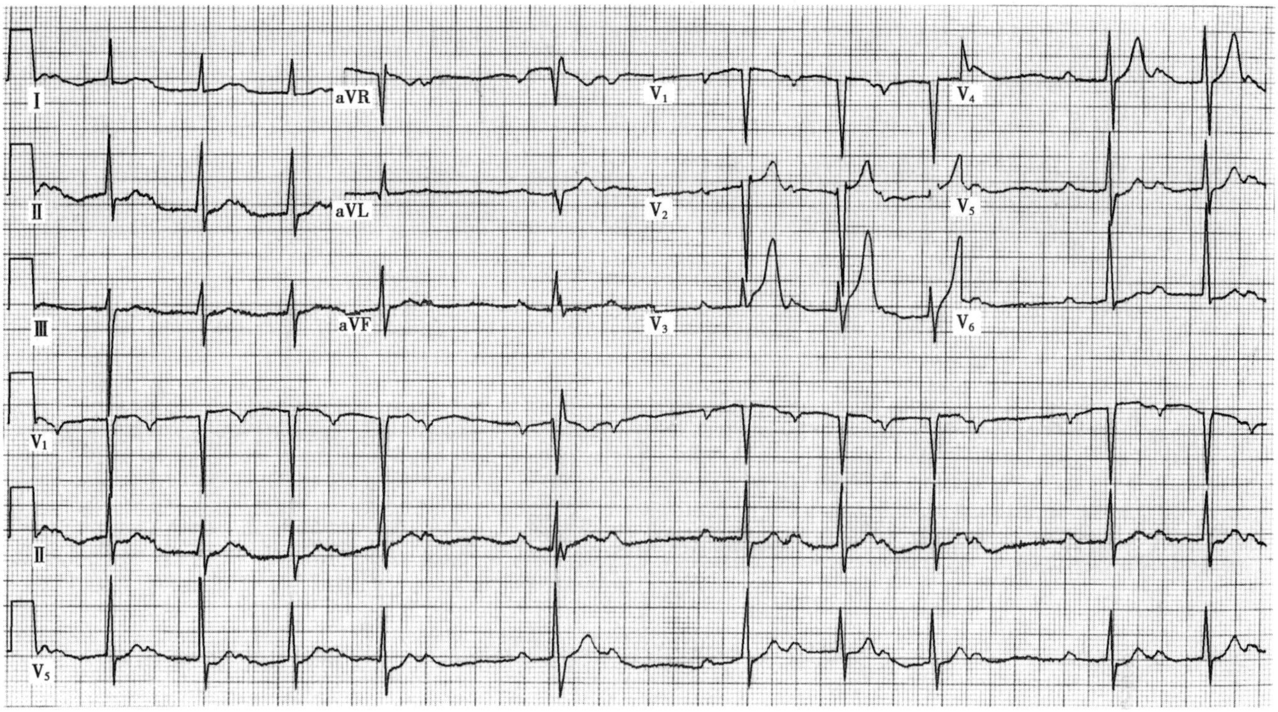

C4-34　二度Ⅰ型房室阻滞

心电图特征：P 波顺序出现，心房率 79 次/分，平均心室率 60 次/分，QT 间期 0.37s；PR 间期逐渐延长，直至一个 P 波后 QRS 波群脱落；R_5 延迟出现，与众相异，为室性逸搏。**心电图诊断：**窦性心律，二度Ⅰ型房室阻滞，室性逸搏。

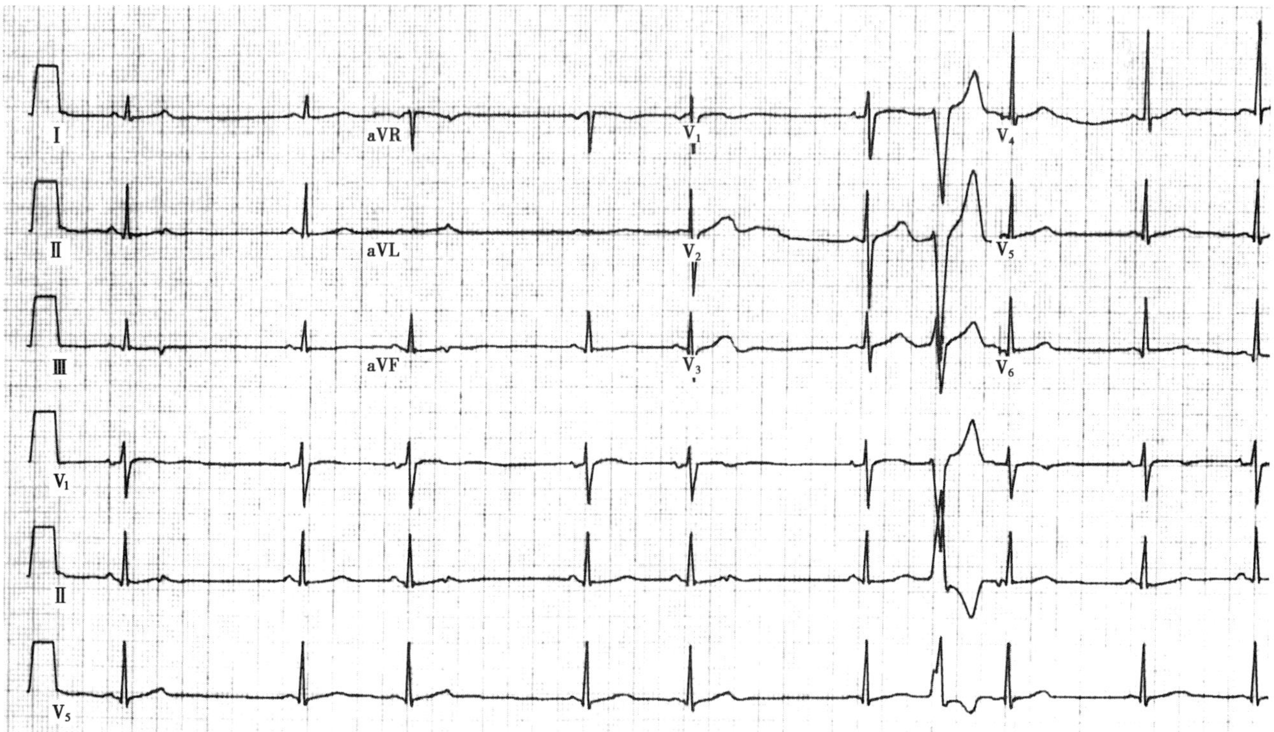

C4-35　房性期前收缩未下传

心电图特征:心率 71 次/分,PR 间期 0.12s,QT 间期 0.43s;第 1、3、5、10 个 T 波上可见提前出现的与窦性 P 波不同的 P′波,后无相关 QRS 波群;第七个宽大畸形的 QRS 波群提前出现,前无相关 P 波。**心电图诊断**:窦性心律,房性期前收缩,室性期前收缩。**讨论**:房性期前收缩是临床心电图常见的心律失常,通常房性期前收缩多下传心室引起形态接近窦性心搏的 QRS 波群,但是如果房性期前收缩来得过早,交界区尚在有效不应期,就会造成房性激动下传受阻形成房性期前收缩未下传。

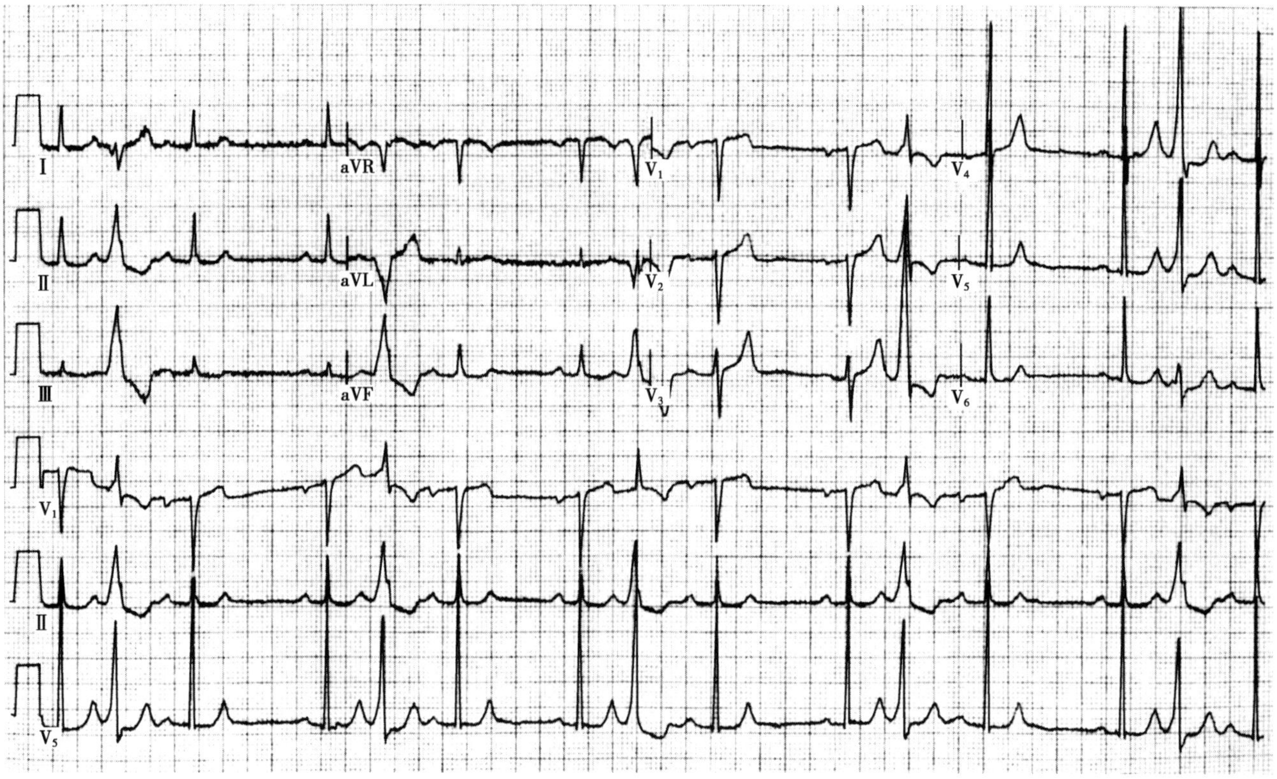

C4-36 **期前收缩后 PR 间期延长**

心电图特征:心率 56 次/分,PR 间期 0.20s,QT 间期 0.36s;正常 PP 之间可见提前出现的、宽大畸形的 QRS 波群,前无相关 P 波,后无代偿间歇;期前收缩后出现干扰性 PR 间期延长;R_{V_5}>2.5mV。**心电图诊断**:窦性心律,室性期前收缩(间位),左心室高电压。**讨论**:期前收缩后延长的 PR 间期应是交界区在室性期前收缩的除极中受到激动,而未完全复极时,对窦性下传的心搏造成的干扰所致,而不是房室阻滞引起。

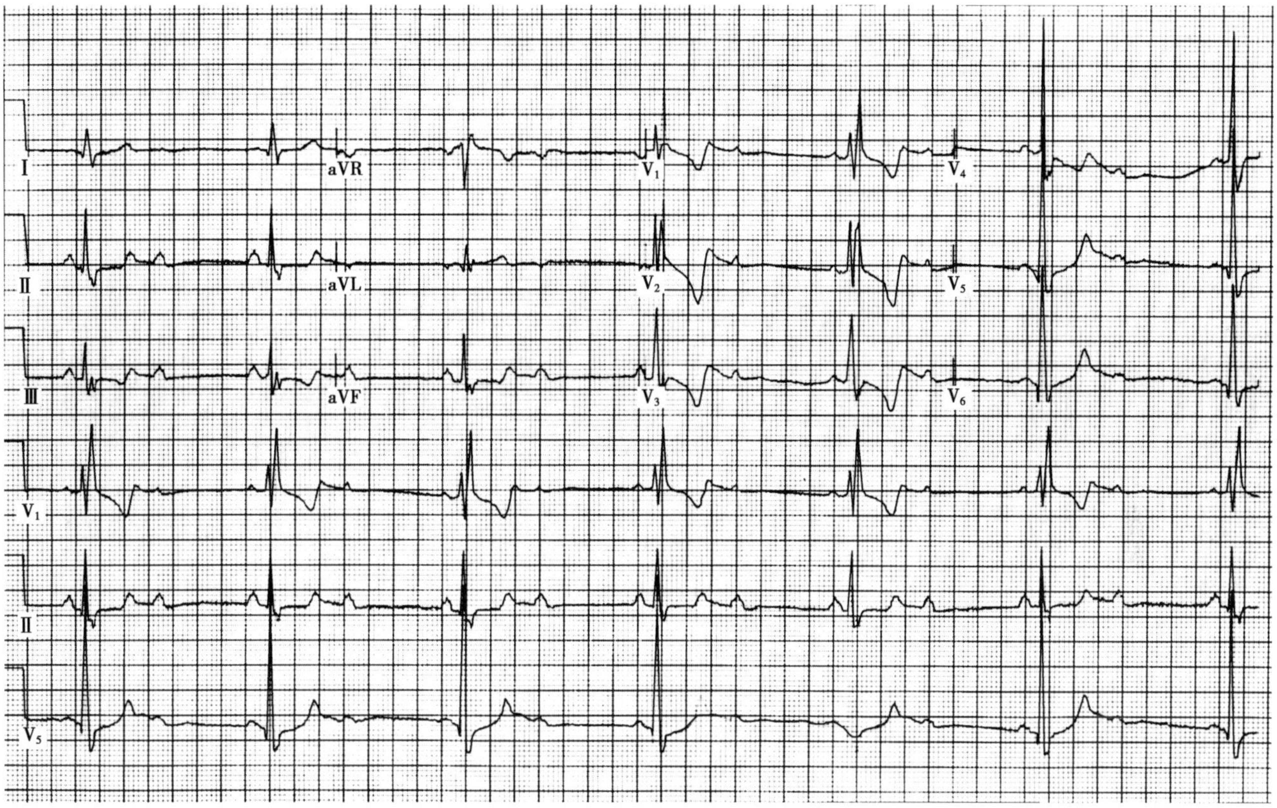

C4-37A　二度房室阻滞（2：1 传导）

心电图特征：心房率 79 次/分，平均心室率 40 次/分，PR 间期 0.16s，QT 间期 0.46s；P 波顺序出现，以 2：1 比例下传心室；V_1 呈 rSR′型，V_5、V_6 呈 qRS 型且 S 波粗钝；$R_{V_5}>2.5mV$。**心电图诊断：**窦性心律，二度Ⅱ型房室阻滞，完全性右束支阻滞，左心室高电压。**讨论：**二度房室阻滞也是心电图常见的心律失常，通常认为阻滞的部位在房室交界区。但有学者认为，二度Ⅱ型房室阻滞实际多为双束支阻滞。该图可以解释为完全性右束支阻滞合并二度Ⅱ型左束支阻滞。

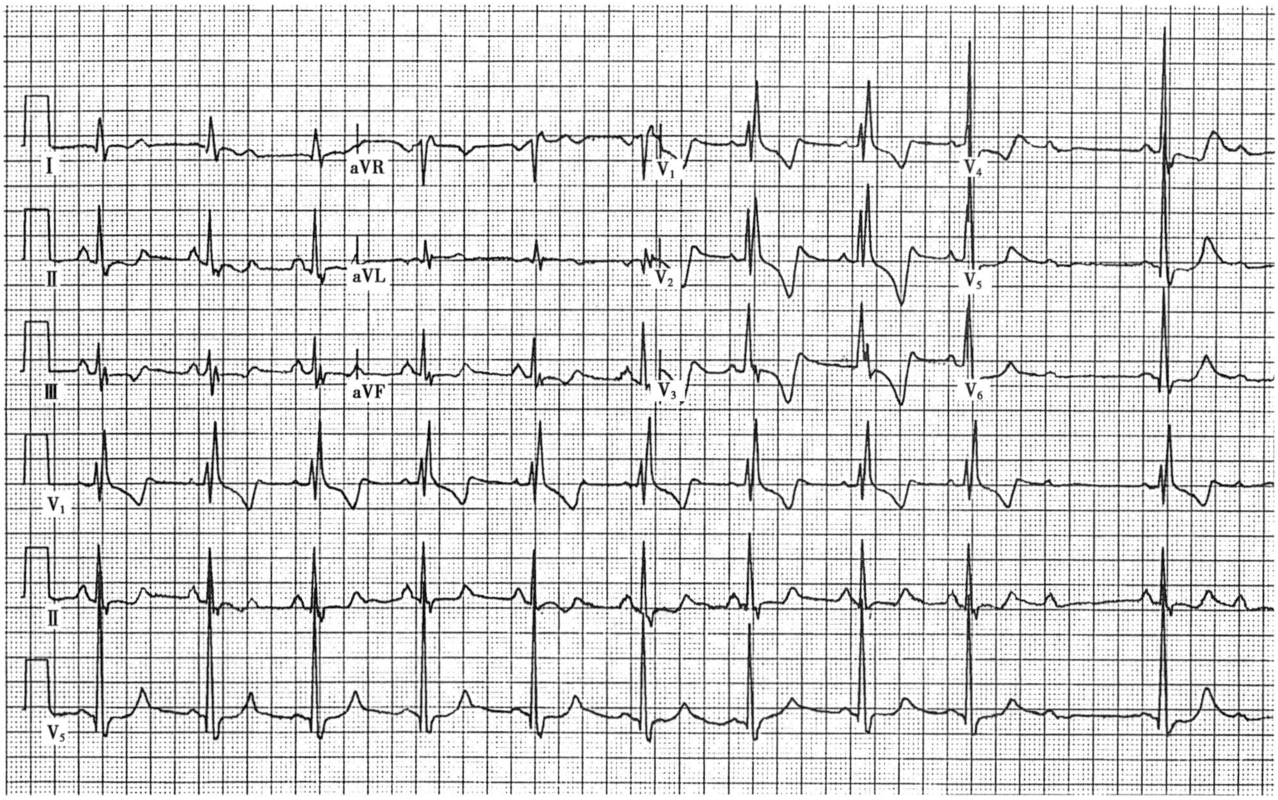

C4-37B　**二度房室阻滞**（与上图对比）

心电图特征：心率 70 次/分，PR 间期 0.16s，QT 间期 0.46s；P 波顺序出现并下传心室，直至有一个 P 波不能下传，PR 间期不变。V_1 呈 rSR′型，V_5、V_6 呈 qRS 型且 S 波粗钝；R_{V_5}>2.5mV；V_4～V_6 ST 段压低。QRS 时限>0.12s。**心电图诊断**：窦性心律，二度Ⅱ型房室阻滞，完全性右束支阻滞，左心室高电压 ST 改变。

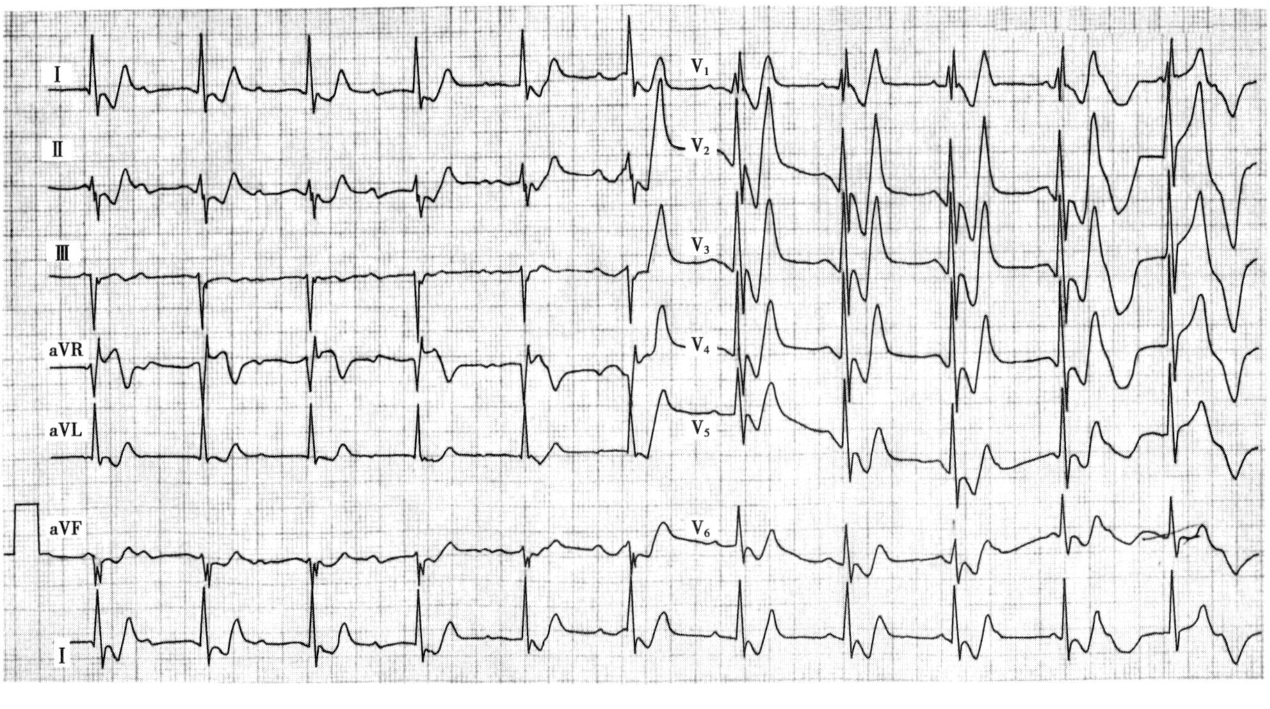

C4-38　**三度房室阻滞**

心电图特征：心房率125次/分，心室率76次/分，QT间期0.39s；PP间期固定，RR间期固定，P波与QRS波群无传导关系，且房率大于室率；电轴＜－30°；V_1呈rSR′型；广泛导联ST段下斜型压低。**心电图诊断：**窦性心动过速，交界性心律，三度房室阻滞，不完全性右束支阻滞，电轴左偏，ST改变。

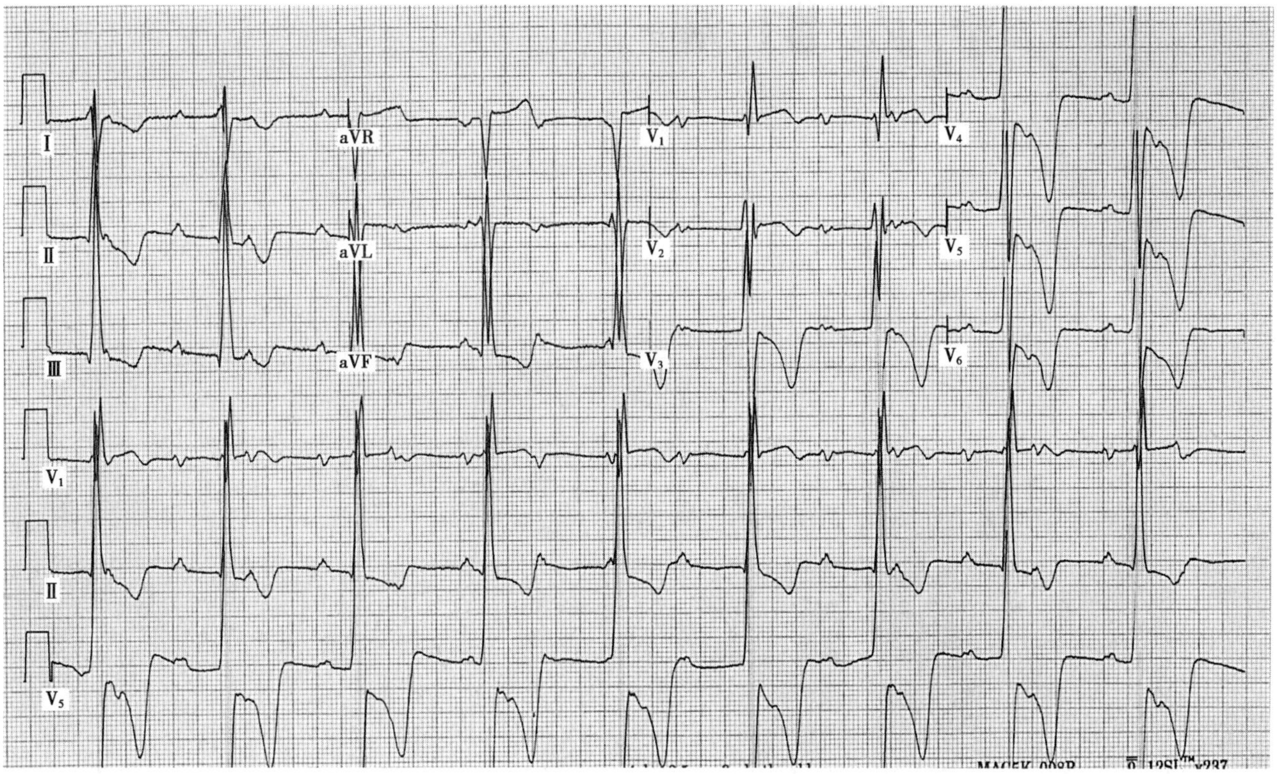

C4-39 三度房室阻滞

心电图特征：心房率100次/分，心室率56次/分，QT间期0.56s；PP间期固定，RR间期固定，P波与QRS波群无传导关系，且房率大于室率；QRS波群宽大畸形。**心电图诊断：**窦性心律，室性逸搏心律，三度房室阻滞。

（吴 祥 蔡思宇 赵林蓉）

第五章

室内阻滞

本章内容提要：

第一节　心电图概论

一、概　述

1. 室内阻滞的概念和分类　室内阻滞意指发生在希氏束分叉之下的阻滞。按阻滞部位可分为束支（左、右）阻滞、分支（左前、左后和间隔支）阻滞、壁内（浦氏纤维、心室肌）阻滞（亦称非特异性室内阻滞）。室内阻滞可多支同时发生（双支、三支和双束支），亦可能与心肌梗死相关，心电图复杂多变。本章主要介绍基本概念和束支阻滞，其他内容见下章。

2. 束支阻滞程度与电生理机制

（1）完全性和不完全性束支阻滞：按QRS波群时限增宽的程度可分为完全性束支阻滞（≥0.12s）和不完全性束支阻滞（增宽但<0.12s）。前者系阻滞侧束支较对侧束支传导时间延迟≥0.04s所致；后者系阻滞侧束支较对侧束支传导延迟时间在0.025～0.04s之间。

（2）一、二、三度束支阻滞：和其他部位阻滞一样，束支阻滞也可分为一度（传导延迟）、二度（部分不能下传）、三度（完全不能下传）。在下章三支阻滞和双束支阻滞中将用分度阻滞的概念。

3. 束支阻滞图形诊断中的有关术语

（1）束支阻滞：系指束支不应期病理延长>窦性PP间期，在一般心率下显示的束支阻滞。

（2）室内差异传导（功能性束支阻滞）：系指激动来得较早，因遇束支生理不应期而产生的阻滞，如发生在

T 波上的房性期前收缩下传的 QRS 波群呈束支阻滞形，或频率≥150 次/分的室上性心动过速中出现等（图 5-1）。

（3）快频率依赖性束支阻滞（3 相阻滞）：系指束支不应期已有病理延长，但小于 PP 间期，在平时不出现束支阻滞，在心率加快（PP 间期＜束支病理延长的不应期）时才出现束支阻滞（图 5-2）。与室内差异传导的鉴别是其临界心率＜150 次/分。

二、右束支阻滞

1. 右束支阻滞心室除极改变　右束支阻滞时，激动通过左束支下传，心室除极最初 0.06s 内 QRS 波群形态与正常相似；0.06s 后激动由右室心肌缓慢除极，产生指右前运行缓慢的附加向量，详见（图 5-3）。

2. 右束支阻滞心电图表现

（1）QRS 波群时限：≥0.12s（不完全性＜0.12s、≥0.10s），V_1 导联室壁激动时间≥0.06s。

（2）QRS 波群形态：V_1 导联呈 rsR′（或呈有切迹的 R 波型，后峰高于前峰），V_5、V_6 终末 S 波宽顿（≥0.04s）。

（3）继发 ST-T 改变：与 QRS 波群终末向量相反，即 V_1、V_2 导联 ST 段下移，T 波倒置，而 V_5、V_6 导联 T 波直立（图 5-4）。

3. 鉴别诊断

（1）舒张期负荷过重型右室肥厚（V_1 呈 rsR′）：①QRS 间期≤0.11s，V_1 室壁激动时间＜0.06s；②电轴显著右偏≥+110°；③S_{V_5} 或$_{V_6}$ ＞0.5mV（或 R/S≤1）。

（2）A 型心室预激：具有 A 型心室预激心电图特点（图 5-5）。

三、左束支阻滞

1. 左束支阻滞心室除极改变　左束支阻滞时，激动通过右束支下传，首先除极室间隔右下 1/3（同时除极右室心尖部—游离壁）形成第Ⅰ向量，除极室间隔左下形成第Ⅱ向量，除极间隔中上形成第Ⅲ向量，最后除极主要在左室游离壁上 1/3（图 5-6）。

2. 左束支阻滞心电图表现

（1）QRS 波群时限：≥0.12s（不完全性＜0.12s、≥0.10s）。

（2）QRS 波群形态：Ⅰ、V_5、V_6 初始无 q 波（偶有＜0.02s），呈顶部粗顿的 R 型，室壁激动时间≥0.06s；V_1、V_2 呈 rS 型（r 波较小，甚可呈 QS 型）。

（3）继发 ST-T 改变：与 QRS 波群主波方向相反，V_5、V_6 导联 ST 段下移，T 波倒置；V_1、V_2 导联 ST 段抬高，T 波直立（图 5-7）。

3. 鉴别诊断

（1）左室肥厚：①QRS 波群时限＜0.12s；②V_5、V_6 导联有 q 波，室壁激动时间＜0.06s，有助于与完全性左束支阻滞鉴别。但应指出左束支阻滞大部分有左室肥厚。

（2）B 型心室预激：具有预激的心电图特征（图 5-8）。

（3）急性前间壁心肌梗死：QRS 波群时间无明显增宽，具有急性心肌梗死的临床表现和心电图特征。

四、束支阻滞合并心室肥厚

1. 右束支阻滞并左室肥厚　兼有二者心电图特点（图 5-9）。

2. 右束支阻滞并右室肥厚　①V_1 导联 R＞1.5mV；②电轴显著右偏≥+110°；③V_5、V_6 导联 R/S≤1 或 S≥0.5mV，并需结合临床方可诊断（图 5-10）。

3. 左束支阻滞并左室肥厚　左束支阻滞大部分伴左室肥厚，诊断困难。

4. 左束支阻滞并右室肥厚　右室肥厚被掩盖。

五、束支阻滞合并急性心肌梗死

1. 右束支阻滞并急性心肌梗死　通常认为右束支不影响 QRS 波群的初始向量，不影响急性心肌梗死的诊断，但必须注意右束支阻滞的继发性 ST-T 改变可削减前间壁急性心肌梗死早期 ST 段的抬高(图 5-11)。

2. 左束支阻滞合并急性心肌梗死　左束支阻滞影响 QRS 波群初始向量，改变心室除极顺序，掩盖急性心肌梗死心电图改变，左束支阻滞并急性心肌梗死是临床诊断的难点，在分析中应强调下列三点：①结合临床(症状和心肌标志物改变)；②心电图分析中重视急性心肌梗死特征性 ST-T 改变和演变；③注意左束支阻滞 QRS 波群的特殊不典型改变(图 5-12)。

第二节　图　谱

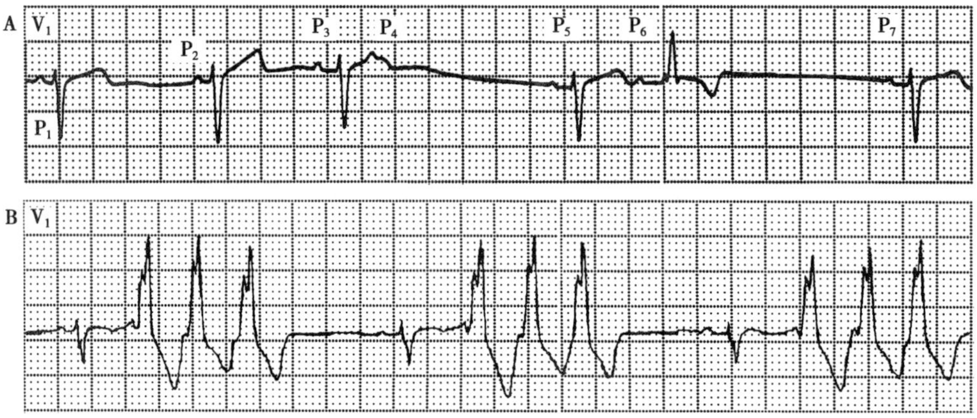

图 5-1　室内差异性传导

A. 房性期前收缩伴室内差异传导 P_6 提前出现落在 T 波上，下传的 QRS 波群呈右束支阻滞型；B. 房性心动过速伴室内差异传导 V_1 导联 QRS 波群呈右束支阻滞型

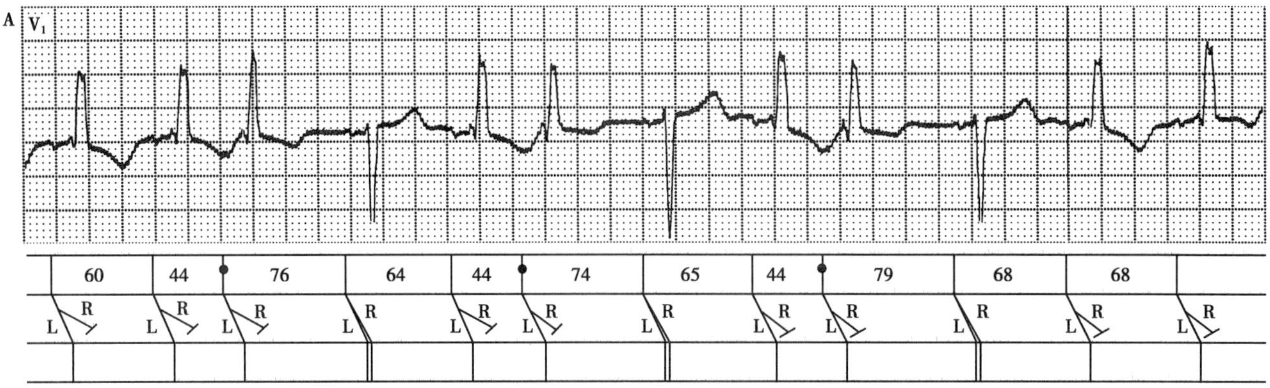

A. 期前收缩揭示快频率依赖性右束支阻滞

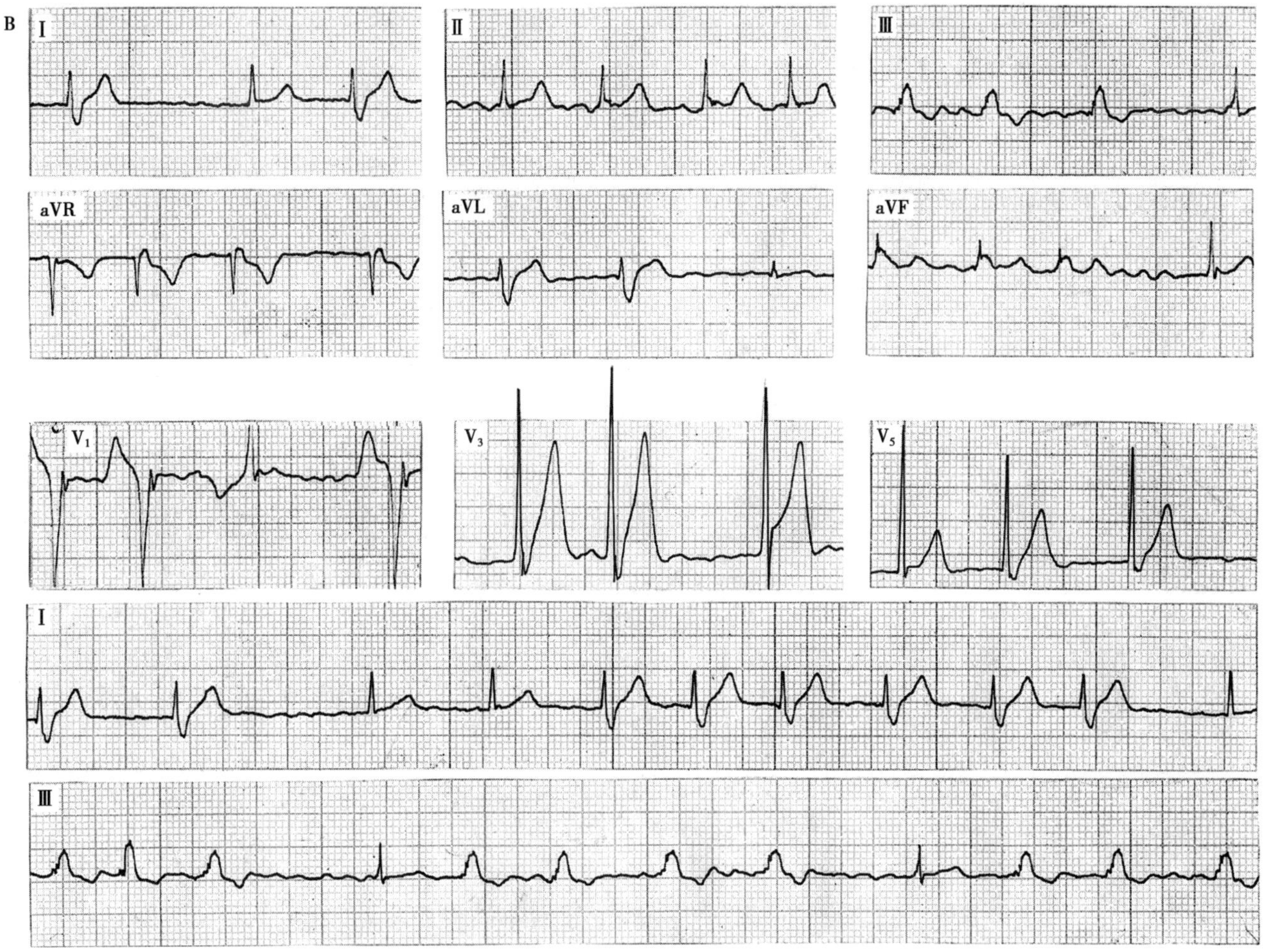

B. 心房颤动伴快频率依赖性右束支阻滞

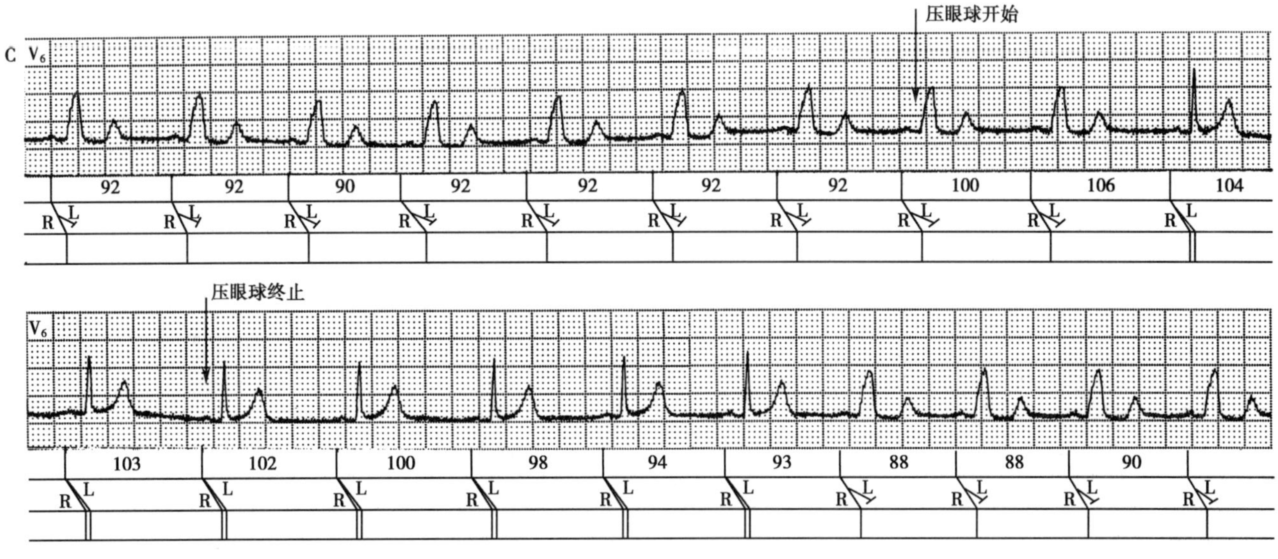

C. 间歇束支阻滞，压眼球心率减慢揭示快频率依赖性左束支阻滞

图 5-2 快频率依赖性束支阻滞

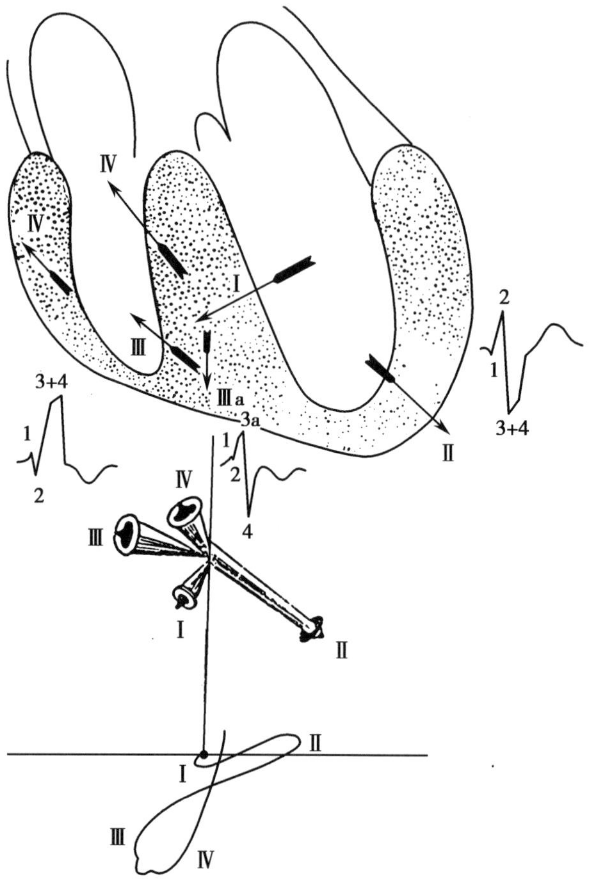

图 5-3　右束支阻滞主要 QRS 向量、横面向量环与心电图关系示意图

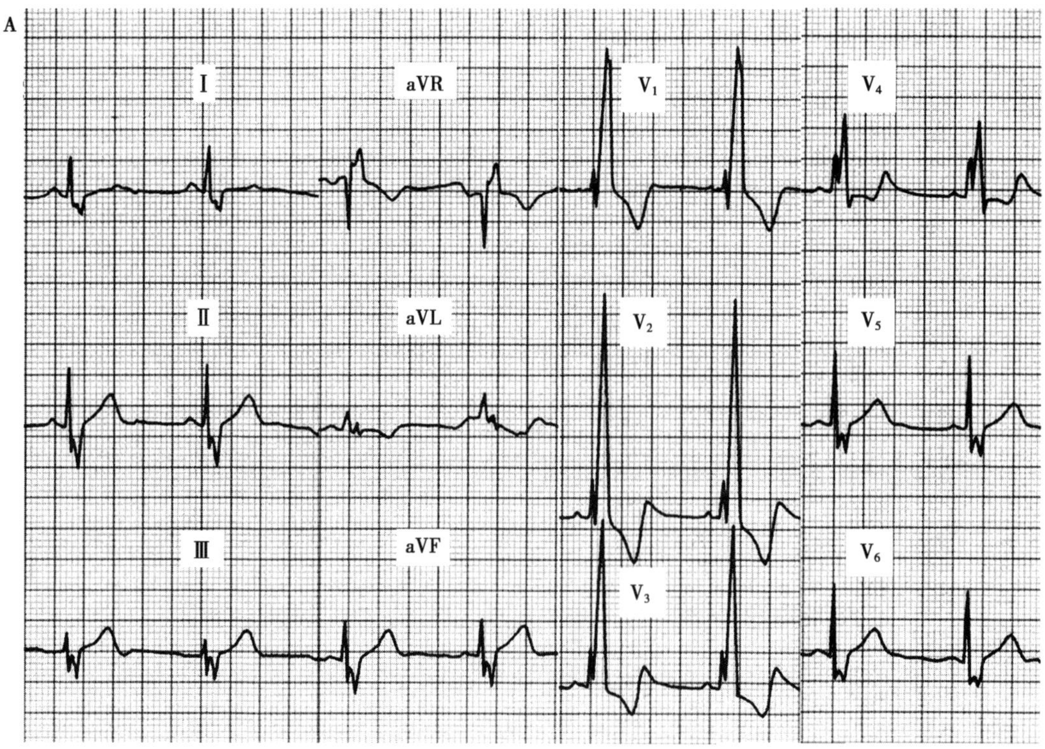

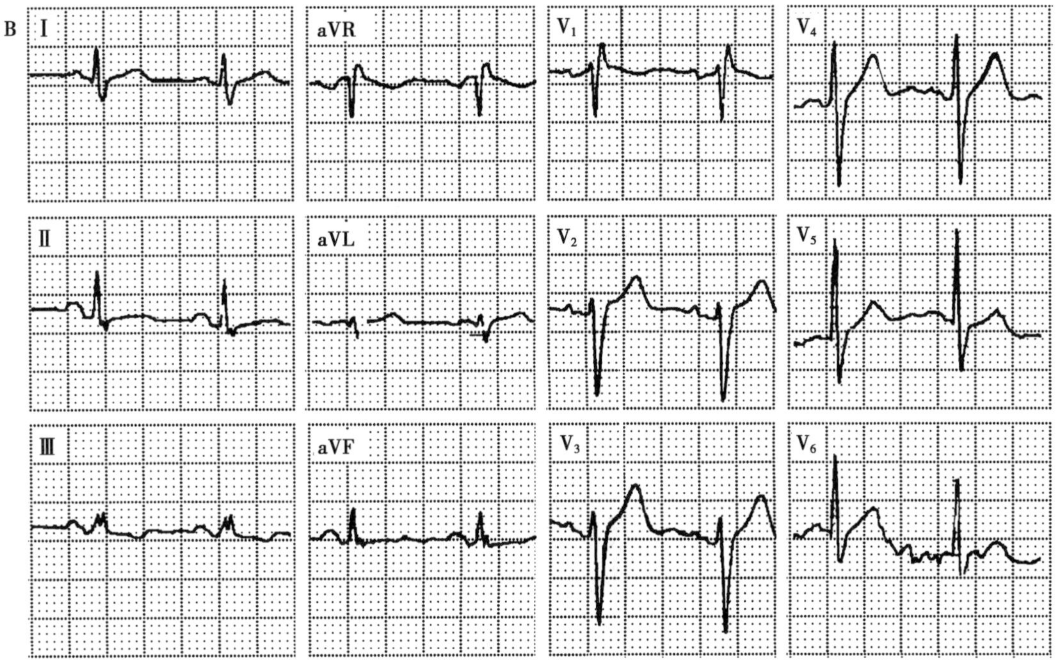

图 5-4　右束支阻滞

A. 完全性右束支阻滞，心电图示 QRS 时限≥0.12s；V_1 导联呈 rsR′型，V_5、V_6 导联 QRS 终末 S 波增宽；V_1、V_2 导联 ST 段下斜型下移，T 波倒置；B. 不完全性右束支阻滞，QRS 时限 0.11s，波形符合右束支阻滞

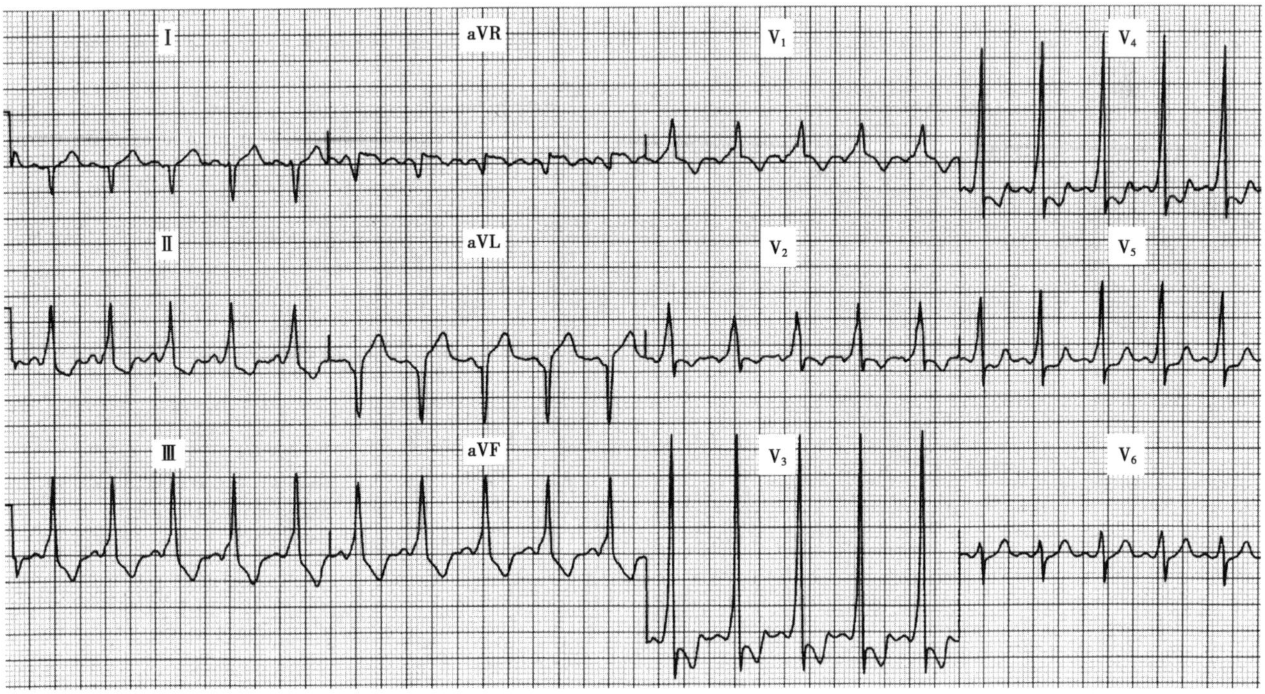

图 5-5　A 型预激综合征

V_1～V_6 导联 δ 波和 QRS 主波方向都向上，V_1 导联呈 R 型，射频消融术后证实为左侧旁路

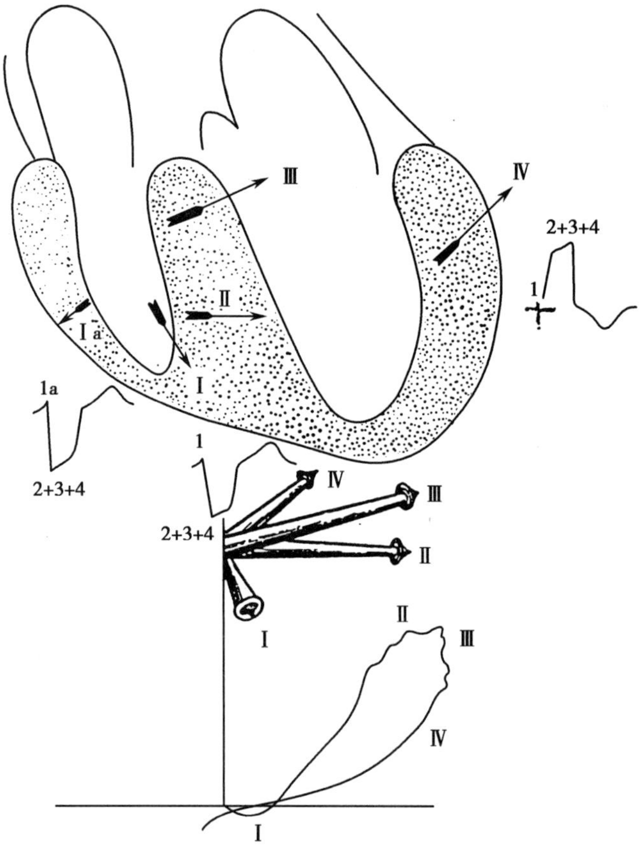

图 5-6 左束支阻滞主要 QRS 向量、横面向量环与心电图关系示意图

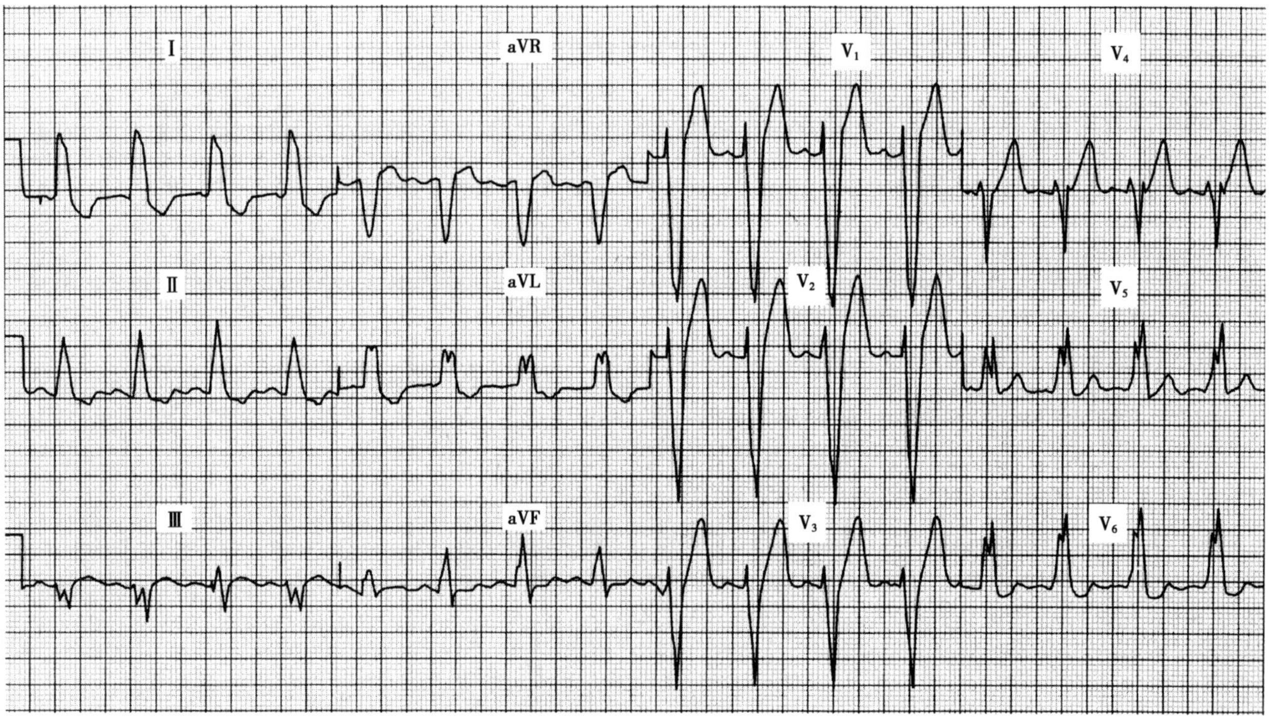

图 5-7 完全性左束支阻滞

QRS时限 0.16s；V_1 导联呈 rS 型，V_5、V_6 呈顶部顿挫的 R 型；V_1、V_2 导联 ST 段呈凹面向上抬高，V_5、V_6 导联 ST 段下斜型下移，T 波倒置

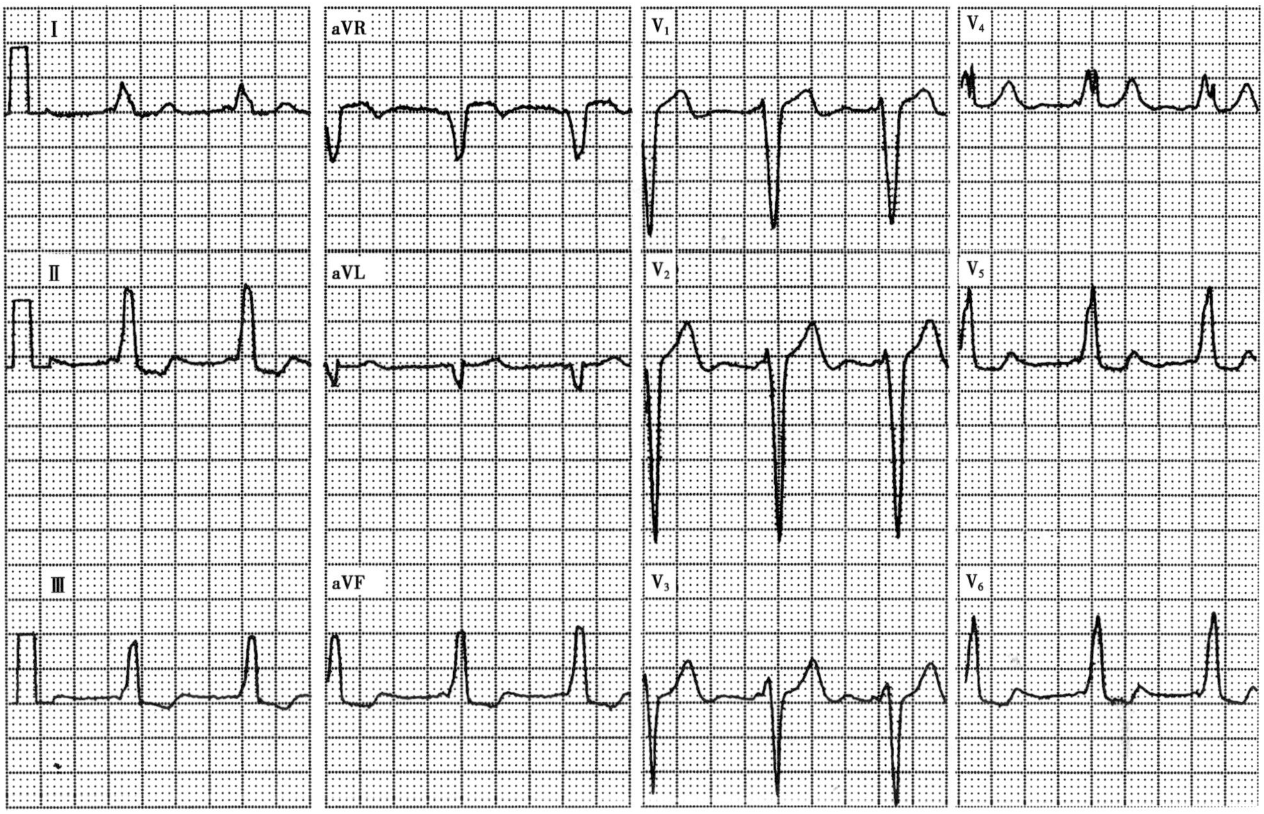

图 5-8　B 型预激综合征

V_1～V_3 导联 QRS 波主波向下，V_4～V_6 导联 δ 波和 QRS 主波方向都向上，射频消融术后证实为右前壁旁路

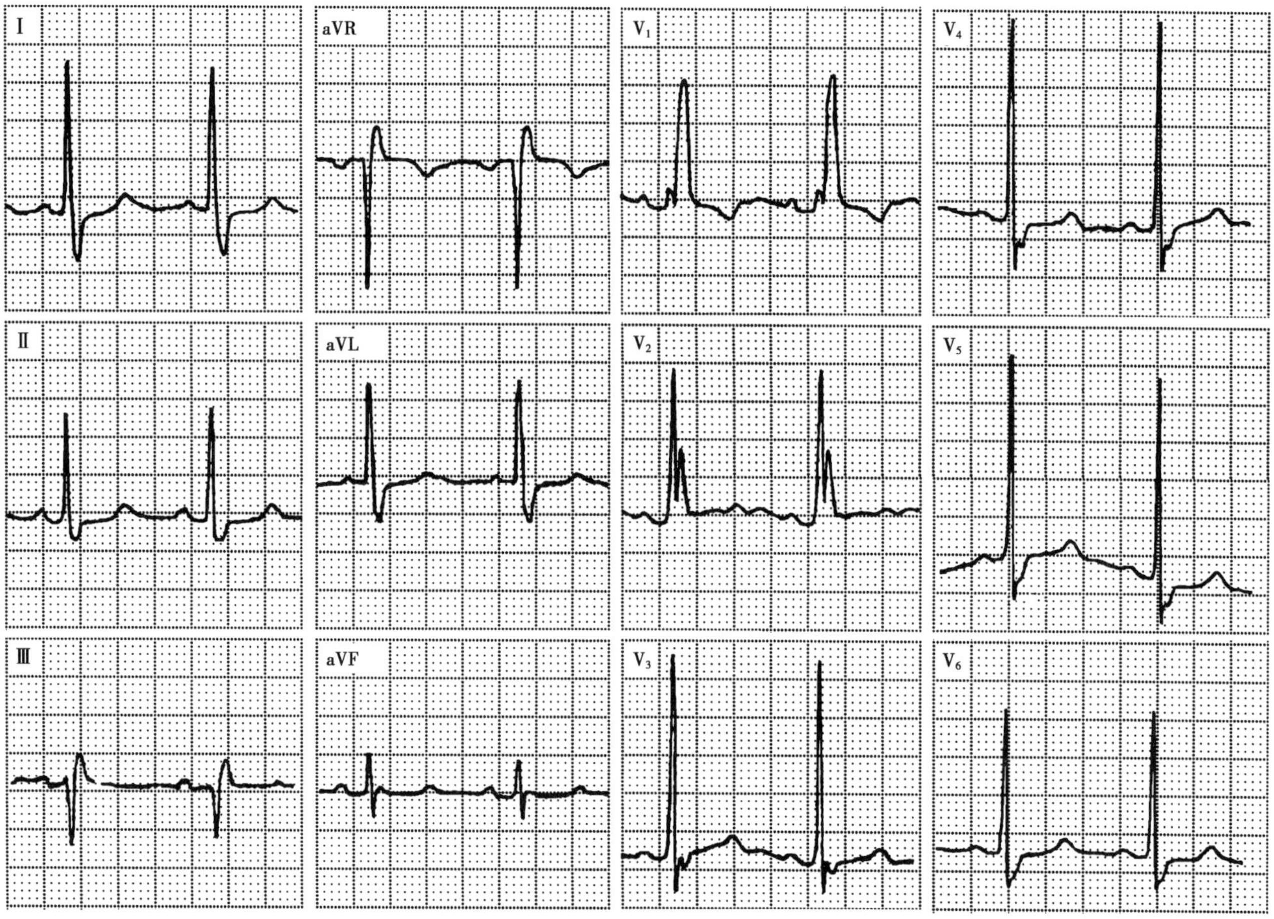

图 5-9　右束支阻滞并左室肥厚

V_1 导联呈 rsR′型，QRS时限≥0.12s，V_5、V_6 导联 QRS波群终末 S波增宽，符合完全性右束支阻滞；R_I＞1.5mV、R_{aVL}＞1.2mV，符合左室肥厚的表现

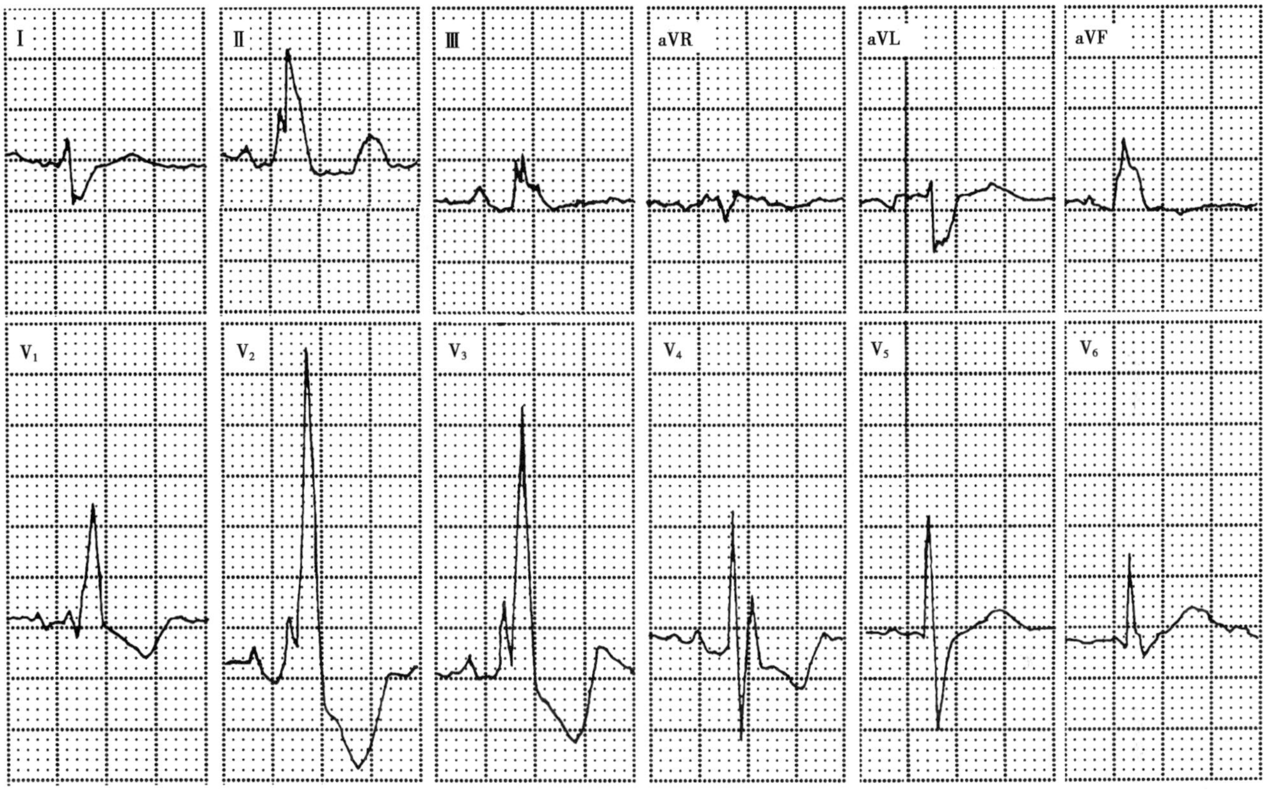

图 5-10　右束支阻滞并右室肥厚

V_1 导联呈 rsR′型，QRS 时限≥0.12s，V_1～V_4 导联继发性 ST-T 改变，符合完全性右束支阻滞；心电轴右偏，R_{V_1} 1.0mV，S_{V_5} 0.9mV，符合右室肥厚的表现

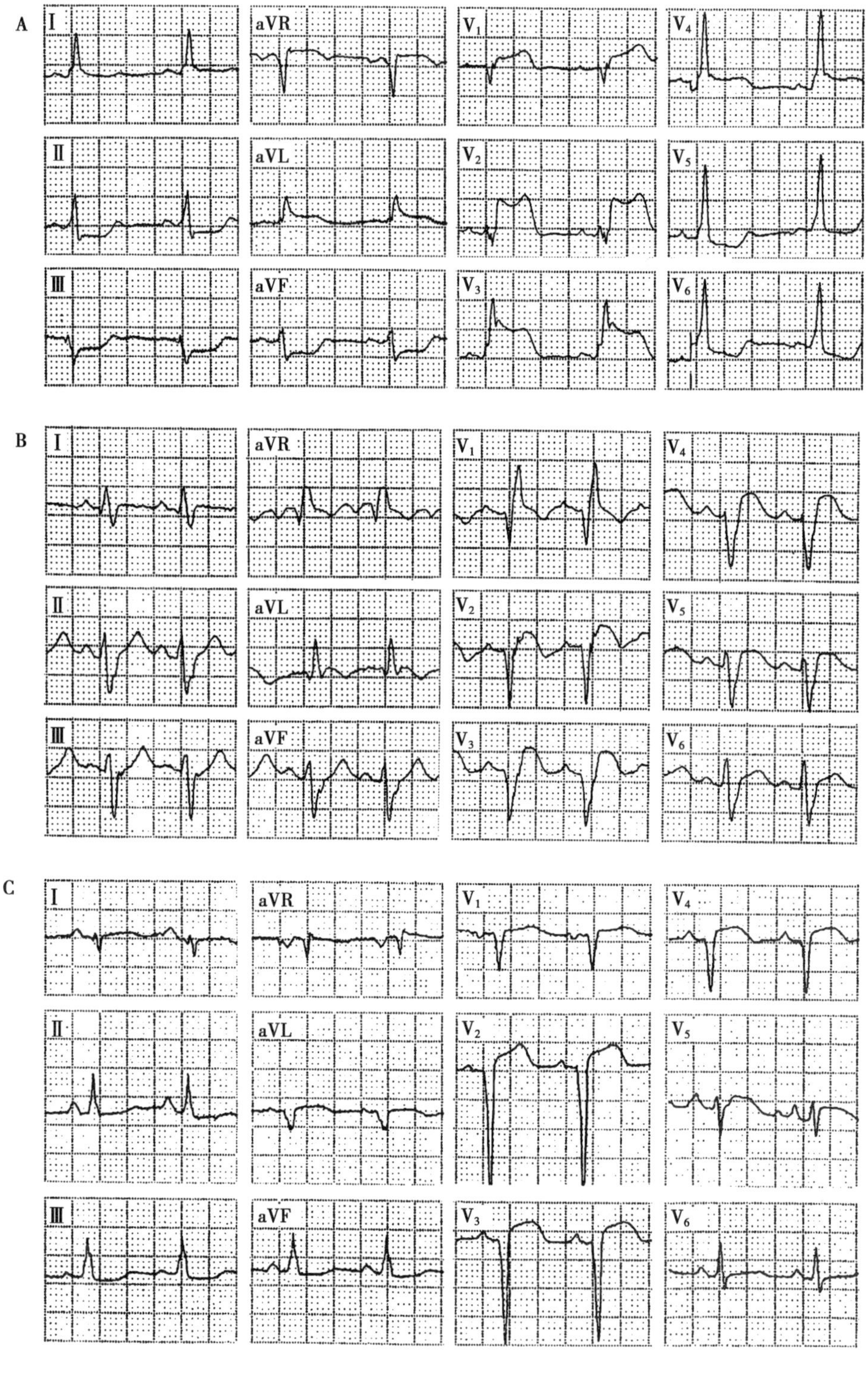

图 5-11　右束支阻滞并前间壁心肌梗死

临床资料:患者,男性,54 岁。因心前区压榨性疼痛 2 小时入院。入院诊断为预激综合征并广泛前壁心肌梗死。**心电图特征**:A 图:窦性心律,PR 间期 0.12s,QRS 时限 0.11s,V_1 导联呈 QS 型,Ⅰ、Ⅱ、aVL、aVF、V_3～V_6 导联 QRS 初始可见正向粗顿的 δ 波,ST 段在 V_2～V_4 导联,Ⅰ、aVL 导联抬高,提示预激并急性广泛前壁心肌梗死;B 图:心电轴显著左偏,QRS 时限 0.16s,δ 波消失,提示急性广泛前壁心肌梗死,右束支并左前分支阻滞;C 图:心电轴轻度右偏,PR 间期 0.16s,QRS 时限 0.08s,ST 段仍持续抬高。**心电图诊断**:预激综合征并急性广泛前壁心肌梗死,一过性右束支伴左前分支阻滞。**讨论**:右束支阻滞是室内阻滞最常见的类型,由于其不影响 QRS 波群初始向量，急性心肌梗死并右束支阻滞时，一般二者的图形不互相掩盖。但右束支阻滞引起的继发性 ST-T 改变右胸导联 ST 段下斜形下移，T 波非对称性倒置，可掩盖急性心肌梗死早期原发性 ST-T 改变，或削减 ST 段抬高的幅度(图 B)。另外，如在心肌梗死急性期新出现右束支阻滞，提示梗死相关动脉为前降支近端，梗死面积大，预后差。

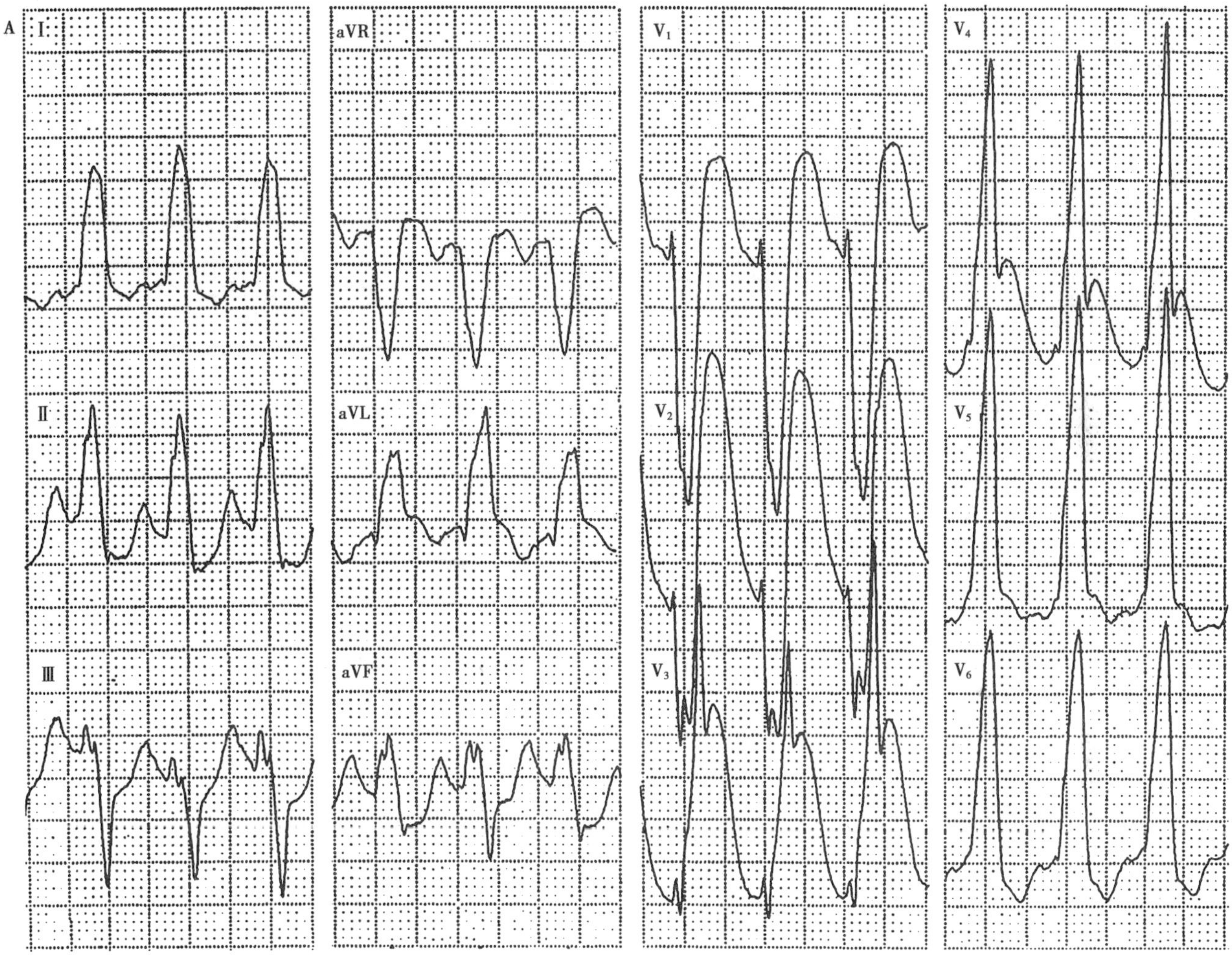

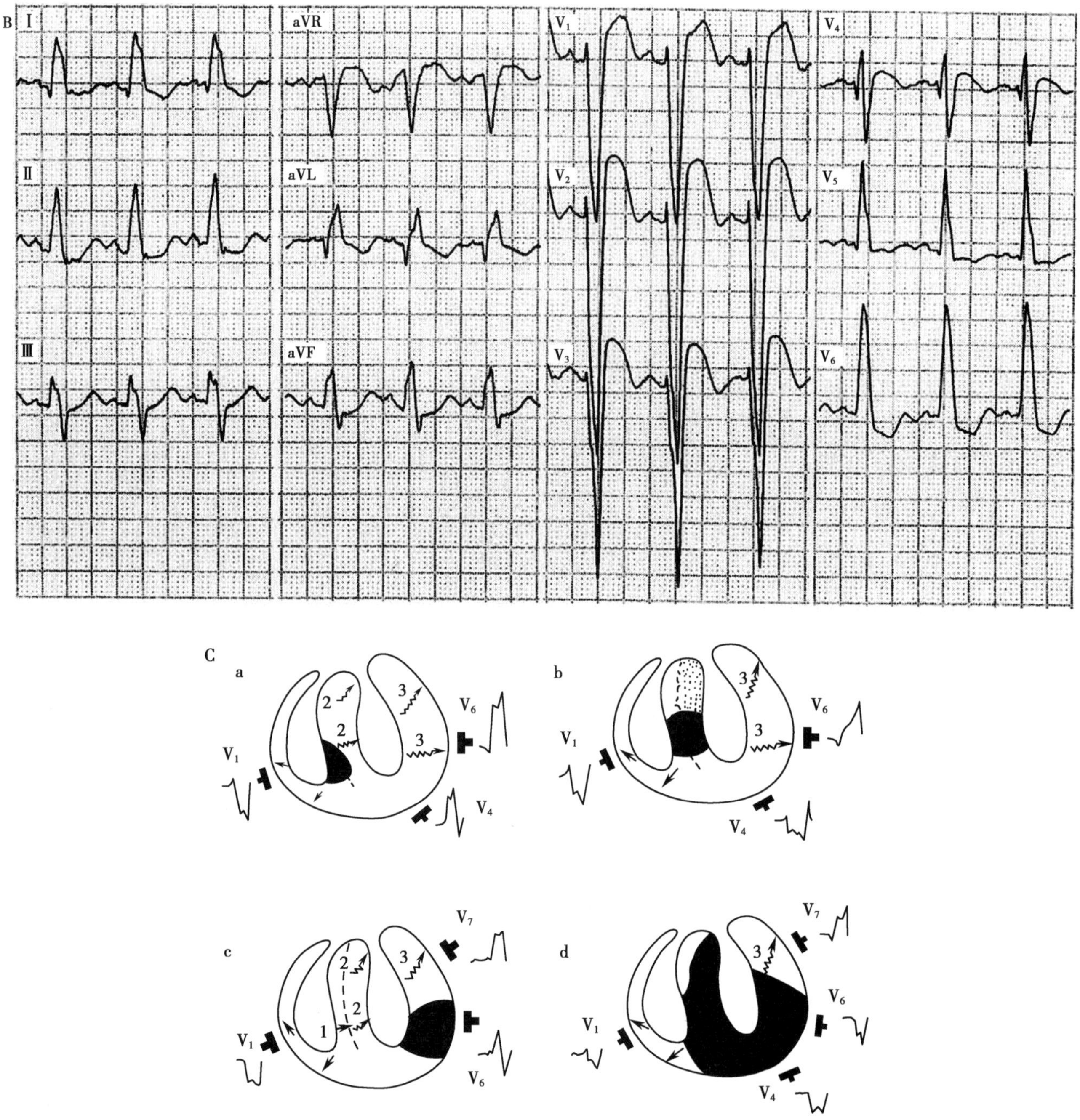

图 5-12　左束支阻滞并前壁心肌梗死

临床资料:患者,男性,58 岁。因突发心悸、胸闷持续 6 小时不缓解入院。入院后诊断为预激综合征并广泛前壁心肌梗死。**心电图特征:**A 图:窦性心律,QRS 时限 0.16s,V_1、V_2 导联呈 rS 型,V_4～V_6 导联 QRS 波群呈宽顿的 R 波,Ⅰ、aVL 导联 QRS 波群呈 qR 型,ST 段在 V_1～V_5 和 aVL 导联呈凸面向上型抬高,V_2 导联 S 波深达 2.7mV,提示左束支阻滞并急性广泛前壁心肌梗死;B 图:V_1、V_2 导联 r 波和Ⅰ、aVL 导联的 q 波增大,V_3 导联呈 rS 型,S 波降支挫折时间≥0.05s,V_4 导联 QRS 波群呈多向波,V_5 导联呈 qR 型,R 波较前明显降低。V_1～V_4 导联 ST 段仍呈凸面向上型抬高,但幅度明显降低,进一步证实急性广泛前壁心肌梗死的诊断;C 图:心肌梗死合并左束支阻滞时 QRS 波群形态异常产生机制示意图:a. 右下室间隔梗死;b. 穿壁性室间隔梗死;c. 左室前侧壁梗死;d. 穿壁性室间隔梗死合并左室前侧壁梗死。**心电图诊断:**左束支阻滞并急性广泛前壁心肌梗死。

第三节 病例思考

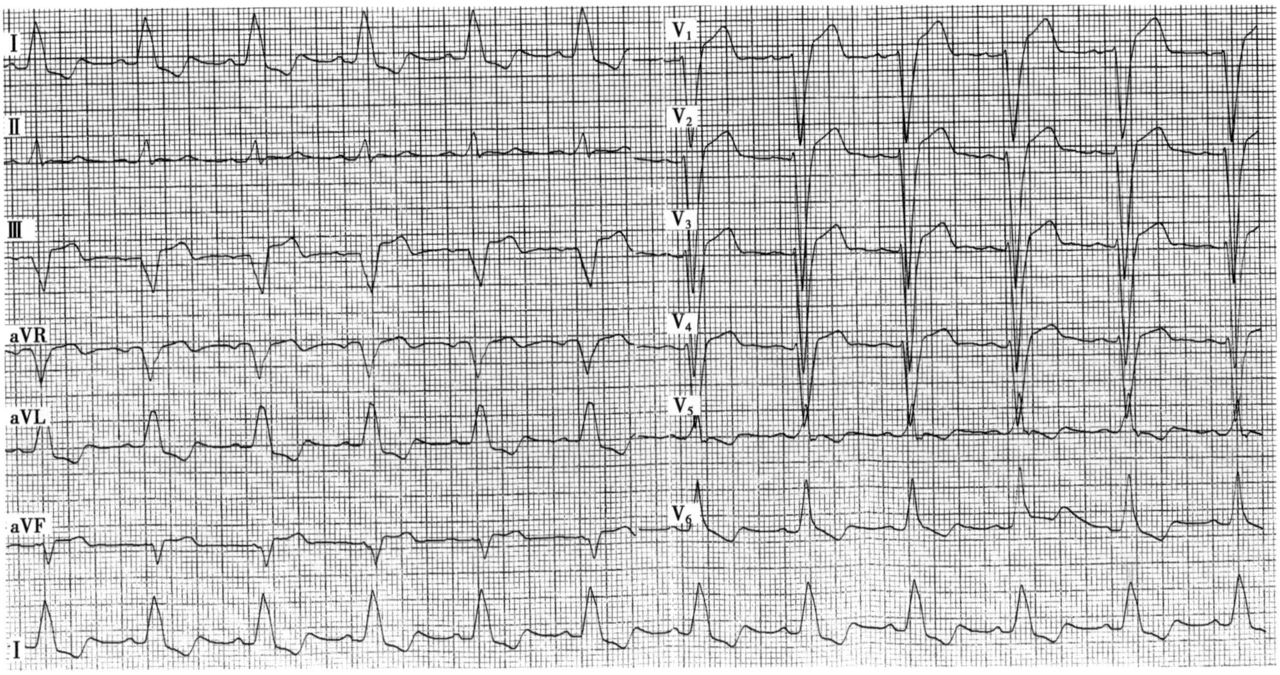

C5-1 完全性左束支阻滞

临床资料:患者,男性,54 岁。因胸痛反复发作,高血压,前来就诊。超声心动图及其他检查均无异常。**心电图特征:**窦性心律,PR 间期 0.14s,心率 69 次/分,I、aVL、V_5、V_6 导联没有 q 波而呈现一宽阔且顶端粗钝的 R 波,R 波时限>0.06s,ST-T 方向与 QRS 波群主波方向相反。**心电图诊断:**窦性心律,完全性左束支阻滞。

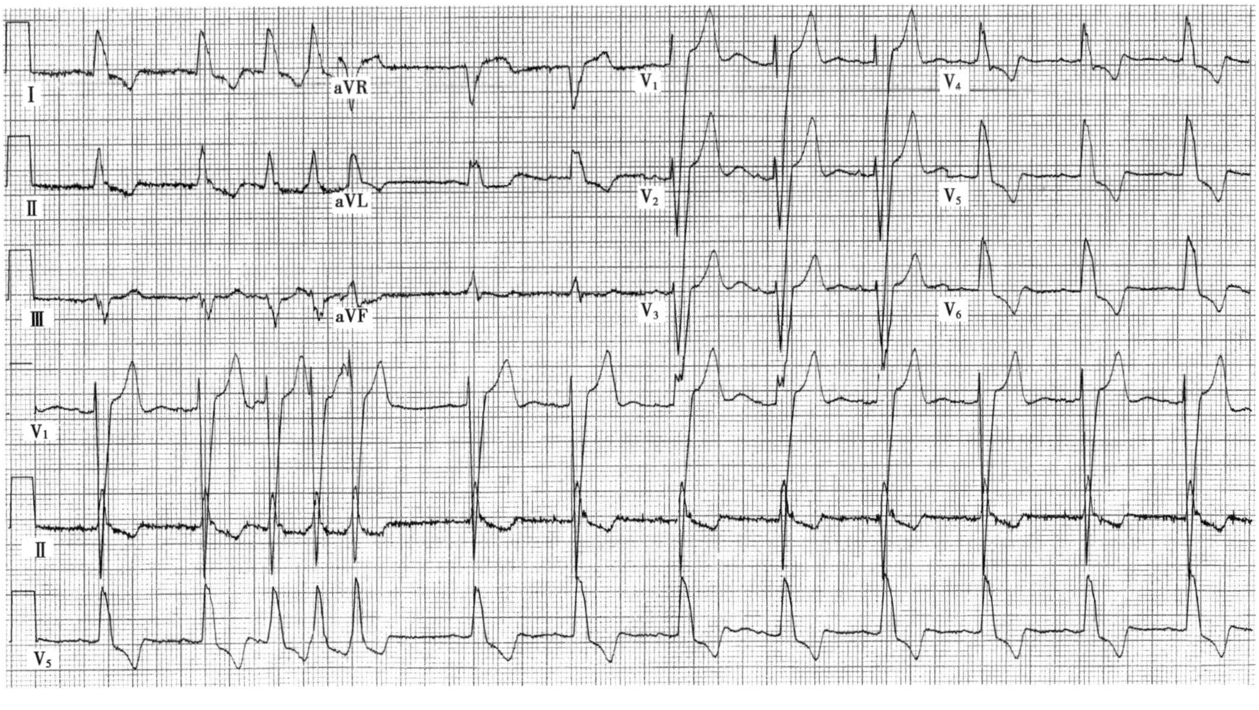

C5-2 完全性左束支阻滞

临床资料:患者,女性,66 岁。**心电图特征**:窦性心律,PR 间期 0.18s,QRS 波群时限 0.14s,心率 70 次/分,Ⅰ、aVL、V_5、V_6 导联没有 q 波而呈现一宽阔且顶端粗钝的 R 波,R 波时间>0.06s,ST-T 方向与 QRS 主波方向相反,部分导联连续出现宽大畸形的 QRS 波群。**心电图诊断**:窦性心律,完全性左束支阻滞,短阵房性心动过速。

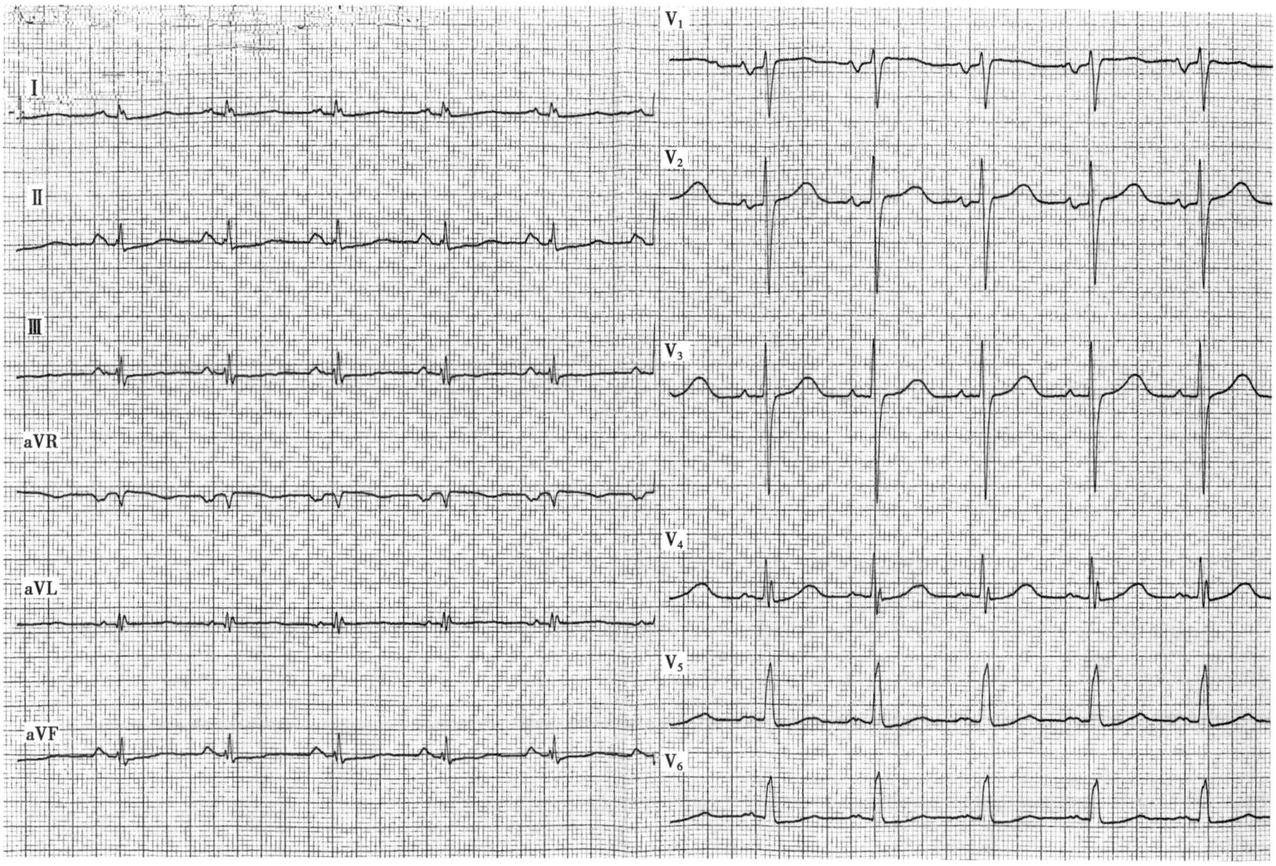

C5-3 不完全性左束支阻滞

临床资料:患者,男性,血压、心律正常,偶有胸闷憋气症状,超声及胸片未见异常。**心电图特征**:窦性心律,P 波时限 0.13s 伴切迹,PR 间期 0.152s,QRS 波群时限 0.12s,心率 63 次/分,Ⅰ、aVL、V_5、V_6 导联没有 q 波而呈现一顶端粗钝的 R 波。**心电图诊断**:窦性心律,心房内阻滞,不完全性左束支阻滞,不除外心室内阻滞。

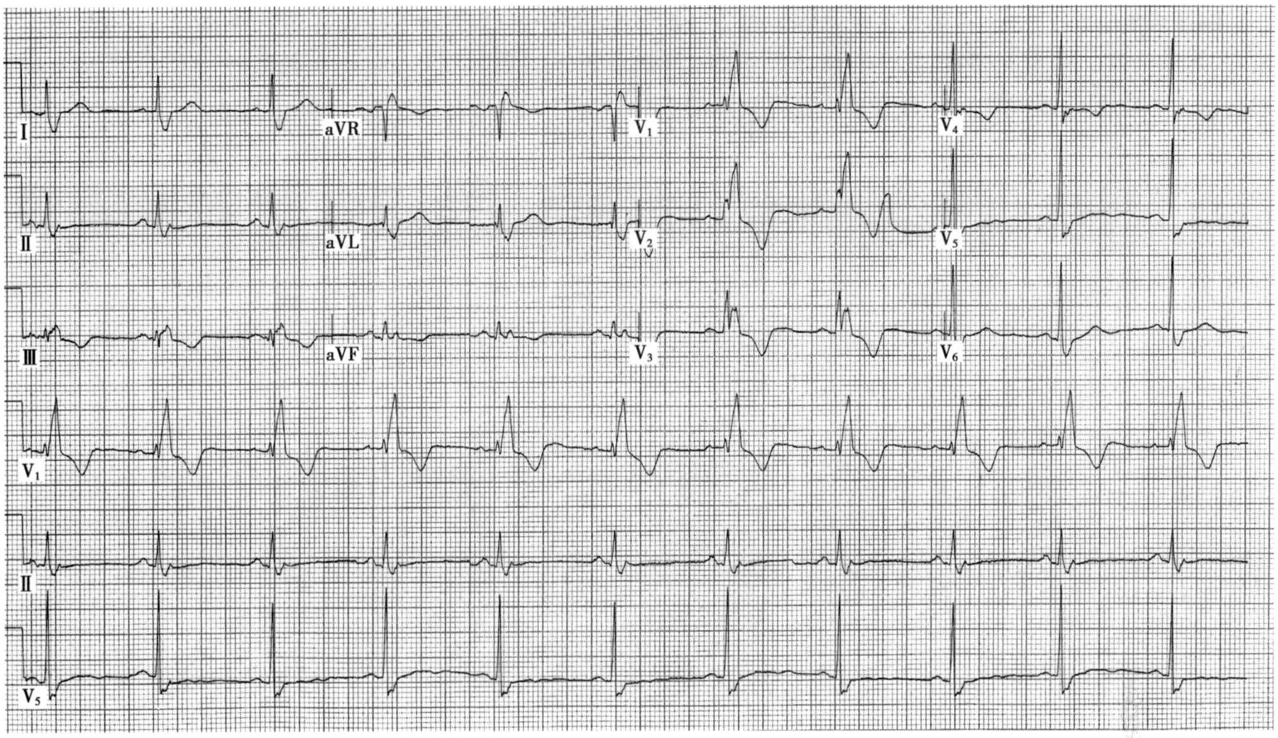

C5-4　完全性右束支阻滞

临床资料：患者，女性，先天性房间隔缺损，2007 年行房间隔封堵术。BP 110/70mmHg，无口唇发绀，心律齐，胸骨左缘 2～4 肋间 2/6 收缩期杂音，超声右心房室内径增大，心房水平左向右分流，三尖瓣少量反流。**心电图特征：**窦性心律，PR 间期 0.14s，QRS 波群时限 0.154s，心率 65 次/分，V_1 呈 rsR′。**心电图诊断：**窦性心律，完全性右束支阻滞。

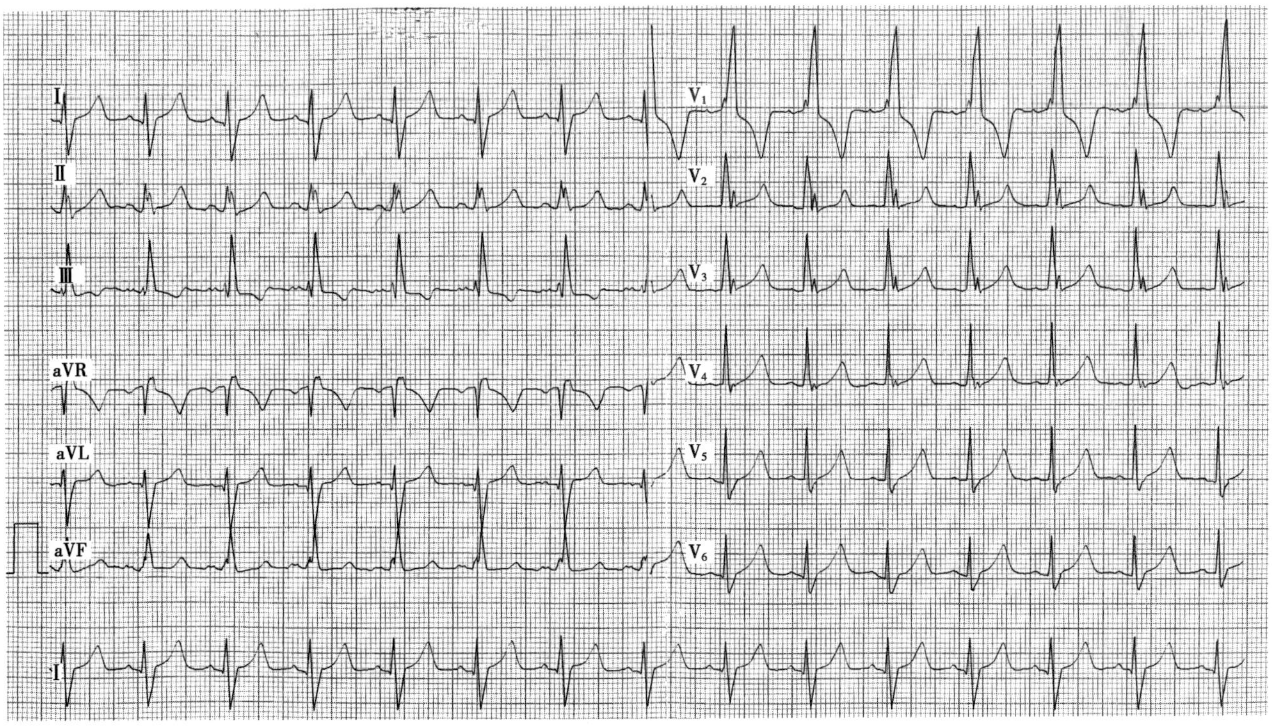

C5-5　完全性右束支阻滞

临床资料:患者,女性。先天性室间隔缺损,心律齐,胸骨左3～4肋间可闻及Ⅳ级收缩期杂音,有震颤,P_2正常,双肺正常。**心电图特征:**窦性心律,PR间期0.146s,QRS波群时限0.134s,心率87次/分,V_1呈rsR′,电轴右偏。**心电图诊断:**窦性心律,完全性右束支阻滞。

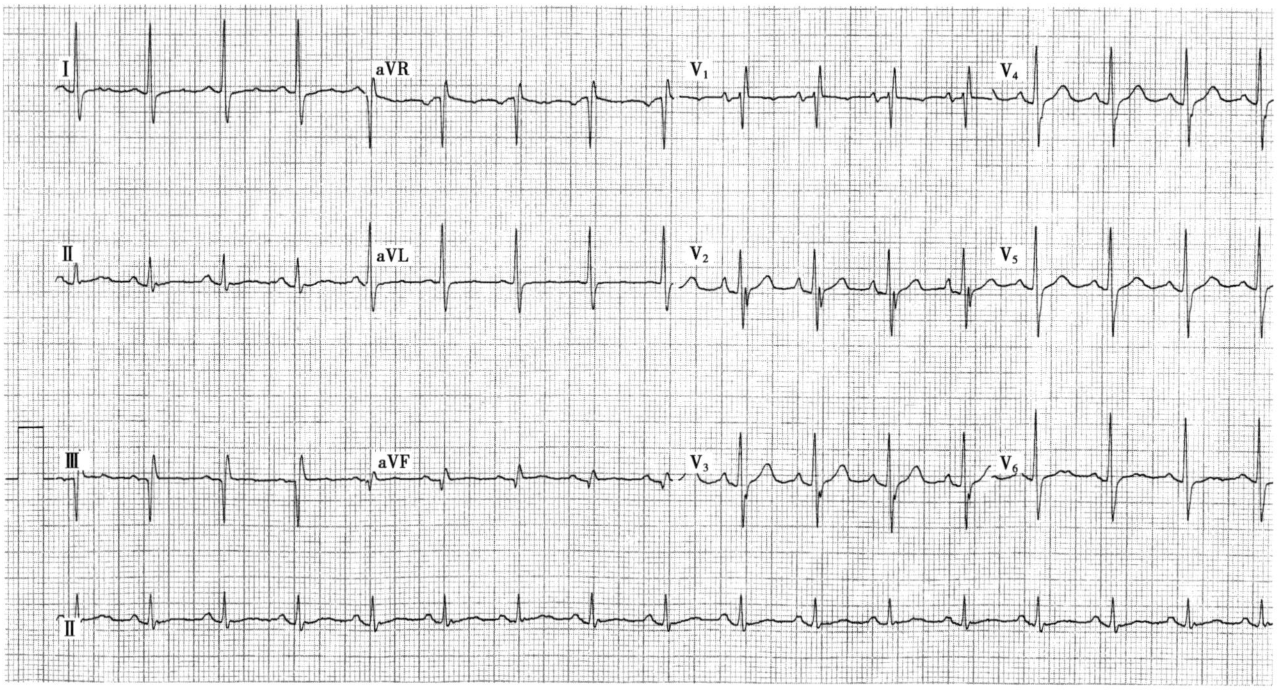

C5-6　不完全性右束支阻滞

临床资料:患者,19年前出现活动后胸闷、气短、喘憋,2006年行二尖瓣置换术,2007年行原位心脏移植术。**心电图特征:**窦性心律,PR间期0.16s,QRS波群时限0.102s,心率105次,V_1呈rsR′。**心电图诊断:**窦性心动过速,不完全性右束支阻滞。

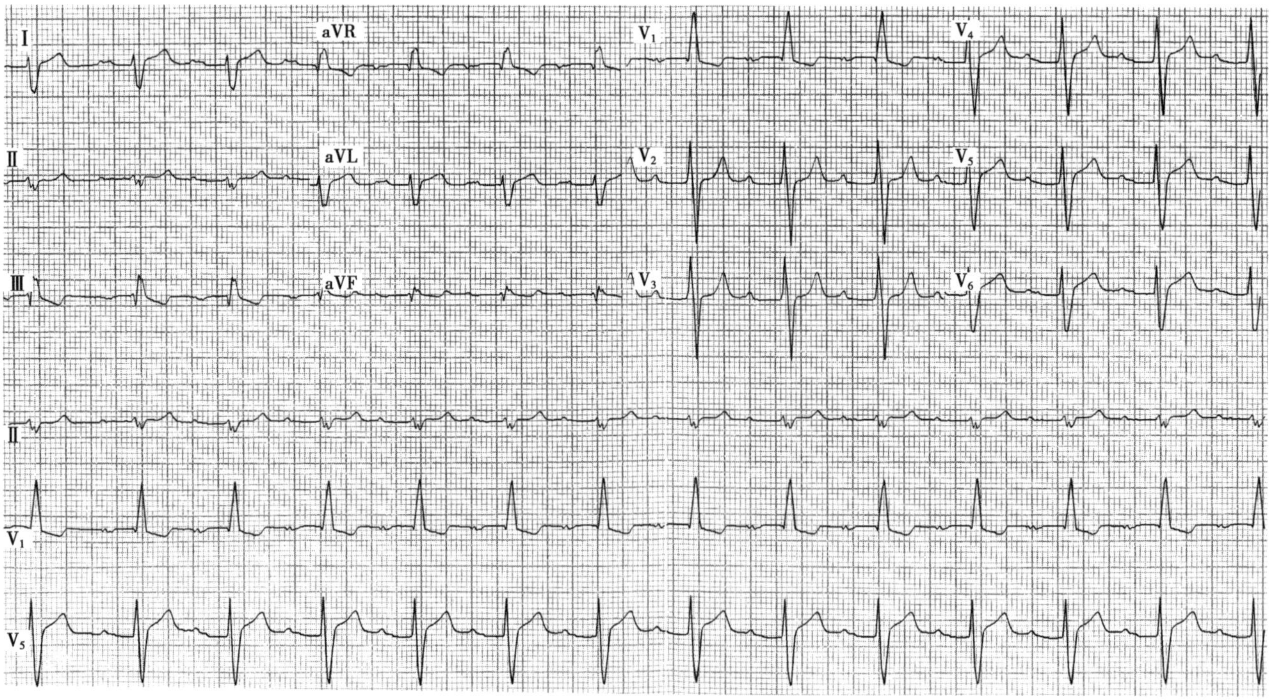

C5-7　右束支阻滞合并右心室肥厚

临床资料:患者,男性,49 岁。部分型心内膜垫缺损,单心房,心律齐,心尖可及 3/6 收缩期杂音,胸片两肺纹理大致正常,左室大,心胸比 0.56。**心电图特征:**窦性心律,PR 间期 0.27s,V_1 呈 R 型,V_5 的 R/S<1,电轴右偏。**心电图诊断:**窦性心律,一度房室阻滞,右束支阻滞合并右心室肥厚。

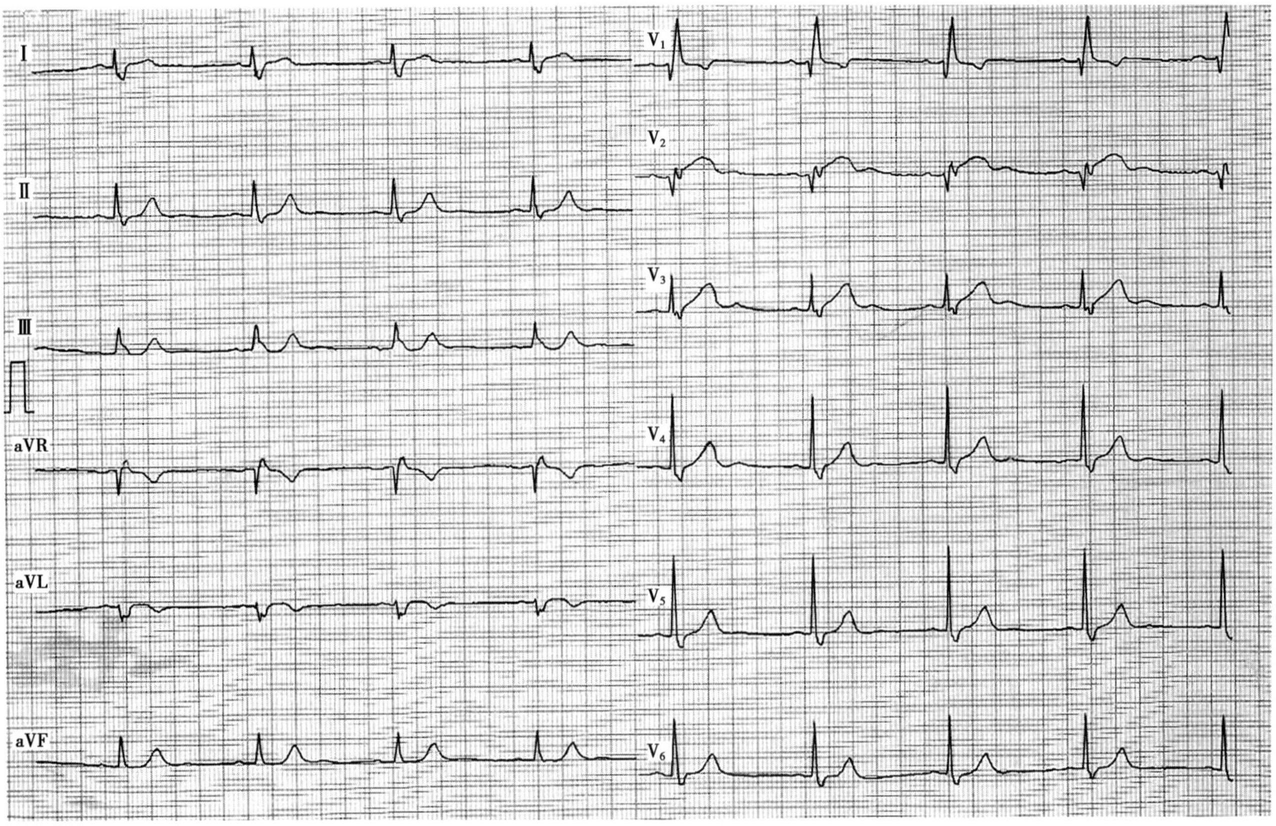

C5-8　右束支阻滞合并心肌梗死

临床资料:患者,男性,67 岁。反复胸闷,胸片两肺纹理重,主动脉结宽,边缘硬化,肺动脉段平直,左室圆隆,心胸比 0.51,超声 LA36mm,LV49mm,左室舒张功能减低。2007 年 8 月行冠脉造影及介入治疗,前降支中段狭窄 80%,右冠狭窄 80%。**心电图特征:**窦性心律,PR 间期 0.178s,QRS 波群时限 0.144s,心率 44 次/分,V_1 呈 rsR′型,V_2 呈 qrs 型。**心电图诊断:**窦性心动过缓,完全性右束支阻滞合并前间壁心肌梗死。

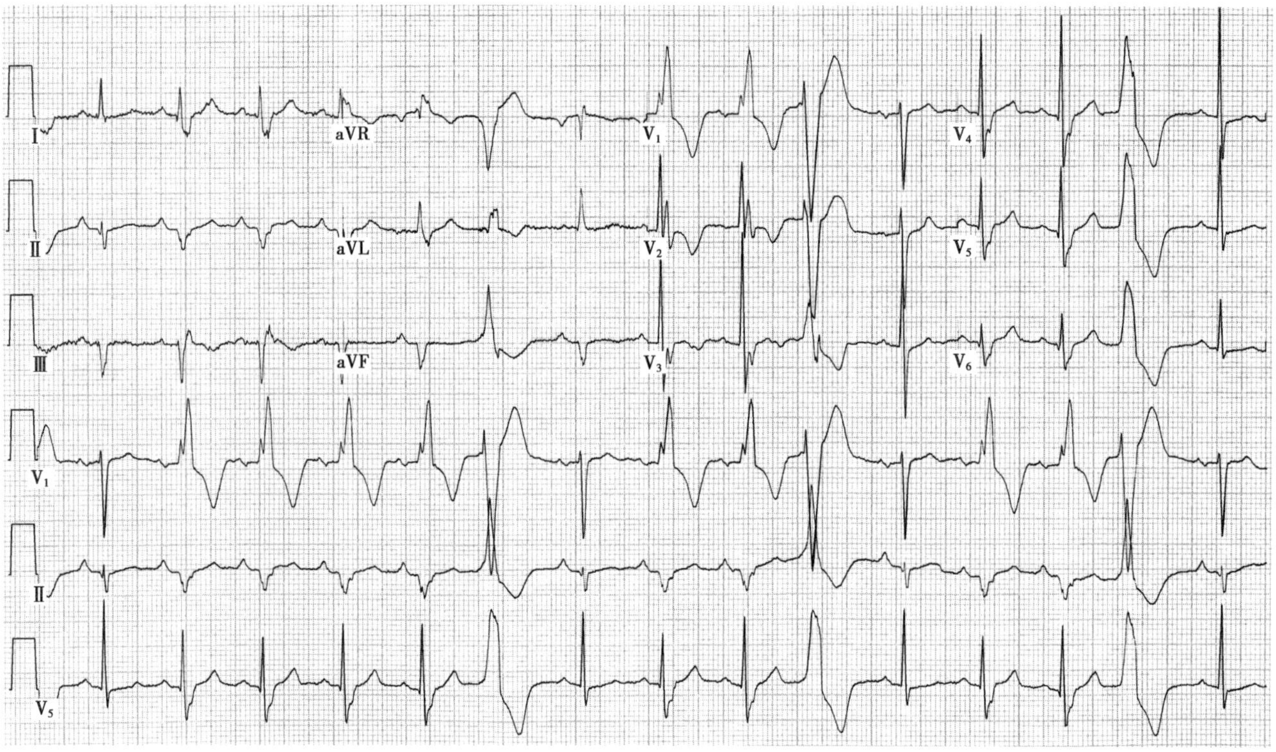

C5-9 右束支阻滞合并陈旧下壁心肌梗死

临床资料：患者，女性，意识清楚，心界扩大，心律齐，心音正常，各瓣膜听诊区未闻及心包摩擦音。**心电图特征：**窦性心律，PR 间期 0.18s，心率 92 次/分，电轴－42°，V_1 呈 rsR′型，QRS 波群时限 0.12s，Ⅱ、Ⅲ、aVF 呈 Qr 型。**心电图诊断：**窦性心律，完全性右束支阻滞合并陈旧下壁心肌梗死，室性期前收缩。

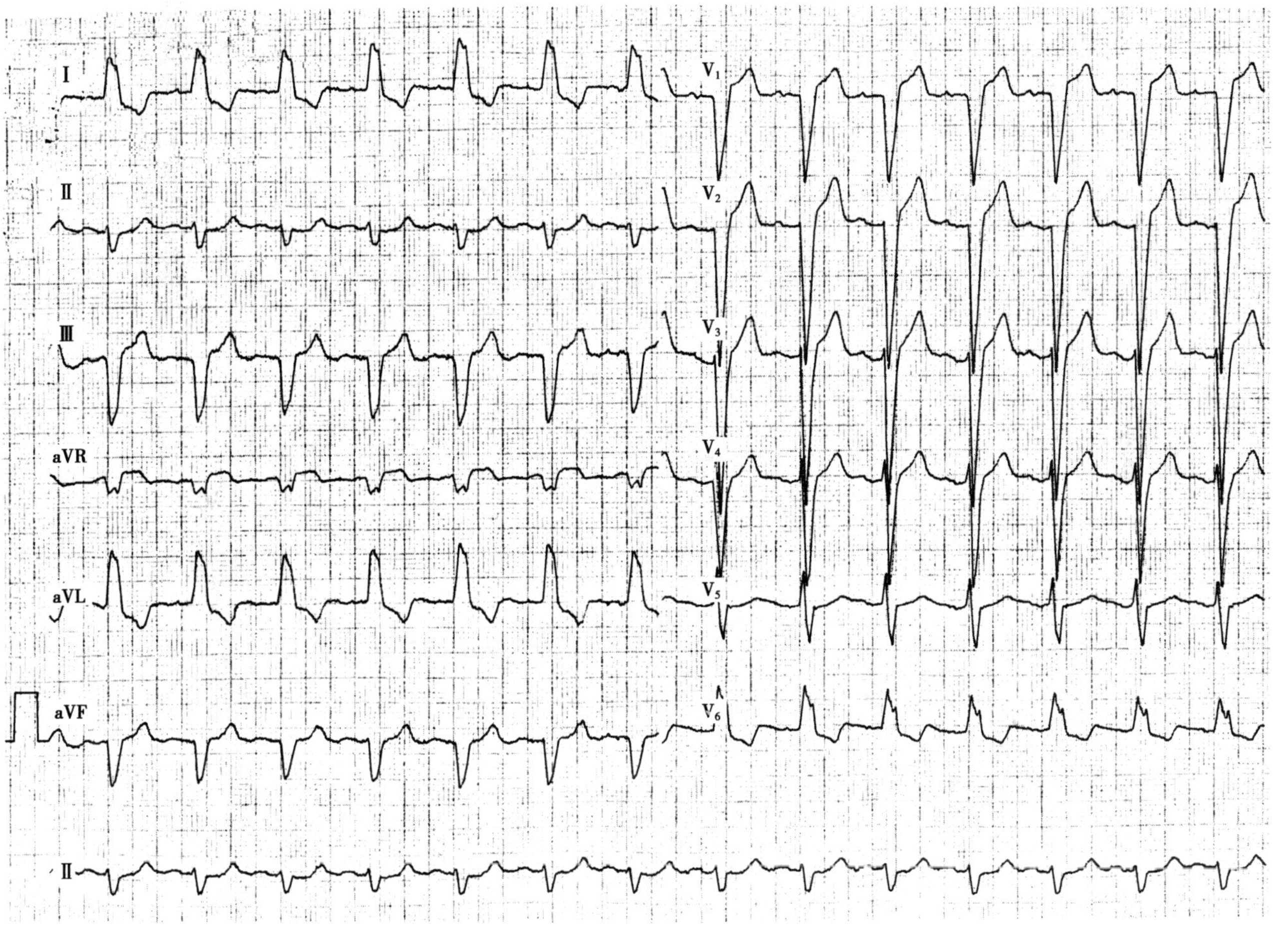

C5-10 左束支阻滞

临床资料:患者,男性,67 岁,高血压 5 年,无胸痛,有时胸闷,双肺呼吸音清,未闻及干湿啰音,心律齐。**心电图特征:**窦性心律,PR 间期 0.178s,QRS 波群时限 0.156s,心率 85 次/分,Ⅰ、aVL 呈 R 型,Ⅲ、aVF 呈 QS 型。**心电图诊断:**窦性心律,完全性左束支阻滞。

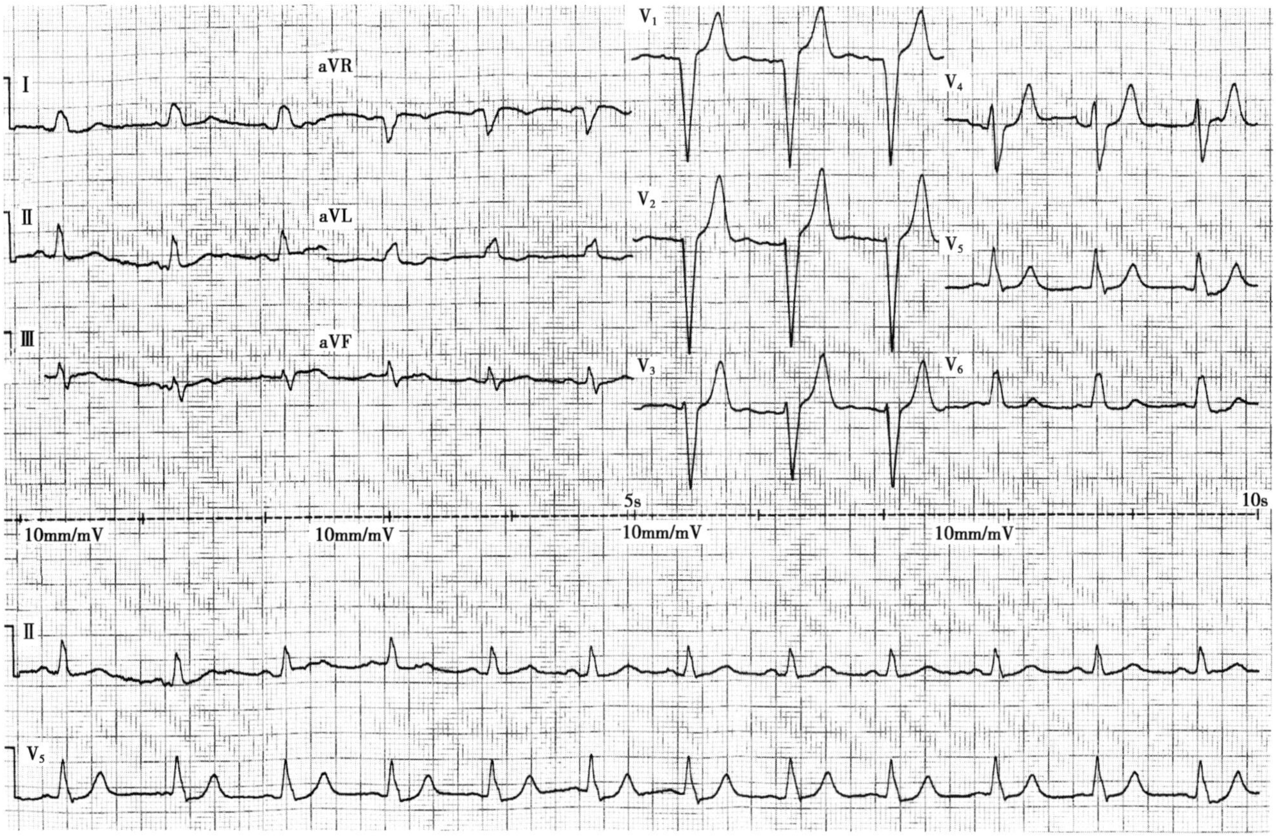

C5-11　左束支阻滞

临床资料：患者因发作性胸痛，行走时多发，多次就诊，双肺无啰音，心律齐，心音清，无杂音，下肢不肿。**心电图特征：**窦性心律，PR 间期 0.180s，QRS 波群时限 0.14s，心率 71 次/分，Ⅰ、Ⅱ呈 R 型。**心电图诊断：**窦性心律，完全性左束支阻滞。

（刘仁光　陈 琪　关 越）

第六章

其他室内阻滞

本章内容提要：

第一节　心电图概论

一、单分支阻滞

（一）定义

孤立存在的左前分支阻滞、左后分支阻滞及中间隔阻滞称为单分支阻滞。

（二）机制

左束支发出两个分支，左前分支位于前上方，激动左室前壁和侧壁；左后分支位于后下方，激动左室下壁和后壁。正常情况下左右束支协同激动心室，当其中一个分支传导延缓或阻滞时，心脏的兴奋就先激动健侧分支，然后再传至阻滞侧，导致发生分支阻滞。（图 6-1）

（三）分型

1. 左前分支阻滞　左前分支阻滞时，激动沿左后分支下传，先激动左室后下壁，然后通过普肯耶纤维网吻合支，逐渐扩展至左前分支支配的左室前侧壁，因此 QRS 起始向量在额面上为向右向下（+120°左右），并呈逆时针向左、上运转，最终向量指向左、上（−60°左右）。单纯左前分支阻滞时室内传导时间平均延长仅 0.02s 左右，因此 QRS 波群时限正常或轻度延长。其发生较左后分支阻滞常见。（图 6-2）

2. 左后分支阻滞　左后分支传导阻滞时，激动先由左前分支向左上传导，引起左室前侧壁除极，然后通过普肯耶纤维网吻合支向下向右传导，逐渐扩展至左后分支支配的左室后下壁，因此 QRS 起始向量在额面上多指向左上（−60°左右），并呈顺时针向左、上运转，主体和最终向量向后下（+120°左右），单纯的左后分支阻滞较少引起横面向量的改变，QRS 波时限正常或轻度延长。其发生阻滞的几率偏低，若发生则提示心肌病变范围较为广泛。（图 6-3）

3. 左中隔支阻滞　左中隔支阻滞时，激动由左前、左后分支到达左中隔支分布区域。QRS 向量相应地移向左前，V_1、V_2 导联出现高大 R 波。

（四）重要概念

1. 左前分支　左前分支起始部临近左室流出道，斜向前下至左室前乳头肌根部分出细支，支配前乳头肌、室间隔左侧前半部、左室前侧壁及高侧壁，通常由左前降支的间隔支供血。

2. 左后分支　左后分支起始部临近左室流入道，向后下至左室后乳头肌根部发出细支，支配乳头肌、室间隔左侧后半部、左室下后壁，常由左前降支间隔支和右冠状动脉后降支双重供血。

3. 间隔支阻滞　一些学者认为左束支尚有间隔支，自左束支主干或左前分支或左后分支分出，分布在室间隔左侧中部，在室间隔的中下部交织成网状，可绕过心尖分布于左室游离壁，多由前降支的间隔支供血。间隔支阻滞的心电图诊断目前尚有较大争议。

4. $S_{Ⅰ}S_{Ⅱ}S_{Ⅲ}$综合征　可见于正常人、肺气肿及右室肥大的患者，指Ⅰ、Ⅱ、Ⅲ导联 R/S≤1，或这些导联的 S 波超过正常上限，也有人提出 $S_{Ⅰ}S_{Ⅱ}S_{Ⅲ}$综合征是左前分支传导阻滞的变异型。

（五）心电图表现和诊断要点

1. 左前分支阻滞

（1）心电轴左偏（−45°～−60°）；

（2）aVL 导联 QRS 波呈 qR 型，Ⅱ、Ⅲ、aVF 导联呈 rS 型；

（3）$S_{Ⅲ}>S_{Ⅱ}$，$R_{aVL}>R_{Ⅰ、aVR}$；

（4）QRS 波时间通常正常或轻度增宽，一般不超过 0.11s；

（5）肢体导联 QRS 波电压增加。

2. 左后分支阻滞

（1）心电轴右偏（通常≥+110°）；

（2）Ⅰ、aVL 导联 QRS 波呈 rS 型，Ⅱ、Ⅲ、aVF 导联呈 qR 型；

（3）QRS 波时间通常正常或轻度增宽，一般不超过 0.11s；

（4）肢体导联 QRS 波电压增加；

（5）无右室肥厚证据。

3. 左中隔支阻滞

（1）QRS 时限正常；

（2）额面电轴正常；

（3）QRS 波形改变：右胸导联以 R 波为主、R/S>1，V_1 或 V_2 导联 R 波≥V_6 导联 R 波；V_5、V_6 导联无 q 波或仅有小 q 波，其 q<0.1mV。

（六）主要鉴别诊断

1. 下壁心肌梗死　左前分支阻滞时，Ⅱ、Ⅲ、aVF 导联起始无 R 波或其振幅较低，这与下壁心肌梗死相似，QRS 波主体向量均向上，但下壁心肌梗死的初始向量呈顺时针转位，而左前分支阻滞呈逆时针转位，这时心向量图更易作出诊断。当两种情况同时存在时，QRS 波向量环向上的初始部分呈顺时针转位，并伴有 QRS 波向量环的终末部分呈逆时针转位。（图 6-4）

2. 右心室肥大　在缺乏临床资料时，左后分支与右室肥大导致的额面向量环右偏难以鉴别，表现为Ⅰ、aVL 导联有较深的 S 波，Ⅱ、Ⅲ、aVF 导联有较大的 R 波，而右室肥大时同时伴有右胸导联存在高大的 R 波或呈 rSR′型，T 波倒置；而若有下壁或后壁心肌梗死时，则支持左后分支阻滞。（图 6-5）

3. 肺栓塞　肺栓塞和左后分支阻滞都可出现 $S_{Ⅰ}Q_{Ⅲ}$ 的心电图表现，伴有心电轴右偏，而前者心电轴右偏多在+90°至+100°之间，可在Ⅱ、Ⅲ、aVF 导联出现肺型 P 波，结合临床能够进一步明确诊断。（图 6-6）

二、双束支、双支和三支阻滞

(一) 定义

右束支及左束支主干出现的传导阻滞，称为双束支阻滞；右束支阻滞合并左前分支阻滞、右束支阻滞合并左后分支阻滞，称为双支阻滞；右束支阻滞合并左前分支及左后分支阻滞，称为三支阻滞。

(二) 机制

右束支及左束支的左前分支和左后分支根据阻滞部位的不同，可以组合形成多种类型的室内阻滞，任何一支或数支发生阻滞后，心脏激动将由健侧经普肯耶纤维传导至阻滞部位，由于各束支及各分支激动传导的心电活动，在心电图及心向量图上各有其表现特点，因此不同束支或分支阻滞后，将导致 QRS 向量环在空间和时间上发生变化，形成相应不同的心电图图形。

(三) 分型

1. 右束支阻滞伴左前分支阻滞　指病变同时累及右束支和左前分支，是双支阻滞中最常见的一种，右束支及左前分支近端在室间隔膜部下方紧密靠近，该部位由于心脏收缩时的牵张压迫，容易发生纤维化和退行性变，两者供血均来自左前降支的间隔支，这可能是右束支伴左前分支阻滞相对多见的解剖生理基础。该双支阻滞时，心室通过左后分支激动，激动通过室间隔到达右室，故右室除极较迟，横面出现 QRS 环的右前终末附加环，额面 QRS 环呈逆时针运转，主体和终末向量指向左上。心电图显示 QRS 波的前一部分表现出单纯左前分支阻滞的特点，而后一部分表现为右束支阻滞的特点。(图 6-7)

2. 右束支阻滞伴左后分支阻滞　指病变同时累及右束支和左后分支，是较少见的双支阻滞，两者解剖结构相距较远，且由于血供来源不同，一旦发生本型双支阻滞，往往提示受损范围广泛，病变严重，预后较差，发展为完全性房室阻滞和导致死亡的机会较大。右束支伴左后分支阻滞时，心室的激动通过左前分支先激动左室的前侧壁，然后经过左前分支向左后分支逆向传导并激动下后壁，右室依靠激动穿过间隔后从左至右发生延迟激动，导致 QRS 向量环的起始向量指向右前上，主体向量为右下，终末向量为右前或右后，出现传导延迟、辉点密集的附加环。心电图表现为横面导联的右束支阻滞波形加额面导联的左后分支阻滞波形。(图 6-8)

3. 三支阻滞　当心肌弥漫性病变侵犯右束支、左前分支及左后分支，使三者都出现传导障碍时，称为三支阻滞。根据心电图表现分为完全性三支阻滞和不完全性三支阻滞：前者心室率在 40 次/分以下，QRS 波宽大畸形，可以导致完全性房室阻滞，逸搏点常位于左前分支或左后分支，使逸搏心律分别呈右束支阻滞伴左后分支阻滞、右束支阻滞伴左前分支阻滞的心电图表现；后者表现为三支中，一支或两个分支永久性阻滞，另外两支或一支间歇性阻滞，心电图为在单束支或双束支阻滞的基础上，合并其他异常表现。确诊三支阻滞需记录希氏束电图。(图 6-9)

4. 双束支阻滞　指左、右束支主干部出现的传导阻滞，分为完全性双束支阻滞和不完全性双束支阻滞。双侧束支阻滞的程度均为三度时，称为完全性双束支阻滞；不完全性双束支阻滞包括：一侧束支一度阻滞而另一侧束支二度阻滞，一侧束支一度阻滞而另一侧束支三度阻滞，双侧束支二度阻滞但发生程度不同或(和)不同步。(图 6-10)

(四) 重要概念

1. 完全性室内双支阻滞　心电图显示 QRS 波宽大的完全性房室阻滞改变，P 波与 QRS 波无关，但此种完全性房室阻滞由心室激动，QRS 时间≥0.12s，可以区别于发生在束支分叉以上的房室交界区。

2. 左前分支阻滞伴左后分支阻滞　有些学者认为，左束支分为左前分支、左后分支和间隔支三支，该型也是双分支阻滞的一种，由于存在间隔支的传导，心电图表现类似不完全左束支传导阻滞的特点，QRS 时间<0.12s。

3. 间歇性束支传导阻滞　当心电图记录中同时有正常 QRS 波和束支阻滞图形时，称为间歇性束支阻滞，其出现可与频率无关，也可呈频率依赖性，大都发生在有较严重的心脏病病人，按照阻滞部位不同可以分为间歇性左束支阻滞和间歇性右束支阻滞。

4. 隐匿性束支阻滞　一般心电图上无束支或分支阻滞图形，仅在应用人工方法(如运动试验)后才能出现束支或分支阻滞的图形。

（五）心电图表现和诊断要点

1. 右束支阻滞伴左前分支阻滞

（1） QRS 波的时限≥0.12s；

（2） V_1 导联 QRS 波呈 rSR′型，R′波宽而顿挫；

（3） Ⅰ、V_5、V_6 导联 S 波宽而顿挫；

（4） QRS 波的前 0.06～0.08s 的额面电轴（右室激动前的向量）为－50°～－60°；

（5） aVL 导联 QRS 波呈 qRs，Ⅱ、Ⅲ、aVF 导联呈 rS；

（6） $S_{Ⅲ}>S_{Ⅱ}$。

2. 右束支阻滞伴左后分支阻滞

（1） QRS 波的时限≥0.12s；

（2） V_1 导联的 QRS 波呈 rSR′型，R′波宽而顿挫；

（3） Ⅰ、V_5、V_6 导联 S 波宽而顿挫；

（4） QRS 波前半部分或前 0.06～0.08s 的额面电轴为＋110°以上；

（5） Ⅰ导联 QRS 波呈 rS 型，Ⅲ、aVF 导联呈 qR 型。

3. 双束支阻滞

（1） 双侧束支为程度相同的一度阻滞，表现为 PR 延长，QRS 波形态正常。

（2） 双侧束支为程度不同的一度阻滞，则表现为 PR 延长，QRS 呈一侧束支阻滞图形。PR 延长程度取决于传导较快一侧束支的传导时间；QRS 增宽的程度取决于两侧束支传导速度的差别。如两侧束支传导速度相差大于 0.04s～0.05s 时，QRS 增宽≥0.12s；如两侧束支传导速度相差小于 0.03s，QRS 时限＜0.12s 呈不完全性、传导慢的一侧束支阻滞图形。

（3） 两侧束支均为二度或一支为一度另一支为二度、三度阻滞，则出现程度不同的房室阻滞与束支阻滞图形。

（4） 两侧束支均为三度阻滞，QRS 为束支远端的室性逸搏心律，心室率一般在 40 次/分以下。

4. 三支阻滞

（1） 右束支＋左前分支阻滞＋PR 延长或间歇心室波脱落。

（2） 右束支阻滞＋左后分支阻滞＋PR 延长或间歇心室波脱落。

（3） 分支型左束支阻滞＋PR 延长或间歇心室波脱落。

（4） 交替或间歇出现右束支阻滞、左前分支阻滞、左后分支阻滞。

（5） 完全性三支阻滞导致完全性房室阻滞，室性异位起搏点常位于左前分支或左后分支，导致室性逸搏心律分别呈右束支＋左前分支阻滞、右束支＋左后分支阻滞图形。

其中仅第（4）种心电图改变可确诊为三支阻滞，其余几种不排除房室交界区阻滞或其他原因引起，确切诊断需希氏束电图定位。

（六）主要鉴别诊断

右束支阻滞：单纯右束支阻滞电轴一般无偏移，当右束支阻滞出现电轴偏移时应考虑合并分支阻滞，合并左前分支阻滞电轴左偏－60°左右，合并左后分支阻滞电轴右偏＋110°以上，观察心电图Ⅰ、aVL 和Ⅱ、Ⅲ、aVF 导联 QRS 波形态也有助于其鉴别诊断。

三、心肌梗死相关的室内阻滞和梗死周围阻滞

（一）定义

心肌梗死相关的室内阻滞，即梗死周围阻滞，系指冠状动脉闭塞引起梗死区域分支缺血，引起室内延迟阻滞，心电图表现为梗死波形（特别是 Q 波）合并左束支一个分支阻滞的波形。

（二）机制

左前分支和左后分支分别位于左心室前(高)侧壁和下壁的心内膜下，当前(高)侧壁或下壁心肌梗死时，容易累及左前分支或左后分支，使其缺血坏死，而发生传导阻滞。心电图表现为心肌梗死合并室内阻滞的图形，特点为：QRS波起始向量(0.04s)异常，即有梗死性Q波；QRS波终末向量(最后0.04s)异常，指向梗死区，QRS波起始向量与终末向量的夹角≥110°；QRS波时间轻度延长或不延长。

(三) 分型

1. 高侧壁梗死周围阻滞　左前分支分布在左心室前侧壁及高侧壁的心内膜下，多数由左前降支的间隔支供血，因此高侧壁心肌梗死时可导致左前分支受损。QRS额面的初始向量(0.04s)指向右、下，Ⅰ、aVL导联出现梗死样Q波，Ⅱ、Ⅲ、aVF出现r波；终末向量指向左、上(额面在-30°以上)，出现$R_{Ⅰ}$及$S_{Ⅱ、Ⅲ、aVF}$。这种表现类似于左前分支阻滞。临床上如在高侧壁梗死前心电图无心电轴显著偏左，而梗死后出现明显的电轴左偏，则可为高侧壁梗死周围阻滞提供证据。(图6-11)

2. 膈面梗死周围阻滞　左后分支横过左心室膈面的心内膜下，当下壁梗死由右冠状动脉引起时，可导致左后分支受损，心电图表现为左后分支阻滞加下壁导联梗死样Q波。在心电向量图上，其QRS额面的初始向量(0.04s)指向上方，QRS的终末向量异常的指向右、下及后，前者导致Ⅱ、Ⅲ、aVF导联出现梗死样Q波，后者导致产生$S_{Ⅰ、aVL}$及$R_{Ⅲ、aVF}$，这种表现类似于左后分支阻滞。(图6-12)

(四) 重要概念

1. 梗死后阻滞　研究证实，心肌梗死区的心外膜面的传导是延迟的，表明了“梗死周围阻滞”的概念是正确的，但是体表心电图并不能鉴别梗死周围的缓慢传导与梗死区内的缓慢传导，因此部分学者提出了“梗死后阻滞”的心电图概念，尽管此概念有其优点，但尚未被广泛应用。

2. 心室晚电位　心室晚电位是在心室舒张期内局部心肌的延迟除极电位，其特征是在QRS波终了之前已经出现并延伸入ST段内的低振幅、高频的碎裂波，其中常有一个或几个较明显的尖波，常规体表心电图不易显示。心肌梗死后可出现心室晚电位，QRS波激动过程延迟。

3. 室内阻滞合并心肌梗死　是指室内阻滞的同时，合并心肌梗死，但室内阻滞不是由心肌梗死引起，两者并不存在因果联系，解剖位置也不一定接近。

(五) 心电图表现和诊断要点

1. 高侧壁梗死周围阻滞

(1) QRS波时间通常正常或轻度增宽，一般不超过0.11s；

(2) Ⅱ、Ⅲ、aVF导联呈rS型；

(3) Ⅰ、aVL、V_5、V_6导联出现梗死样Q波；

(4) 右胸导联V_1～V_3出现r′波；

(5) 心电轴左偏，QRS波起始向量与终末向量的夹角≥110°。

2. 膈面梗死周围阻滞

(1) QRS波时间通常正常或轻度增宽，一般不超过0.11s；

(2) Ⅰ、aVL导联QRS波呈rS型；

(3) Ⅱ、Ⅲ、aVF导联出现梗死样Q波；

(4) 心电轴右偏，QRS波起始向量与终末向量的夹角≥110°。

(六) 主要鉴别诊断

1. 不完全性右束支阻滞　高侧壁梗死周围阻滞时，右胸V_1～V_3导联QRS波终末可以出现r′波，膈面梗死周围阻滞时，Ⅰ、aVL导联QRS波终末可以出现深S波，均类似于不完全性右束支阻滞，但后者终末向量指向右、前，Ⅰ、aVL导联出现终末深S波，同时右胸V_1～V_3导联终末出现r′波，高侧壁梗死周围阻滞Ⅰ、aVL导联无S波。膈面梗死周围阻滞右胸V_1～V_3导联不出现r′波。

2. 心肌梗死合并室内阻滞　心肌梗死相关的室内阻滞和心肌梗死合并室内阻滞在心电图表现上无明显差异，但前者室内阻滞由心肌梗死引起，后者两者无明显相关性，详细了解病史有助于两者的鉴别。急性心肌梗死后出现电轴左偏提示出现左前分支阻滞，出现电轴右偏提示出现左后分支阻滞。

四、非特异性室内阻滞

（一）定义

QRS 波时间超过 0.11s，但心电图图形既不符合左束支阻滞的标准又不符合右束支阻滞的标准，称为“非特异性室内阻滞”。

（二）机制

非特异性室内阻滞目前研究尚不充分，可由服用某些药物、普肯耶纤维传导异常、或各分（束）支传导不一致，导致心室激动时间延长引起，心电图和心向量图 QRS 时间加宽，但是心电图不符合束支或分支阻滞的标准。

（三）分型

1. 普肯耶纤维阻滞　正常情况下，当激动到达心肌组织与传导纤维的连接处时，传导速度就比较缓慢，如窦房结与心房之间的结周纤维，房室结的网状结构等，同样在普肯耶纤维和心室肌连接处存在 Y 形合体分叉结构，当心室肌病变损伤普肯耶纤维或该联接结构后，均可造成激动在心室肌内被阻延迟，QRS 向量环扭曲滞留，心电图各导联 QRS 波增宽，有切迹、挫折或模糊，或称末梢性室内阻滞。（图 6-13）

2. 药物性非特异性室内阻滞　某些药物或高钾能够减慢心肌除极，阻断心室肌离子通道，导致非特异性室内阻滞，QRS 时间增宽。

3. 分（束）支性非特异性室内阻滞　由于束支或分支传导延迟的不均一性、复杂性，造成局部心肌传导延迟，出现非特异性 QRS 波增宽。

（四）重要概念

1. 结周纤维：指窦房结和周围心房肌相衔接的纤维，属于慢反应动作电位细胞，电生理特性类似于房室结细胞，正常情况下，结周纤维可起到闸门样作用，在某种程度上能使心房避免窦房结不均匀放电，也使心房过快的激动不能全部逆传入窦房结。

2. 普肯耶纤维：又称末梢纤维，左、右束支的分支形成普肯耶纤维，分布于心内膜下，并深入心室的肌肉组织内形成网状，为心脏传导系统的终末纤维。

（五）心电图表现和诊断要点

1. QRS 向量环扭曲、滞留；
2. QRS 波群增宽，时限大于 0.11s；
3. 不符合束支阻滞或分支阻滞的标准。

（六）主要鉴别诊断

预激综合征：预激综合征型，也可出现 QRS 波增宽，需要与非特异性室内阻滞相鉴别，但前者心电图显示 PR 间期＜0.12s，QRS 波形状可变，起始部有预激波，往往伴有阵发性室上性心动过速；后者 PR 间期＞0.12s，QRS 波形状一般恒定，虽有挫折粗钝但起始部无预激波，不伴心动过速。（图 6-14）

第二节　图　　谱

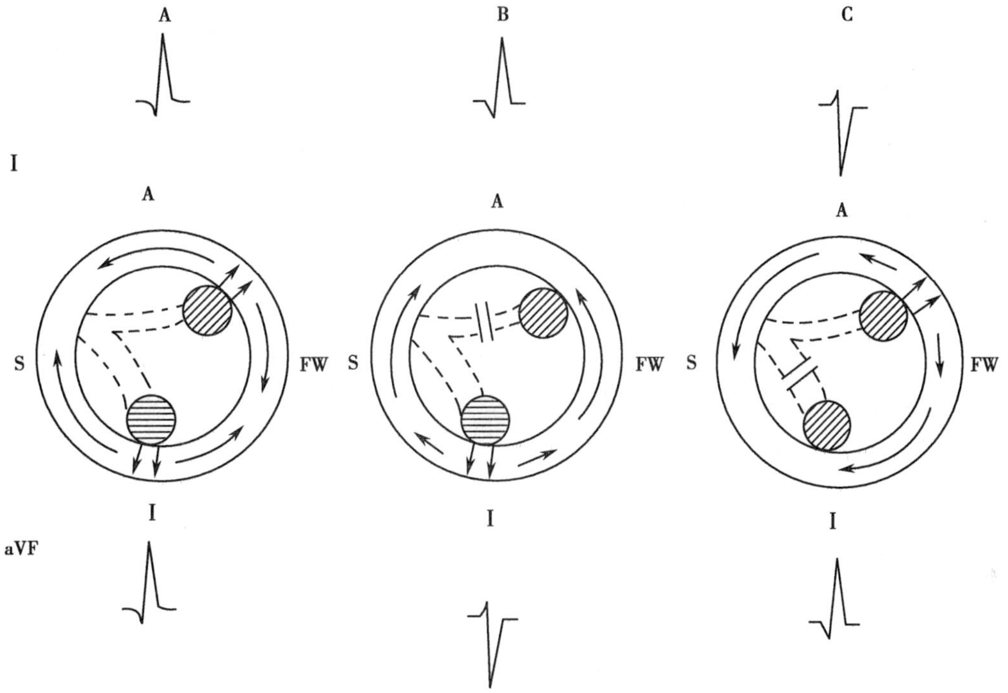

图 6-1　从心尖向心底方向观察左心室的模式图

S 代表室间隔，FW 代表左室游离壁，A 代表左心室前壁，Ⅰ代表左心室下壁。正常情况(A)左前分支阻滞(B)左后分支阻滞(C)时右室除极在Ⅰ导联(图上)和 aVF 导联(图下)QRS 波的典型表现。内圆中虚线代表分支，与分支交叉的双波状线代表阻滞部位，带横条的小圆圈代表乳头肌，外环代表左心室心肌的心内膜面和心外膜面，外环里的箭头代表当除极波从未阻滞的分支穿过心肌的传导方向

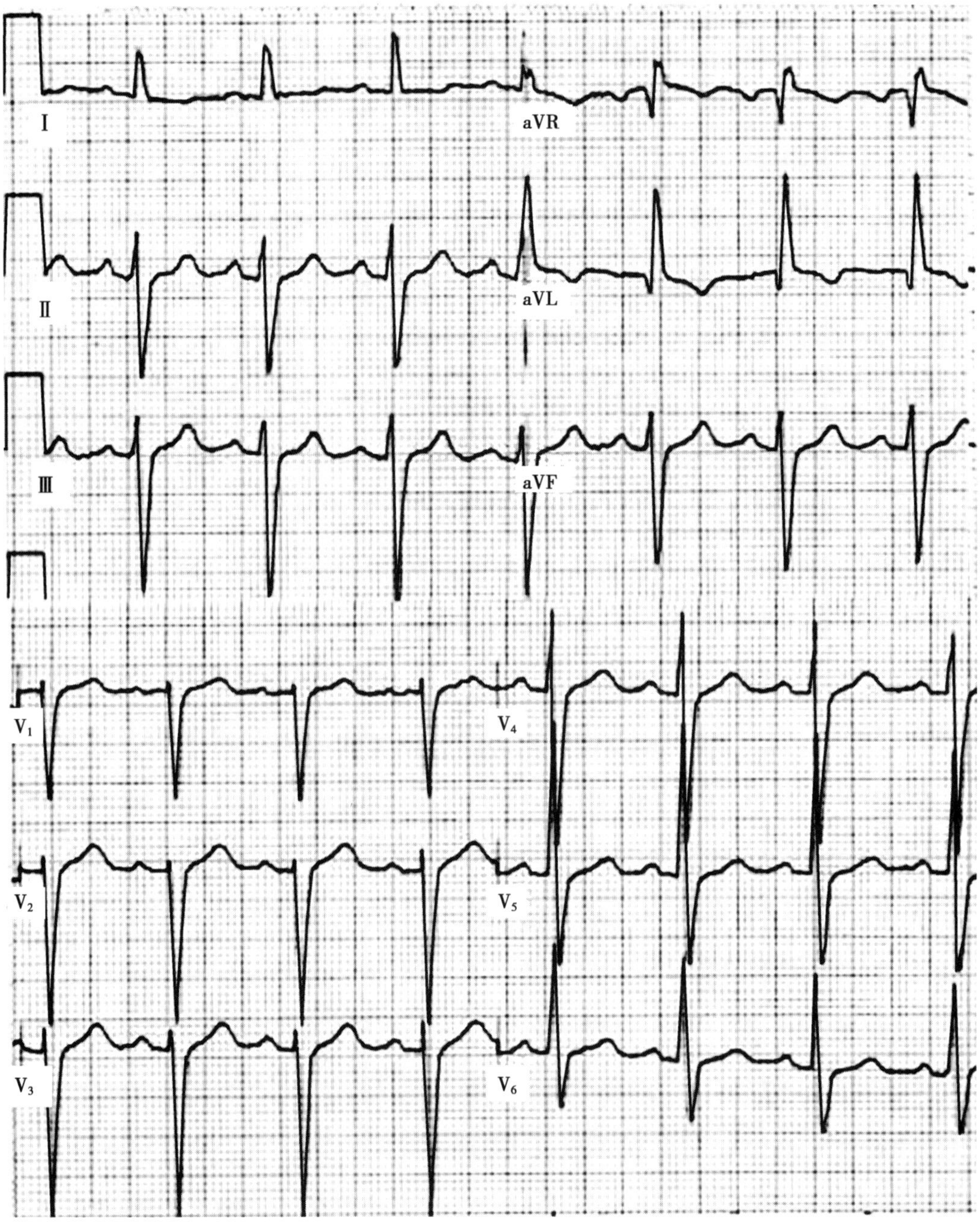

图 6-2　左前分支阻滞

临床资料：患者，男性，67 岁。胸闷、胸痛 10 年，与运动无关。既往有高血压、糖尿病。体格检查：血压 160/90mmHg，心率 90 次/分，律齐，双肺正常，余无异常。临床诊断：高血压病，糖尿病，颈椎病。**心电图特征：**窦性心律，88 次/分，PR 间期 0.18s，QT 间期 0.39s。QRS 形态：Ⅱ、Ⅲ、aVF 导联呈 rS 型，$S_{Ⅲ}>S_{Ⅱ}$，Ⅰ导联呈 R 型 aVL 呈 qR 型、$R_{aVL}>R_{Ⅰ}$，aVL 导联 q 波<0.02s；QRS 时限<0.11s；Ⅰ导联 T 波低平、aVL 倒置。**心电图诊断：**窦性心律，左前分支阻滞，T 波改变。

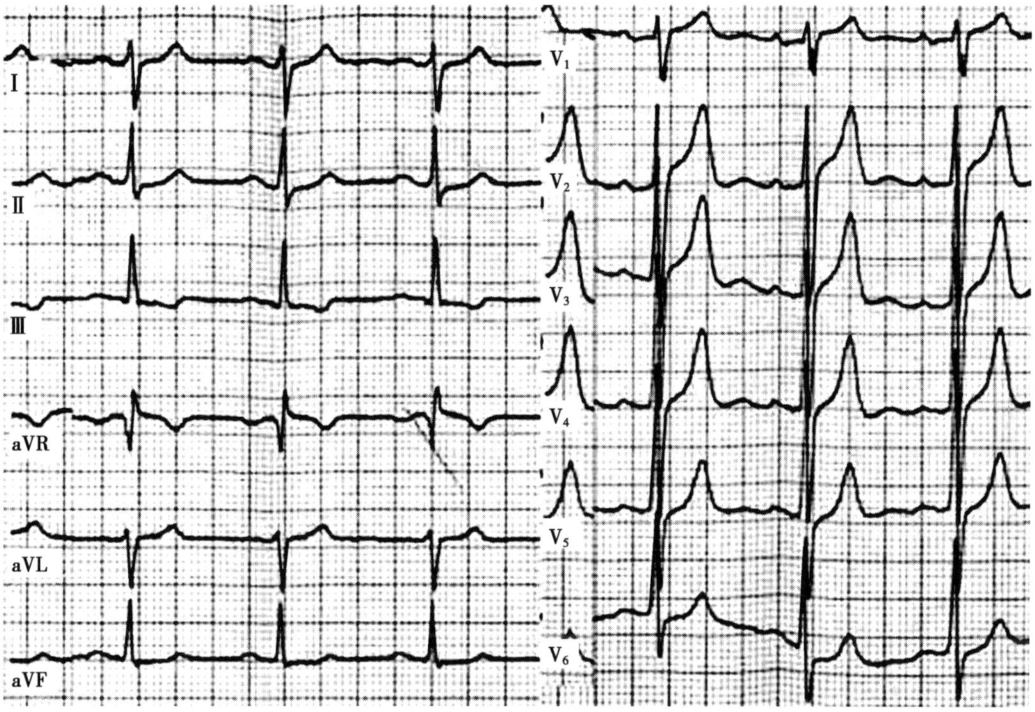

图 6-3　左后分支阻滞

临床资料：患者，男性。临床诊断：冠心病，心肌梗死。**心电图特征**：Ⅰ、aVL 导联 QRS 波呈 rS 型，Ⅲ导联呈 qR 型，Ⅱ呈 Rs 型，电轴右偏＋124°，QRS 时限＜0.11s。**心电图诊断**：窦性心律，左后分支阻滞。

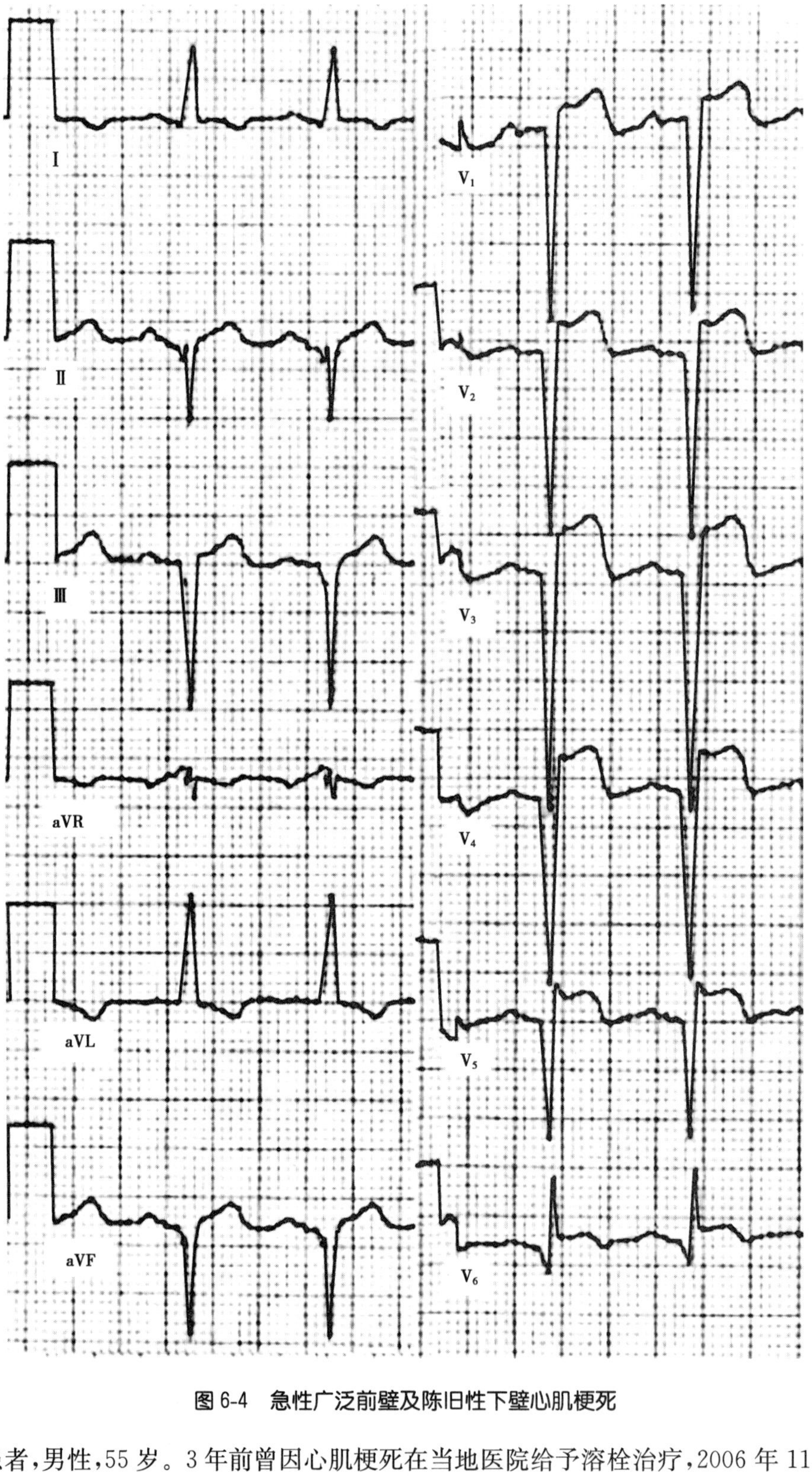

图 6-4 急性广泛前壁及陈旧性下壁心肌梗死

临床资料:患者,男性,55 岁。3 年前曾因心肌梗死在当地医院给予溶栓治疗,2006 年 11 月因再次急性心肌梗死住院,行 PCI 术,术后无心绞痛发作。临床诊断:冠心病,急性广泛前壁心肌梗死,陈旧性下壁心肌梗死,支架术后。**心电图特征:**为术前描记。窦性心律,99 次/分;PR 间期 0.16s,QT 间期 0.31s。V_1～V_6 呈 QS 或 Qr、QR 型伴 ST 段弓背向上型抬高、Ⅰ、aVL 导联 T 波倒置,V_5、V_6 导联 T 波双向。**心电图诊断:**急性广泛前壁心肌梗死,陈旧性下壁心肌梗死,QRS 电轴左偏。

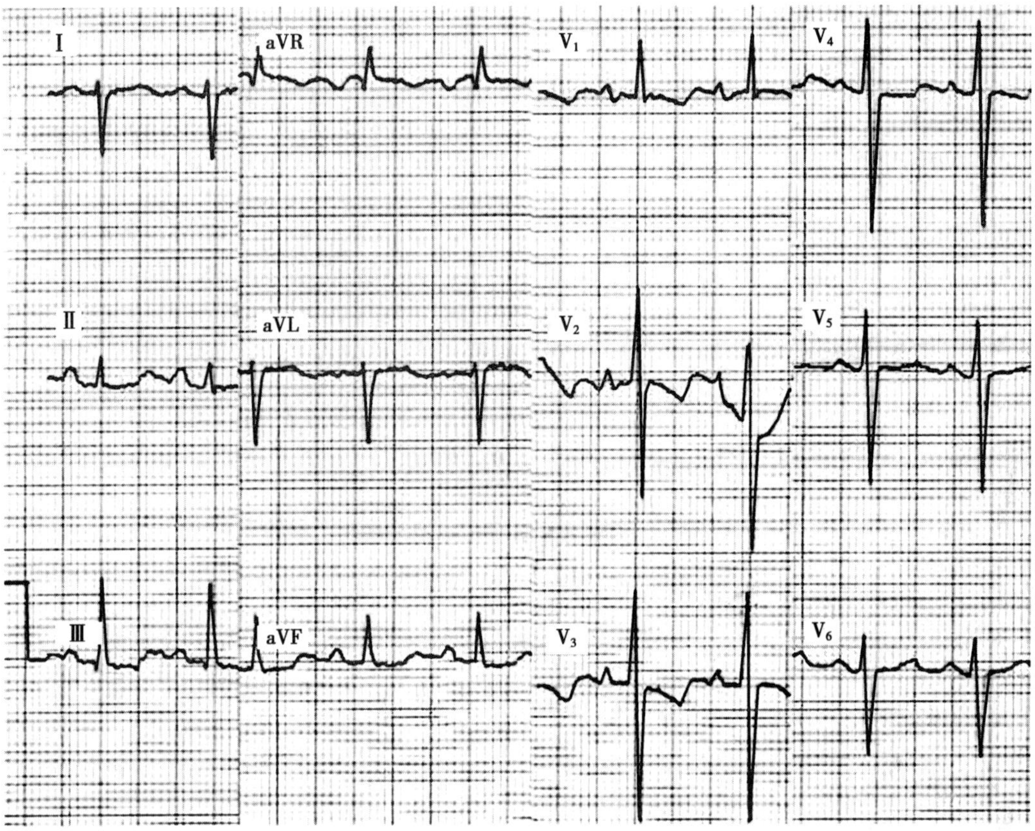

图 6-5　右心室肥大与左后分支阻滞鉴别

临床资料:患者,女性,32 岁。活动后心慌、气短半年,加重 10 天,夜不能平卧、坐起缓解,为进一步诊治来我院。超声心动提示:右房室明显扩大,三尖瓣关闭不全、中大量反流,高度肺动脉高压。当地医院 ECT 提示双肺多发性肺栓塞高度可能性。**心电图特征:**肢体导联见Ⅰ、aVL 呈 rS 型、Ⅲ呈 qR 型、Ⅱ、aVF 呈 R 型,电轴右偏+138°,似与左后分支阻滞相同,但结合其胸导 V_1 呈 R 型、V_5、V_6 呈 rS 型,$R_{V_1}+S_{V_5}=2.2mV$,符合右心室肥厚心电图改变。

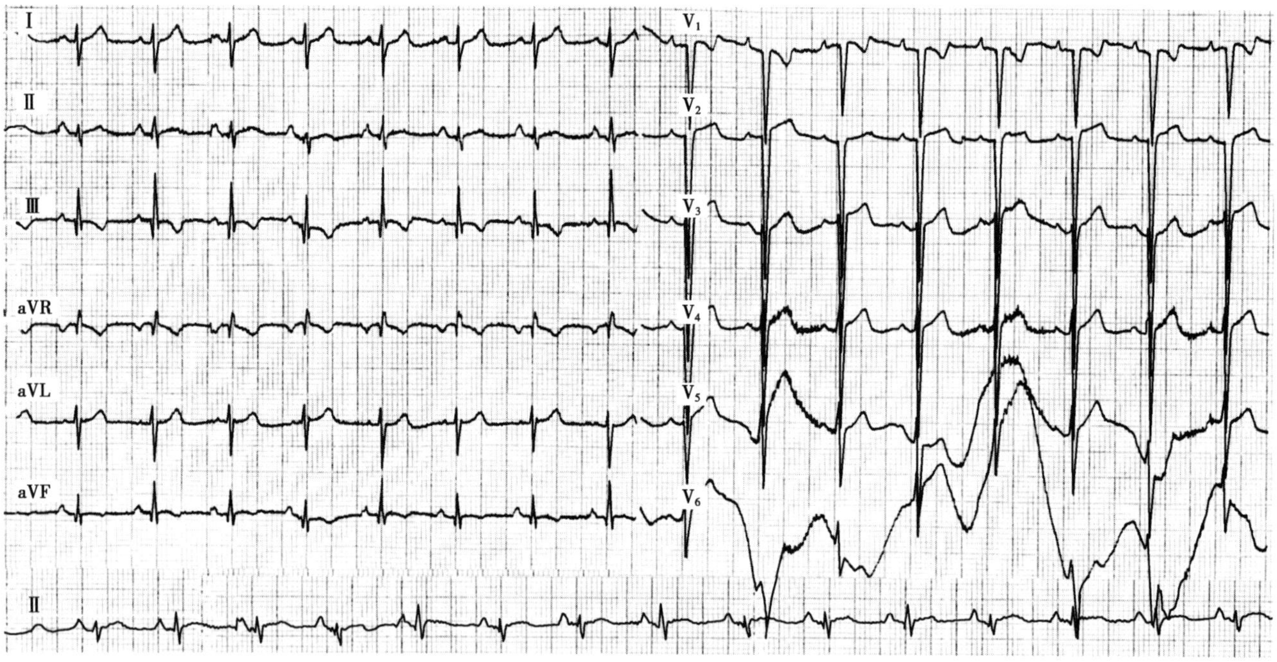

图 6-6　肺栓塞与左后分支阻滞鉴别

临床资料：患者，男性，36 岁。临床诊断：肺栓塞。**心电图特征：**窦性心律，心率 93 次/分，Ⅰ导呈 rS 型，Ⅲ导呈 qRs 型，V_1、V_2 呈 QS 型，Ⅲ、aVF、V_1 导联 T 波倒置，V_4～V_6 导联 S 波增深。**心电图诊断：**窦性心律，急性肺栓塞心电图改变。

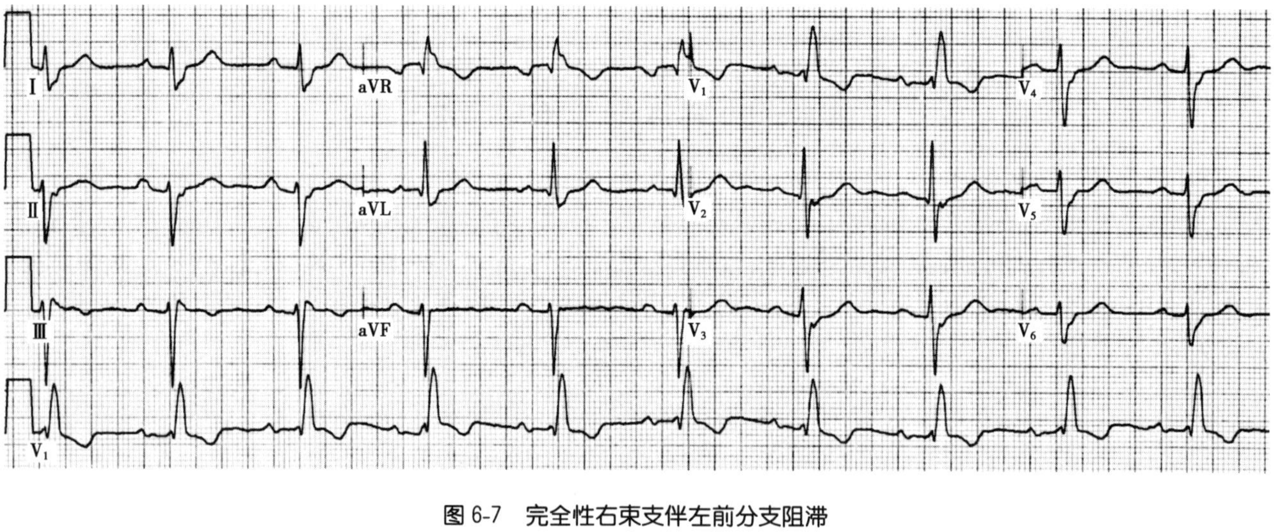

图 6-7　完全性右束支伴左前分支阻滞

临床资料：患者，女性，71 岁。1 年前出现胸闷、憋气伴心悸，曾就诊我院诊断期前收缩，1 月前再次发作上述症状，无胸痛、无大汗，无晕厥、黑矇。既往无其他病史，体格检查无异常。临床诊断：胸闷待查。**心电图特征：**窦性心律，62 次/分 PR 间期 0.22s，QT 间期 0.46s；QRS 各导联终末增宽、V_1 呈 rsR′型，时限 0.16s；肢体导联Ⅱ、aVF 呈 rS 型、Ⅲ呈 rSr′型，$S_{Ⅲ}>S_{Ⅱ}$，Ⅰ呈 RS 型、aVL 呈 qRs 型，$R_{aVL}>R_{Ⅰ}$，电轴左偏－83°。**心电图诊断：**窦性心律，完全性右束支阻滞伴左前分支阻滞，一度房室阻滞。

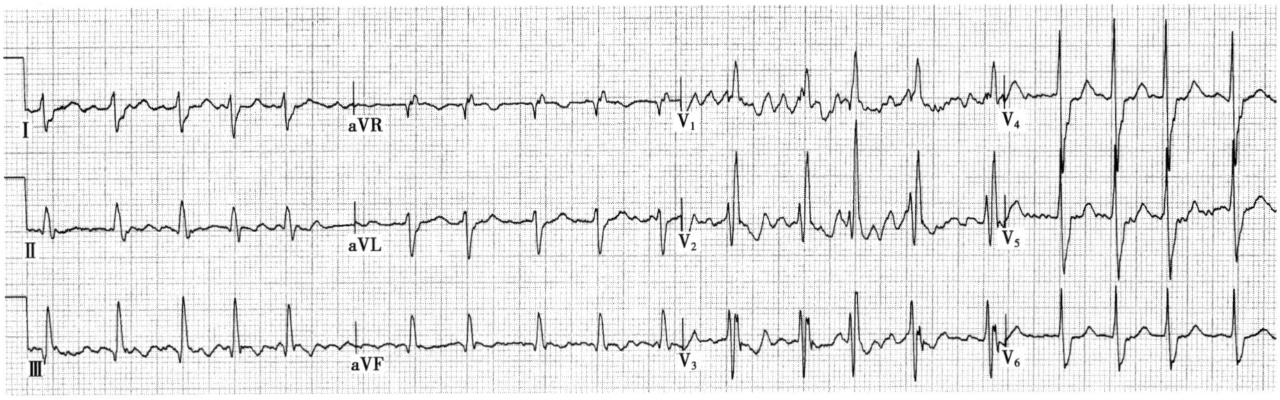

图 6-8 完全性右束支伴左后分支阻滞

临床资料：患者，男性，37 岁。临床诊断：心肌病。**心电图特征：**各导联 P 波消失、代之以大小间期不等的 f 波，R-R 不齐；QRS 各导终末增宽、V_1 呈 R 型伴切迹、V_2 呈 rsR′型，时限 0.12s；肢体导联Ⅰ、aVL 呈 rS 型、Ⅲ、aVF 呈 qR 型，电轴右偏+120°。**心电图诊断：**心房颤动，完全性右束支阻滞伴左后分支阻滞。

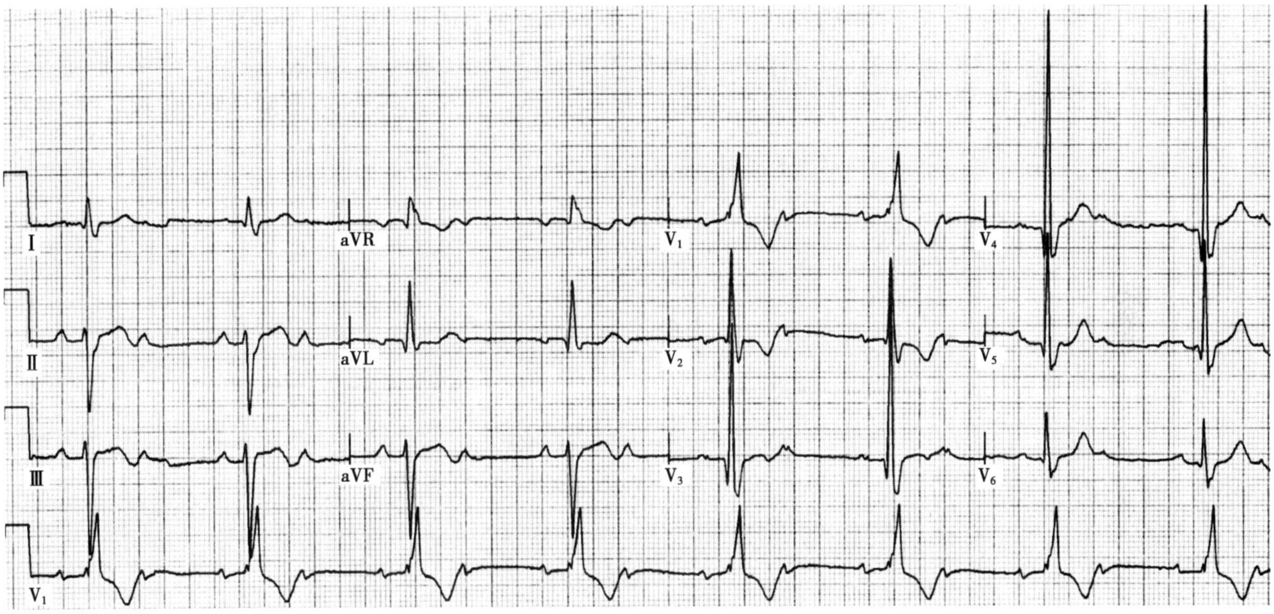

图 6-9 2∶1 房室阻滞，完全性右束支传导阻滞伴左前分支阻滞

心电图特征：窦性 P 波频率 100 次/分，房室传导比例 2∶1，PR 间期固定为 0.24s。QRS 电轴−80°，aVL 呈 qRs 型，$R_{aVL}>R_{Ⅰ、aVR}$，$S_{Ⅲ}>S_{Ⅱ}$，左前分支阻滞，V_1 呈 rR′型，QRS 时限 0.14s，完全性右束支阻滞，QT 间期 0.42，异常 Q 波。**心电图诊断：**窦性心律，二度房室阻滞，完全性右束支阻滞伴左前分支阻滞。**讨论：**本例心电图表现为二度房室阻滞合并右束支阻滞伴左前分支阻滞的发生机制可能是心室内三支阻滞。即完全性右束支阻滞伴左前分支阻滞及 2∶1 左后分支阻滞。

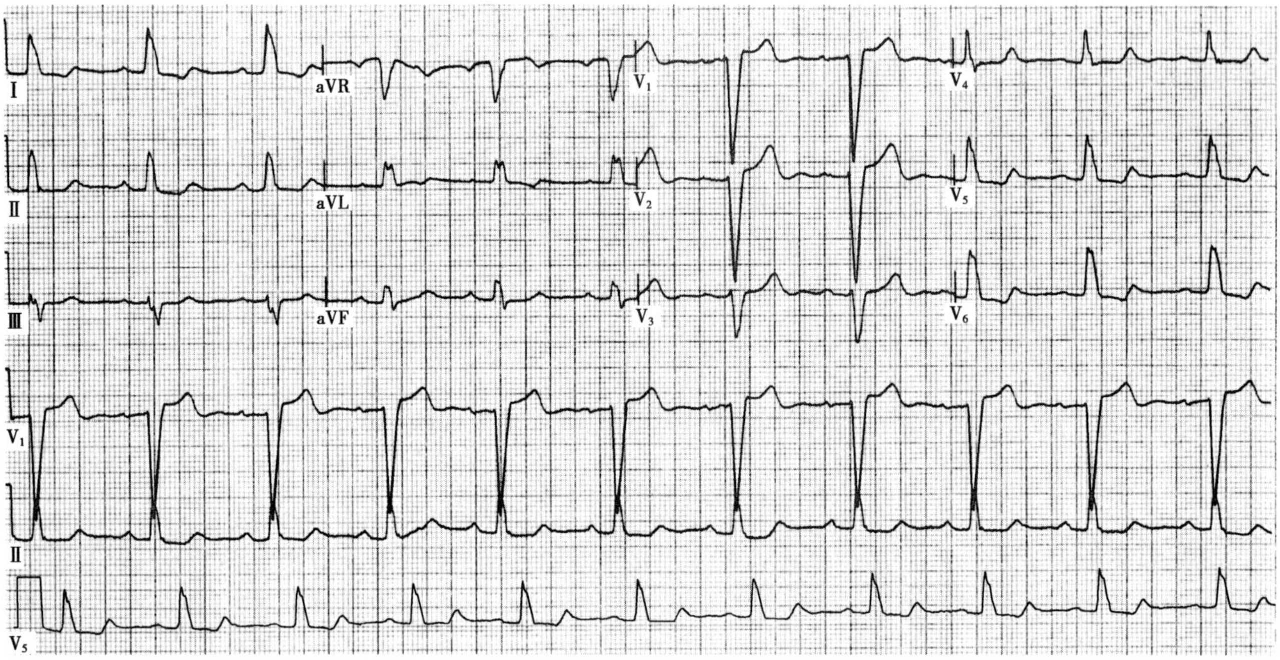

图 6-10　完全性左束支阻滞伴一度房室阻滞

临床资料:患者,女性,56 岁。临床诊断:高血压病。**心电图特征**:窦性心律,节律规整,频率 64 次/分;PR 间期延长达 0.22s,QRS 时限增宽达 0.14s,QRS 波群在Ⅰ、aVL、V_5、V_6 导联呈 R 型,V_1～V_3 呈 rS 型;ST 段Ⅰ、aVL、V_5、V_6 导联略压低(下斜型)伴 T 波双向;QT 间期 0.48s,心电轴正常。**心电图诊断**:窦性心律,完全性左束支阻滞伴一度房室阻滞。

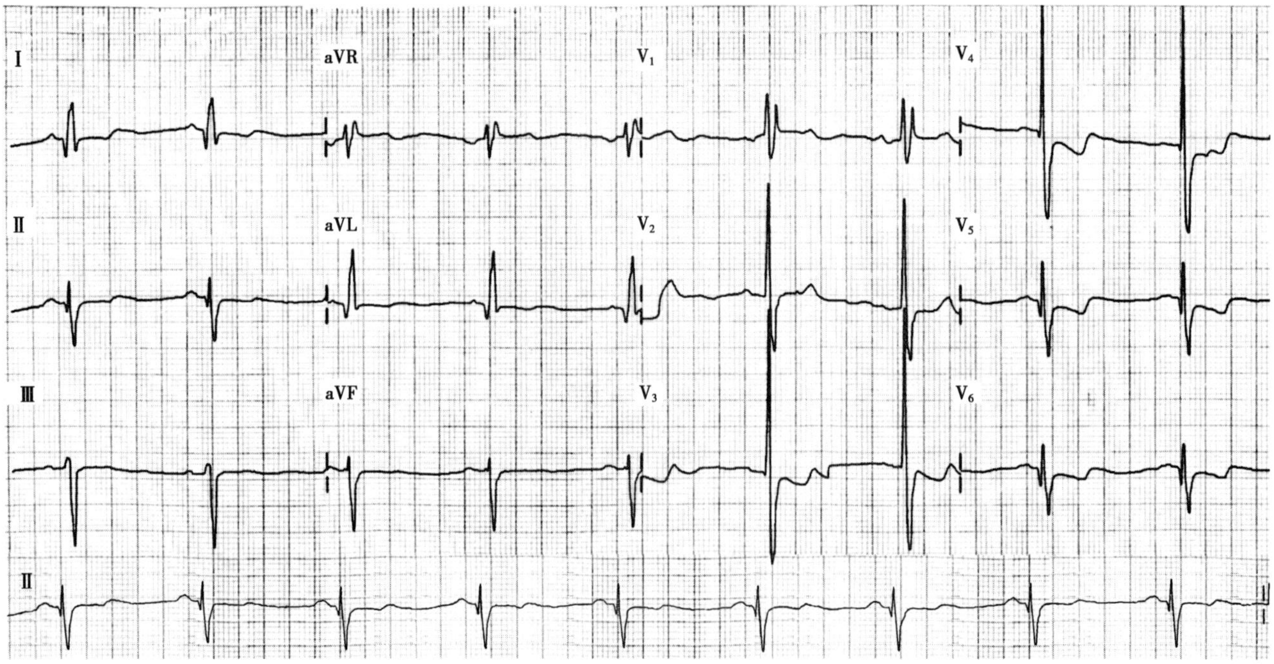

图 6-11　高侧壁梗死周围阻滞

临床资料:患者,男性,65 岁。临床诊断:冠心病,陈旧性心肌梗死。**心电图特征**:窦性心律,55 次/分;PR 间期 0.17s,QT 间期 0.44s。QRS 形态:Ⅰ、aVL 呈 qRs 型,其 q 波>0.02s,$R_{aVL}>R_{I}$,Ⅱ呈 qrS 型,Ⅲ、aVF 呈 rS 型,$S_{III}>S_{II}$,电轴左偏－78°;V_1 呈 Rsr′型,时限 0.12s,V_5、V_6 呈 qRS 型;V_2～V_6 ST 段下移 0.05～

0.3mV,T 波:Ⅰ、aVL、V_4～V_6 双向。**心电图诊断:**窦性心动过缓,陈旧性侧壁心肌梗死合并分支性梗死周围阻滞(右束支阻滞伴左前分支阻滞),ST-T 改变。

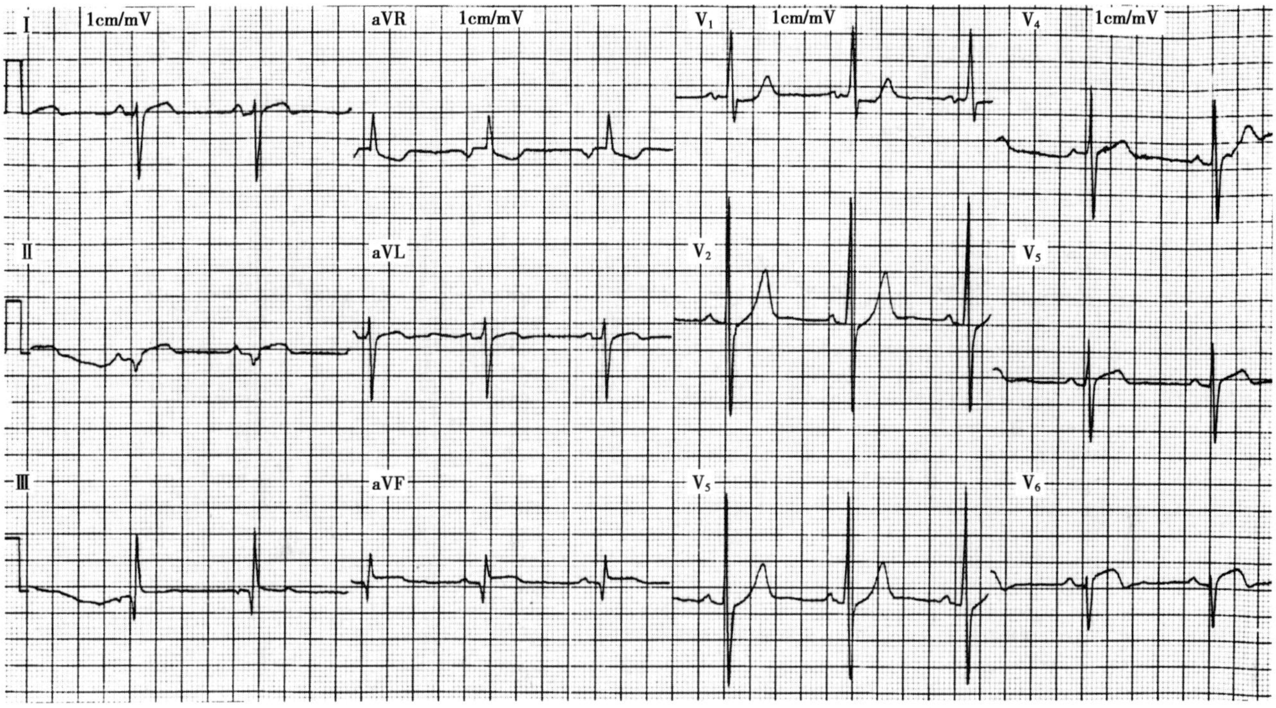

图 6-12 下壁心肌梗死合并左后分支阻滞

临床资料:患者,男性,59 岁。临床诊断:冠心病,急性下壁、正后壁心肌梗死。**心电图特征:**窦性心律,63 次/分。PR 间期 0.16s,QT 间期 0.38s;QRS 波群形态:Ⅱ导联呈 QS 型、Ⅲ、aVF 导联呈 QR 型、V_1 呈 Rs 型、V_6 呈 rS 型,符合下壁及正后壁心肌梗死表现;Ⅰ、aVL 呈 rS 型,Ⅰ和Ⅲ导联 QRS 主波针锋相对,电轴右偏 167°,QRS 时限正常;ST 段Ⅱ、aVF、V_5、V_6 略抬高、呈弓背向上,aVR、V_1 导联压低,T 波 V_1 直立、V_6 正负双向。**心电图诊断:**窦性心律,下壁、正后壁心肌梗死合并左后分支阻滞。符合膈面梗死周围阻滞改变。

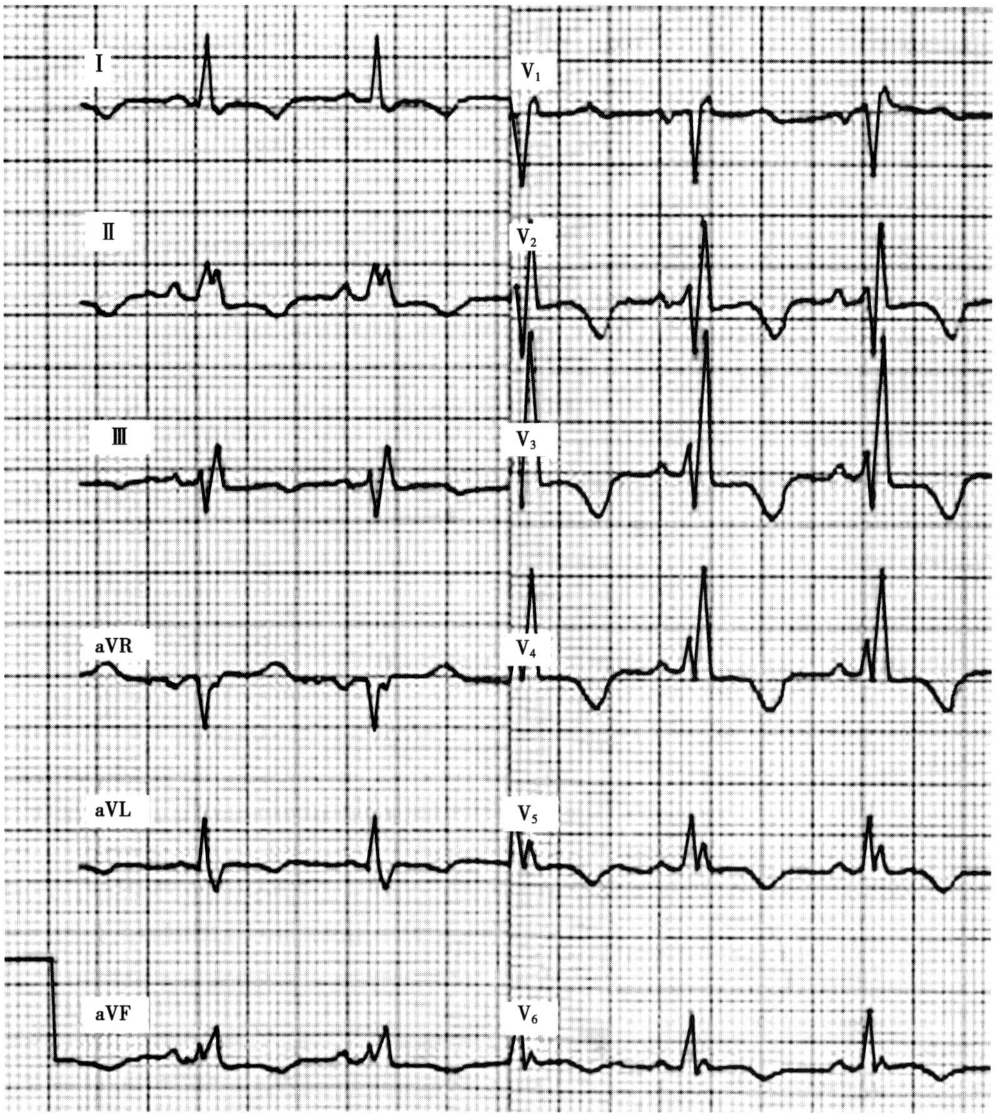

图 6-13 非特异性室内阻滞

临床资料：患者，女性，50 岁，临床诊断心肌病。**心电图特征**：QRS 波群增宽，时限>0.12s，纵观 QRS 形态即不符合右束支阻滞图形，也不符合左束支阻滞标准。ST：Ⅰ、Ⅱ、Ⅲ、aVF、V_2～V_4 导联 ST 压低 0.05～0.10mV，T：Ⅰ、Ⅱ、Ⅲ、aVL、aVF V_2～V_6 倒置，QT 间期 0.44s。**心电图诊断**：窦性心律，非特异性室内阻滞，ST-T 改变。

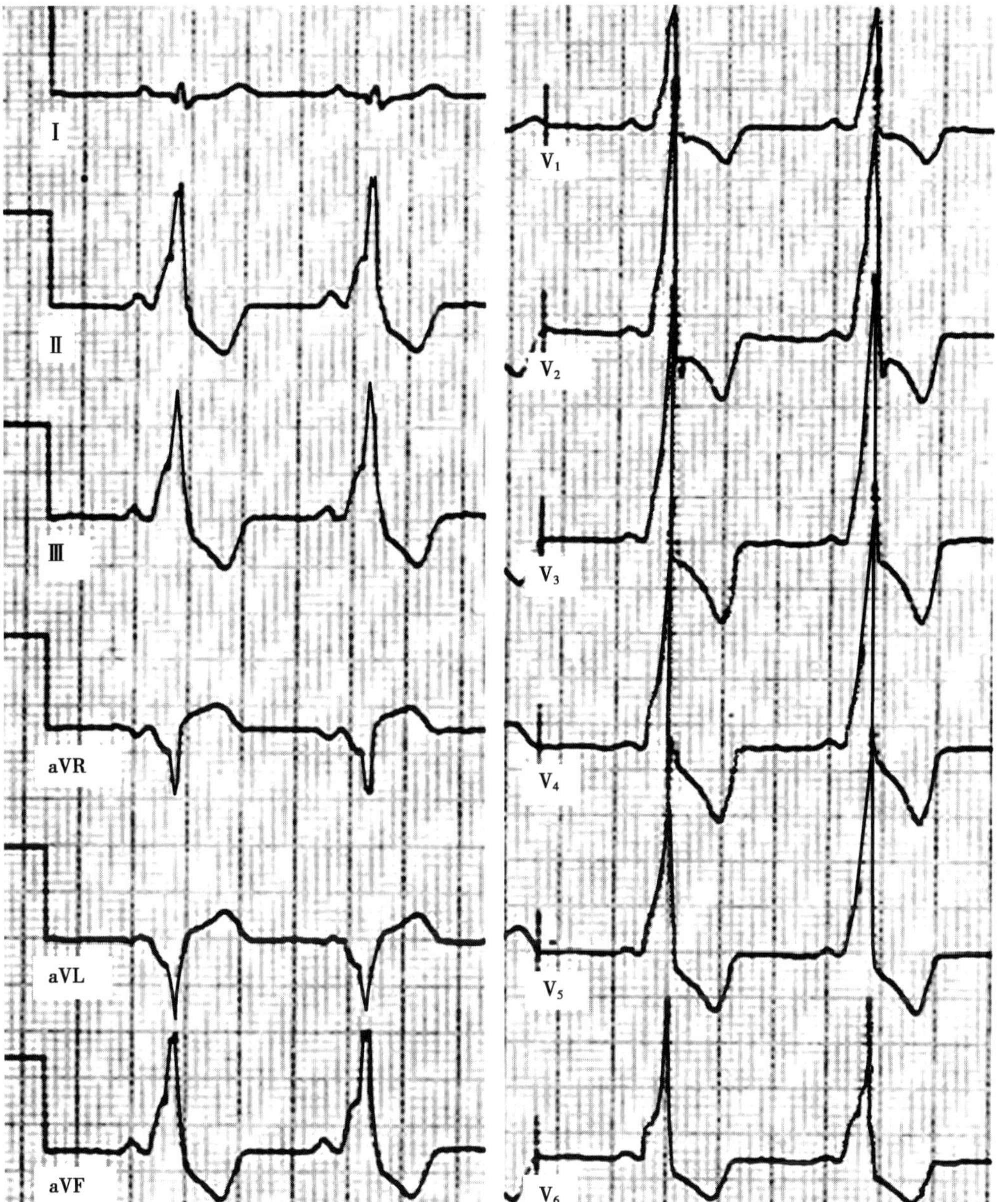

图 6-14　心室预激综合征与室内阻滞鉴别

临床资料:患者,男性,28 岁。临床诊断:预激综合征。**心电图特征:**窦性心律,83 次/分,PR 间期缩短(<0.12s),QRS 起始部粗钝、切迹,并可见 δ 波,QRS 增宽>0.12s。因此,可完全排除非特异性室内阻滞。

第三节 病例思考

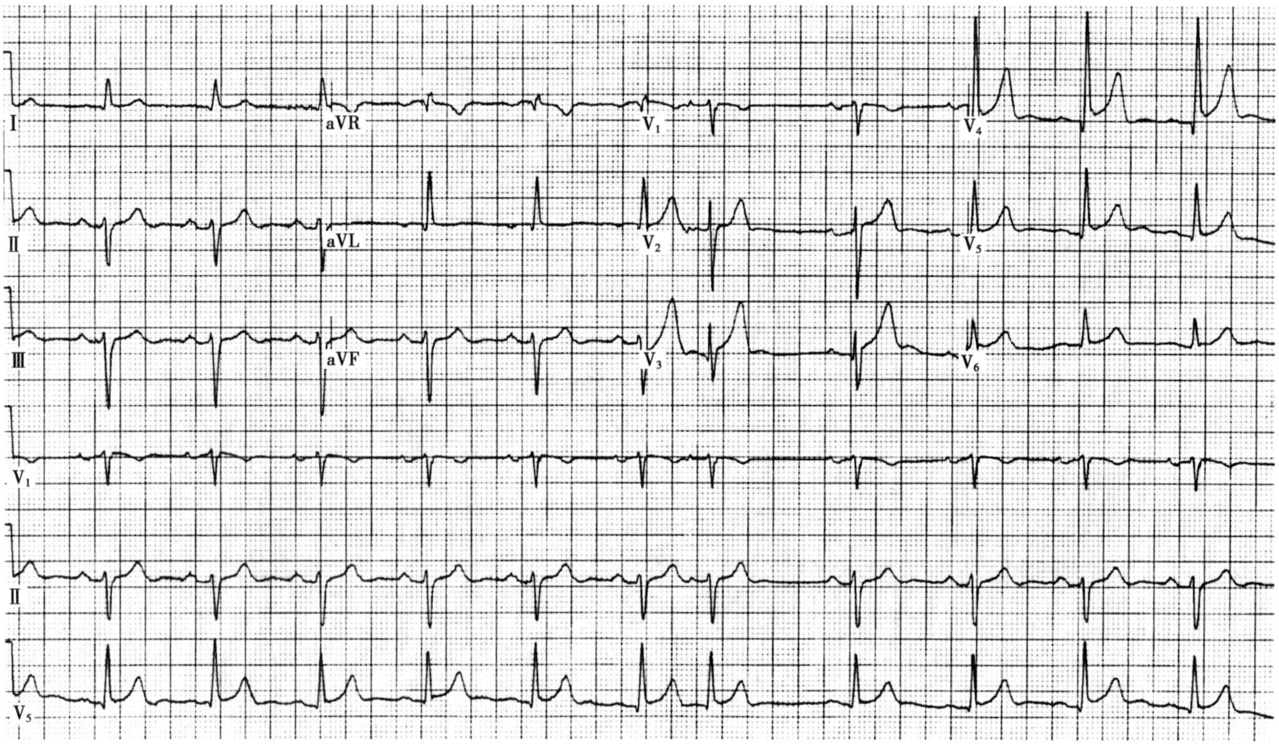

C6-1 左前分支阻滞

临床资料:患者,男性,48岁。发现血压增高3年,血压最高160/100mmHg,最近3天因心悸胸闷来院就诊。查体:血压140/90mmHg,心脏听诊音清、偶有期前收缩,X线胸片示:主动脉结偏宽;UCG未见异常。**心电图特征**:窦性心律,71次/分,PR间期0.18s,QT间期0.38s,QRS时限正常,电轴左偏-62°。QRS形态:Ⅱ、Ⅲ、aVF导联呈rS型,$S_{Ⅲ}>S_{Ⅱ}$;Ⅰ、aVL导联呈qR型,q<0.02s且$R_{aVL}>R_{Ⅰ}$;V_4~V_6导联ST段在J点处略抬高、凹面向下伴高大T波。右胸导联可见提前出现、与众相同的QRS波群,其前可见相关之P′波、代偿间歇不完全。**心电图诊断**:窦性心律,左前分支阻滞,房性期前收缩,早期复极。**鉴别诊断**:1. 下壁心肌梗死;2. $S_{Ⅰ}S_{Ⅱ}S_{Ⅲ}$综合征。**讨论**:左前分支分布于室间隔前部、前乳头肌及心室前侧壁;当其阻滞时,心室除极首先由左后分支向下方使室间隔的后下部及膈面内膜除极,紧接着借普肯耶纤维向左上兴奋心室前侧壁心肌,因此,QRS初始向量(一般不超过0.02s)向下偏右,QRS综合向量指向左上方,额面QRS环呈逆钟向运行,电轴位于-30°~-60°之间。由于普肯耶纤维传导速度快,因而QRS时限一般不超过0.11s。左前分支阻滞由于阻滞程度不同可分为:一、二、三度阻滞;重型一度阻滞与三度阻滞,心电图上均表现为典型的左前分支阻滞图形,电轴左偏往往>-45°以上,而三度左前分支阻滞其图形持久不变;轻型一度左前分支阻滞,电轴在-30°~-45°之间;二度左前分支阻滞则表现为左前分支阻滞图形间歇出现。二度Ⅰ型左前分支阻滞电轴左偏呈周期性、进行性加重;二度Ⅱ型左前分支阻滞表现为间歇或交替出现左前分支阻滞图形,无频率依赖现象。

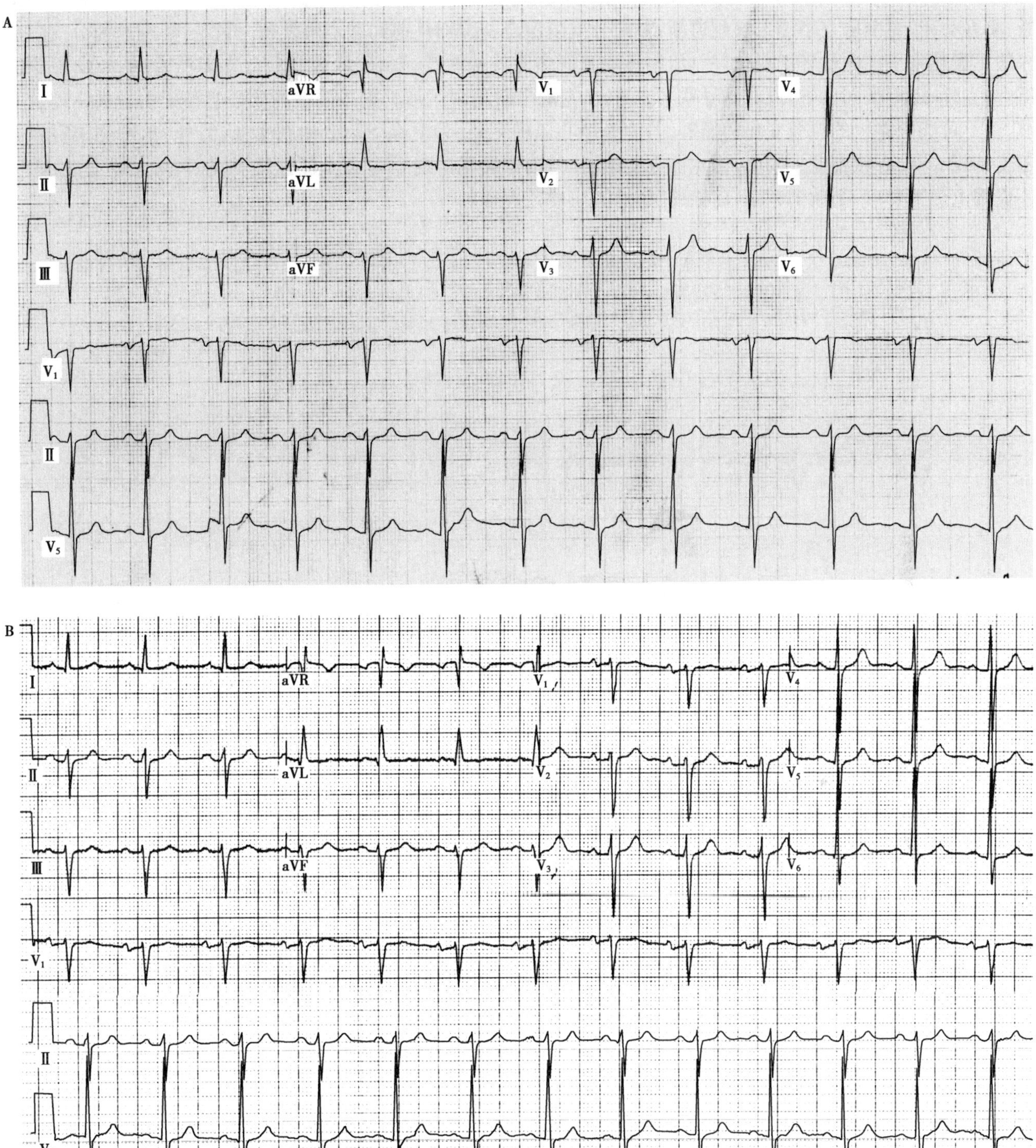

C6-2 **左前分支阻滞呈“假性前间壁心肌梗死表现”**

临床资料：患者，男性，38 岁。活动后心慌、胸闷 8 年，1 个月前当地心电图检查发现异常，近 3 天症状加重来院就诊。体格检查：血压 110/80mmHg，无发绀，心界不大，心音清，双肺无啰音，下肢不肿。X 线胸片及超声心动图检查未发现各室腔大小、心壁厚度及瓣膜结构运动异常。**心电图特征：**图 A：各导联 P-QRS-T 顺序发生，心律为窦性，R-R 间差<0.12s，平均心率 76 次/分；PR 间期 0.18s，QT 间期 0.36s，QRS：肢体导联呈典型的左前分支阻滞图形，胸导 V_1、V_2 呈 QS 型，V_3 呈 rS 型、V_4～V_6 呈 Rs 型；QRS 时限及 ST-T 未见异常。图

B：胸导联 V_1～V_3 为电极向下一肋间安置时描记，QRS 呈 rS 型、Q 波消失，排除前间壁心肌梗死。**心电图诊断：**窦性心律，左前分支阻滞。**鉴别诊断：**左前分支阻滞合并陈旧性前间壁心肌梗死。**讨论：**单纯左前分支阻滞一般不影响水平面向量环的变化，所以，胸导联图形多无特殊改变。由于少数左前分支阻滞时，初始向量除向下、向右外，还略偏向后，造成右胸导联 r 波消失，左胸导联出现 S 波。如果因前间壁心肌梗死引起的病理性 Q 波，绝不可能因电极的位置变化而遁匿，若为急性心肌梗死，还应具备 ST-T 动态改变，另外，本例临床资料亦不支持冠心病、心肌梗死。因此，当左前分支阻滞时，前壁导联出现 q、Q 或 r 波递增不良时，除了结合临床外，还应将电极下置 1～2 肋间记录，以除外“假性心肌梗死表现”。

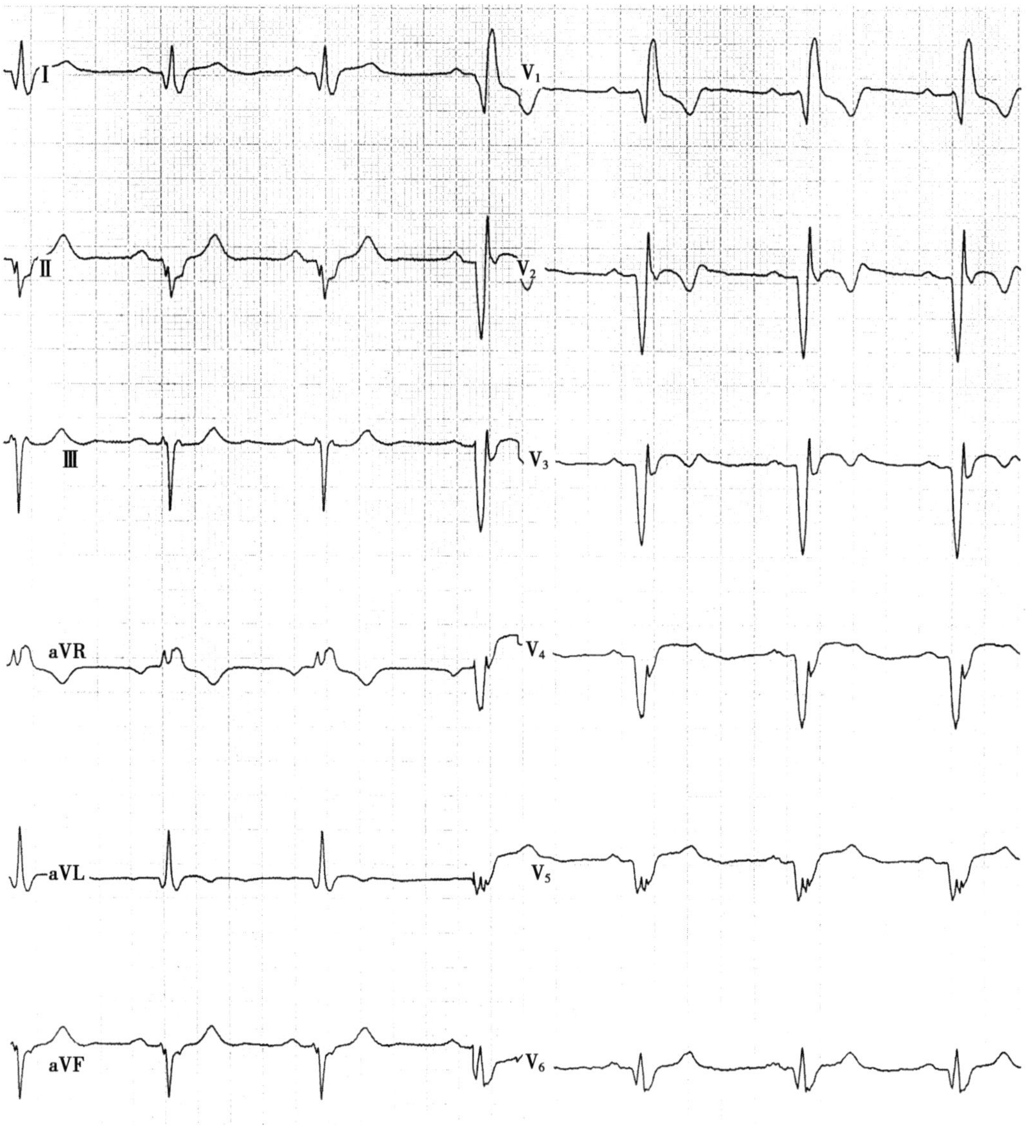

C6-3　下壁心肌梗死与左前分支阻滞鉴别

临床资料：患者，男性，53 岁。临床诊断：冠心病，陈旧性下壁、广泛前壁心肌梗死。**心电图特征：**窦性心律，64 次/分，PR 间期 0.18s，QT 间期 0.40s，V_4、V_5 呈 QS 型伴切迹，V_6 呈 qrs 型；Ⅰ、aVL 呈 qRs 型，Ⅱ呈 QS 型伴挫折，Ⅲ呈 rSr 型，aVF 呈 rS 型，aVR 呈 M 型，QRS 各导终末增宽、粗钝，V_1 呈 QR 型，V_2、V_3 呈 qRs 型，时限 0.14s，电轴左偏－70°。**心电图诊断：**窦性心律，陈旧性广泛前壁、下壁心肌梗死，完全性右束支阻滞。**鉴别诊断：**左前分支阻滞。**讨论：**左前分支阻滞下壁导联 r 波极小时，易误认为下壁心肌梗死，二者在体表心电图鉴别诊断上是道难题，然观心电向量图 QRS 环体运行方向有助二者鉴别。下壁心肌梗死其额面 QRS 环呈顺钟向运行，而左前分支阻滞则呈逆钟向转位。本例 $R_{Ⅲ}$ 先于 $R_{Ⅱ}$、R_{aVR} 先于 R_{aVL} 出现系下壁心肌梗死，提示主环体呈顺钟向运转。反之，若 $R_{Ⅱ}$ 出现在 $R_{Ⅲ}$ 之前、R_{aVL} 较 R_{aVR} 为先，为左前分支阻滞。

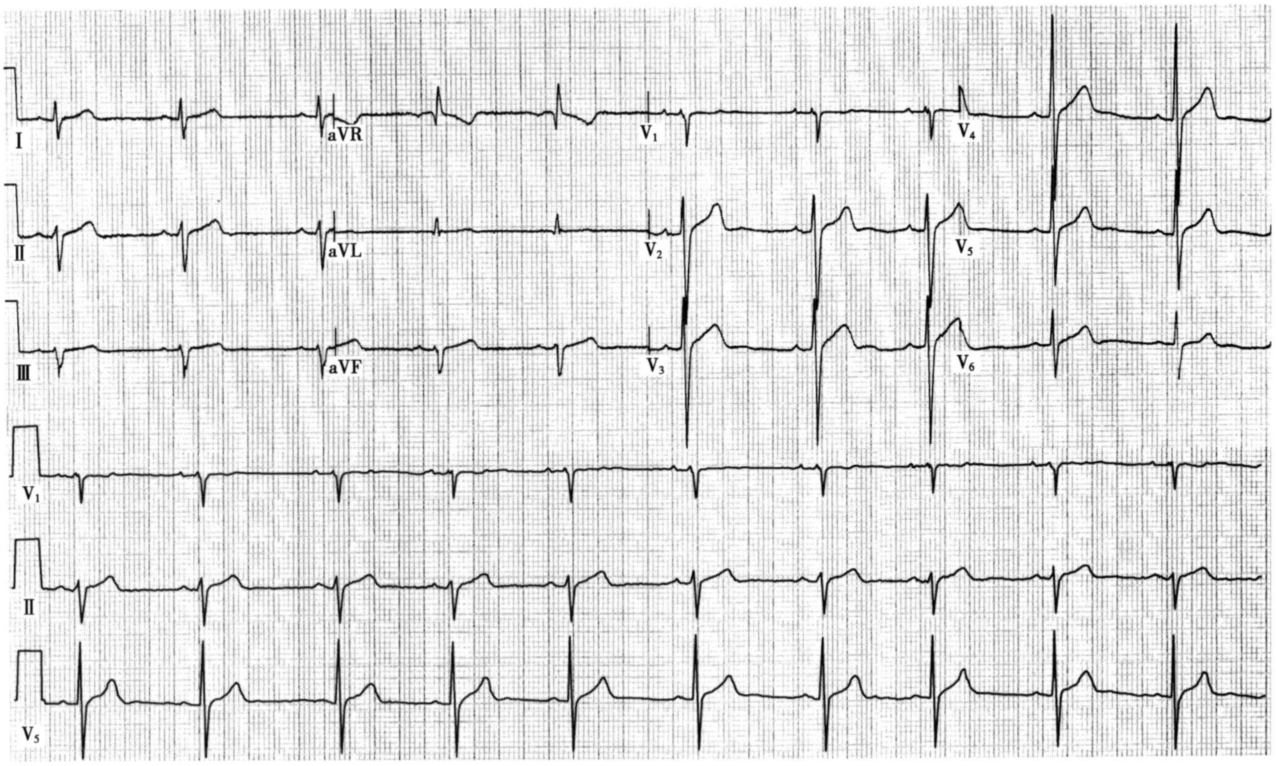

C6-4　$S_{Ⅰ}S_{Ⅱ}S_{Ⅲ}$ 图形与左前分支阻滞鉴别

临床资料： 患者，男性，19 岁。平素身体健康，作心电图检查时发现"不正常"。体格检查：血压 120/80mmHg，心率 60 次/分，心律齐，无杂音。超声心动图检查未发现异常。**心电图特征：** 窦性心律，RR 间差>0.12s、平均心率 60 次/分，PR 间期 0.16s，QT 间期 0.38s。QRS 时限 0.10s，各导联 QRS 形态：Ⅱ、Ⅲ、aVF 呈 rS 型，$S_{Ⅱ}>S_{Ⅲ}$，aVL、aVR 呈 qR 型、$R_{aVR}>R_{aVL}$，Ⅰ呈 RS 型，电轴 268°。胸导联 V_1～V_3 呈 rS 型、V_4～V_6 呈 RS 型，ST-T 无改变。**心电图诊断：** 窦性心律不齐，$S_{Ⅰ}S_{Ⅱ}S_{Ⅲ}$ 图形。**鉴别诊断：** 左前分支阻滞，右心室肥大。**讨论：** $S_{Ⅰ}S_{Ⅱ}S_{Ⅲ}$ 图形，是指 QRS 波群在标准Ⅰ、Ⅱ、Ⅲ导联上均有终末 S 波，且 $S_{Ⅱ}>S_{Ⅲ}$，也有人称：$S_{Ⅰ}S_{Ⅱ}S_{Ⅲ}$ 综合征或 $S_1S_2S_3$ 图形。出现这一图形系由于 QRS 终末向量指向右上方所致，反映右心室流出道和室间隔后底部除极向量增大。多见于先天性或后天性心脏疾病伴有右心室肥大或右室流出道有压力、容量负荷增大等，也有报道其可见于约 20%的正常人中。本例或许由于该部位传导障碍或心脏位置变化等，使指向右上方的终末向量较明显。此时应注意与左前分支阻滞、右室肥厚鉴别。$S_{Ⅰ}S_{Ⅱ}S_{Ⅲ}$ 图形如果只关注Ⅱ、Ⅲ、aVF 导联的 rS 波形易误诊为左前分支阻滞，但结合 $S_{Ⅱ}>S_{Ⅲ}$，$R_{aVR}>R_{aVL}$ 及Ⅰ导联的 RS 图形即可得知系 QRS 电轴进入－90°～－180°，而并非左前分支阻滞。另外，本例胸导联图形及临床资料不支持右心室肥大。

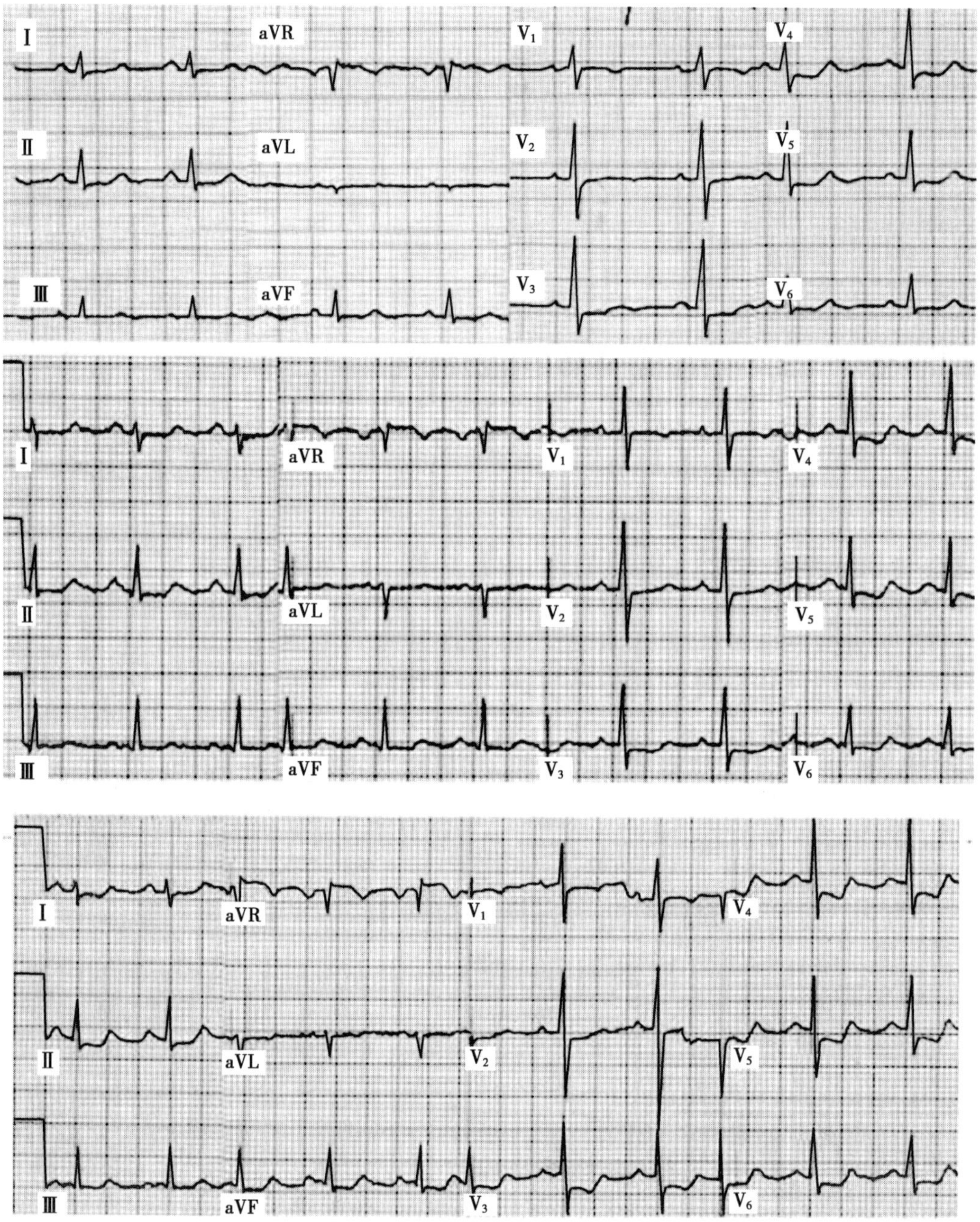

C6-5　左后分支加左中隔支阻滞

临床资料：患者，女性，68岁。曾患高血压、糖尿病史10余年，最高血压180/90mmHg，平时口服尼莫地平。近4年间断出现胸痛，持续数分钟至10数分钟不等，一般可自行消失，严重时含硝酸甘油方可缓解。近10天发作频繁，每天1～2次，活动不受限。体格检查：血压150/90mmHg，心率80次/分，未闻及杂音，两肺清，下肢无水肿。临床诊断：高血压病，冠心病，自发性心绞痛，糖尿病。**心电图特征**：上图为心绞痛发作前三天描记，在此作为对照图。窦性心律，83次/分，PR间期0.14s，QT间期0.36s，QRS时限正常，V_1导联R/S=1，电轴+60°，ST_{II}、aVF、V_5、V_6压低≤0.05mV、STV_3、V_4压低0.1mV。中图、下图系本次心绞痛发作时记录，与对照图比：心率较前增快至100次/分，QRS形态：Ⅰ、aVL呈rS型，Ⅲ、aVF呈qR型且R波较前明显增高，下图电轴右偏+100°、中图为+90°，右胸导联以R波为主、R/S>1，V_1导联R波>V_6导联R波；ST段：V_3～V_6较前明显下移，达1.5～2.0mV；V_3～V_5导联T波由直立转为双向，余大致同前。**心电图诊断**：窦性心律，不完全性左后分支阻滞合并中隔支阻滞，ST-T改变。**鉴别诊断**：1. 右心室肥大；2. 正后壁心肌梗死；3. 急性肺栓塞；4. A 型心室预激综合征。**讨论：**在临床上单纯的左后分阻滞和左中隔支阻滞并不多见，而二者同时出现更为少见。本例动态观察心电图的变化比单独检查一次心电图的诊断意义要大得多。左后分支分布于左侧室间隔下部及左室流入道的深层内膜下，而且受冠脉左前降支及右冠后降支的双重血供，相对地不易受损。当左后分支阻滞时，激动先从左前分支传到左室前壁，然后再通过普肯耶纤维传布至左心室下部；QRS 向量环最初 0.02s 向左上，中、后段及终末部分向下向右，最大向量指向右下方，环体运行呈顺钟向转位。因此，心电图上Ⅰ、aVL 导联呈 rS 型，Ⅱ、Ⅲ、aVF 导联呈 qR 型，亦有人形容其呈 $S_{Ⅰ}Q_{Ⅲ}$ 型。左后分支阻滞也可分成三度：一度轻型阻滞为不完全性左后分支阻滞，其电轴右偏程度较轻（80°～100°）或动态变化超过 60°以上。一度重型与三度阻滞均呈现完全性左后分支阻滞图形，只不过前者电轴右偏程度可发生动态变化，而后者则固定不变。二度Ⅰ型左后分支阻滞，额面 QRS 电轴逐渐右偏并且呈周期性变化。二度Ⅱ型左后分支阻滞，额面电轴右偏间歇或交替出现，且多与频率无关。单纯左后分支阻滞不影响胸导联 QRS 波的变化，但本例横面 QRS 环体向前移位，引起 QRS 前向电力增大，投影在 V_1、V_2 导联轴正侧，形成右侧胸导联以 R 波为主，$R_{V_2}>R_{V_5}$、R_{V_6}。上述心电图变化须与右心室肥大、侧后壁心肌梗死、A 型预激综合征、急性肺栓塞等鉴别。患者临床患有高血压，糖尿病，冠心病，心电图改变与心绞痛发作有关，加之对照图表观，不支持右心室肥大；本图 PR 间期不缩短、QRS 不增宽，排除 A 型预激综合征；V_6 导联电压增高、无坏死型 Q 波、损伤型 ST 及缺血型 T 波改变，亦不符合侧后壁心肌梗死；急性肺栓塞可出现一过性心率加快、右心负荷增加的心电图表现，但本例Ⅲ、V_1、V_2 导联未见明显 T 波倒置，T 电轴不支持肺栓塞。总之，本例心电图表现如果没有临床资料及缺乏以往心电图对照时，要做出正确判断存在一定困难。

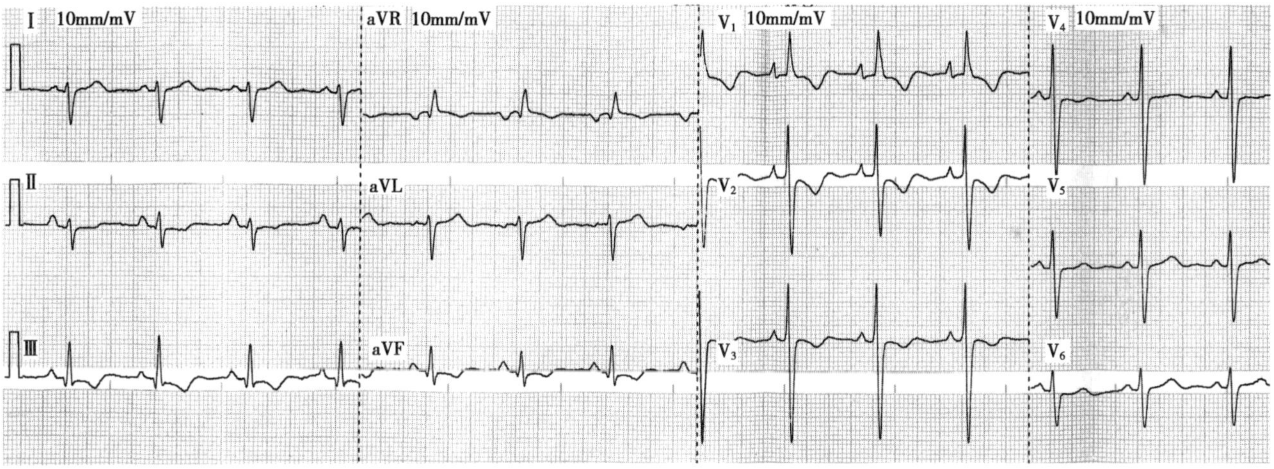

C6-6 右心室肥大与左后分支阻滞的鉴别

临床资料：患者，男性，62 岁。活动后胸闷、气喘 3 年，加重 1 个月，当地医院诊断：特发性肺动脉高压。现病情加重，活动耐量明显减低，出现双下肢水肿，为进一步诊治入我院。超声心动提示：肺动脉高压，右心扩大，三尖瓣中量反流，卵圆孔未闭。临床诊断：肺动脉高压，慢性肺心病，房间隔缺损，心脏扩大、心功能Ⅲ级。**心电图特征：**窦性心律，心率 75 次/分，PR 间期 0.16s，QT 间期 0.38s，V_1、V_2 导联 P 波高尖、达 0.2mV，QRS 形态：Ⅰ、Ⅱ、aVL、V_6 呈 rS 型，Ⅲ、aVF 呈 qRs 型，aVR 呈 qR 型，V_1 呈 R 型，V_2～V_5 呈 RS 型，QRS 时限 0.10s，电轴右偏＋134°；ST 段：Ⅱ、Ⅲ、aVF、V_1、V_2、V_3 压低；T 波：Ⅲ、aVF、V_1、V_2、V_3 倒置，Ⅱ导联双向。**心电图诊断：**窦性心律，右心房扩大，右心室肥大，ST-T 改变。**鉴别诊断：**左后分支阻滞。**讨论：**右心室肥大时其除极电势增大，甚至超过左心室的除极向量，使 QRS 环向右、前、下的向量明显增大，投影在肢体导联Ⅰ、aVL 的负侧，形成 QRS 主波向下的 rS 型，投影在Ⅲ、aVF、aVR 的正侧，形成主波向上的 qRs 或 qR 型，投影在胸导联 V_1 的正侧，呈 R 型，投影在 V_5、V_6 导联的负侧，形成主波向下的 rS 型。本例与左后分支阻滞的区别在于：①电轴明显右偏 134°，左后分支阻滞极少超过 120°；②胸导联呈右心室肥大图形，单纯左后分支阻滞胸导联无改变；③右心房扩大；④继发性 ST-T 改变。

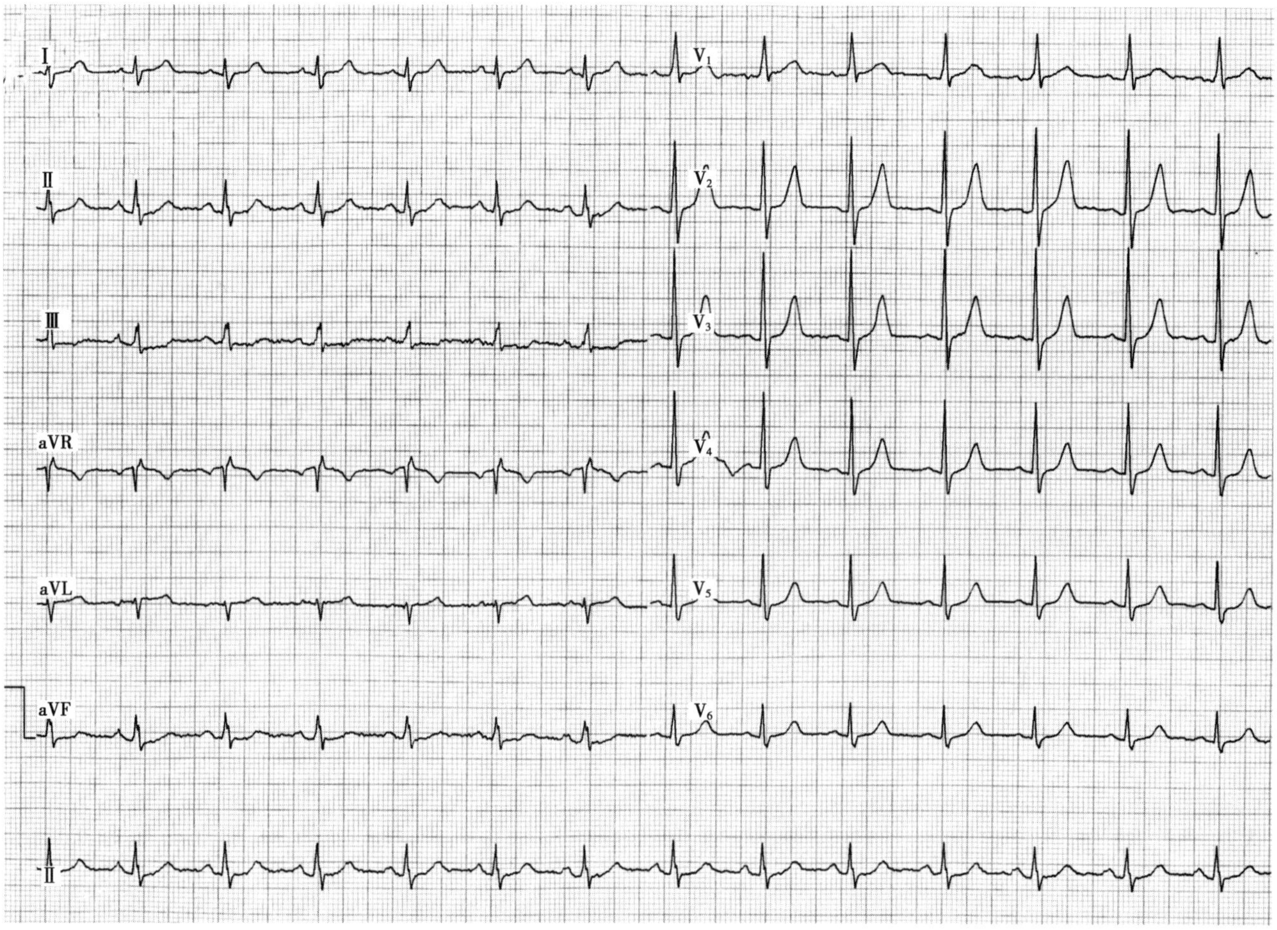

C6-7　左中隔支阻滞

临床资料:患者,女性,68岁。发作性心悸20年,再发1小时来院就诊。既往高血压病20年,血压最高达160/100mmHg。超声心动提示:各房室腔内径正常范围,室间隔及左右室壁厚度正常,运动协调,收缩幅度正常,各瓣膜形态、结构、启闭运动未见明显异常。临床诊断:高血压病。**心电图特征:**窦性心律,80次/分,PR间期0.16s,QT间期0.38s。QRS时限0.08s,V_1、V_2呈Rs型,$R_{V_2}>R_{V_6}$,V_5、V_6导联无Q波,电轴+75°。ST-T无异常。**心电图诊断:**窦性心律,左中隔支阻滞。**讨论:**Uhley认为:当间隔支受损时,左束支的冲动只能经由左前、左后二支传布,初始的向右向量消失,V_5、V_6导联没有q波。最后激动通过普肯耶纤维网到达间隔支分布的区域而使室间隔中部及左室前壁除极,QRS环体明显前移。1976年Nakaya在切断狗的中隔支之后,证实了这种改变。同年Hoffmann等对6例QRS环体明显前移的患者,进行冠脉造影及左室造影,其中5例左前降支完全堵塞,左心室前壁功能失调,认为QRS环体前移系间隔支损伤所致。QRS环体前移造成右胸导联高R波的心电图改变还可见于右心室肥大、正后壁心肌梗死、A型预激综合征等。因此,从某种意义上说间隔支阻滞是一个排除性诊断,即排除了上述可能引起右胸导联高R波情况之后的心电图解释。

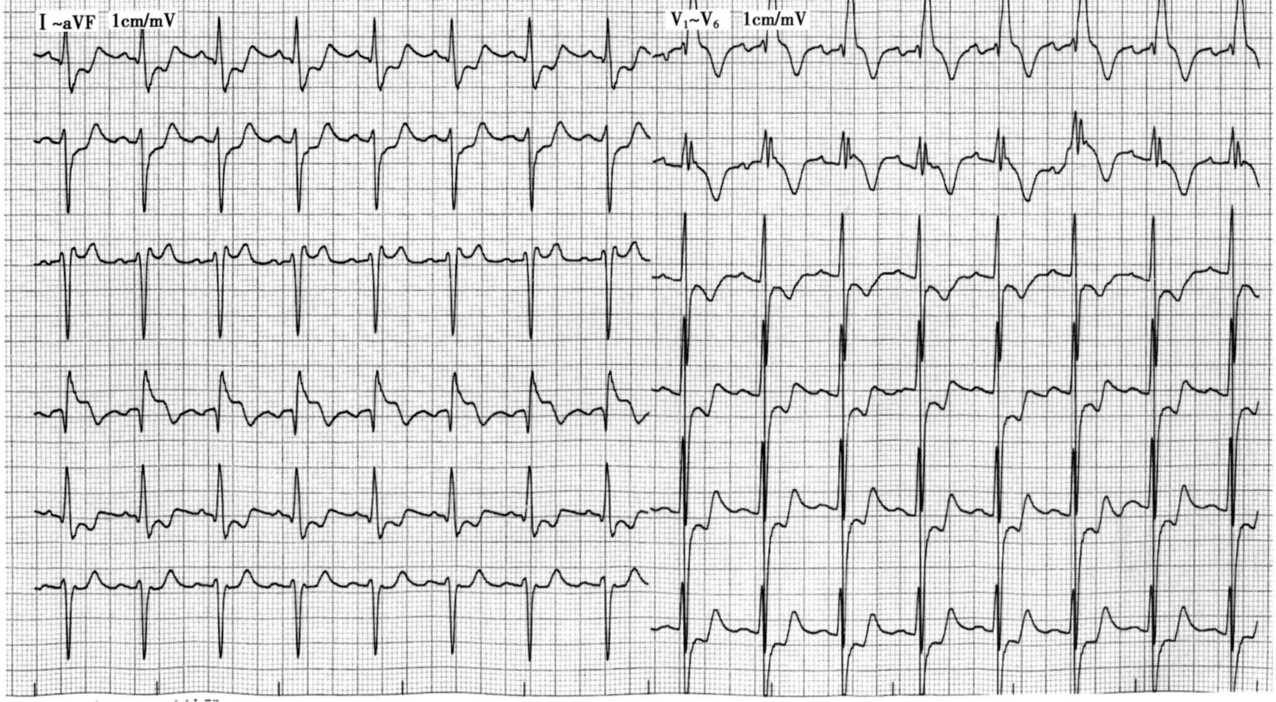

C6-8 完全性右束支加左前分支阻滞

临床资料:患者,男性,73 岁。发作性胸闷 3 天,伴心慌、出汗,每次持续 5~6 分钟好转,一般需服速效救心丸或硝酸甘油。2005 年 6 月外院冠脉造影提示"双支病变,累及 LAD 和 RCA"。既往否认高血压,2 型糖尿病 6 年,现服二甲双胍,否认高脂血症。体格检查:血压 130/70mmHg,心率 90 次/分,律齐,无杂音,双肺正常,余(一)。临床诊断:冠心病,2 型糖尿病。**心电图特征:**基本心律为窦性,心率 94pbm,PR 间期 0.17s,QT 间期 0.41s,QRS 各导联终末增宽、粗顿,V_1 呈 rSR′型,时限达 0.16s;Ⅱ、aVF 呈 rS 型,Ⅲ呈 rSr′型,$S_{Ⅲ}>S_{Ⅱ}$、Ⅰ、aVL 呈 qRs 型,$R_{aVL}>R_{Ⅰ}$,电轴左偏−77°。ST 段:Ⅰ、Ⅱ、aVL、V_3~V_6 水平型下移 0.1~0.3mV、aVR 抬高 0.2mV,T 波:V_1~V_3 对称性倒置、V_4、V_5 双向。**心电图诊断:**窦性心律,完全性右束支阻滞加左前分支阻滞,ST-T 改变。**讨论:**完全性右束支阻滞加左前分支阻滞为双分支阻滞中最常见的类型,临床病因多见于冠心病、高血压性心脏病、心肌病、Lev 病、Lenegre 病、先天性心脏病、主动脉瓣病变等。冠心病时,右束支合并左前分支阻滞的发生率为 40%~60%。因为,右束支及左前分支的近端血供,都来自于左冠状动脉的左前降支第一穿支,所以,当左前降支病变时,右束支及左前分支易同时受累。由于右束支阻滞及左前分支阻滞,激动只能沿左后分支向下传导,因而心室激动程序自左心室的后下部转向左心室前侧壁,最后通过室间隔到达右心室。心电图表现为右束支阻滞加电轴左偏。

A

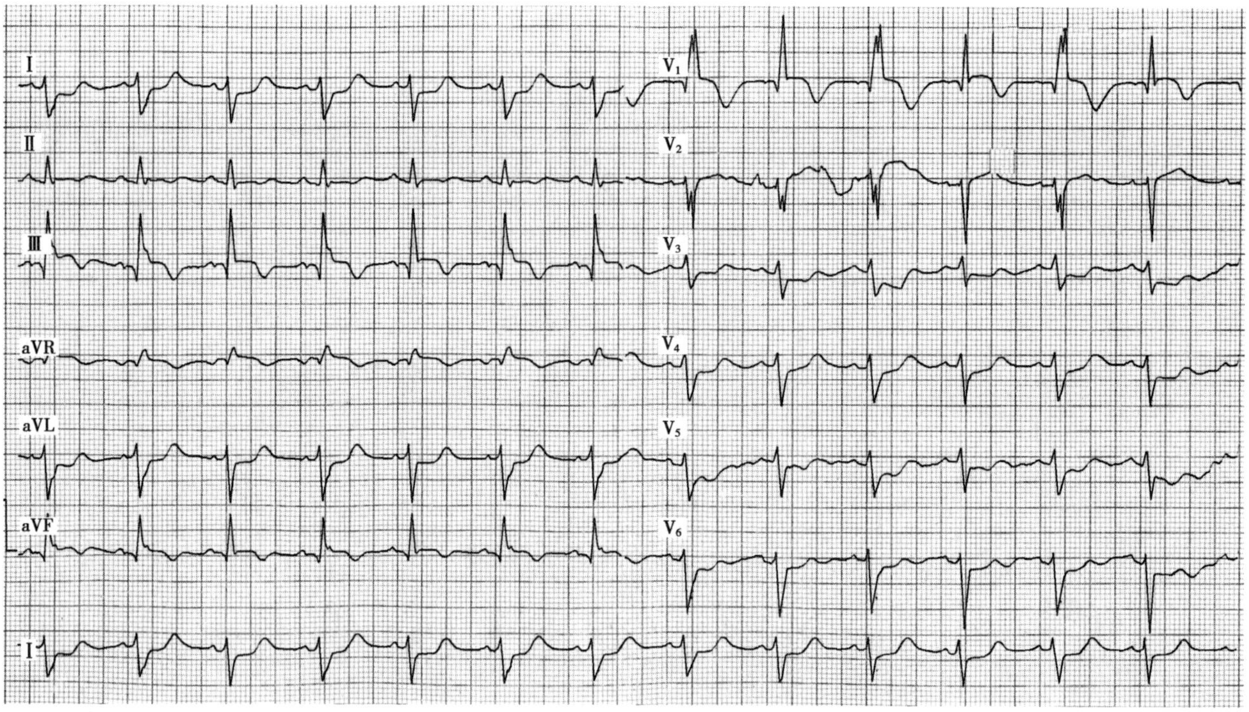

B

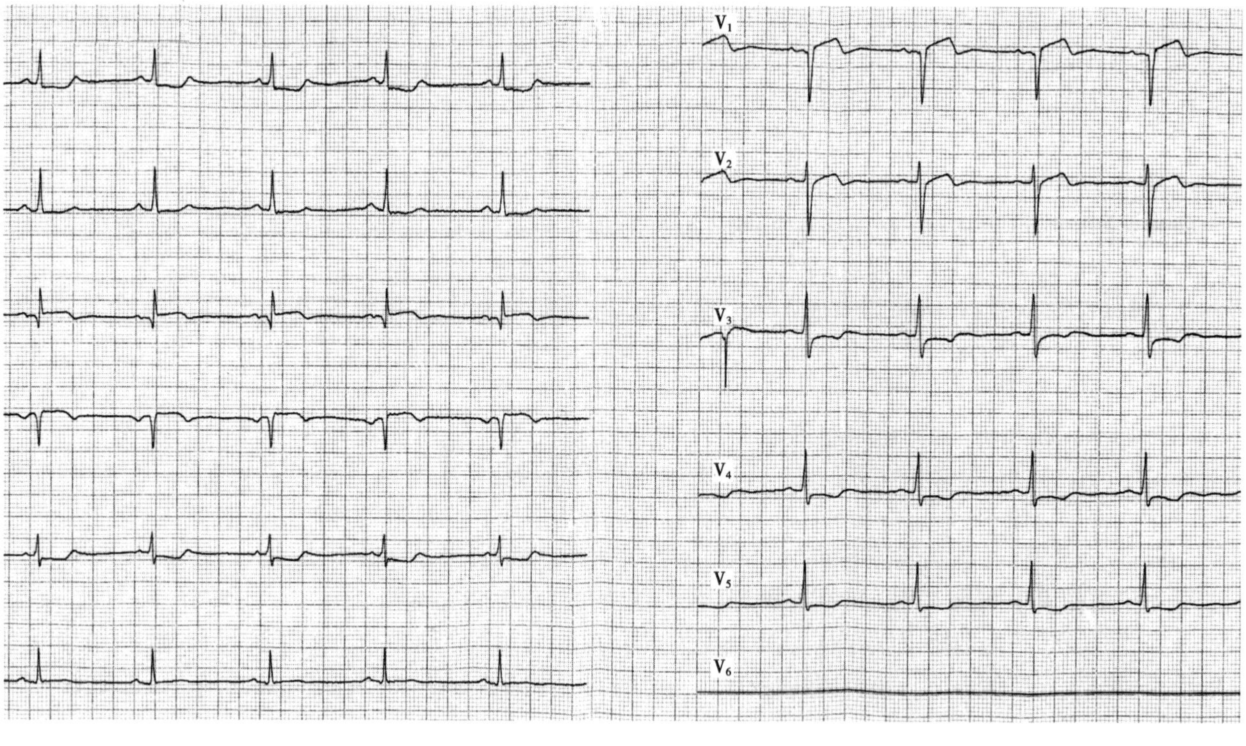

C6-9 交替性右束支加左后分支阻滞

临床资料：患者，女性，66 岁。胸闷 1 年，加重 3 月 2007 年 5 月 31 日因 AMI 在院外行 PCI，术后恢复良好。今年 9 月反复出现胸痛、胸憋、大汗、恶心急诊入院，行 CABG 术。临床诊断：冠心病，急性非 ST 抬高性心肌梗死，陈旧性前壁心肌梗死，陈旧性脑梗死，高血压病。**心电图特征：**图 A 为心绞痛发作时描记。基本心律为窦性，心率 83 次/分，PR 间期 0.16s，QT 间期 0.46s；QRS 肢体导联呈左后分支阻滞图形，电轴右偏 118°，胸导联呈右束支阻滞图形，QRS 波群宽窄交替；ST 段Ⅲ、aVF、V_1 导联略抬高 0.05mV，Ⅰ、aVL、V_3～V_6 导联下移 0.05～0.15mV，T 波Ⅲ、aVF、V_1 倒置，Ⅱ、V_5 双向。图 B 为心绞痛缓解后描记，缺 V_6 导联。右束支及左后分支阻滞图形消失，QRS 波群形态、时限正常。心率 54 次/分，ST 段Ⅰ、Ⅱ、aVL、V_3～V_5 导联下移、Ⅲ导略抬高，T 波Ⅰ、aVL、V_3～V_5 导联双向。**心电图诊断**：图 A：窦性心律，左后分支阻滞伴交替性右束支阻滞，ST-T 改变。图 B：窦性心动过缓，ST-T 改变。**讨论**：右束支加左后分支阻滞是临床较少见的双分支阻滞。心电图特点是肢体导联呈左后分支阻滞图形而胸导联表现为右束支阻滞图形。

（魏经汉　陶晓娟　方丕华）

第七章

预激综合征

本章内容提要：

第一节　心电图概论

一、概　　述

预激综合征的解剖基础是房室间除有正常房室通路（正路）外还有附加旁路存在，其机制是激动经旁路预先激动心室。Gallagher 将预激综合征定义为“激动从起源点比经正路提前激动远方区域（心室或心房）的一部分或全部”。并将预激综合征分为：典型预激综合征（WPW 综合征），短 PR 间期综合征（即 LGL 综合征）和变异型预激综合征。

二、典型预激综合征（WPW 综合征）

（一）临床心电图表现

1. 临床心电图特点

（1）PR 间期<0.12s。

（2）QRS 时限>0.10s，初始粗钝（δ 波），PJ 间期正常。

（3）有继发性 ST-T 改变（图 7-1）。

临床多有阵发性心动过速反复发作。

2. 分类　按心电图表现和旁路前传功能可分为显性、不完全潜在性、潜在性和隐匿性 4 型。

（1）显性：心电图有典型心室预激表现，按胸前导联 QRS 波形可进一步分为 A 型（V_1～V_6 主波均向上）、

B 型(V_1、V_2 主波向下，V_5～V_6 向上)和 C 型(V_1、V_2 主波向上，V_5～V_6 向下)。心室预激心电图可持续存在，亦可间歇出现。后者称为间歇性预激(图 7-2)。

(2) 不完全潜在性：PR 间期不短，QRS 不宽(无 δ 波)，但 QRS 终末向量与顺向型房室折返性心动过速时不同(图 7-3)。

(3) 潜在性：无心室预激表现，但旁路有前传功能，食管心房调搏可诱发 δ 波(图 7-4)。

(4) 隐匿性：心电图无心室预激表现，旁路无前传功能，只能逆传，临床常因房室折返性心动过速反复发作就诊(图 7-5)。

(二) 诊断中应注意的问题

1. 诊断　心电图有预激表现，临床有阵发性心动过速病史方能诊断。无心动过速史应称为“心室预激”。

2. PR 间期　代表快的一条路径下传心室的时间。①PR 间期缩短是旁路下传快于正路的表现，可以掩盖正路的房室阻滞(图 7-6)；②PR 间期可缩短到 δ 波重叠于 P 波上致 PR 间期难以测量(图 7-7)；③PR 间期可以正常(图 7-3、图 7-9)。

3. QRS 波群　①典型预激综合征(显性)的 QRS 波群为经正、旁两路下传心室形成的单源性心室融合波，不仅影响初始向量(δ 波)，同时影响最大向量(波形)和终末向量(图 7-8A、B、C)；②不完全潜在性旁路传导不快于正路但仍能下传心室，此时 QRS 只有终末向量和波形改变(图 7-9A、B、C)。“δ 波”是旁路下传快于正路的表现；“终末向量改变”是旁路下传心室的标志。

4. PJ 间期　①旁路传导不延长 PJ 间期；②甚至能缩短 PJ 间期；③PJ 间期延长提示正路(房室或束支)阻滞(图 7-6)。

5. ST-T 改变　①继发性 ST-T 改变；②合并原发性 ST-T 改变(图 7-10)；③电张调整性 T 波改变(图 7-11)。

(三) 鉴别诊断

易误诊或掩盖心肌梗死(图 7-12)、束支阻滞、心室肥大和心肌损害等。应结合临床、心电图改变特征和动态变化认真鉴别，必要时可用消除 δ 波的方法有助鉴别(图 7-13)。

(四) 伴快速心律失常

80%伴阵发性心动过速，多为顺向型房室折返性心动过速，亦可为逆向型房室折返性心动过速；11%～39%伴阵发性心房颤动，甚至有恶化为心室颤动的潜在危险(图 7-14)。

(五) 治疗

治疗主要是针对伴发的快速心律失常。

1. 终止发作　可酌情选用刺激迷走神经、药物治疗和食管心房调搏，必要时可电复律。对频繁发作又不接受根治者，终止后应用药物预防复发。

2. 根治　导管射频消融房室旁路成功率达 95%～98%，术前可依 δ 波方向和 QRS 波形分析旁路部位。

三、短 PR 间期综合征(LGL 综合征)

Lown-Ganong-Levine 综合征(LGL)是一种特殊类型的预激综合征。1938 年 Clerc 等首先报道频发阵发性心动过速患者伴短 PR 间期和正常 QRS 间期现象。1952 年，Lown，Ganong 和 Levine 再次报道这一综合征，引起人们的重视，从而以其名字命名 LGL 综合征。

1. LGL 综合征的解剖　至今，对引起 LGL 综合征的解剖基础仍存在着争论。目前，尚无独一的解剖异常被公认为 LGL 综合征的原因。有多种解剖异常被认为可能是 LGL 综合征的解剖基础，包括 James 纤维、Brechenmacher 型纤维、房室结发育不良或小房室结等。

2. LGL 的电生理学特征　LGL 综合征所表现的电生理学特征是房室传导的加速现象。大部分患者加速的房室传导发生在房室结，其心房内传导和希浦系统传导正常，A-H 间期常<60ms；心房起搏频率增快时，A-H 间期可有所延长，但增加的幅度不大，不超过 100ms；心房起搏频率达 200 次/分时，仍能保持 1∶1 房室传导。少部分患者，房室传导的加速是由于存在心房-希氏束旁路，此旁路起于心房，绕过房室结，止于希氏束远

端，电生理检查显示 A-H 及 H-V 间期短。

单纯只有短 PR 间期的患者可能具有加速的房室结传导（enhanced A-V nodalconduction；EAVNC）的特点。EAVNC 代表房室结的功能特征，而 LGL 综合征则指与短 PR 间期有关的室上性心动过速。LGL 综合征患者的短 PR 间期可能与 EAVNC 有关。对于具体某个患者，LGL 综合征和加速的房室结传导可以同时存在，也可以分别单独存在。

越来越多的证据表明，单纯只有短 PR 间期和正常 QRS 间期，而没有心动过速的患者很可能是人体的正常变异。因此，LGL 综合征在很大程度上是一个趋于废弃的诊断名称。在出现导管电生理检查技术以前，LGL 被认为是一个综合征，目前尚无可信的证据说明 LGL 综合征是一个独立的疾病。通过导管电生理研究发现，LGL 的短 PR 间期可能代表正常 PR 间期范围的一个低点。许多原本认为是 LGL 综合征的患者，在行电生理检查时发现阵发性心动过速都有其他机制，多数为房室结折返性心动过速，还有一些是隐匿性旁路，这些旁路通常位于间隔部。

3. 心电图表现　①窦性心律 PR＜0.12s；②QRS 初始无 δ 波(图 7-15)。

4. 伴快速性心律失常　短 PR 间期综合征可伴房室折返性心动过速（并有隐匿房室旁路）、房室结折返性心动过速和阵发性心房颤动。

四、变异型预激综合征（Mahaim 纤维）

1937 年，Mahaim 等首先提出在房室结和心室肌之间存在着异常的旁路纤维，并称之为结-室旁路。其后的研究进一步发现，除了这种房室结至心室肌之间的旁路纤维外，在房室束支水平至心室肌之间（束-室旁路），以及房室结和束支末梢系统之间也存在着旁路纤维（结-束旁路），这些旁路纤维现统称为 Mahaim 纤维。随着心脏电生理和介入性治疗的进展，传统的 Mahaim 纤维的概念受到了挑战。近年的研究发现，Mahaim 纤维通常起自三尖瓣环上方的右心房，并在三尖瓣环处形成类似右束支的特殊传导纤维，然后少部分直接插入三尖瓣环附近的心室肌，大部分终止于右束支。因此，多数“结-室旁路”实际上是具有慢传导特性的房-室旁路（起自心房，止于心室），而“结一束”旁路实际上是具有慢传导特性的房-束旁路（起自心房，止于右束支）。

1. 心电图表现　①PR 间期正常或延长；②QRS 时限延长（或正常），初始可见 δ 波；③可伴 ST-T 改变；④常伴类左束支阻滞型心动过速。

2. 解剖基础　包括：结束、结室、束室、慢传导房束和慢传导房室旁路等。临床以慢传导房束和结束旁路为常见。

3. 诊断

(1) 心电图：PR 间期＞0.12s，有 δ 波或伴快心率依赖性左束支阻滞；心动过速呈左束支阻滞型（V_1 导联 r 波明显）。

(2) 食管心房调搏：用程控期前收缩反扫，δ 波加大，QRS 波群呈上述左束支阻滞型。

(3) 心电生理检查：可明确诊断并有助于识别旁路的类型。

4. 鉴别诊断　应注意与右侧房室旁路、右室特发室性心动过速等鉴别。

5. 伴心动过速　各型 Mahaim 纤维均无逆传功能，形成心动过速时只能做前传支，表现为左束支阻滞型逆向性房室折返性心动过速。易被心房、心室刺激终止，对钙拮抗剂和 β 受体阻滞剂反应好，射频消融是根治的有效方法。

五、显性房室旁路的心电图定位

近年来，随着导管消融技术的广泛应用，对房室旁道的定位有更高的要求。当今一般在上述分型的基础上，充分利用常规 12 导联心电图，增加肢体导联的预激波的方向、额面 QRS 波电轴、心前导联 R 波的移行区等特点作为定位的依据。

1. δ 波极性的确定　δ 波极性测定标准由 Lemery 等首先提出。目前已被普遍采用。静息状态下记录 12 导联体表心电图，具有预激特征的 QRS 综合波的起始 40ms 规定为 δ 波，如果某导联初始 40ms 向量在等电位线上，则为正向δ波，表示为(+)；如果某导联初始40ms向量偏离等电位线倒置向下，则为负向δ波，表示为(—)；等电位线δ波表示为(±)，指与有明确预激导联同步记录的某导联QRS综合波，在预激时无可见δ波(位于等电位线)或δ波起始偏离等电位线，但在QRS波开始之前又回到了等电位线(图7-16)。

2. 胸导联QRS波群的移行区　冠状面上QRS波群的移行区是指胸导联R/S比例的变化。R/S=1的导联则为移行区所在导联。如胸前某一导联R/S>1，则移行区在其左侧，如R/S<1，则移行区在其右侧。

3. 体表心电图对显性房室旁道定位的流程　国内学者根据显性房室旁道的体表心电图特征，提出了房室旁道的定位流程。首先根据V_1导联主波方向，将旁道分为左侧或右侧。若V_1导联主波向上则为左侧旁道，如V_1导联主波方向向下，而Ⅰ和aVL导联δ波为负向或等电位线者，也为左侧旁道(图7-17)；若V_1导联呈rS或QS形态，且Ⅰ、aVL导联δ波呈正向者为右侧显性旁道(图7-18)。

对于初步确定为右侧旁道者，根据V_1导联δ波的极性将其进一步分为右侧游离壁和右侧间隔部旁道。V_1导联δ波直立者为右侧游离壁旁道(图7-19)，V_1导联δ波负向或等电位线者为右侧间隔部旁道(图7-20)。右侧间隔部旁道中，若aVF导联δ波直立则为右前间隔旁道(图7-21)，aVF导联δ波为负向或等电位线者则为右中间隔或右后间隔旁道。另外，Ⅱ导联δ波负向者旁道多位于右后间隔(图7-22)，δ波直立者多位于右中间隔(图7-23)。对于右侧游离壁旁道，同样可根据Ⅱ导联和aVF导联δ波的极性进一步划分，若aVF导联δ直立则为右前游离壁旁道(图7-24)，aVF导联δ波倒置或呈等电位线则为右侧壁或右后游离壁旁道，其中Ⅱ导联δ波直立者为右侧壁旁道(图7-25)，δ波倒置或等电位线者为右后侧壁旁道(图7-26)，少数也可为右后间隔旁道。

对于确定为左侧旁道者，若Ⅰ和aVL导联δ波直立，则为左间隔旁道，当aVF导联δ波倒置和(或)V_1导联QRS波群呈rsr'形时为左后间隔旁道(图7-27)，否则可能为左中间隔旁道。若Ⅰ、aVL导联δ波位于等电位线或呈负向则为左侧壁旁道。旁道离开冠状窦口越远，Ⅰ和aVL导联负向δ波倒置越明显，且q波越深。随着旁道的位置远离冠状窦口的距离，一般情况下，aVL导联负向δ波早于Ⅰ导联出现、且aVL导联的负向q波的深度大于Ⅰ导联。左后侧旁道Ⅰ、aVL导联δ波可位于等电位线或aVL导联出现q波。左前侧壁旁道Ⅰ、aVL导联可全部呈QS形态，δ波倒置(图7-28)。左侧显性旁道Ⅰ、aVL导联δ波及q波的深度介于左前和左后侧壁旁道之间。

对于V_1导联呈rS形，Ⅰ、aVL导联δ波位于等电位线或负向者属于左侧旁道，V_1导联R/S<1可能因为预激程度较小，从而预激不改变V_1导联主波方向而表现为R/S<1(图7-29)。此类病例可通过ATP试验或心房起搏，观察阻断房室结前传后δ波及QRS主波方向的改变，进一步对旁道定位。

第二节 图 谱

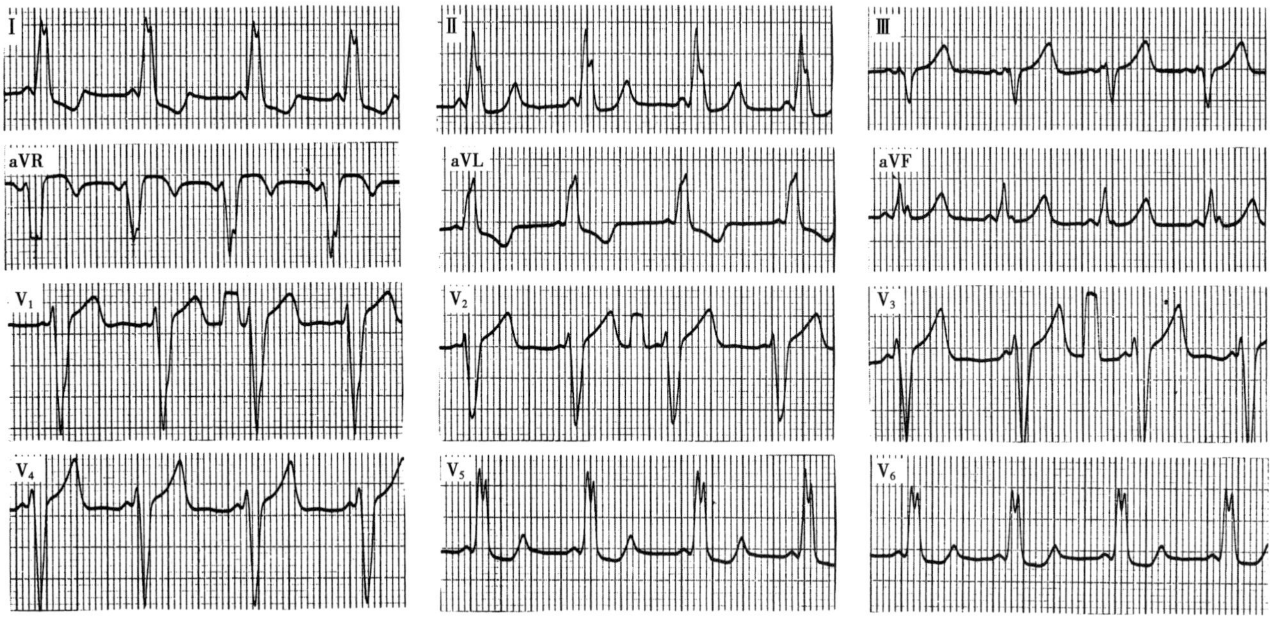

图 7-1 心室预激(B 型)心电图

PR 间期<0.10s,QRS 时限 0.12s,初始粗钝(δ 波),PJ 间期 0.24s,伴继发性 ST-T 改变。**心电图诊断:**窦性心律,心室预激(B 型)。

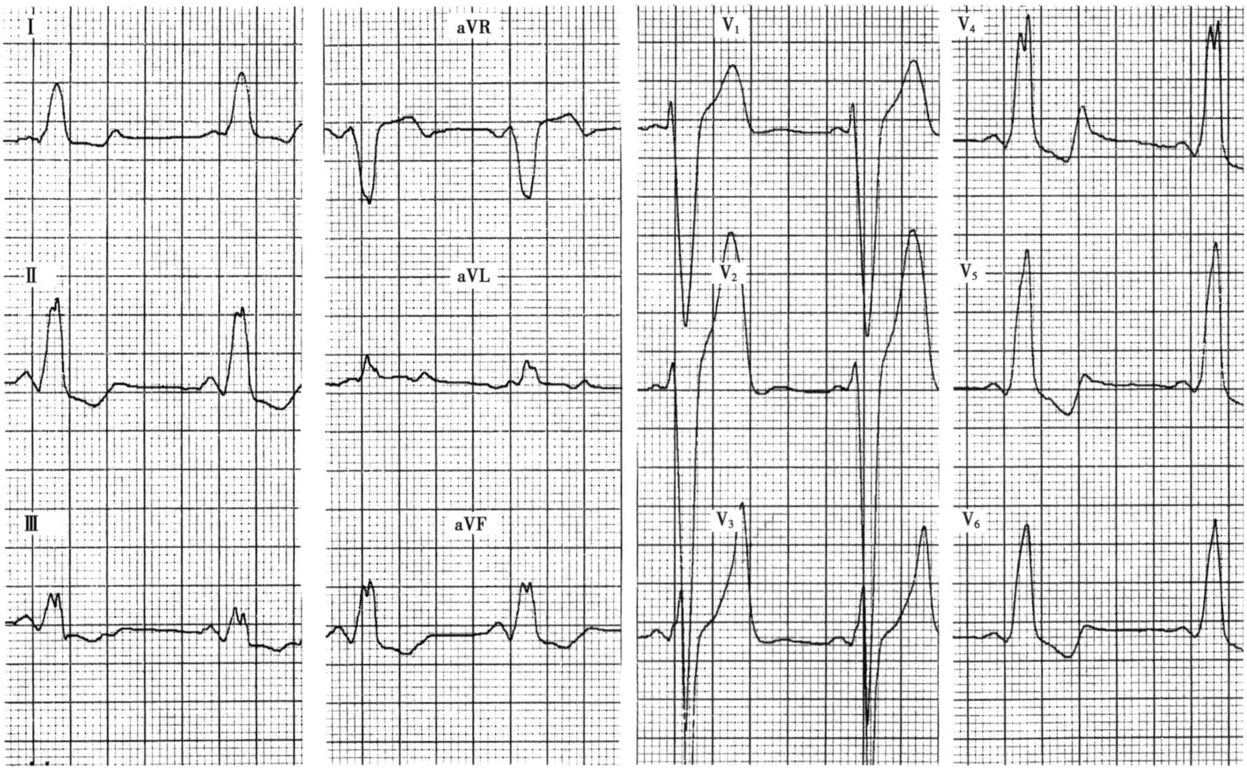

A. B 型预激综合征

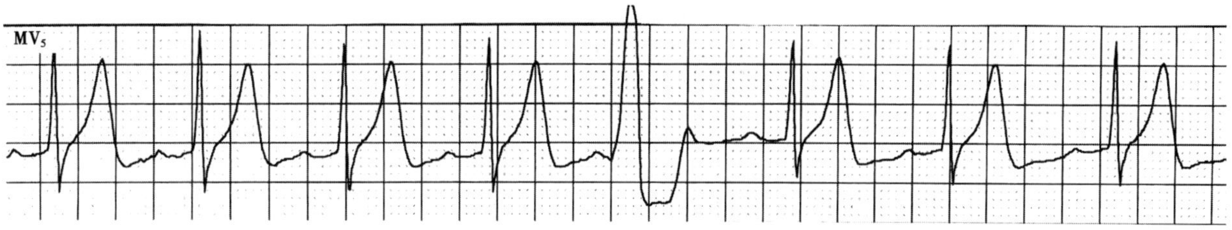

B. 动态心电图示预激波间歇出现，无预激波时，PR 间期 0.24s，揭示正路一度房室阻滞。**心电图诊断：**窦性心律，间歇性心室预激（B 型，右侧旁路）

图 7-2　间歇性心室预激（掩盖一度房室阻滞）

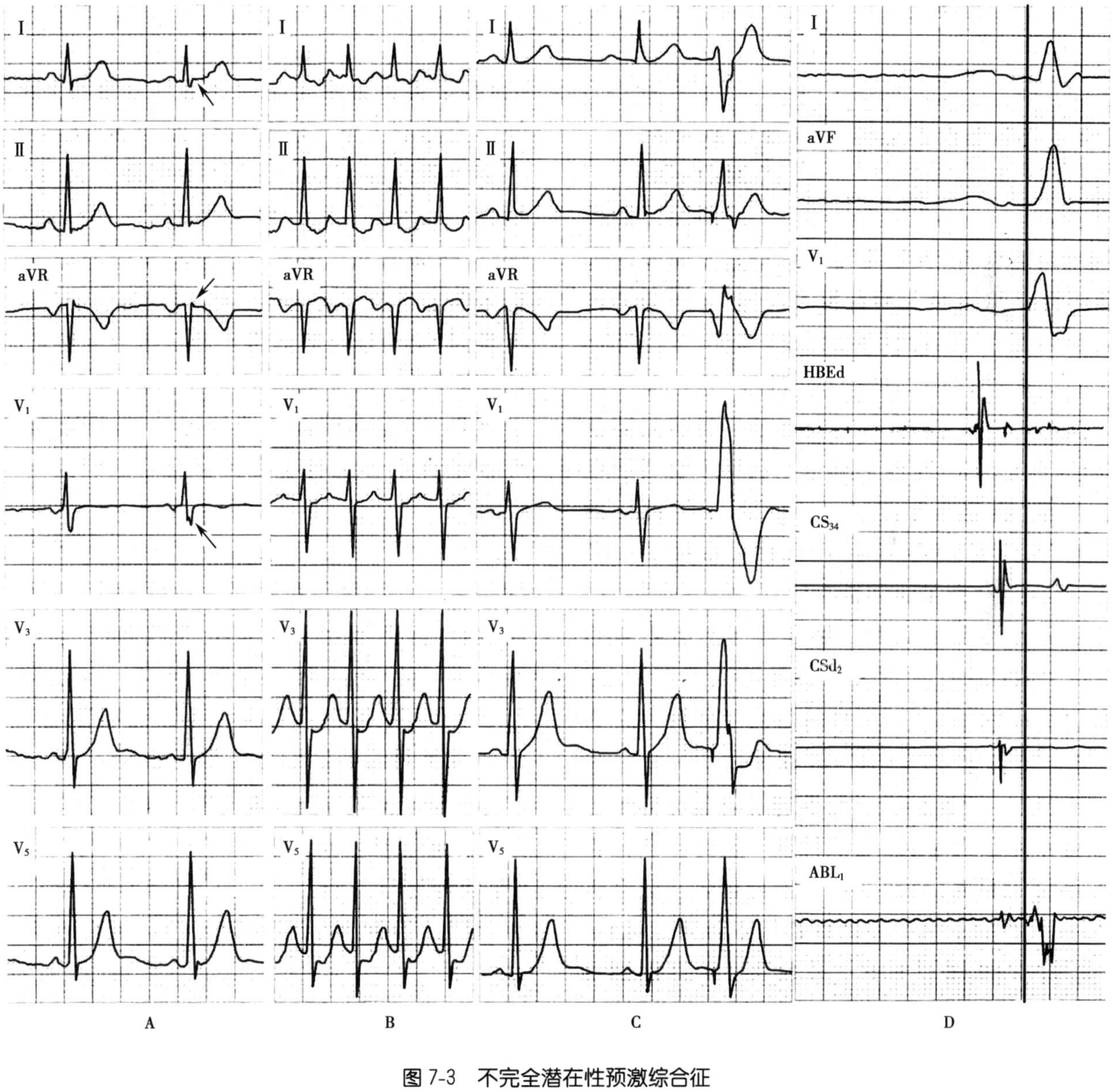

图 7-3　不完全潜在性预激综合征

A. 窦性心律，PR 间期、QRS 波群正常，但与心动过速发作时（B 图）比，QRS 终末向量不同（箭头指示）；C. 前两组 P-QRS 为消融旁路后窦性心搏，PR 间期同 A 图，QRS 终末向量与 A 图不同（与 B 图相同）；C 图第 3 组心搏为消融旁路靶点起搏 QRS，证实 A 图终末向量改变系旁路下传表现。**心电图诊断：**窦性心律，不完全潜在性心室预激。

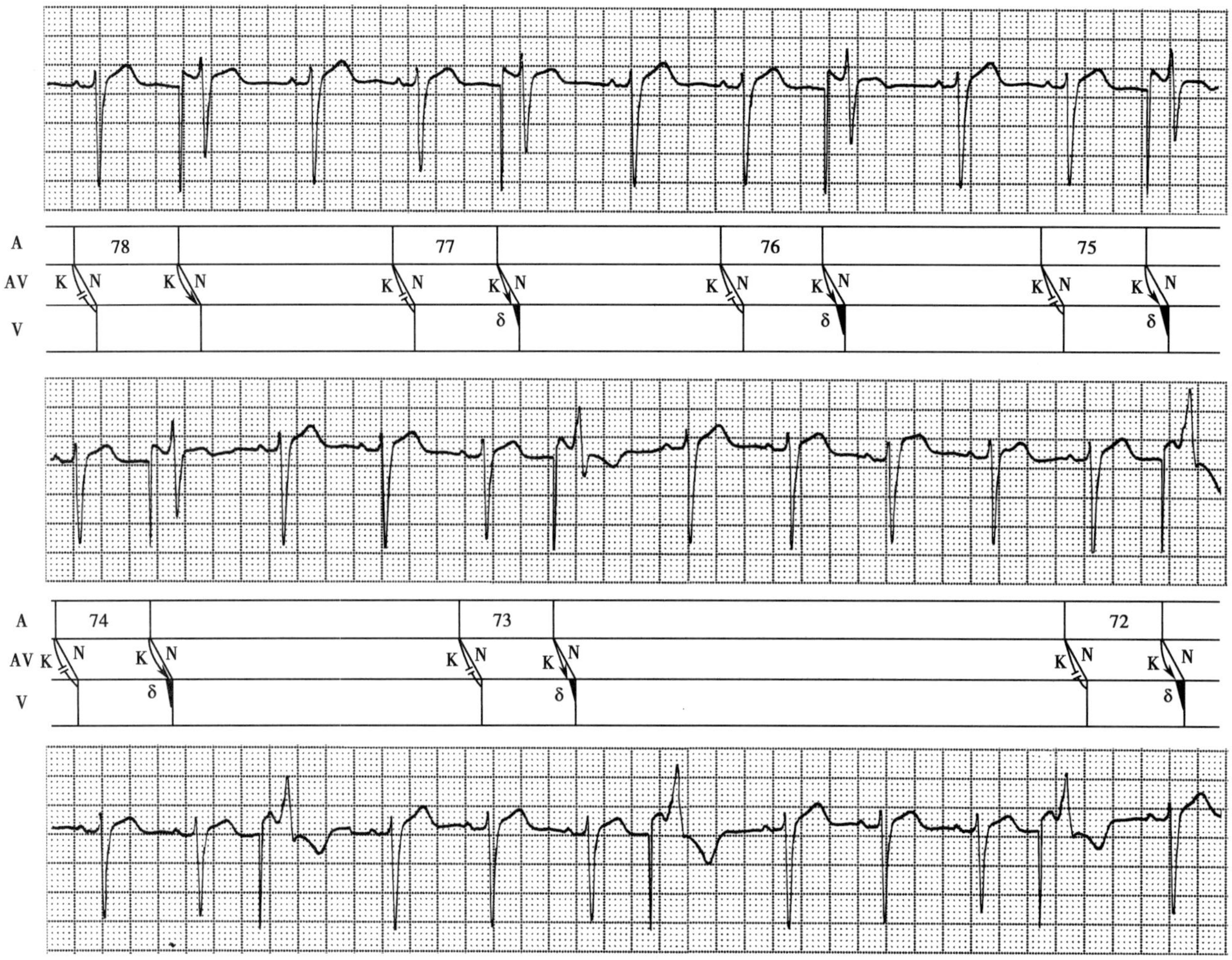

图 7-4 潜在性心室预激

窦性心律，PR 间期、QRS 波群时限均正常。在用与 P 波同步的程控期前收缩反扫中，PS_2 由 780ms 缩短至 720ms，S_2R 间期固定，并逐渐呈现 δ 波。**心电图诊断：**窦性心律，潜在心室预激。

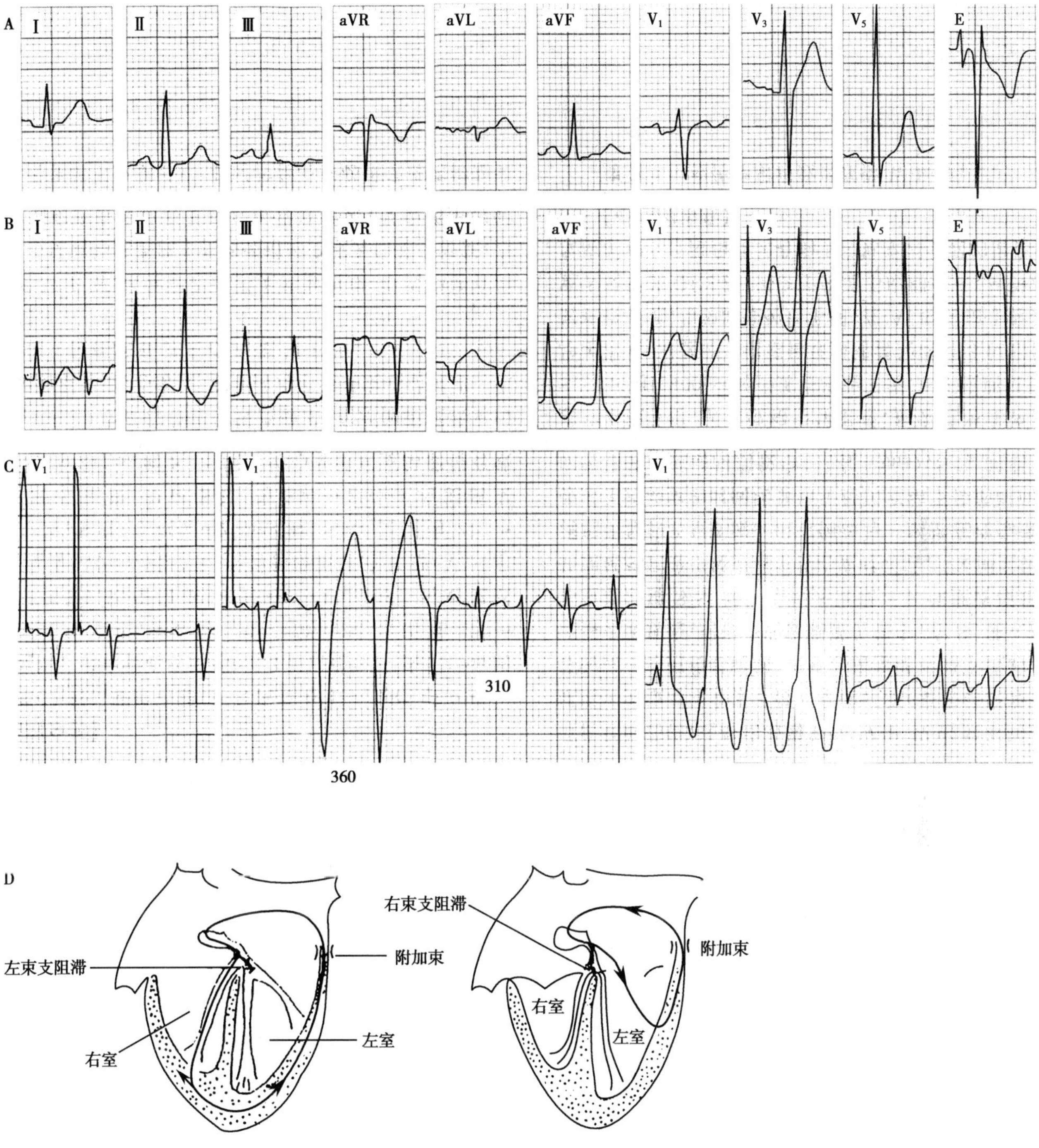

图 7-5 隐匿性心室预激

A. 窦性心律，PR 间期、QRS 波群形态正常；B. 顺向型房室折返性心动过速；C. 食管心房调搏不能显现旁路传导，诱发房室折返性心动过速(中图)：心动过速前两个 QRS 波呈左束支阻滞型，RR 间期 360ms，其后 QRS 波变窄，RR 间期 310ms，示左侧隐匿旁路；D. C 图中心动过速发生机制示意图(Coumel 定律)：房室折返性心动过速呈宽、窄两种形态的 QRS 波时，如宽 QRS 波时限较窄 QRS 波时限延长>35ms，提示旁路与束支阻滞位于同侧，据此可以判断该患者的旁路为左侧隐匿性旁路。**心电图诊断**：窦性心律，房室折返性心动过速伴同侧束支阻滞。

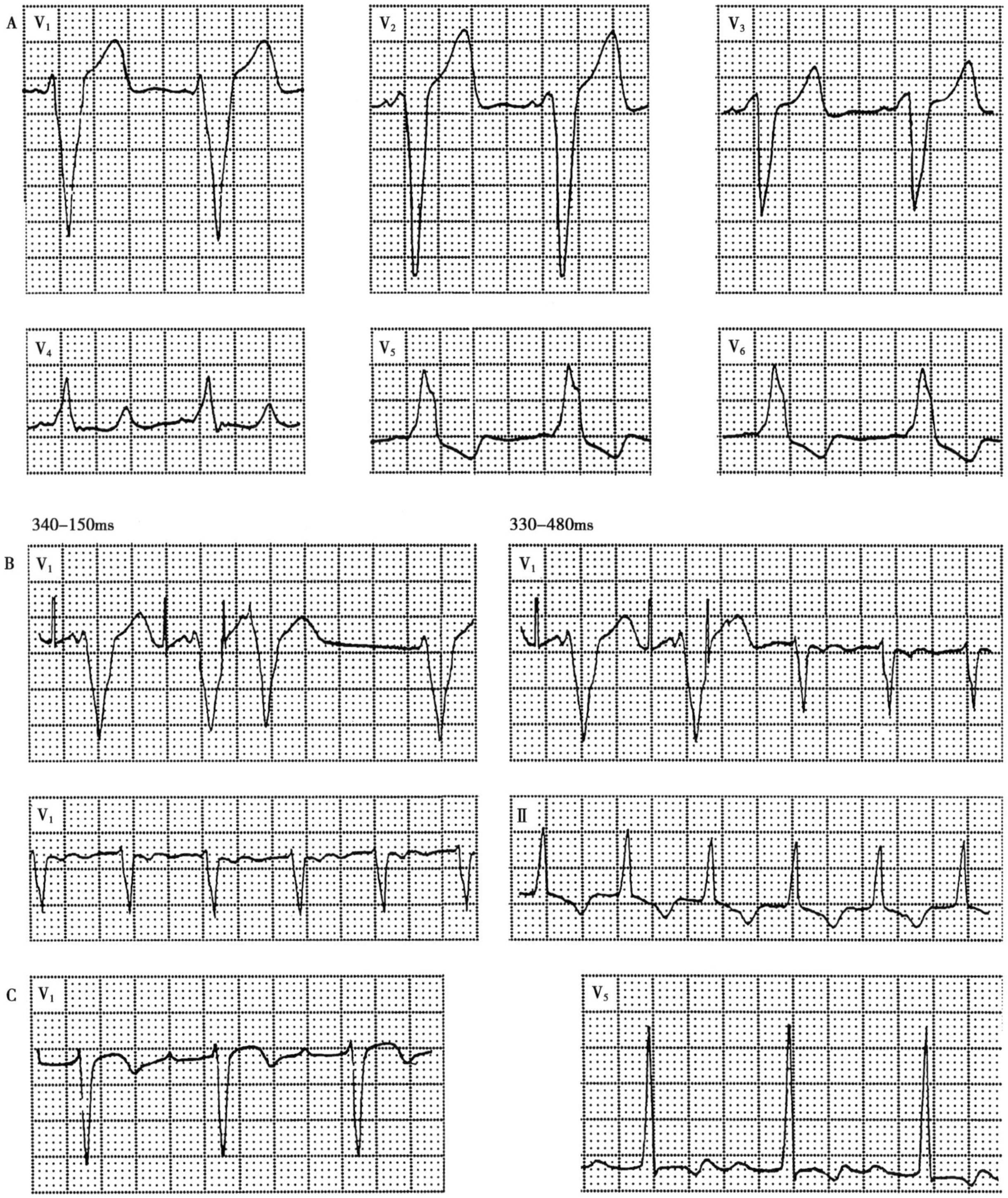

图 7-6　心室预激掩盖一度房室阻滞

A. B 型预激综合征，PR 间期 0.11s，PJ 间期 0.30s；B. 心房调搏诱发房室折返性心动过速 QRS 波形态正常；C. 消融旁路后 PR 间期明显延长，显示一度房室阻滞。**心电图诊断：**窦性心律，心室预激，一度房室阻滞。

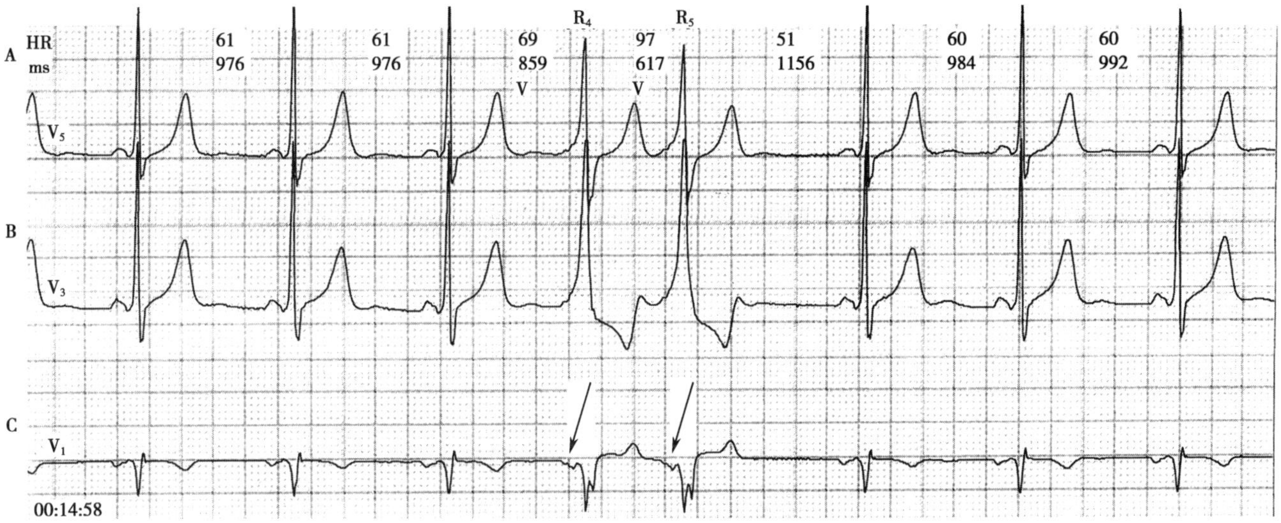

图 7-7 δ 波重在 P 波上致 PR 间期难以测量

在同步记录 V_5、V_3、V_1 导联动态心电图上，V_5、V_3 导联 R_4、R_5 酷似室性期前收缩；V_1 导联 δ 波不明显揭示房性期前收缩（箭头所指），示房性期前收缩起源点近临旁路，缩短旁路的房内传导时间，使 δ 波重在 P 波上。

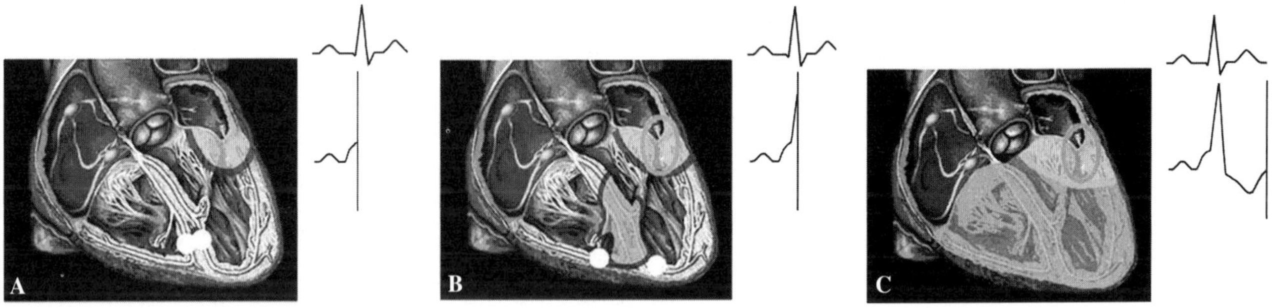

图 7-8 典型心室预激 QRS 初始向量同时影响 QRS 最大向量和终末向量示意图

A. 旁路下传快于正路，形成 δ 波；B. 正路下传心室 δ 结束，但旁路除极并未结束；C. 旁路和正路共同除极心室结束，形成单源性心室融合波，不仅影响 QRS 初始向量，同时影响 QRS 最大向量和终末向量。**心电图诊断：**窦性心律，心室预激。

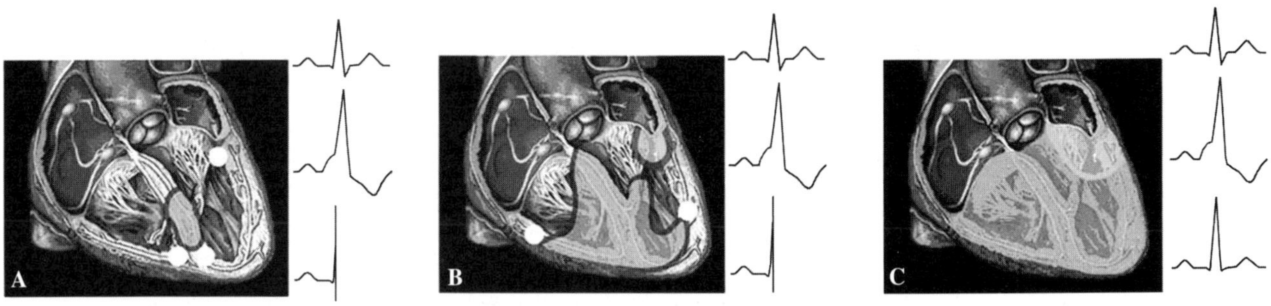

图 7-9 不完全潜在心室预激心电图形成机制示意图

A. 正路下传略快于旁路，心电图 PR 间期正常，无 δ 波；B. 旁路仍能下传心室；C. 正路和旁路共同除极心室结束，形成单源性心室融合波，以 QRS 终末向量和波形改变为主要表现。

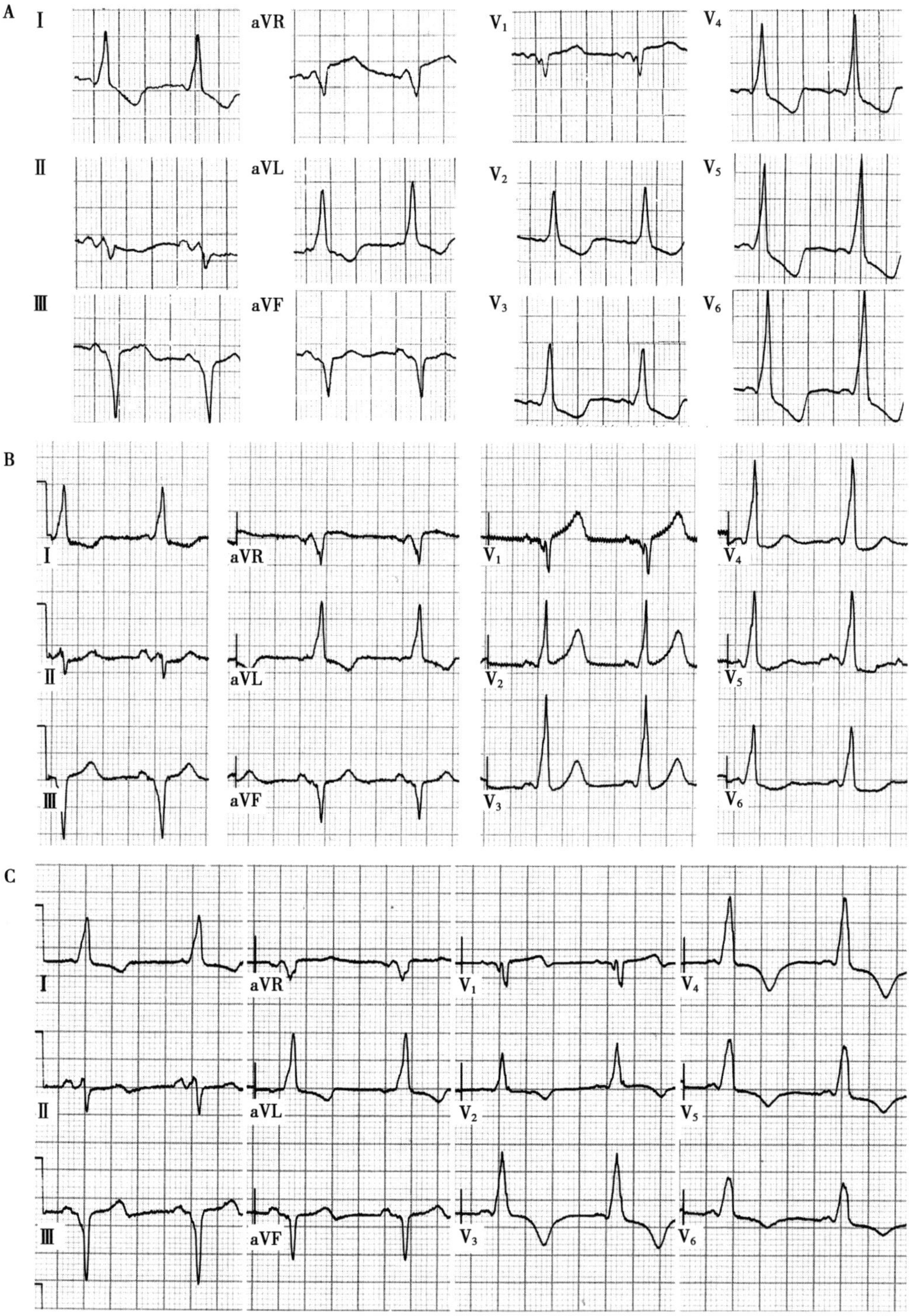

图 7-10 预激综合征伴急性非 ST 段抬高型心肌梗死心电图

患者，女性，65 岁。A. 窦性心律心电图，$V_1 \sim V_6$ 导联可见继发性 ST-T 改变；B. 患者胸痛持续 30 分钟时心电图，$V_1 \sim V_6$ 导联可见 T 波高尖(与 A 图对照)；C. 急性心肌梗死第 2 天，$V_2 \sim V_6$ 导联可见 T 波双肢对称深倒置，为原发性 T 波改变。**心电图诊断**：窦性心律，心室预激波，ST-T 改变。

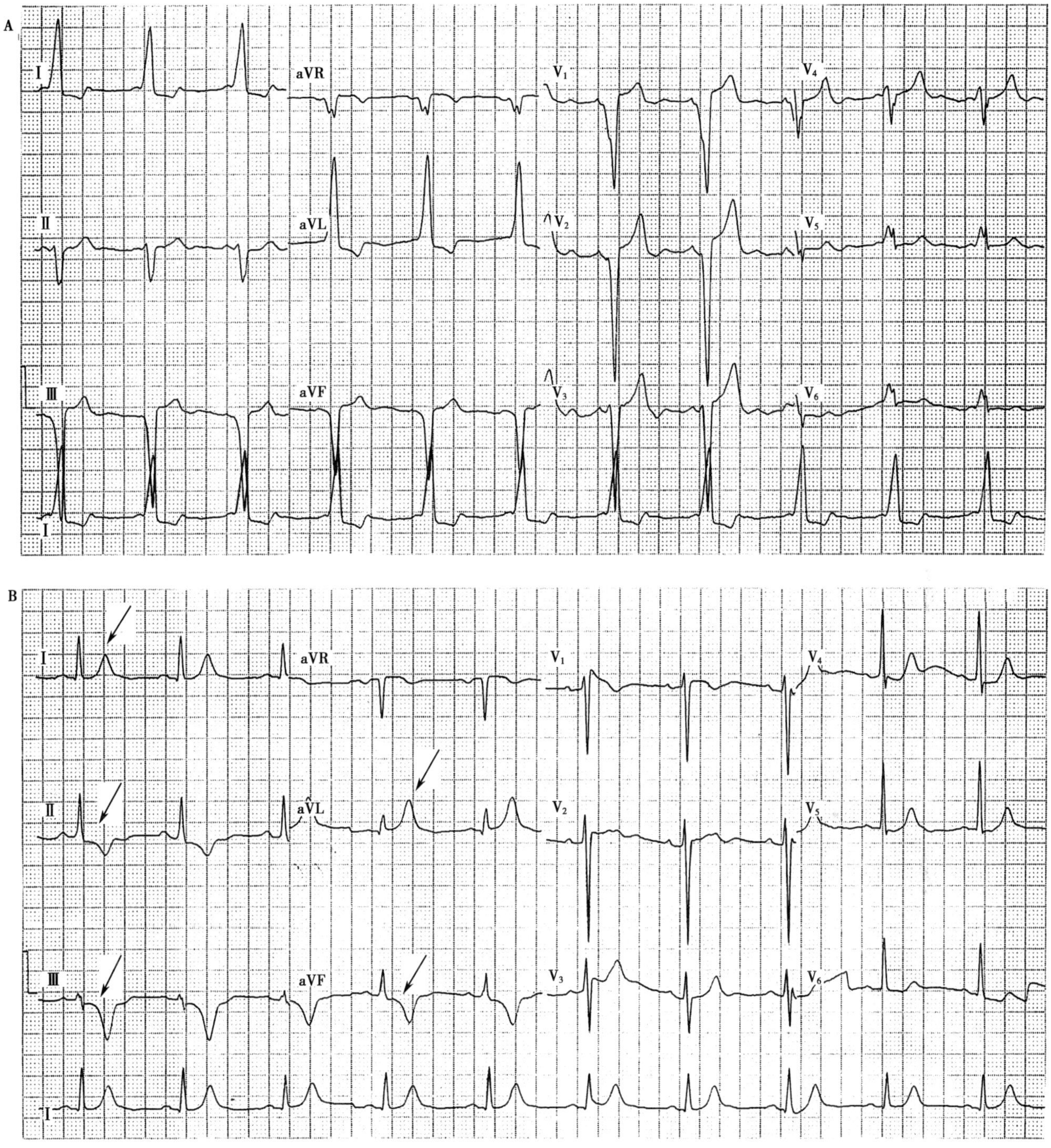

图 7-11　电张调整性 T 波改变

患者,女性,35 岁,发作性心悸病史 15 年。A. 射频消融术前窦性心律心电图,PR 间期 0.10s,QRS 初始可见粗钝的 δ 波,诊断为心室预激;B. 射频消融术证实患者为右侧旁路。术后心电图Ⅰ、aVL 导联可见 T 波直立,Ⅱ、Ⅲ、aVF 导联可见 T 波深倒置,为心室预激综合征伴电张调整性 T 波改变。**心电图诊断:**窦性心律,心室预激,ST-T 改变。

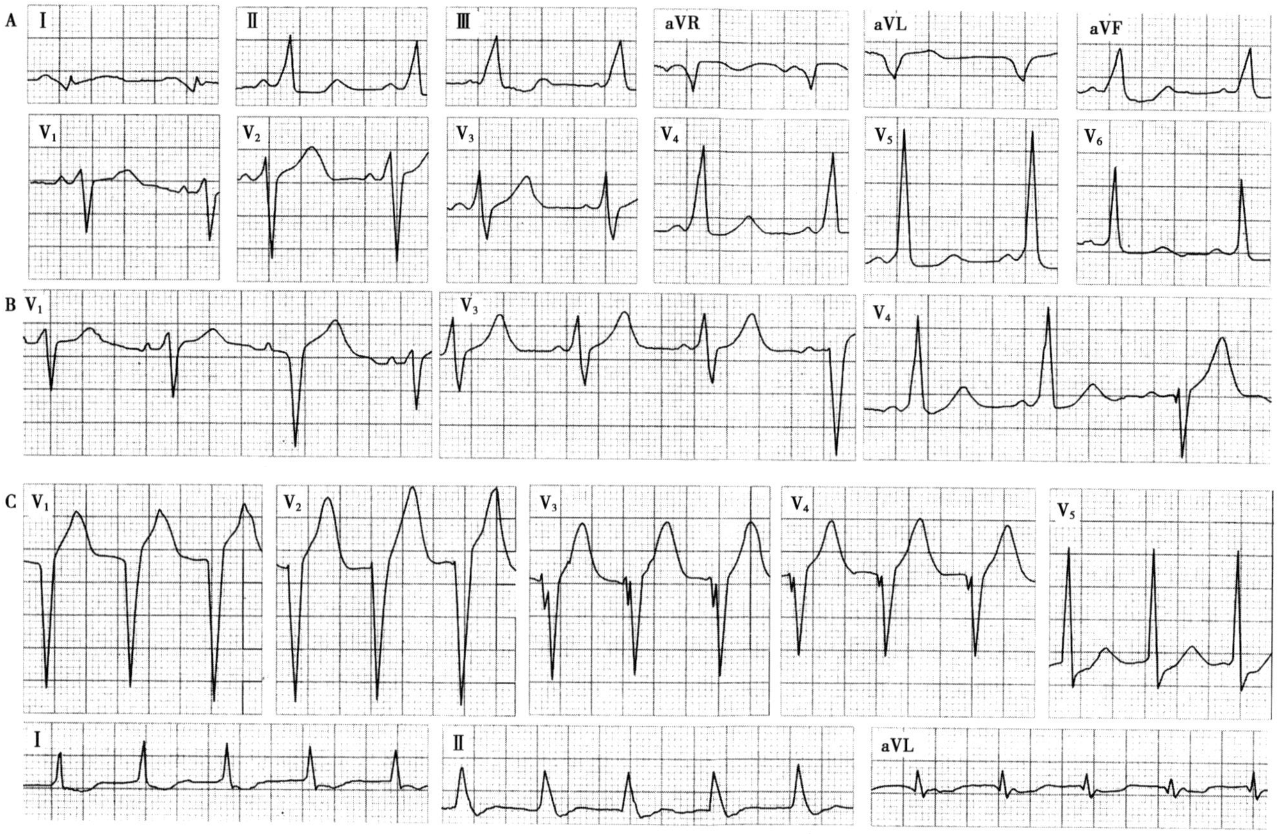

图 7-12　心室预激掩盖心肌梗死

患者有心肌梗死病史 10 年。A. B 型心室预激，Ⅰ呈 qr 型，aVL 呈 QS 型。酷似高侧壁心肌梗死；B. V_1、V_3、V_4 记录到预激间歇出现，示陈旧性前壁心肌梗死；C. 诱发顺向型房室折返性心动过速，V_1～V_4 呈 QS 型，Ⅰ、aVL 病理性 Q 波消失，证实心室预激掩盖前壁心肌梗死。**心电图诊断：**窦性心律，心室预激掩盖陈旧前壁心肌梗死。

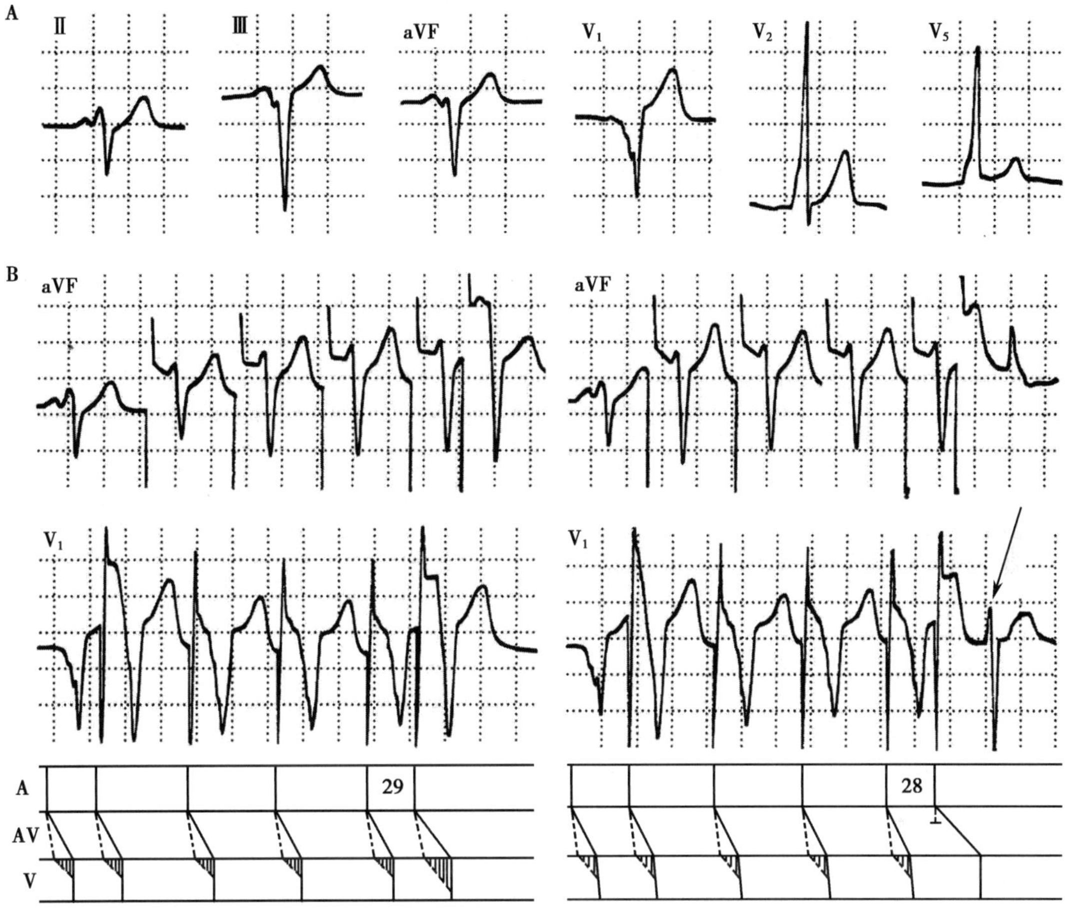

图 7-13　食管心房调搏消除心室预激排除心室预激波影响

A. B 型预激综合征，V_1 导联 QRS 波呈 QS 型；B. 程控期前收缩反扫，当 S_2 进入旁路有效不应期时(箭头所指)，心室预激波消失，V_1 导联 QRS 波群变为 rS 形，可排除前间壁心肌梗死。**心电图诊断**：窦性心律，心室预激波。

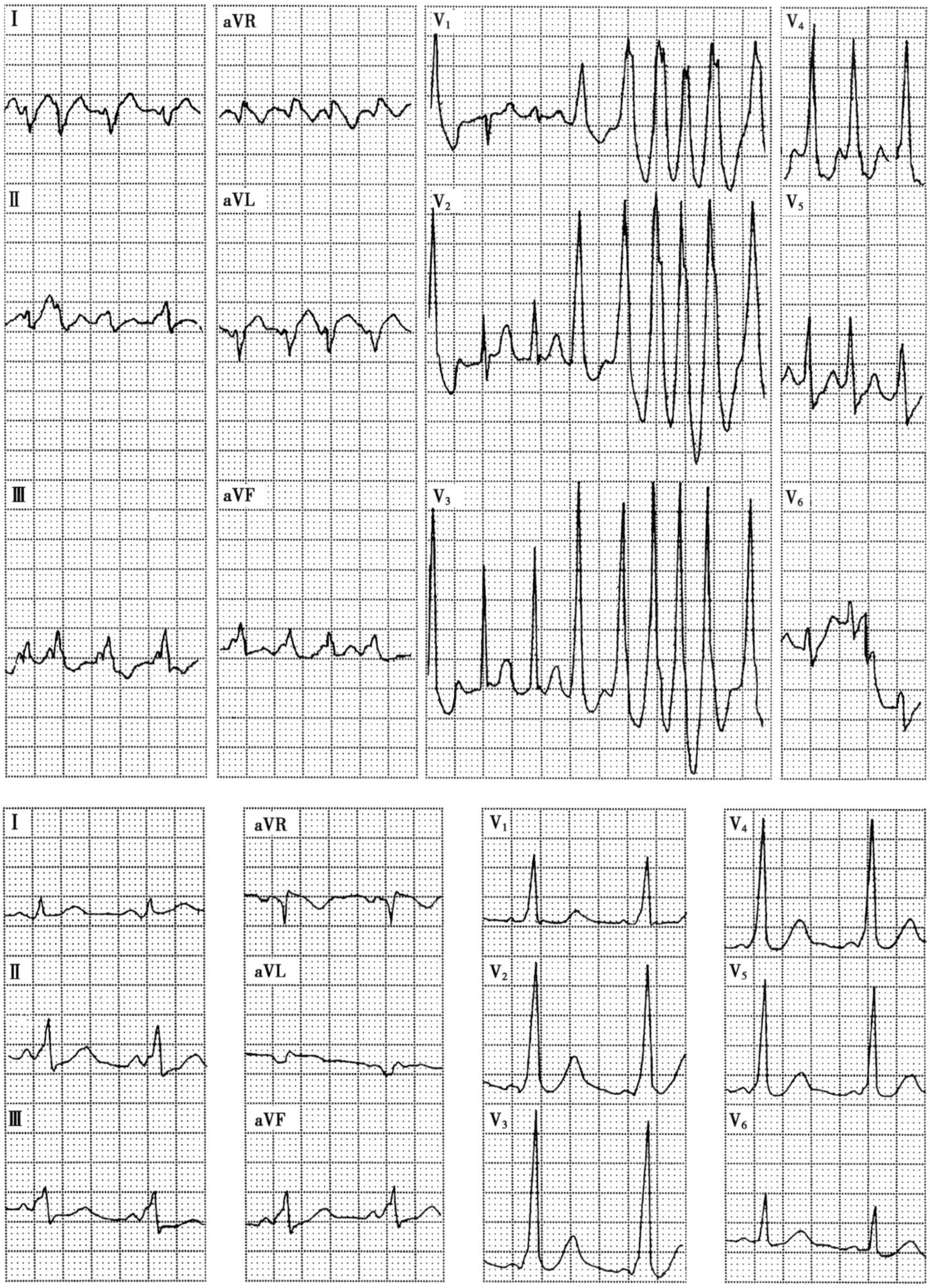

A. 上图示预激伴心房颤动，下图示转复为窦性心律时心电图

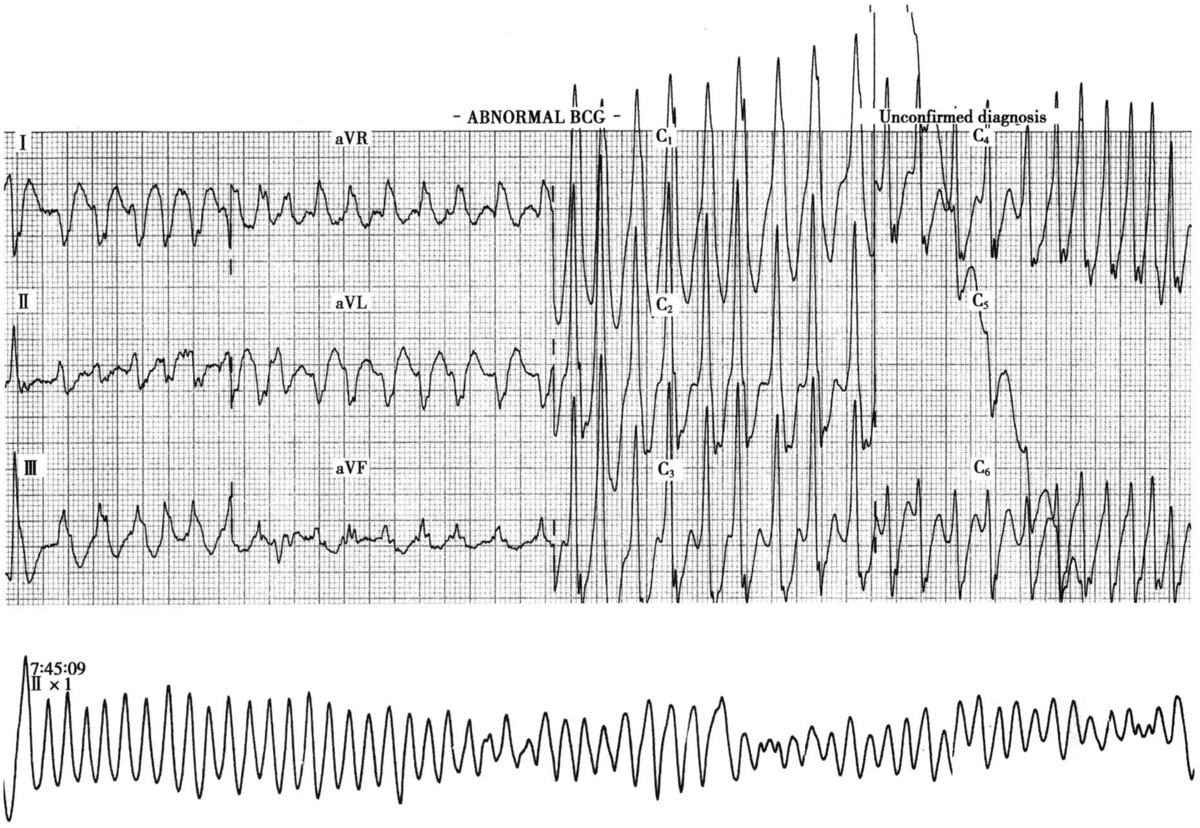

B. 预激伴心房颤动转化为心室颤动。**心电图诊断**:窦性心律,心房颤动,心室预激波,心室颤动

图 7-14　预激伴心房颤动心电图

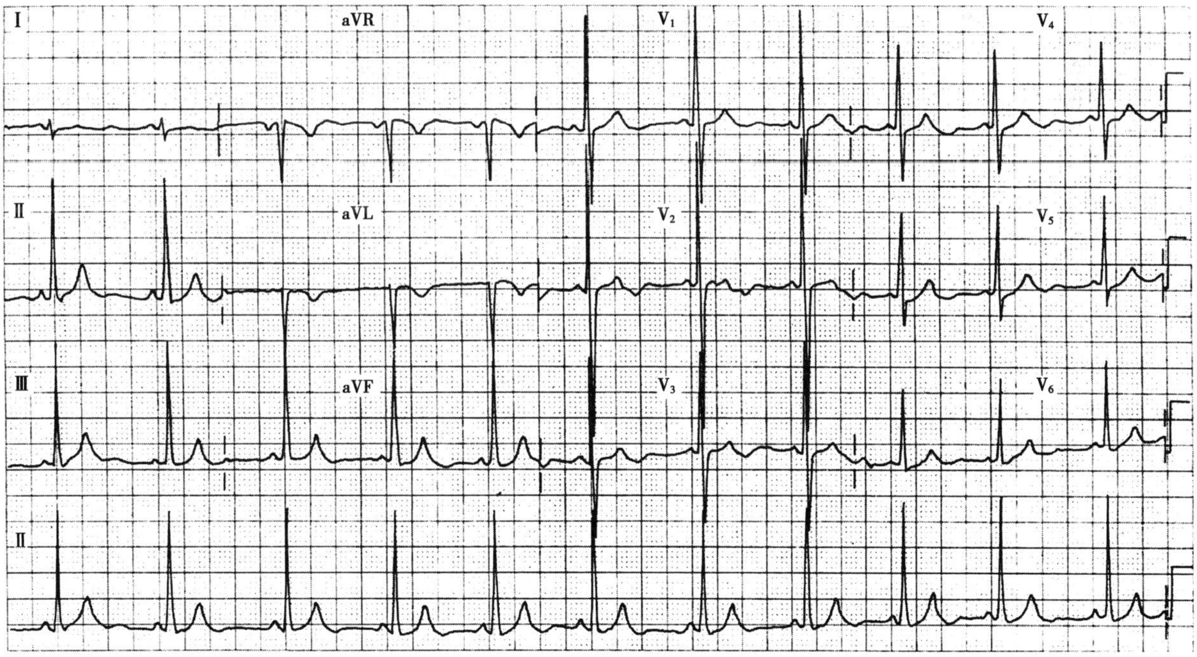

图 7-15　不典型心室预激

先心病患者心电图。P 波时限短,PR 间期 0.08～0.10s,QRS 波群时限 0.10s,QRS 波群起始部有振幅较小的心室预激波。**心电图诊断**:窦性心律,不典型心室预激。

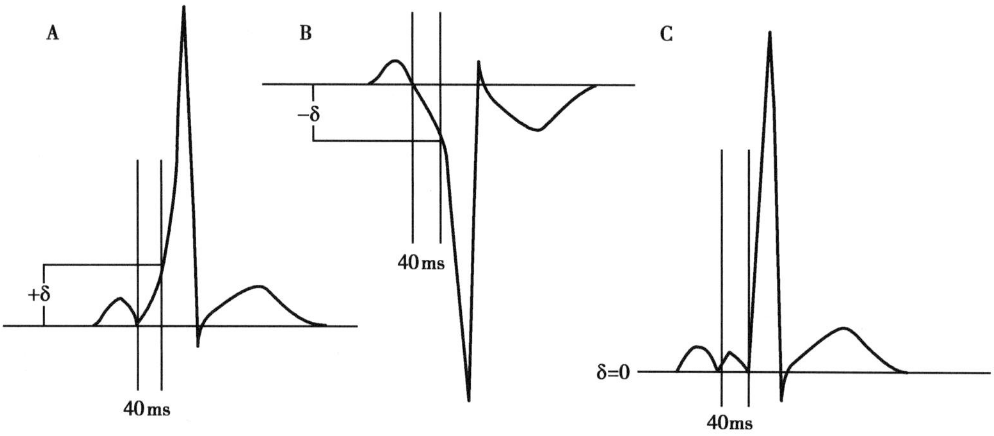

图 7-16　心室预激波极性的确定

在 12 导联体表心电图上，具有预激特征的 QRS 综合波的起始 40ms 规定为 δ 波，初始 40ms 向量在等电位线上，则为正向 δ 波，表示为(+)；初始 40ms 向量偏离等电位线倒置向下，则为负向 δ 波，表示为(−)；等电位线 δ 波表示为(±)，在预激时无 δ 波(位于等电位线)或 δ 波起始偏离等电位线，但在 QRS 波开始之前又回到了等电位线。

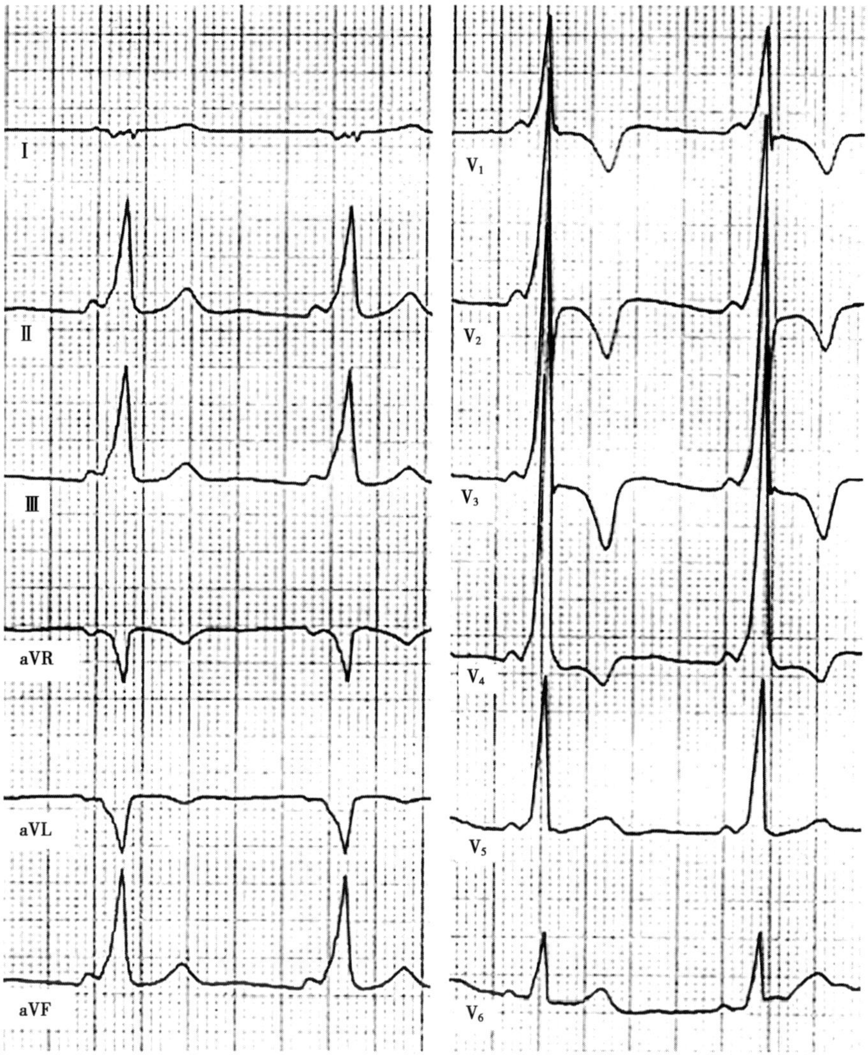

图 7-17　左侧壁显性旁路心电图

患者,女性,24 岁。曾有心动过速病史。**心电图特征:**心室预激图形,V_1 导联 QRS 主波向上,Ⅰ、aVL 导联负向,旁路位于左室侧壁。**心电图诊断:**窦性心律,心室预激波(左侧旁路)。

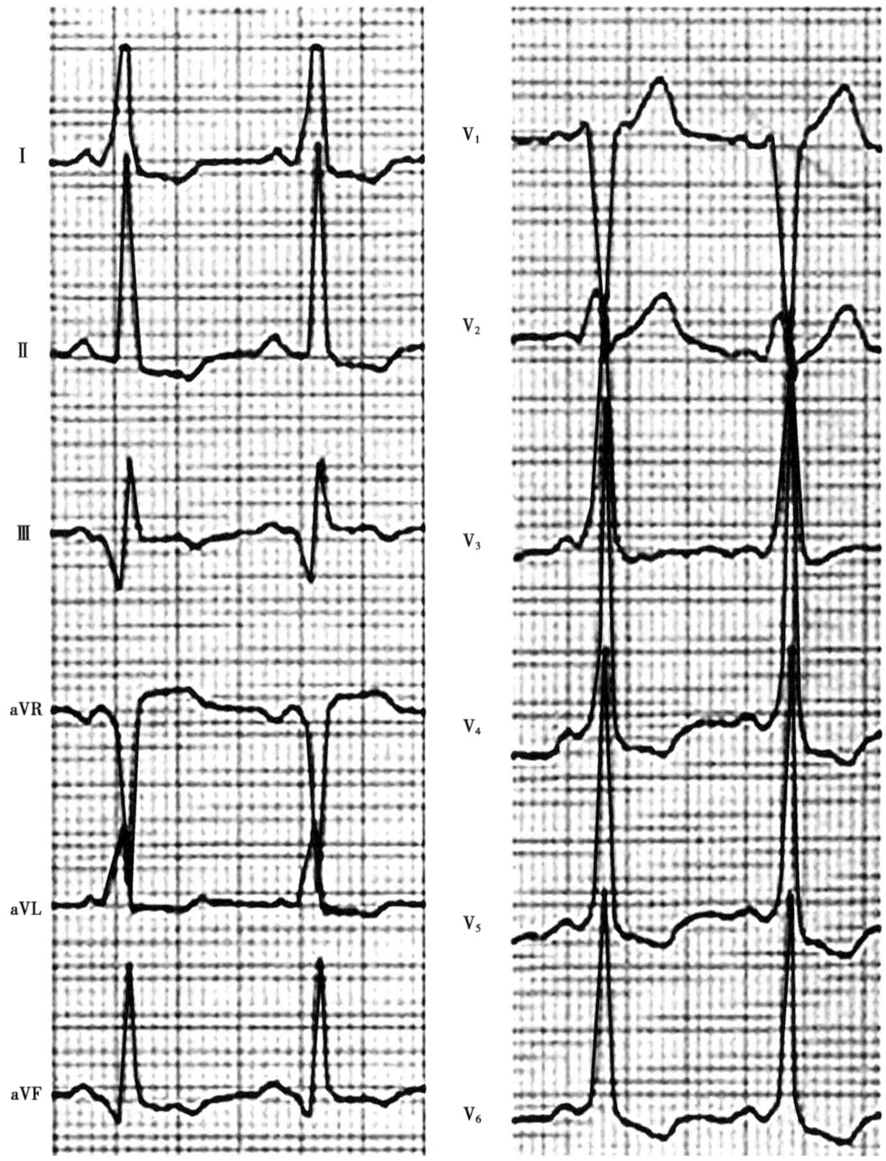

图 7-18　右侧显性旁路心电图

临床资料：患者，男性，33 岁。发作性心悸 11 年，心率最快 240 次/分，为进一步诊治来院。**心电图特征：**心室预激图形。V_1 导联 QRS 主波向下，移行区位于 V_2、V_3 导联，Ⅰ、aVL 导联预激波及 QRS 主波直立向上，电生理检查证实为右室侧壁显性旁路，射频消融成功。**心电图诊断：**窦性心律，心室预激（右侧旁路）。

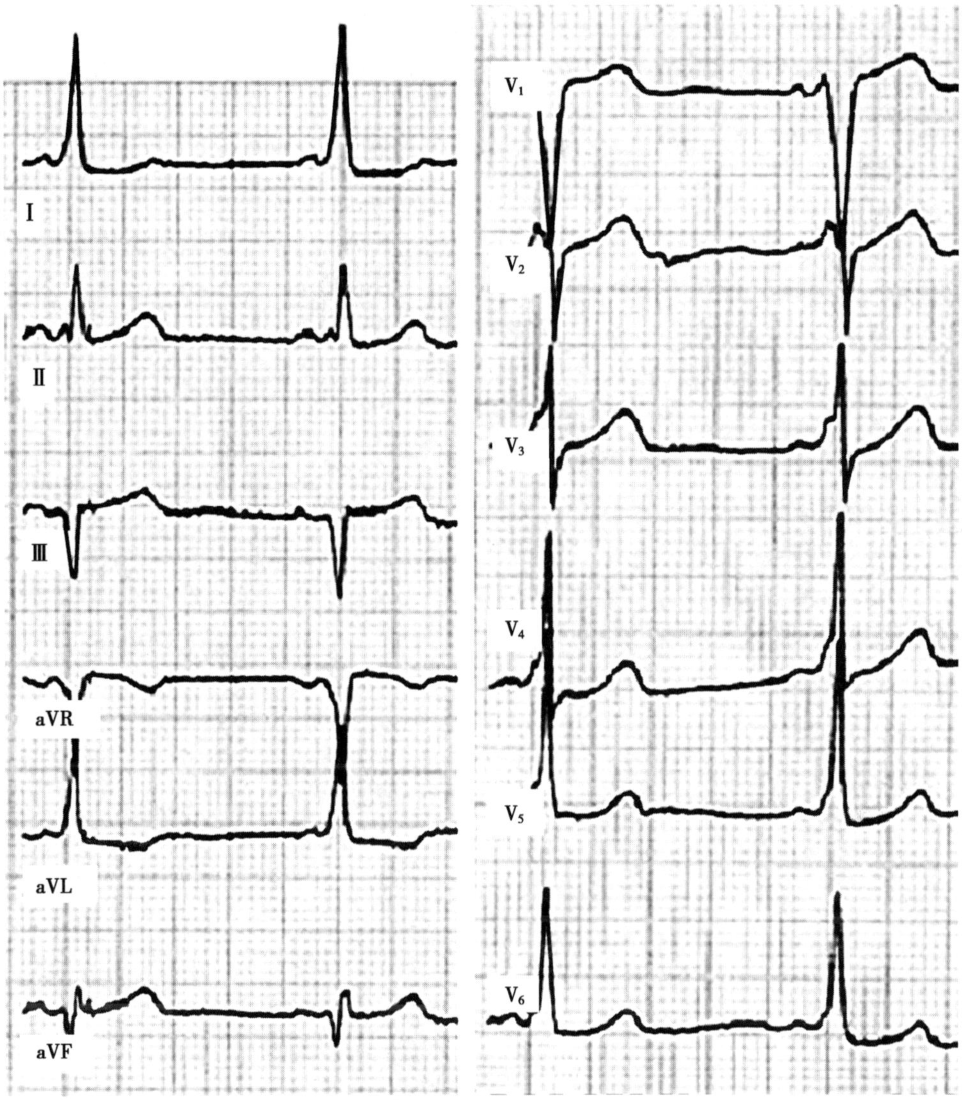

图 7-19　右侧游离壁显性旁路心电图

心电图特征：V_1、V_2 导联 QRS 主波向下，呈 rS 型，Ⅰ、aVL 导联预激波及 QRS 主波均向上，Ⅱ导联预激波呈等电位线，胸导联 R/S 移行区位于 V_2、V_3 导联，体表心电图表现为右侧游离壁显性旁路，因Ⅲ和 aVF 导联 QRS 主波向下，提示旁路位于右后。**心电图诊断：**窦性心律，心室预激(右侧旁路)。

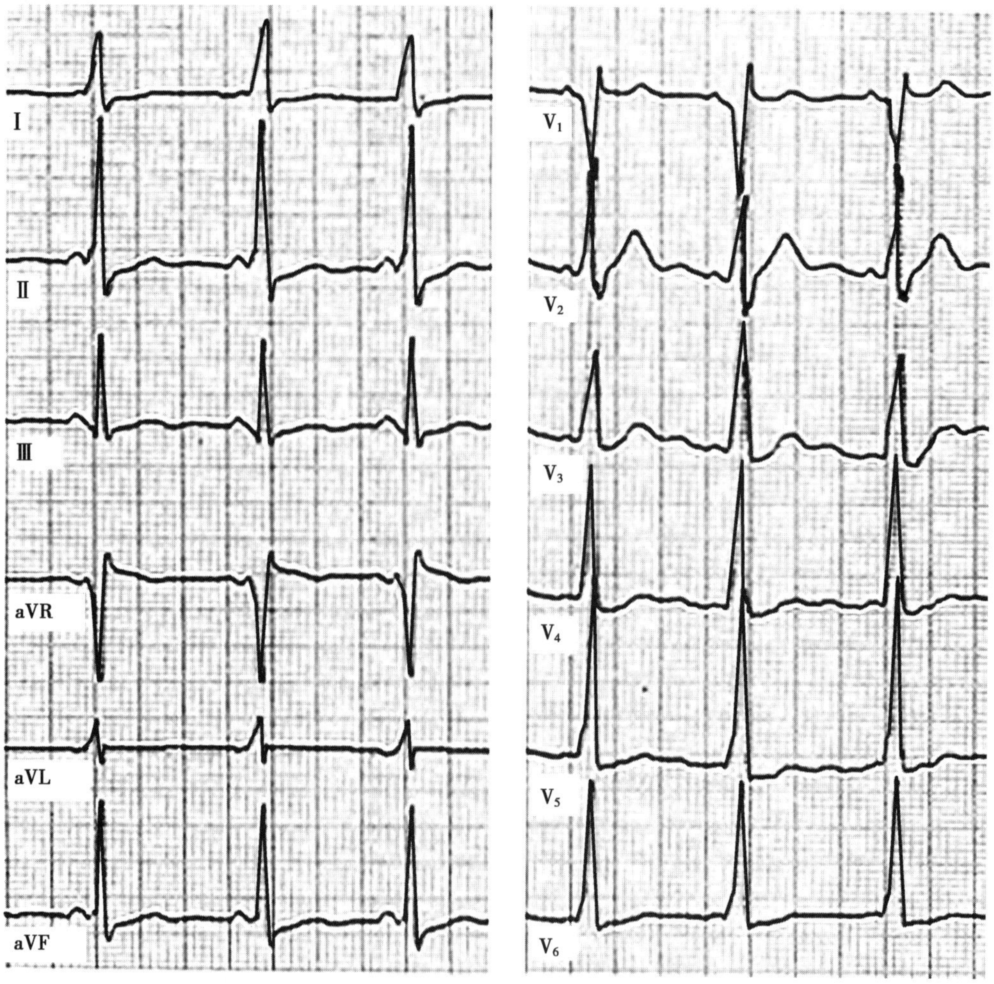

图 7-20　右侧间隔显性旁路心电图

心电图特征：V_1 导联预激波为负向，aVF 导联预激波呈等电位线，提示旁路位于右中间隔或右后间隔。

心电图诊断：窦性心律，心室预激(右侧旁路)。

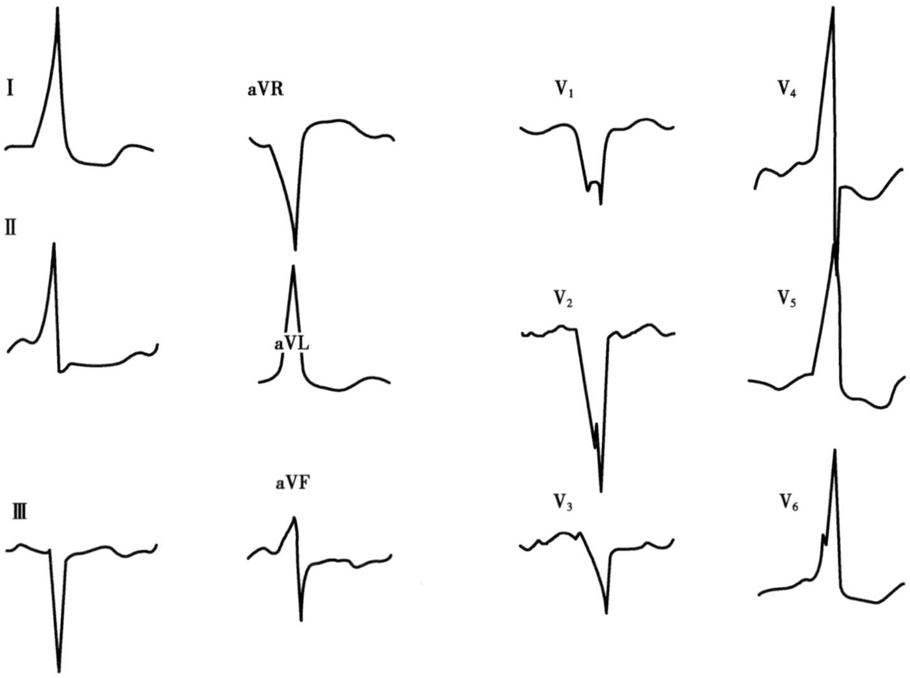

图 7-21　右前间隔旁路心电图

心电图特征：V_1、V_2 导联预激波为负向，Ⅱ、aVF 导联上预激波呈正向，而且胸前导联的 R/S 移行区位于 V_3 和 V_4 之间，提示旁路位于右前间隔。**心电图诊断：**窦性心律，心室预激（右前间隔旁路）。

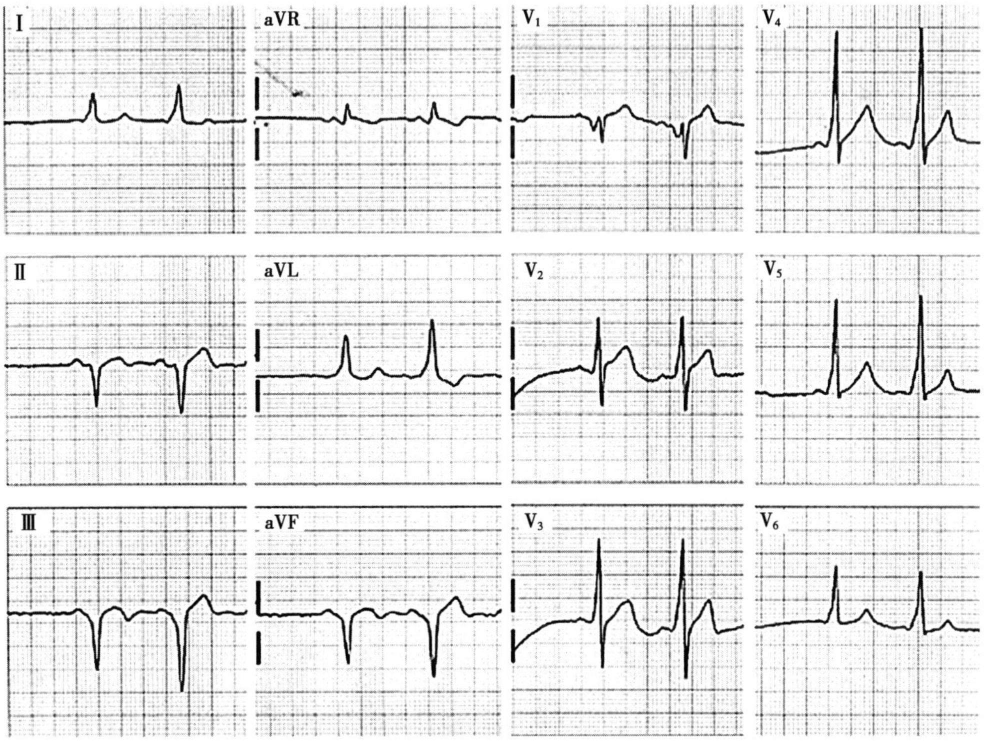

图 7-22　右后间隔旁路心电图

心电图特征：V_1 导联预激波为负向，Ⅱ导联预激波呈等电位线、Ⅲ、aVF 导联预激波呈负向，胸前导联的 R/S 移行区位于 V_1 和 V_2 之间，提示旁路位于右后间隔。窦性心律，心室预激波（右后间隔旁路）。

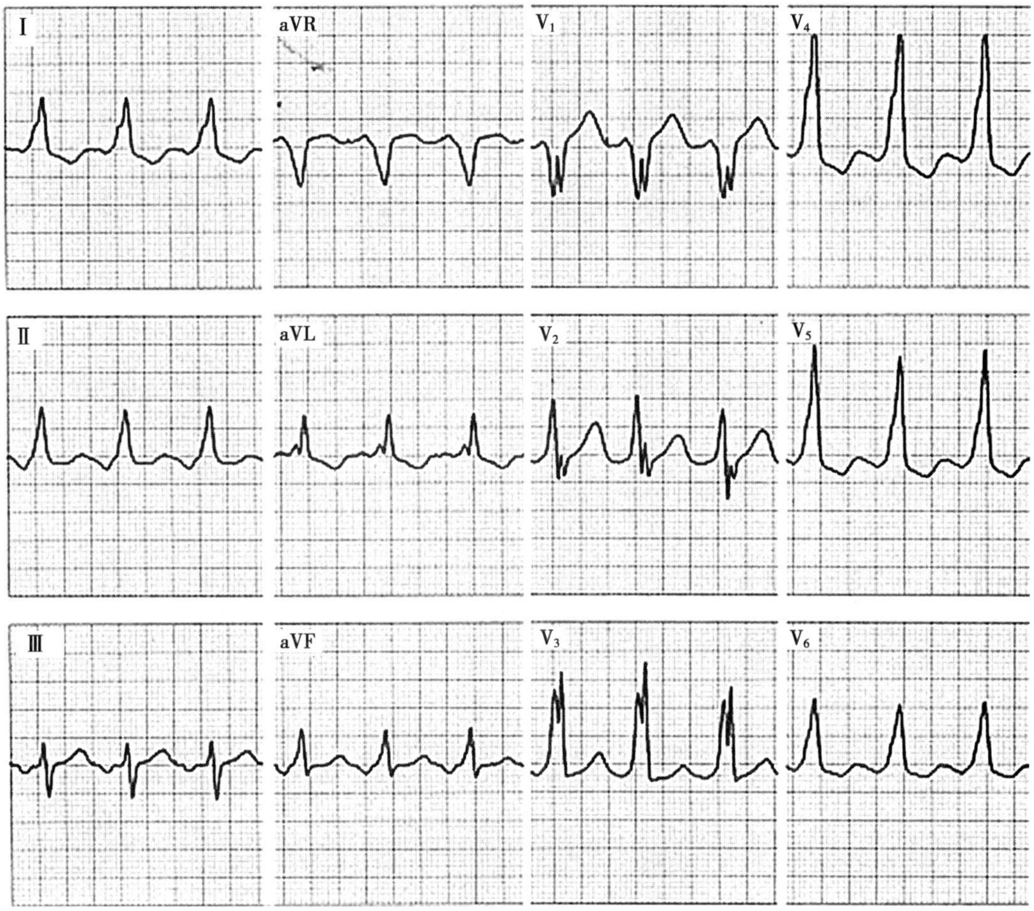

图 7-23　右中间隔旁路心电图

临床资料:患者,男性,56 岁。**心电图特征:**正常窦性心律下,预激波不明显,但在行电生理检查时,冠状窦内起搏,可见预激波非常明显,Ⅱ、Ⅲ、aVF 导联上 P 波倒置是因为冠状窦内起搏所致。V_1 导联预激波为负向,Ⅲ、aVF 导联上预激波呈等电位线,Ⅱ导联上预激波呈正向,而且胸前导联的 R/S 移行区位于 V_1 和 V_2 导联之间。经心内电生理标测和射频消融,证实旁路位于右中间隔,射频消融成功。**心电图诊断:**窦性心律,心室预激(右中间隔旁路)。

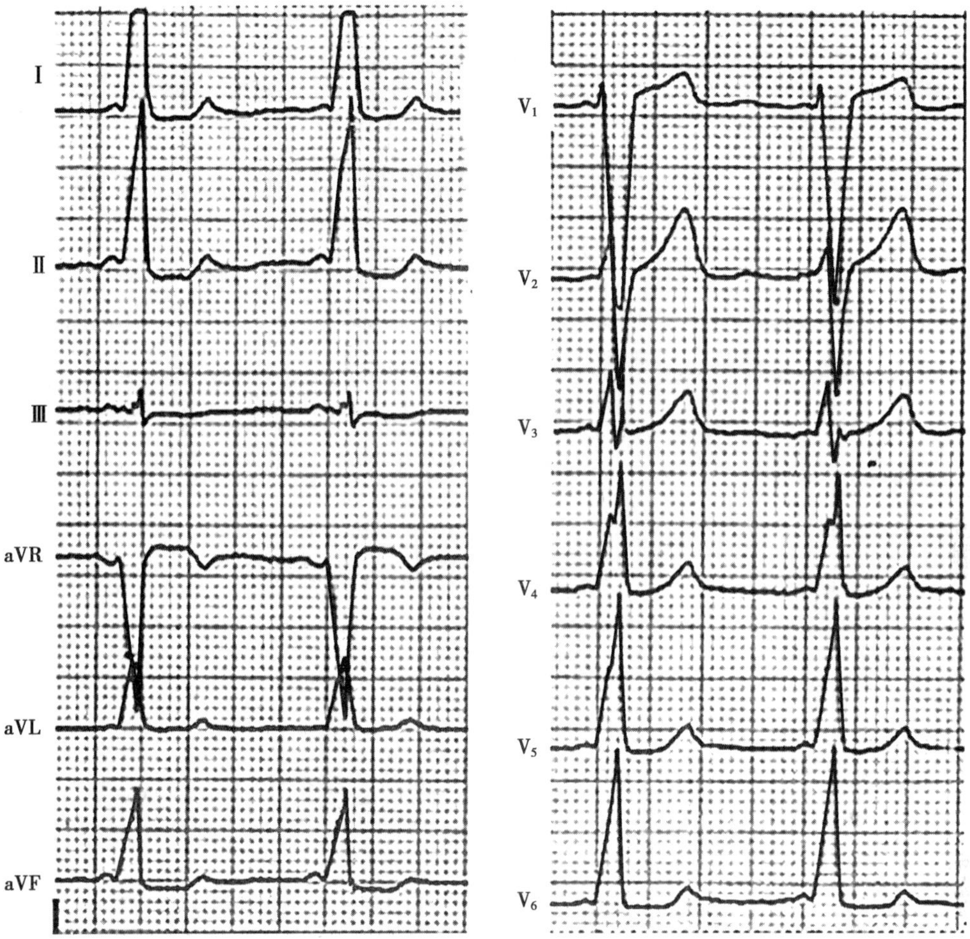

图 7-24 右前游离壁旁路心电图

临床资料:患者,女性,33 岁。阵发心悸 12 年,加重 2 月,诊断为心室预激,为行射频消融治疗来院就诊。**心电图特征**:V_1、V_2 导联 QRS 主波向下,胸导联移行区在 V_3、V_4,Ⅱ、aVF 导联预激波及 QRS 主波均向上,提示旁路位于右前游离壁。**心电图诊断**:窦性心律,心室预激波(右前游离壁旁路)。

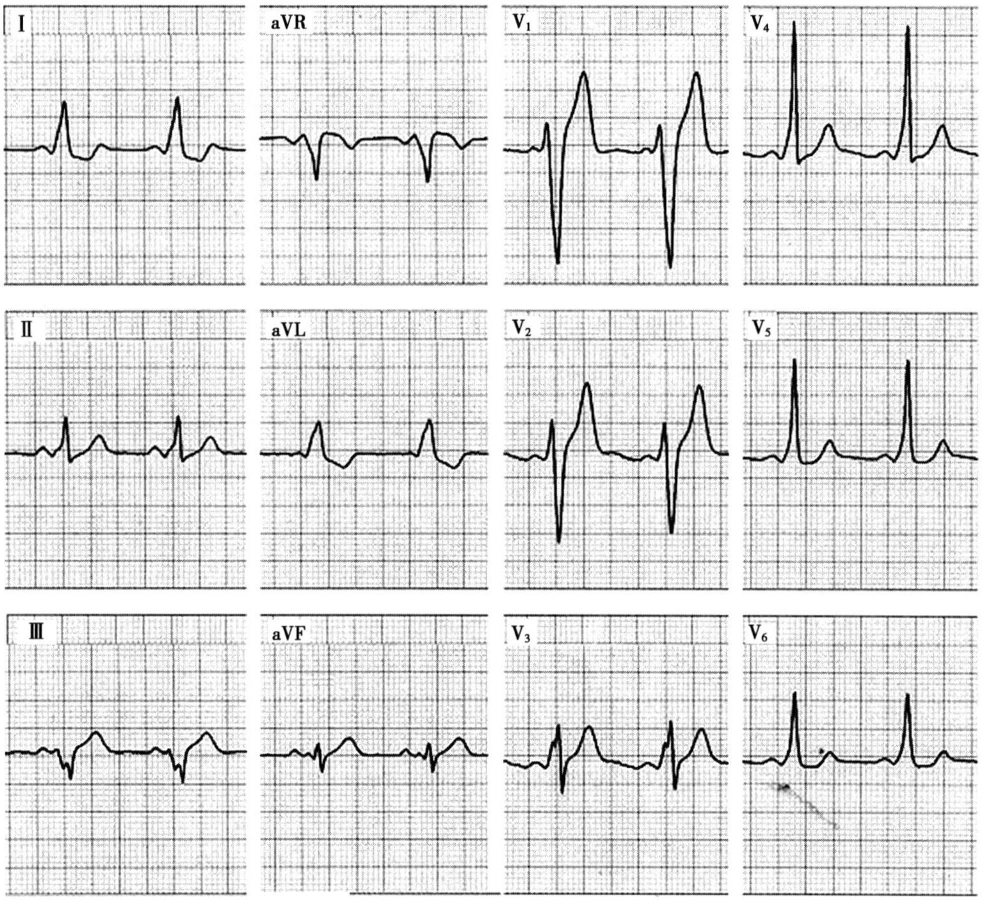

图 7-25 典型的心室预激波心电图

临床资料：患者，男性，16 岁。阵发性心悸 3 年。**心电图特征：**Ⅰ、Ⅱ、V_4～V_6 导联可见 QRS 波初始部分粗钝，(δ 波直立)，PR 间期<0.12s，QRS 时限>0.10s，PJ 间期 0.24s；ST-T 呈继发性改变，符合经典心室预激波。另外，aVF 导联 δ 波呈等电位线，电生理标测和射频消证实为右侧游离壁旁路。**心电图诊断：**窦性心律，心室预激波(右侧旁路)。

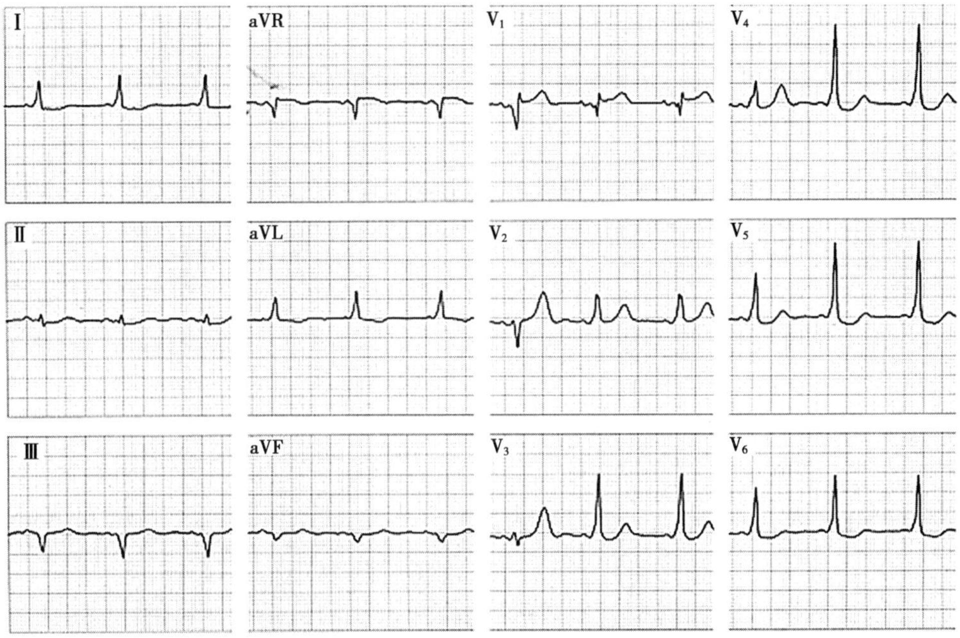

图 7-26 右侧后壁旁路心电图

临床资料:患者,男性,16 岁。**心电图特征:**aVF 导联 δ 波呈等电位线,R 波倒置,Ⅱ导联 δ 波亦呈等电位线,电生理标测和射频消融证实为右侧后壁旁路。**心电图诊断:**窦性心律,心室预激(右后旁路)。

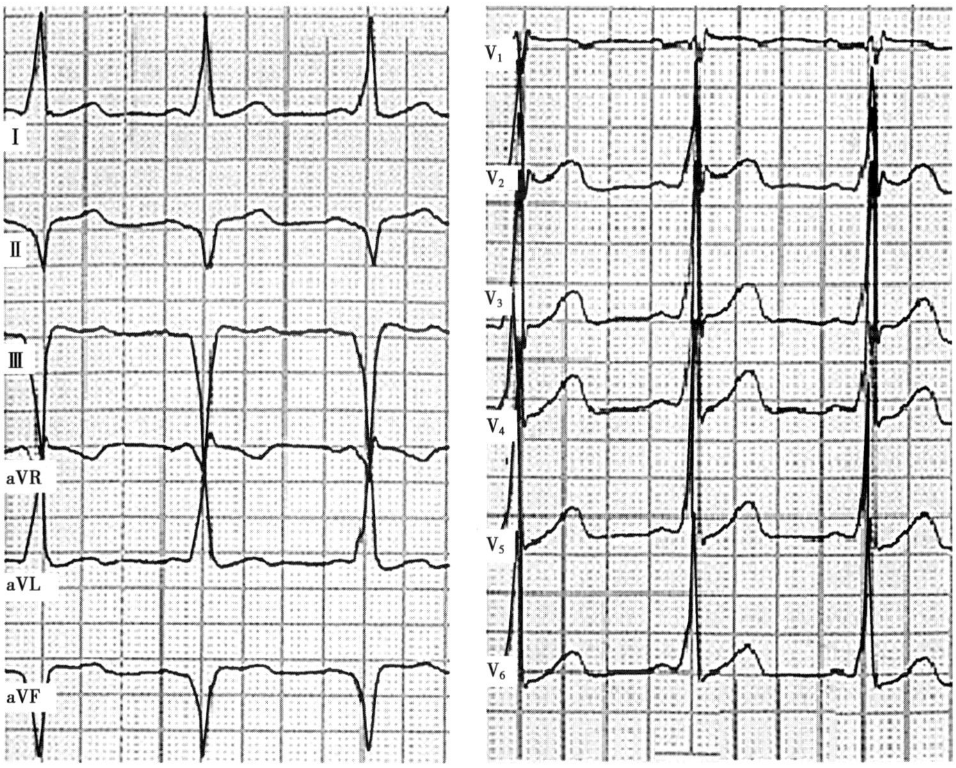

图 7-27 左后间隔旁路心电图

临床资料:患者,男性,49 岁。预激综合征 20 年,本次因酒精中毒入院。**心电图特征:**胸导联 V_1 呈 rsr′型,胸导联 QRS 移行区右移,V_2～V_6 主波正向,呈 Rs 或 R 型,Ⅰ、aVL 导联预激波及 QRS 主波正向,Ⅱ、Ⅲ、aVF 导联负向,额面电轴左偏－60°,提示房室旁路位于左后。**心电图诊断:**窦性心律,心室预激(左后旁路)。

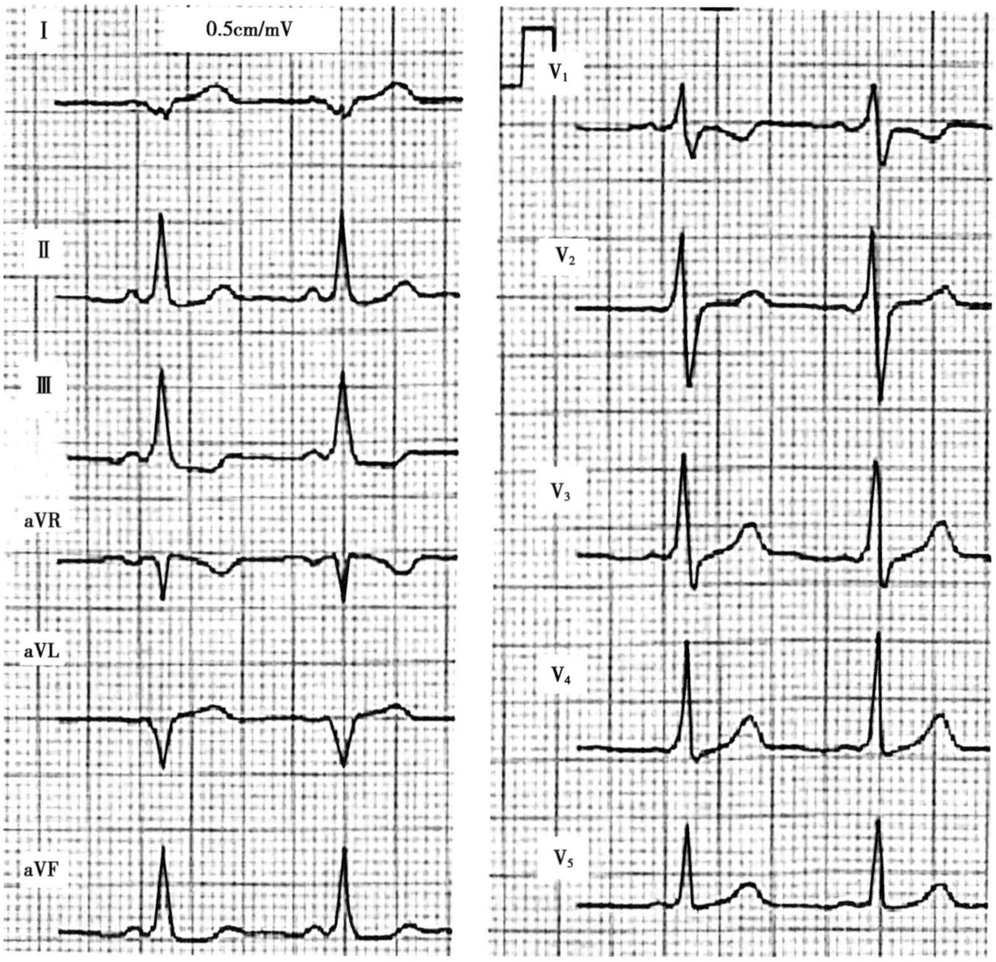

图 7-28　左前侧壁旁路心电图

临床资料:患者,男性,20 岁。既往有心动过速史,临床检查未发现其他异常。**心电图特征:**其心电图特点是:V_1 导联 QRS 波呈 RS,Ⅰ、aVL 导联预激波负向,QRS 波呈 QS,Ⅱ、Ⅲ、aVF 导联预激波及 QRS 主波呈正向,提示旁路位于左前侧壁。本图为 1/2 电压描记。**心电图诊断:**窦性心律,心室预激(左前旁路)。

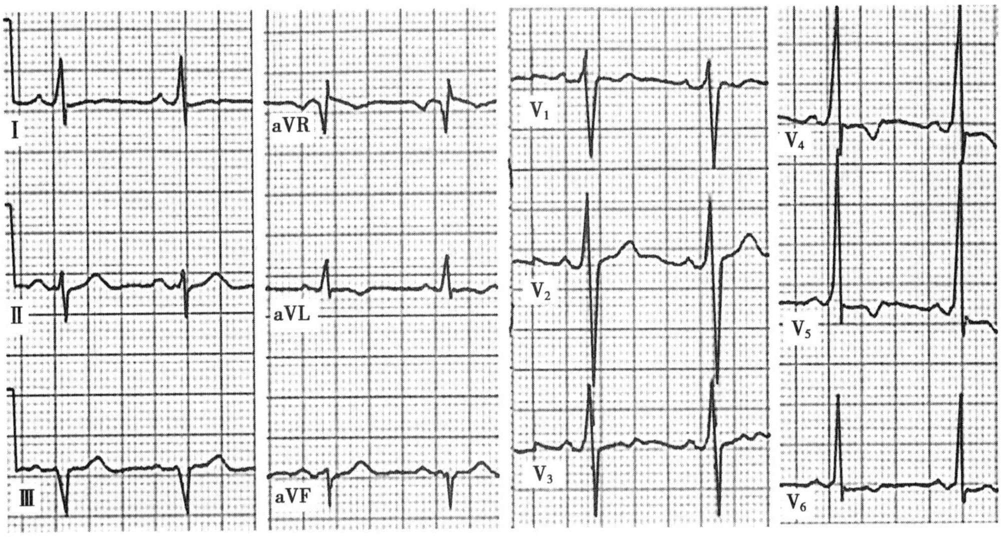

图 7-29　左侧旁路心电图

心电图特征：图中Ⅰ、aVL 导联预激波位于等电位线，V_1 导联呈 rS 型。由于心室预激成分少，仅在 V_4～V_6 导联可见明显的预激波，致使旁路定位困难。此时，只有通过阻断正常的房室传导，使预激波变得更明显后方能判断其部位。**心电图诊断：**窦性心律，心室预激。

（刘仁光　陈 琪　方丕华）

第八章

心 肌 梗 死

本章内容提要:

第一节　心电图概论

一、概　　述

心肌梗死是由于各种原因(主要是冠状动脉粥样硬化)造成冠状动脉突然阻塞引起的心肌严重缺血和坏死。根据心肌梗死病程的不同,可分别出现心电图改变:缺血型心电图改变、损伤型心电图改变和坏死型心电图改变。

二、缺血型心电图改变

(一) 定义

缺血部位的心肌复极时间延长,其体表心电图呈现 T 波形态及振幅方向的改变,即 T 波高而尖耸、双肢对称性直立或倒置(图 8-1A),称为缺血型心电图改变。

(二) 机制

缺血心肌复极迟于正常心肌,T 波向量自缺血区心肌指向非缺血区正常心肌。心内膜下心肌缺血时,T 波向量指向心外膜电极,因而 T 波向上直立,而心外膜下心肌缺血时,T 波向量背离心外膜电极,所以 T 波向下倒置。

(三) 心电图表现及诊断要点

1. T 波顶端呈尖耸箭头状

2. T 波升肢与降肢对称

3. T 波由直立变为倒置

(四) 主要鉴别诊断

1. 肥厚心肌病:亦存在 T 波双肢对称与倒置,貌似"冠状 T",但为固定性倒置,即缺乏由直立变倒置的动态过程。

2. 急性肺栓塞:亦可出现 T 波形态变尖、倒置,但双肢不对称,多局限于右心胸前导联,常伴电轴右偏、$S_{I}Q_{III}T_{III}$、右束支阻滞、右室肥厚等右心负荷过重表现。

3. 高钾血症:T 波异常升高、尖耸,但不变为倒置,多伴不同程度的 QRS 增宽、P 波减低等(见"电解质紊乱"章节)。

三、损伤型心电图改变

(一) 定义

损伤区心肌内极化程度不同,其体表心电图呈现 ST 段偏移(抬高或压低)及形态改变(凸面向上或凹面向上),称为损伤型心电图改变。

(二) 机制

损伤心肌的细胞膜极化程度降低,但仍维持部分极化状态,这使得全部心肌复极完成之后,损伤心肌与正常心肌之间存在电位差,从而导致 ST 段偏移。心肌损伤时 ST 段向量指向损伤区,当心外膜下心肌损伤时,ST 段向量因指向心外膜面体表电极而抬高;反之,心内膜下心肌损伤 ST 段则压低。与此同时,ST 段形态随与之相连的 T 波的形态改变而或凸或凹。

(三) 心电图表现及诊断要点

1. 超急性 ST 段升高　ST 段升高呈直线向上,与高耸直立的 T 波相连,其特点为斜形抬高且不对称,一般见于急性心肌梗死的超急损伤期(图 8-1A)。

2. 损伤期"单向曲线"　ST 段抬高的凸面向上呈弓背状,继而光滑地移行成为 T 波,二者界限难辨。若伴以缺血性倒置 T 波,则 ST 段形成一个对称的抛物线,QRS 波群构成一个"单向曲线"(图 8-1B),常伴 R 波减低或消失,是急性心肌梗死发展期的特征性心电图。

3. ST 段压低　ST 段呈水平/下斜型压低超过 0.05mV,可同时伴有尖耸直立或对称性倒置的缺血性 T 波(图 8-2B)。

4. 上述 ST 段改变所在的导联具有一定的供血相关性,并伴有对侧导联 ST 段镜像改变(图 8-1A)。

(四) 主要鉴别诊断

1. 早复极综合征　ST 段呈凹面向上性抬高,多于 V_2 到 V_4 导联,T 波直立;ST 段起始处可见 J 波,提示为 J 点上移而非真正的 ST 段抬高。

2. Brugada 综合征　表现为右胸导联 ST 段下斜型或马鞍型抬高,T 波倒置;常伴右束支阻滞。上述心电图表现可以间断出现,即暂时正常化。

3. 心包炎　急性期各导联广泛的 ST 段凹面向上性抬高,T 波直立,慢性期常伴心动过速和普遍低电压(图 8-4A)。

四、坏死型心电图改变

(一) 定义

心电图出现异常宽大且增深的Q波，并伴远隔导联上的镜面相，称坏死型心电图改变(图8-3)。

(二) 机制

QRS波群的起始向量10～20ms是室间隔及心内膜下心肌的除极向量，30～40ms代表右心室及大部分左心室产生的向量，最后为左心室后基底部的除极。在正常人，QRS波群的30～40ms的向量大致指向左下方偏后。因此当某部分心肌坏死时，该处不产生心电向量，使综合向量背向梗死区，而面对梗死区的导联出现病理性Q波或QS波，对应导联可出现R波幅度的增高。

(三) 心电图表现及诊断要点

坏死型心电图可表现为QS、QR、Qr波形，或正常q波的消失、r波振幅递增不良等。坏死型Q波的诊断要点如下：

1. Q波时间>0.03s，Q/R振幅>1/4。
2. Q波远隔导联有其镜面相。

(四) 主要鉴别诊断

1. 心室肥厚　左室肥厚可于右胸导联呈QS型，一般无挫折或切迹，绝不会超过V_4导联，且ST段呈J点抬高，稳定而无动态变化。右室肥厚于右胸导联呈QR型，少有延及V_2、V_3导联，常伴电轴右偏。

2. 肺心病　Q波只存在于右胸导联，伴肺性P波、电轴右偏、肢导低电压、顺钟向转位等(图8-5)。

3. 心肌病　心肌梗死主要应与少数肥厚梗阻型心肌病相鉴别，肥厚型心肌病的Q波往往深而窄，而且T波呈不一致性改变。

五、不典型心肌梗死

(一) 定义

临床上通常将不具备典型心肌梗死症状、心肌酶学或心电图表现者称为不典型心肌梗死。本章主要讨论心电图改变不典型的心肌梗死，包括：非Q波心肌梗死、右室梗死、心房梗死、再发心肌梗死(相同或不同部位)、束支阻滞合并心肌梗死、预激综合征合并心肌梗死、急性心肌梗死合并室壁瘤形成等。

(二) 心电图表现及诊断要点

1. 非Q波心肌梗死　与冠状动脉支配区一致的导联ST段压低或抬高达0.1mV，伴或不伴T波倒置，且ST-T变化至少持续24小时；心电图无病理性Q波形成，但可有R波振幅进行性减低(图8-2)。

2. 右室梗死　右胸V_3R～V_6R导联的Q、ST、T呈急性心肌梗死的特征性改变，ST段抬高达0.1mV且V_4R>V_3R尤其具有诊断价值。常伴下壁或下壁+正后壁梗死的典型心电图改变，下壁梗死时Ⅲ导联ST段抬高大于Ⅱ导联高度提示合并右室梗死(图8-6)。

3. 心房梗死　少见，当心室肌梗死合并如下心电图改变时应疑及同时存在心房肌梗死：PR段升高>0.5mm伴对应导联压低或PR段压低肢导>1.2mm，胸导>1.5mm；P波形态畸形(M型、W型、不规则型或切迹型)并有动态变化；持续性房性心律失常。

4. 再发心肌梗死(再梗死)　再梗死可仅表现为非特异性ST-T改变而无病理性Q波，其次，发生于陈旧心肌梗死对侧部位的再梗死可使原心肌梗死Q波减小或消失而影响梗死部位的判断。当再梗与陈旧心肌梗死表现并存、以急性ST-T演变为主时，对诊断的影响较小(图8-3)。

5. 束支阻滞合并心肌梗死　右束支阻滞一般不影响心肌梗死Q波的产生，亦不掩盖急性心肌梗死的ST-T动态演变，对诊断的影响小；而左束支阻滞影响QRS起始向量，可掩盖急性心肌梗死波形。左束支阻滞患者出现以下心电图变化，提示合并急性心肌梗死：①V_4～V_6导联出现q波；②V_5、V_6导联出现S波或QRS振幅显著减小；③V_3～V_6导联出现QS波；④V_1～V_5导联原为QS型者，转为rS型，原有rS型者，r波增高；⑤胸导QRS振幅比肢导QRS振幅还小；⑥下壁导联出现q波呈qrS、qR及QS型；⑦V_2～V_4导联的S波升支出现切迹，持续时限 0.05s，Ⅰ、aVL、V_6 导联的 R 波升支出现切迹；⑧ST-T 动态改变：原压低 ST 突然回到基线或抬高，T 波由倒置、双向突然转为直立等(图 8-7)。

6. 预激综合征合并心肌梗死　预激综合征自身可出现病理性 Q 波，此外，预激波亦可掩盖心肌梗死的异常 Q 波，均影响心肌梗死的诊断，此时须依据原发 ST-T 变化来识别心肌梗死。

7. 急性心肌梗死合并室壁瘤形成　胸前导联 ST 段持续性升高应考虑合并室壁瘤形成，室壁瘤诊断要点如下：ST 段弓背向上抬高持续多日不回落，始终不出现倒置 T 波；ST 段抬高的同一导联有异常 Q 波；ST 段抬高至少累及 4 个导联；运动试验时 ST 段弓背向上抬高≥0.1mV(图 8-7)。

六、陈旧性心肌梗死的心电图诊断

(一) 定义

发病时间 1 月以上的心肌梗死称陈旧性心肌梗死。

(二) 心电图表现及诊断要点

1. 陈旧 Q 波心肌梗死　与冠状动脉支配区一致的导联存在异常 Q 波伴冠状 T 波(图 8-3)；

2. 陈旧非 Q 波心肌梗死　只有非特异性 ST-T 异常，仅凭心电图无法诊断。

七、心肌梗死定位的 QRS 标准

以出现病理性 Q 波(Q 波心肌梗死)和 ST-T(非 Q 波心肌梗死)动态演变的导联为依据可以对心肌梗死进行定位诊断(见下表)。值得注意的是，aVR 导联可反映心尖部及下侧壁心肌损害，在心肌梗死的定位诊断中独具意义。

导联	前间壁	前壁	前侧壁	高侧壁	广泛前壁	下壁	正后壁	右室
V_1	+				+		*	
V_2	+	±			+		*	
V_3	±	+	±		+			
V_4		+	+		+			
V_5		±	+	±	+			
V_6			+	+	+			
V_7			±				+	
V_8							+	
V_9							+	
Ⅰ			+	+	+			
Ⅱ						+		
Ⅲ						+		
aVL			+	+	+			
aVF						+		
V_3R								+
V_4R								+
V_5R								+
V_6R								+

注："+"该导联出现病理性 Q 波、ST 段抬高及 T 波倒置；

"±"该导联出现或不出现病理性 Q 波、ST 段抬高及 T 波倒置均可；

"*"该导联出现增高 R 波、ST 段压低及 T 波直立

八、估测心肌梗死面积的 QRS 标准

采用 QRS 记分系统，通过测量标准 12 导联心电图 Q 波及其后 R 波的时限、振幅等，可估测梗死范围。但

计算方法复杂，标准尚待统一，准确性亦有待验证，故而临床并未广泛应用，本节不做详述。目前，随着心肌梗死再灌注治疗的积极开展，尤其重要的是早在Q波形成之前即对梗死面积进行判断，因此，以ST段变化为观察指标来估测梗死面积显得更为重要，本节即重点介绍这部分内容。

20世纪80年代，Aldrich等观察急性心肌梗死入院8小时内未行再灌注治疗患者心电图的ST段改变得出估算梗死面积的Aldrich公式：

前壁心肌梗死面积(%)=3[1.5(ST段抬高的导联数)−0.4]

下壁心肌梗死面积(%)=3[0.6(Ⅱ、Ⅲ、aVF导联ST段抬高值之和)+2.0]

鉴于以上公式估测下壁心肌梗死面积的能力较差，Clemmensen等又提出如下修改公式：

A：下壁心肌梗死面积(%)=3[0.6(所有导联ST段抬高值之和)+2.0]

B：下壁心肌梗死面积(%)=3[0.6(Ⅱ、Ⅲ、aVF导联ST段抬高值之和)+2.0]
+3[1.5(其他ST段抬高的导联数)−0.4]

1997年，Wilkins等人对Aldrich公式进行了再评价，认为应加入高大T波、病理性Q波等指标，于是提出了Wilkins公式：

前壁心肌梗死范围(%)=1.88(ST段抬高的导联数)
+2.19(异常Q波的导联数)
+1.56(高大T波的导联数)
+5.80(异常Q波及高大T波的导联数但不包括aVR导联)

下壁心肌梗死面积(%)=0.94(ST段抬高测量值之和)
+1.13(超过Q波规定时限测量值之和)+8.73

显然，尽管Wilkins公式可能较Aldrich公式更准确，然而，只有Aldrich公式及其修改公式适用于急性心肌梗死早期、Q波未形成之前对梗死面积的估测。

九、急性Q波型心肌梗死的心电图演变过程

(一)超急性期(图8-1A)

为冠状动脉闭塞即刻出现的心电图改变，持续时间极短，仅数分钟至数十分钟，少数患者可记录到该时期的心电图变化。

1. T波高尖　呈帐顶状，是急性心肌梗死最早期的心电图改变，若发展为Q波性心肌梗死，Q波则出现在T波高尖的各导联。
2. ST段抬高　抬高的ST段呈斜型向上或弓背向下型，并与直立T波的上升肢相融合。ST段变化较快，于数分钟至数十分钟内其幅度升降可达1.0～2.0mV。
3. 急性损伤性阻滞　损伤心肌的除极过程受到阻滞，表现为QRS波群时间延长和(或)振幅增大。
4. 对侧导联ST段下移及ST-T的电交替　为镜像性改变。

(二)急性期(充分发展期)(图8-1B、8-6A)

1. ST段抬高　抬高的ST段呈弓背向上型，与直立的T波相连形成单向曲线，若伴以倒置T波，则形成一个对称的抛物线，常伴R波减低或消失。
2. 病理性Q波形成　随着R波减低和消失，1～2天内形成病理性Q波并基本稳定。
3. T波倒置或双向　高尖T波逐渐降低，并变为先正后负的双向T波及对称性倒置的T波。
4. 对侧导联ST段下移逐渐回到基线。

(三)稳定衍变期(恢复期)(图8-1C、8-6C)

1. Q波增深增宽或其后R波振幅降低，或Q波相对稳定、保持不变。
2. 抬高的ST段逐渐回到基线或持续抬高但呈稳定状态。
3. T波倒置逐渐加深再缓慢恢复直立，或长期保持倒置、低平。

十、急性心肌梗死的溶栓和PTCA治疗后ECG

急性心肌梗死溶栓或直接PTCA/支架治疗通称再灌注治疗，再灌注治疗不成功(再灌注治疗开始2小时内罪犯冠状动脉未再通)的心电图符合急性心肌梗死心电图常规演变规律，而再灌注治疗成功的心电图应有以下一种或几种表现：

1. ST段回落或再抬高：ST段迅速回落50%或回落伴明显T波倒置(图8-1B、8-6B)；少数患者可出现反常性一过性ST段再抬高，随即回落，另有少数患者呈持续性(1小时以上)ST段再抬高；
2. T波演变加速：高耸T波的振幅骤降，或迅速出现双向T波、冠状T波；
3. 已消失的R波再出现，或幅度减低的R波再升高(图8-1B、C)；
4. 病理性Q波的导联数≤超急性期高耸T波的导联数(如：图8-1A、B、C)；
5. 心律变化：出现再灌注心律失常(加速性室性自主心律)或原有的心律失常减轻、消失。

十一、酷似心肌梗死的心电图异常表现

(一) 肺栓塞

心电图鉴别诊断要点：

肺栓塞可出现ST段压低、T波倒置并呈动态演变等酷似非ST段抬高心肌梗死的心电图表现，但肺栓塞ST-T变化局限于右胸导联，很少波及V_5、V_6导联，且常伴$S_I Q_{III} T_{III}$、电轴右偏、右室肥厚、右束支阻滞或S_{V1}顿挫等(图8-8)；ST段抬高型ST-T动态演变罕见于急性肺栓塞(参见"肺栓塞"相关章节)，结合临床表现及实验室检查有助于进一步鉴别。

(二) 心肌炎

心电图鉴别诊断要点：

心肌炎亦可出现ST段压低、T波倒置以及T波动态演变等酷似非ST段抬高心肌梗死的心电图表现，但心肌炎ST-T变化累及的导联较广泛而非与冠状动脉支配区相一致的导联，且常伴传导系统异常(PR间期延长、束支阻滞、房室阻滞等)和QT间期延长(图8-4)，结合临床表现及实验室检查有助于进一步鉴别。

(三) 心包炎

心电图鉴别诊断要点：

急性心包炎可出现ST段抬高、T波高耸等酷似ST段抬高心肌梗死的心电图表现，但其ST段抬高呈凹面向上型，累及普遍导联而非与冠状动脉支配区相一致的导联，各导联ST-T变化一致，而不似心肌梗死时的对侧导联呈镜像改变，且常伴心动过速和普遍低电压等(图8-4)，结合临床表现及实验室检查有助于进一步鉴别。

(四) 心肌病

心电图鉴别诊断要点：

肥厚性心肌病常有ST段水平型/下垂型压低伴T波对称性倒置(貌似"冠状T")，酷似非ST段抬高心肌梗死；或存在异常Q波，酷似Q波心肌梗死。但肥厚性心肌病呈固定性ST-T改变，无动态演变；其异常Q波往往深而不宽，且同导联的T波常直立，呈现所谓的"Q波和T波向量不一致"(参见"心肌病"相关章节)，结合临床表现及实验室检查、UCG等有助于进一步鉴别。

扩张性心肌病亦常常存在ST段水平型压低伴T波倒置或双向、低平，酷似非ST段抬高心肌梗死；或存在异常Q波，且Q波时限多≥0.04s，伴T波倒置，甚至可伴ST段弓背上抬及ST-T动态演变，单从ECG上很难与急性Q波心肌梗死相鉴别，唯一可资鉴别的是上述变化累及的导联可不与冠状动脉支配区一致，但仍须结合临床表现及实验室检查、UCG等进一步明确。

(五) 急性脑出血

心电图鉴别诊断要点：

急性脑出血可出现巨大倒置T波而酷似非Q波心肌梗死，但其T波改变常累及广泛导联，且T波异常宽大，底部略显圆钝，伴QT间期延长(参见相关章节)。

第二节 图 谱

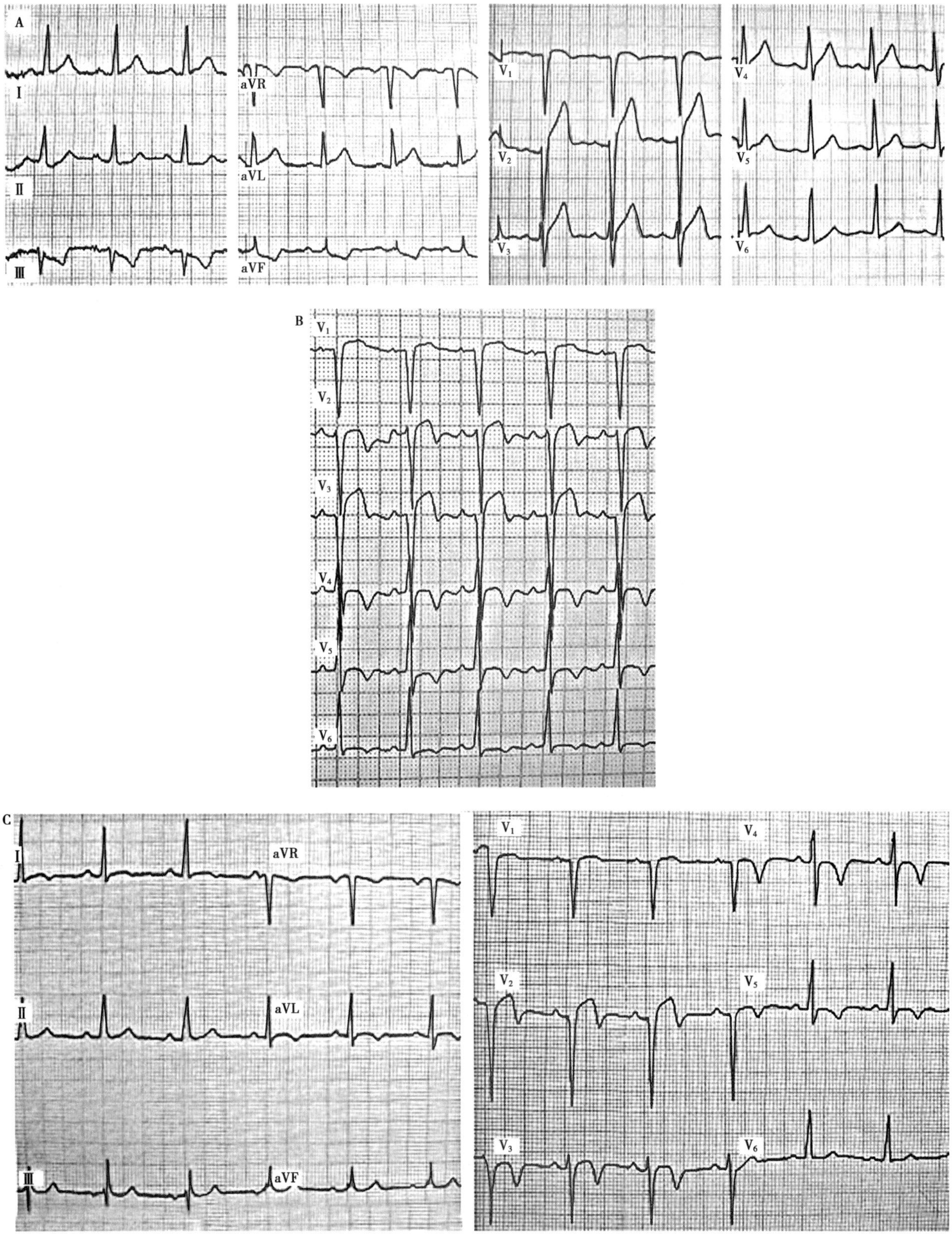

图 8-1 ST 段抬高型急性前壁心肌梗死

A. 急诊时；B. 溶栓后；C. 出院时

临床资料:患者,男性,48 岁。因持续胸痛 1.5 小时入院。胸痛持续不缓解,伴出汗、濒死感,急诊 ECG 示 $V_2 \sim V_4$ 导联 ST 段斜型抬高、T 波高尖,诊断"急性前壁心肌梗死"收入院,立即行 rhTNK-tPA 溶栓治疗,并经冠脉造影证实罪犯血管为左冠状动脉前降支,血流达 TIMI-3 级,溶栓成功。患者既往有高血压史 2 年。**心电图特征:**图 A:$V_2 \sim V_4$ 导联 ST 段斜型向上抬高,T 波直立、高尖,伴对侧导联镜像改变(Ⅲ、aVF 导联 ST 段压低、T 波倒置)。图 B:$V_2 \sim V_4$ 导联 ST 段呈弓背向上型,其抬高呈不同程度显著回落,T 波由直立变双向或倒置,V_5、V_6 导联 T 波呈缺血性倒置;对侧导联镜像改变基本恢复。图 C:$V_3 \sim V_4$ 导联 ST 段基本回至基线,T 波倒置逐渐加深、双肢对称,V_3 导联 R 波再出现但振幅减低,即最终 $V_2 \sim V_4$ 导联无 Q 波形成。**心电图诊断:**急性前壁心肌梗死。图 A:超急性期前壁心肌梗死;图 B:急性期;图 C:稳定期心肌梗死。**鉴别诊断:**高钾血症;肥厚性心肌病;急性肺栓塞;急性心包炎;早复极综合征;Brugada 综合征。**讨论:**上述 ECG 动态演变结合患者病史、症状可明确诊断 ST 段抬高型急性前壁心肌梗死。高钾血症时可似急性心肌梗死超急性期之 T 波异常升高、尖耸,但不变为倒置。肥厚性心肌病胸前导联可类似"冠状 T",但为固定性倒置,无演变。急性肺栓塞罕见 ST 段抬高型 ST-T 动态演变,且常伴窦性心动过速、$S_{Ⅰ}Q_{Ⅲ}T_{Ⅲ}$、电轴右偏、右束支阻滞等。急性心包炎、早复极综合征、Brugada 综合征之 ST 段抬高均非弓背向上型,亦无动态演变。

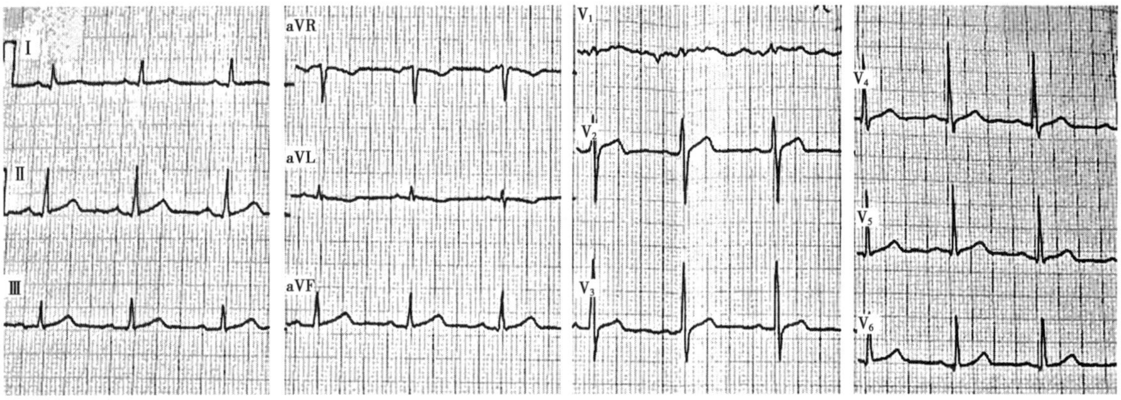

A. 未发作时

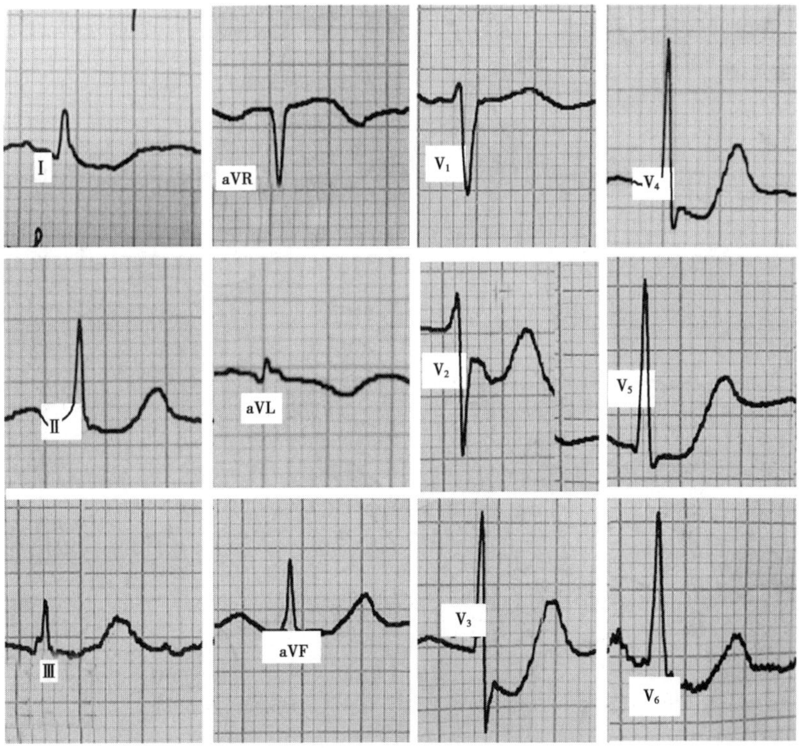

B. 心绞痛发作时

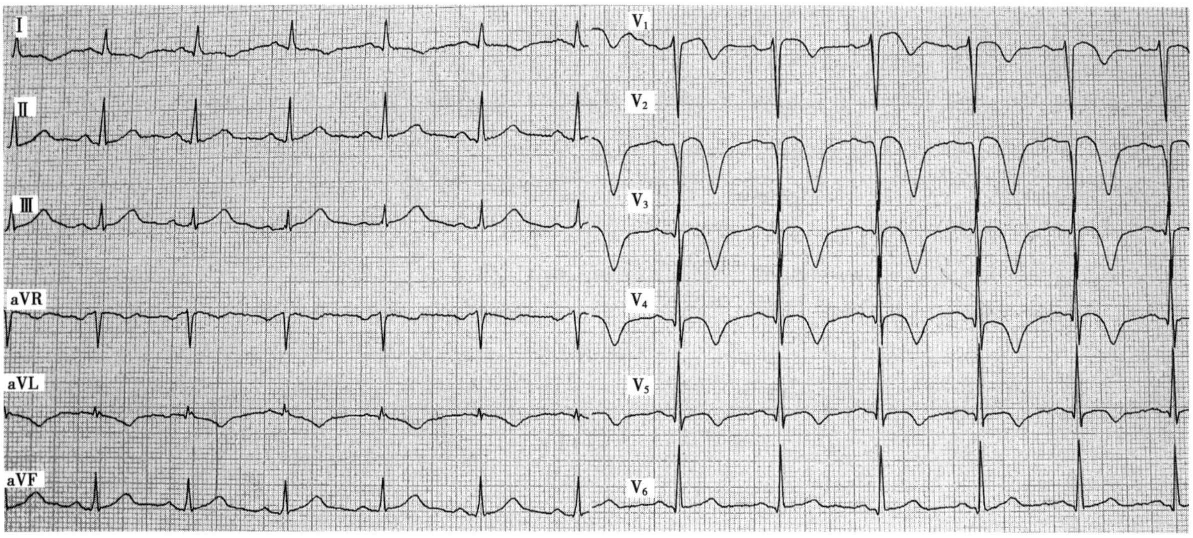

C. 入院 3 天后

图 8-2 非 ST 段抬高型急性心肌梗死

临床资料:患者,男性,61 岁。因劳力时胸痛 10 月余,持续胸痛 4 小时,自含硝酸甘油未完全好转来我院急诊,120 急救心电图示明显 ST-T 改变,诊断急性非 ST 段抬高型心肌梗死,入院后经冠脉造影证实诊断并行介入治疗成功。患者入院前 1 个月未发作胸痛时心电图正常。**心电图特征:**图 B:V_1～V_6 导联 ST 段显著压低最大达 0.3mV,伴直立变尖的 T 波;Ⅰ、aVL 导联 T 波倒置。图 C:显示 V_1～V_6 导联 QRS 及 ST-T 改变呈动态演变:ST 段回升至基线,T 波形态变尖、双肢对称、由直立变深倒,V_2 导联 Q 波形成,V_3 导联 R 波振幅减低。**心电图诊断:**图 A:正常心电图。图 B:前壁导联缺血性 ST-T 改变。图 C:前壁导联冠状 T 波。**鉴别诊断:**急性肺栓塞。**讨论:**上述心电图表现结合患者病史、症状、心肌酶学等诊断非 ST 段抬高型急性心肌梗死基本明确。急性肺栓塞心电图虽亦可表现为 ST-T 改变并呈动态演变,但其 ST-T 变化常局限于右胸导联,很少波及 V_5、V_6 导联,且常伴 $S_{Ⅰ}Q_{Ⅲ}T_{Ⅲ}$、电轴右偏、右束支阻滞等。冠脉造影、肺动脉 CT 或肺灌注显像可明确诊断。

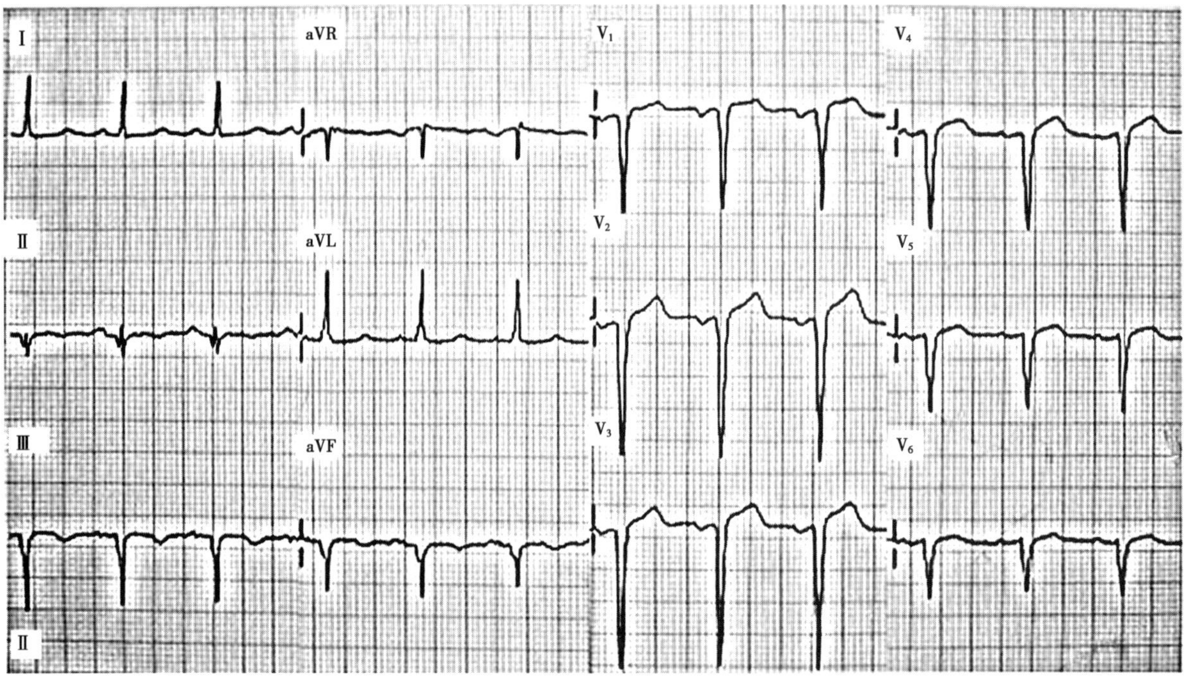

图 8-3 陈旧下壁心肌梗死,急性前壁心肌梗死

临床资料: 患者,男性,52 岁。因胸痛 12 年再发 18 天于 2007 年 10 月 16 日入院。患者于 12 年前生气后出现胸痛,伴出汗、呕吐,于当地医院诊断为"急性下壁心肌梗死",予溶栓治疗后好转。此后劳力性胸痛仍间断发作,休息或含服硝酸甘油可缓解,18 天前大便后再次出现胸痛,伴胸闷、大汗,于当地医院诊断为"急性广泛前壁心肌梗死",予 rtPA 溶栓治疗,冠脉造影示多支病变,拟行 CABG 术治疗,遂来我院。**心电图特征:** Ⅱ、Ⅲ、aVF 导联病理性 Q 波;V_1～V_6 导联病理性 Q 波,ST 段尚未完全回落,T 波仍直立。**心电图诊断:** 陈旧下壁心肌梗死,广泛前壁心肌梗死(时期结合临床)。**鉴别诊断:** 前壁室壁瘤形成,扩张性心肌病。**讨论:** 依据患者病史、症状、UCG 及冠脉造影等诊断下壁、广泛前壁心肌梗死明确。UCG 及冠脉造影可进一步鉴别前壁 ST-T 改变为室壁运动异常所致还是室壁瘤形成。扩张性心肌病 ECG 虽亦可表现为广泛导联病理性 Q 波,单从 ECG 有时很难与心肌梗死 Q 波相鉴别,但其累及的导联常不与冠状动脉支配区一致,冠脉造影应为阴性,且常伴传导阻滞及其他心律失常,UCG 不呈节段性室壁运动异常。

A

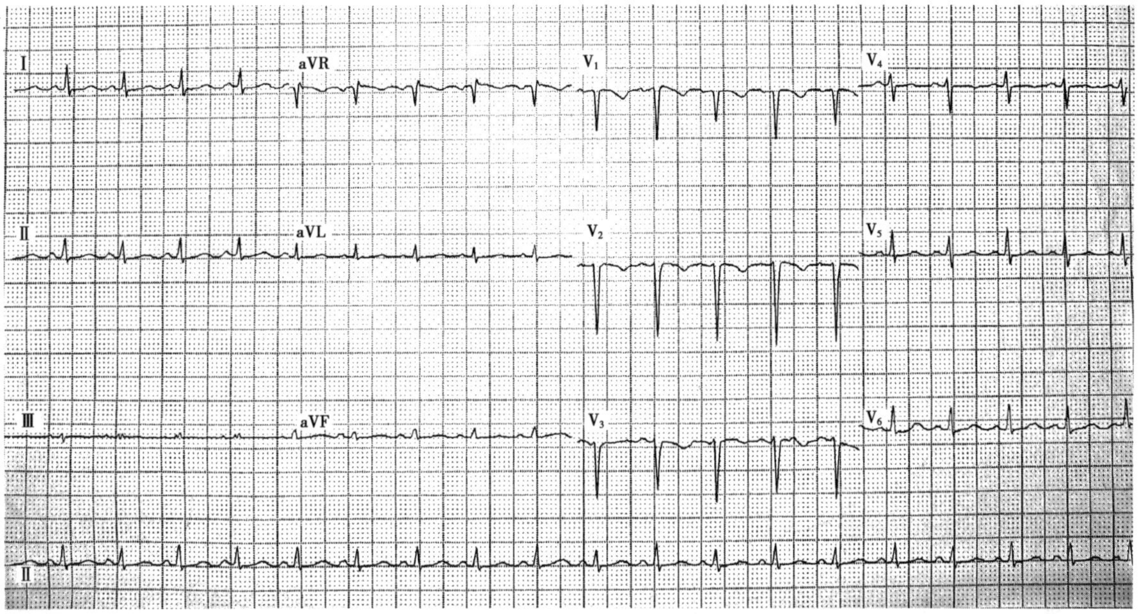

B

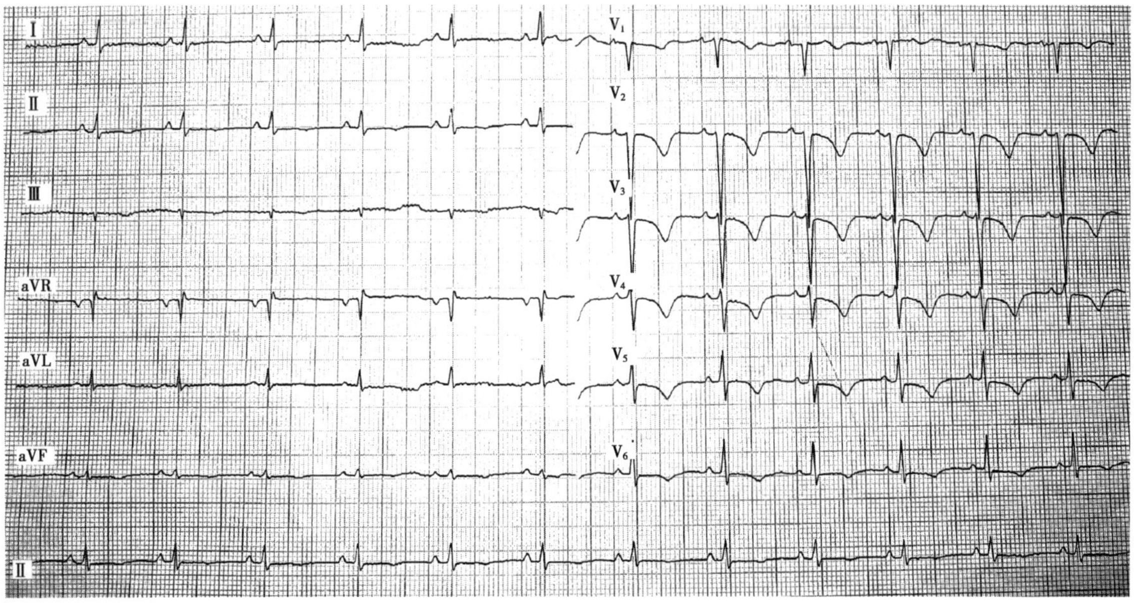

图 8-4 心肌心包炎

A. 为心包穿刺引流术前;B. 为心包穿刺引流术后

临床资料:患者,女性,29 岁。患者于 6 周前经剖宫产顺产一健康男婴,孕期发现妊娠高血压,孕产期心电图未见异常。因发作性干咳 2 周活动后胸闷心悸 4 天入院,UCG 示大量心包积液,右室增大,中重度肺动脉高压。急诊行心包穿刺术,引流出淡黄色清亮液体 1 300ml 后症状好转入院。入院后经系列相关检查明确诊断为风湿性心肌心包炎,结缔组织疾病相关性肺动脉高压,肺源性心脏病,心功能Ⅲ级。**心电图特征**:图 A:窦性心动过速,心率 114 次/分;V_1～V_3 导联胚胎 r 且递增不良伴 T 波倒置;QT 间期延长;低电压。图 B:窦性心律;V_1～V_6 导联 T 波倒置;肢导低电压。**心电图诊断**:图 A:窦性心动过速,部分导联 T 波改变,低电压。图 B:窦性心律,部分导联 ST-T 改变,肢导低电压。**鉴别诊断**:急性前间壁心肌梗死(非 Q 波型);肺栓塞;心肌病。**讨论**:患者 V_1～V_6 导联 T 波为双肢不对称性倒置,结合其症状、心肌酶学、UCG 等均不支持急性心肌梗死,T 波倒置累及 V_5、V_6 导联不支持肺栓塞,结合肺灌注/通气显像、肺动脉 CT 等亦除外肺栓塞,心脏核磁未提示心肌病,而肌钙蛋白Ⅰ(+)、ESR 快、CRP 高,抗核抗体(+)、抗 RNP 抗体(+)、抗 Sm 抗体(+)等均提示风湿性心肌心包炎。

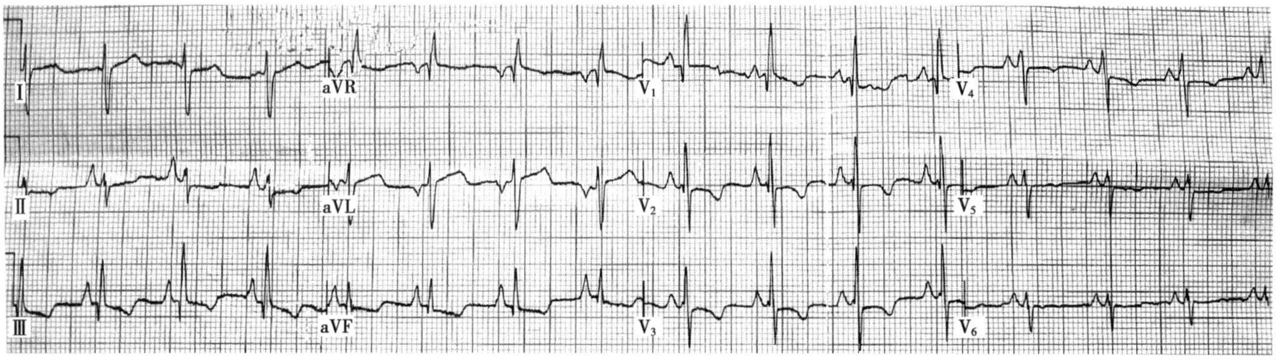

图 8-5 慢性肺源性心脏病

临床资料:患者,女性,30 岁。患者于 1 年半前经剖宫产顺产一健康男婴,产后 3 月余出现活动后乏力、胸闷,1 月前因上感后上述症状加重来我院就诊,UCG 示右室增大,重度肺动脉高压。入院后经系列相关检查诊断为特发性肺动脉高压,慢性肺源性心脏病,心脏扩大,心功能Ⅲ级。**心电图特征**:Ⅲ、aVF、V_1、V_2 导联可见 Q 波,Ⅲ、aVF、V_1～V_4 导联 ST-T 改变,伴电轴右偏、肺性 P 波、$S_Ⅰ Q_Ⅲ T_Ⅲ$。**心电图诊断**:右房扩大;右室肥厚。**鉴别诊断**:急性心肌梗死(Q 波型);肺栓塞。**讨论**:该患者 q 波较窄小而不似病理性 Q 波,且症状、心肌酶学、UCG 等均不支持 Q 波型急性心肌梗死。肺栓塞可呈该患者心电图表现,但肺动脉 CT 不支持。

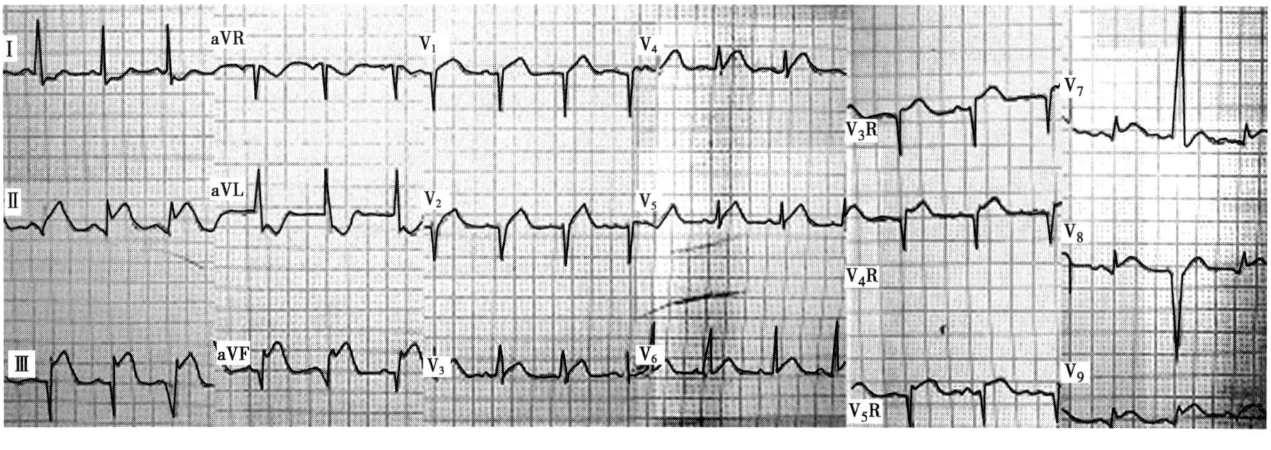

A. 急诊时

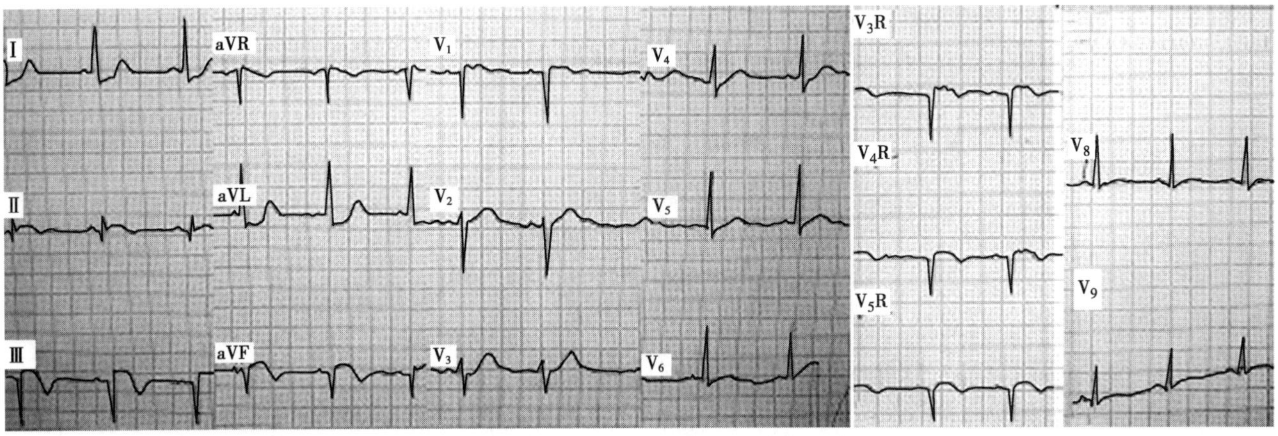

B. 溶栓 1 小时后

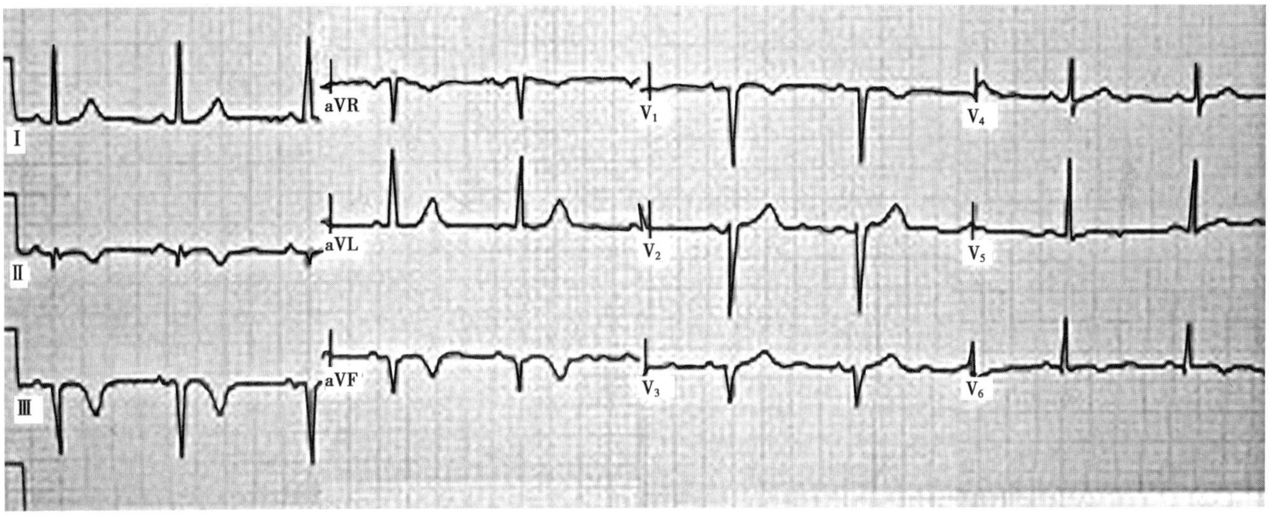

C. 出院时

图 8-6　ST 段抬高型急性心肌梗死（下壁、后壁、右室）

临床资料：患者，女性，68 岁。患者突发胸痛，持续 5.5 小时不缓解，伴出汗、恶心、呕吐，于我院急诊作心电图示Ⅱ、Ⅲ、aVF 导联 ST 段弓背向上型抬高，以“急性心肌梗死”收入院，立即行 rhTNK-tPA 溶栓治疗，并经冠脉造影证实罪犯血管为右冠状动脉，血流达 TIMI-3 级，溶栓成功。**心电图特征：**图 A：Ⅱ、Ⅲ、aVF、V_3R～V_5R 及 V_7～V_9 导联 ST 段弓背向上型抬高，其中Ⅲ导联 ST 段抬高＞Ⅱ导联，ST 段抬高 V_4R 导联＞V_3R 导联；T 波直立、高尖。对侧导联镜像改变（Ⅰ、aVL 导联 ST 段压低、T 波倒置）。图 B：Ⅱ、Ⅲ、aVF、V_3R～V_5R 及 V_7～V_9 导联抬高的 ST 段明显回落＞50%，T 波由直立变双向、倒置或低平，对侧导联镜像改变程度相应减轻。图 C：Ⅱ、Ⅲ、aVF 导联 ST 段回至基线，T 波倒置加深、双肢对称，呈“冠状 T”，伴 Q 波形成。**心电图诊断：**急性下壁、后壁、右室心肌梗死。图 A、B：急性期；图 C：稳定期。**鉴别诊断：**高钾血症；肥厚性心肌病；急性肺栓塞；急性心包炎；早复极综合征；Brugada 综合征。**讨论：**上述心电图动态演变结合患者病史、症状可明确诊断 ST 段抬高型急性下壁、后壁、右室心肌梗死。高钾血症时可似急性心肌梗死超急性期之 T 波异常升高、尖耸，但不变为倒置。肥厚性心肌病胸前导联可类似“冠状 T”，但为固定性倒置，无演变。急性肺栓塞罕见 ST 段抬高型 ST-T 动态演变，且常伴窦性心动过速、$S_{Ⅰ}Q_{Ⅲ}T_{Ⅲ}$、电轴右偏、右束支阻滞等。急性心包炎、早复极综合征、Brugada 综合征之 ST 段抬高均非弓背向上型，亦无动态演变。

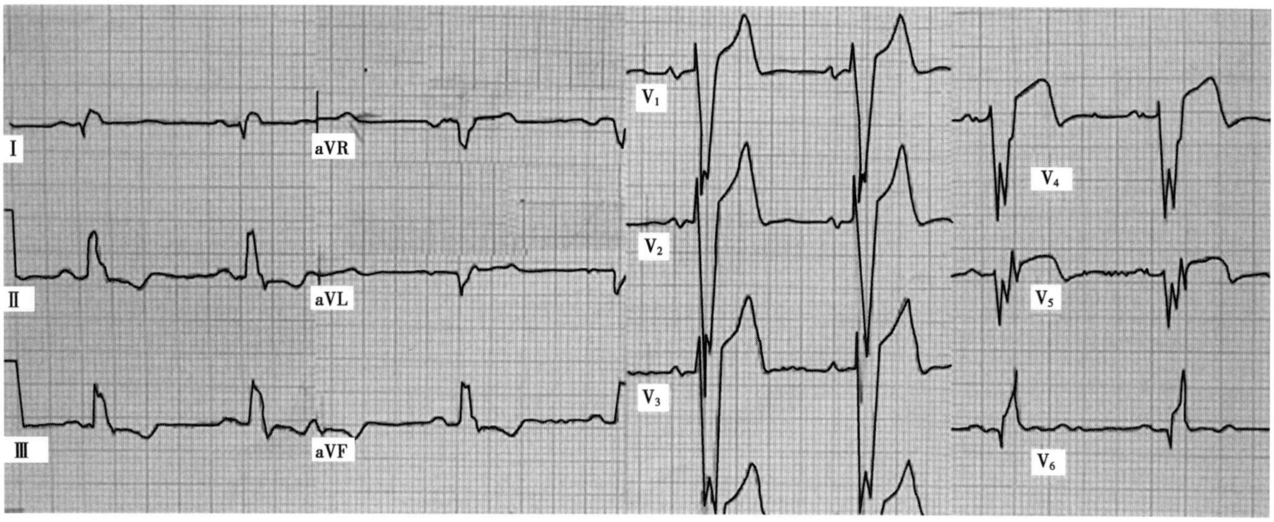

图 8-7 完全性左束支阻滞，陈旧广泛前壁心肌梗死，室壁瘤形成

临床资料：患者，男性，63岁。因胸闷5月加重1月于2007年11月12日入院。患者于5月前出现活动后胸闷，有时伴出汗，休息可缓解，1月前症状加重，运动耐量进一步降低，并出现夜间不能平卧，于当地医院经利尿治疗稍好转来我院进一步诊治。我院UCG示左室舒张末内径显著增大，LVEF25%，心尖部室壁瘤形成；冠脉造影证实为冠脉单支病变，前降支99%狭窄；核素心肌代谢显像示左室前壁仅间隔部有少量心肌存活。心电图特征QRS波群时间延长>0.14s，Ⅰ、aVL、V_6导联出现异常Q波伴相对宽钝的R波，Ⅱ、Ⅲ、aVF导联宽钝R波伴继发ST-T改变，V_1～V_5导联呈rS型，其S波出现升支切迹、时限0.05s(Cabrera征)，V_4～V_5导联ST段弓背向上抬高伴T波正负双向。**心电图诊断**：完全性左束支阻滞，异常Q波(前侧、高侧壁)，心尖部室壁瘤。**鉴别诊断**：完全性左束支阻滞未合并心肌梗死；完全性左束支阻滞合并急性心肌梗死。**讨论**：该患者Ⅰ、aVL、V_6导联出现异常Q波，V_1～V_5导联Cabrera征，结合病史、症状、心肌酶学等诊断"完全性左束支阻滞，陈旧广泛前壁心肌梗死"基本明确。该患者V_4～V_5导联ST段弓背向上抬高伴T波正负双向，并呈持续稳定不变状态，提示存在室壁瘤而非合并急性心肌梗死，后者ST-T改变应呈动态演变，UCG有助于进一步明确室壁瘤形成。

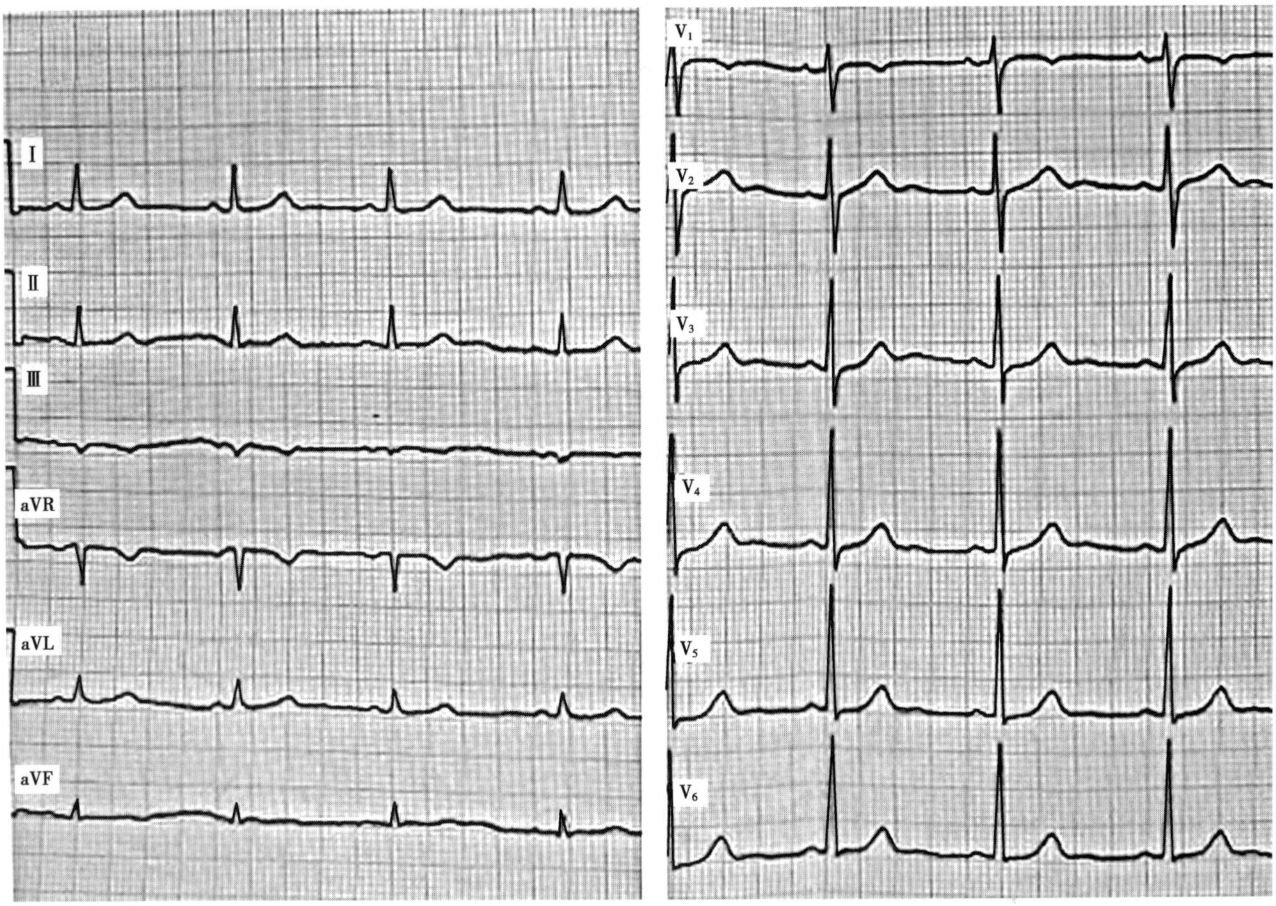

A. 为健康体检时

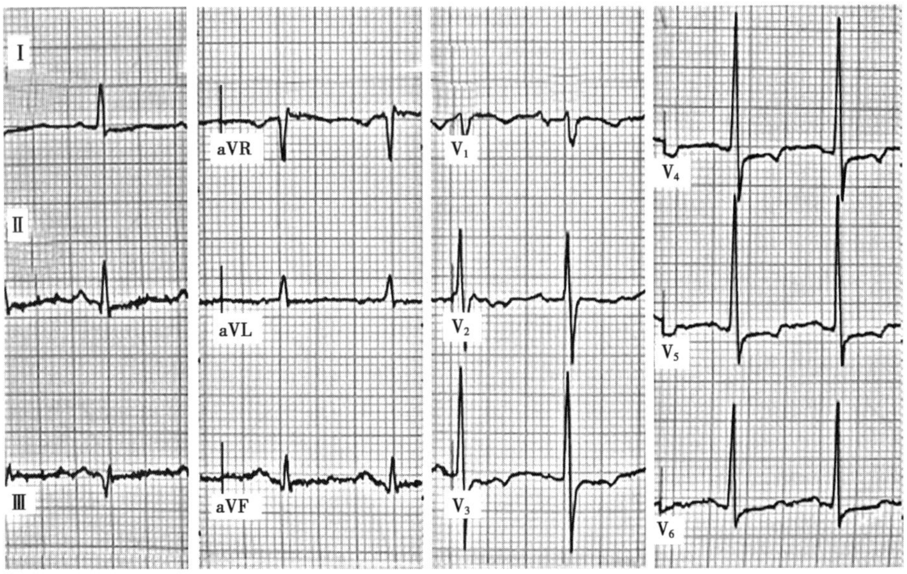

B. 为此次急诊时

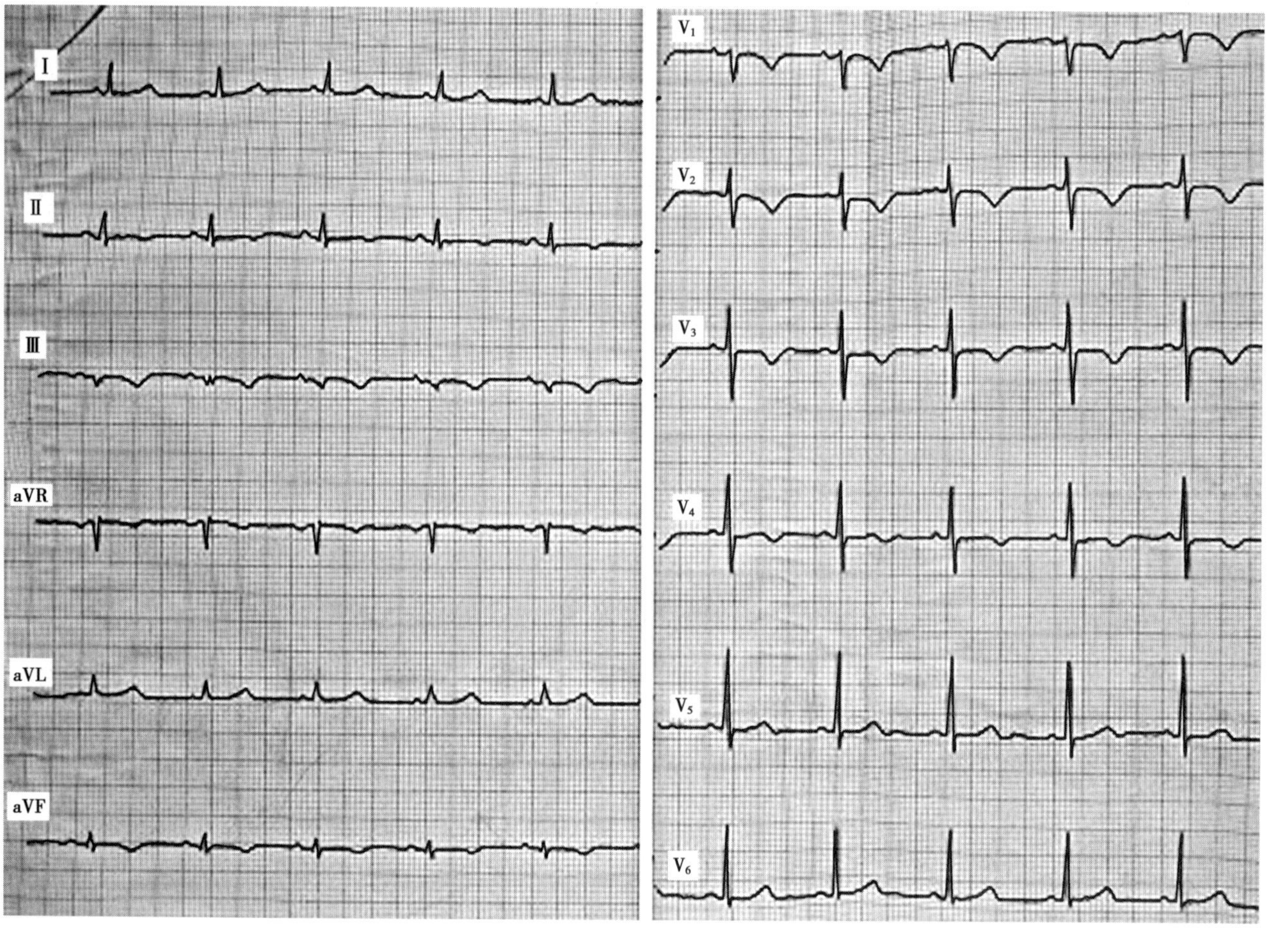

C. 为溶栓治疗后

图 8-8　急性肺栓塞

临床资料:患者,女性,58 岁。患者于 3 天前出现活动时胸闷、憋气,伴左下肢肿胀疼痛,无胸痛、心悸、出汗,心电图示窦性心动过速,V_1～V_4 导联 ST-T 改变,服阿替洛尔 12.5mg 及休息后好转,1 天前症状加重于我院急诊,血气分析示低碳酸血症、低氧血症,肌钙蛋白 T 阳性,肺动脉 CT 提示大面积肺栓塞。**心电图特征**:图 A:患者 4 月前体检 ECG 未示异常。图 B:窦性心动过速,V_1～V_4 导联 ST 段压低伴 T 波浅倒,可疑 $S_I Q_{III} T_{III}$,V_1 导联 S 波顿挫。图 C:窦性心动过速消失,V_1～V_4 导联 T 波倒置加深(双肢不对称),ST 段压低减轻,Ⅰ导联小 S 波消失、Ⅲ导联恢复至未发病时波形(见 A 图),V_1 导联 S 波顿挫消失。**心电图诊断**:图 A:正常心电图。图 B:窦性心动过速,V_1～V_4 导联 ST-T 改变;图 C:V_1～V_4 导联 T 波倒置;**鉴别诊断**:非 ST 段抬高型急性心肌梗死;**讨论**:患者症状、心肌酶学、UCG 等均不支持急性心肌梗死;相反,其症状、血气分析、UCG、肺动脉 CT 等均符合急性肺栓塞的典型表现。

第三节 病例思考

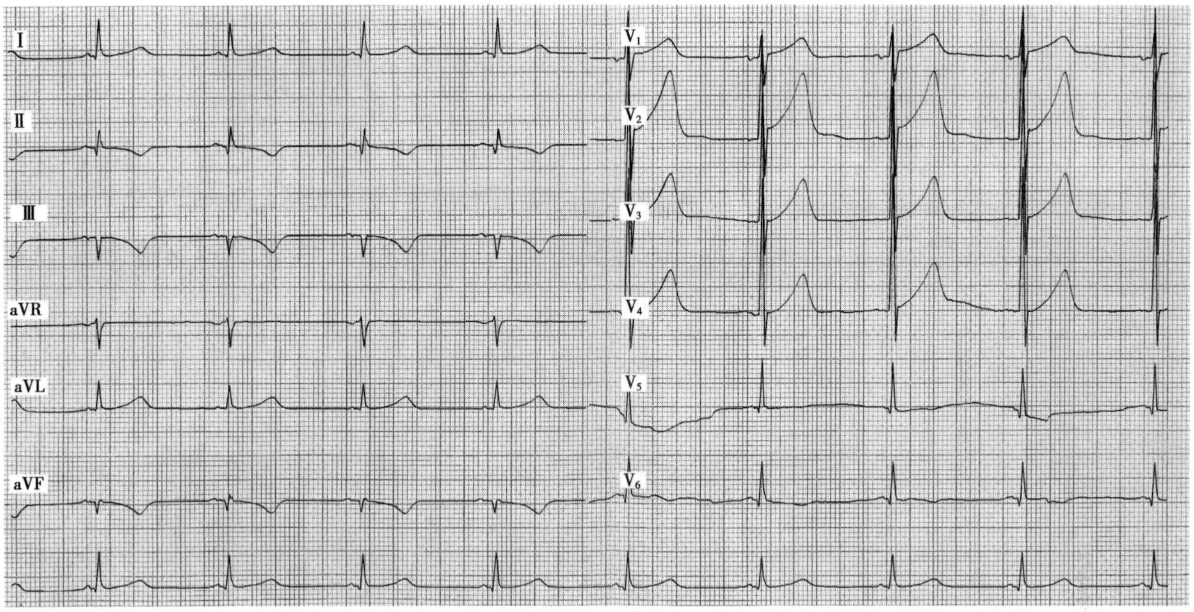

C8-1 T波增高

临床资料:患者,男性,56岁,有心绞痛的症状,冠造示三支病变,临床诊断冠状动脉粥样硬化,劳力性心绞痛,陈旧性下壁心肌梗死,心功能Ⅱ级。**心电图特征**:窦性心律,心率52次/分,PR间期0.12s,QT间期0.52s,QRS波群时限0.08s,QRS波Ⅱ导联呈QR、Ⅲ导联呈QS型、aVF导联呈QR型,T波Ⅱ、Ⅲ、aVF倒置,V_1～V_4高尖,V_5、V_6导联低平。**心电图诊断**:窦性心动过缓,下壁心肌梗死,T波改变。**鉴别诊断**:高钾血症。**讨论**:高钾血症一般为高、尖、狭窄、锐利的T波,结合临床,未见血钾增高,不支持高钾血症。

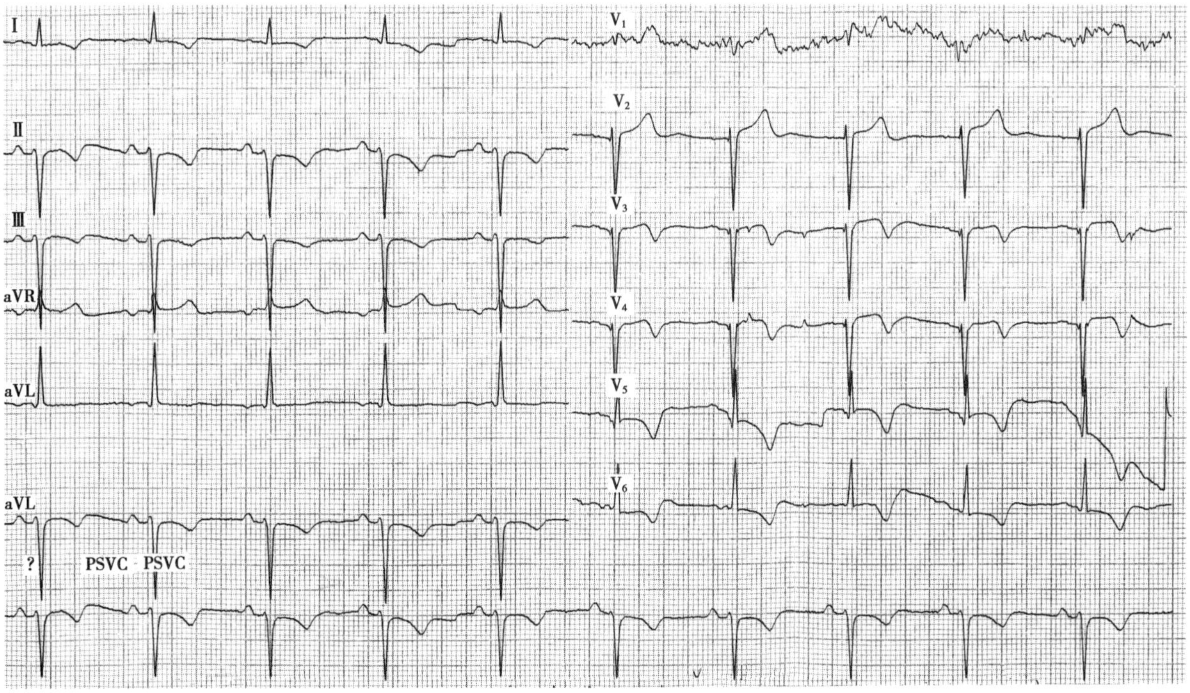

C8-2 T波倒置

临床资料:患者,女性,67岁,因心悸,气喘一年,加重三天入院,临床诊断冠心病,心绞痛。**心电图特征**:窦性心律,69心率次/分,PR间期0.16s,QT间期0.46s,QRS波群时限0.10s,T波Ⅱ、Ⅲ、aVF、V_3～V_6倒置。**心电图诊断**:窦性心律,T波改变。**鉴别诊断**:心肌炎。**讨论**:心肌炎T波倒置比较广泛,且很少有ST改变,而心肌梗死一般只表现在缺血部位相应导联T波倒置,且本图没有室性心律失常,房室阻滞,室内传导阻滞,则不支持心肌炎的诊断。

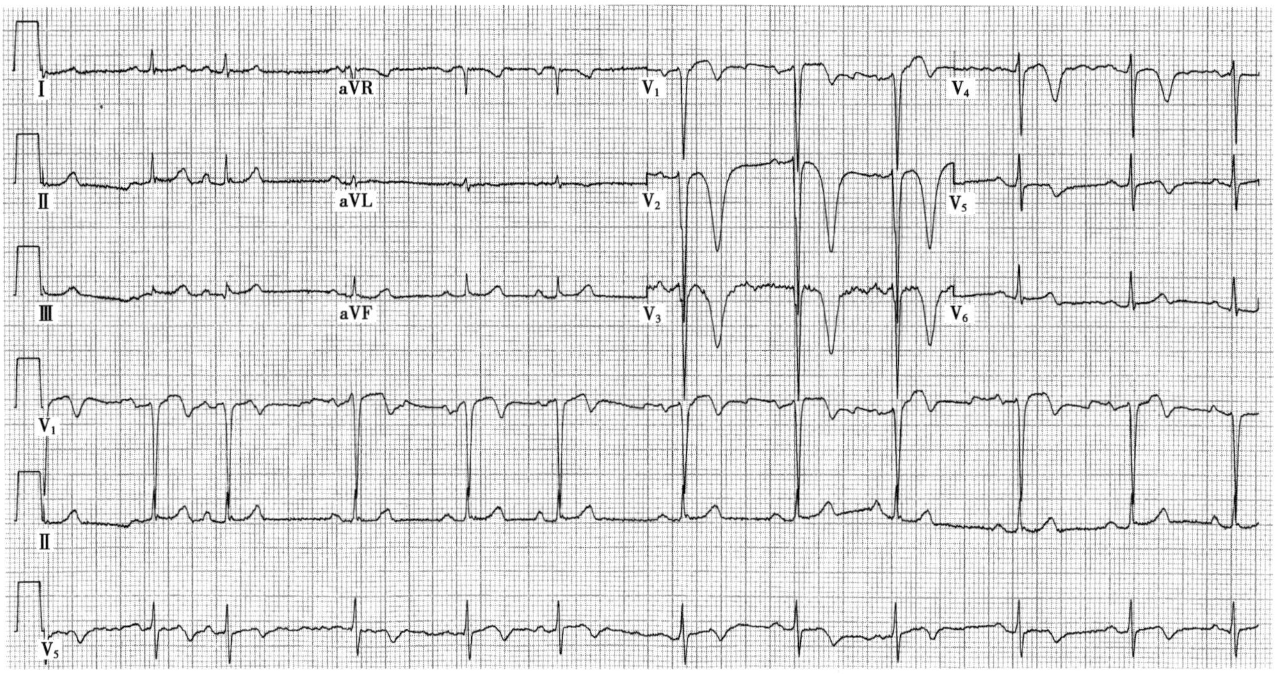

C8-3 **冠状T波**

临床资料:患者,男性,62岁,胸痛半年,向左肩放射,近三日自觉胸痛加重,来院诊断为冠心病,劳力性心绞痛,高血压病。**心电图特征**:窦性心律,心率67次/分,PR间期0.16s,QT间期0.40s,QRS波群时限0.10s,偶发房性期前收缩,T波V_2～V_5导联倒置。**心电图诊断**:窦性心律,房性期前收缩,T波改变。**鉴别诊断**:原发性心肌病。**讨论**:原发性心肌病的T波改变,一般不伴有动态改变,倒置的T波长时间无变化,心肌供血不足的T波倒置伴有动态变化。

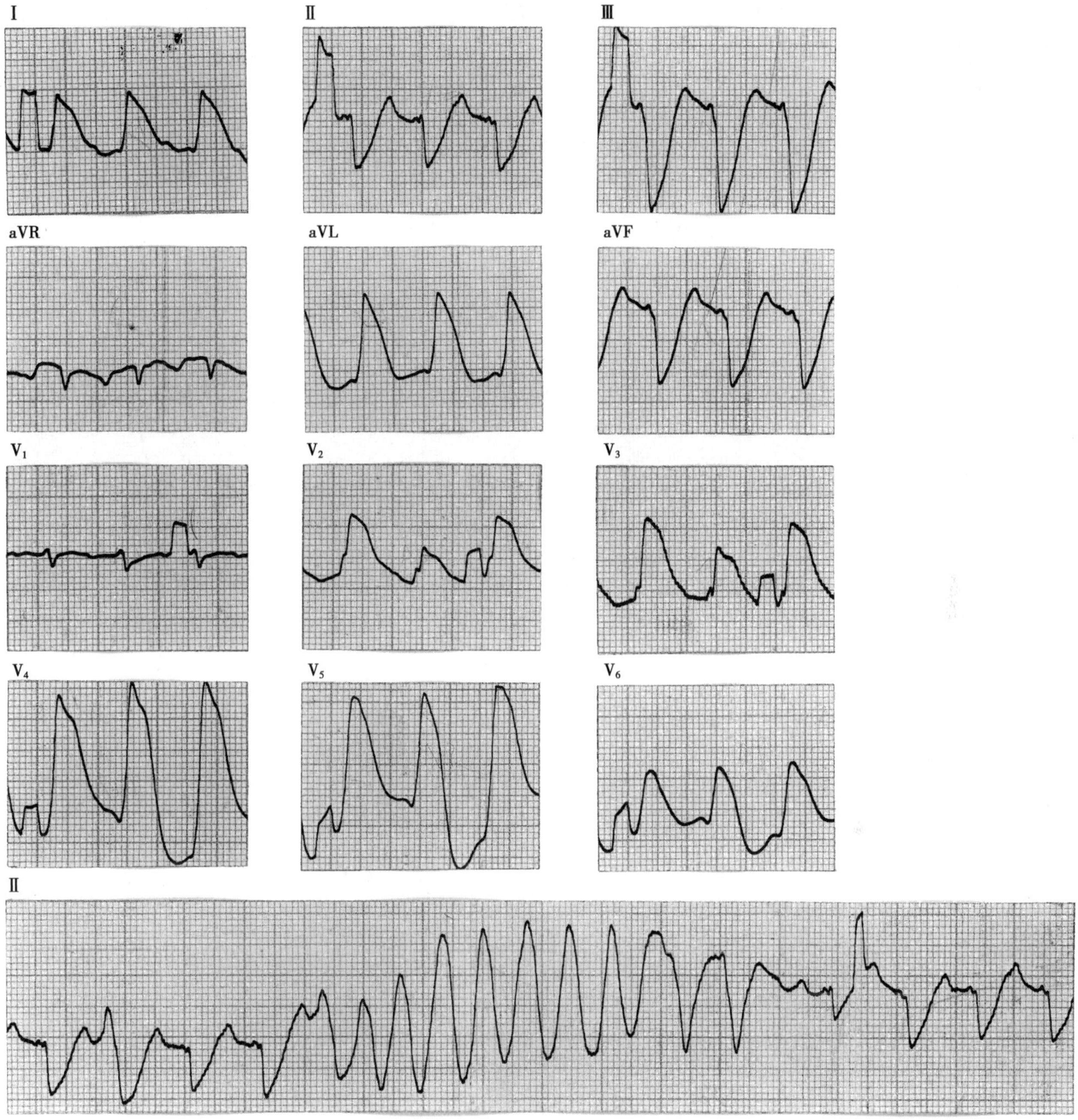

C8-4　ST 段抬高

临床资料:患者,男性,40 岁,因胸痛一小时来急诊。临床诊断冠心病,急性心肌梗死。**心电图特征:**P 波表现不明显,心室率为 125 次/分,QRS 波群与 T 波融合在一起,呈宽大的振幅波,ST 段Ⅰ、aVL、V_2～V_6 导联抬高,Ⅱ、Ⅲ、aVF 导联下降。**心电图诊断:**窦性心律,急性高侧壁、广泛前壁心肌梗死,阵发室性心动过速。**鉴别诊断:**室性心动过速。**讨论:**室性心动过速表现宽大 QRS 波群呈 R-R 不均齐,此图长条Ⅱ导可见同时伴短阵室性心动过速。

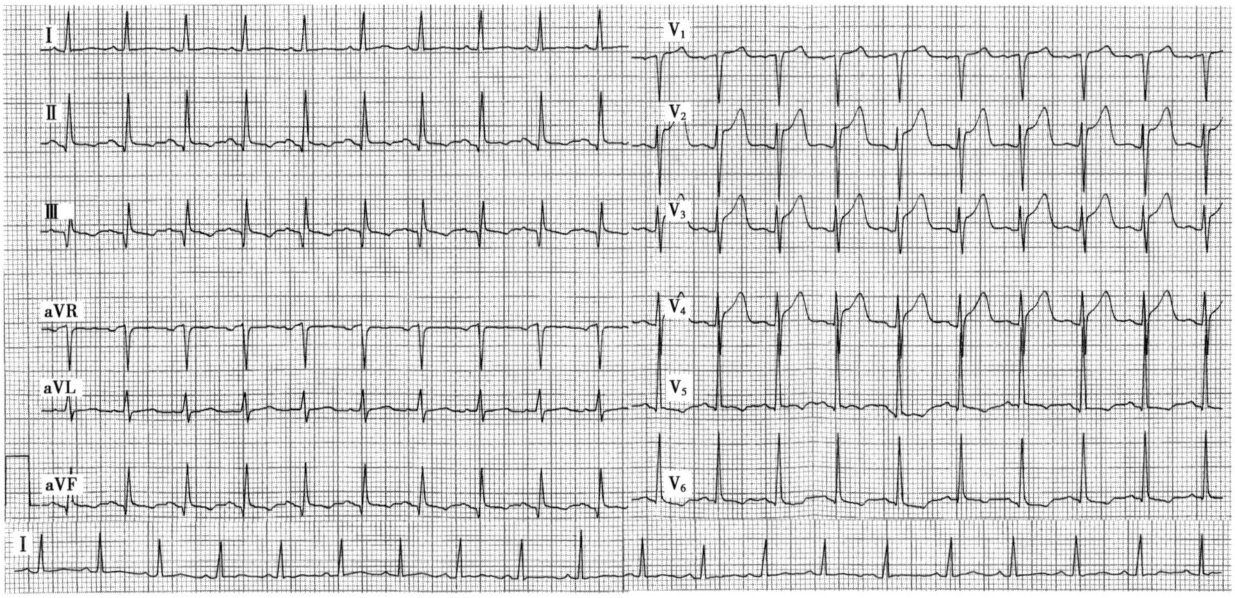

C8-5　ST 段抬高

心电图特征:窦性心律,心率 118 次/分,PR 间期 0.14s,QT 间期 0.30s,QRS 波群时限 0.08s,QRS 波群Ⅱ、Ⅲ、aVF 呈 QR 型,ST 段 V_2～V_4 导联抬高,T 波Ⅱ、Ⅲ、aVF、V_5、V_6 导联倒置。**心电图诊断:**窦性心律,下壁心肌梗死,ST-T 改变。

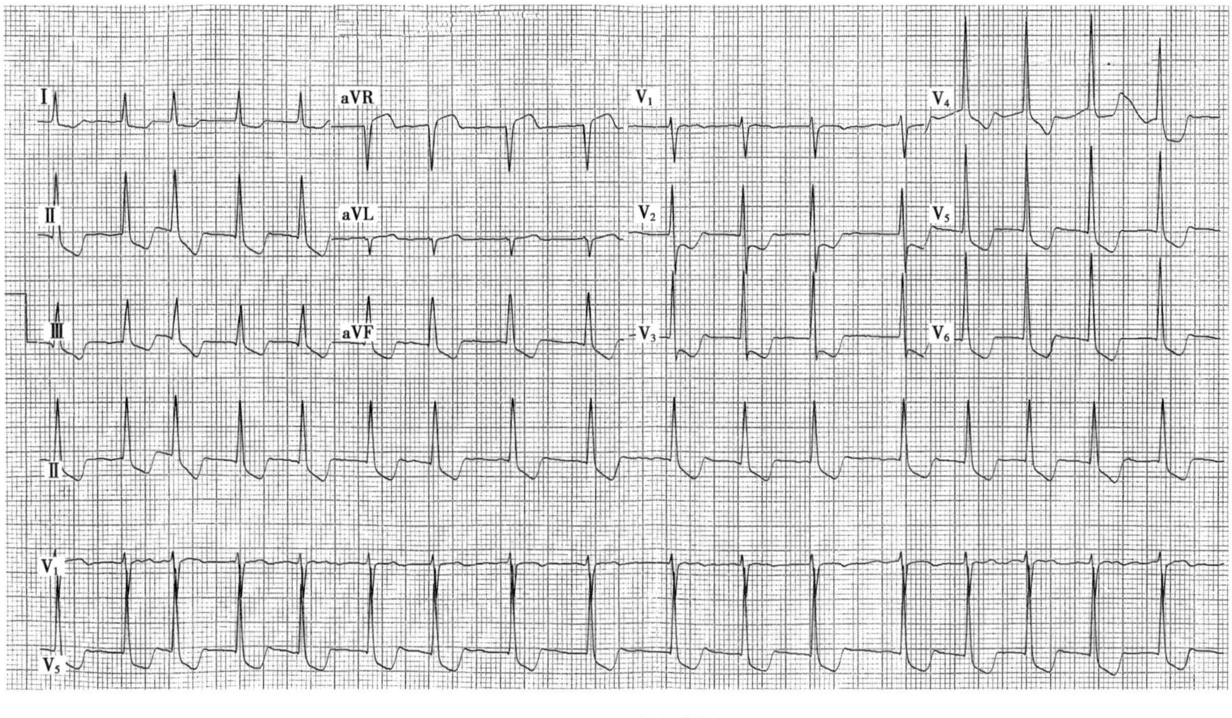

C8-6　ST 段压低

临床资料:患者,女性,63 岁,发作性心悸、气短 2 年,加重 2 月。来院诊为冠心病。**心电图特征:**心房颤动,平均心室率 103 次/分,QT 间期 0.24s,QRS 波群时限 0.08s,ST 段Ⅱ、Ⅲ、aVF、V_2～V_6 导联呈下斜型降低 0.4mV,T 波Ⅱ、Ⅲ、aVF、V_2～V_6 导联双向。**心电图诊断:**室率快速型心房颤动,ST-T 改变。**鉴别诊断:**心肌炎。**讨论:**心肌炎 ST 段压低比心肌缺血的 ST 段压低出现的导联少,且 ST 段改变不明显,而本图Ⅱ、Ⅲ、aVF、V_2～V_6 导联均出现 ST 段压低,故支持心肌供血不足的表现。

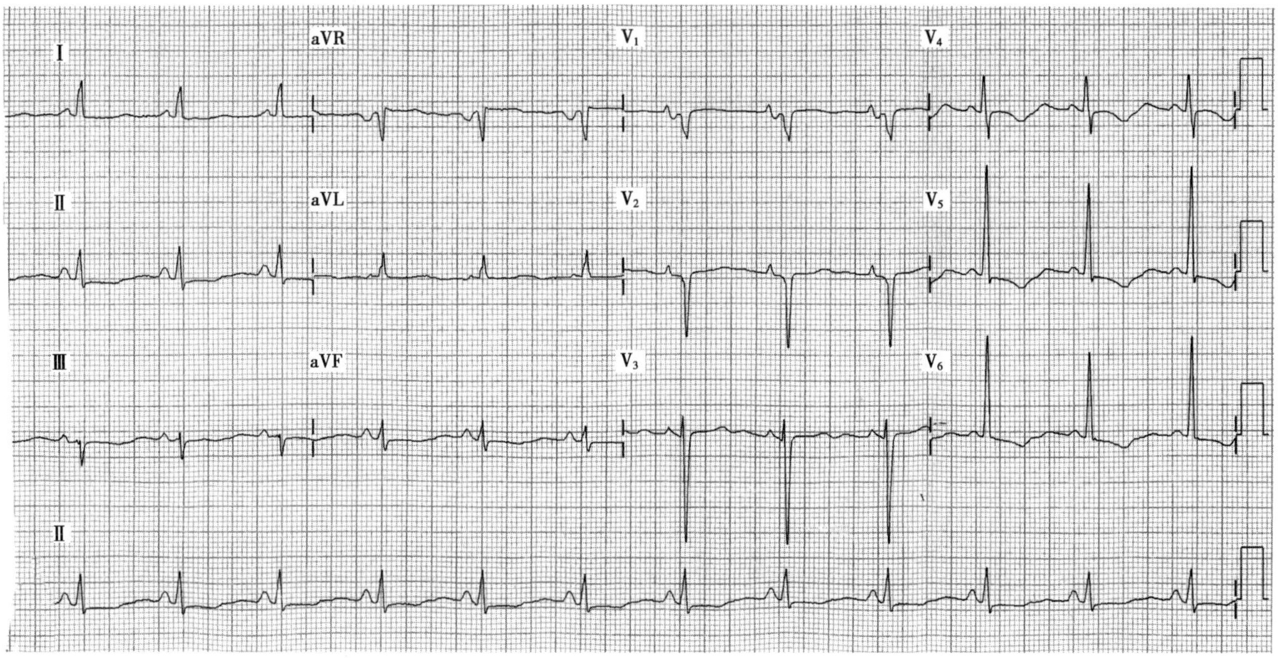

C8-7 异常Q波

临床资料：患者，男性，67岁，发作性胸痛3年，加重一月，诊为冠状动脉粥样硬化性心脏病，陈旧性前间壁心肌梗死。**心电图特征：**窦性心律，心率75次/分，PR间期0.12s，QT间期0.46s，QRS波群时限0.08s，QRS波群V_1、V_2呈QS型，T波Ⅱ、Ⅲ、aVF、V_4～V_6导联双向、倒置。**心电图诊断：**窦性心律，陈旧性前间壁心肌梗死，T波改变。**鉴别诊断：**假性肥厚型肌萎缩症。**讨论：**假性肥厚型肌萎缩症右胸导联的高大R波，肢体及左胸导联出现的深Q波的宽度，要比心肌梗死的小。

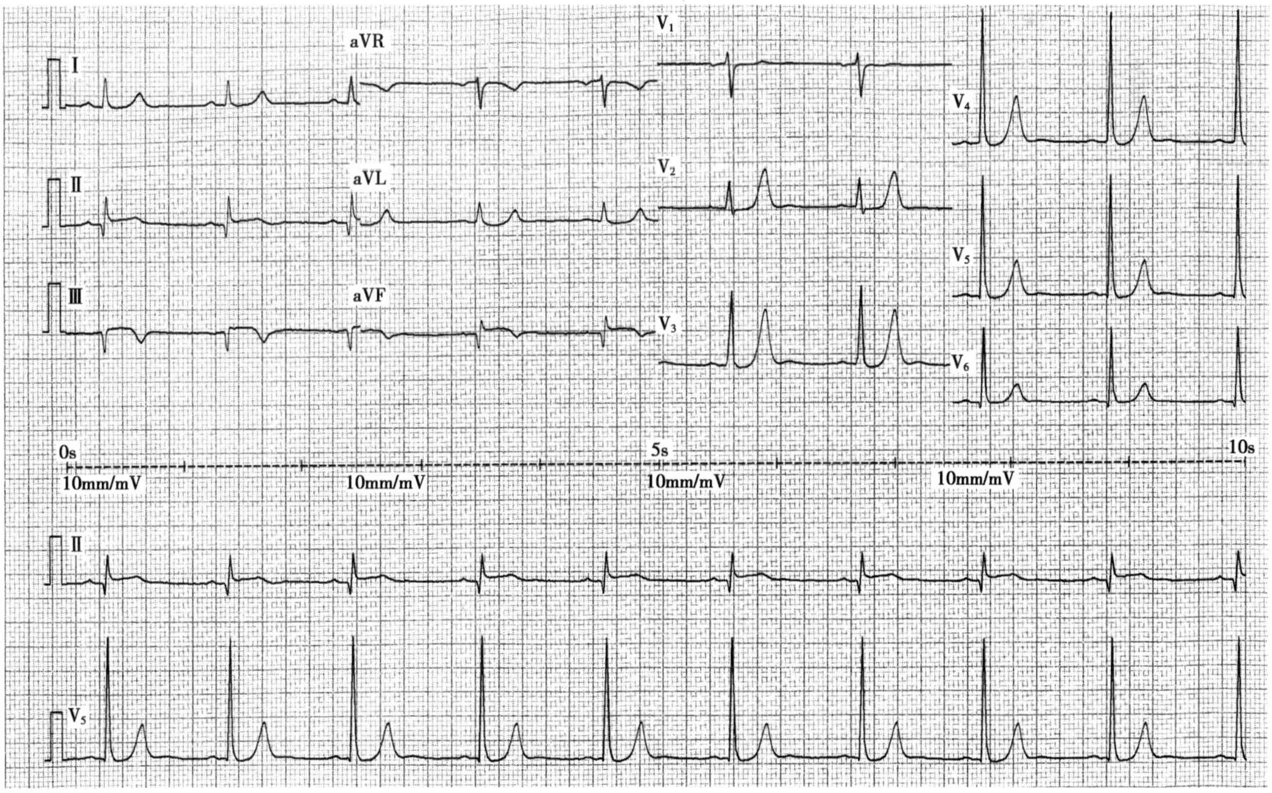

C8-8 异常Q波

临床资料:患者,男性,73 岁,胸闷 10 年,最近一周加重,入院诊断冠心病,血压高。**心电图特征:**窦性心律,心率 56 次/分,PR 间期 0.14s,QT 间期 0.38s,QRS 波群时限 0.10s,QRS 波群Ⅱ、Ⅲ、aVF 呈 QR 型,T 波Ⅲ、aVF 导联倒置,V_2～V_4 导联高尖。**心电图诊断:**窦性心动过缓,陈旧性下壁心肌梗死,T 波改变。**鉴别诊断:**假性肥厚型肌萎缩症。**讨论:**假性肥厚型肌萎缩症右胸导联的高大 R 波,肢体及左胸导联出现的深 Q 波的宽度,要比心肌梗死的小。

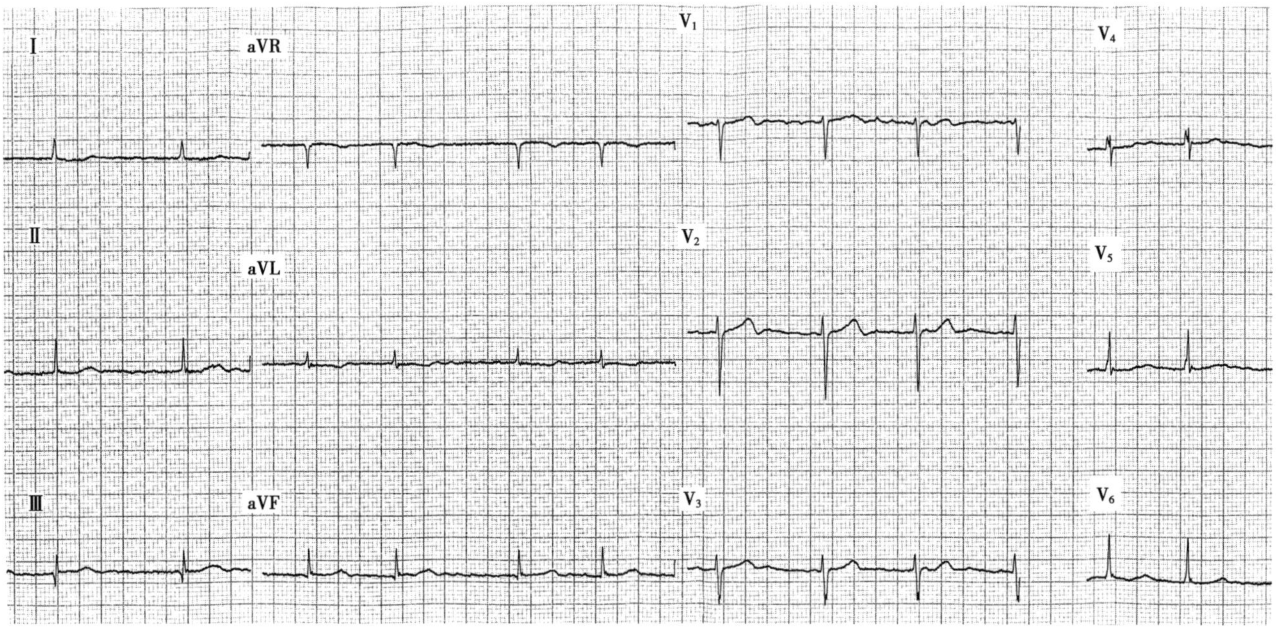

C8-9 **胸前导联 R 波递增不良**

临床资料:患者,男性,66 岁,心悸 2 年,入院诊断心律失常。**心电图特征:**心房颤动,平均心室率 66 次/分,QT 间期 0.40s,QRS 波群时限 0.06s,QRS 波群前胸导联递增不良,T 波 V_6 导联双向。**心电图诊断:**心房颤动,T 波改变。**鉴别诊断:**胸前导联错接。**讨论:**胸前导联 R 一般从 V_1 开始呈有规律的递增,错接后导联的 R 波会出现错接相应的改变,而胸前导联递增不良的 R 波会出现有规律的递减,一般很好鉴别。

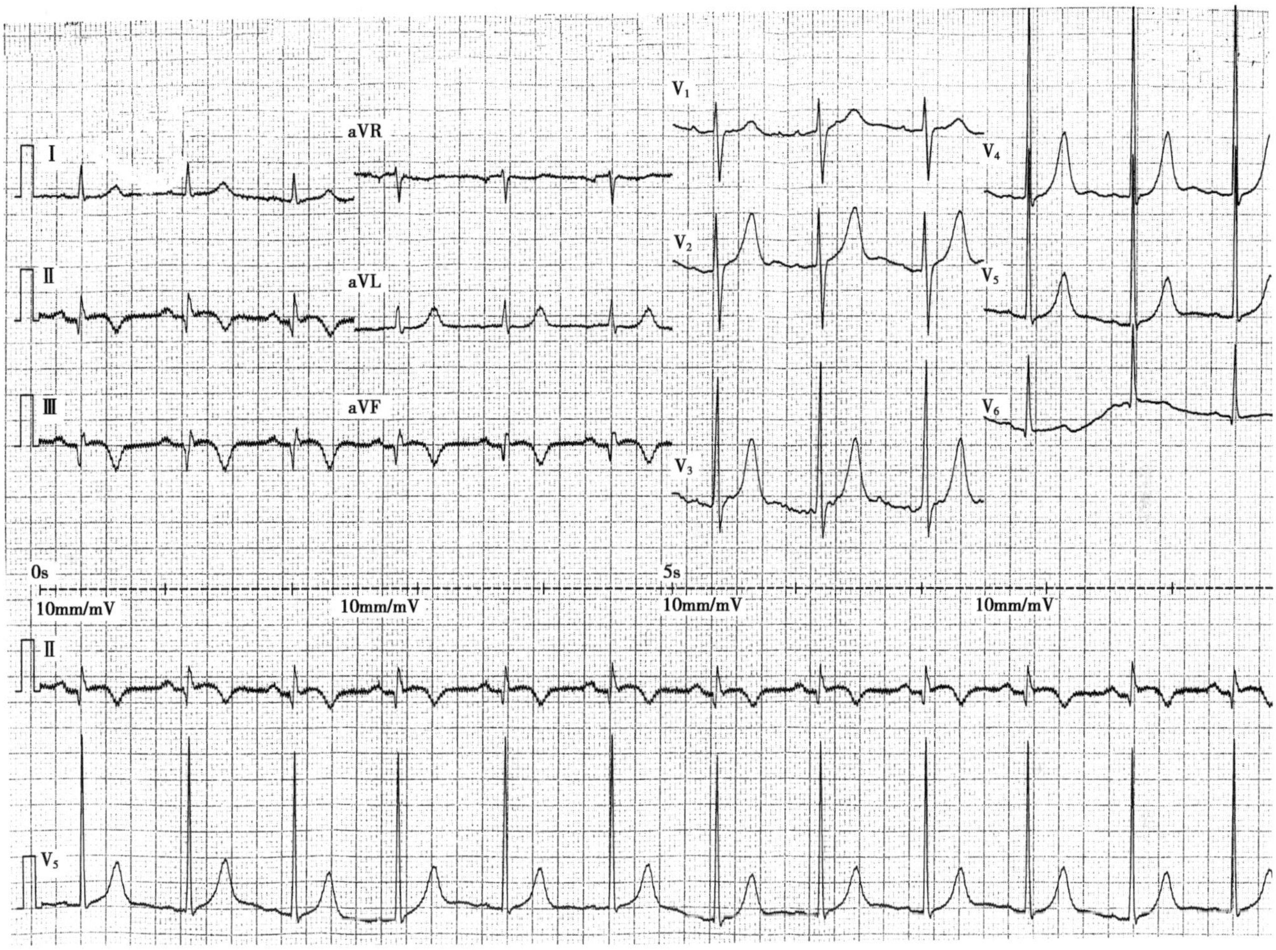

C8-10 陈旧性下壁心肌梗死

临床资料：患者，男性，49 岁，胸闷半年，加重一月，临床诊断冠心病，陈旧性下壁心肌梗死。**心电图特征：**窦性心律，心率 71 次/分，PR 间期 0.20s，QT 间期 0.40s，QRS 波群时限 0.08s，QRS 波群Ⅱ、Ⅲ、aVF 导联呈 QR 型，V_4～V_6R 波增高示左心室高电压，T 波Ⅱ、Ⅲ、aVF 导联倒置，V_2～V_5 导联增高。**心电图诊断：**窦性心律，陈旧性下壁心肌梗死，左心室高电压，T 波改变。**鉴别诊断：**肥厚型心肌病。**讨论：**肥厚型心肌病的侧壁和下壁导联的 Q 波要比正常的 Q 波深，右胸导联的 R 波要比正常导联的高。

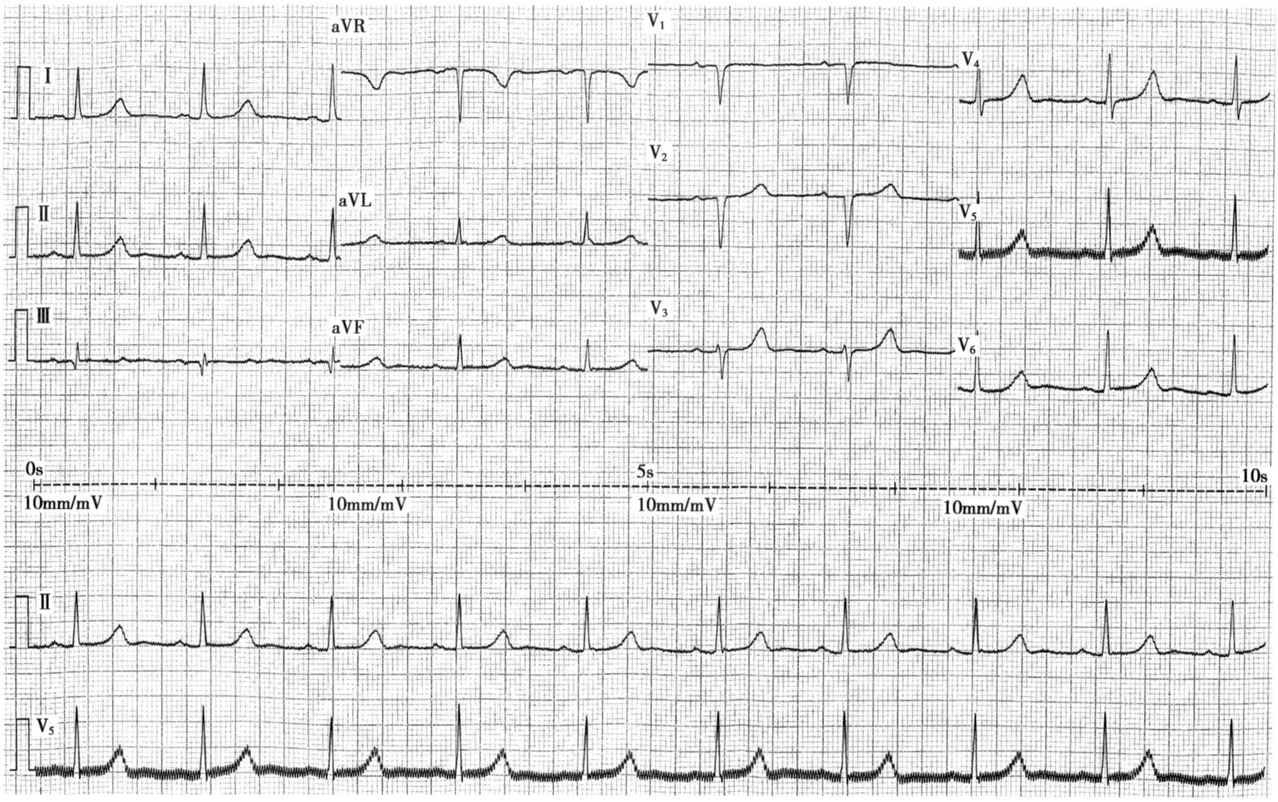

C8-11　陈旧前间壁心肌梗死

临床资料：患者，女性，50岁，胸疼憋气2年，入院诊断冠心病。**心电图特征：**窦性心律，心率57次/分，PR间期0.16s，QT间期0.46s，QRS波群时限0.08s，QRS波群V_1、V_2导联呈QS型。**心电图诊断：**窦性心动过缓，陈旧性前间壁心肌梗死。**鉴别诊断：**肥厚型心肌病。**讨论：**肥厚型心肌病的侧壁和下壁导联的Q波要比正常的Q波深，右胸导联的R波要比正常导联的高。

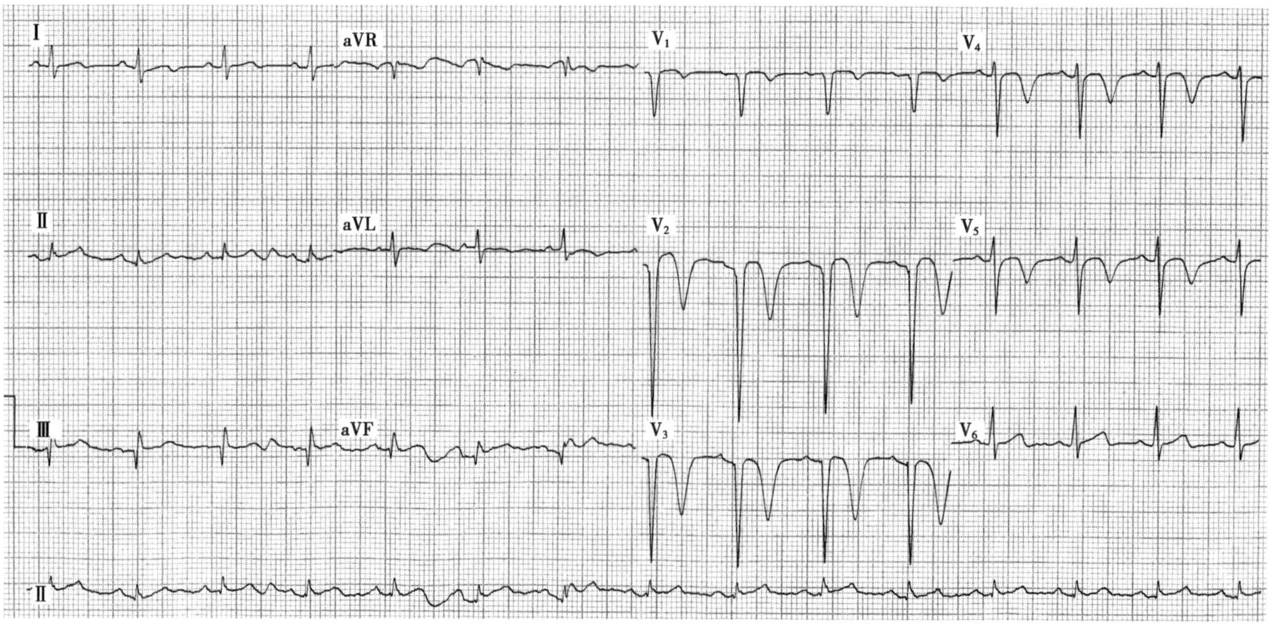

C8-12　前间壁心肌梗死

临床资料:患者,男性,54 岁,胸痛,冠造示两支病变,临床诊断冠状动脉粥样硬化,劳力性心绞痛,急性下壁心肌梗死,心功能二级。**心电图特征**:窦性心律,心率 87 次/分,PR 间期 0.14s,QT 间期 0.32s,QRS 波群时限 0.10s,QRS 波群Ⅱ、Ⅲ、aVF 导联呈 QR 型,V_1～V_3 呈 QS 型,T 波 V_2～V_5 导联倒置。**心电图诊断**:窦性心律,下壁、前间壁心肌梗死,T 波改变。**鉴别诊断**:肥厚性心肌病。**讨论**:左心室肥厚时,右胸导联常常呈 QS 型,如果合并左束支阻滞,胸 V_1～V_3 导联上 r 波常很小或缺失,在没有心肌梗死的情况下,Ⅲ、aVF 导联也经常呈 QS 型。

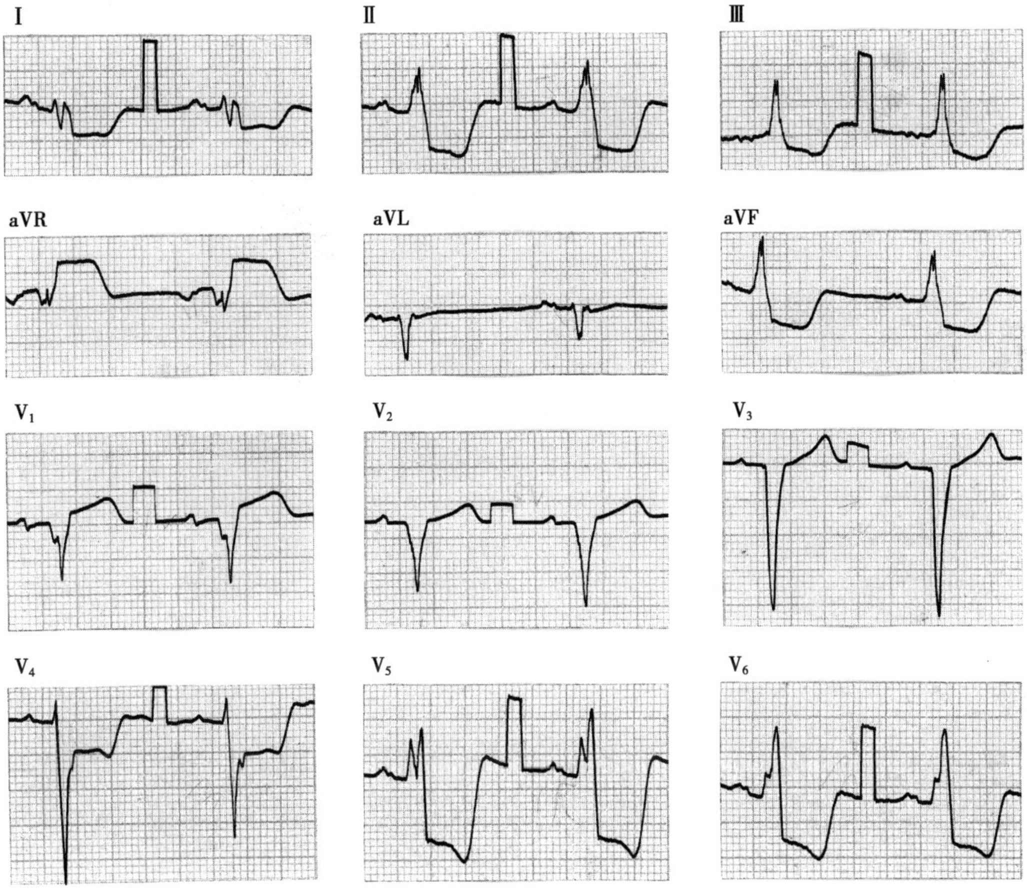

C8-13　前间壁心肌梗死

临床资料:患者,男性,50 岁,胸疼憋气 5 年,加重 3 天,入院诊断冠心病,血压高。**心电图特征**:窦性心律,心率 62 次/分,PR 间期 0.16s,QT 间期 0.44s,QRS 波群时限 0.11s,QRS 波群 V_1～V_3 导联呈 QS 型,ST 段Ⅱ、Ⅲ、aVF、V_4～V_6 导联呈下斜型压低 0.6mV,T 波Ⅱ、Ⅲ、aVF、V_4～V_6 导联双向。**心电图诊断**:窦性心律,急性前壁心肌梗死,左束支阻滞,ST-T 改变。**鉴别诊断**:肥厚性心肌病。**讨论**:左心室肥厚时,右胸导联常常呈 QS 型,如果合并左束支阻滞,胸 V_1～V_3 导联上 r 波常很小或缺失,在没有心肌梗死的情况下,Ⅲ、aVF 导联也经常呈 QS 型。

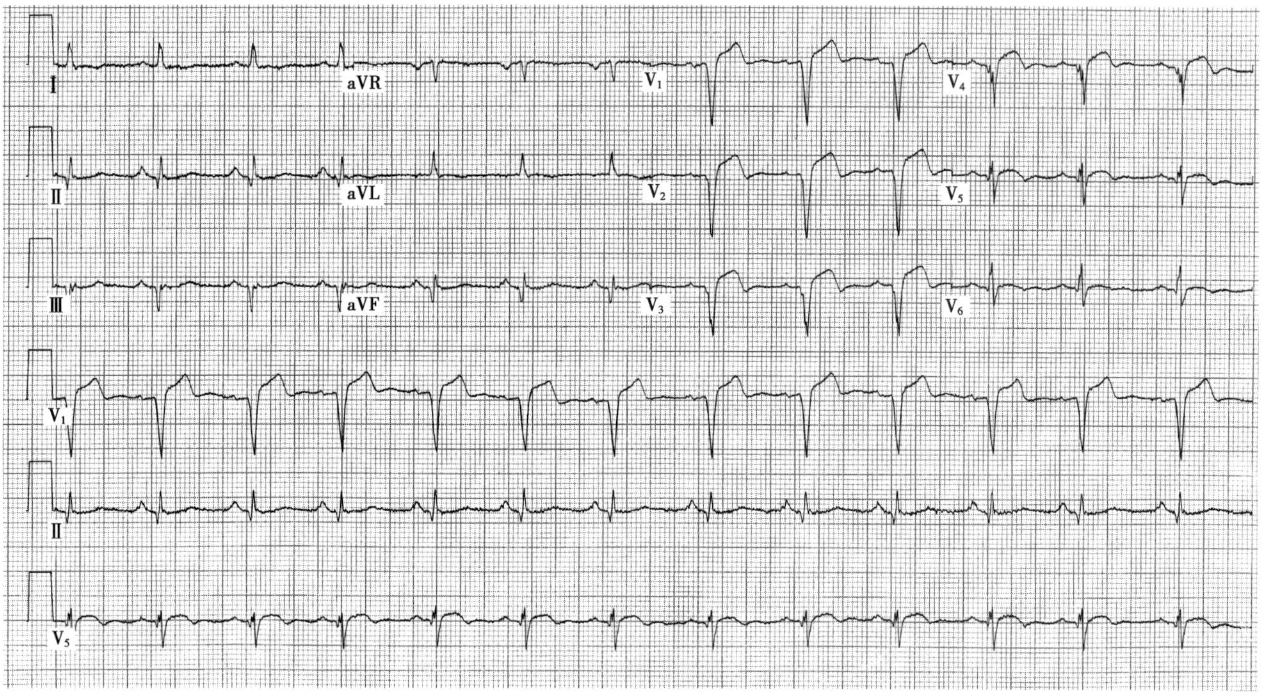

C8-14　前壁心肌梗死

临床资料:患者,男性,55 岁,胸疼 10 年,加重一周,入院诊断冠心病,心肌梗死。**心电图特征:**窦性心律,心率 78 次/分,PR 间期 0.16s,QT 间期 0.36s,QRS 波群时限 0.10s,QRS 波群Ⅱ、Ⅲ、aVF 导联呈 QR 型,V_1～V_4 呈 QS 型,ST 段 V_1～V_4 抬高 0.2mV,T 波 V_1～V_6 导联双向。**心电图诊断:**窦性心律,下壁、前壁心肌梗死,ST-T 改变。**鉴别诊断:**急性肺栓塞。**讨论:**急性肺栓塞时,V_1 导联 Qr 型,偶有 ST 段抬高,T 波在胸前导联经常倒置和顺时针方向转位,与前壁心肌梗死很相似,肺栓塞常见左胸导联 ST 段 T 波的改变。

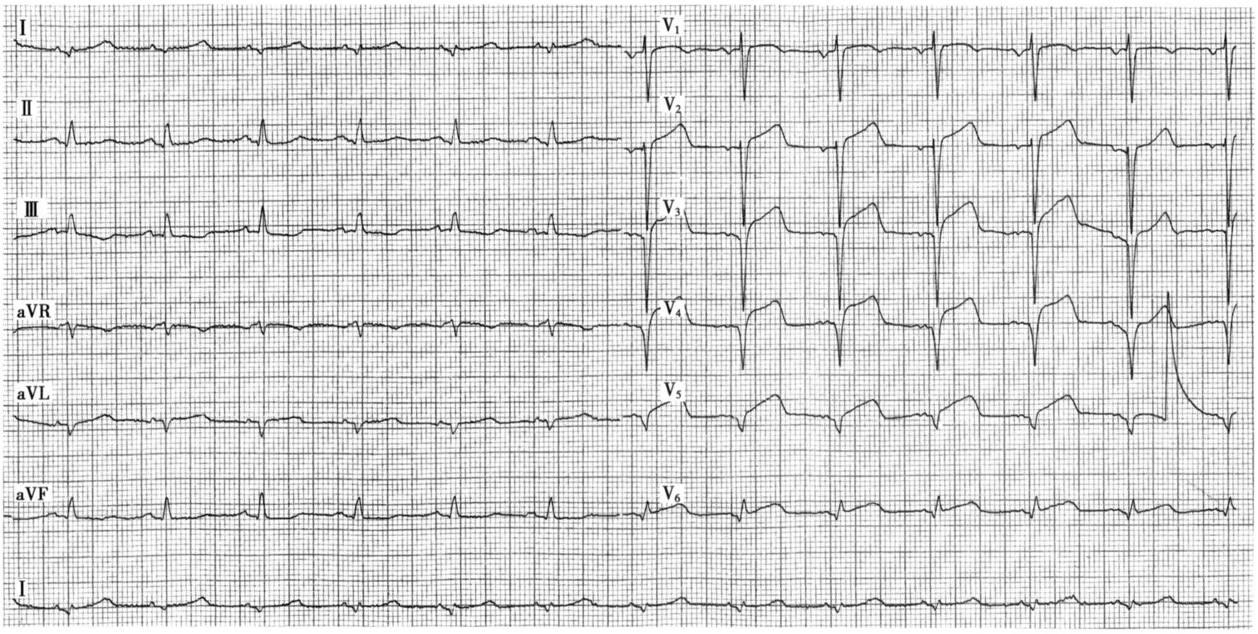

C8-15　前侧壁心肌梗死

临床资料:患者,男性,40 岁,胸疼 5 年,入院诊断心律失常。**心电图特征:**窦性心律,心率 82 次/分,PR 间期 0.16s,QT 间期 0.42s,QRS 波群时限 0.10s,QRS 波群Ⅰ、aVL、V_3～V_5 呈 QS 型,V_6 呈 QR 型,ST 段 V_2～

V_5 抬高 0.2mV。**心电图诊断:**窦性心律,陈旧性前侧壁心肌梗死,ST 段 T 改变。**鉴别诊断:**肺气肿和慢性肺心病。**讨论:**肺气肿和慢性肺心病患者,右胸导联 R 波进行性减小,右胸和中胸导联 rS 波被 QS 波代替,易于心肌梗死相混淆,造成假性心肌梗死,需加以临床相鉴别。

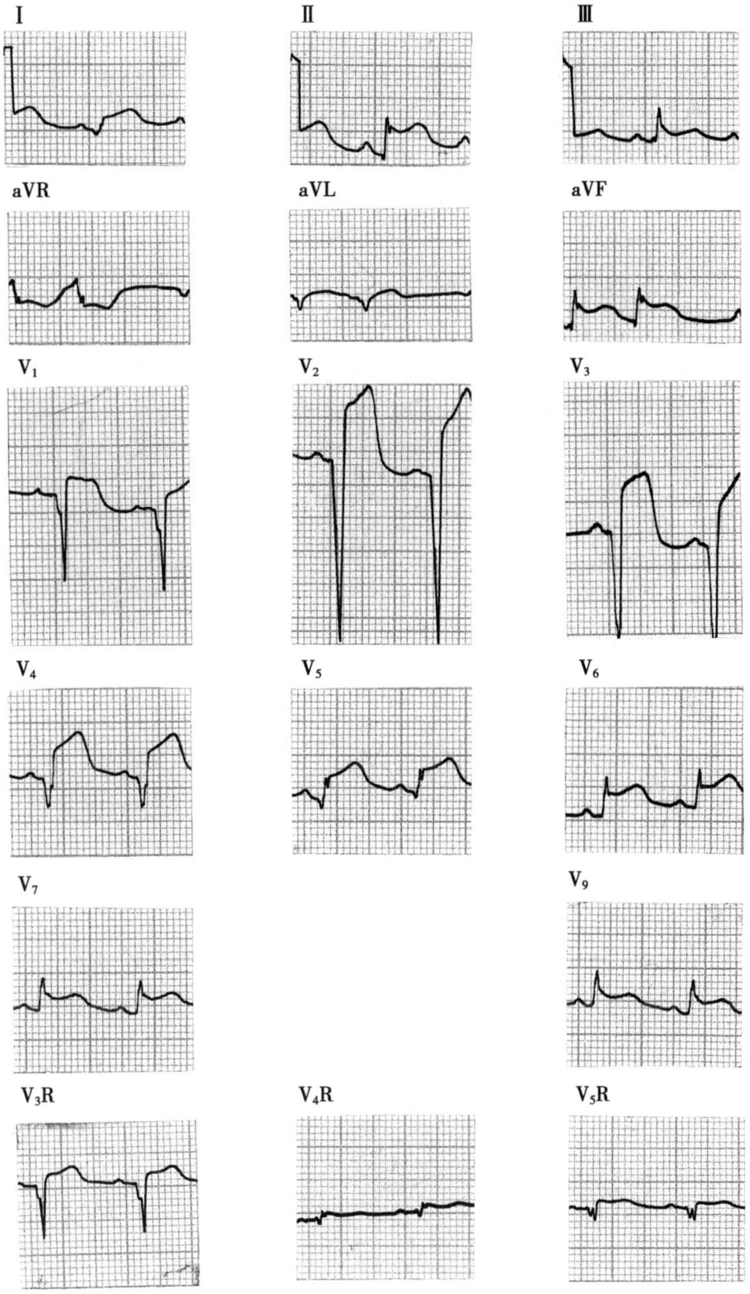

C8-16 高侧壁心肌梗死

临床资料:患者,男性,69 岁,胸痛 2 年,加重一周,来院诊断为冠心病,劳力性心绞痛,陈旧性高侧壁心肌梗死。**心电图特征:**窦性心律,心率 98 次/分,PR 间期 0.12s,QT 间期 0.34s,波群时限 0.10s,QRS 波群Ⅰ、aVL、V_1～V_5、V_3R、V_4R、V_5R 导联呈 QS 型,Ⅱ、Ⅲ、aVF 导联呈 QR 型,ST 段Ⅰ、Ⅱ、Ⅲ、aVF、aVL、V_1～V_5、V_3R、V_4R、V_5R 导联抬高 0.7mV,T 波 V_2～V_5 高尖。**心电图诊断:**窦性心律,高侧壁、下壁、前壁心肌梗死,ST-T 改变。**鉴别诊断:**肺栓塞。**讨论:**有时肺部疾患也会出现异常 Q 波,如果心电图的异常改变很快消失,则支持肺栓塞的诊断,没有消失则支持心肌梗死的诊断。

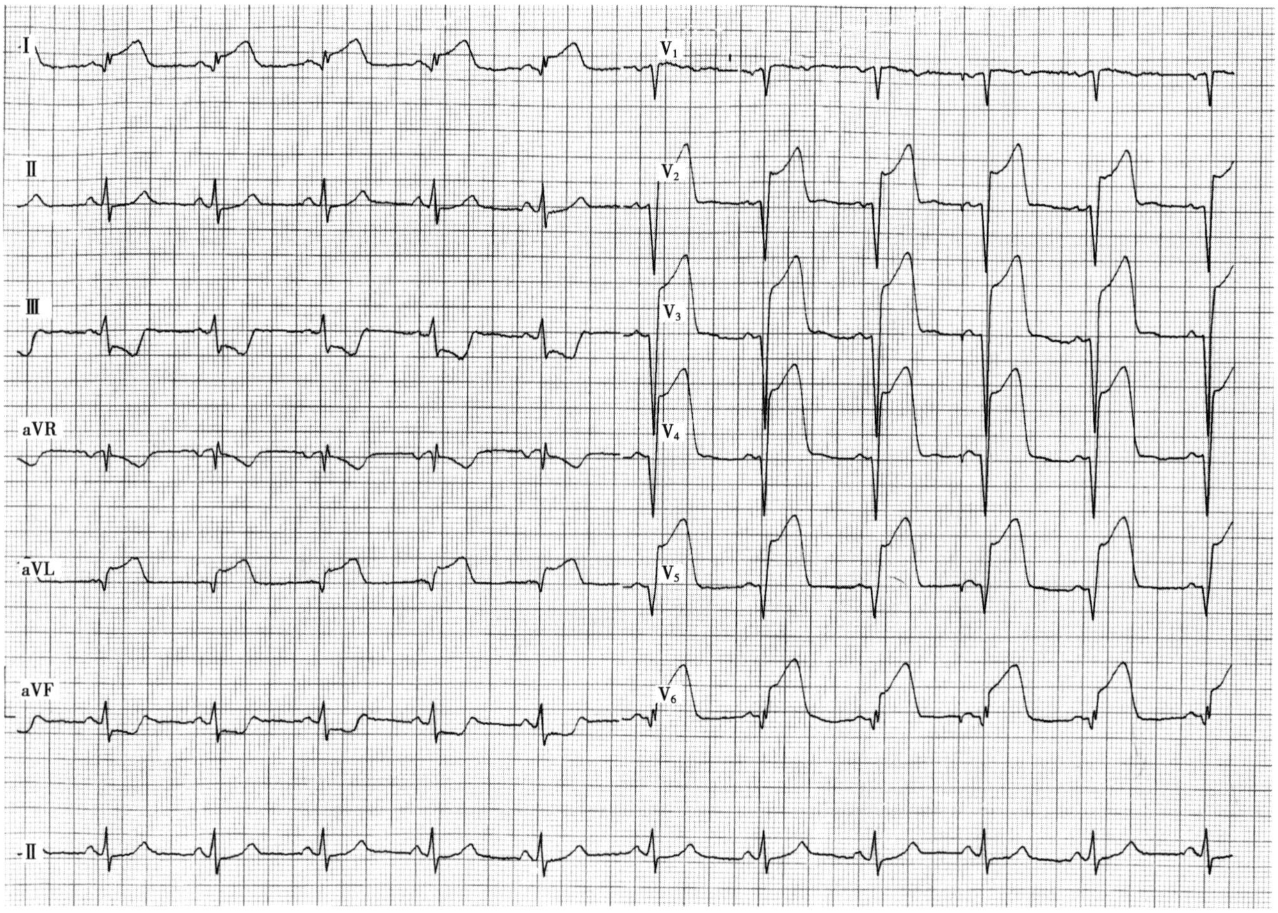

C8-17 广泛前壁、高侧壁心肌梗死

临床资料:患者,男性,48 岁,既往有高血压,吸烟史,因胸痛一年,加重一周来院就诊,临床诊断冠心病,急性广泛前壁、高侧壁心肌梗死。**心电图特征**:窦性心律,心率 66 次/分,PR 间期 0.14s,QT 间期 0.36s,QRS 波群时限 0.10s,QRS 波群Ⅰ导联呈 QR 型,aVL、V_1~V_6 呈 QS 型,ST 段Ⅲ、aVF 导联呈水平型降低 0.3mV,Ⅰ、aVL、V_2~V_6 呈弓背向下型抬高 1.3mV,T 波Ⅲ、aVF 导联倒置,V_2~V_6 高耸。**心电图诊断**:窦性心律,广泛前壁心肌梗死,ST-T 改变。**鉴别诊断**:肺栓塞。**讨论**:肺栓塞心电图的异常改变会很快消失,心肌梗死则不会很快消失。

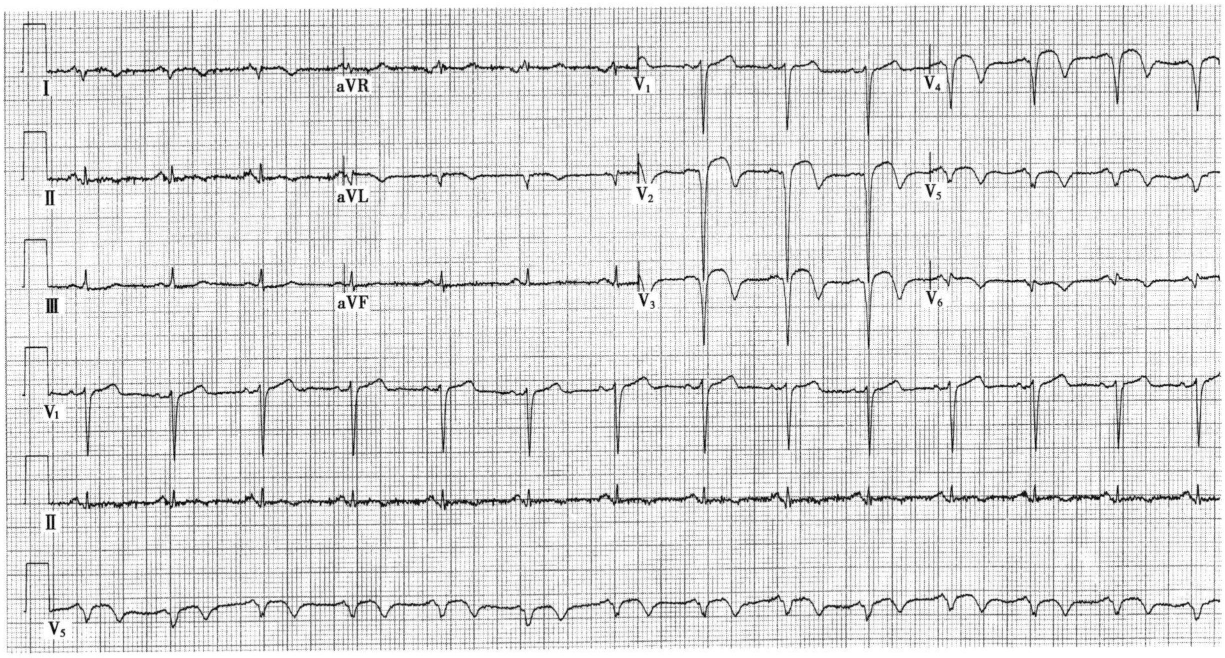

C8-18　广泛前壁心肌梗死

临床资料:患者,男性,45 岁,胸疼 5 年,加重一周,入院诊断冠心病,心肌梗死。**心电图特征:**窦性心律,心率 82 次/分,PR 间期 0.12s,QT 间期 0.40s,QRS 波群时限 0.10s,QRS 波群 V_1～V_6 呈 QS 型,ST 段 V_2～V_4 呈弓背向上型抬高 0.2mV,T 波 V_2～V_6 呈双向、倒置。**心电图诊断:**窦性心律,广泛前壁心肌梗死,ST-T 改变。**鉴别诊断:**肺栓塞。**讨论:**肺栓塞心电图的异常改变会很快消失,心肌梗死则不会很快消失。

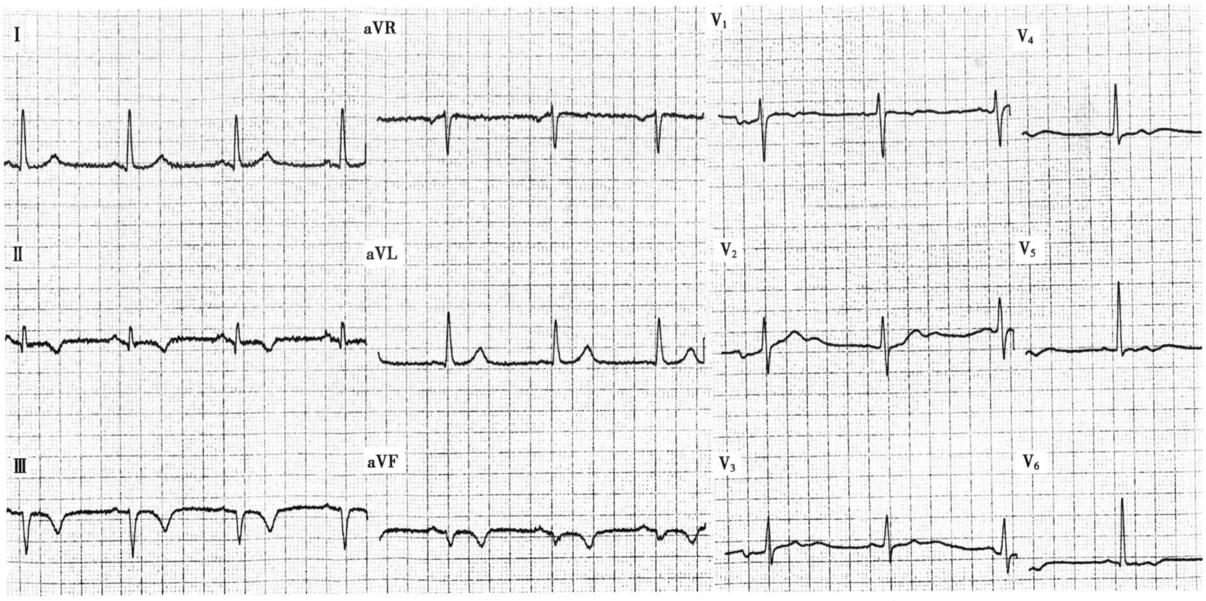

C8-19　下壁心肌梗死

临床资料:患者,女性,65 岁,阵发胸闷一月余,无胸痛、心慌、气短,每次发作 10～30 分钟,休息后缓解,临床诊断冠心病,劳力性心绞痛,陈旧性下壁心肌梗死。**心电图特征:**窦性心律,心率 56 次/分,PR 间期 0.14s,QT 间期 0.44s,QRS 波群时限 0.10s,QRS 波群Ⅱ导联呈 QR 型,Ⅲ、aVF 导联呈 QS 型,T 波Ⅱ、Ⅲ、aVF 导联倒置,V_4～V_6 导联低平、双向。**心电图诊断:**窦性心动过缓,下壁心肌梗死,T 波改变。**鉴别诊断:**肥厚型心肌病。**讨论:**肥厚型心肌病的侧壁和下壁导联的 Q 波要比正常的 Q 波深,右胸导联的 R 波要比正常导联的高。

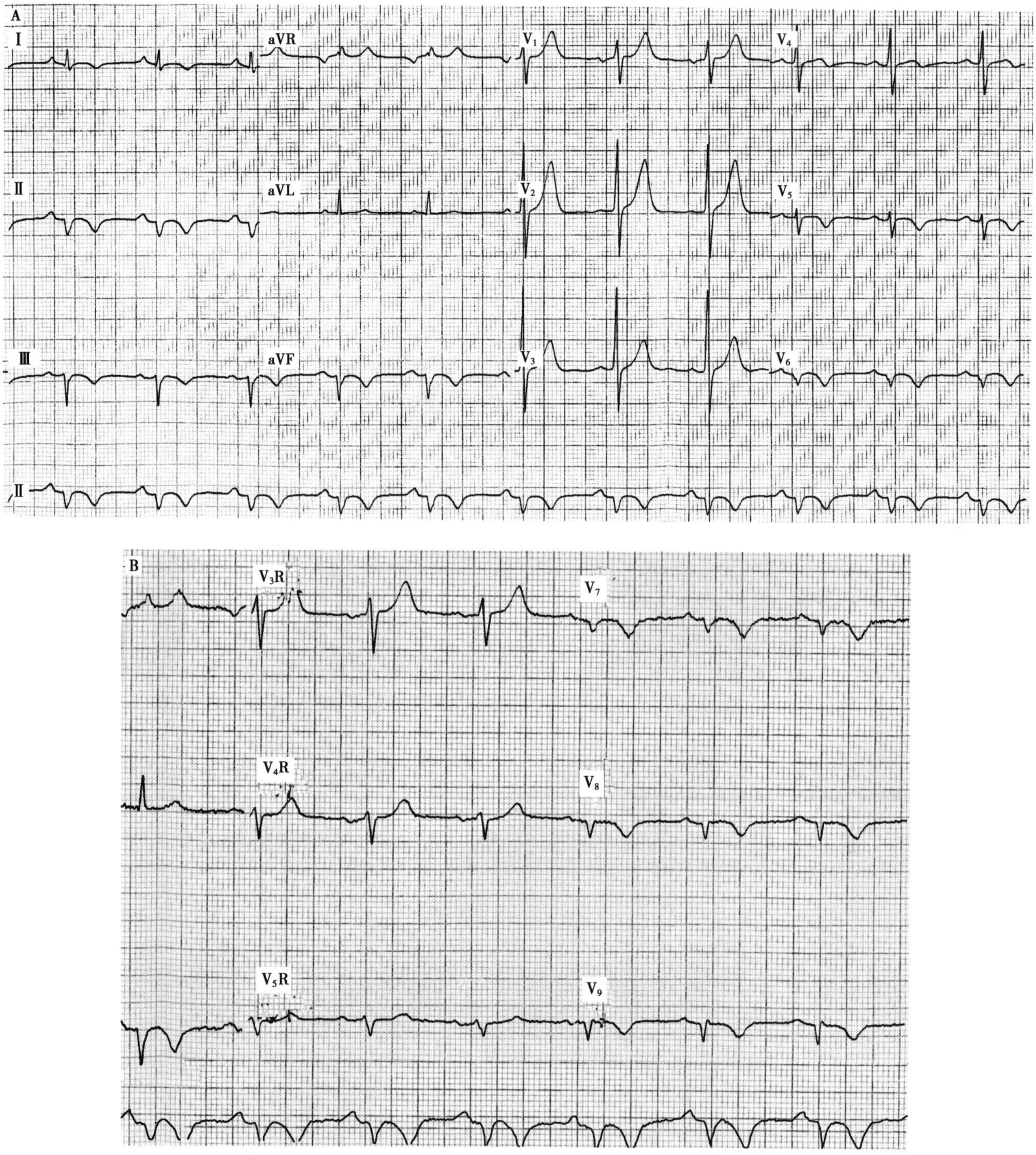

C8-20 后壁心肌梗死

临床资料:患者,男性,66岁,胸背痛半个月,向左肩放射,每于活动后发作,每次发作2～5分钟,休息即刻缓解,临床诊断冠心病,劳力性心绞痛,陈旧性后壁心肌梗死,高血压。**心电图特征:**窦性心律,心率66次/分,PR间期0.16s,QT间期0.40s,QRS波群时限0.08s,QRS波群Ⅱ、Ⅲ、aVF导联呈rS型,V_6～V_8导联呈QS型,V_9呈Qr型,前胸导联R波递增不良,T波Ⅱ、Ⅲ、aVF、V_5～V_9导联倒置,V_4导联双向。**心电图诊断:**窦性心律,下壁、侧壁及后壁心肌梗死,胸前导联R波递增不良,T波改变。**鉴别诊断:**肥厚型心肌病。**讨论:**肥厚型心肌病的侧壁和下壁导联的Q波要比正常的Q波深,但Q波的时间<0.04s,右胸导联的R波要比正常导联的高,肥厚型心肌病的左侧导联T波往往呈直立型。

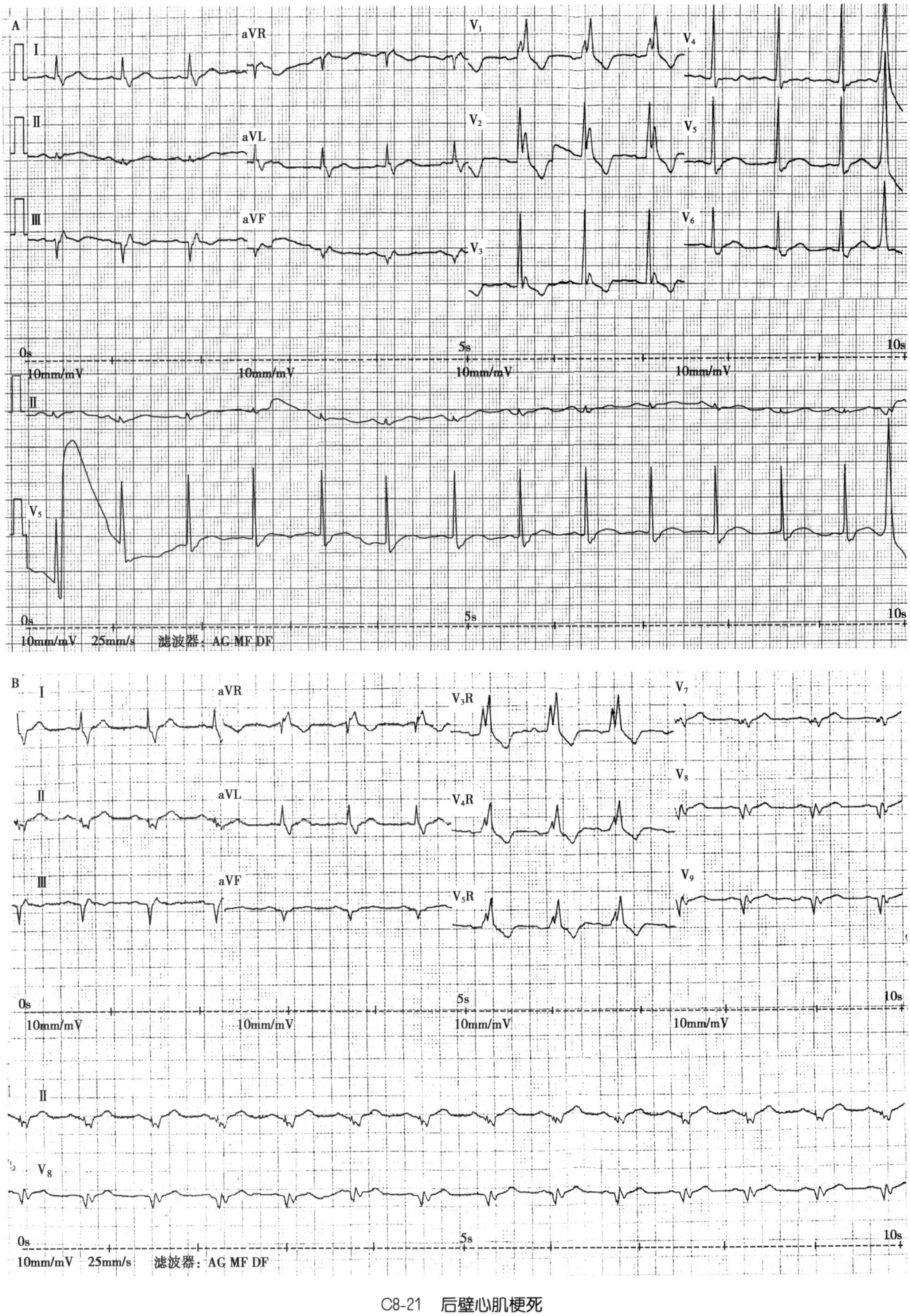
A
I
aVR
V1
V4
II
aVL
V2
V5
III
aVF
V3
V6
0s
5s
10s
10mm/mV
10mm/mV
10mm/mV
10mm/mV
II
V5
0s
5s
10s
10mm/mV 25mm/s 滤波器：AG MF DF
B
I
aVR
V3R
V7
II
aVL
V4R
V8
III
aVF
V5R
V9
0s
5s
10s
10mm/mV
10mm/mV
10mm/mV
10mm/mV
II
V8
0s
5s
10s
10mm/mV 25mm/s 滤波器：AG MF DF

C8-21 后壁心肌梗死

临床资料:患者,男性,55岁,胸疼10年,加重一周,入院诊断冠心病,心肌梗死。**心电图特征:**窦性心律,心率60次/分,PR间期0.16s,QT间期0.36s,QRS波群时限0.14s,QRS波群Ⅱ导联呈qrs,Ⅲ、aVF导联呈QS型,V_7～V_9导联呈Qrs型,V_1导联呈rSR型,V_2、V_3呈Rsr型,V_5、V_6导联S波增宽,T波Ⅲ、aVF导联低平,V_1～V_3导联倒置,V_4导联双向。**心电图诊断:**窦性心律,下壁、后壁心肌梗死,完全性右束支阻滞,T波改变。**鉴别诊断:**肥厚型心肌病。**讨论:**肥厚型心肌病的侧壁和下壁导联的Q波要比正常的Q波深,右胸导联的R波要比正常导联的高。

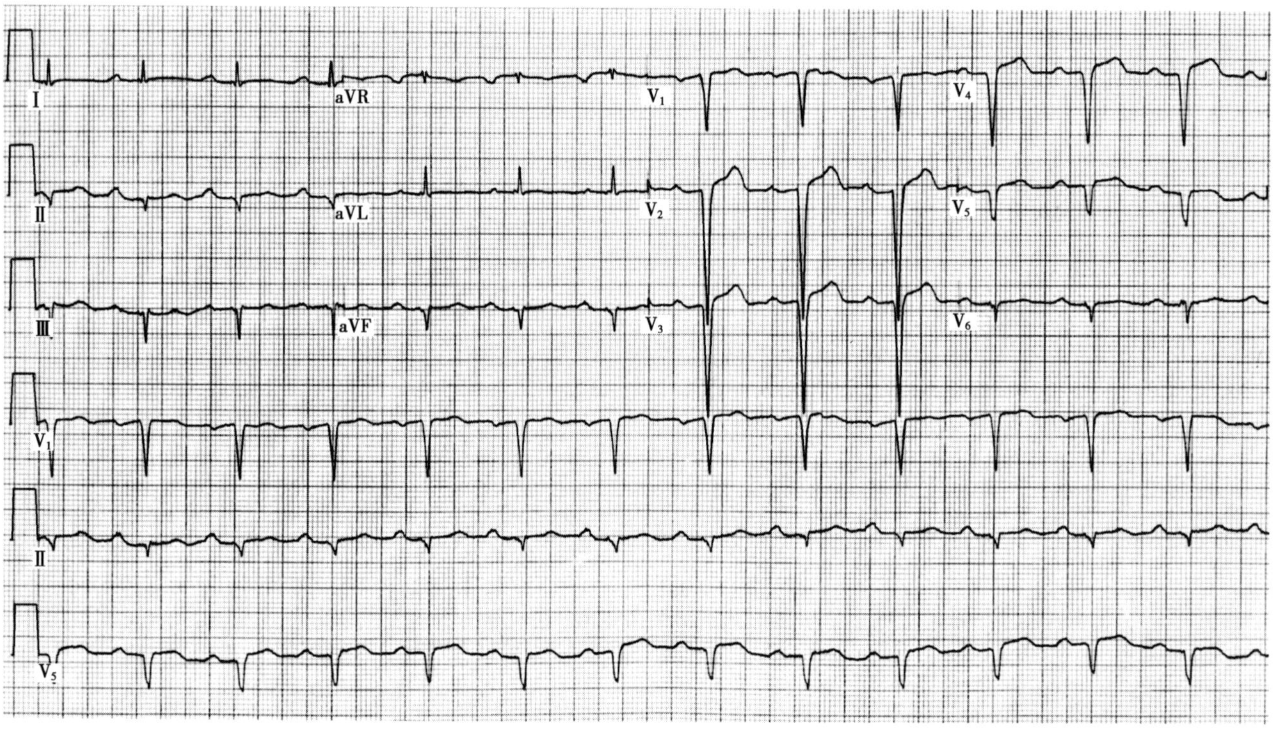

C8-22 **大面积心肌梗死**

临床资料:患者,男性,72岁,胸痛一年,加重3天,无放射痛、心慌、气短,临床诊断冠心病,劳力性心绞痛,陈旧性下壁、广泛前壁心肌梗死,心功能Ⅱ级。**心电图特征:**窦性心律,心率78次/分,PR间期0.24s,QT间期0.40s,QRS波群时限0.10s,QRS波群Ⅱ、Ⅲ、aVF、V_1～V_6导联呈QS型,心电轴左偏。**心电图诊断:**窦性心律,下壁、广泛前壁心肌梗死,一度房室阻滞,心电轴左偏。**讨论:**Ⅱ、Ⅲ、aVF、V_1～V_6导联均出现异常Q波,表示其下壁和前壁广泛梗死,梗死的面积很大。

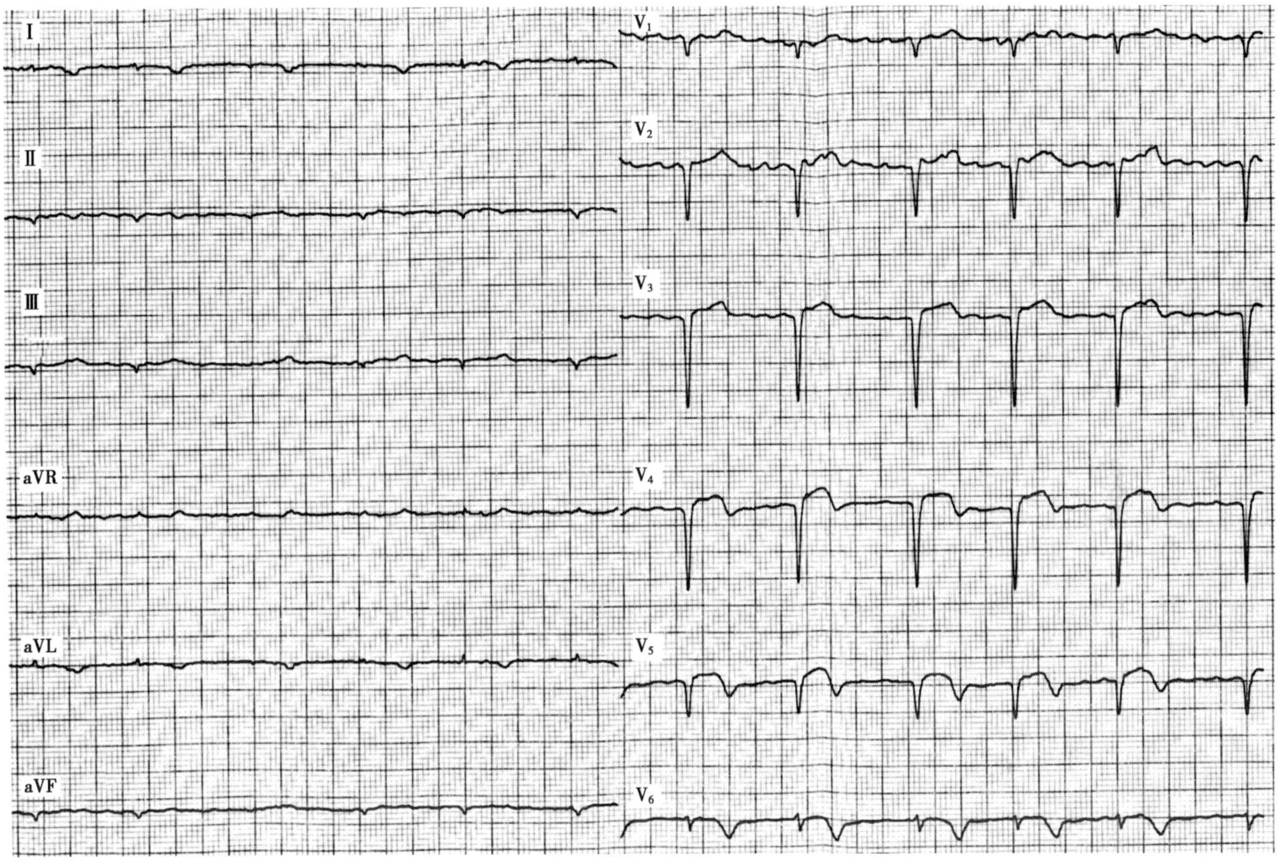

C8-23　大面积心肌梗死

临床资料:患者,男性,45 岁,心悸 2 年,加重 1 个月,入院诊断心律失常。**心电图特征:**心房颤动,平均心室率 72 次/分,QT 间期 0.44s,QRS 波群时限 0.08s,QRS 波群Ⅱ、Ⅲ、aVF、V_1～V_5 导联呈 QS 型,肢体导联电压低。**心电图诊断:**心房颤动,下壁、广泛前壁心肌梗死,肢导低电压。**讨论:**Ⅱ、Ⅲ、aVF、V_1～V_5 导联均出现异常 Q 波,表示其下壁和前壁广泛梗死,梗死的面积很大。应与心肌病相鉴别。

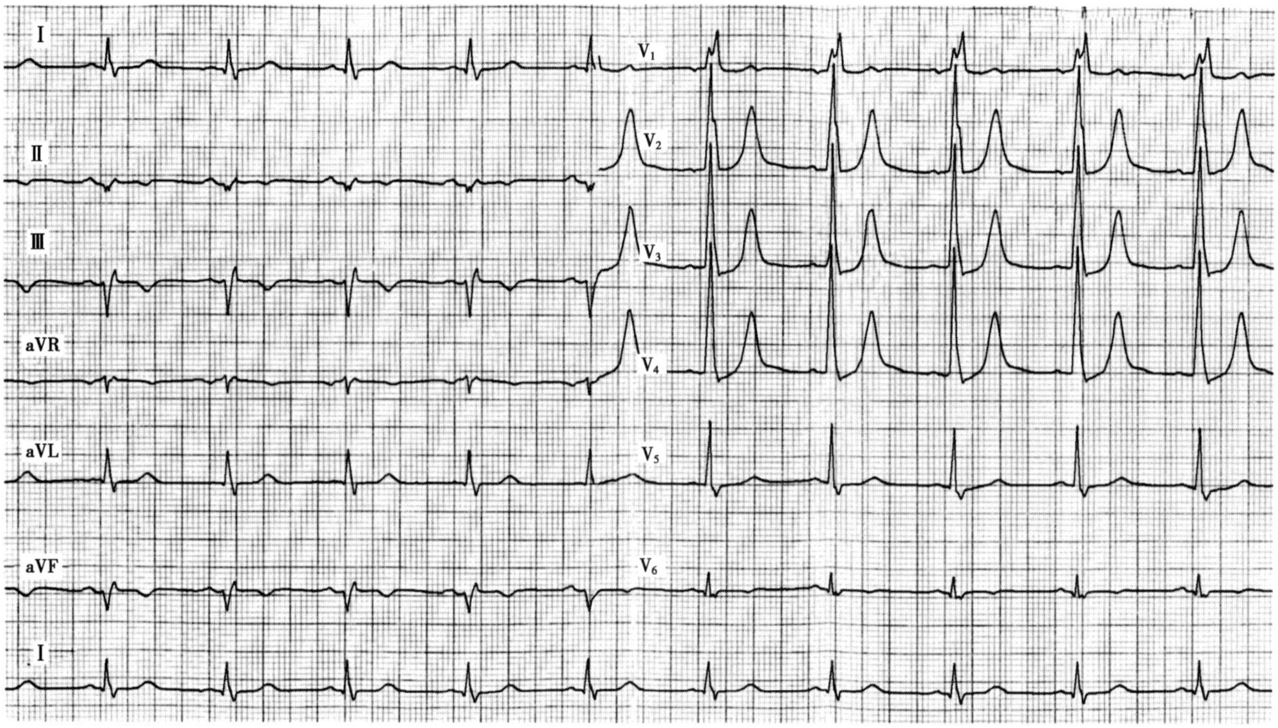

C8-24　超急性期心肌梗死

临床资料:患者,男性,63 岁,胸痛一周,来院诊为冠状动脉粥样硬化性心脏病,劳力性心绞痛,急性心肌梗死。**心电图特征:**窦性心律,心率 68 次/分,PR 间期 0.14s,QT 间期 0.44s,QRS 波群时限 0.12s,QRS 波群 V_2～V_4 增高,轻度增宽,T 波Ⅱ、Ⅲ、aVF、V_6 导联倒置,V_2～V_4 导联高尖。**心电图诊断:**窦性心律,完全性右束支阻滞,T 波改变。**鉴别诊断:**完全性右束支阻滞。**讨论:**在完全性右束支阻滞时,右侧胸前导联 T 波倒置,QRS 波群不如完右明显,右侧 V_2～V_4 导联 T 波高尖,显示左室急性内膜下心肌缺血。

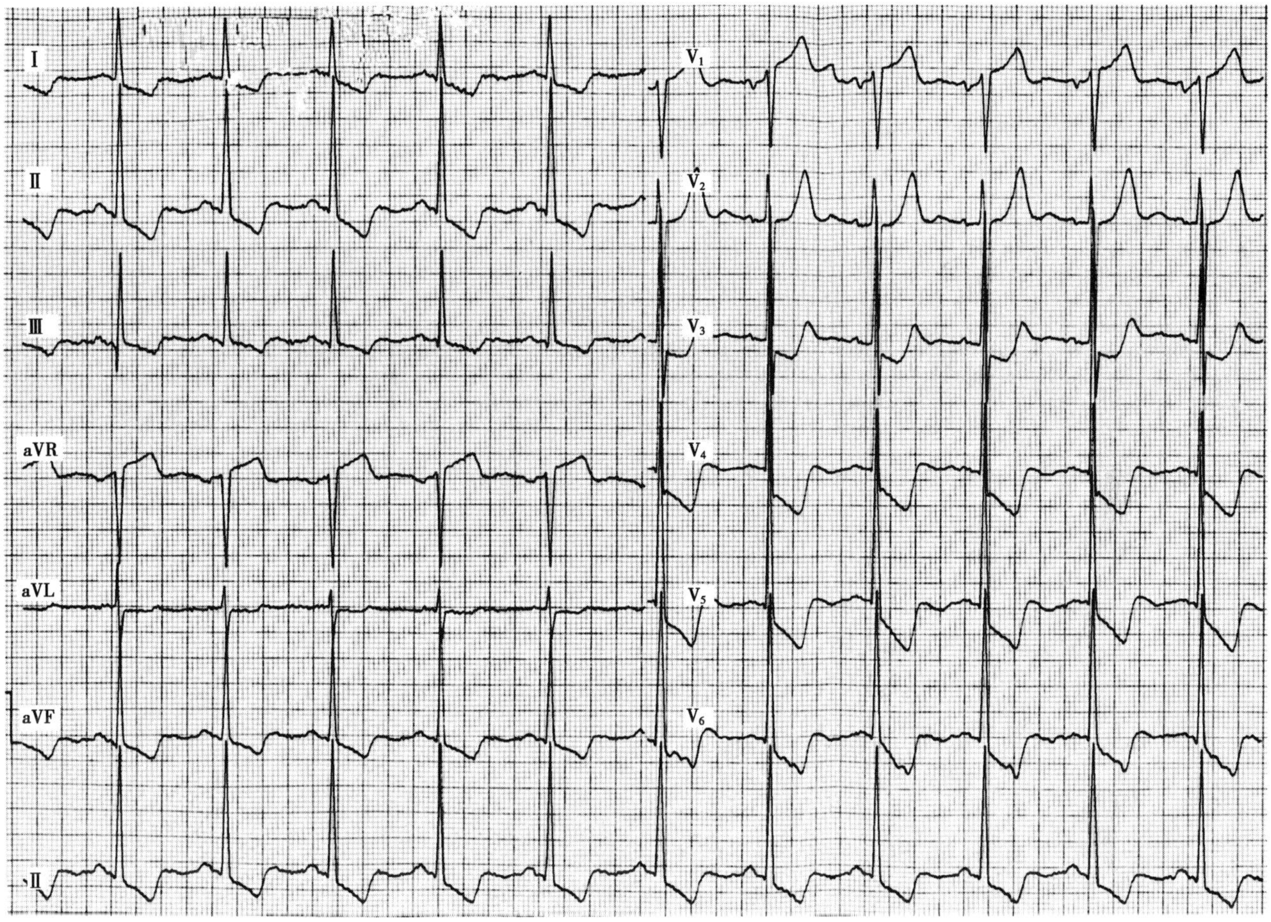

C8-25　超急性期心肌梗死

临床资料：患者，女性，74 岁，胸痛三年，加重一周，临床诊断冠心病，劳力性心绞痛，急性心肌梗死。**心电图特征：**窦性心律，心率 68 次/分，PR 间期 0.14s，QT 间期 0.38s，QRS 波群时限 0.10s，QRS 波群 V_3～V_6 增高，ST 段Ⅱ、Ⅲ、aVF、V_3～V_6 导联降低，T 波Ⅱ、Ⅲ、aVF、V_3～V_6 导联倒置。**心电图诊断：**1. 窦性心律，ST-T 改变。2. ST-T 呈宽大直立高耸波，是细胞内钾离子大量外排而呈现的短暂细胞外高钾状态。

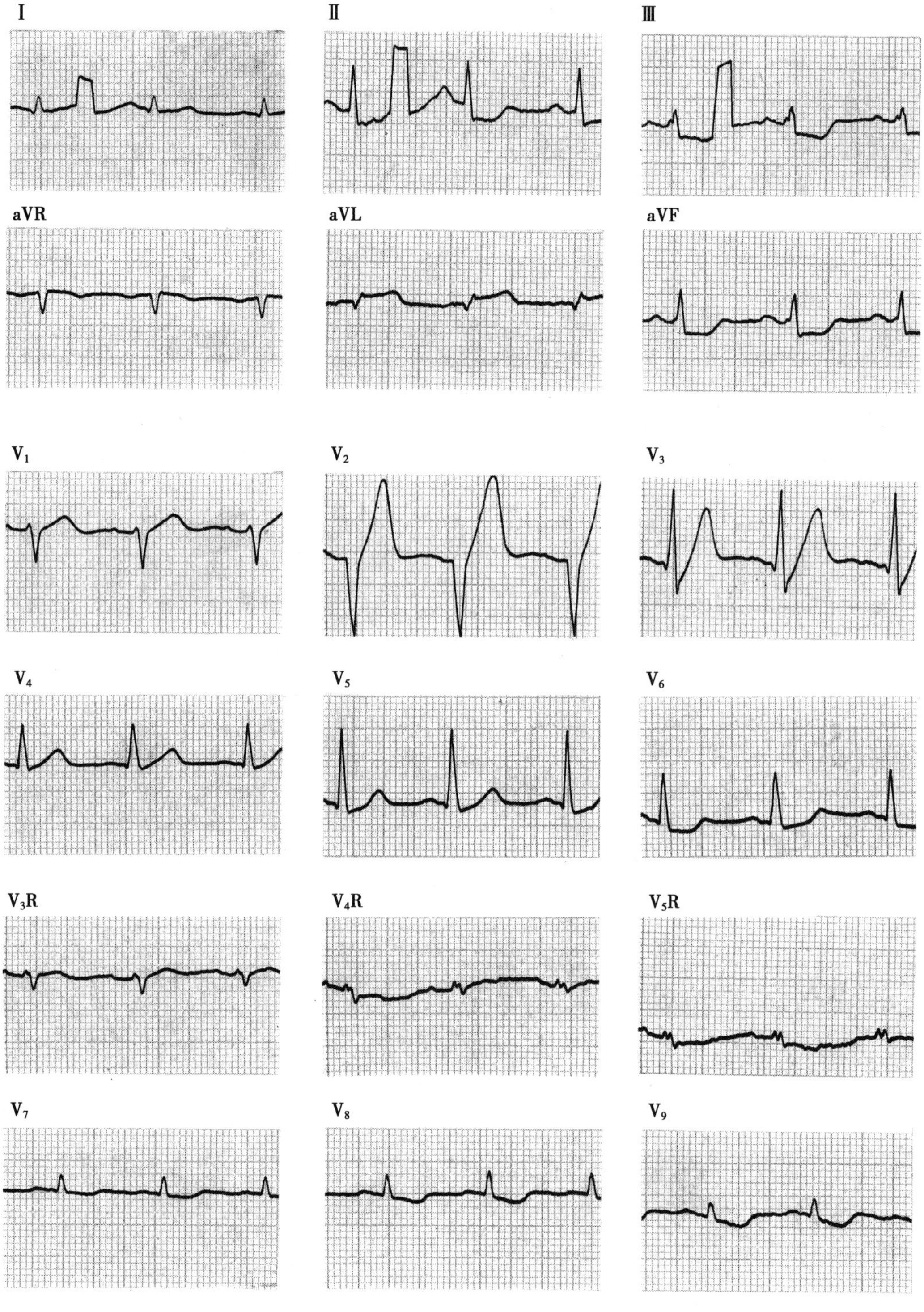

C8-26 **超急性期心肌梗死**

临床资料:患者,男性,46 岁,因突发急性心肌梗死入院。**心电图特征:**窦性心律,心率 90 次/分,PR 间期 0.16s,QT 间期 0.32s,QRS 波群时限 0.08s,ST 段Ⅱ、Ⅲ、aVF、V_6 导联呈水平性降低 0.2mV,V_3～V_5 呈上斜性压低抬高 0.1mV,T 波 V_2、V_3 导联直立高耸。**心电图诊断:**窦性心律,ST-T 改变。**鉴别诊断:**高钾血症。**讨论:**高钾血症一般为高、尖、狭窄、锐利的 T 波,结合临床,未见血钾增高,不支持高钾血症。

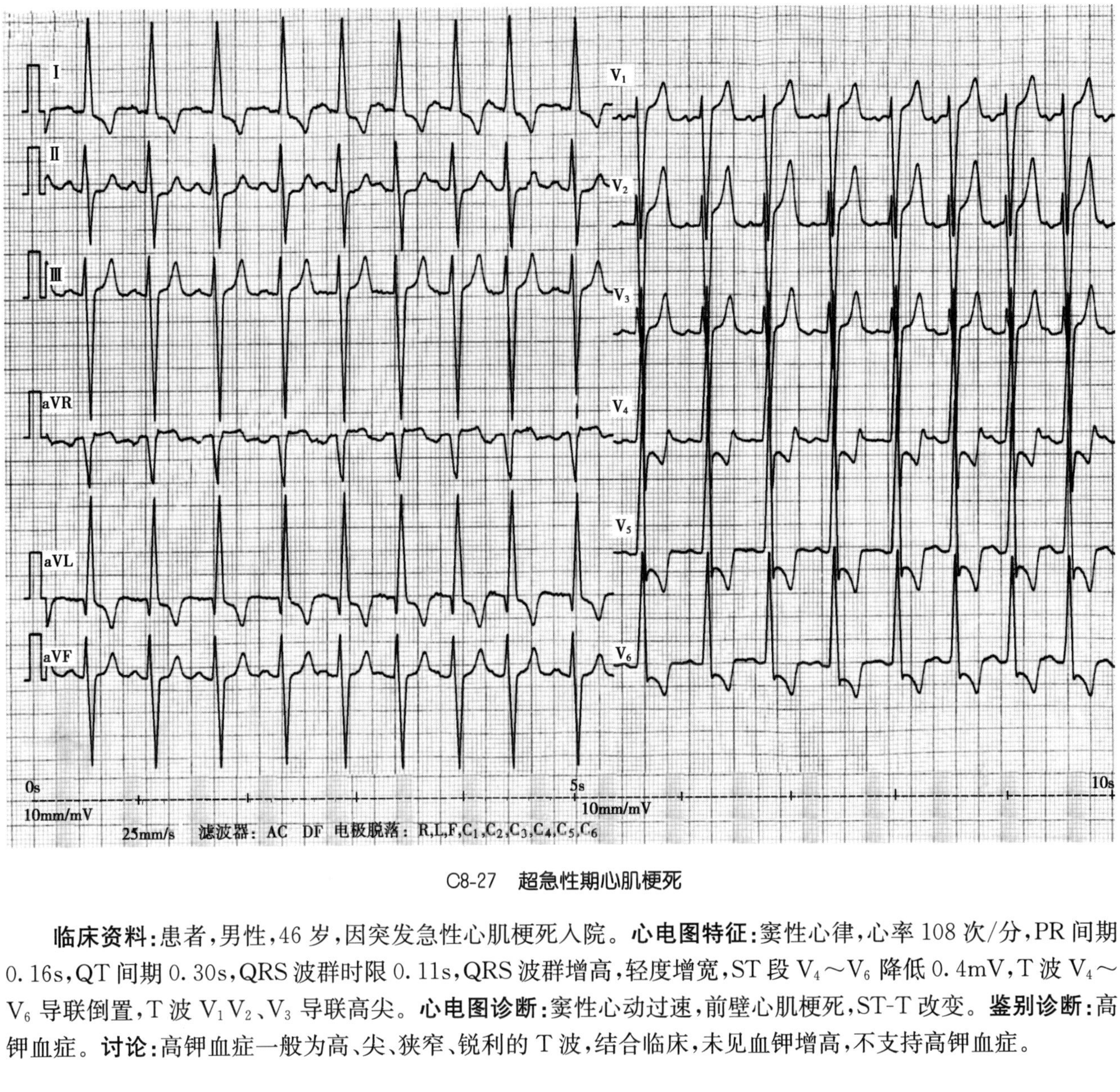

C8-27 **超急性期心肌梗死**

临床资料:患者,男性,46岁,因突发急性心肌梗死入院。**心电图特征:**窦性心律,心率108次/分,PR间期0.16s,QT间期0.30s,QRS波群时限0.11s,QRS波群增高,轻度增宽,ST段V_4~V_6降低0.4mV,T波V_4~V_6导联倒置,T波V_1V_2、V_3导联高尖。**心电图诊断:**窦性心动过速,前壁心肌梗死,ST-T改变。**鉴别诊断:**高钾血症。**讨论:**高钾血症一般为高、尖、狭窄、锐利的T波,结合临床,未见血钾增高,不支持高钾血症。

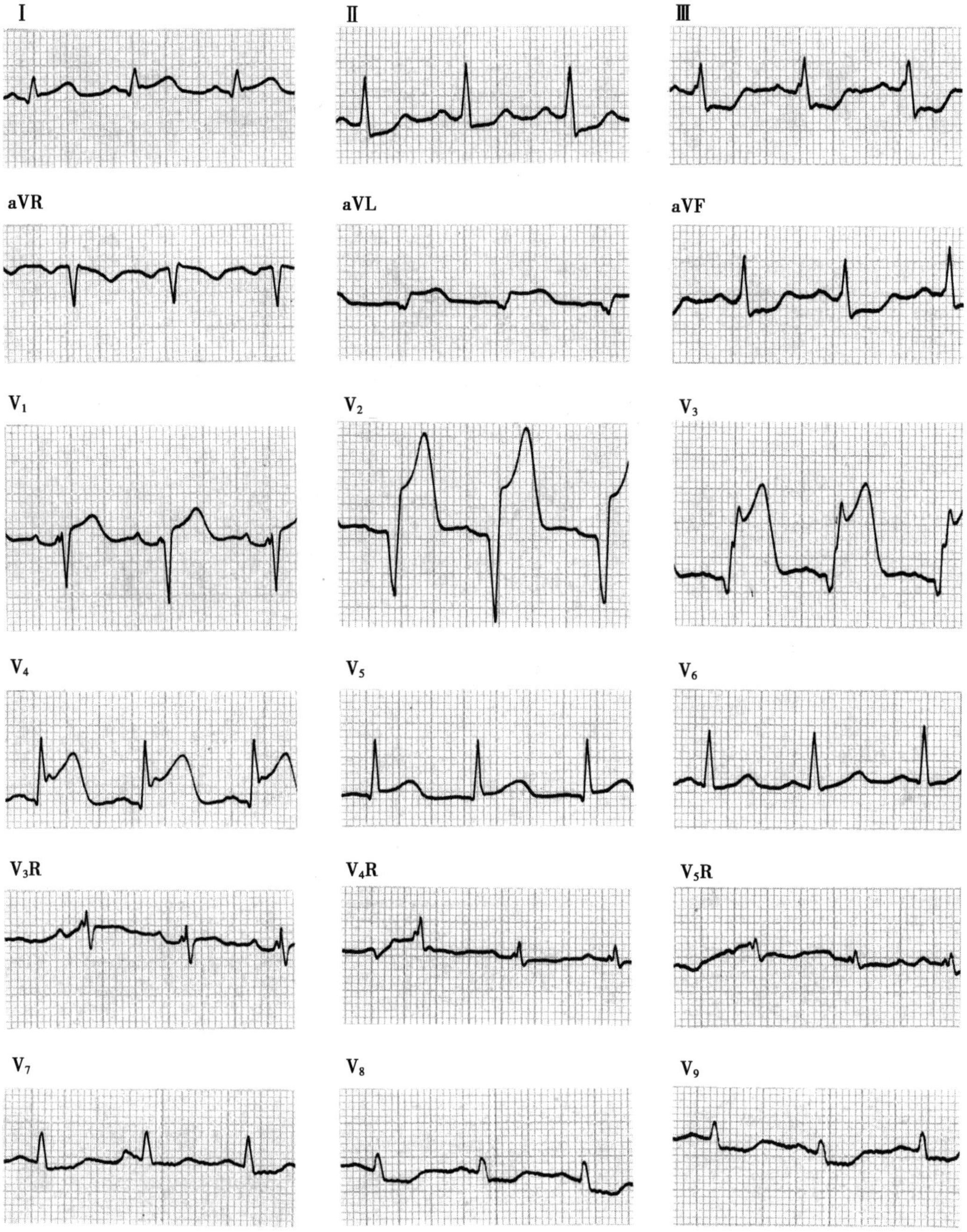

C8-28 **急性期心肌梗死**

心电图特征:窦性心律,心率 100 次/分,PR 间期 0.16s,QT 间期 0.36s,QRS 波群时限 0.10s,QRS 波群Ⅰ、aVL、V_4 导联呈 QR 型,V_1~V_3 导联呈 QS 型,ST 段Ⅱ、Ⅲ、aVF 呈水平型降低大于 0.1mV,V_1~V_4 呈弓背型抬高 0.6mV,T 波 V_2~V_4 高尖。**心电图诊断:**窦性心律,高侧壁、前壁心肌梗死,ST-T 改变。**鉴别诊断:**急性心包炎。**讨论:**急性心包炎呈普遍性 ST 段抬高,伴有 QRS 波群低电压,心肌梗死 ST 段抬高有部位导联改变,QRS 波群不伴有低电压。

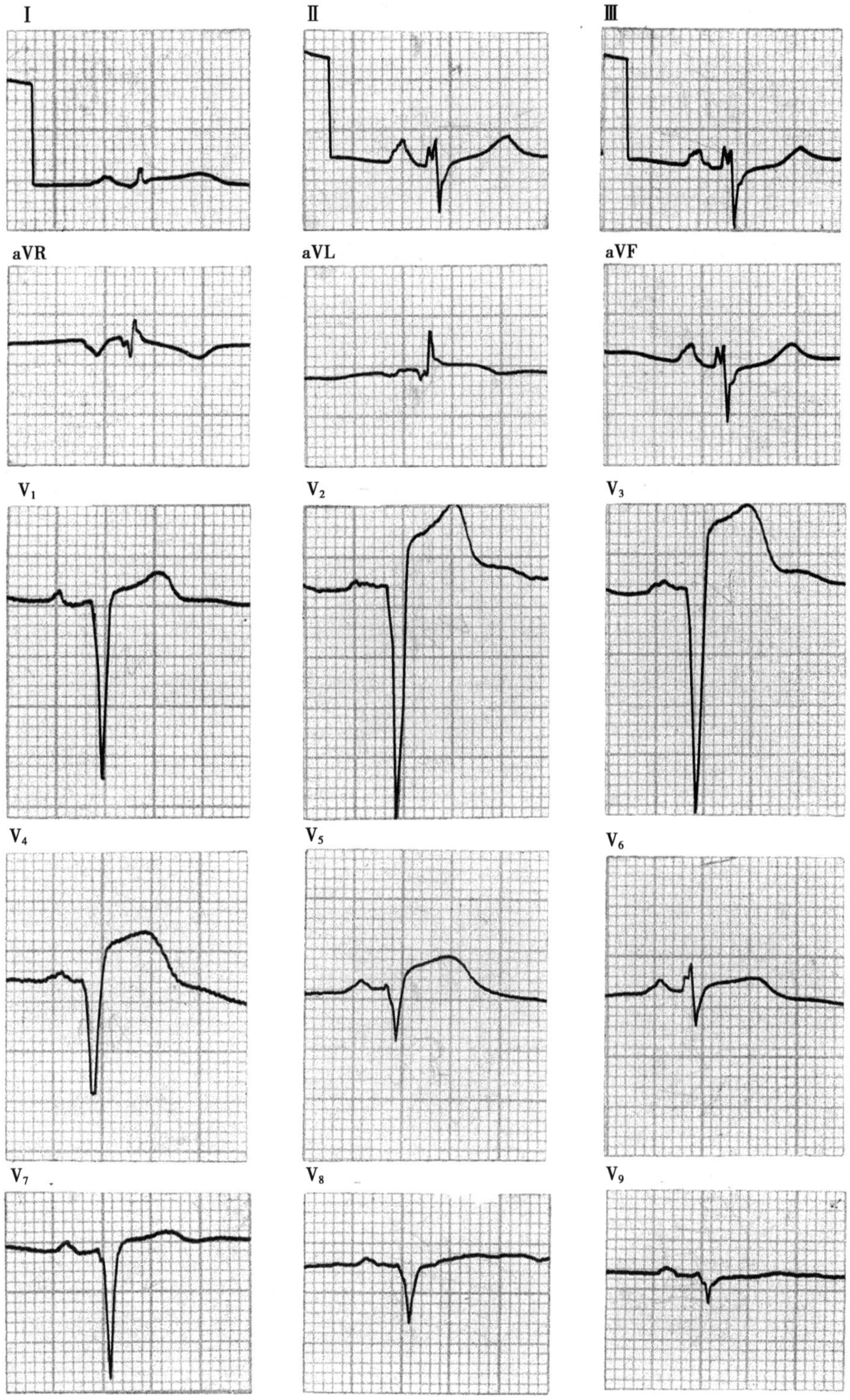

C8-29 **急性期心肌梗死**

临床资料:患者,女性,71 岁,因胸痛 5 年,加重 10 天入院,自觉活动后加重,每次 5～10 分钟,休息后缓解,临床诊断冠心病,劳力性心绞痛,前壁、后壁心肌梗死,高血压。**心电图特征:**窦性心律,PR 间期 0.16s,QT 间期 0.40s,QRS 波群时限 0.08s,QRS 波群 V_1～V_4 导联呈 QS 型,V_7～V_9 导联呈 QS 型,ST 段 V_2～V_5 抬高 0.5mV。**心电图诊断:**窦性心律,后壁、前壁心肌梗死,ST 段改变。**鉴别诊断:**急性心包炎。**讨论:**急性心包炎呈普遍性 ST 段抬高,伴有 QRS 波群低电压,心肌梗死 ST 段抬高有部位导联改变,QRS 波群不伴有低电压。

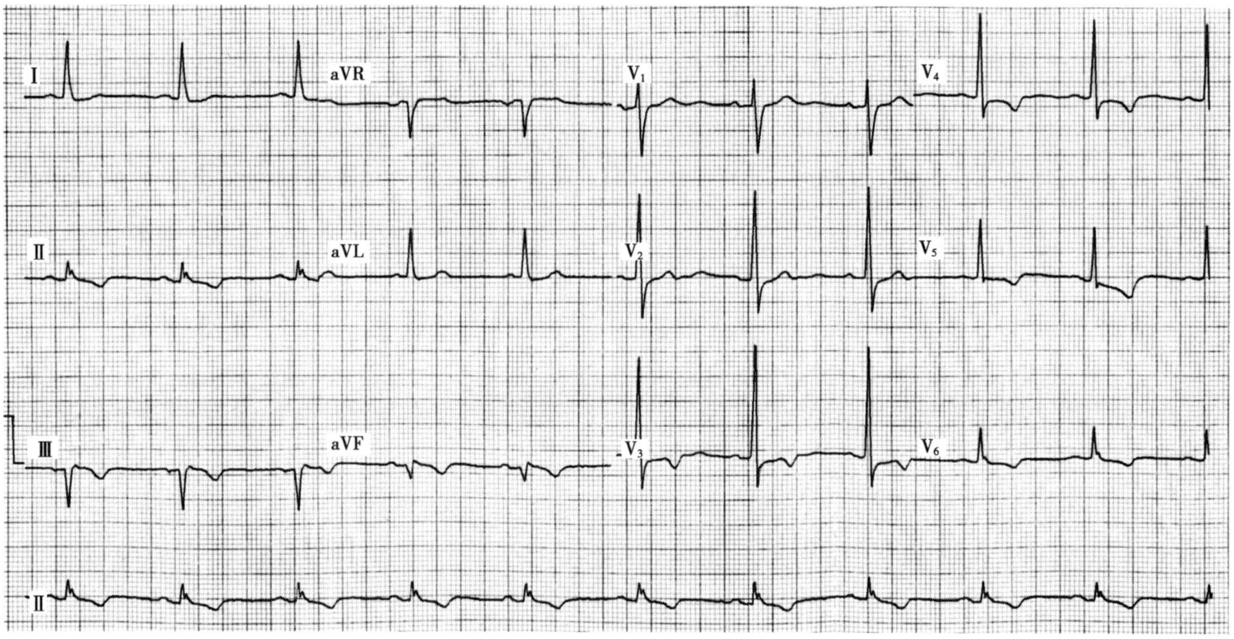

C8-30 **稳定期心肌梗死**

心电图特征：窦性心律，心率 62 次/分，PR 间期 0.16s，QT 间期 0.36s，QRS 波群时限 0.10s，QRS 波群Ⅱ导联呈 QR 型，Ⅲ、aVF 呈 QS 型，ST 段 V_3～V_6 呈水平性降低 0.1mV，T 波Ⅱ、Ⅲ、aVF、V_3～V_6 导联倒置。

心电图诊断：窦性心律，陈旧性下壁心肌梗死，ST-T 改变。

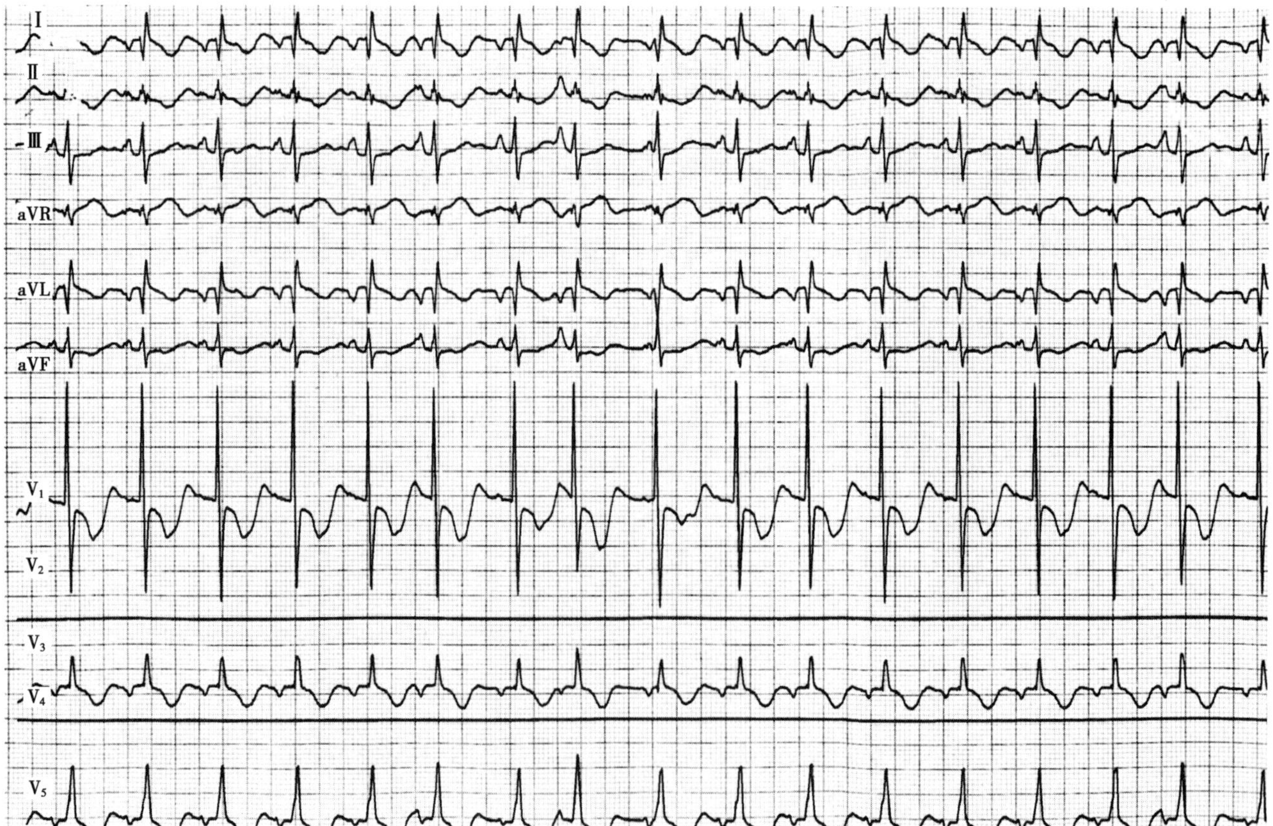

C8-31 **右位心**

临床资料:患者,女性,4 岁,临床诊断先天性心脏病。**心电图特征**:未做 V_2、V_4、V_6 导联,窦性心律,心率 92 次/分,PR 间期 0.18s,QT 间期 0.36s,QRS 波群时限 0.10s,R_{V_1} >1.0mV,QRS 波群Ⅰ、aVL 导联呈 QR 型,ST 段Ⅱ、Ⅲ、aVF、V_1、V_5 呈水平型降低 0.1mV,T 波Ⅱ、Ⅲ、aVF、V_1、V_3、V_5 倒置。**心电图诊断**:窦性心律,右心室肥厚? 右位心? ST-T 改变。**讨论**:患者小女孩,先天性心脏病,心电图示Ⅰ、aVL 导联有异常 Q 波,但手术中未见冠状动脉异常,结合临床,有异常 Q 波,但不是心肌梗死。

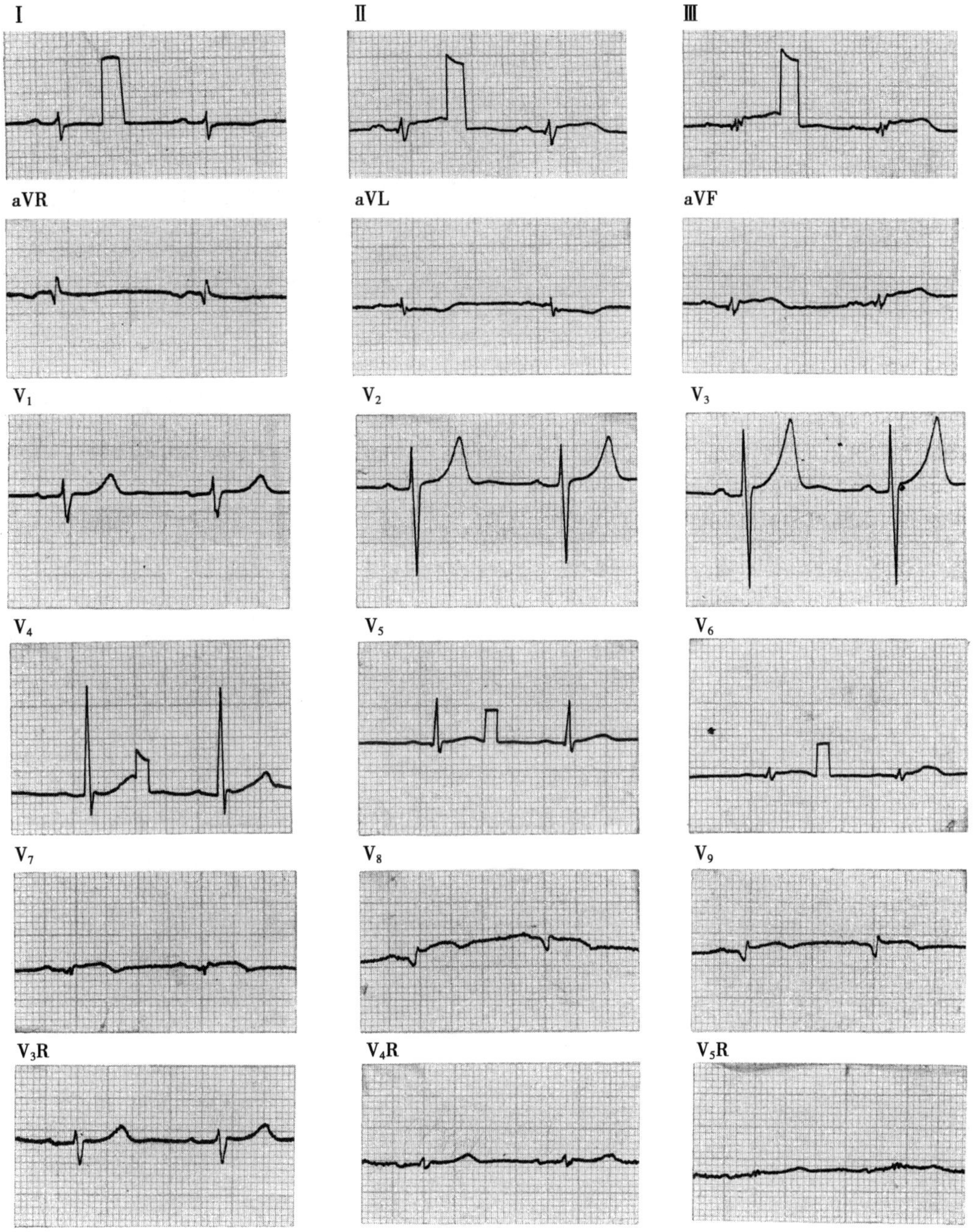

C8-32 稳定期心肌梗死

临床资料:患者,男性,65 岁,胸痛 2 年,加重 2 天,每次 5～10 分钟,临床诊断冠心病,心绞痛,下壁、后壁心肌梗死。**心电图特征**:窦性心律,心率 65 次/分,PR 间期 0.12s,QT 间期 0.40s,QRS 波群时限 0.08s,QRS 波群Ⅱ、Ⅲ、aVF、V_7～V_9 呈 QR 型。**心电图诊断**:窦性心律,下壁、后壁心肌梗死。

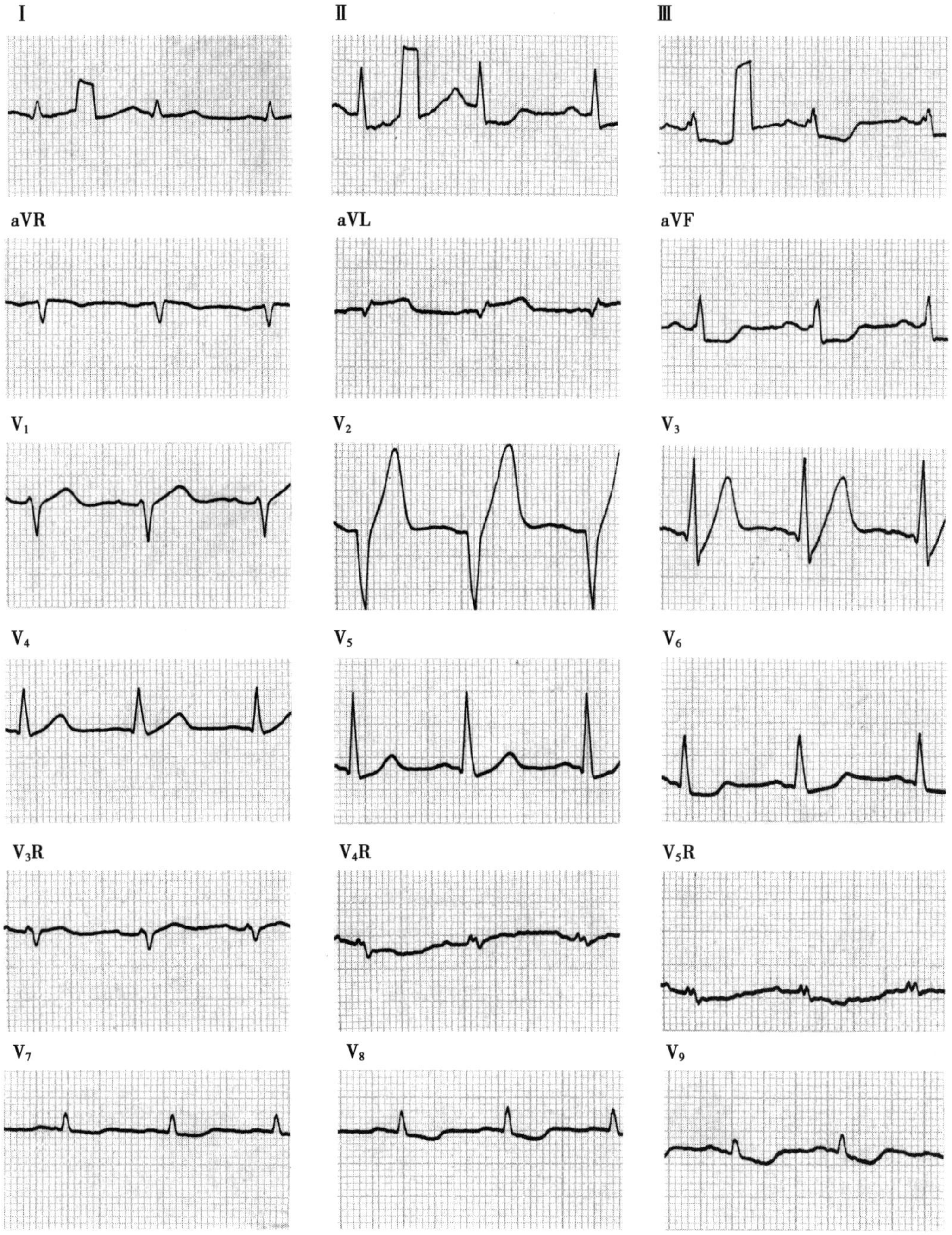

C8-33A **超急性期心肌梗死**（溶栓前）

心电图特征：窦性心律，心率 90 次/分，PR 间期 0.16s，QT 间期 0.32s，QRS 波群时限 0.08s，ST 段Ⅱ、Ⅲ、aVF、V_6 导联呈水平性降低 0.2mV，V_3～V_5 呈上斜性压低抬高 0.1mV，T 波 V_2、V_3 导联直立高耸。**心电图诊断：**窦性心律，ST-T 改变。

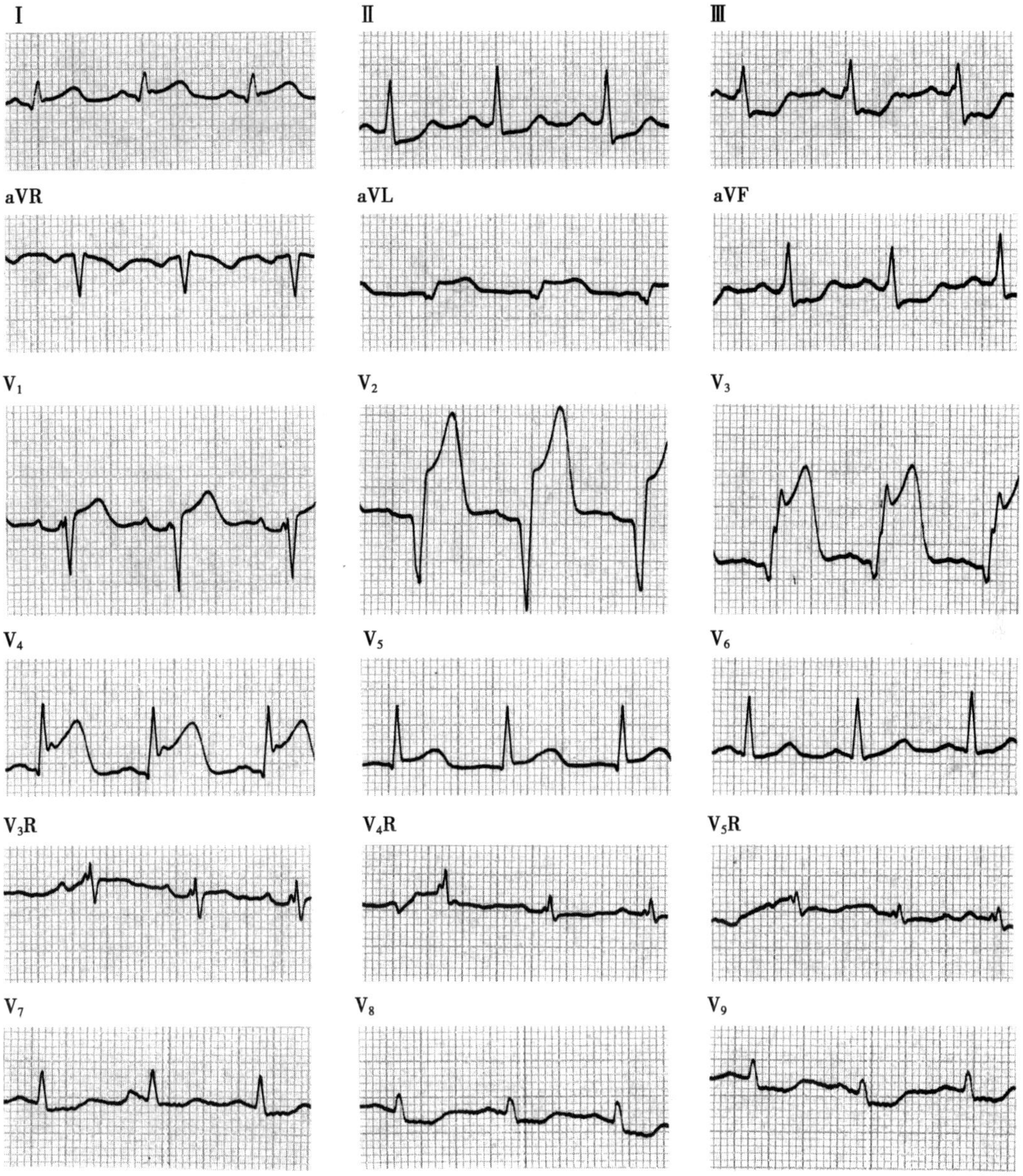

C8-33B **急性心肌梗死**(溶栓前)

心电图特征：窦性心律，心率 100 次/分，PR 间期 0.16s，QT 间期 0.36s，QRS 波群时限 0.10s，QRS 波群Ⅰ、aVL、V_4 导联呈 QR 型，V_1～V_3 导联呈 QS 型，ST 段Ⅱ、Ⅲ、aVF 呈水平型降低 0.1mV，V_1～V_4 呈凹面向下型抬高 0.6mV，T 波 V_2～V_4 高尖。**心电图诊断**：窦性心律，高侧壁、前壁心肌梗死，ST-T 改变。

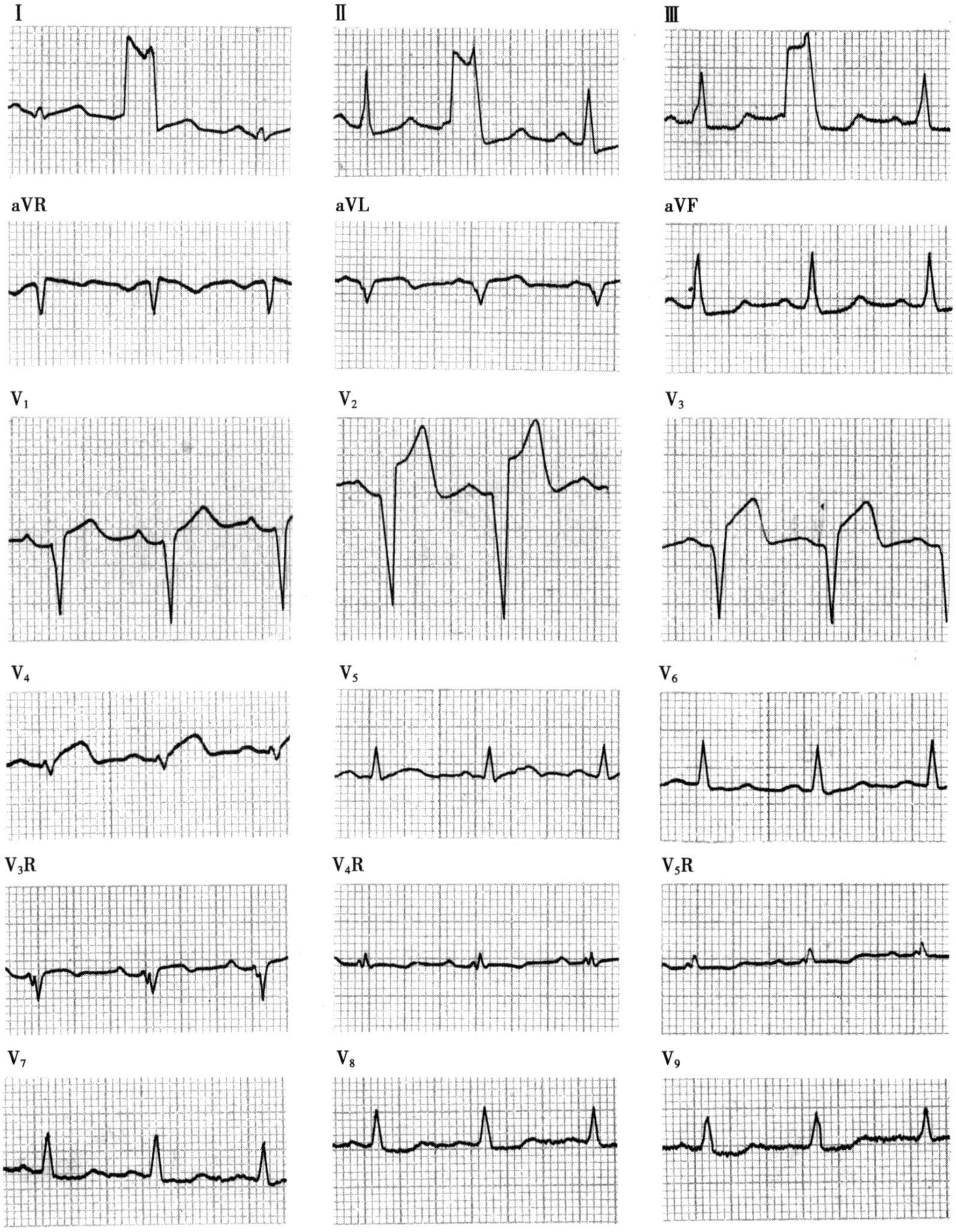

C8-33C **急性心肌梗死**(溶栓后 2 小时)

心电图特征:窦性心律,心率 96 次/分,PR 间期 0.18s,QT 间期 0.36s,QRS 波群时限 0.10s,QRS 波群Ⅰ导联呈 QR 型,aVL、V_1～V_3 导联呈 QS 型,ST 段Ⅱ、Ⅲ、aVF 呈水平型降低 0.1mV,V_1～V_4 呈凹面向下型抬高 0.4mV,T 波 V_2、V_3 高尖。**心电图诊断:**窦性心律,高侧壁、前壁心肌梗死,ST-T 改变。**讨论:**这是一份溶栓治疗前后同一病人的心电图,第一幅心电图 C8-33A 是患者发生心肌梗死当日的心电图。

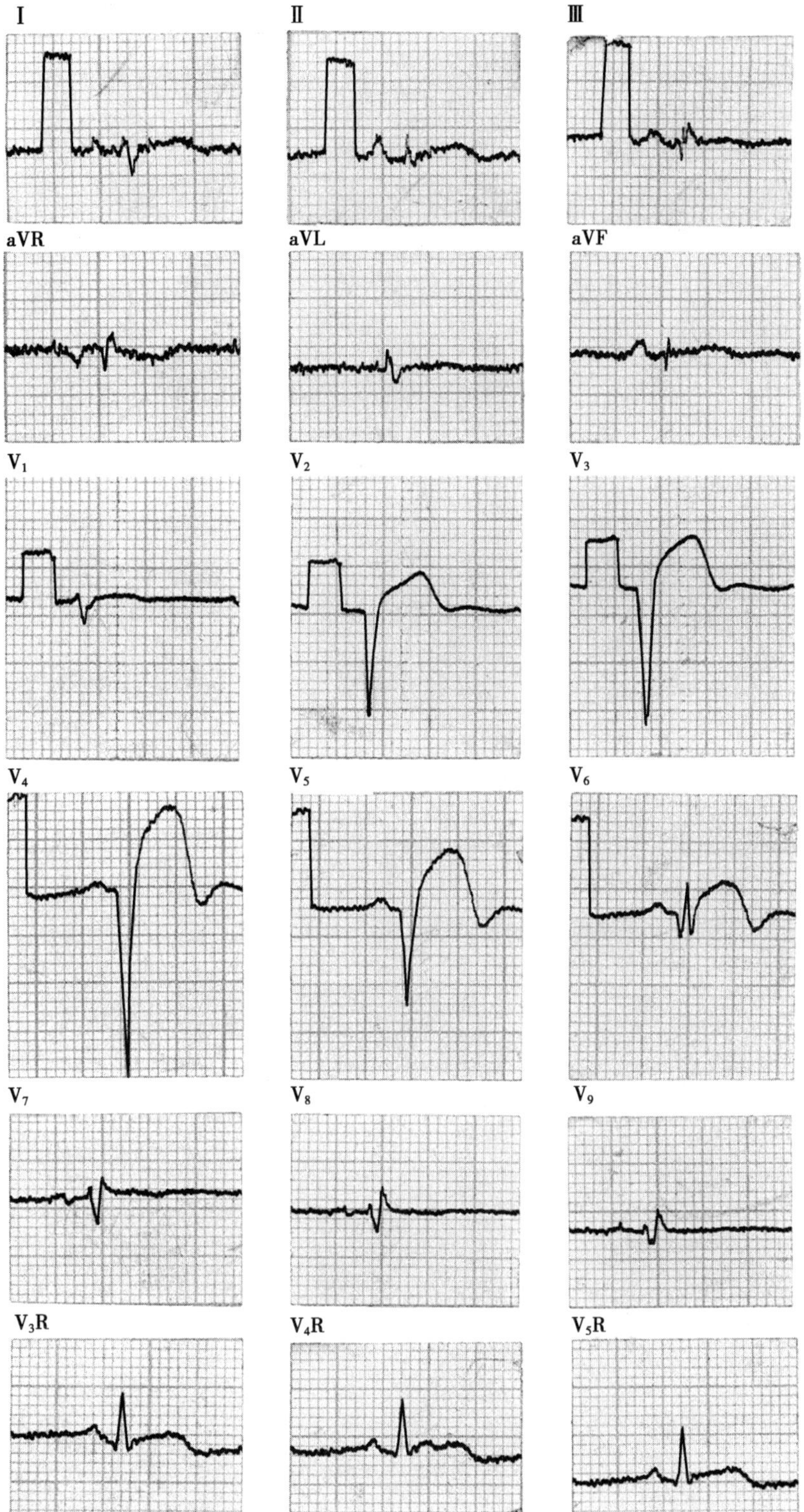

C8-34A **急性心肌梗死**（溶栓前）

临床资料：患者，男性，56 岁，胸痛 1 年，加重一周，每次 5 分钟左右，临床诊断冠心病，心绞痛。**心电图特征：**窦性心律，PR 间期 0.16s，QT 间期 0.48s，QRS 波群时限 0.10s，QRS 波群Ⅱ、Ⅲ、aVF、V_6 呈 QR 型，V_2～V_5 导联呈 QS 型，ST 段 V_2～V_4 导联抬高 0.2mV，T 波Ⅱ、Ⅲ、aVF、V_2～V_6 导联倒置。**心电图诊断：**窦性心律，下壁、前壁心肌梗死，ST-T 改变。

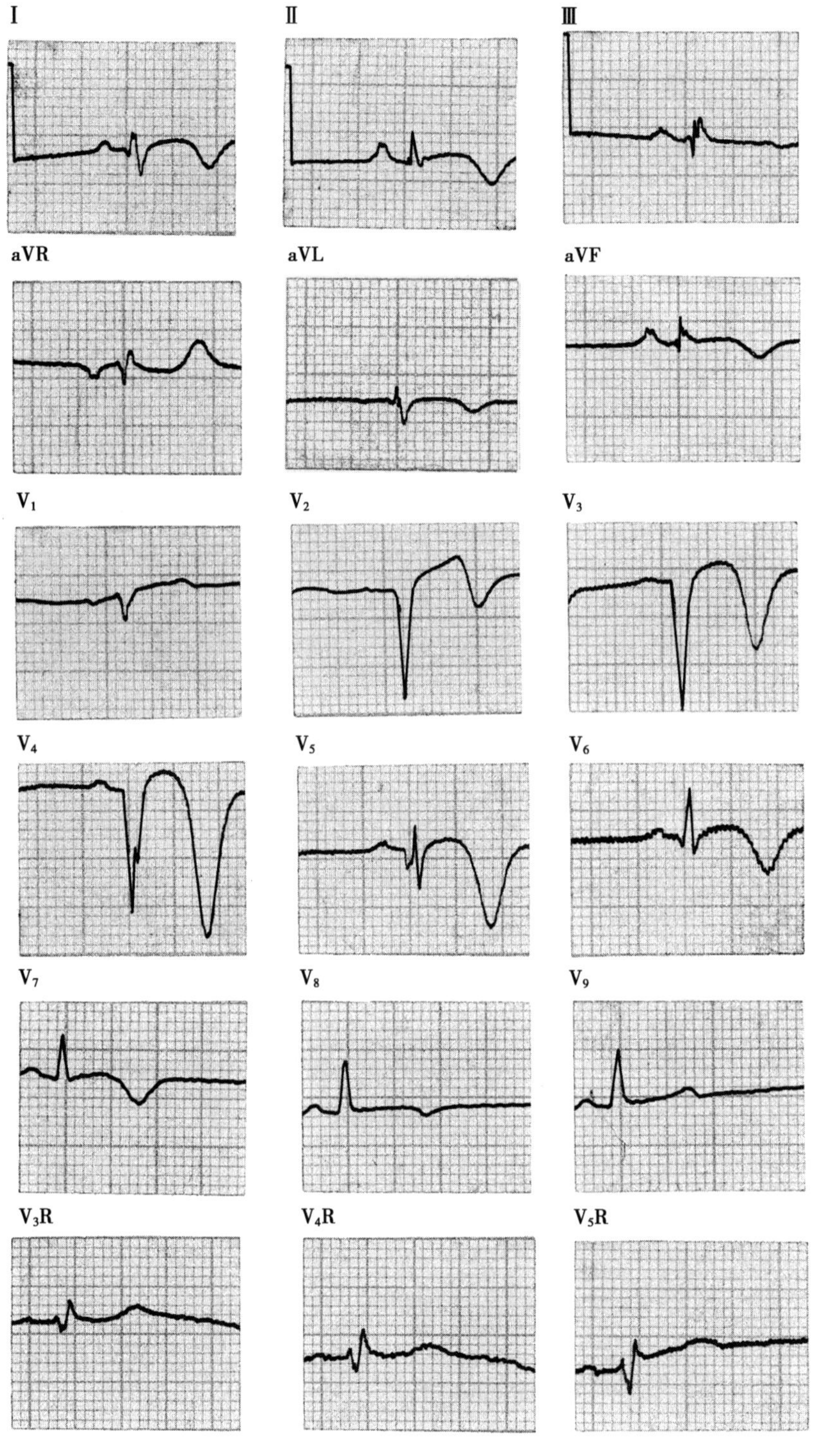

C8-34B **急性心肌梗死**(溶栓后)

心电图特征:窦性心律,PR 间期 0.16s,QT 间期 0.406s,QRS 波群时限 0.10s,QRS 波群Ⅱ、Ⅲ、aVF、V_6 呈 QR 型,V_2～V_5 导联呈 QS 型,ST 段 V_2～V_5 抬高。T 波Ⅱ、Ⅲ、aVF、V_2～V_6 导联倒置。**心电图诊断:**窦性心律,下壁、前壁心肌梗死,ST-T 改变。**讨论:**这是一份溶栓治疗前后同一病人的心电图,图 C8-34A 是患者发生心肌梗死当日的心电图。

(郭远林　李建军　王玉山　杨跃进)

第九章

冠状动脉供血不足

本章内容提要：

第一节　心电图概论

一、定　义

冠状动脉供血不足系由多种原因引起，常见有冠状动脉粥样硬化、冠状动脉痉挛、冠状动脉栓塞等所引起的冠状动脉血供减少、心肌缺血，从而产生相应的心电图改变。包括慢性冠状动脉供血不足和急性冠状动脉供血不足。

二、机　制

1. 慢性冠状动脉供血不足　引起的原因有冠状动脉粥样硬化引起的管腔狭窄、微血管循环障碍、冠状动脉痉挛、主动脉瓣狭窄和关闭不全、主动脉夹层动脉瘤累及冠状动脉开口、大小动脉炎症波及冠状动脉、左室流出道狭窄或心肌病等。心电图表现为缺血型 ST 段移位及 T 波改变。

2. 急性冠状动脉供血不足　冠状动脉粥样硬化斑块破裂出血，急性血栓形成，突然不完全性及完全性阻塞血管，或冠状动脉痉挛性不完全性及完全性闭塞，可立即发生心肌缺血。心电图表现为损伤型 ST 段移位及 T 波改变，严重者发生急性心肌梗死(AMI)。

临床上主要见于冠状动脉粥样硬化性心脏病。当动脉粥样硬化使管腔狭窄超过 50%以上时，冠状动脉循环最大血流量贮备能力开始下降，一旦由于劳累、激动等因素发生，致使心肌耗氧量增加超过冠状动脉供血能力，便会因急性冠状动脉供血不足产生心绞痛；在无心绞痛发生或发作间歇期，可有慢性冠状动脉供血不足的表现。两者均有相应心电图改变。

三、分　类

1. 慢性冠状动脉供血不足　正常心室肌复极时，由于某一部分的心肌缺血而受到影响，心电图上可出现典型的心肌缺血型T波和ST段的改变。

2. 急性冠状动脉供血不足　一般发病较突然，发作时患者可出现心绞痛，也可因运动负荷试验或与运动有关的因素诱发。临床分为典型心绞痛发作和变异型心绞痛两种类型。

（1）典型心绞痛发作。

（2）变异型心绞痛。

四、心电图表现和诊断要点

1. 慢性冠状动脉供血不足　正常心室肌复极时，由于某一部分的心肌缺血而受到影响，心电图上可出现典型的心肌缺血型T波和ST段的改变。

（1）T波改变：

1）T波倒置：当心外膜下心肌缺血时，由于心外膜下心肌的复极延迟，导致复极由心内膜下心肌开始，并向心外膜扩展，其复极方向与正常相反。此时在面向缺血区的导联可记录到倒置T波(图9-1，图9-5)，有时出现两肢对称尖深倒置的T波，称冠状T波(图9-2)。

2）T波高尖：当心内膜下心肌缺血时，缺血处心肌复极较正常推迟，当其最后复极时，由于缺乏与之相抗衡的心电向量存在，致使该部位心肌复极十分突出，导致T波向量幅度增加而方向不变，出现与QRS主向量方向一致的高尖直立的T波，亦称箭头样T波或高尖T波。如前壁心内膜下缺血，V_2～V_4导联可有高大直立的T波；下壁心内膜下缺血，Ⅱ、Ⅲ、aVF导联出现高大直立的T波。

3）T波低平或双向：心脏对应部位双侧心内膜下心肌缺血，或心内膜和心外膜下心肌同时缺血时，在心电图上可出现T波低平、双向等改变。(图9-6，图9-10)。

（2）ST段改变：当心肌持续缺血时，心肌细胞的除极速度亦会减慢，出现心肌在除极进行的同时复极已经开始。心电图可出现缺血型ST段的改变。ST段移位：当心内膜下心肌缺血时，表现为ST段下移≥0.05mV；心外膜下心肌缺血时，表现为ST段抬高大于0.1～0.3mV。以缺血型ST段压低最有诊断意义(图9-4，图9-7，图9-9)。ST段形态改变：ST段的上抬和下移常表现为多种形态，其中下移时呈水平型或下斜型下移(指通过R波顶点的垂线与ST段的交角大于或等于90°)较有诊断意义；而上移则以弓背向上型单向曲线最有意义。

（3）心律失常：由于供血不足引起的心律失常，如左束支传导阻滞、右束支传导阻滞、左前分支传导阻滞、期前收缩、心房颤动、心室颤动、房室阻滞等。

（4）U波改变、U波倒置现象，冠状动脉缺血时可出现。U波倒置主要出现于V_2～V_6导联。(图9-4)

（5）QT间期延长有的慢性心肌缺血患者，心室复极时间明显延长，心电图表现为ST段延长，T波增宽，QT间期延长。

2. 急性冠状动脉供血不足　一般发病较突然，发作时患者可出现心绞痛，也可因运动负荷试验或与运动有关的因素诱发。临床分为典型心绞痛发作和变异型心绞痛两种类型。

（1）典型心绞痛发作：患者平时心电图可正常，或有冠状动脉供血不足表现。心绞痛发作时，缺血部位的导联ST段压低(水平型或下斜型下移≥0.1mV)和(或)缺血型T波倒置。可出现一过性心律失常，如期前收缩、心房颤动、房室阻滞等。心绞痛缓解后，心电图迅速恢复正常。(图9-8)

（2）变异型心绞痛：多出现ST段抬高，心肌损伤程度越重，ST段抬高越显著，对应导联的ST段下移，T波高耸；常伴发各种心律失常。心绞痛缓解后心电图多在24小时内恢复正常。(图9-3)

但心电图对冠状动脉供血不足的诊断缺乏特异性。此外，心室肥厚、甲状腺功能亢进、自主神经功能紊乱等也可引起 ST-T 改变。但是在心电图上诊断急、慢性心肌缺血，必须结合临床病史、发病特点、冠状动脉造影、运动心电图改变等综合判定是否存在心肌缺血。非冠心病引起的 ST-T 改变，与冠心病引起的慢性心肌缺血的心电图表现基本相同或完全相同。在日常心电图中，亦有部分的 ST-T 改变，误诊为慢性心肌缺血，冠状动脉造影及运动心电图负荷试验是正常的。为避免诊断错误，必须严格标准。一般需满足下列条件的心电图改变，才可诊断慢性心肌缺血：①临床上有劳力型心绞痛、不稳定型心绞痛或变异型心绞痛病史；②心肌梗死；③冠状动脉造影阳性；④超声心动图、动态心电图、心电图负荷试验、核素心肌显像等有心肌缺血的证据；⑤多次心电图上出现缺血性 ST-T 动态改变、U 波改变或心律失常。⑥排除其他可能引起 ST-T 改变的原因。

五、主要鉴别诊断

1. 预激综合征　继发性 ST-T 方向与预激波方向相反。

2. 洋地黄影响　在使用洋地黄过程中，以 R 波为主的导联 ST 段下斜型下降与 T 波连在一起，呈鱼钩状，QT 间期缩短。

3. 慢性心包炎　由急性心包炎演变而来，T 波普遍低平或倒置，ST 段轻度下降，有大量心包积液时，QRS 波群低电压，或出现电交替。

4. 心脏自主神经功能紊乱　ST 段下降小于 0.10mV，T 波在个别导联低平或倒置。口服普萘洛尔以后，ST-T 暂时恢复正常，运动试验阴性。

5. 急性心包炎　除 aVR 导联以外，ST 段普遍抬高，一般 ST 段抬高 0.5～0.30mV，很少超过 0.50mV。ST 段弓背向下。

6. 左室肥厚　①左室收缩期负荷增重，V_1～V_3 导联 ST 段上斜型抬高，T 波直立，两支不对称，前支长，后支短，对应的 V_5、V_6 导联 ST 段下降，T 波倒置或双向。②左室舒张期负荷增重，V_4～V_6 导联 ST 段抬高，T 波增大，两支不对称，前支长。V_4～V_6 导联 R 波增大。

7. 左束支传导阻滞　V_5～V_6 导联出现 ST 段下移及 T 波倒置或双向，V_1～V_2 导联出现 ST 段上移及 T 波直立。

8. Brugada 波　①V_1、V_2 导联类似右束支传导阻滞图形。②V_1、V_2 或 V_3 导联 ST 段呈下斜型或马鞍型抬高。③V_1、V_2 或 V_3 导联 T 波倒置。④部分病例发生室性心动过速或心室颤动猝死，称为 Brugada 综合征。

9. 药物中毒　服用大剂量对心脏有毒性作用的药物，可引起损伤型 ST 段抬高，酷似急性心包炎的心电图改变。

10. 早期复极综合征　是常见的心电图变异。①V_1～V_5 导联常有明显的 J 波。②ST 段自 J 点处上斜型抬高 0.10～0.30mV，有时可达 1.0mV。多次复查心电图 ST 段抬高的形态和程度不变，但运动使心率加快以后，ST 段可暂时回至基线。

第二节 图 谱

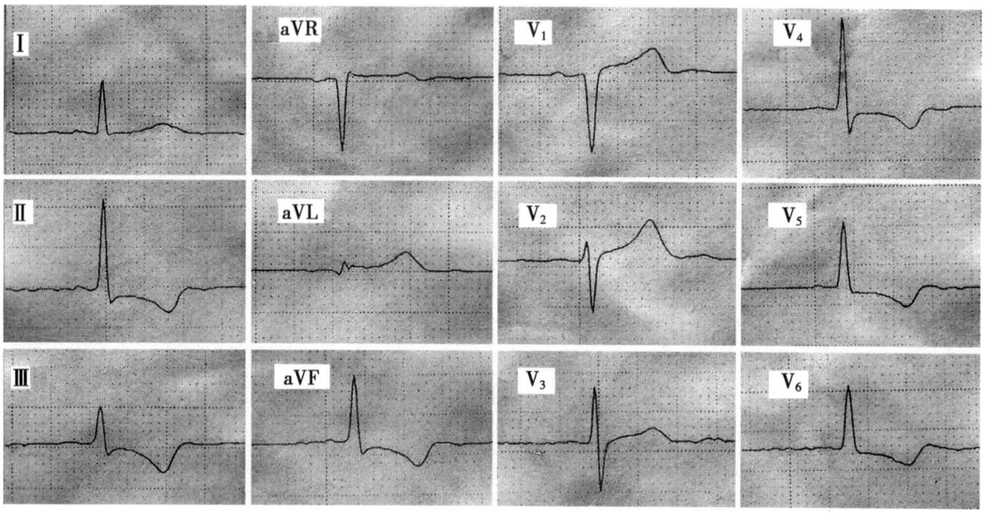

图 9-1 慢性冠状动脉供血不足

临床资料:患者,女性,72 岁。患者 20 年前因头晕、心悸入院检查,诊断为高血压病,未系统治疗。2 年后症状加重,开始出现胸闷,每次持续时间 5~15 分钟,确诊为冠心病,一直服药治疗至今,自觉症状时轻时重。超声心动图示:左心室扩大;冠状动脉造影示:左主干支狭窄 70%。**心电图特征:**心率 52 次/分,Ⅱ、Ⅲ、aVF、V_4、V_5、V_6 导联 ST 段呈水平或下斜性下移,下移幅度 0.05~0.10mV,T 波呈倒置或负正双向。**心电图诊断:**窦性心动过缓;ST 段 T 波异常。**鉴别诊断:**1. 高血压,2. 预激综合征,3. 扩张型心肌病。

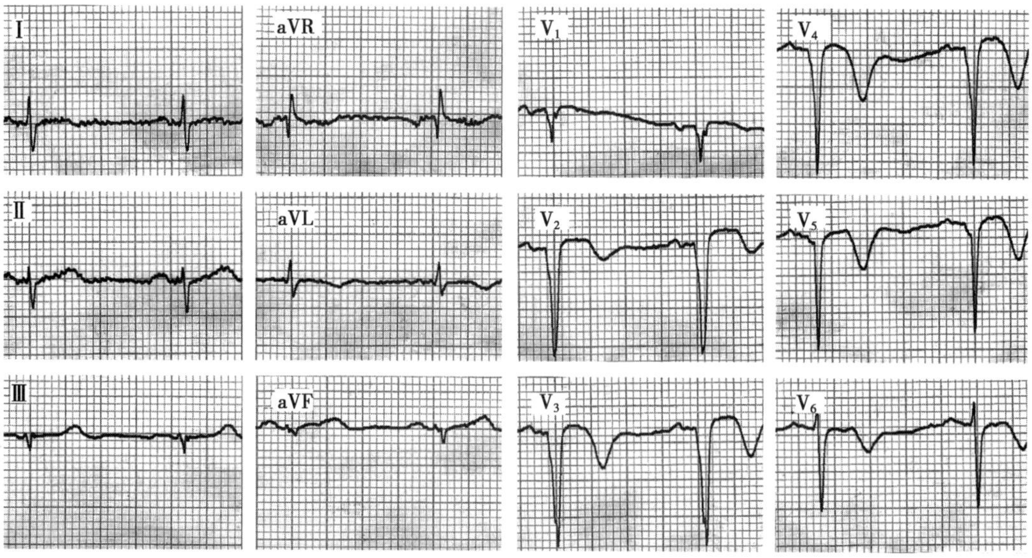

图 9-2 急性心肌梗死心电图

临床资料:患者,男性,65 岁,冠心病病史 10 余年。15 天前出现持续性胸骨后疼痛,含化硝酸甘油不能缓解,入院行心电图检查,确诊为急性广泛前壁心肌梗死。**心电图特征:**V_1~V_5 导联 QRS 波群呈 QS 型,ST 段呈弓背型抬高 0.10~0.15mV,V_2~V_6 导联 T 波倒置。**心电图诊断:**广泛前壁心肌梗死(急性期)。**鉴别诊断:**1. 肥厚型心肌病,2. 急性心肌炎,3. 变异型心绞痛。

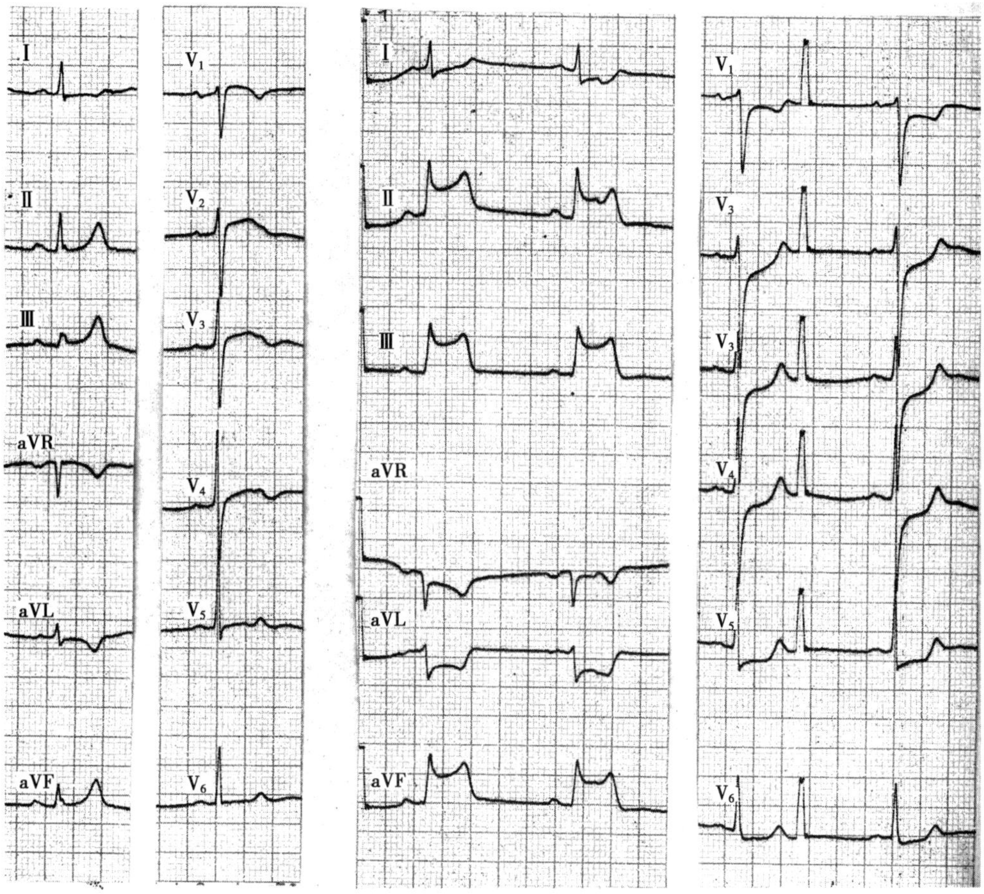

图 9-3　变异型心绞痛心电图

临床资料：患者，男性，49 岁。10 年前确诊为冠心病。近几天来患者出现明显胸闷，每天出现 1～2 次，每次持续时间 5～10 分钟，来院检查，于胸闷发作时急查心电图，证实为变异型心绞痛。**心电图特征：**Ⅱ、Ⅲ、aVF、导联 ST 段呈弓背型或水平型抬高。对应导联 V_1～V_4 上斜型 ST 段压低。**心电图诊断：**ST 段上移改变（变异型心绞痛）。**鉴别诊断：**1. 早期复极综合征，2. 急性心肌梗死，3. 心包炎。**讨论：**患者有冠心病病史，近来胸闷症状明显，持续时间短暂，症状过后描记心电图 ST 段回复至基线，且无异常 Q 波出现，故不支持急性心肌梗死、急性心包炎及早期复极综合征。于 24 小时后复查心电图，ST 段恢复正常范围。

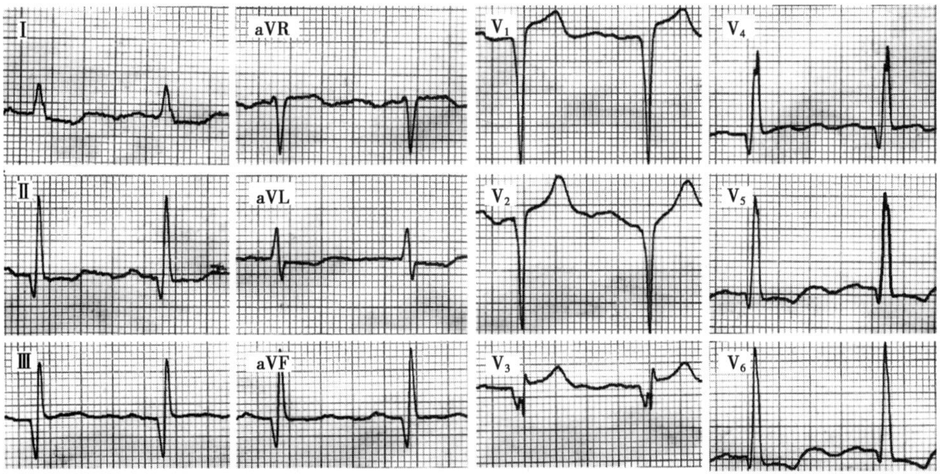

图 9-4　陈旧性下壁及前壁心肌梗死

临床资料:患者,男性,70 岁,患冠心病 13 年,8 个月前因持续性胸痛入院检查,确诊为急性下壁及前壁心肌梗死。现患者活动后仍时感胸闷不适,来院复查心电图。**心电图特征:**Ⅱ、Ⅲ、aVF、V_1～V_4 导联可见异常 Q 波。Ⅰ、aVL、V_5、V_6 导联 ST 段呈水平型及下斜型下移,下移幅度 0.05～0.13mV;Ⅰ、Ⅱ、aVL、aVF、V_4、V_5、V_6 导联 T 波低平或呈负正双向。V_3～V_6 导联可见倒置的 U 波,U 波倒置 0.10～0.15mV。**心电图诊断:**陈旧性下壁及前壁心肌梗死,ST-T 波异常,U 波异常。**鉴别诊断:**1. 肥厚型心肌病,2. 急性心肌炎。**讨论:**患者为陈旧性心肌梗死,但患者有时仍感活动后胸闷不适,心电图检查可见异常 Q 波、ST 段、T 波及 U 波异常改变,提示可能存在冠状动脉供血不足。

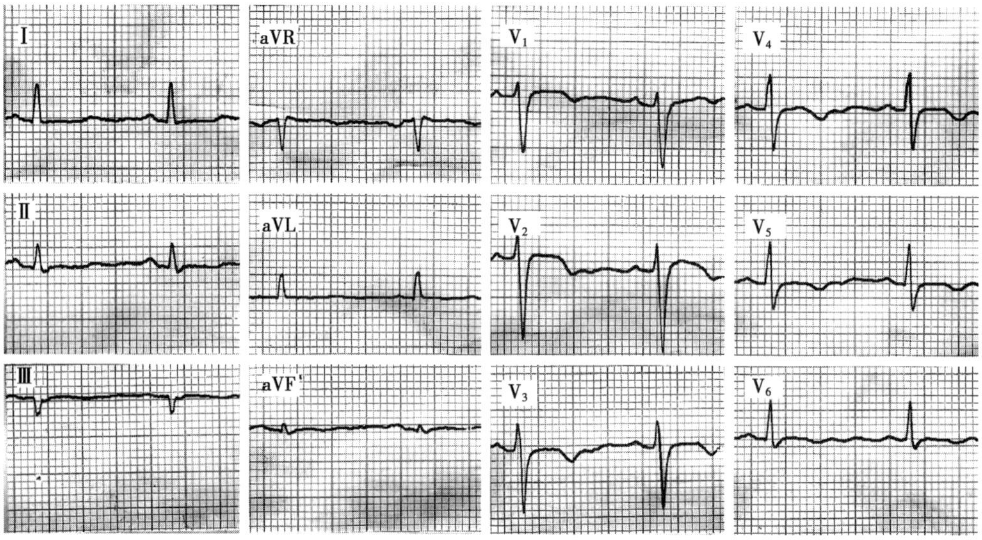

图 9-5　冠状动脉供血不足,T 波异常改变

临床资料:患者,女性,51 岁,患高血压病 6 年。因间歇性出现心慌胸闷而入院。含化硝酸甘油症状可缓解。血脂检查总胆固醇 9.2mmol/L,甘油三酯 2.6mmol/L。行冠状动脉造影显示左前降支狭窄 60%。**心电图特征:**Ⅱ导联 T 波低平,V_1～V_6 导联 T 波倒置。**心电图诊断:**T 波异常改变。**鉴别诊断:**1. 心脏神经官能症,2. 心肌炎。**讨论:**患者有高血压病史,且血脂升高,这些均为冠心病危险因素。冠脉造影确诊为冠心病,因此 T 波异常提示冠状动脉供血不足所致。且复查心电图仍表现为持续性 T 波倒置改变。

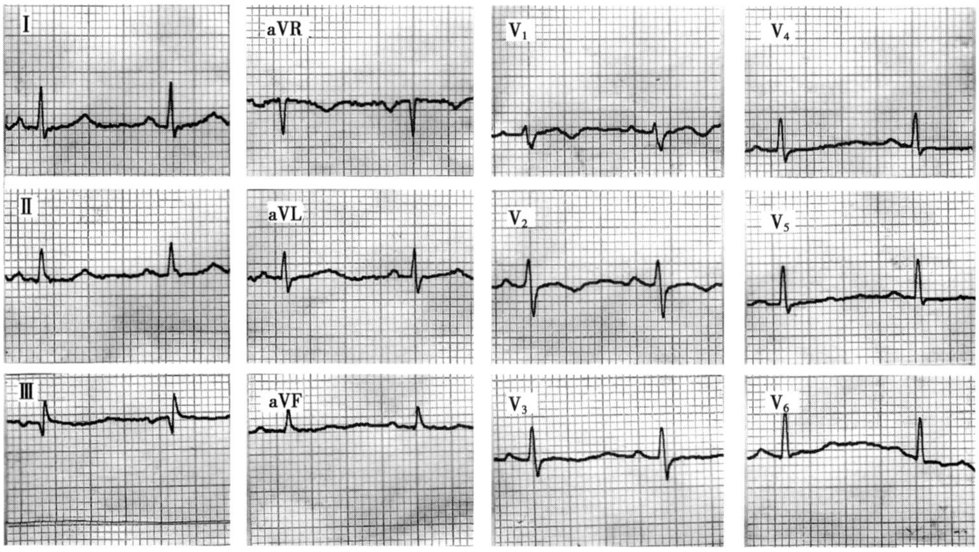

图 9-6　冠状动脉供血不足,胸导联 QRS 波群低电压,T 波异常改变

临床资料：患者，男性，49 岁，嗜烟酒。近两个月来常感心慌胸闷。总胆固醇 8.5mmol/L，心脏运动负荷试验阳性，行冠脉造影左前降支狭窄 55%。**心电图特征**：胸导联 QRS 波群振幅均较低，V_4、V_5 导联 T 波低平。**心电图诊断**：胸导联 QRS 波群低电压，T 波异常改变。**鉴别诊断**：1. 心脏神经官能症，2. 心肌炎。**讨论**：患者有烟酒嗜好，血脂升高，为冠心病危险因素。心脏运动负荷试验及冠脉造影更进一步证实了冠状动脉供血不足的存在。因此在心电图上可见低平的 T 波，复查两次心电图仍表现为 T 波低平改变。

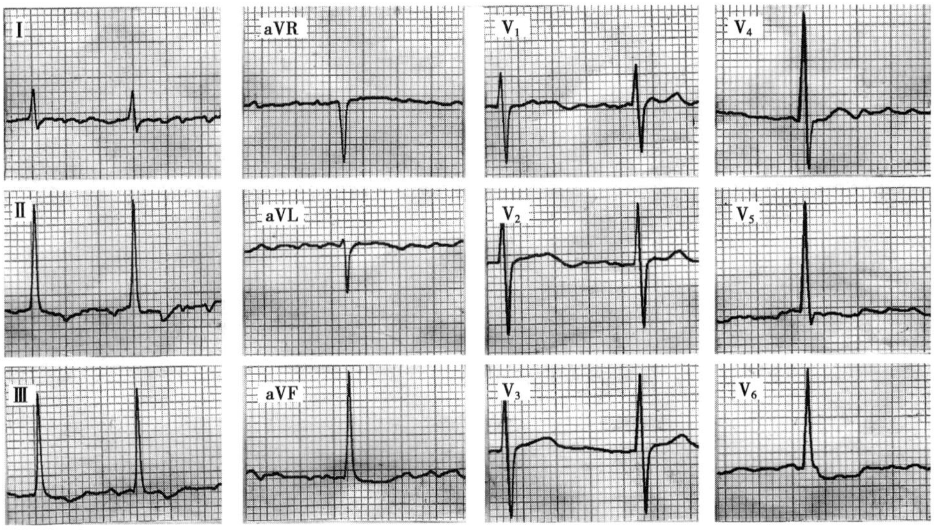

图 9-7 慢性冠状动脉供血不足，心房颤动，ST 段、T 波异常改变

临床资料：患者，男性，65 岁，5 年前确诊为冠心病，一直口服药物治疗。昨日突感心慌。听诊心率 148 次/分，心律绝对不规整。心电图检查为快速室率型心房颤动。给予药物后心室率减慢，现复查心电图。**心电图特征**：P 波消失，代之以形态、间期、振幅极不规整的 f 波，R-R 间期绝对不规整，心室率 68 次/分。Ⅱ、Ⅲ、aVF、V_5、V_6 导联 ST 段呈水平型下移，下移幅度 0.05～0.15mV；Ⅰ、V_5、V_6 导联 T 波低平，Ⅱ导联倒置，V_4 导联呈双峰。**心电图诊断**：心房颤动，ST 段 T 波异常改变。**鉴别诊断**：1. 心肌炎，2. 心肌病，3. 频发房性期前收缩，4. 心房扑动。**讨论**：患者因心肌缺血出现心律失常，表现为 P 波消失，f 波出现，诊断为心房颤动，可排除其他心律失常。ST-T 异常均为慢性冠状动脉供血不足的表现。

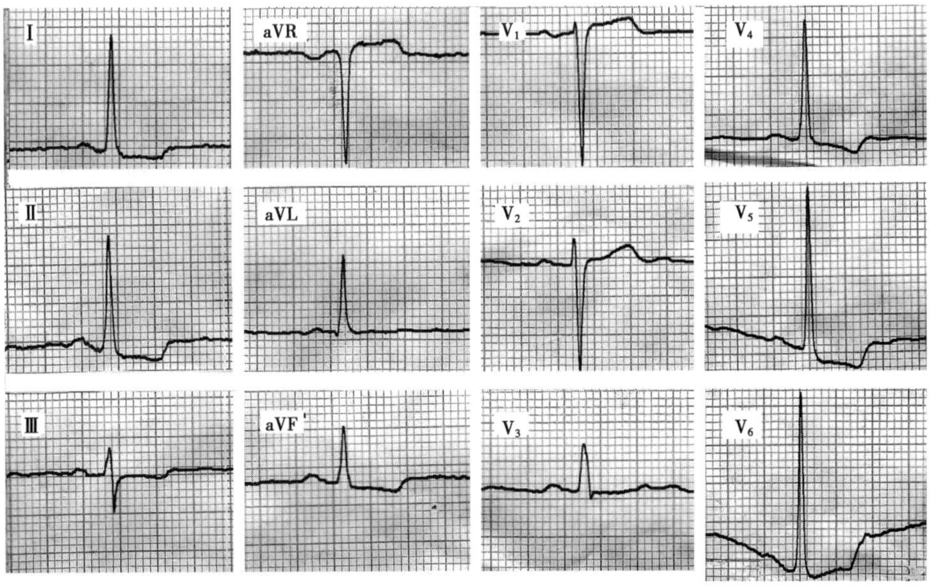

图 9-8 典型心绞痛发作，ST 段、T 波异常改变

临床资料:患者,女性,63 岁,高血压病史 4 年余。于 5 小时前情绪异常激动后突然言语障碍,胸部闷痛。入院诊断:短暂脑缺血发作,高血压病,冠心病。超声心动图示:左心室肥大。既往心电图基本正常或轻度异常。**心电图特征**:Ⅰ、Ⅱ、aVF、V_4、V_5、V_6 导联 ST 段呈下斜型下移,下移幅度 0.05~0.18mV,T 波呈负正双向。Rv_6>Rv_5。**心电图诊断**:左心室肥大改变,ST 段、T 波异常改变(提示典型心绞痛发作)。**鉴别诊断**:1. 扩张型心肌病,2. 心肌炎。**讨论**:患者多年高血压病史,本次因情绪激动后突感言语障碍及胸痛,来院时描记心电图 ST 段 T 波明显异常改变,既往心电图呈基本正常或轻度异常,经积极治疗 24 小时后心电图基本恢复正常范围,符合典型心绞痛发作。

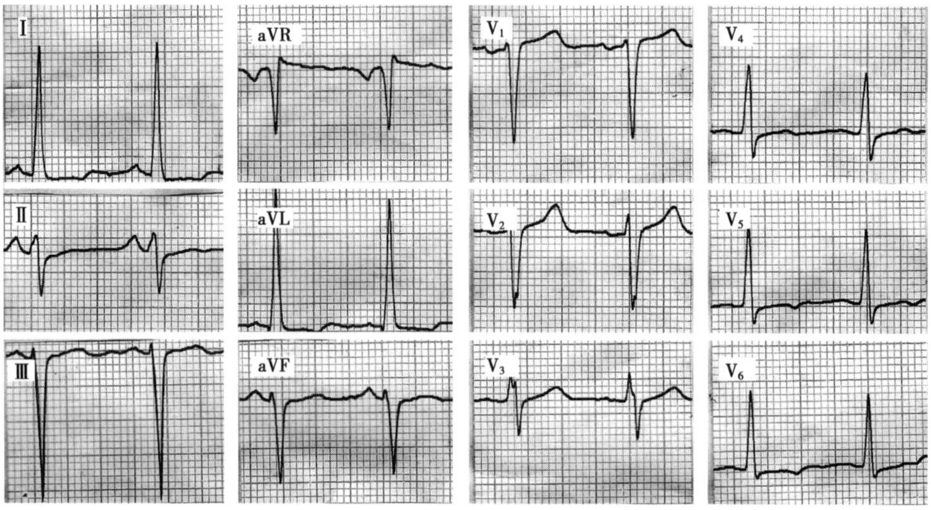

图 9-9 慢性冠状动脉供血不足,左前分支阻滞,ST 段 T 波异常改变

临床资料:患者,男性,74 岁,患高血压病 10 余年,冠心病 3 年,一直口服药物治疗。现因头晕、恶心来院复查心电图。冠状动脉造影示左前降支狭窄 75%。**心电图特征**:aVL 呈 qR 型,Ⅱ、Ⅲ、aVF 呈 rS 型,电轴左偏 −35°。Ⅰ导联 T 波平坦,aVL 导联 T 波倒置;Ⅰ、aVL 导联 ST 段呈水平性下移,幅度 0.05mV;V_4 导联 T 波低平,V_5、V_6 导联 T 波倒置。**心电图诊断**:左前分支阻滞,ST 段 T 波异常改变。**鉴别诊断**:扩张型心肌病。**讨论**:患者有高血压、冠心病病史,长期慢性冠状动脉供血不足,心肌缺血,冠状动脉造影检查左前降支阻塞 75%,而左前分支血液供应主要来源于左前降支,故出现左前分支阻滞,ST 段及 T 波异常。

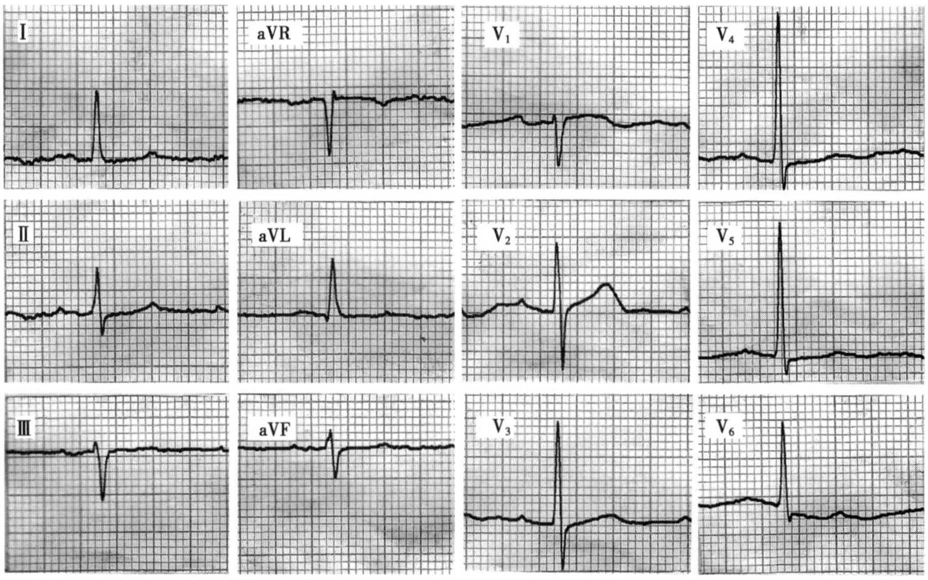

图 9-10 慢性冠状动脉供血不足,T 波异常改变

临床资料:患者,女性,45 岁,1 年前健康体检发现总胆固醇升高(8.0mmol/L),甘油三酯轻度升高(1.9mmol/L)。现时感胸闷、胸痛。心脏运动负荷试验阳性,运动试验过程中见多发室性期前收缩。**心电图特征:**V_4、V_5、V_6 导联 T 波低平。**心电图诊断:**T 波异常改变。**鉴别诊断:**1. 心脏神经官能症,2. 心肌炎。**讨论:**患者血脂增高,为冠心病危险因素,结合临床症状、运动试验结果及运动过程中出现心律失常,符合慢性冠状动脉供血不足的诊断。复查两次心电图,T 波均呈不同程度的异常改变。

第三节 病例思考

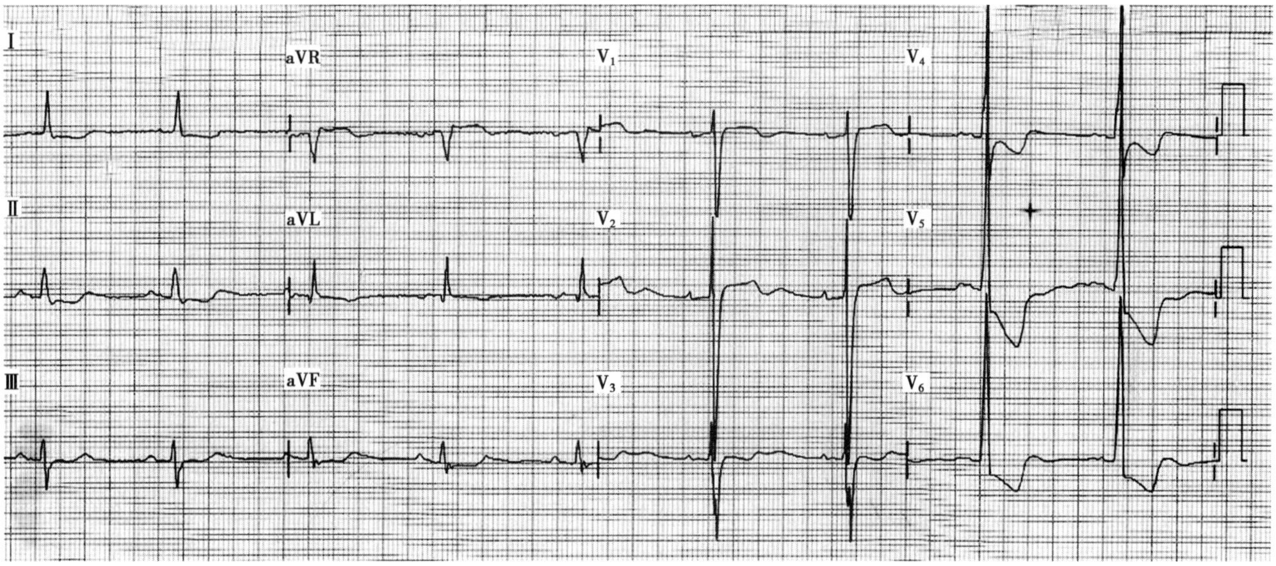

C9-1 ST 段下斜型下移

临床资料:患者,女性,67 岁,自感胸闷、憋气,活动尤甚,休息后症状缓解。临床诊断:冠心病。**心电图特征:**窦性心律,52 次/分,PR 间期 0.22s,QT 间期 0.38s,QRS 波群时限 0.08s,QRS 波群 V_1 呈 rS 型,V_4、V_5、V_6 导联 R 波增高,ST 段 V_4～V_6 导联呈下斜型下移 0.4mV,T 波 V_4～V_6 导联双向、倒置。**心电图诊断:**窦性心动过缓,一度房室阻滞,左心室高电压,ST-T 改变。**讨论:**本图 J 点下移,ST 段向下方呈下斜型下移。

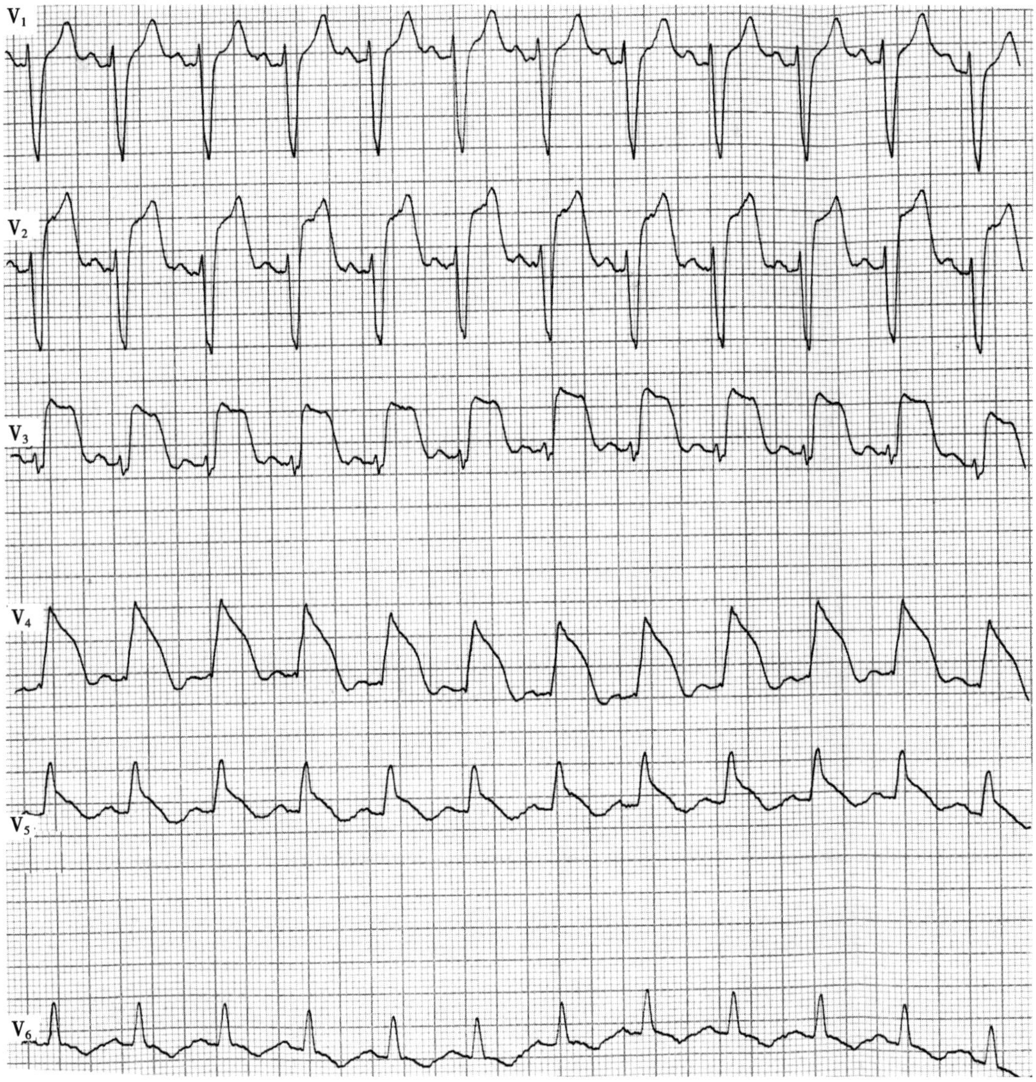

C9-2　ST 段上移

临床资料:患者,女性,67 岁,心悸、气喘 2 年,每于活动后加重,稍做休息可缓解。临床诊断:冠心病劳力型心绞痛。**心电图特征:**少肢体导联,窦性心律,106 次/分,PR 间期 0.14s,QT 间期 0.34s,QRS 波群时限 0.11s,$ST_{V_2\sim V_5}$呈凹面向上弓背型抬高 0.9mV,T 波 $V_2\sim V_6$ 导联呈双向、倒置。**心电图诊断:**窦性心律,ST-T 改变。**讨论:**本图为典型前间壁及前壁心肌梗死所致的 ST 段抬高图形,提示前降支病变。

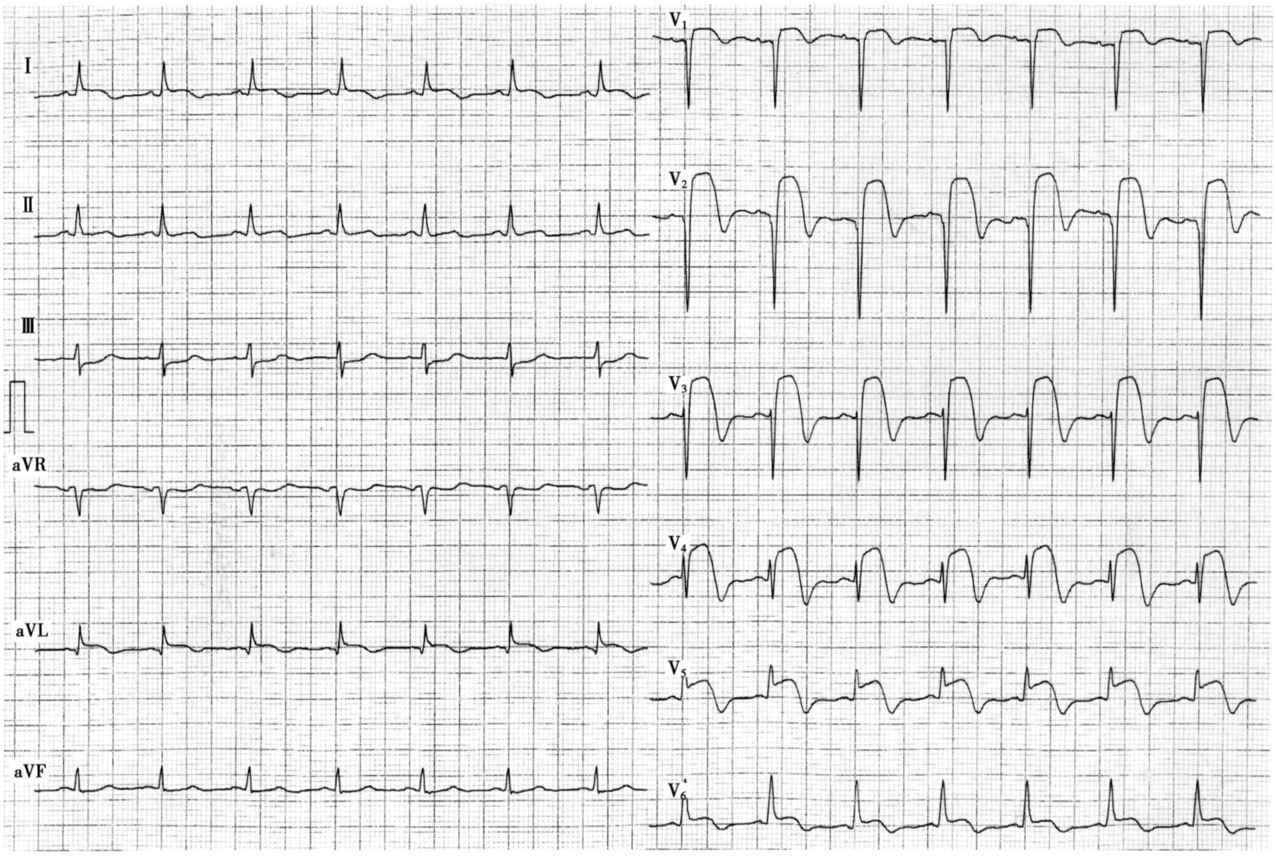

C9-3 ST 段上移

临床资料:患者,女性,59 岁,胸痛三个月,伴气喘、心慌,活动后加重,休息几分钟可缓解,入院前上述症状加重,持续不缓解。有吸烟史。临床诊断:冠心病急性前壁心肌梗死。**心电图特征**:窦性心律,96 次/分,PR 间期 0.12s,QT 间期 0.40s,QRS 波群时限 0.08s,QRS 波群 V_1、V_2 导联呈 QS 型,$ST_{V_1 \sim V_6}$ 呈弓背型抬高 0.2~0.9mV,T 波 V_1~V_6 导联呈双向。**心电图诊断**:窦性心律,急性前间壁及前壁心肌梗死演变期,ST-T 改变。**讨论**:急性 ST 段抬高的心肌梗死应尽快行再灌注治疗,T 波由直立转为双向或倒置,标志着急性心肌梗死已进入演变期,此期持续时间 1~3 月。

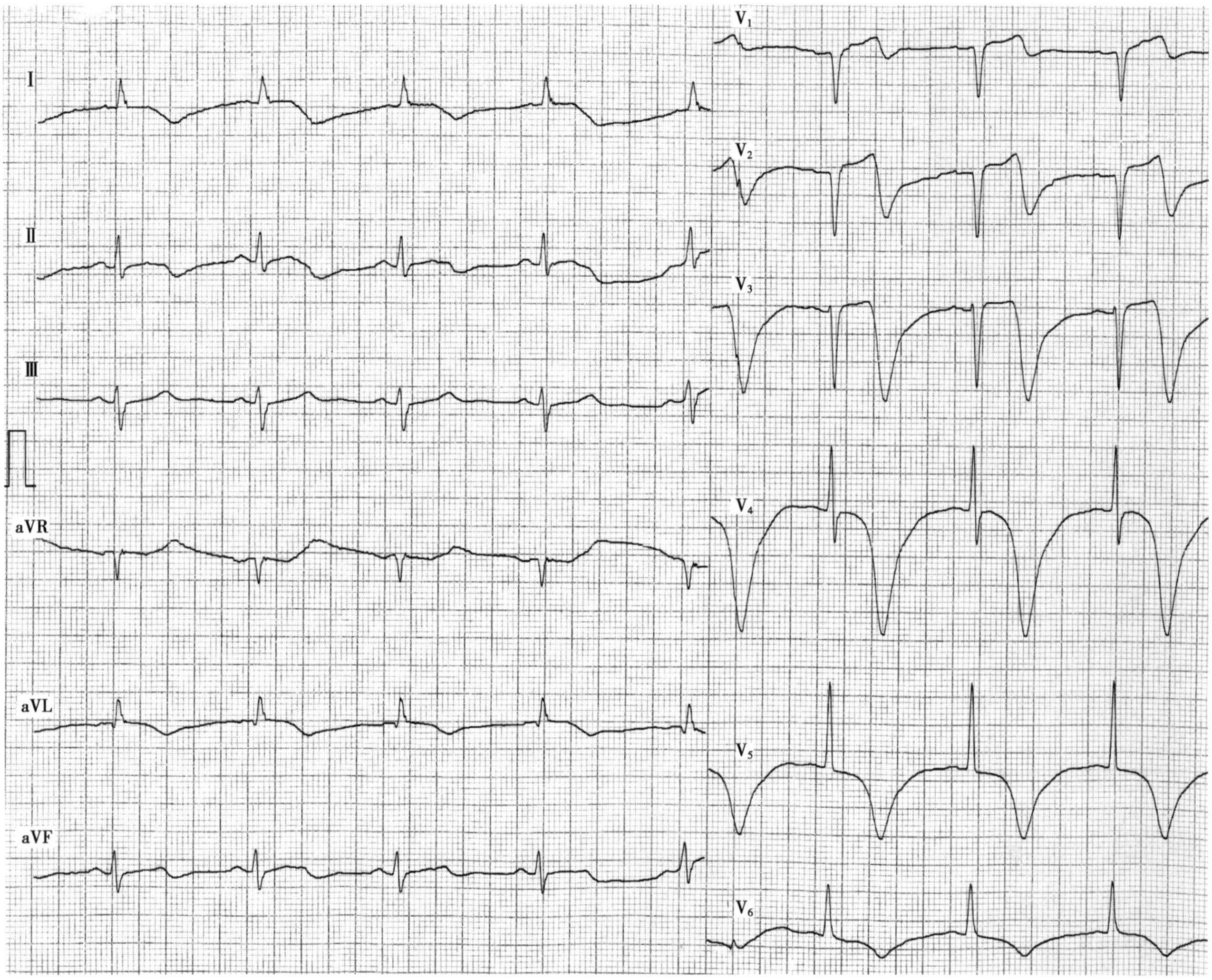

C9-4 **冠状 T 波**

临床资料:患者,男性,43 岁,胸痛三年,加重 1 个月,胸痛时向左肩放射,每次 2～5 分钟,休息后缓解。临床诊断:冠心病前间壁心肌梗死。**心电图特征:**窦性心律,52 次/分,PR 间期 0.16s,QT 间期 0.48s,QRS 波群时限 0.08s,QRS 波群 V_1、V_2 导联呈 QS 型,T 波Ⅱ、Ⅲ、aVF 导联双向,V_2～V_6 导联深倒置。**心电图诊断:**窦性心动过缓,前间壁心肌梗死,T 波改变。**讨论:**本图 T 波深倒置,两支对称,顶端尖锐,为典型的穿壁性心肌缺血所致的冠状 T 波,有 QT 间期延长,应警惕室性快速心律失常的发生。

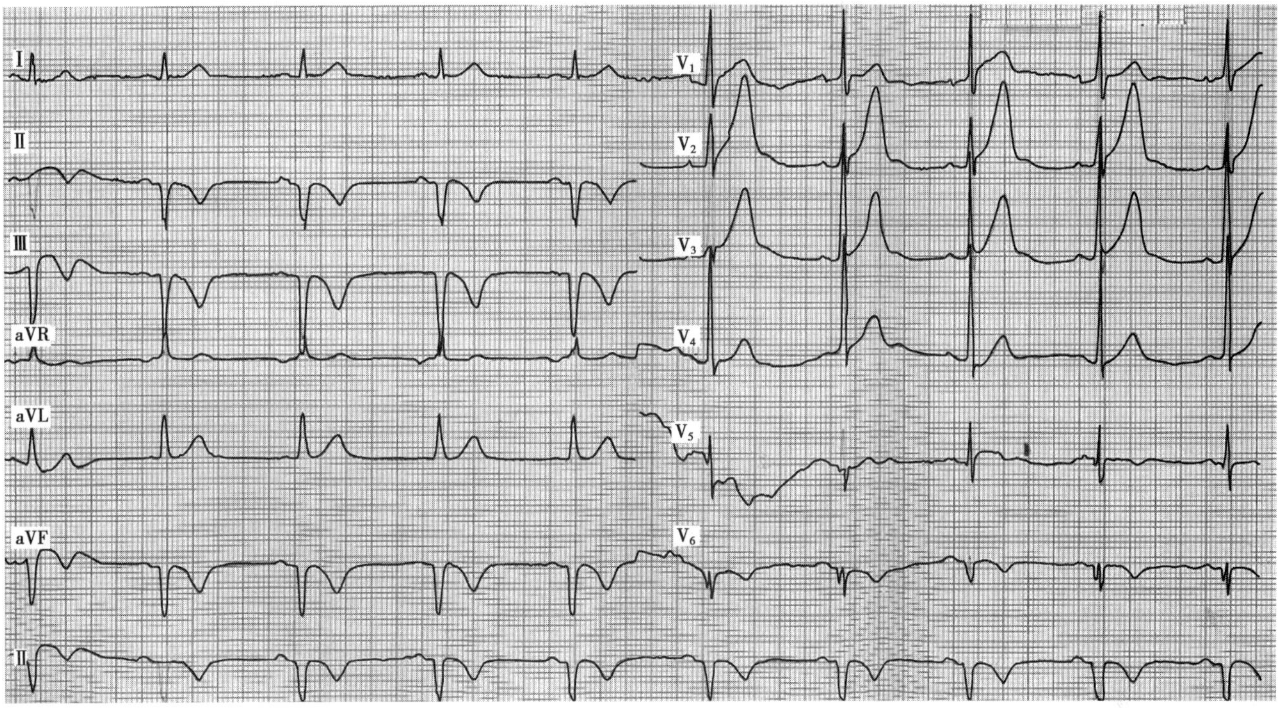

C9-5　**冠状 T 波**

临床资料:患者,男性,48 岁,胸痛三年余,加重一周。临床诊断:冠心病下壁心肌梗死。**心电图特征:**窦性心律,55pbm,PR 间期 0.16s,QT 间期 0.42s,QRS 波群时限 0.09s,QRS 波群Ⅱ、Ⅲ、aVF 导联呈 QS 型,V_5、V_6 导联呈 QR 型,Ⅱ、Ⅲ、aVF、V_5、V_6 导联 T 波倒置,V_2～V_3 导联 T 波高尖。**心电图诊断:**窦性心动过缓,下壁及正后壁心肌梗死,T 波改变。**讨论:**本图 V_1、V_2 导联 T 波高尖,两支对称,顶端尖锐,不除外后壁心肌缺血所致的对应性 T 波改变。

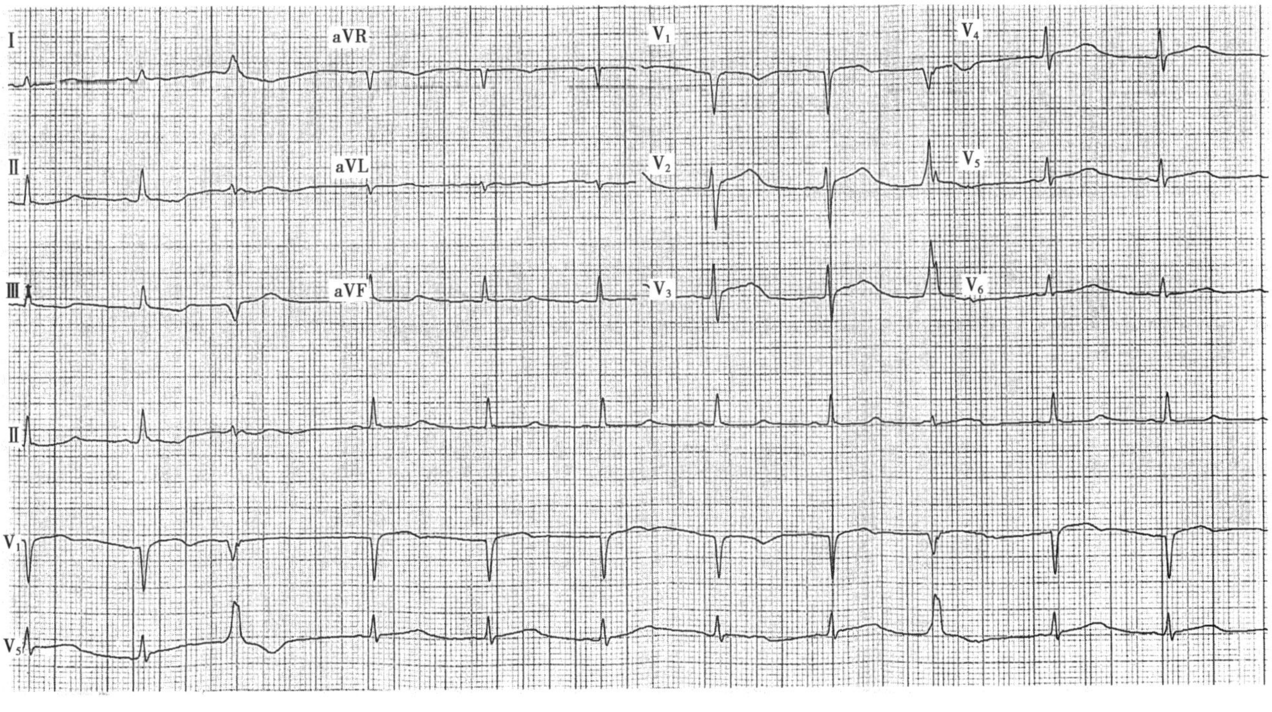

C9-6　QT **间期延长**

临床资料:患者,男性,70 岁,自觉胸闷、心慌 1 年余。临床诊断:冠心病。**心电图特征**:窦性心律,70 次/分,PR 间期 0.14s,QT 间期 0.52s,QRS 波群时限 0.10s,偶发室性期前收缩,Ⅱ、Ⅲ导联 T 波双向。**心电图诊断**:窦性心律,室性期前收缩,QT 间期延长,T 波改变。**讨论**:QT 间期明显延长,心室复极的离散度增大,易发生室性快速心律失常。

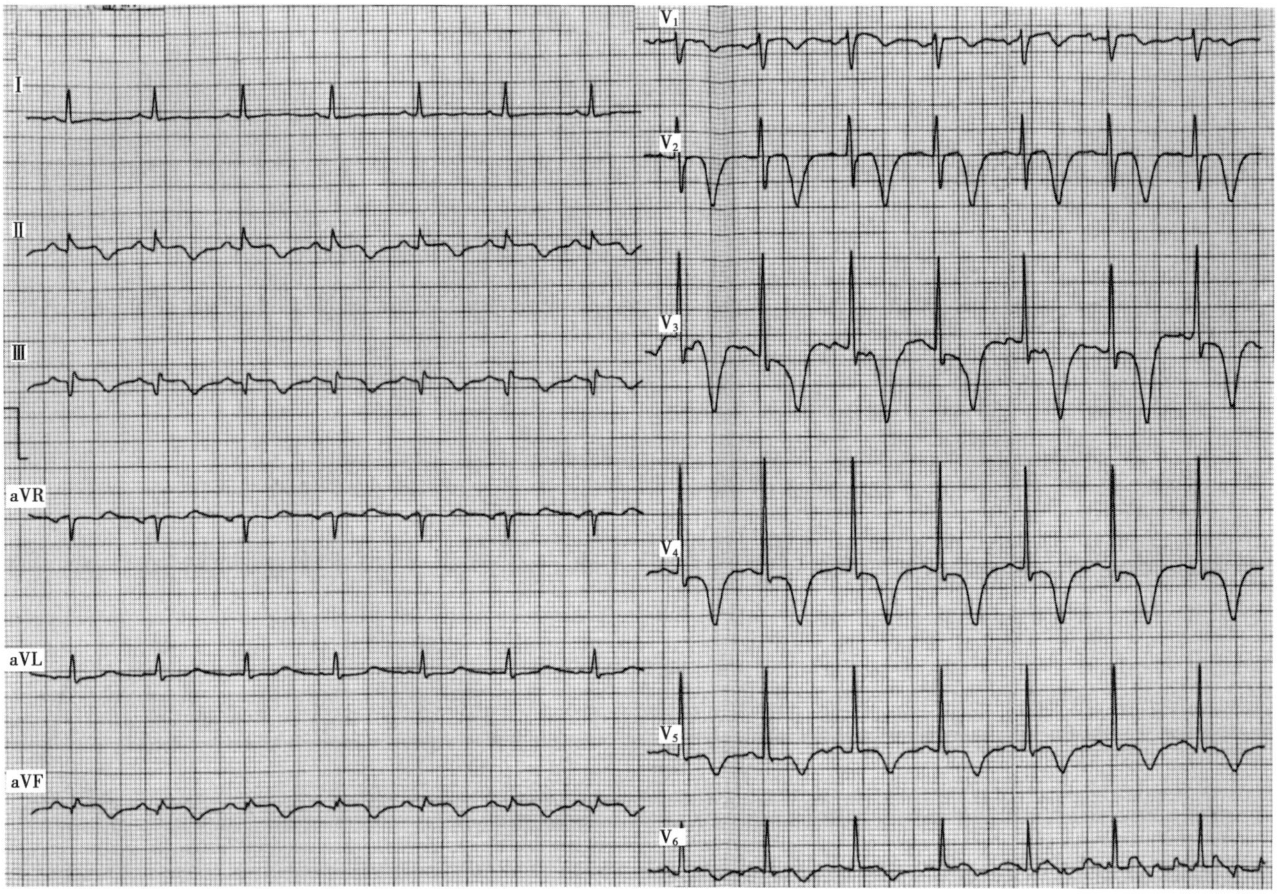

C9-7　T 波倒置

临床资料:患者,男性,63 岁,活动后自觉气短,胸闷痛一年余。临床诊断:冠心病劳力性心绞痛陈旧性下壁心肌梗死。**心电图特征**:窦性心律,88 次/分,PR 间期 0.16s,QT 间期 0.44s,QRS 波群时限 0.08s,Ⅱ、Ⅲ、aVF 导联呈 QR 型,ST 段 V_3、V_4 导联呈水平性下移 0.1mV,Ⅱ、Ⅲ、aVF、V_1～V_6 导联 T 波倒置。**心电图诊断**:窦性心律,下壁心肌梗死,ST-T 改变。**讨论**:本图 T 波对称性倒置,呈典型的冠状 T 波,是前壁心肌缺血的表现。

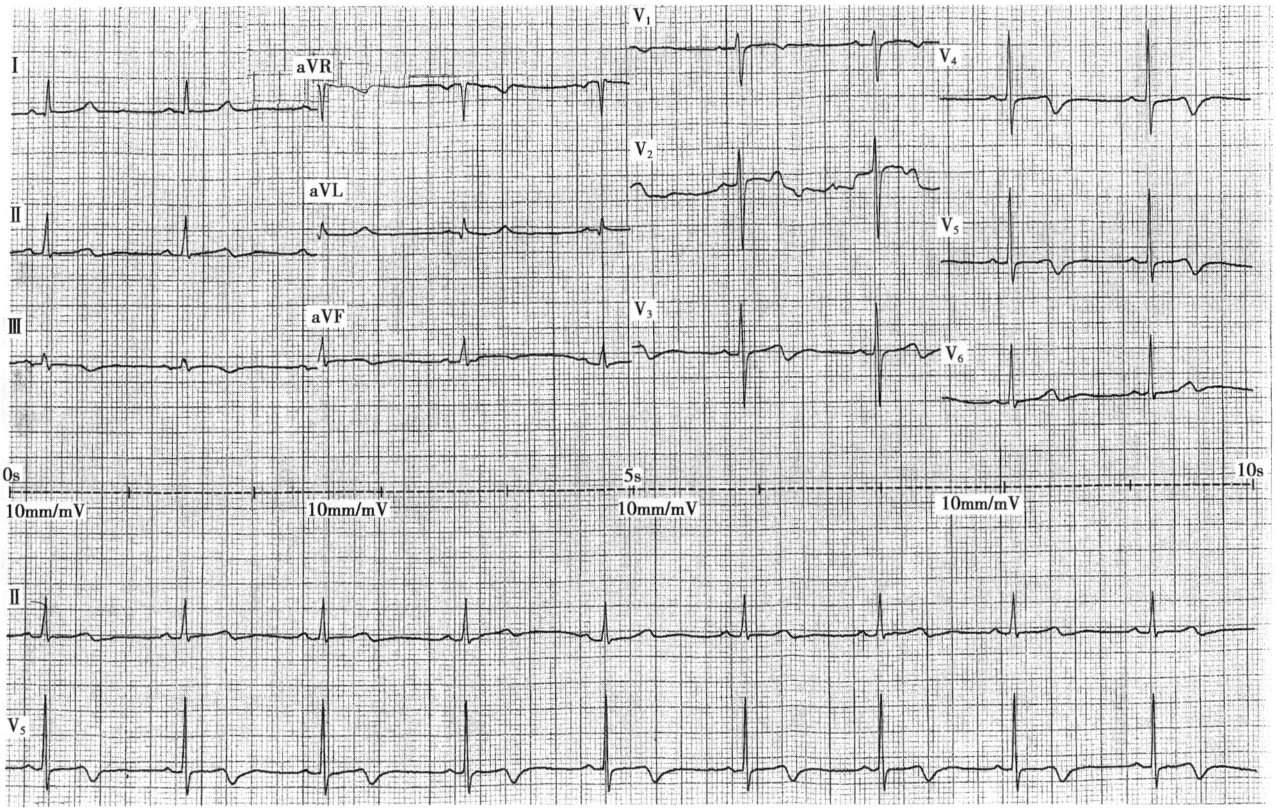

C9-8　QT 间期延长

临床资料:患者,女性,51 岁,胸闷、气短,心慌、乏力三月。临床诊断:冠心病。**心电图特征:**窦性心律,54 次/分,PR 间期 0.14s,QT 间期 0.54s,QRS 波群时限 0.08s,T 波Ⅱ、Ⅲ、aVF、V_3～V_6 导联双向、倒置。**心电图诊断:**窦性心动过缓,QT 间期延长,T 波改变。**讨论:**QT 间期明显延长,是心肌缺血所致的复极时限延长,但应与低钙血症相鉴别。

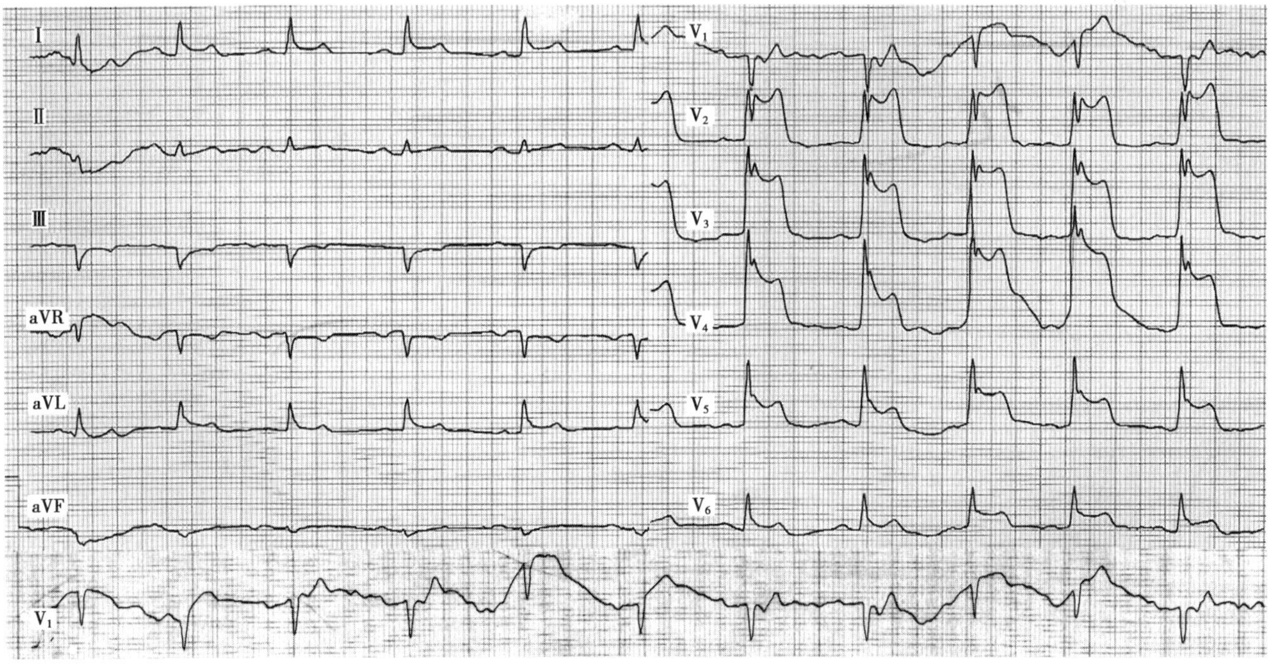

C9-9　ST 段抬高合并 S 波消失

临床资料：患者女性，47 岁，胸闷发作。临床诊断：冠心病急性前壁心肌梗死。**心电图特征：**窦性心律，67 次/分，PR 间期 0.22s，QT 间期 0.38s，QRS 波群时限 0.10s，QRS 波群Ⅱ、V_2～V_6 导联没有 S 波，V_2～V_5 导联 ST 段呈凹面向上弓背型抬高 0.2～0.9mV。**心电图诊断：**窦性心律，一度房室阻滞，ST 段抬高。**讨论：**从图中可以看出，Ⅱ、V_2～V_6 导联没有 S 波，而且又有 ST 段抬高，临床上损伤型 ST 段抬高持续 30 分钟以上，常常发展为 ST 段抬高型急性心肌梗死。

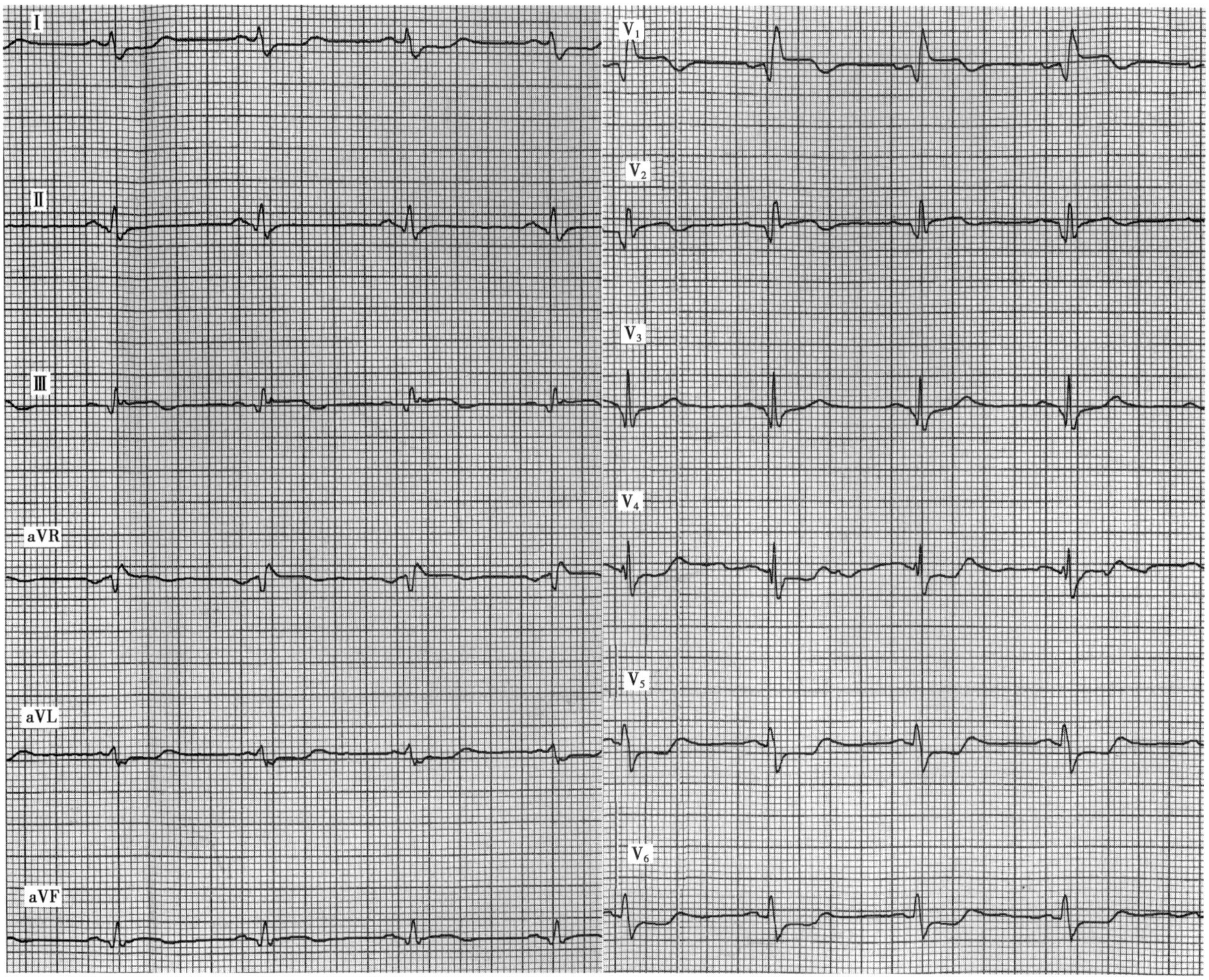

C9-10　ST 段压低时，S 波振幅增高，R 波振幅降低

临床资料：患者，男性，55 岁，胸痛一年余，加重三天，无放射痛、心慌、气短，活动后加重，休息可缓解。临床诊断：冠心病劳力型心绞痛下壁、前壁心肌梗死。**心电图特征：**窦性心律，64 次/分，PR 间期 0.12s，QT 间期 0.48s，QRS 波群时限 0.12s，QRS 波群Ⅱ、Ⅲ、aVF、V_1～V_4 导联呈 QR 型，胸导 QRS 波群电压＜1mV，V_4～V_6 导联 ST 段呈水平型压低 0.1mV，Ⅱ、Ⅲ、aVF、V_4～V_6 导联 T 波双向。**心电图诊断：**窦性心律，下壁、前间壁心肌梗死，ST-T 改变，完全性右束支阻滞。**讨论：**右束支阻滞的发生与前壁心肌梗死有关，预测前降支第一穿隔支水平闭塞的敏感性为 14%，特异性 100%。

（李春雨　杨伟宪　卢国英　杨跃进）

第十章

先天性心脏病

本章内容提要：

第一节 心电图概论

一、右 位 心

(一) 定义

右位心是指心脏在胸腔的位置移至右侧的总称。其发病率较低，且常常是内脏移位的一部分。

(二) 分类

1. 镜面右位心又称真正右位心。指心脏在发育过程中的转位与正常相反，心尖向右，左室在右前位，右室在左后位，上下腔静脉在脊柱左侧而主动脉弓在右侧，左右心房的关系也互为相反。其心电图具有“病因诊断”意义。

2. 右旋心亦称假性右位心：指心脏大部位于右胸腔内，心尖指向右前方，但各心腔间的关系基本维持正常，未形成镜相倒转。主要是由于心脏发育过程中下降和向左旋转不良，甚至向右旋转所致。

3. 心脏右移：指心脏位于胸腔右侧，但左右心室解剖位置并无改变，心尖向左。心电图大多无明显变化。

(三) 心电图表现和诊断要点

1. 镜面右位心

(1) Ⅰ导联图形翻转：P、QRS、T 波均向下(倒置)，具有特征性。

(2) aVR、aVL 导联图形互换：aVR 导联呈正常的 aVL 导联图形、aVL 导联则呈 aVR 导联图形。

(3) Ⅱ、Ⅲ导联图形互换：Ⅱ导联呈正常Ⅲ导联图形、Ⅲ导联则呈正常Ⅱ导联图形。

(4) aVF 导联图形不变：与正常心脏的 aVF 导联图形相同。

(5) V_1～V_5 导联图形分别相当于 V_2、V_1、V_3R、V_4R、V_5R 图形。

此外，右位心还可合并其他异常，如心室肥厚、室内阻滞、复极异常等。因此，遇有此类患者应常规描记反接后心电图，即左右上肢反接，同时加做 V_2、V_1、V_3R、V_4R、V_5R、V_6R 导联心电图(图 10-1)。

2. 右旋心

(1) Ⅰ、aVL 导联 QRS、T 波倒置。

(2) 窦性心律时，Ⅰ、aVL 导联 P 波直立。

(3) V_2～V_4 导联呈 qR 型，V_5、V_6 导联电压减低伴 T 波倒置，V_1 导联 QRS 波与 V_6R 导联近似(图 10-2)。

3. 心脏右移

(1) 心电图大多正常；

(2) 偶见Ⅱ、Ⅲ导联 Q 波加深及Ⅰ导联 T 波倒置。

(四) 鉴别诊断

镜面右位心需与以下情况相鉴别

(1) 左、右上肢导联错接：当左、右上肢导联错接时，肢体导联图形与右位心相同，但胸壁导联图形正常。

(2) 左房心律：左房心律时，Ⅰ、aVL 导联 P 波倒置，但 QRS、T 波仍然直立。

(3) 右旋心：右旋心时，Ⅰ导联 QRS、T 波倒置，但 P 波直立。

二、房间隔缺损

(一) 定义

房间隔缺损(ASD)是指原始心房间隔在发生、吸收和融合时出现异常，左右心房之间仍残留未闭的房间孔。

(二) 分类

1. 继发孔房间隔缺损：是指卵圆窝处的缺损。

2. 原发孔房间隔缺损：是指房间隔下部缺损。

(三) 机制

心房间隔缺损时，发生血液在心房水平分流，由于左房位置及压力均较右房为高，所以左心房部分血液分流入右心房，使右心室及肺动脉血流量增加，早期表现右室舒张期负荷过重，当室上嵴肥厚时，该部除极延迟出现右束支阻滞，晚期由于右室收缩期负荷过重表现出右心室、右心房的肥大扩张。但在原发孔型伴二尖瓣关闭不全时，左心室亦可增大。房间隔缺损小时，心电图可正常。

(四) 心电图表现和诊断要点

1. 继发孔房间隔缺损

(1) 不完全性或完全性右束支阻滞：V_1 导联呈 rSr′时，各导联 QRS 终末略钝、时限≤0.11s；V_1 导联呈 rSr′时，各导联 QRS 增宽、粗钝、时限≥0.12s。早期以前者多见，且具特征性(图 10-3)；

(2) 右室肥厚，电轴右偏；

(3) 右心房扩大，P 波振幅增高。

2. 原发孔房间隔缺损：(合并二尖瓣裂)除与继发孔相似外，尚具以下特征(图 10-4)：

(1) 电轴左偏，类似左前分支阻滞图形。

(2) 一度房室阻滞，PR 间期延长。

(3) 左心室肥厚(少数)。

三、室间隔缺损

(一) 定义

室间隔缺损(VSD)是指室间隔在胚胎期发育不全，形成异常交通，在心室水平产生左向右的血液分流。

它通常单独存在，也可与某种复杂心脏畸形合并存在。

（二）分类

1. 膜部缺损

（1）单纯膜部缺损：指局限于膜部间隔的小缺损。

（2）嵴下型：指位于室上嵴下方的较大缺损。

（3）隔瓣下型：指大部位于三尖瓣隔瓣下方的缺损。

2. 漏斗部缺损

（1）干下型：指肺动脉瓣下方的缺损。

（2）嵴内型：指位于室上嵴结构之内的缺损。

3. 肌部缺损　指位于肌部室间隔的缺损。

（三）机制

正常时左室压力较右室高数倍，当心室收缩时，必然出现通过缺损的左向右分流，缺损愈大分流量愈大。当右室及肺循环的血容量增加，导致左心室收缩期负荷过重，左房及左室的血流量亦增加，因此，开始为左心室收缩及舒张期负荷增加，使左心室增大。若缺损较大，分流量异常增加，使肺循环阻力增加，产生肺动脉高压，右心室因之而肥厚，甚至出现艾森曼格综合征。

（四）心电图表现和诊断要点

1. 缺损小时，心电图正常。

2. 左心室肥厚，左胸导联 R 波增高伴深 Q 波、室壁激动时间延长、ST 段抬高及 T 波直立（图 10-5）。

3. 左心房扩大，P 波增宽。

4. 右心室肥厚，电轴右偏。

5. 双心室肥厚，V_2～V_4 及标准导联出现高大 RS 波，又称：Katz-wachtel 征（图 10-6）。

6. 一度房室阻滞、右束支阻滞、房性心律失常，较少见。

四、法洛四联症

（一）定义

法洛四联症亦称“先天性紫绀四联症”，是指患者同时具有四种心血管畸形，包括室间隔缺损、肺动脉狭窄、主动脉骑跨和右心室肥厚。

（二）机制

因肺动脉狭窄，右心排血受阻至使右心收缩期负荷增重，以致右心室肥厚，但确很少发生心力衰竭。同时并发室间隔缺损及主动脉骑跨在左右心室出口处，造成未氧合的静脉血混入主动脉而引起发绀。

（三）心电图表现和诊断要点

1. 右心室肥厚，电轴右偏。

2. 右心房扩大，P 波高尖。

3. 右束支阻滞（图 10-7）。

第二节 图 谱

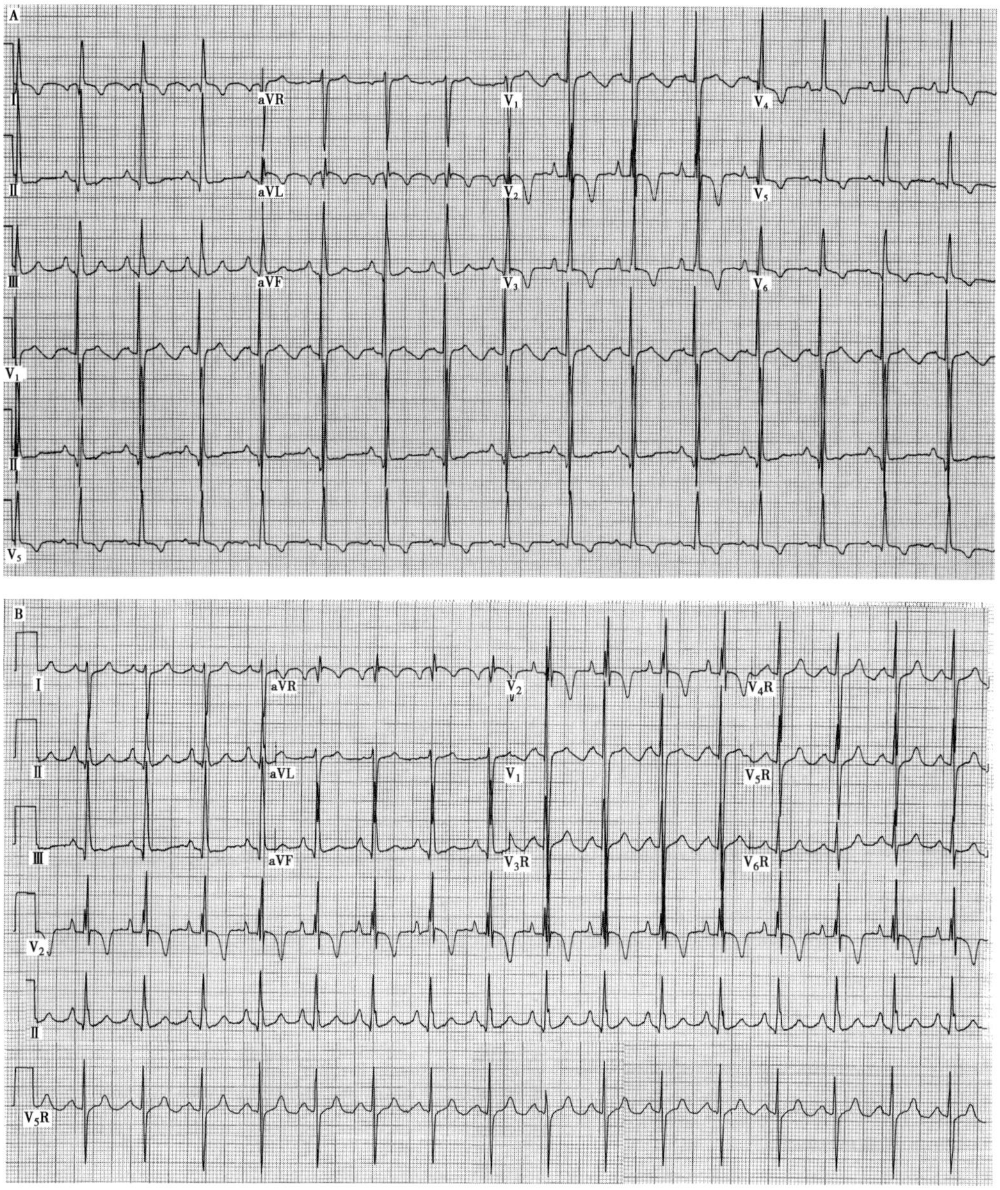

图 10-1 镜面右位心

临床资料:患者,女性,8 岁。出生 3 月余出现口唇发绀,喜蹲踞,平素不易感冒。超声心动图示:先天性心脏病,镜面右位心,室间隔缺损,Ⅱ孔型房间隔缺损,肺动脉瓣下狭窄。2007 年 8 月在我院行外科手术治疗。出院诊断:先天性心脏病,镜面右位心,F4,ASD。**心电图特征:**A 图为正常导联连接描记。Ⅰ、aVL 导联 P 波与 T 波均倒置,胸导 V_1～V_5 的 R 波振幅递减,V_6 呈 qR 型。B 图为所有导联反接后描记:Ⅰ、aVL 导联 P 波直立、aVR 倒置,基本心律为窦性,心率 98 次/分。$P_{Ⅱ,V_1}$ 高尖、振幅振达 0.3mV;QRS:V_2 呈 Rs 型,V_5R 呈 rS 型,$R_{V_2}+S_{V_5R}=2.9mV$,电轴右偏 114°。**心电图诊断:**窦性心律,右位心,右心房扩大,右心室肥厚。**鉴别诊断:**1. 左右手电极反接,2. 左房心律。**讨论:**右位心属先天性心血管之畸形,它是在心脏发育过程中,心尖转向右侧,左房、左心室在右前方,右房、右室位于后方。单纯右位心的典型心电图表现为:Ⅰ、aVL 导联 P-QRS-T 均倒置;胸导 V_1～V_5 的 R 波振幅呈递减现象,R/S 逐渐变小。若将左右手电极互换,胸导联电极移至右胸相应的部位(顺序依次为 V_2、V_1、V_3R、V_4R、V_5R、V_6R),所记录心电图与正常相似。若左右手电极反接错位,其心电图在肢体导联表现与镜相右位心相似,但胸导联不受影响。左房心律可使Ⅰ、aVL 导联 P 波倒置,但不影响 QRS-T 波群。

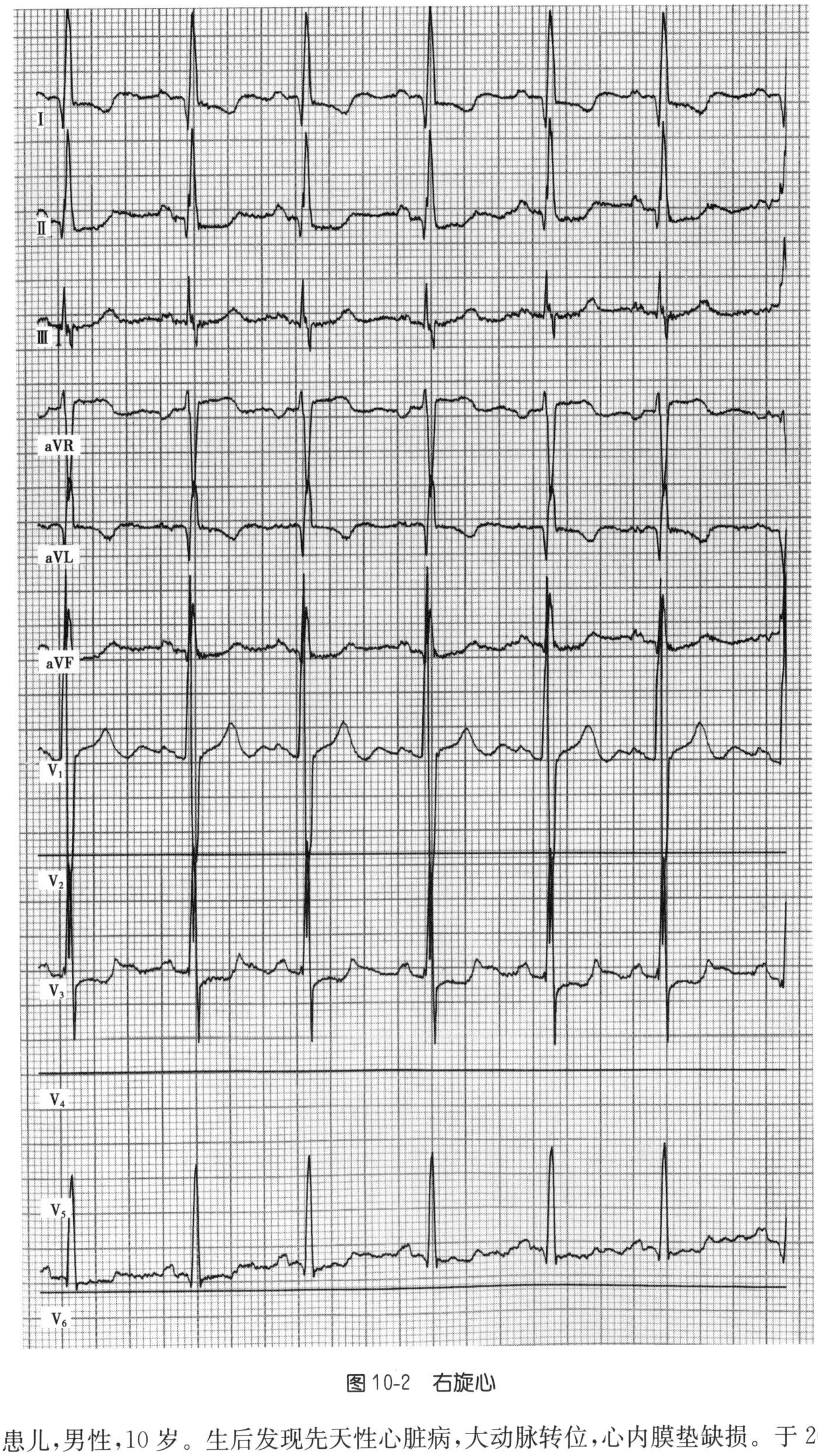

图 10-2　右旋心

临床资料:患儿,男性,10 岁。生后发现先天性心脏病,大动脉转位,心内膜垫缺损。于 2007 年 12 月来我院进行外科手术治疗。**心电图特征:**窦性 P 波在各肢体导联直立、aVR 倒置,Ⅰ导联 T 波倒置,右胸导联呈 RS 型、T 波直立,V_5 呈 qR 型,电压较 V_1 相对低。**心电图诊断:**窦性心律,右旋心。**讨论:**右旋心又称“假性右位心”。指心脏大部分位于右胸腔内,心尖指向右前方,但心房正位、各心腔间的左右关系基本正常,无镜像倒转。主要是由于心脏在发育过程中下降和向左旋转不良,甚至向右旋转所致。本例较为欠缺的是应加作反接后的心电图。

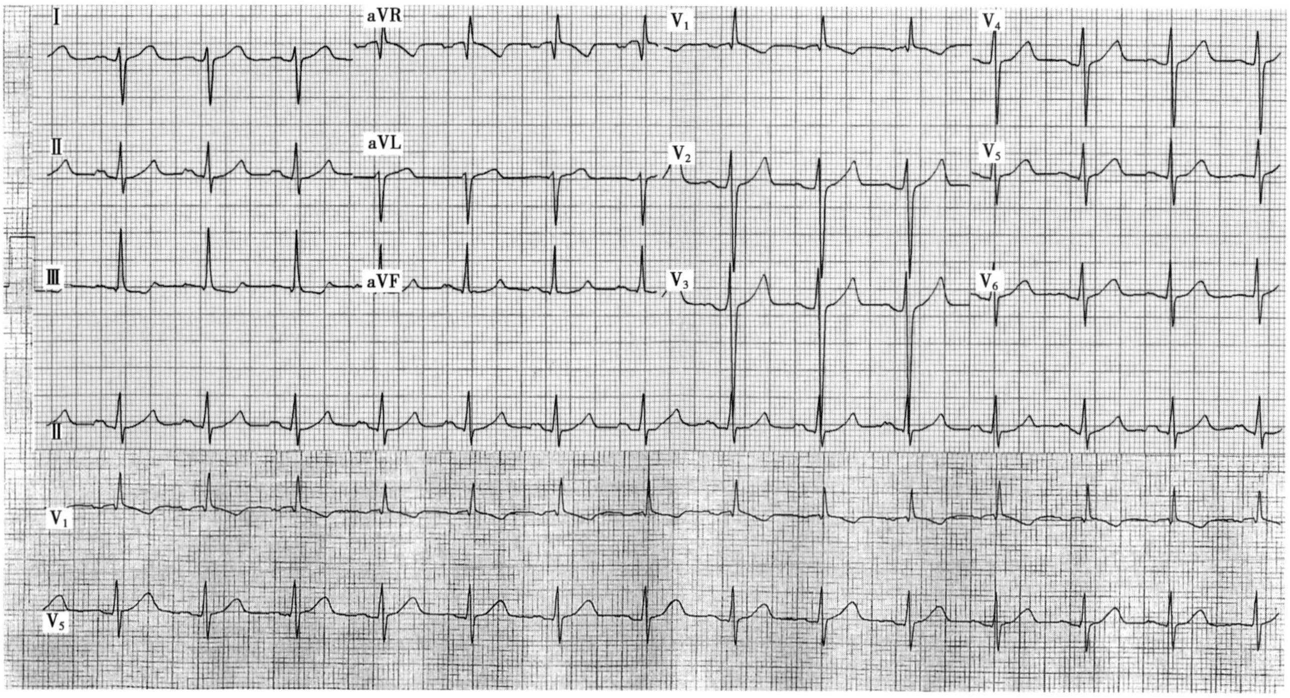

图 10-3 继发孔型房间隔缺损

临床资料:患者,男性,18 岁。临床诊断:先天性心脏病,房间隔缺损,心脏扩大,心功能Ⅱ级。超声心动图示:Ⅱ孔型房间隔缺损(中央型)。2007 年 12 月在我院行房间隔补片修补术。**心电图特征:**窦性心律,心率 83 次/分,PR 间期 0.18s,QT 间期 0.36s;QRS:Ⅰ、aVL 呈 rS 型,Ⅲ、aVF、呈 qR 型,电轴右偏 110°;胸导联 V_1 呈 qR 型,V_5、V_6 呈 RS 型,QRS 时限正常。**心电图诊断:**窦性心律,右心室肥厚。**讨论:**继发孔房间隔缺损是指卵园窝处的缺损,又称Ⅱ孔型房间隔缺损。当心房间隔缺损时,发生血液在心房水平分流,由于左房位置及压力均较右房为高,所以左心房部分血液分流入右心房,使右心室及肺动脉血流量增加,早期表现右室舒张期负荷过重,晚期由于右室收缩期负荷过重心电图表现出右心室肥厚图形。心电图上额面 QRS 电轴有助于鉴别原发孔型或继发孔型房间隔缺损。95%以上的继发孔型房间隔缺损者存在电轴右偏,大多在 100°左右。相反,绝大多数原发孔型房间隔缺损患者的电轴左偏在−30°以上。

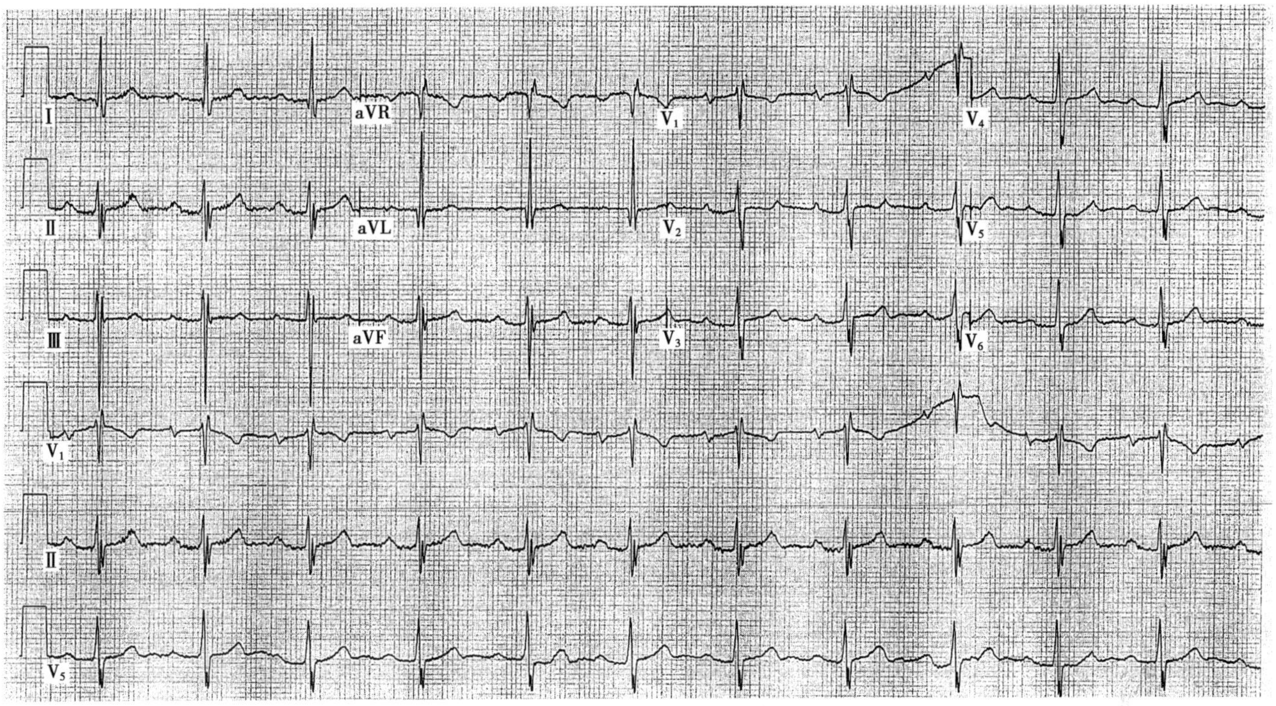

图 10-4　原发孔型房间隔缺损

临床资料:患者,女性,38 岁。自幼患有先天性心脏病,房间隔缺损。**心电图特征**:窦性心律,心率 69 次/分,PR 间期 0.26s,QT 间期 0.40s;QRS 波群:各导联终末部略增宽,V_1 呈 rSr′型,时限<0.12s,电轴左偏 −30°。**心电图诊断**:窦性心律,一度房室阻滞,不完全性右束支阻滞,电轴左偏。**讨论**:原发孔(Ⅰ孔)型房间隔缺损是指房间隔下部缺损。PR 间期延长、电轴左偏是原发孔房间隔缺损的典型心电图表现。而不完全性右束支阻滞是各型房间隔缺损患者的最具特征性的心电图变化。

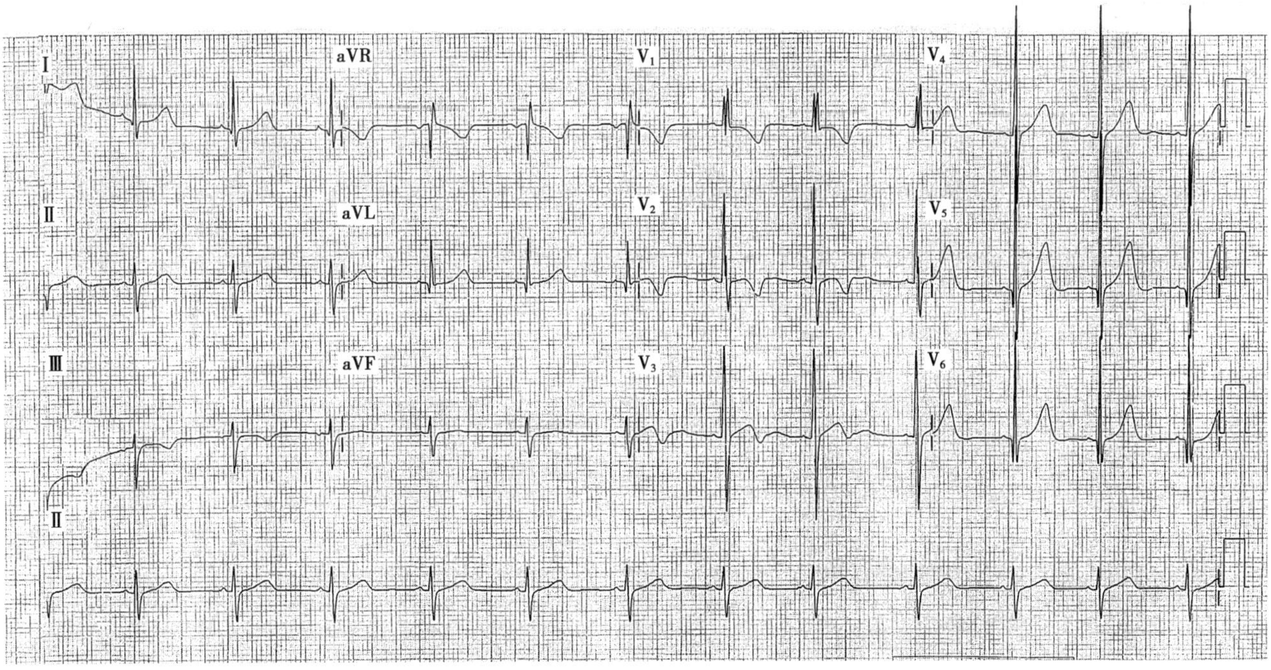

图 10-5　室间隔缺损

临床资料:患儿,女性,8 岁。自幼发现心脏杂音,外院诊断室间隔缺损。超声心动图报告:先天性心脏病,室间隔缺损(膜部),心室水平左向右分流。入院后行室间隔缺损封堵术。心电图表现:左胸导联 R 波电压增高伴深 Q 波,电轴左偏 −20°。**讨论:**室间隔缺损的心电图改变取决于缺损的大小及血流动力学改变的程度。当室间隔缺损小时,血流动力学变化不明显,心电图可正常;当室间隔缺损较大,左向右分流量较大时,心电图出现左室大图形;形成肺动脉高压时,右心室开始肥厚。反之,利用心电图改变可粗略判断单纯室间隔缺损患者的血流动力学状态,心电图正常提示缺损较小;单纯左室大表明有中等量的左向右分流,无肺动脉高压形成;仅有右室大提示存在肺动脉高压或艾森曼格综合征;表现双心室大时,常提示缺损较大。

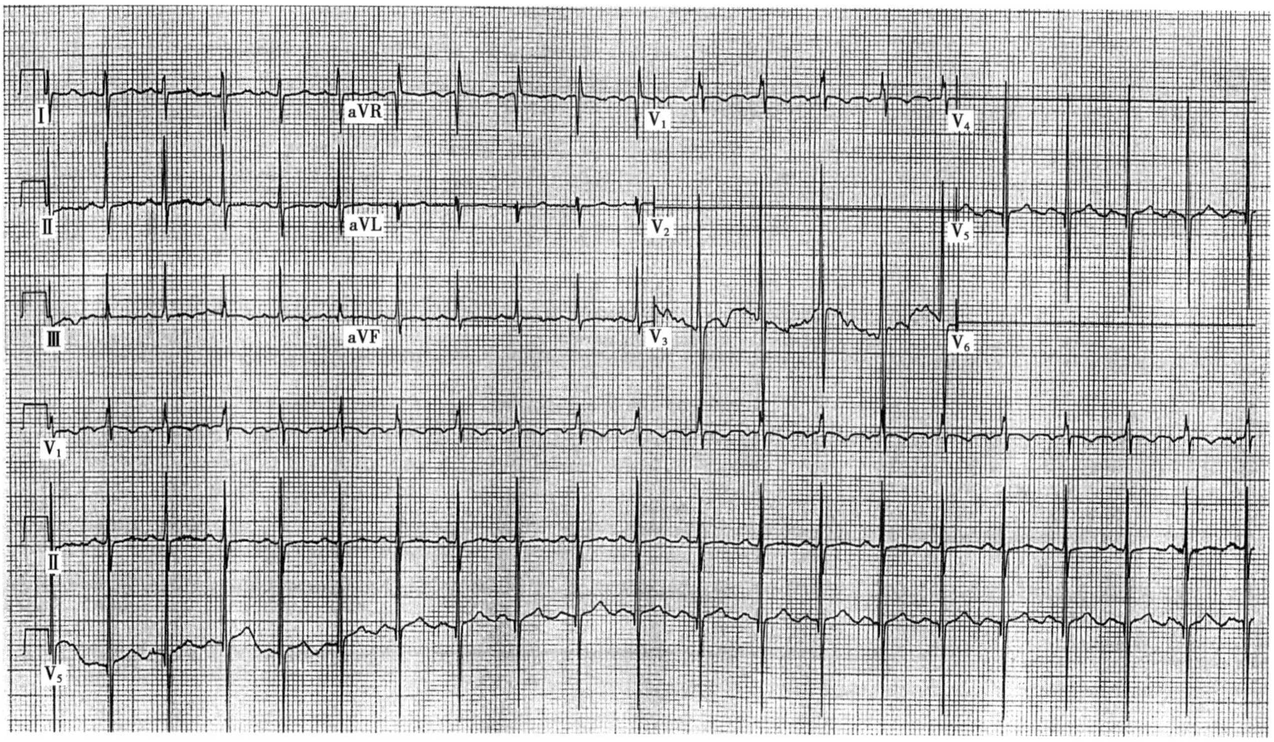

图 10-6 Katz-wachtel 征

临床资料:患儿,女性,3 岁。临床诊断:室间隔缺损。**心电图特征:**本图为 1/2 电压描记。肢体导联及 V_3、V_5 导联出现高大 RS 波,V_3 导联 R+S≤10mV。**心电图诊断:**双侧心室肥厚,“符合 Katz-wachtel 氏征”心电图表现。

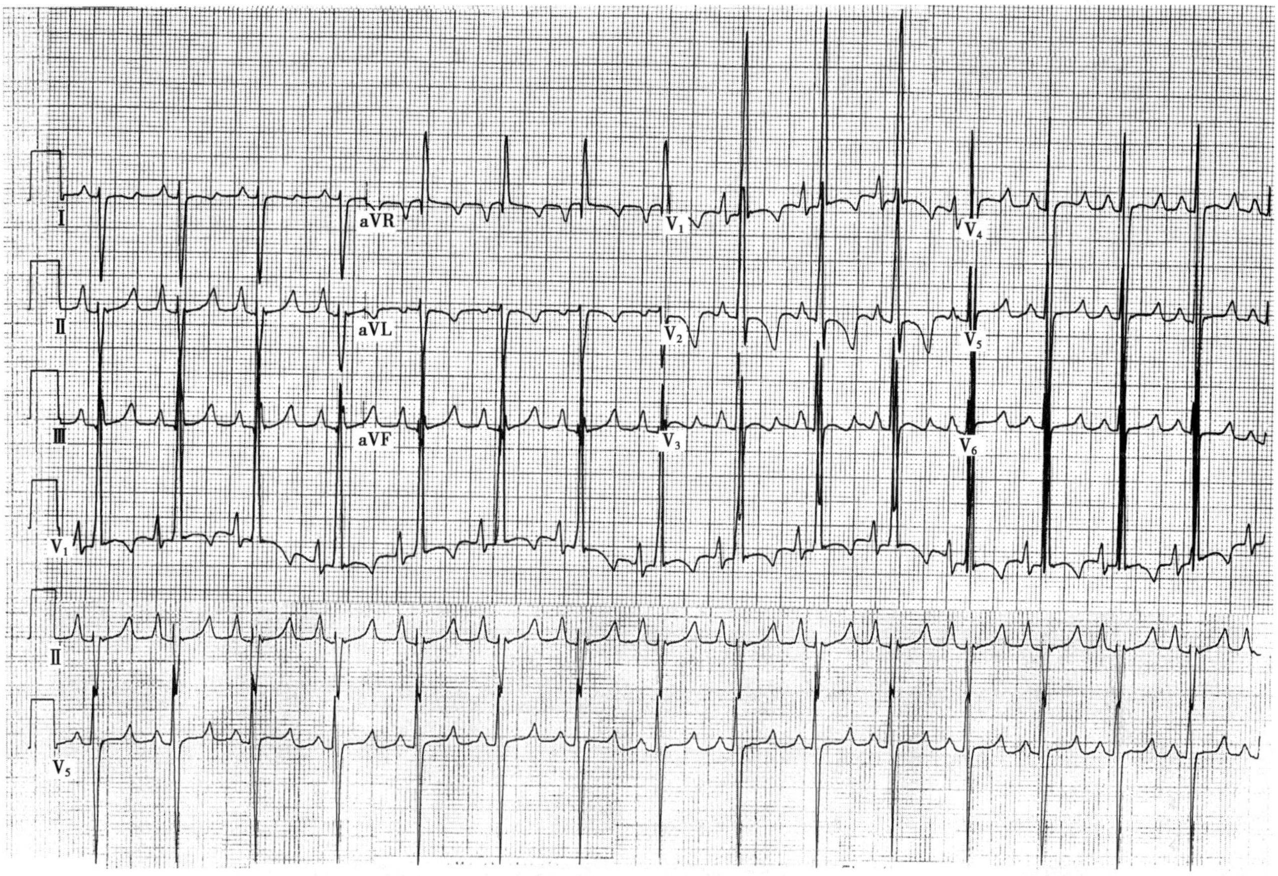

图 10-7　法洛四联症

临床资料:患者,男性,18 岁。临床诊断:法洛四联症。**心电图特征:**本图打印为 1/2 电压,窦性心律,心率 92 次/分,P 波在Ⅱ、Ⅲ、aVF、V_1 导联高尖,振幅最高达 0.45mV;QRS 波群:R_1 呈 R 型、V_5 呈 rS 型,$R_{V_1}+S_{V_5}=6.8mV$,电轴+190°。**心电图诊断:**窦性心律,右心房扩大,右心室肥厚。**讨论:**法洛四联症又称为"先天性紫绀四联症"。1888 年由法国医师法洛(Etienne Louis Arthur Fallot,1850—1911)首先描述。其临床及心电图表现取决于室间隔缺损的大小、右室流出道阻塞的程度对血流动力学的影响。

(陶晓娟　方 全　方丕华)

第十一章

心 肌 炎

阜外心电图图谱

本章内容提要：

第一节 心电图概论

一、定 义

心肌炎是指心肌本身的炎性病变，其病因有感染性（细菌、病毒、真菌、寄生虫等）、过敏性或变态反应性以及物理和化学等因素。病毒性心肌炎逐渐增多，成为心肌炎的主要原因。一般认为5%病毒感染可累及心肌，其中以柯萨奇病毒最易侵犯心肌，并可引起暴发性心肌炎，患者出现急性左心衰竭、心源性休克，心电图改变可酷似急性心肌梗死。

二、机 制

急性心肌炎患者心肌细胞发生弥漫性炎性浸润，心肌细胞变性，溶解和坏死，并可累及起搏和传导系统，引起QRS波群低电压，异常Q波，ST-T改变，心脏传导障碍和各种心律失常。

三、心电图表现和诊断要点

（一）心电图表现

1. 传导障碍 本病患者经常发生传导障碍，以房室阻滞和室内阻滞发生率相对较高。有报道10%～60%的风湿性心肌炎患者有PR间期延长（超过0.22s）。重症心肌炎患者可发生二度和三度房室阻滞。发生左或右束支阻滞者约为21%。大多数阻滞为可逆性，随心肌炎好转而逐渐改善或消失（图11-1）。部分患者在心肌炎恢复后可以长时间保留一度房室阻滞的心电图改变，少数患者可出现永久性二度或三度房室阻滞，需要人工心脏起搏治疗。

2. ST-T改变　是心肌炎最常见的改变，ST-T改变占70%。其主要表现为ST段下移，T波低平或倒置(图11-2)。急性心肌炎有时也可见到ST段的轻度抬高。

3. QRS波群低电压和异常Q波　重症心肌炎患者因心肌损害严重，除极向量减低，发生QRS低电压。有的患者还可出现异常Q波(图11-3)，但是，Q波时限很少超过0.04s。

4. QT间期延长　其发生率约为30%。

5. 心律失常　以室性或房性过早搏动最常见，其次为心房颤动和阵发性室上性心动过速(图11-4)。

(二) 诊断要点

1. 房室阻滞　窦房阻滞或束支阻滞。

2. 2个以上导联出现ST段水平型或下斜型下移>0.05mV，或多个导联ST段异常抬高或有异常Q波(图11-5)。

3. 多源或成对室性过早搏动，自主性房性或交界性心动过速，持续性或非持续性室性心动过速，心房或心室扑动或颤动。

4. 以R波为主2个以上导联的T波倒置平坦或降低(<R波的1/10)。

5. 频发房性过早搏动或室性过早搏动。具有1~3项任何一项者支持诊断，具有4或5项无明确病毒感染史者需要补充下列指标：①左心室收缩功能减弱；②病程早期有心肌酶增高。

四、鉴别诊断

1. β受体亢进综合征　一些心脏神经症患者，尤其年轻女性或更年期妇女，心电图经常出现ST段下移和T波低平或倒置，多出现在Ⅱ、Ⅲ、aVF导联上，往往伴窦性心动过速，有时可出现过早搏动，类似心肌炎改变。这类病人往往缺乏任何器质性心脏病的证据，服用心得安(普萘洛尔)20mg，1~2h后描记心电图，ST-T改变可恢复正常。

2. 心肌梗死　重症心肌炎可出现异常Q波和ST段抬高，类似心肌梗死，根据病史结合其他检查项目不难鉴别。急性心肌梗死的心电图主要表现是以ST段弓背抬高为主，同时伴有明显的胸痛等临床症状，心肌炎的ST段抬高程度和持续时间均逊于急性心肌梗死。陈旧心肌梗死心电图的Q波时间常常≥0.04s且长时间存在，心肌炎的Q波很少超过0.04s，存在时间较短。

3. 慢径路房室传导　慢径路房室传导引起的PR间期延长通常多伴有快速性或其他室上性心律失常，PR间期规则、易变，常可突然见到正常PR间期和长PR间期交替，而且没有器质性心脏病的病史。心肌炎的一度房室阻滞的长PR间期相对恒定，即使有变化也是缓慢的。

4. 长QT间期综合征　心肌炎引起的QT间期延长较少见，而长QT间期综合征多合并恶性心律失常并常可找到相关的临床证据，如药物、电解质紊乱以及遗传缺陷等。

第二节　图　谱

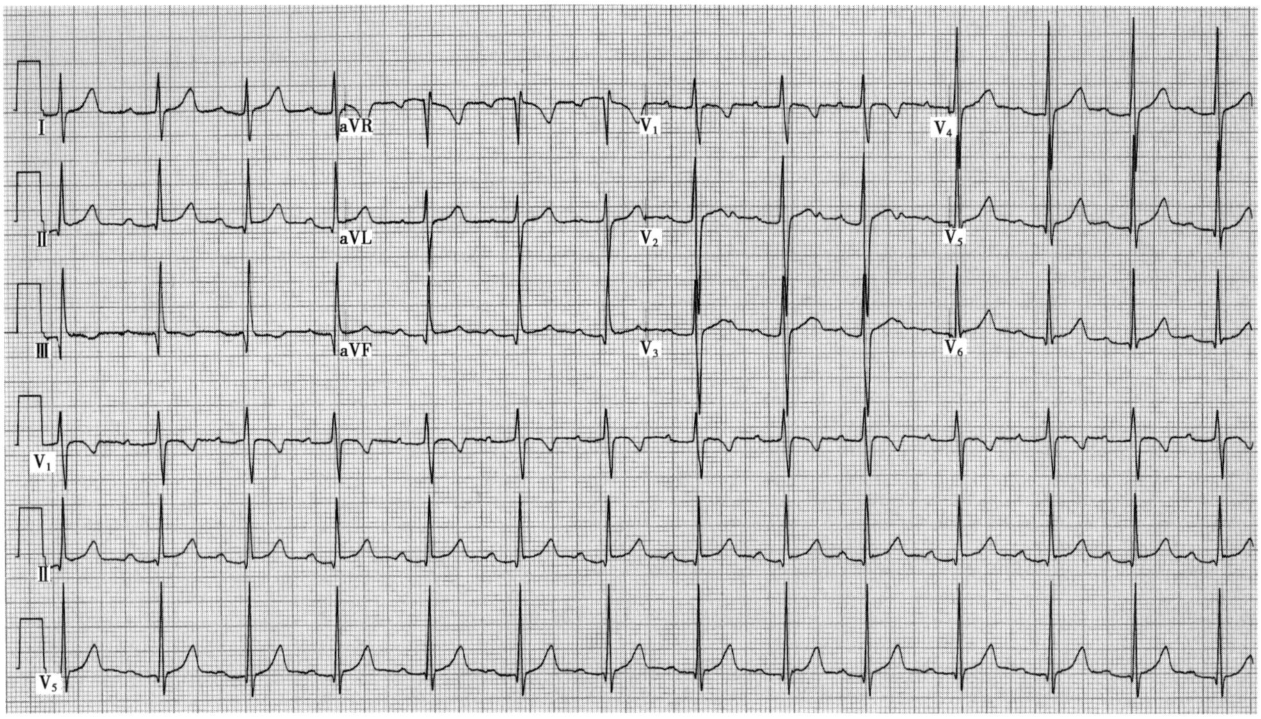

图 11-1　病毒性心肌炎

临床资料:患者,男性,20 岁。患者于 1 个月前受凉后出现感冒症状,无寒战高热。超声心动图提示左心室轻度扩大。临床诊断病毒性心肌炎。**心电图特征:**心率 85 次/分,PR 间期 0.24s,QT 间期 0.36s;P 波顺序发生,后继以 QRS 波群,R-R 匀齐。**心电图诊断:**窦性心律,一度房室阻滞。

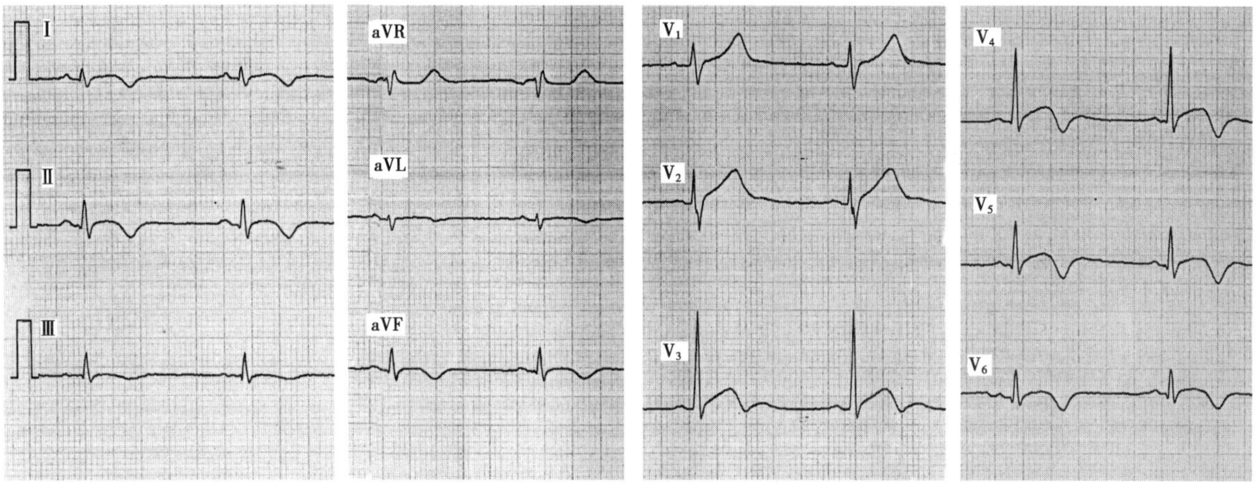

图 11-2　非特异性心肌炎

临床资料:患者,男性,24 岁。患者 15 天前出现感冒、流涕、咽痛,无发热、腹泻等。心肌酶进行性升高,局部心肌损害不除外。诊断非特异性心肌炎。**心电图特征:**心率 53 次/分,PR 间期 0.14s,QT 间期 0.44s;V_2～V_6 导联 ST 段抬高 0.10～0.20mV,Ⅰ、Ⅱ、Ⅲ、aVF、V_5、V_6 导联 T 波倒置,V_3、V_4 导联 T 波双向。**心电图诊断:**窦性心动过缓,ST-T 改变。

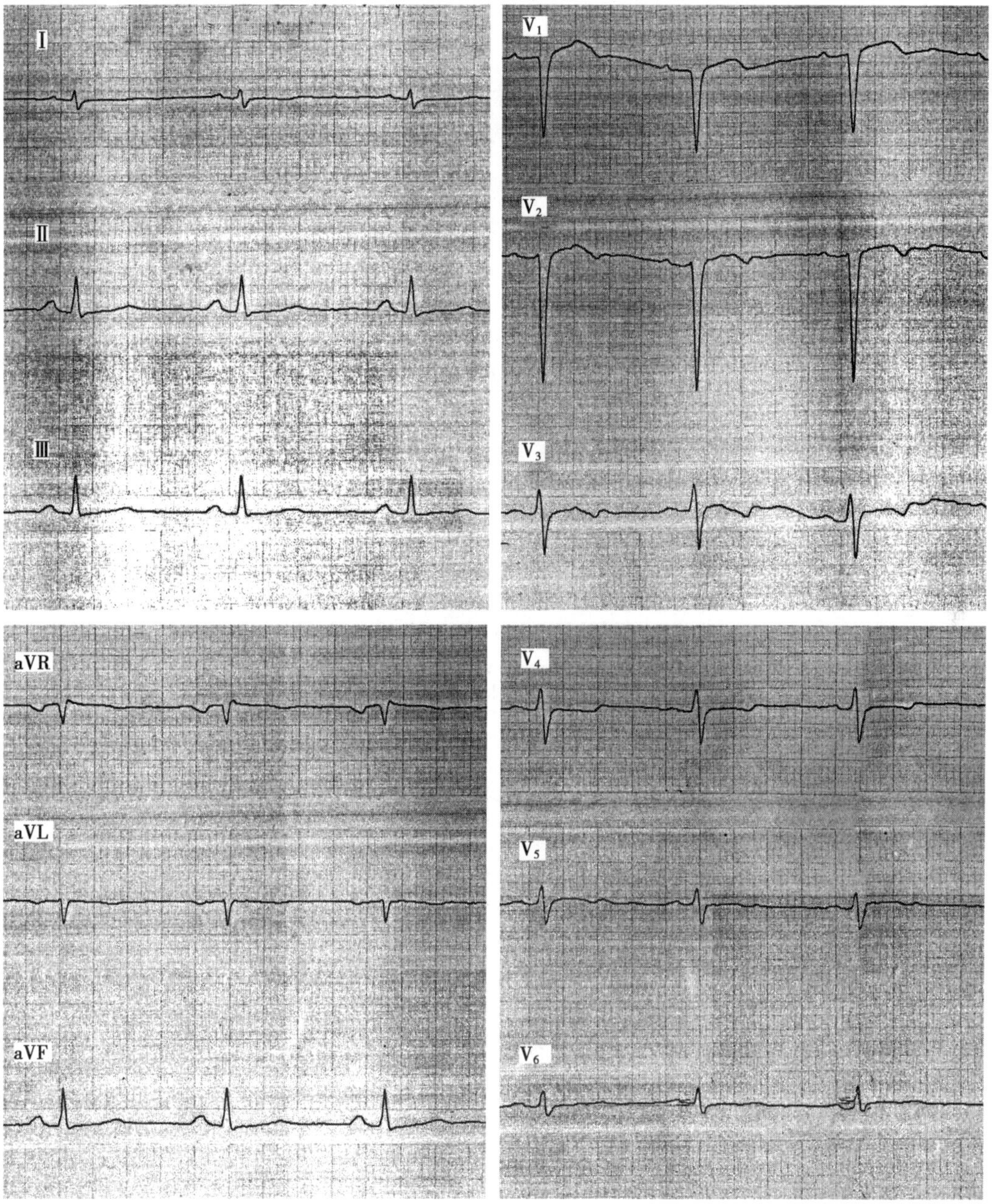

图 11-3　急性心肌炎

临床资料：患者，女性，29 岁。患者因“间断胸痛 2 天余”入院，胸骨后疼痛与呼吸无关，伴有胸闷、憋气，持续 2 小时自行缓解。化验心肌酶 TNT 升高。诊断急性心肌炎。**心电图特征：**心率 65 次/分，PR 间期 0.16s，QT 间期 0.32s；V_1、V_2 导联 QRS 波群呈 QS 型，V_2～V_5 导联 T 波双向或倒置。**心电图诊断：**窦性心律，异常 Q 波，T 波改变。

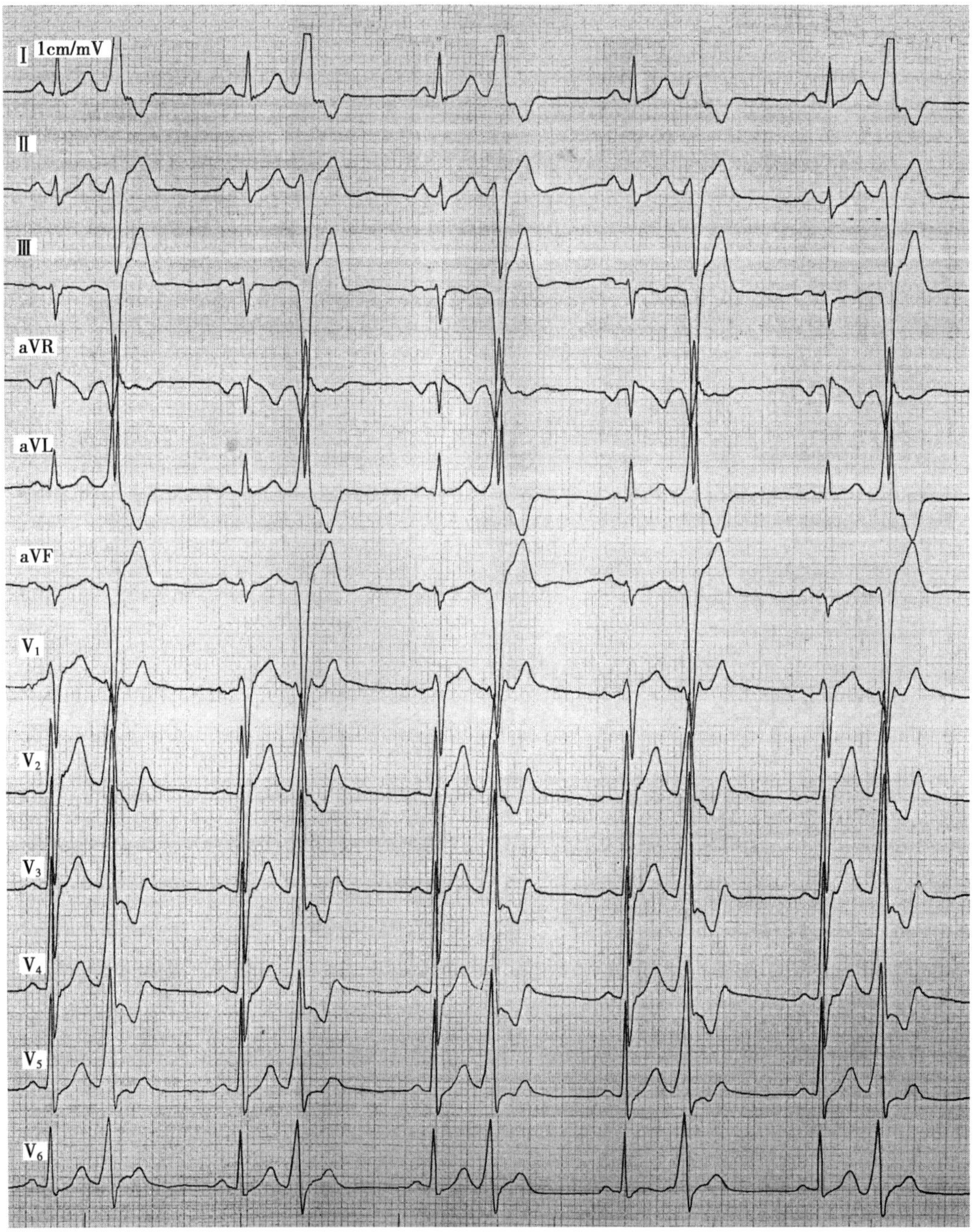

图 11-4　急性心肌炎、室性期前收缩二联律

临床资料:患者,男性,23 岁。患者无明显胸闷、气短,无头晕、头痛、意识丧失。CK-MB 升高,B 超提示左心室增大。**心电图特征:**心率 100 次/分,PR 间期 0.16s,QT 间期 0.36s;提前出现宽大畸形的 QRS 波群,形成二联律。**心电图诊断:**窦性心律,室性期前收缩二联律。

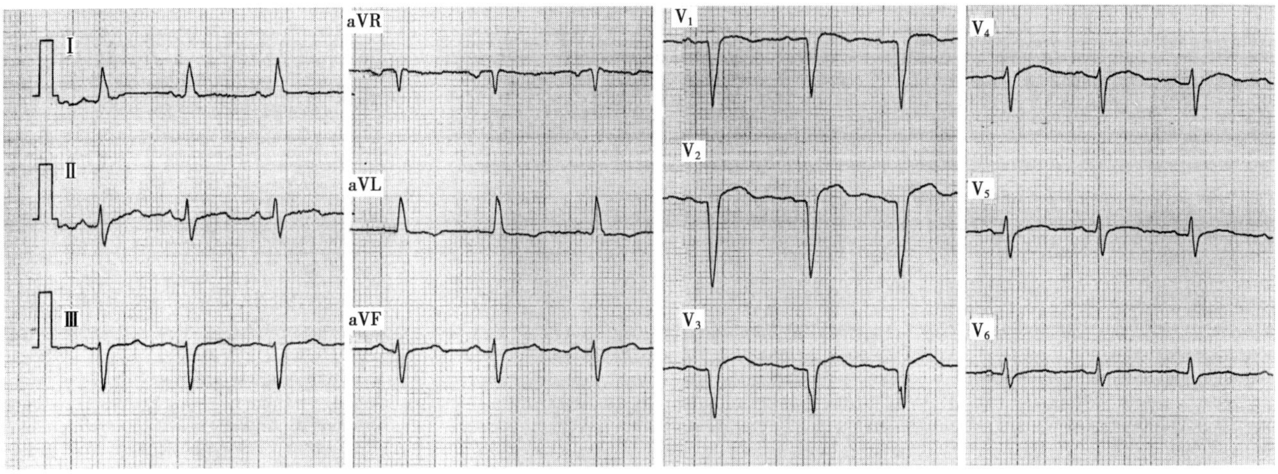

图 11-5　急性心肌炎、异常 Q 波

临床资料：患者，女性，24 岁。因腹泻半月，发热 5 天，发作性抽搐 1 天入院。体温 39°，血压 80/40mmHg，B 超提示左心室增大，临床诊断急性心肌炎。**心电图特征：**心率 86 次/分，PR 间期 0.18s，QT 间期 0.42s；Ⅰ呈 R 型，Ⅲ呈 rS 型，电轴左偏，V_1～V_3 呈 QS 型；$T_Ⅰ$ 平坦，T_{aVL} 倒置。**心电图诊断：**窦性心律，电轴左偏，异常 Q 波，T 波改变。

第三节　病例思考

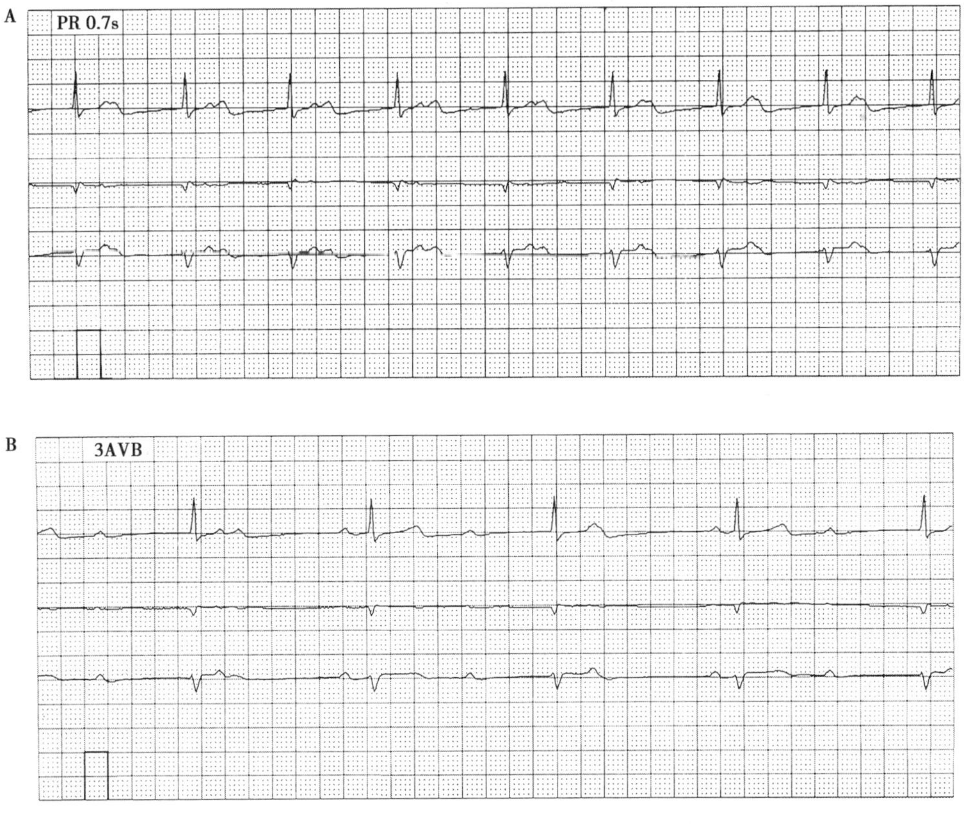

C11-1　心肌炎引起的严重房室传导延迟和完全性房室分离

与 C11-2 患者为同一人，**动态心电图特征：**窦性心律，24 小时 PR 间期长短不一，最短 0.36s，最长 0.70s，PR 间期与心率无明显关系，夜间部分时段可见完全性房室分离。C11-1A 记录时间为昼间，C11-1B 为夜间。**动态心电图诊断：**窦性心律，一度房室阻滞(PR 间期过度延长)，二度及三度房室阻滞。结合临床，符合心肌炎心电图表现。

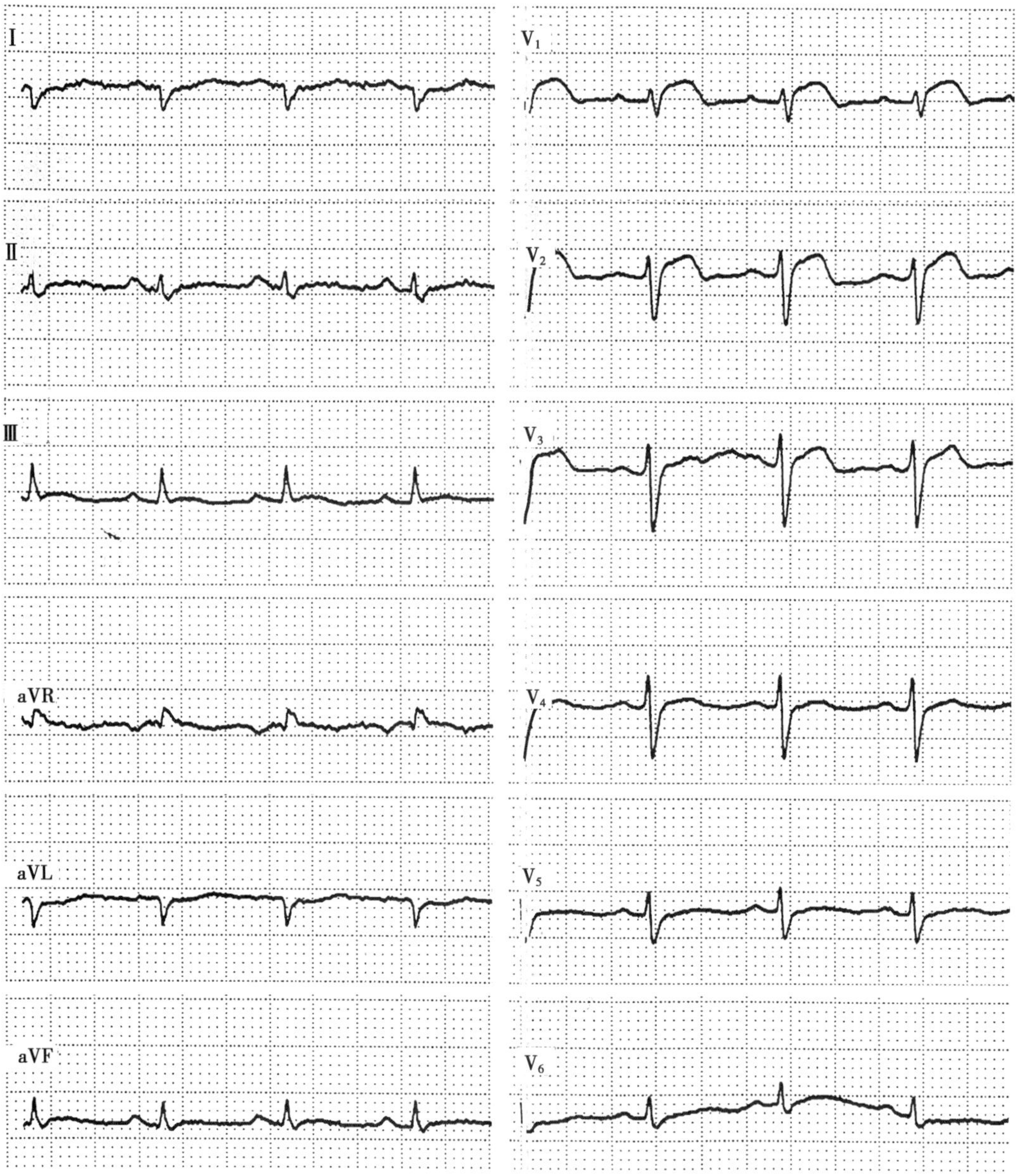

C11-2 急性心肌炎引起的 ST 段抬高

临床资料：患者，女性，35 岁，发热 1 周(T 37.6℃±)、咽痛、乏力、心悸，查体未见明显异常体征。WBC：3.2×10^9/L，CKMB：230U/L，柯萨奇病毒检测阳性。UCG：室间隔心尖段运动减弱，少量心包积液。临床诊断：上呼吸道感染，急性病毒性心肌炎。**心电图特征：**常规心电图窦性心动过速(HR 102 次/分)，电轴右偏，肢体导联低电压，ST-T 改变(Ⅱ、Ⅲ、aVF、V_1～V_3 导联 ST 段轻度抬高，Ⅱ、Ⅲ、aVF 导联 T 波低平)。**心电图诊断：**窦性心动过速，ST 段抬高，肢体导联低电压。**讨论：**窦性心动过速是急性心肌炎的表现之一，心包积液以及心外膜炎性反应可引起心电图低电压和 ST 段抬高。结合临床及血液实验室检查，符合心肌炎心电图表现。

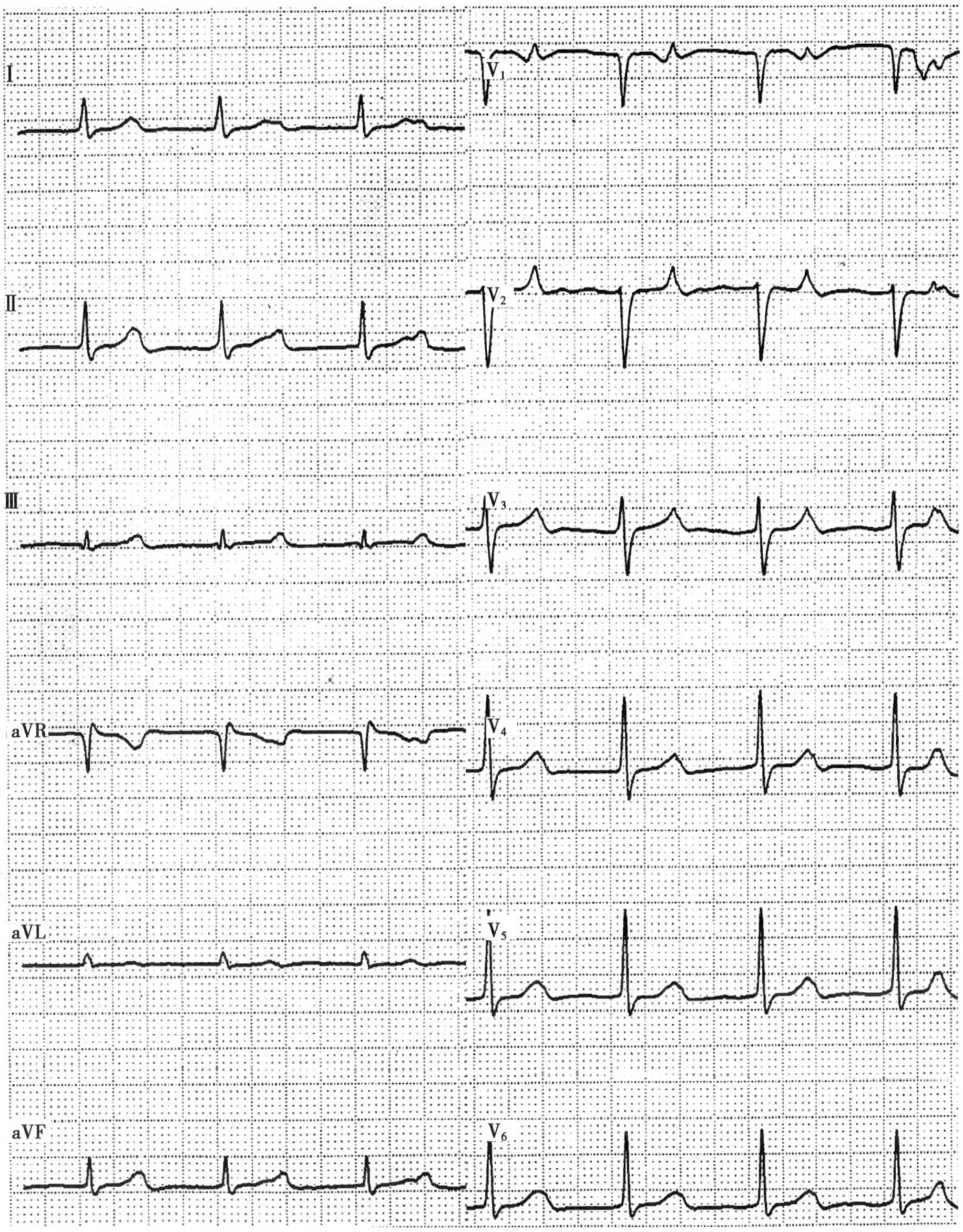

C11-3 心肌炎引起的房室传导延长

临床资料:患者,女性,42 岁,20 年前患病毒性心肌炎(病史明确),当时心电图诊断是一度房室阻滞,以后每年复查心电图均为一度房室阻滞,13 年前顺产一男婴。现查体:神清,心界不大,双肺呼吸音清晰,未闻及杂音,心律齐,心率 75 次/分,血压 110/75mmHg,血尿常规检查均正常,心脏超声、胸部 X 线检查均正常,心功能Ⅰ级。常规心电图示:窦性心律,一度房室阻滞。建议查动态心电图。**心电图特征**:P 波顺序发生,形态正常,节律规则,心率 75 次/分,PR 间期 0.46s。**心电图诊断**:窦性心律,一度房室阻滞。

(邓晶萍　王志毅　方丕华)

第十二章

心　肌　病

本章内容提要：

第一节　心电图概论

心肌病是一组心肌的机械功能和(或)心电功能异常、以心肌受累为特征的异质性疾病，通常(但不是一成不变的)表现为心室不对称的肥厚或扩张，其病因复杂，多与遗传因素有关。心肌病的分类复杂，2005 年 AHA 会议按病因将心肌病分为原发性心肌病(遗传性、非遗传性、获得性)和继发性心肌病，特别在遗传因素中强调了传导系统疾病、线粒体病和离子通道病等。在本章中为了心电图描述的便利，仍然引用了 1996 年 WHO/ISFC 的分类。主要将心肌病分为：扩张型心肌病、肥厚型心肌病、限制型心肌病、致心律失常型右室心肌病和未定型心肌病。

一、扩张型心肌病

(一) 概述

扩张型心肌病是一组累及单侧心室或双侧心室，表现为心脏扩大和收缩功能障碍的临床综合征。扩张型心肌病的发病率为 5～8 例/10 万人年，但实际的发病率可能更高，因为，调查可能忽视了一些轻症和无症状的患者。

大体病理学特点为全心腔扩大，但心室腔扩张较心房扩张更显著，部分病例心室壁增厚，但是增厚的程度明显小于扩张的程度。光镜下主要表现为间质和血管周围纤维化，小区域性的心肌坏死和细胞浸润，心肌细胞变异大，部分肥大，部分萎缩。超过 1/2 以上的扩张型心肌病患者找不到病因，即特发性扩张型心肌病。尽管病因仍然不明，但是，通常认为有以下3个可能原因：①家族或遗传因素；②病毒性心肌炎侵袭；③免疫异常。

患者的临床表现为：充血性心力衰竭，特别是左心衰竭，疲乏和虚弱，体循环或肺循环栓塞。体检可见中到重度心脏肥大，听诊闻及 S_3、S_4，二、三尖瓣反流，特别是二尖瓣反流。X线检查见中度或显著心脏扩大，特别是左心室(LV)；肺静脉高压。超声心动图(UCG)示LV扩大和功能异常，二尖瓣由于心脏顺应性和充盈压异常发生舒张期异常运动。放射性核素左心室血池显像(RVG)示LV扩大和功能异常。心导管左心室造影(CAG)显示LV扩大，功能异常，二和(或)三尖瓣反流；LV，常合并右心室(RV)充盈压增加，心排出量(CO)下降。

(二) 心电图表现及诊断要点

因为心肌呈现弥漫性病变，所以扩张型心肌病的患者几乎均有心电图异常的改变。主要表现为P波异常，QRS波群改变及ST-T异常，并出现各种类型的心律失常及传导障碍。由于扩张型心肌病病因的多样性，心电图表现纷繁复杂，缺乏特异性的改变。主要心电图表现如下：

1. 心律失常　发生率很高，是主要临床表现之一。其中以室性期前收缩最为常见，大多数为频发、多源性的室性期前收缩(图12-1)。这些室性心律失常的发生与心脏病理改变的严重程度相关。除室性心律失常外，房性心律失常也不少见，包括房性期前收缩(图12-2)、房性心动过速和心房颤动(图12-3)。

2. 传导障碍　最常见的是房室传导障碍，其次为室内阻滞、束支阻滞、双分支阻滞，左束支阻滞比右束支阻滞多见(图12-1～图12-4)。

3. ST段和T波改变　大多数病例继发于左心室肥大和室内阻滞，ST段大多呈水平型降低，但降低的程度比在肥厚型心肌病患者所见的轻，T波改变中多数为倒置、低平或双向(图12-5)，类似于“冠状T波”的那种对称性T波倒置少见。

4. 心室肥厚　发生率明显低于肥厚型心肌病，这与扩张型心肌病以扩张为主而心室壁增厚不明显有关，但有一部分由于其他心电图异常(左束支阻滞、QRS波群低电压等)掩盖了左室肥厚的心电图诊断。右室肥厚的心电图改变不多见，双心室肥厚更是少见(图12-6)。

5. 异常Q波　常出现在左侧胸壁导联，其次在肢体导联。与心肌纤维化、室内传导阻滞或心脏转位引起的QRS波群初始向量的变化有关(图12-5)。

6. 肢体导联QRS波群低电压　病变晚期，由于心肌广泛纤维化，胸前导联和肢体导联均可出现QRS波群低电压。

7. P波异常　最常见的是“二尖瓣型”P波，肢体导联P波增宽，出现切迹，V_1 导联负向P波明显增大。其次 V_1 导联出现明显增大的双向P波，提示双房肥大，单纯表现为右房肥大的比较少见。

二、肥厚型心肌病

(一) 概述

肥厚型心肌病(HCM)是以LV或RV肥厚为特征的心肌疾病，通常累及心室间隔。典型患者LV容量正常或减低。家族性患病多为常染色体显性遗传，多可见肌节收缩蛋白突变。

大体病理学特点为心肌向心性不对称肥厚，常累及室间隔，部分累及左心室流出道，为肥厚梗阻型心肌病(HOCM)。光镜下主要表现为心肌纤维增生肥大，排列紊乱，间质纤维化，心肌冠状动脉壁不规则，微血管发育不充分。

HCM病因仍不清楚，有明显家族遗传倾向，50%以上的患者可发现有常染色体显性遗传，目前已经发现有11个基因突变与HCM相关，最常见的有肌红蛋白轻链和肌浆纤维蛋白C基因突变，其他还有肌钙蛋白T和I基因突变等。

患者的临床表现为：呼吸困难(90%)、心绞痛(75%)；疲乏、心悸和晕厥，最严重的结果是猝死，部分患者会以猝死为首发表现。体检可见轻度心脏扩大，心尖区收缩期震颤和重跳感，随着Valsalva动作增强的心脏杂音。X线检查见轻到中度心脏扩大，左心房增大。UCG示非对称室间隔肥厚(ASH)；LV流出道狭窄(SAM)；小或正常的LV。RVG示小或正常的LV，强有力的左室收缩功能，不对称肥厚室间隔。CAG示LV顺应性下降，二尖瓣反流，LV收缩功能强。

（二）心电图表现及诊断要点

绝大多数 HCM 患者的心电图异常（>85%），但表现也缺乏特异性的改变，主要为左心室肥厚（>66%）、ST-T 异常、异常 Q 波、房性或室性心律失常。主要心电图改变如下：

1. 异常 Q 波　是本病常见的心电图改变之一。常见于 Ⅰ、aVL、V_4～V_6 导联。肥厚型心肌病所见的异常 Q 波往往深而不宽，深度>后继 R 波的 1/4，但宽度<0.04s，且同一导联的 T 波常是直立的。呈现所谓的“Q 波和 T 波向量不一致”或室间隔肥厚劳损图形。这个心电图特点有助于肥厚型心肌病与心肌梗死的鉴别诊断（图 12-7）。病程中的 Q 波的振幅可增大或减小，也可由浅变深或出现新的异常 Q 波，而不伴以动态的 ST-T 的改变。这点也与心肌梗死的异常 Q 波不同，并且表明肥厚型心肌病的异常 Q 波不是心肌坏死的反映。一般认为室间隔肥厚是产生异常 Q 波的主要原因。

2. ST 段和 T 波改变　ST 段和 T 波异常是本病最常见的心电图改变，发生率为 60%～84%。ST-T 改变的形态有一定的特点。大多数（85.7%）病例呈 ST 段水平型压低，少数为下垂型压低，一般无 J 点下移的上斜型 ST 段降低；而在 T 波异常中，约 3/4 的病例为 T 波倒置，且常呈对称型倒置（图 12-8），貌似“冠状 T 波”，并且大多数（93.5%）有 T 波异常的病例同时有 ST 段降低。因此，在有缺血型 ST 段降低及（或）“冠状 T 波”的患者，除考虑冠状动脉病外，鉴别诊断应包括肥厚型心肌病，尤其在年龄较轻的病例。特别是心尖肥厚型心肌病的 T 波改变有其特点：T 波对称性深倒置，以胸导 V_3～V_5 为主，呈 $T_{V_4} \geqslant T_{V_5} \geqslant T_{V_3}$ 的改变关系。同时伴有 R 波振幅增高，以胸导改变为主，呈 $R_{V_4} \geqslant R_{V_5} \geqslant R_{V_3}$ 的规律变化（图 12-9，图 12-10）。

3. P 波异常　有时Ⅱ、Ⅲ、aVF 导联可出现高而尖的 P 波，并不代表解剖学上的右心房扩大，可能是房内压力增高的反映（图 12-11）。

4. 左室肥厚　也是一个常见的心电图改变，见于 60%以上的患者（图 12-8）。梗阻型左室肥厚心电图发生率比非梗阻型的高。其存在于心肌肥大的程度与部位相关。

5. 传导障碍　比较常见的是房室传导延迟，左和右束支阻滞，但发生率低于扩张型心肌病。

6. 心律失常　多出现在疾病的晚期，以室性期前收缩最为常见，其次为心房颤动。因为本病半数以上的死亡方式为猝死，猝死的重要原因为心律失常，所以识别心律失常的存在有非常重要的临床意义。室上性快速心律失常可使病情急剧恶化，室性心律失常则可明显增加猝死的机会。

7. 电轴偏移　大多数患者 QRS 电轴位于正常范围，30%患者可出现电轴左偏，左心室肥厚可能是引起电轴左偏的主要因素。电轴右偏者十分少见。

三、限制型心肌病

（一）概述

是一种相对少见的心肌疾病，特点为双侧心房扩大，心室充盈受限和双心室舒张末容积正常或降低，LV 壁厚度和房室瓣正常，心室收缩功能正常（或接近正常）。可以是原发性的，也可以是与其他疾病（如：淀粉样变、心内膜疾病伴或不伴嗜伊红细胞增多症）相关。个案发生和家庭聚集性发生均有报告，曾在 1 个家庭中同时出现了限制型心肌病和 HCM，且与肌钙蛋白-I 突变有关。

患者的临床表现为：呼吸困难、右心衰竭、系统疾病的症状和体征，如：淀粉样变、铁贮积病。体检可见轻到中度心脏肥大；可闻及 S_3 或 S_4；房室瓣反流，Kussmaul 征。X 线检查见轻度心脏扩大，肺静脉高压，双侧心房增大。UCG 示 LV 室壁增厚和质量增加；小或正常的 LV 腔，收缩功能正常；心包积液。RVG 示心肌放射性核素 ^{201}Tl 浸润；正常收缩功能。CAG 示 LV 顺应性下降，“平方根征”，LV 收缩功能存留，左和右充盈压升高。

（二）心电图表现及诊断要点

心房颤动和右室肥厚是最常见的心电图改变。此外，左房扩大、QRS 波低电压、束支阻滞和 ST-T 改变也是较常发生的心电图异常改变（图 12-12，图 12-13）。

四、致心律失常性右室心肌病

致心律失常性右室心肌病（ARVC/D）是一种心肌疾病，特点是由于脂肪组织浸润、分隔右室心肌组织而导致的心脏结构和功能的异常。30%～50%的患者有家族聚集性，通常见到的是常染色体显性遗传模式，连锁分析位于染色体1、2、3和14，也可见到常染色体隐性遗传模式，位于17染色体。ARVC/D的发病率和患病率尚不清楚。目前诊断ARVC/D主要依据临床症状，右侧心电图的异常，右室心律失常和右室结构和功能的异常。部分病人以猝死为首发症状，之前无任何临床症状，诊断很困难。WHO/ISFC提出右室心肌被纤维脂肪组织替代有3个基本机制：①细胞凋亡，即程序性细胞死亡；②感染性心脏病，即有从急性心肌炎到纤维愈合的临床表现过程，严重时可以同时累及LV及RV，以充血性心力衰竭为特征，表现酷似扩张型心肌病；③心肌发育不良，与心肌炎无关，而是由遗传确定的。

临床表现可见部分患者起病隐匿，以晕厥或心跳骤停为首发症状。临床上为了认识方便，分为：①早期"隐匿"期。常无症状，或有室性心律失常。但有猝死的危险。②显性电紊乱期。有症状的室性心律失常，影像学有时可见右心室形态和功能异常。如：左束支阻滞、室性期前收缩、非持续性或持续性室性心动过速。③右室衰竭期。④双室衰竭期。类似于扩张型心肌病的全心衰竭表型。

UCG：通过测量三尖瓣环流速，可定量评估右室射血分数，形态改变的观察缺乏特异性。MRI成像能够明确组织特性，发现右室纤维脂肪浸润的征象；能显示右心的结构和功能变化、节段性右室壁运动异常。心内膜心肌活检部位恰当时，可见组织学改变为纤维脂肪组织浸润，间插在心肌组织中。电生理检查可见ARVC受累区域可标测到异常的低振幅或碎裂的心内电图，这是VT折返的基质，与心肌梗死后可诱导VT有相似特征，VT绝大部分表现为左束支阻滞图形(图12-14)。ARVC窦性心律时典型心电图改变：①在V_1导联有倒置T波，QRS波群时限>0.11s，QRS波末尾或ST段起始处可有Epsilon波出现，呈低振幅向上小棘波(图12-15)。②QRS离散度≥40ms；若QT离散度>65ms，再发VT或心室颤动(VF)的可能性大。③心室壁内传导障碍等。

五、未定型心肌病

指目前尚不好归类的一组心肌病。例如心脏轻度扩大、心功能异常的患者，包括：线粒体疾病、纤维弹力增生症、应激性心肌病、酒精性心肌病等疾病。以下就阜外医院的资料，举例说明部分心电图的特点。特殊类型的分类请参考2006年AHA/ACC心肌病分类报告(图12-16～图12-19)。

1. 心肌致密化不全
2. 心肌淀粉样变
3. 围生期心肌病
4. 应激性心肌病

指在精神刺激的诱因下，患者表现为酷似急性冠状动脉综合征临床表现和心电图为特征的心肌病，冠状动脉造影正常，经过恰当地治疗心脏的病变可以完全恢复。

第二节 图 谱

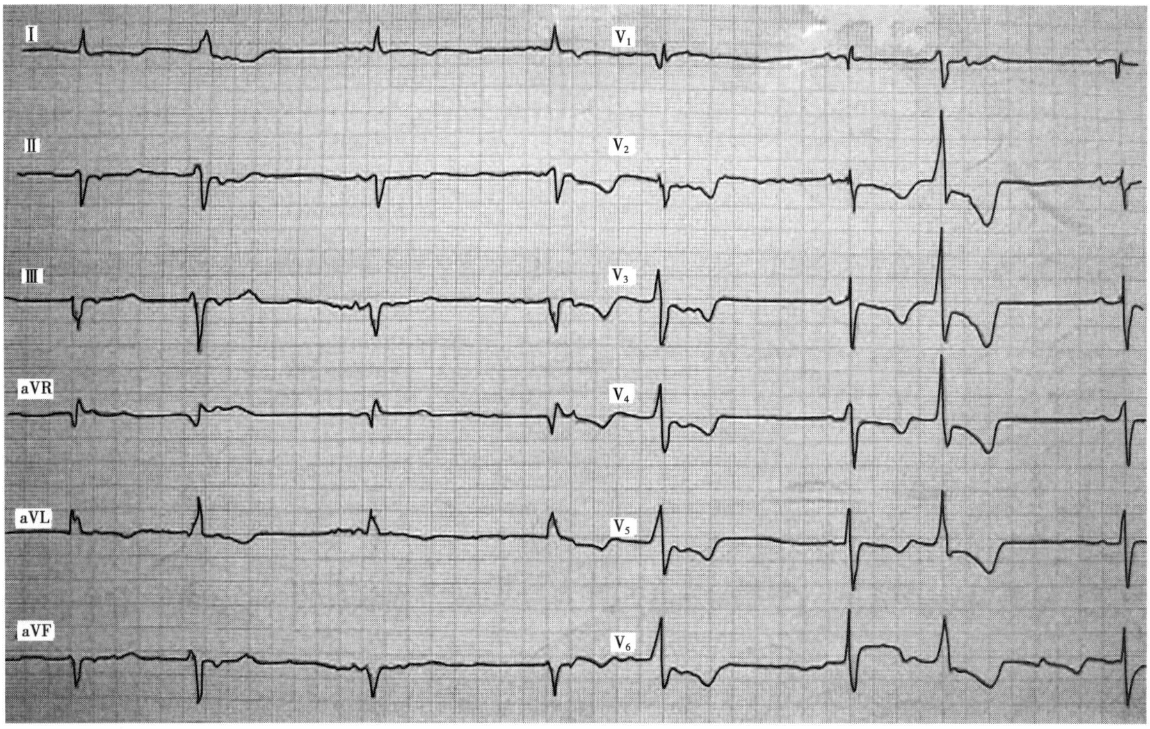

图 12-1 扩张型心肌病、室性期前收缩

临床资料:患者,女性,72 岁。主因频发室性期前收缩,短阵室性心动过速 18 年,发现心脏扩大 9 年,诊断扩张型心肌病。病史中出现窦性停搏、室内阻滞、交界区逸搏、阵发性室性心动过速等心律失常,并曾安置临时起搏器。UCG 示:LA 46mm,LV 70mm,EF 23%;X 线片示双肺淤血、左室增大。**心电图诊断:**窦性心动过缓、左前分支阻滞、室内传导阻滞、交界区逸搏、室性期前收缩。

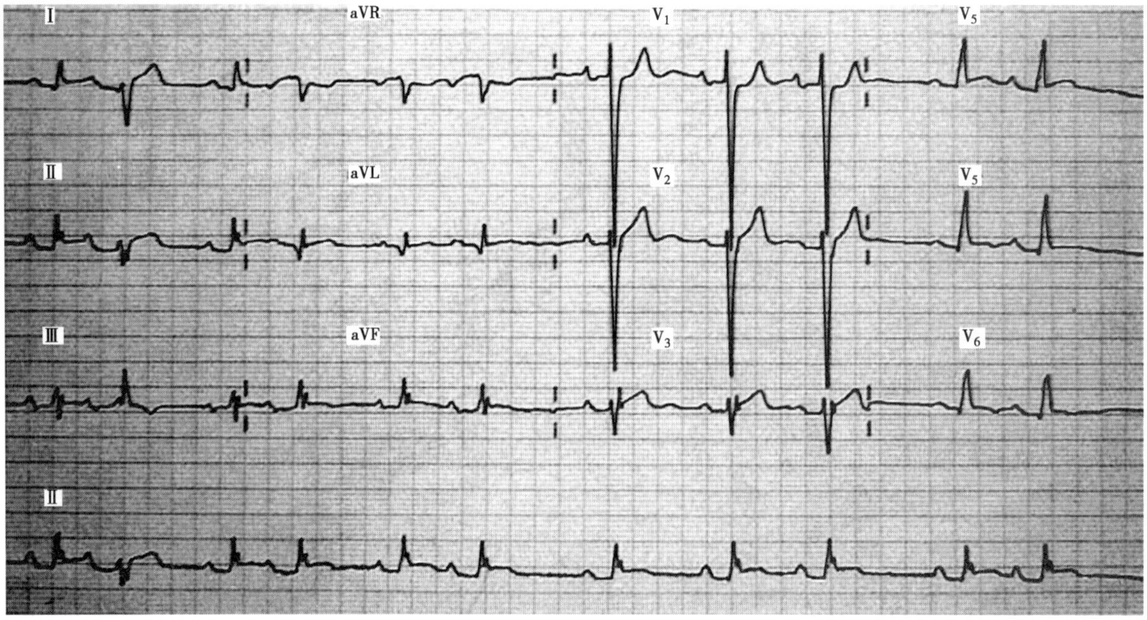

图 12-2 扩张型心肌病、频发房性期前收缩

临床资料:患者,女性,65 岁。诊断:扩张型心肌病。UCG 示:LV 75mm,EF 30%;X 线片示:双肺淤血,左房室增大,心胸比 0.68;**心电图诊断**:窦性心律、一度房室阻滞、完全性左束支阻滞、频发房性期前收缩有时伴室内差异传导。

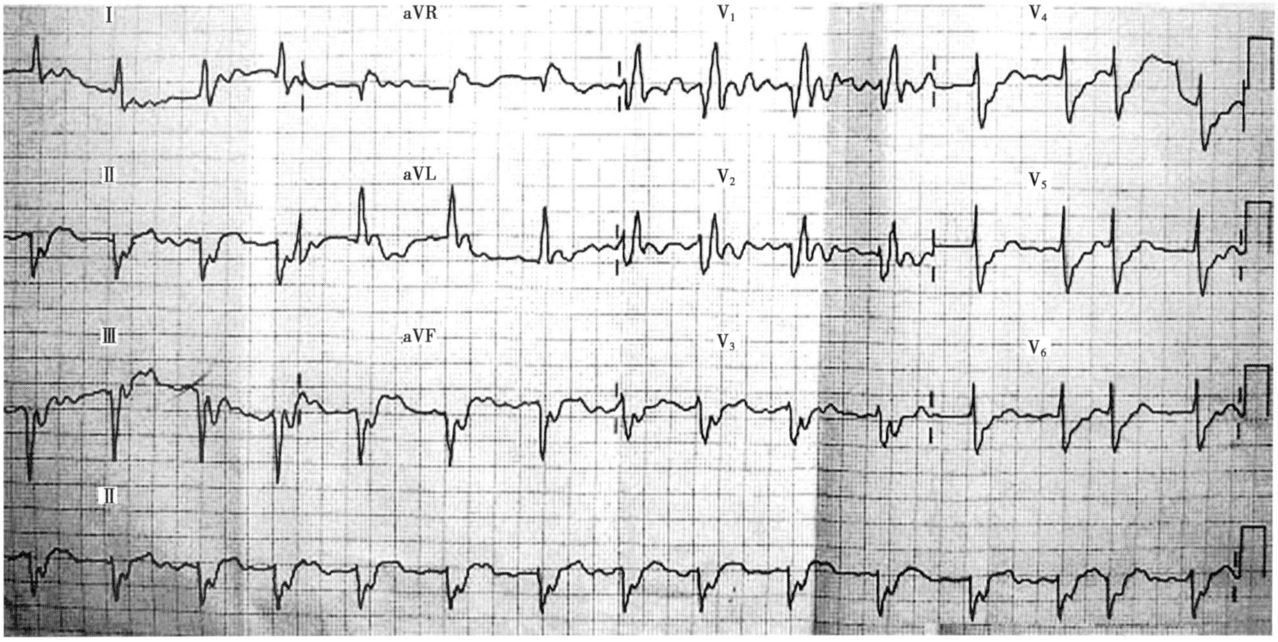

图 12-3 扩张型心肌病、心房颤动

临床资料:患者,男性,42 岁。主因间断心悸、气短 4 年,置入 DDD 起搏器。诊断:扩张型心肌病。UCG 示全心扩大、左房 59mm、左室 72mm、右室 36mm、LVEF 28%。**心电图诊断**:心房颤动、完全性右束支传导阻滞、左前分支阻滞。

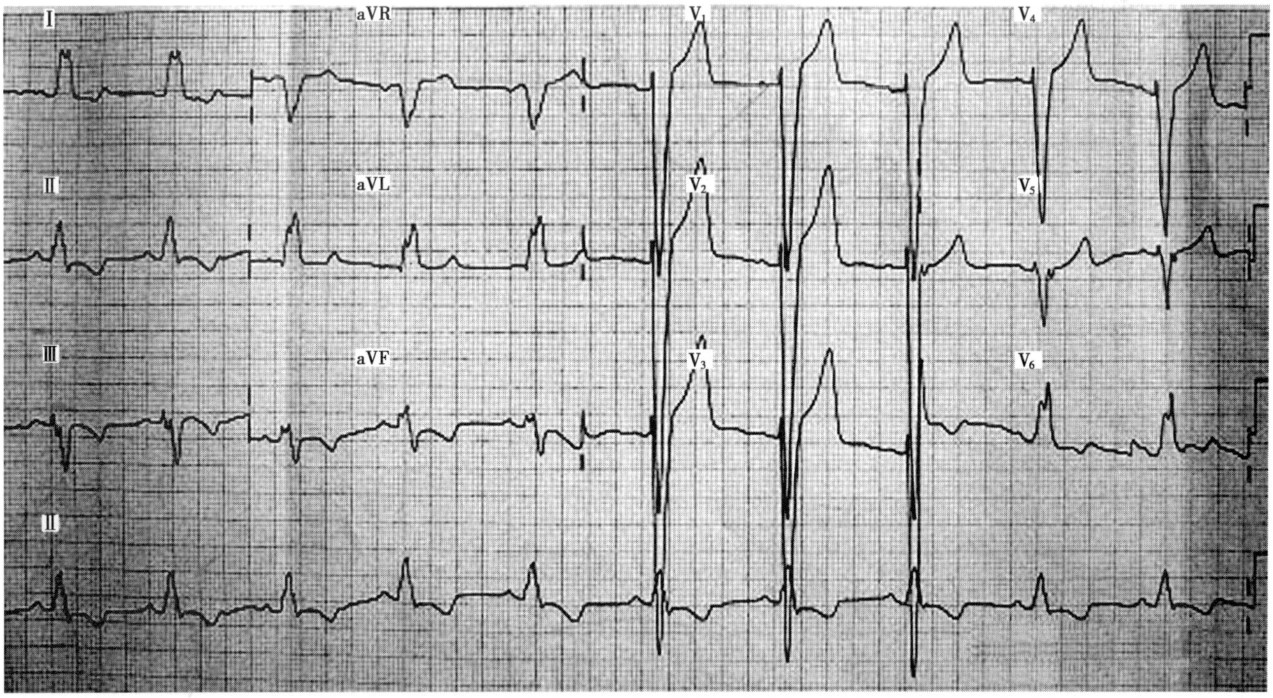

图 12-4 扩张型心肌病,完全性左束支阻滞

临床资料：患者，女性，47 岁。因“发现心脏扩大 14 个月，活动时气短 8 个月”，诊断：扩张型心肌病。UCG 示左房 40mm、左室 68mm、LVEF 32%。X 线胸片示双肺纹理重，左室扩大，心胸比 0.68。冠状动脉造影示未见冠状动脉狭窄病变。**心电图诊断：**窦性心律、完全性左束支阻滞。

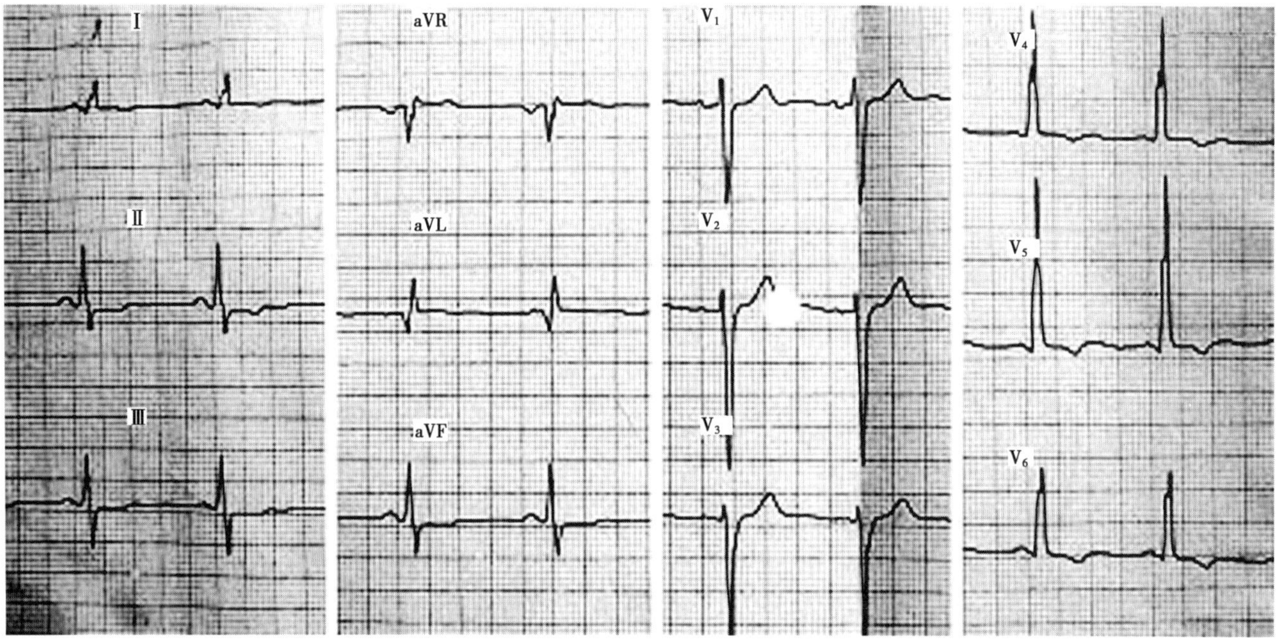

图 12-5　扩张型心肌病、病理性 Q 波、ST-T 改变

临床资料：患者，男性，42 岁。活动时气短 4 年、加重 1 个月，诊断：扩张型心肌病。UCG 示 LA 48mm、LV 87mm、EF 19%、RV 19mm、二尖瓣中大量反流。X 线胸片：两肺淤血，左心室明显增大，心胸比 0.57。**心电图诊断：**窦性心律、心电轴正常、左室肥大。**讨论：**V_1～V_3 导联 R 波增长不良、Ⅰ aVL 导联病理性 Q 波，Ⅱ、Ⅲ、aVF 导联 ST 段压低，V_4～V_6 导联 T 波倒置。

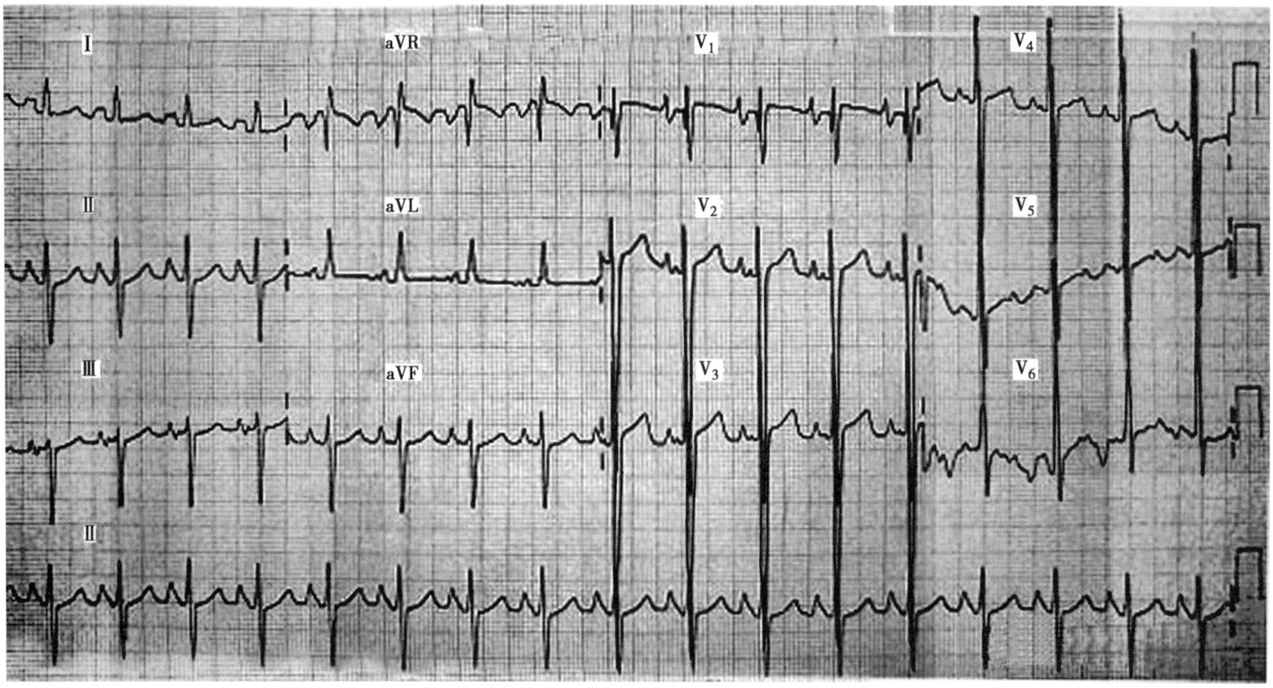

图 12-6　扩张型心肌病、左室肥大

临床资料：患者，男性，12 岁，主诉"胸闷、咳嗽、气短 2 个月"，排外心肌炎。诊断：扩张型心肌病。UCG 示全心扩大、室间隔和左右室壁厚度正常，左房 46mm、左室 64mm、LVEF 33%、右室 28mm，二尖瓣大量反流、三尖瓣少量反流，卵圆孔未闭。X 线胸片：两肺轻淤血，主动脉结不宽；肺动脉段平直；心影增大、心胸比 0.63。**心电图诊断：**窦性心动过速、左前分支阻滞、双心房肥大、左心室肥大。

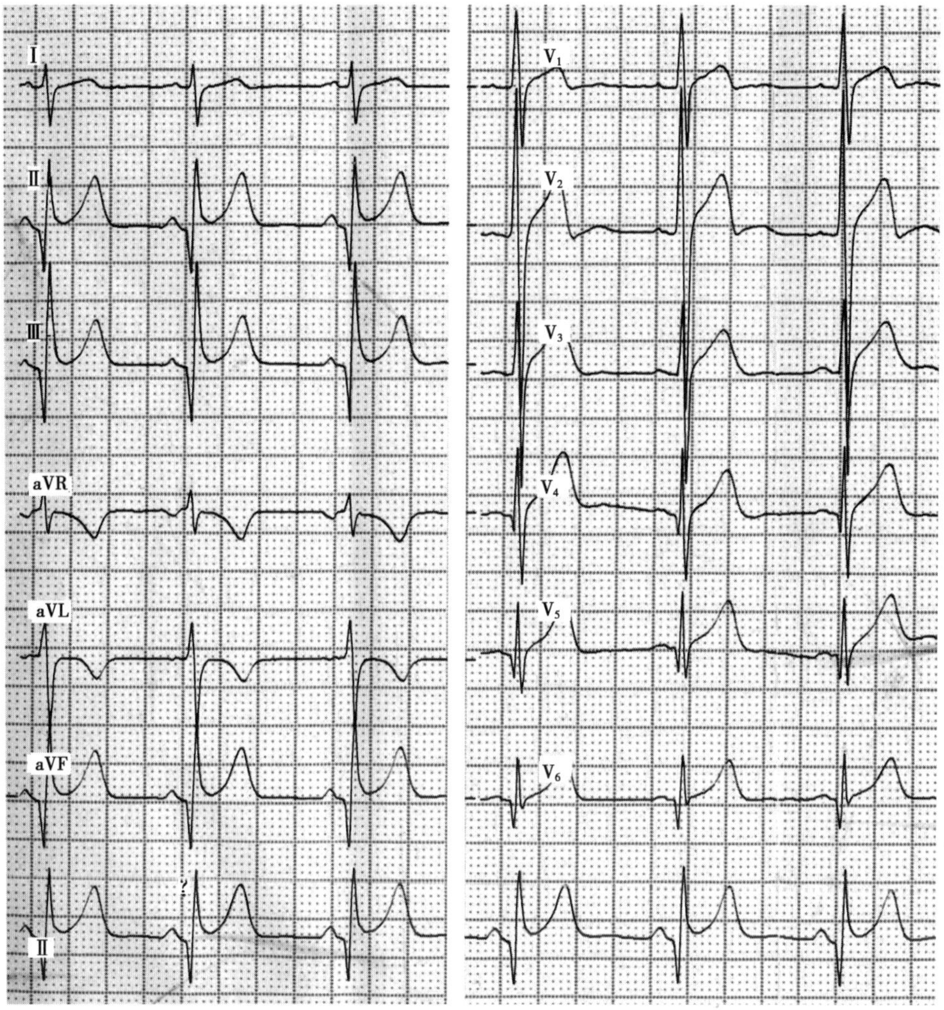

图 12-7　肥厚型非梗阻性心肌病、深窄的异常 Q 波

临床资料：患者，男性，17 岁，因胸闷 3 个月就诊。MRI 示近基地段前室间隔和相邻前壁明显增厚，最厚处 31mm，中段室间隔 11～12mm，左室侧壁 10mm。UCG 示室间隔增厚 19mm，左室后壁 8mm。临床诊断为肥厚型非梗阻性心肌病。**心电图特征：**Ⅱ、Ⅲ、aVF、V_4～V_6 导联上明显深窄的异常 Q 波，T 波与 Q 波相反，V_1 导联上明显 R/S 波。**心电图诊断：**窦性心律，异常 Q 波。

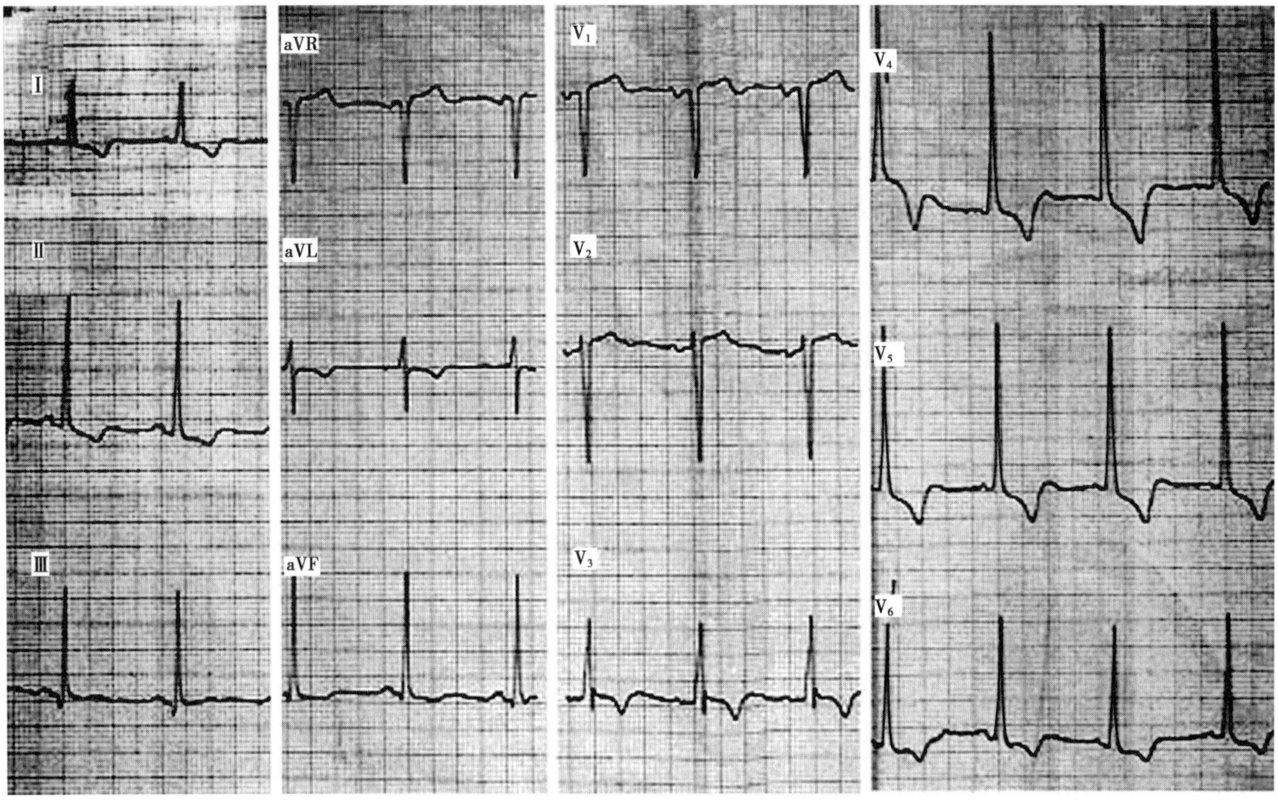

图 12-8 肥厚型心肌病、ST-T 改变一例

临床资料:患者,男性,61 岁。主因活动时胸闷、胸痛 10 年,既往有高血压病史 20 年。诊断:肥厚型心肌病,高血压病 3 期。UCG 示 LA 44mm、LV 38mm、室间隔 18mm、左室后壁 17mm,M 型可见二尖瓣叶部分 SAM 现象,左室流出道内径狭窄,可见收缩期高速射流,峰值流速 3.6m/s,峰值压差 53mmHg。**心电图特征:**窦性心律、心电轴不偏、左室肥大,Ⅰ、Ⅱ、aVF、V_4～V_6 导联 ST 段呈压低,Ⅰ、Ⅱ、aVL、V_3～V_6 导联 T 波倒置。

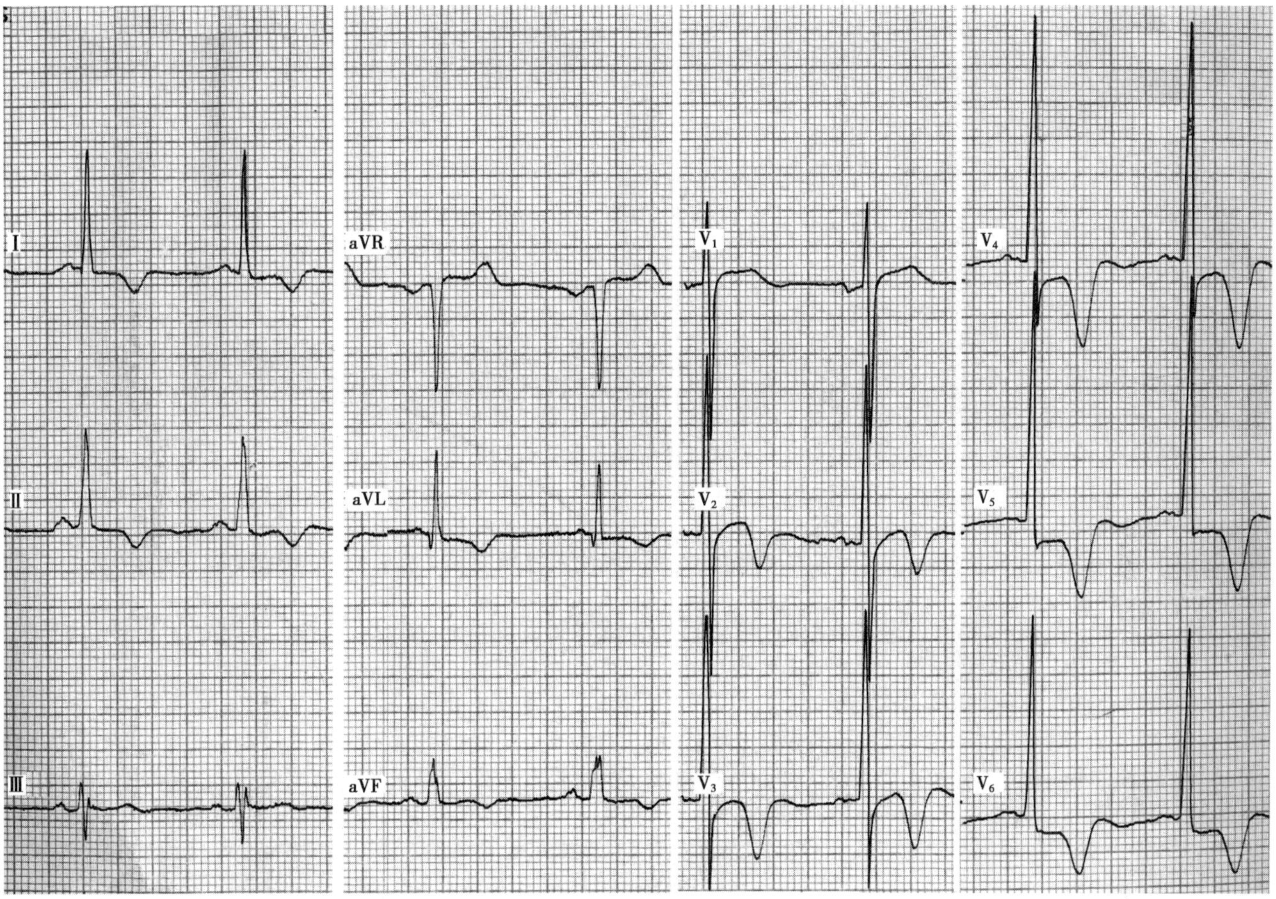

图 12-9　心尖肥厚型心肌病

临床资料：患者，男性，53 岁。因胸闷 8 个月就诊。左心室造影示心脏呈桃形，提示心尖肥厚型心肌病。UCG 示左室心尖部增厚。**心电图特征：**胸前导联 T 波倒置，符合 $T_{V_4} \geqslant T_{V_5} \geqslant T_{V_3}$ 特征，同时 R 波增高，符合 $R_{V_4} \geqslant R_{V_5} \geqslant R_{V_3}$ 特征。另外，可见Ⅱ、Ⅲ、aVF、Ⅰ、aVL 导联 T 波倒置，$V_4 \sim V_6$ 导联 ST 压低。**心电图诊断：**窦性心律，左心室肥大，ST-T 改变。

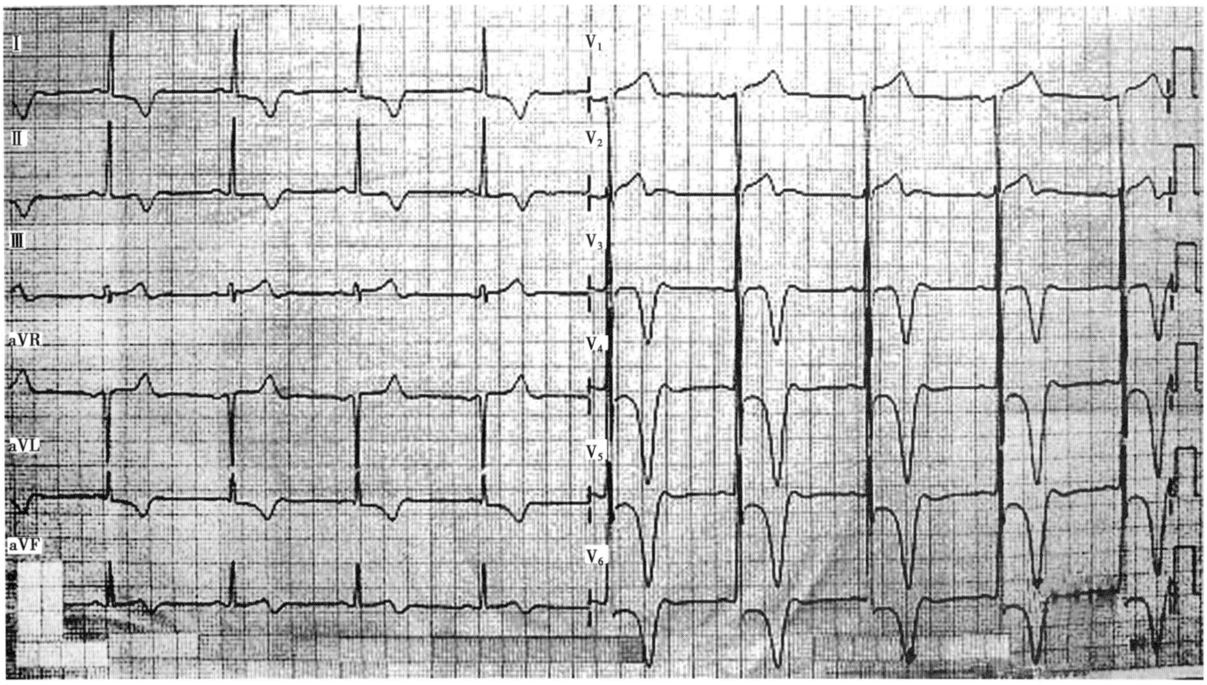

图 12-10　心尖肥厚型心肌病

临床资料:患者,男性,58 岁。主因间断胸闷 1 个月,高血压病史 10 年。诊断:心尖肥厚型心肌病。UCG 示:房室大小正常,室间隔偏厚(14mm)。心脏 X 线片:双肺纹理偏重,心脏各房室不大,心胸比 0.42。心脏 MRI:各房室内径不大,各节段室壁普遍偏厚,室间隔中段 12～13mm,左室侧壁 9～10mm,心尖部尤甚。冠状动脉造影和左室造影未见明显异常。**心电图诊断:**窦性心律;ST-T 改变。**讨论:**V_3～V_6 导联 T 波深倒,符合 $T_{V_4} \geq T_{V_5} \geq T_{V_3}$ 特征。另外Ⅰ、Ⅱ、aVL 导联 T 波倒置。

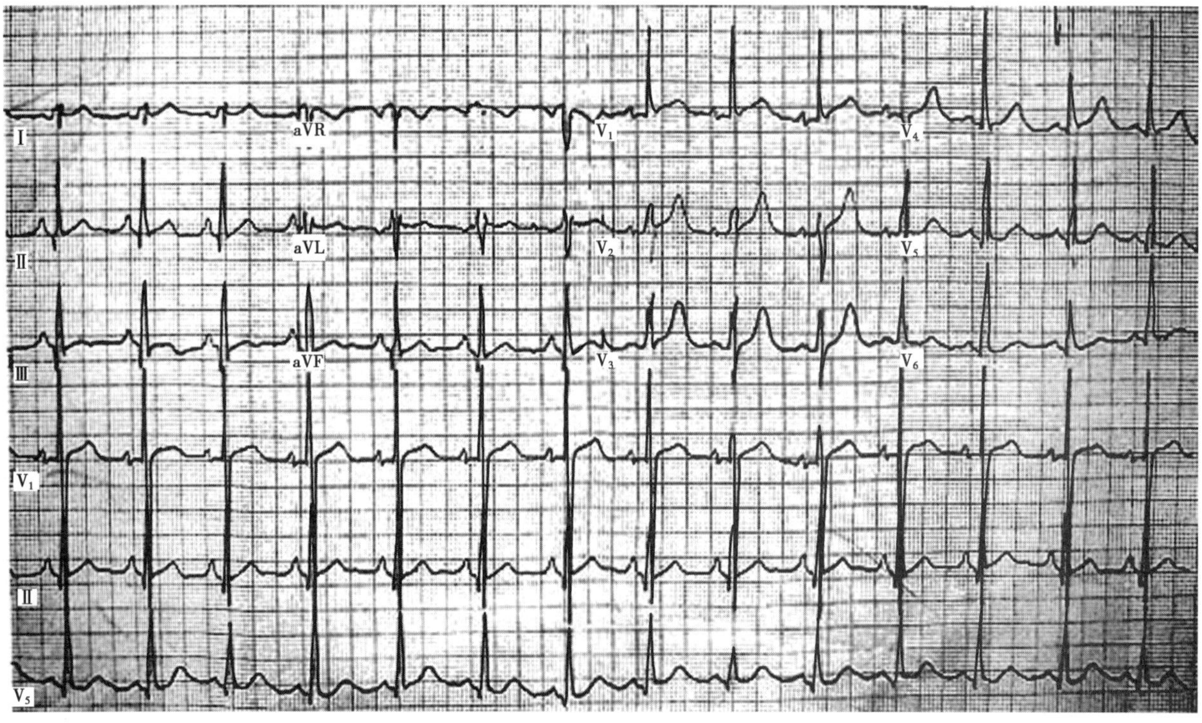

图 12-11　梗阻性肥厚型心肌病、双房大、左室肥大

临床资料:患者,男性,17 岁,主因活动时胸闷、气短 5 年。UCG 示:LA 60mm,LV 42mm,EF 58%,左室壁各节段明显增厚,以室间隔显著,厚度 20mm,基底和中间段最厚处达 43mm,左室后壁 15mm,二尖瓣前叶 SAM 现象。左室流出道狭窄,左室流出道内可见收缩期高速射流延伸至主动脉内,峰值流速约 5m/s、最高压差 100mmHg。CAG 正常,左室造影可见左室流出道梗阻。**鉴别诊断:**梗阻性肥厚型心肌病。**心电图诊断:**窦性心律;双房大;左室肥大。

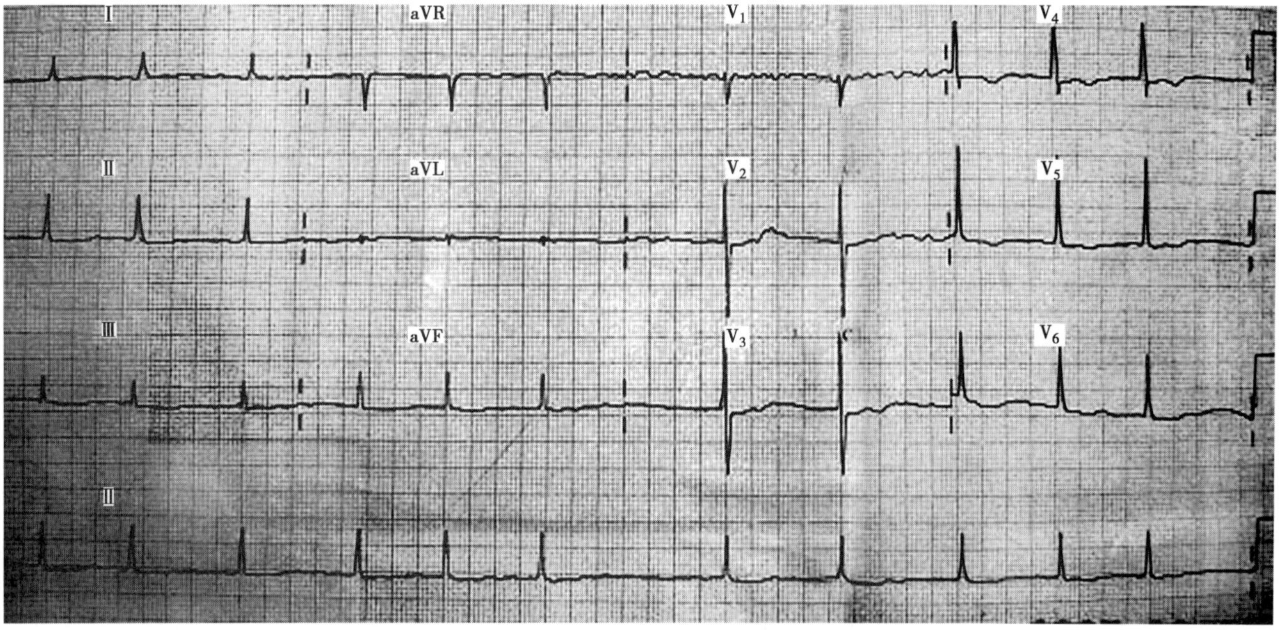

图 12-12　限制型心肌病、心房颤动、T 波改变

临床资料:患者,女性,70 岁。主因间断胸闷、气短、下肢水肿 5 年。诊断:限制型心肌病。UCG 示:双房增大,心室内径正常,室间隔及左室壁厚度正常,左室心内膜不均匀性增厚,心包腔未见异常,下腔静脉内径 18mm。LA 50mm,LV 40mm,EF 55%,RV 21mm,二尖瓣少量反流,三尖瓣少中量反流。X 线胸片:两肺淤血,心影增大,心胸比 0.72。心脏 MRI 示双房增大,双室不大,心包未见增厚,提示限制型心肌病。核素肺血流灌注显像未见异常。静息心肌灌注显像未见异常。MDCT 肺动脉增强扫描未见肺栓塞征象,双房增大,中量心包积液。**心电图诊断:**心房颤动,T 波改变。

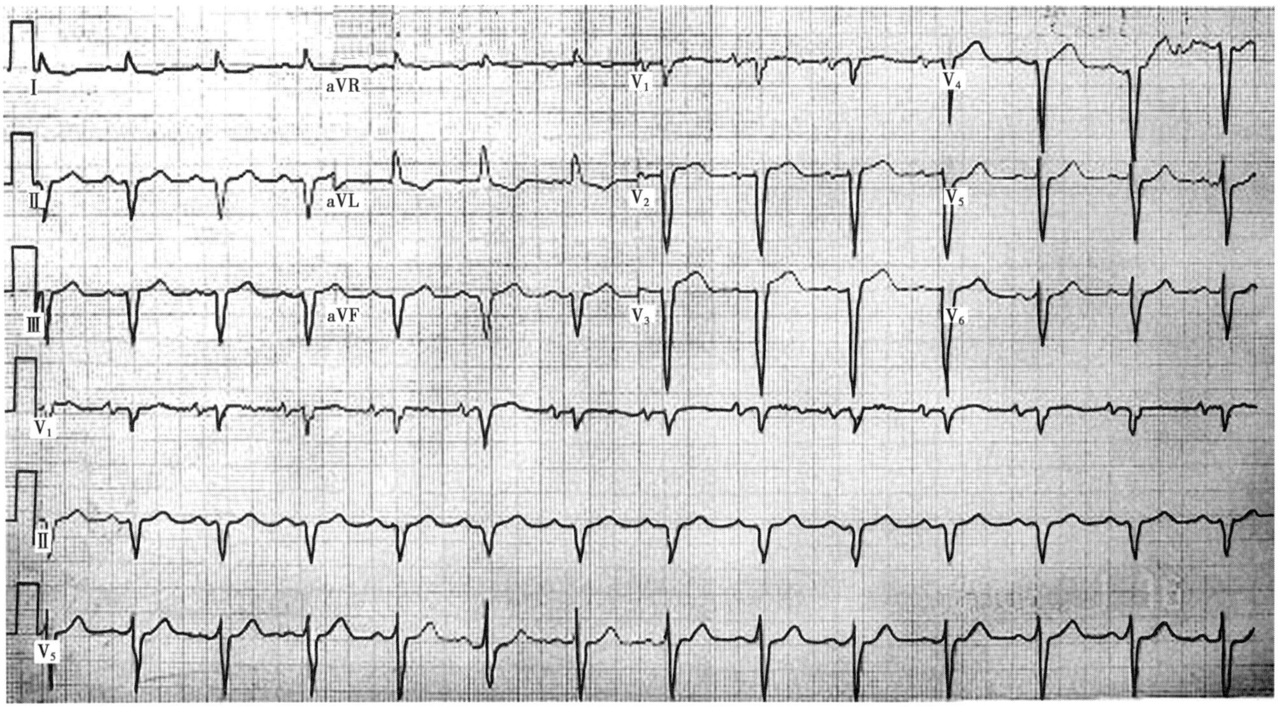

图 12-13　限制型心肌病、室内传导阻滞、ST-T 改变

临床资料:患者,男性,46 岁,主因"胸闷、头晕 1 年,加重伴晕厥 1 周"入院。诊断:限制型心肌病。超声心动图:双房扩大、左右心室内径正常范围、室壁均匀增厚(15mm)、LA 49mm、LV 50mm、LVEF 47%、RV 25mm,二尖瓣少中量反流、三尖瓣少中量反流。X 线胸片:两肺淤血、肺动脉段平直、左房室增大为主、心胸比 0.69。MRI 示:双房增大、心室内径正常,考虑限制型心肌病可能性大。CAG 示:冠状动脉正常。**心电图诊断**:窦性心律、电轴左偏、室内传导阻滞、病理性异常 Q 波、ST-T 改变。

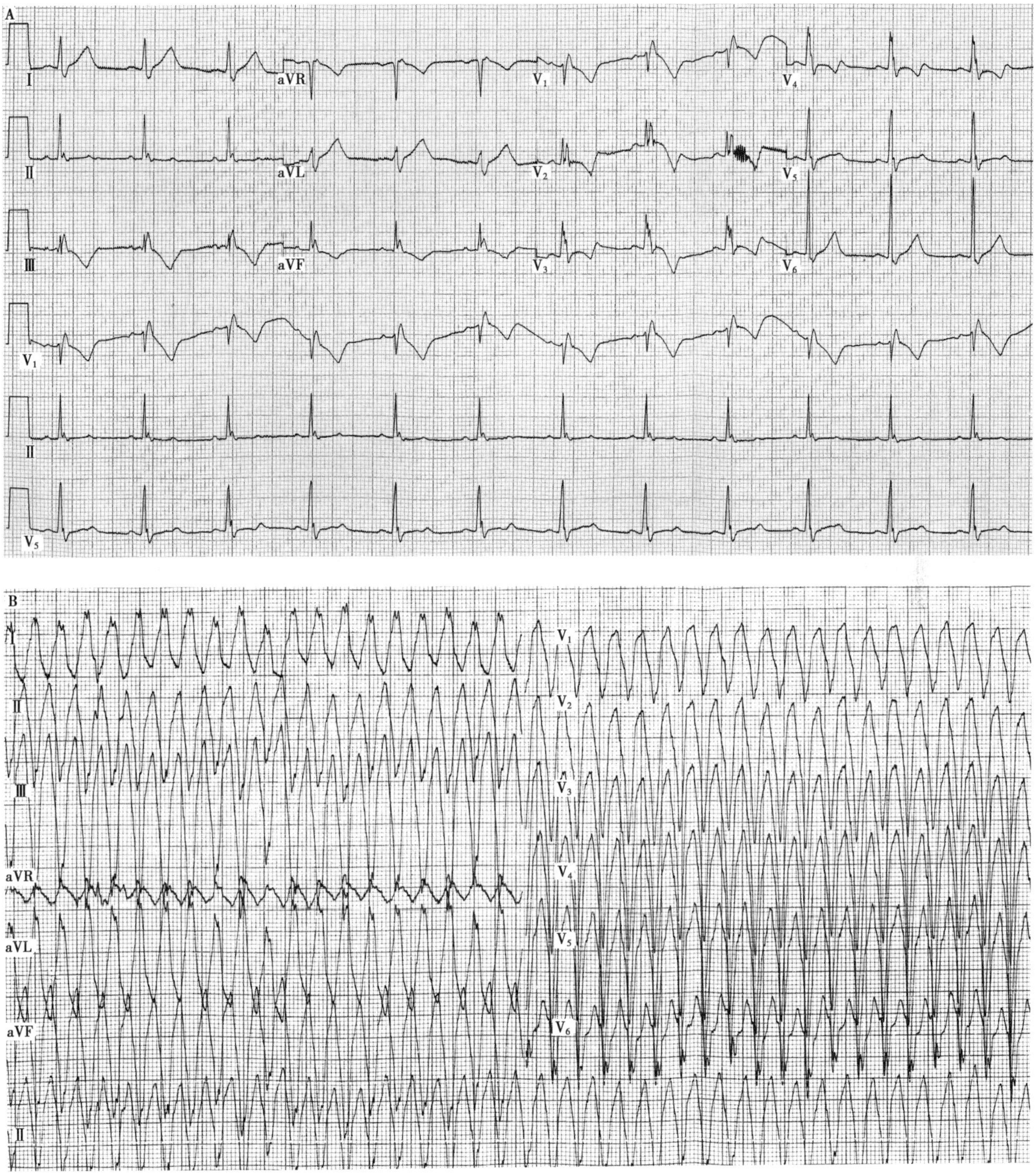

图 12-14　致心律失常右室心肌病，室性心动过速

临床资料：患者，女性，15 岁。心悸、呕吐 1 周入院。超声心动：各房室内径正常（右房 17.6mm，左房 25.6mm，左室 44.2mm），EF 55%。**心电图特征：**图 12-14A：窦性心律，心率 72 次/分，PR 间期 0.12s，QT 间期 0.40s，V_1 导联 QRS 呈 rSr′，右束支阻滞图形，V_1～V_4 导联上 T 波呈倒置或负正双向。Ⅱ导联 T 波低平，Ⅲ、aVF 导联 T 波倒置。图 12-14B：心率 241 次/分，电轴左偏－70°，QRS 波群在Ⅰ、aVL 导联直立，Ⅱ、Ⅲ、aVF 导联主波向下呈 QS 型，V_1～V_6 导联呈 QS 型，为右室流入道室性心动过速。**心电图诊断：**图 12-14A：窦性心律，不完全性右束支阻滞，T 波改变；图 12-14B：异位心律，室性心动过速。

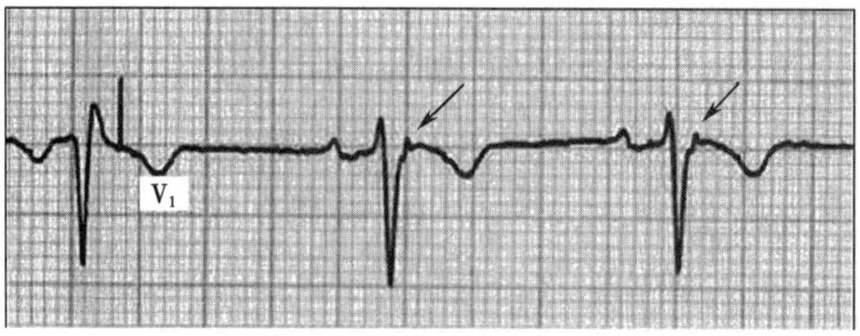

图12-15 致心律失常型右室心肌病、Epsilon波

在心电图 V_1 导联可见到比较特异的 Epsilon 波，提示除极异常。在 ARVC/D 中可见患者出现不全右束支传导阻滞（18%）/完全右束支传导阻滞（15%），在 V_1～V_2 导联见 QRS 波群时间延长大于 0.11s（30%）。

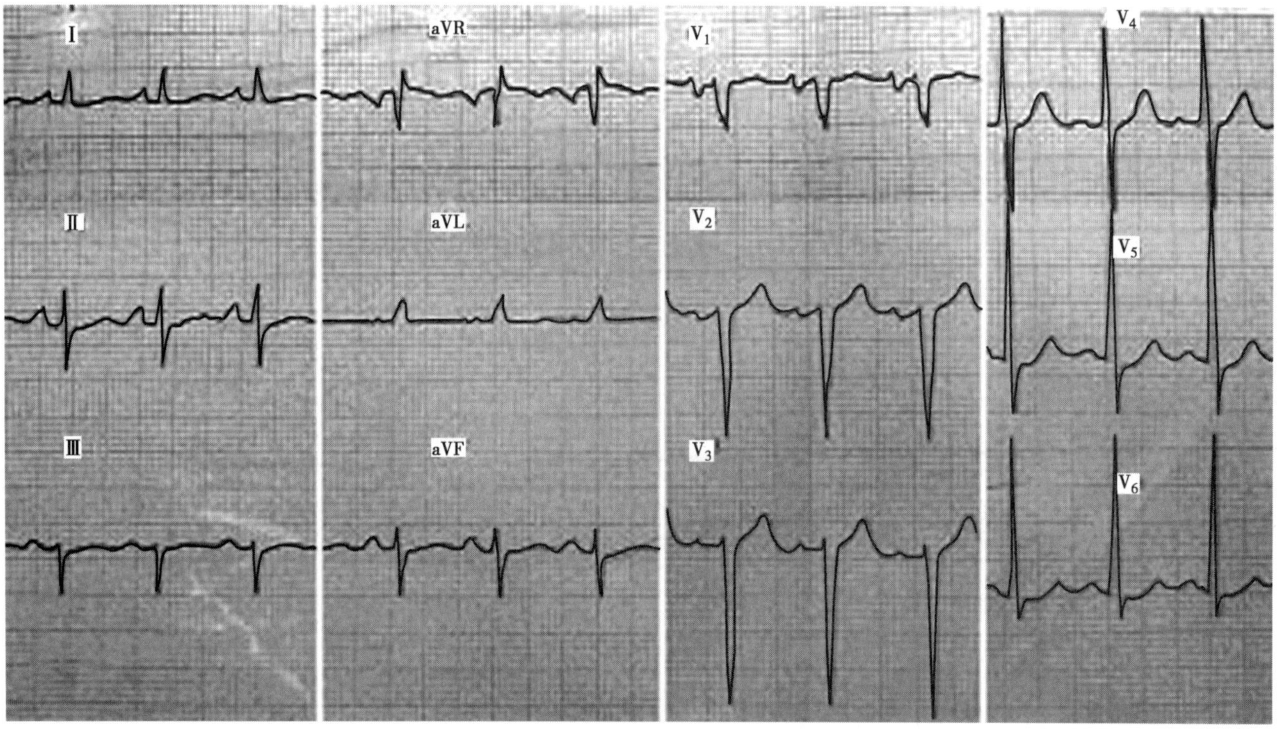

图12-16 心肌致密化不全、左房肥大、左室肥大

临床资料：患者，男性，16 岁。主因"上呼吸道感染 1 个月，夜间阵发性呼吸困难 2 周，活动后气短 1 周"。诊断：心肌致密化不全。UCG：全心增大，左房前后径 46mm、LVEDD 81mm、LVEF 33%、右室前后径 32mm、二尖瓣少量反流。X 线胸片：全心扩大，心胸比 0.54。MRI：左房前后径 40mm、左室横径 70mm、左室各节段室壁变薄（下壁 3～5mm），左室侧壁可见部分心肌致密化不全征象，EF 13.9%、CO 5.96L/min。原位同种心脏移植术后，病理证实为心肌致密化不全。**心电图诊断：**窦性心动过速、左房肥大、左室肥大（图 12-17～图 12-19）。

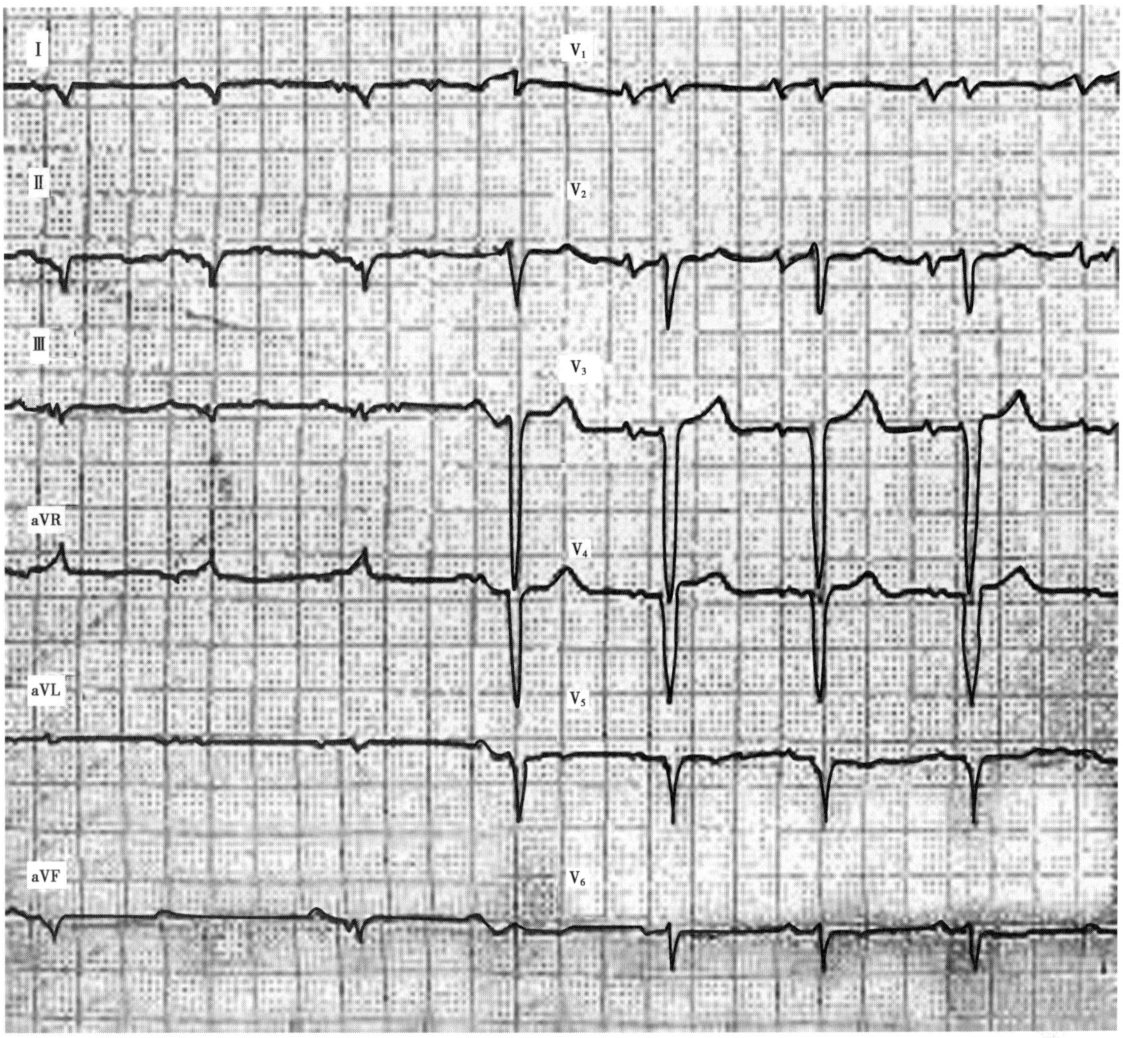

图 12-17　心肌淀粉样变

临床资料:患者,男性,40 岁。间断胸闷气短 4 个月。X 线胸片示右侧大量胸腔积液。诊断:心肌淀粉样变。UCG 示:LA 47mm,右室舒张末前后径 23mm,左右径 44mm,右室壁厚度 6mm,室间隔厚度 14mm,左室后壁厚度 12mm,左室舒张末前后径 44mm,LVEF 44%,左室壁普遍增厚、回声粗糙、收缩舒张运动均减弱,右室壁亦增厚,各瓣膜形态、运动未见异常,心包未见明显增厚,腔内未见积液,二尖瓣少量反流,三尖瓣中量反流。肺动脉高压(中度)。肺通气/灌注显像未见明显肺栓塞征象。心内膜心肌活检示刚果红染色阳性,心肌淀粉样变。**心电图诊断:**窦性心律,肢体导联低电压,左房肥大,异常 Q 波。

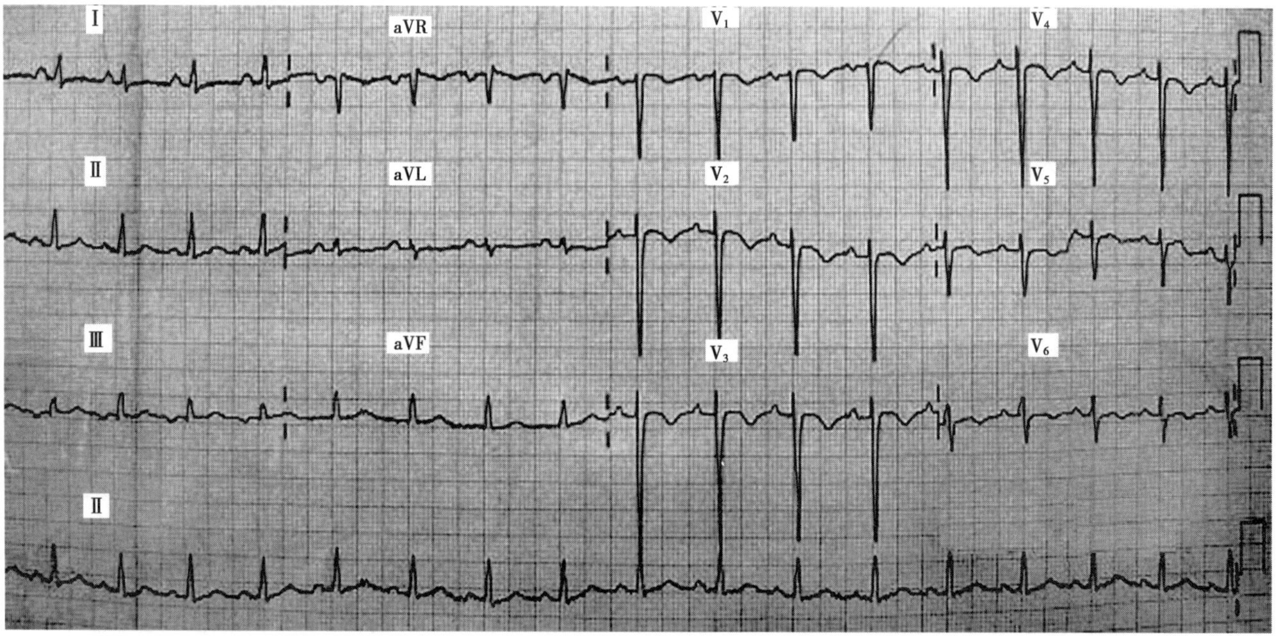

图 12-18　围生期心肌病

临床资料：病例 18，女性，35 岁，主因“间断气短 2 个月”入院。诊断“围生期心肌病”。UCG 示：左室扩大 57mm，EF 40%。**心电图诊断**：窦性心动过速，胸导联 R 波递增不良，ST-T 改变。

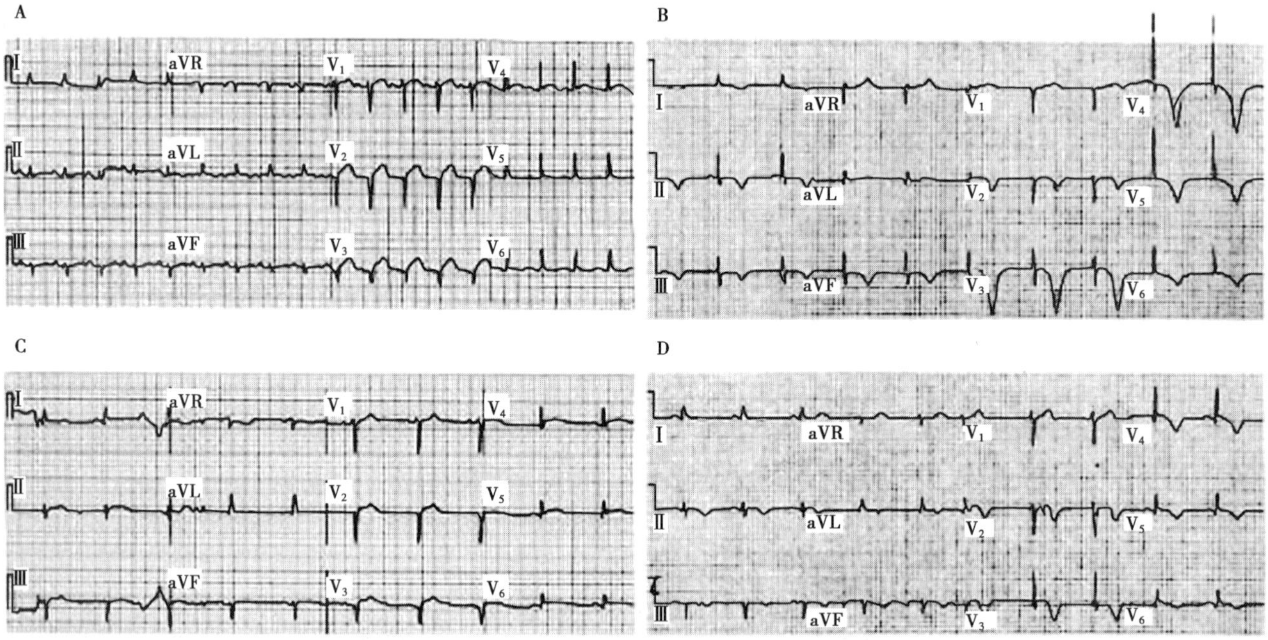

图 12-19　应激性心肌病

3 例精神刺激为诱因的患者的心电图改变，表现酷似心肌梗死或急性冠状动脉综合征（ACS），可恢复的 LV 功能异常。图 12-19A 示患者 A：V_2～V_3 导联 ST 段抬高。图 12-19B 示患者 B：V_2～V_6 导联 T 波倒置。图 12-19C 示患者 C：V_1～V_3 导联 R 波递增不良；图 12-19D 示患者 C：2 天后 V_2～V_6 导联 T 波倒置。

第三节　病 例 思 考

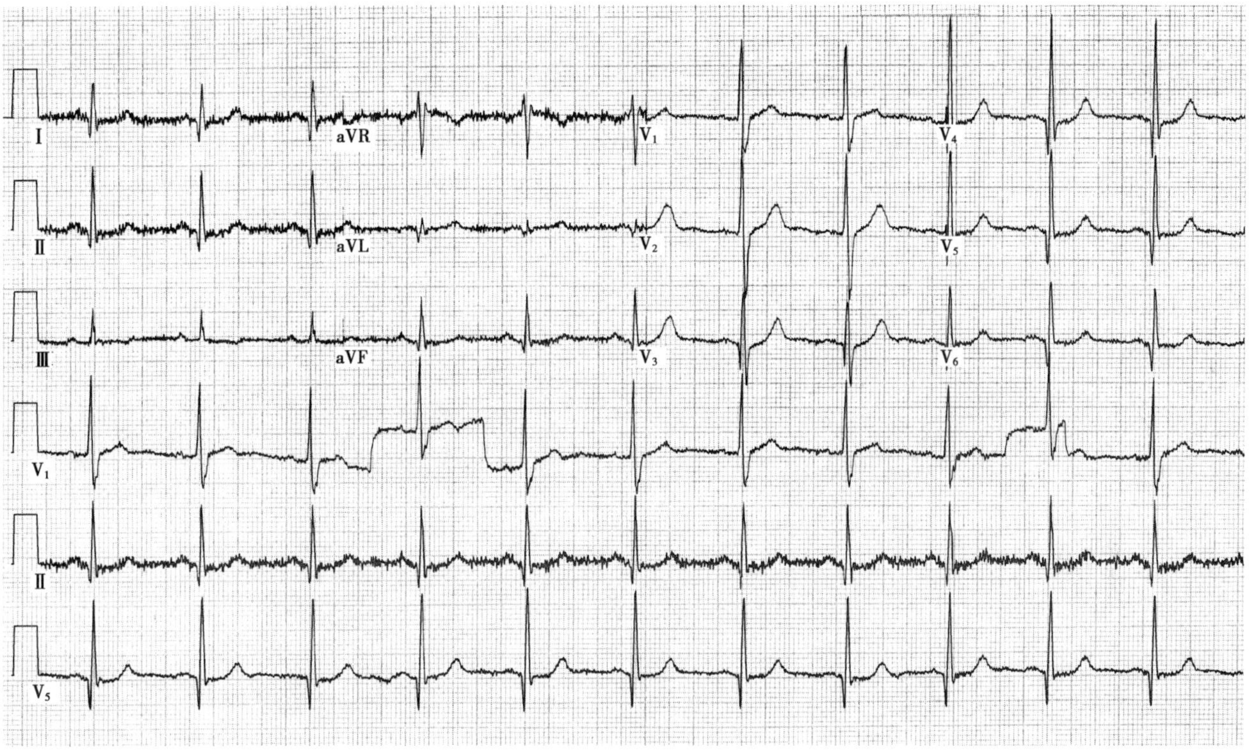

C12-1　异常 Q 波(1)

临床资料:患者,女性,46 岁。超声心动图:左房扩大(50mm),室间隔增厚,以中上部增厚为主,最厚处约 22mm,室壁回声粗糙,呈斑点样改变,心肌纹理排列紊乱,室壁运动减低,余室壁厚度轻度增厚。临床诊断为肥厚型心肌病。**心电图特征**:心率 68 次/分,PR 间期 0.20s,QT 间期 0.39s,Ⅰ、aVL、V_3～V_6 导联起始部 Q 波,深度>1/4R 波,宽度<0.04s。且同一导联 T 波直立。**心电图诊断**:窦性心律,异常 Q 波。**鉴别诊断**:陈旧性侧壁心肌梗死。

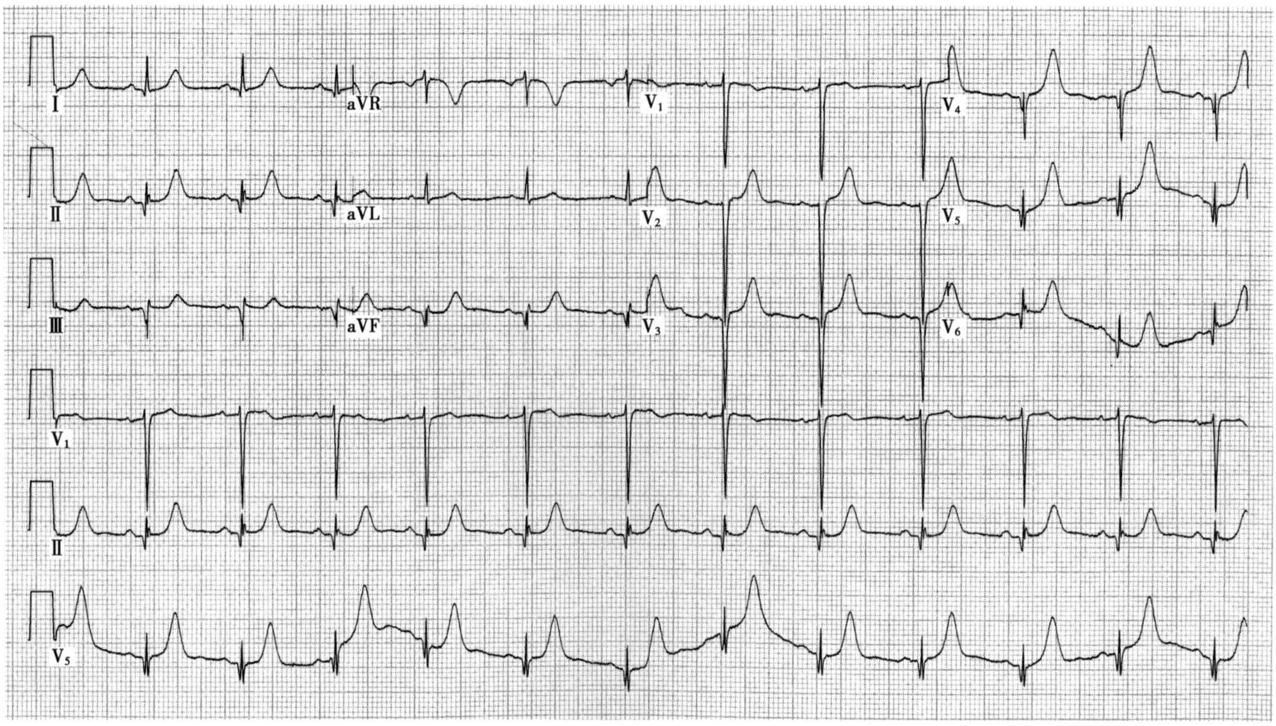

C12-2 异常 Q 波(2)

临床资料:患者,女性,37 岁,以胸闷 2 年为主诉来院。超声心动图示:左房轻大,余房室内径正常,室间隔增厚,以中部为著,最厚处 18mm,室壁回声粗糙,呈斑点样改变,室壁运动增强。EF 86%。临床诊断为肥厚型心肌病。**心电图特征:**心率 74 次/分,PR 间期 0.15s,QT 间期 0.40s,Ⅱ、Ⅲ、aVF、V_2~V_6 导联起始部 Q 波,深度>1/4R 波,宽度<0.04s。且同一导联 T 波直立。**心电图诊断:**窦性心律,异常 Q 波。**鉴别诊断:**陈旧性心肌梗死。

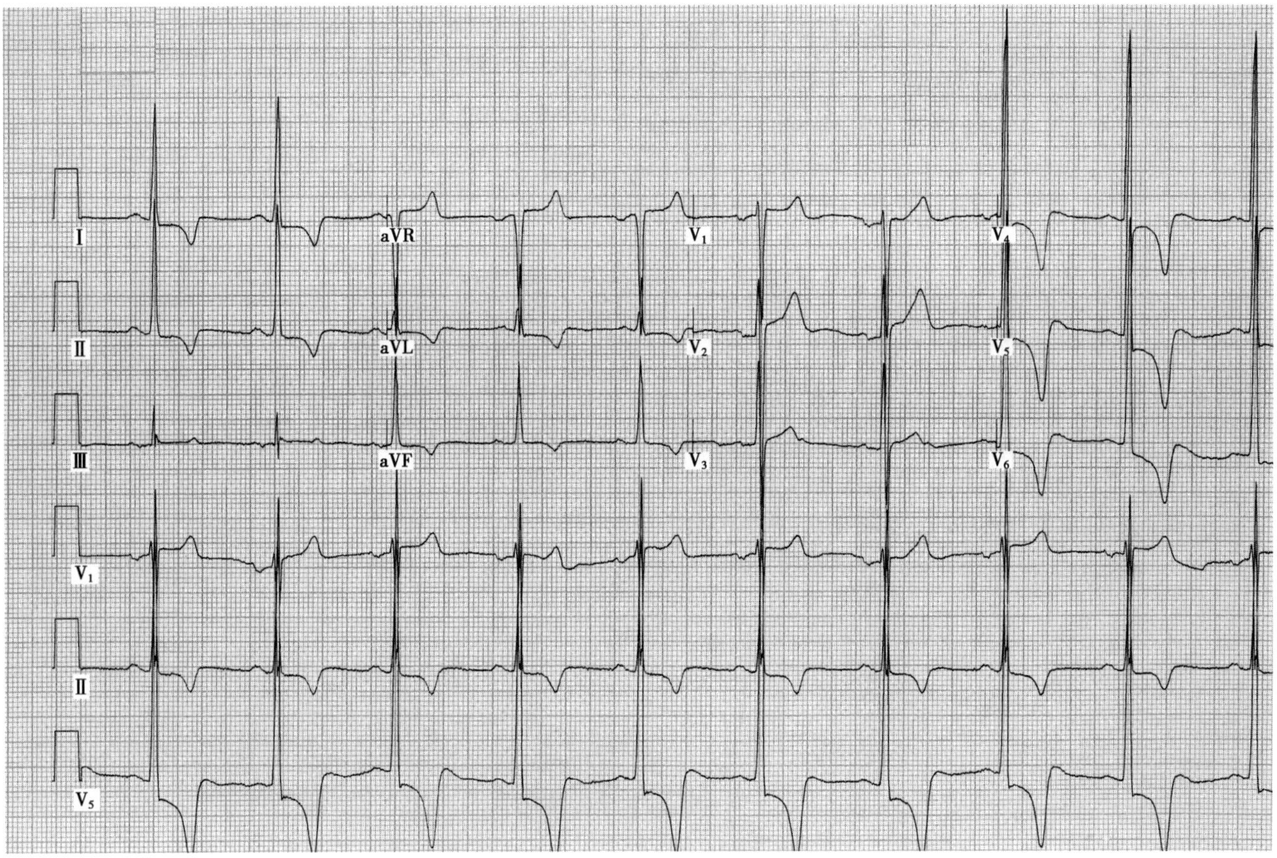

C12-3　左心室高电压，ST-T 改变

临床资料：患者，男性，以活动后胸闷憋气 1 年余收住院。超声心动图示：室间隔增厚，最厚处约 17mm，病变处回声粗糙，呈斑点样改变，心肌纹理排列紊乱，室壁运动减低。EF 74%。X 线片：主动脉结增宽，肺动脉段平直，左室圆隆偏大，心胸比：0.51。临床诊断为肥厚型心肌病。**心电图特征：**心率 60 次/分。PR 间期 0.17s，QT 间期 0.45s。$R_{I}>1.5mV$，$R_{II}>2.5mV$，$V_1 \sim V_3$ 导联 S 波加深，$R_{V_5} \sim R_{V_6}>2.5mV$。Ⅰ、Ⅱ、aVL、$V_4 \sim V_6$ 导联 ST 段水平型压低大于 0.05mV，并伴有 T 波倒置。**心电图诊断：**窦性心律，左心室高电压，ST-T 改变。

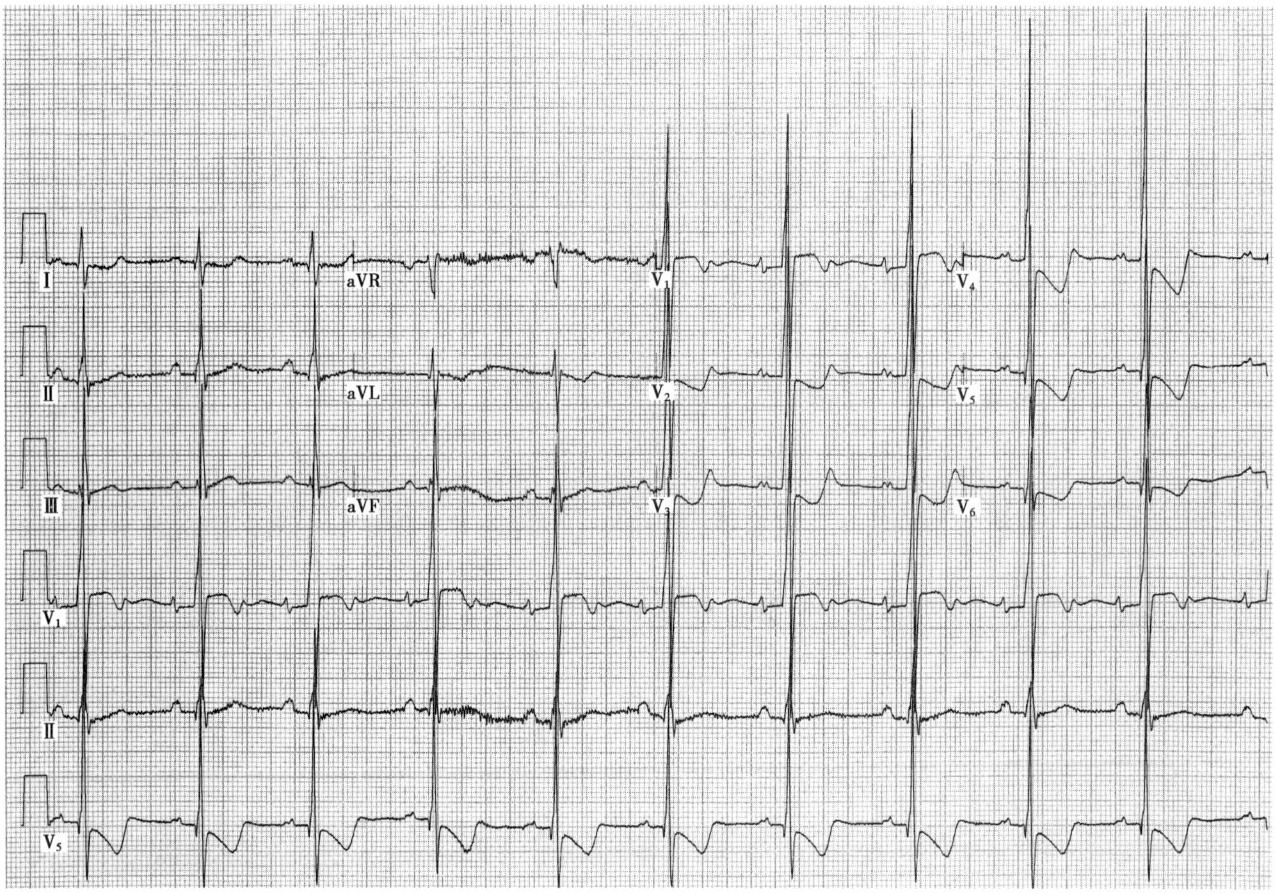

C12-4 左心室高电压,ST-T 改变

临床资料:患者,男性,19 岁。超声心动图示:左房扩大,左室腔内径相对略小,室间隔与左室壁增厚,病变处回声粗糙,呈斑点样改变,心肌纹理排列紊乱,室间隔及左室壁运动幅度尚可。左房 45mm,左室 35mm,EF 70%。临床诊断为肥厚型心肌病。**心电图特征:**心率 61 次/分,PR 间期 0.20s,QT 间期 0.43s。V_1~V_3 导联 S 波加深,R_{V_5}>2.5mV,V_2~V_6 ST 段下斜型压低超过 0.05mV,T 波倒置。**心电图诊断:**窦性心律,左心室高电压,ST-T 改变。

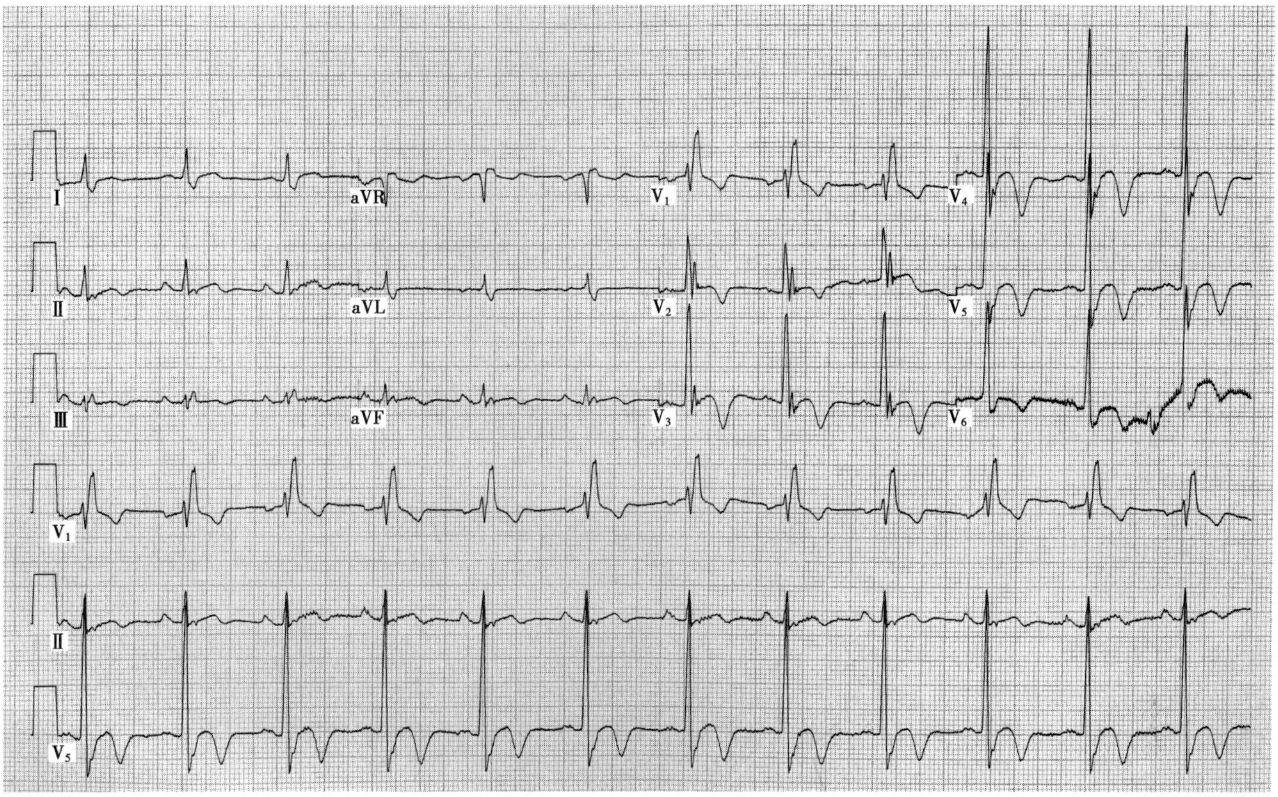

C12-5　**完全性右束支阻滞，左心室高电压，T 波改变**

临床资料：患者，男性。临床诊断为肥厚型心肌病。**心电图特征：**心率 72 次/分。PR 间期 0.16s，QT 间期 0.44s，QRS 波群 0.14s，增宽>0.12s，V_1 导联呈 rSR′型，Ⅰ、Ⅱ、aVL、V_4～V_6 导联 S 波粗钝>0.04s，aVR 导联 R 波粗钝，R_{V_5}>2.5mV。V_5～V_6 T 波倒置。**心电图诊断：**窦性心律，完全性右束支阻滞，左心室高电压，T 波改变。

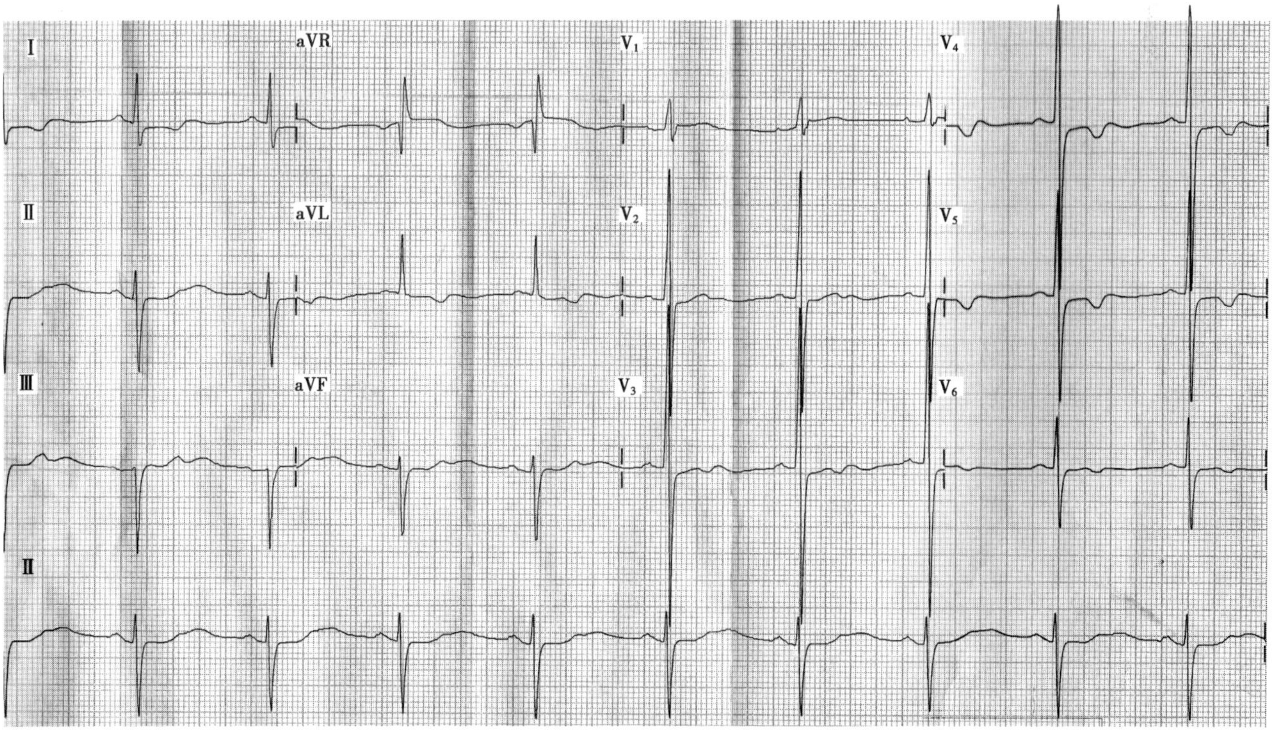

C12-6　**电轴左偏，ST-T 改变**

临床资料:患者,男性,53岁。以发作性胸闷20年为主诉入院。超声心动图:左房扩大,余房室内径正常范围,室间隔明显增厚,最厚处约22mm,病变处回声粗糙,余室壁厚度正常,室壁运动尚可,左房40mm,左室42mm,EF 60%。X线片:主动脉结增宽,肺动脉段平直,心室偏大,心胸比0.53。临床诊断为肥厚型心肌病。**心电图特征:**心率59次/分。PR间期0.16s,QT间期0.41s,电轴-80°,左偏,Ⅰ、aVL、V_3~V_6导联ST段水平型压低超过0.05mV,T波倒置。**心电图诊断:**窦性心律,电轴左偏,ST-T改变。

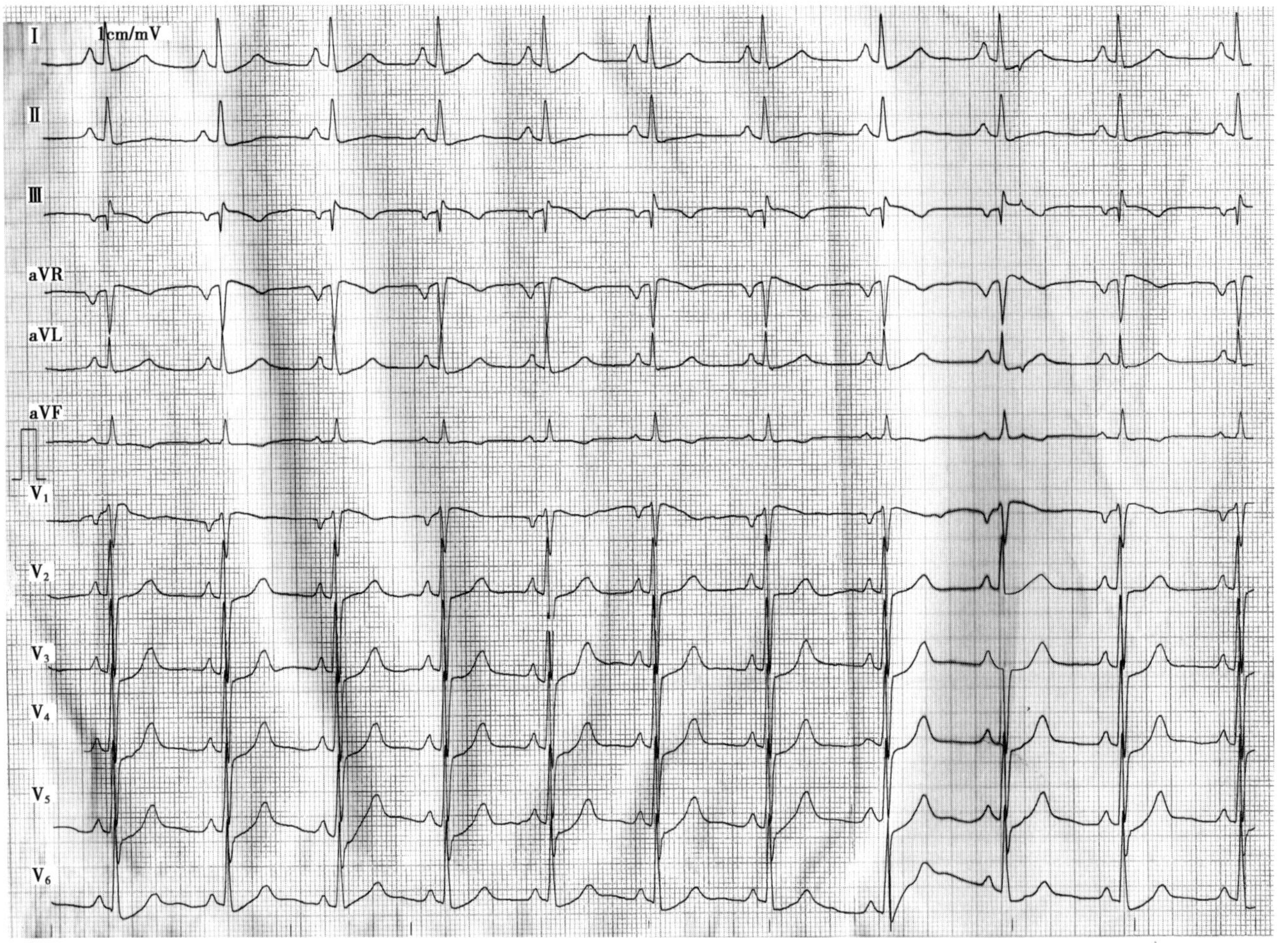

C12-7 P波异常,ST-T改变

临床资料:患者,女性,22岁。以反复发作心悸、晕厥6年为主诉入院。超声心动图:左房扩大,余房室内径正常范围,左室心尖部明显增厚,最厚处约16mm,病变处回声粗糙,左房38mm,左室51mm,EF 60%。X线片:主动脉结不宽,肺动脉段平直,左室增大。临床诊断为肥厚性心肌病。**心电图特征:**心率63次/分。PR间期0.20s,QT间期0.43s,Ⅰ导联P波>0.25mV,V_2导联P波>0.15mV。Ptf_{V_1}的绝对值>0.04mV·s。Ⅰ、Ⅱ、aVL、V_2~V_6导联的ST段呈上斜型压低超过0.05mV,Ⅱ导联T波低平,Ⅲ、aVF导联T波倒置。**心电图诊断:**窦性心律,心房肥大,ST-T改变。

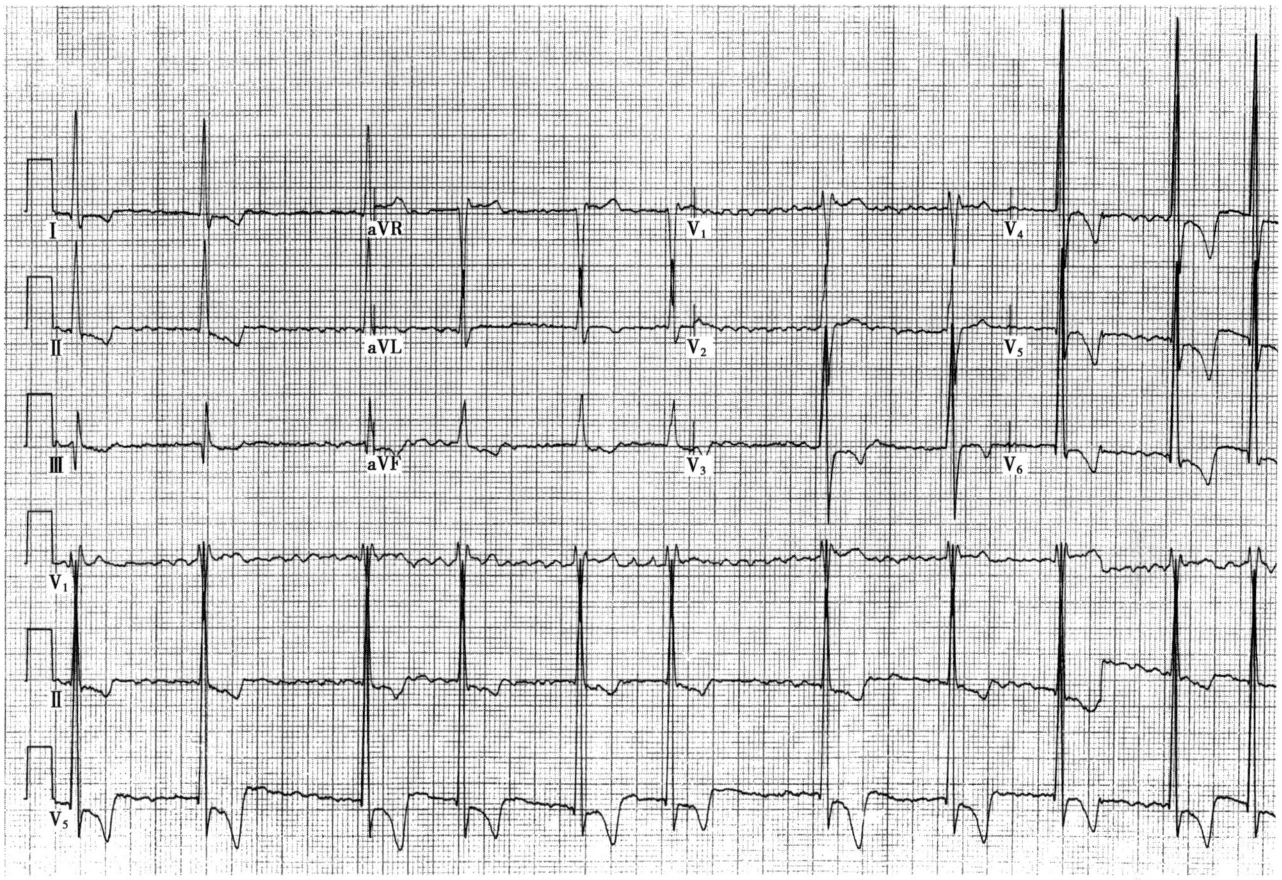

C12-8 心房颤动，左心室高电压，ST-T 改变

临床资料：患者，男性，41 岁。以咳嗽、憋气半年为主诉入院，查体：心界扩大，$P_2<A_2$。超声心动图：左房扩大(50mm)，左室舒张末期前后径 79mm，EF 25%～30%，左心内径明显增大，左室壁厚度正常，运动幅度减低。X 线片：主动脉结宽，肺动脉平直，心影明显增大，左房室大为主。临床诊断为扩张型心肌病。**心电图特征：**P 波消失，代之大小、间隔不规则的 f 波，平均心室率 64 次/分，QT 间期 0.40s，$R_{I}>1.5mV$，$R_{V_5}\sim R_{V_6}>2.5mV$，Ⅱ、Ⅲ、aVF、$V_3\sim V_6$ 导联 ST 段压低超过 0.05mV，T 波倒置。Ⅰ、aVL 导联 T 波倒置。**心电图诊断：**心房颤动，左心室高电压，ST-T 改变。

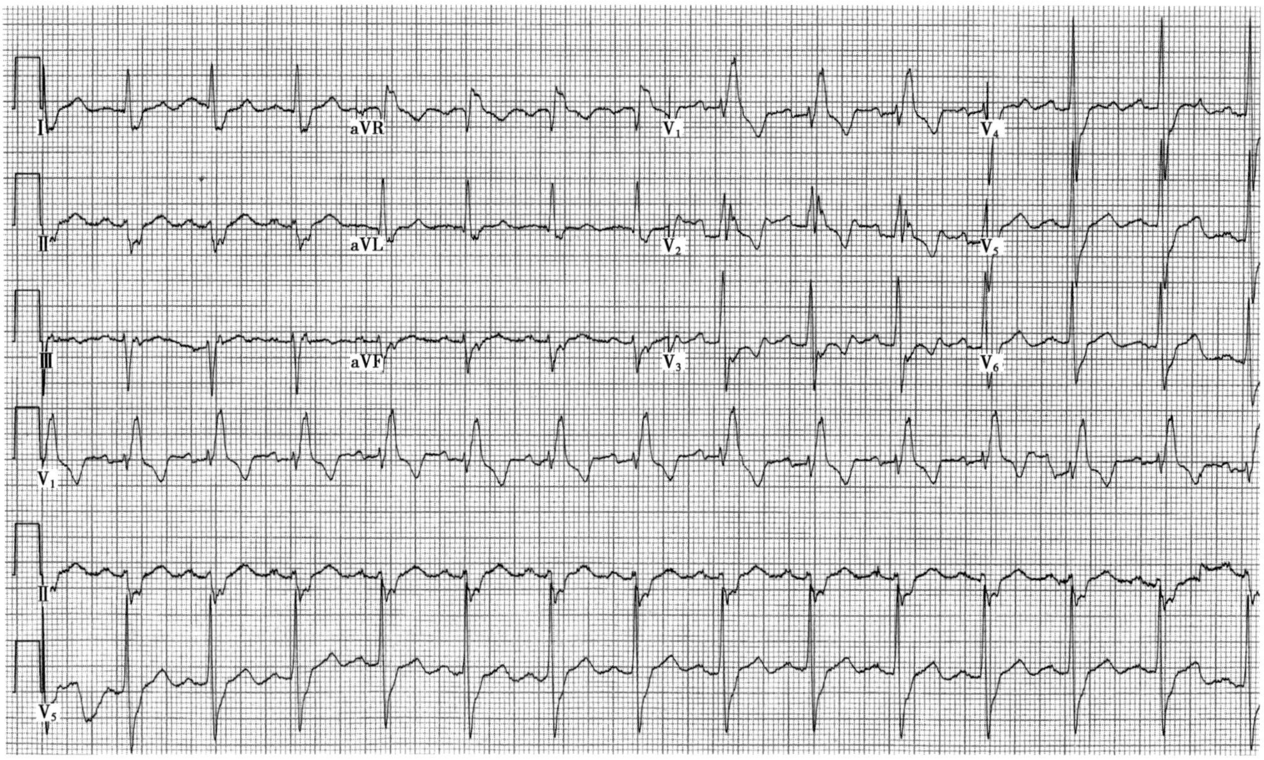

C12-9　完全性右束支阻滞，左前分支阻滞

临床资料：患者，男性，49 岁。查体：心界扩大，P2＞A2。超声心动图：全心扩大，以左心室增大为著，左室流出道增宽，EF 35%，左室壁运动幅度呈弥漫性减低。临床诊断为扩张性心肌病。**心电图特征：**心率 88 次/分，PR 间期 0.19s，QT 间期 0.42s，QRS 波群 0.17s，V_1 导联呈 rSR′型，Ⅰ、Ⅱ、aVL、aVF、V_4～V_6 导联 S 波粗钝＞0.04s，aVR 导联 R 波粗钝，Ⅰ、aVL 导联呈 qRs 型，Ⅱ、Ⅲ、aVF 导联呈 rS 型，且 aVL 的 R 波大于Ⅰ导联的 R 波，Ⅲ导联的 S 波大于Ⅱ导联的 S 波，心电轴左偏－58°。**心电图诊断：**窦性心律，完全性右束支阻滞，左前分支阻滞。

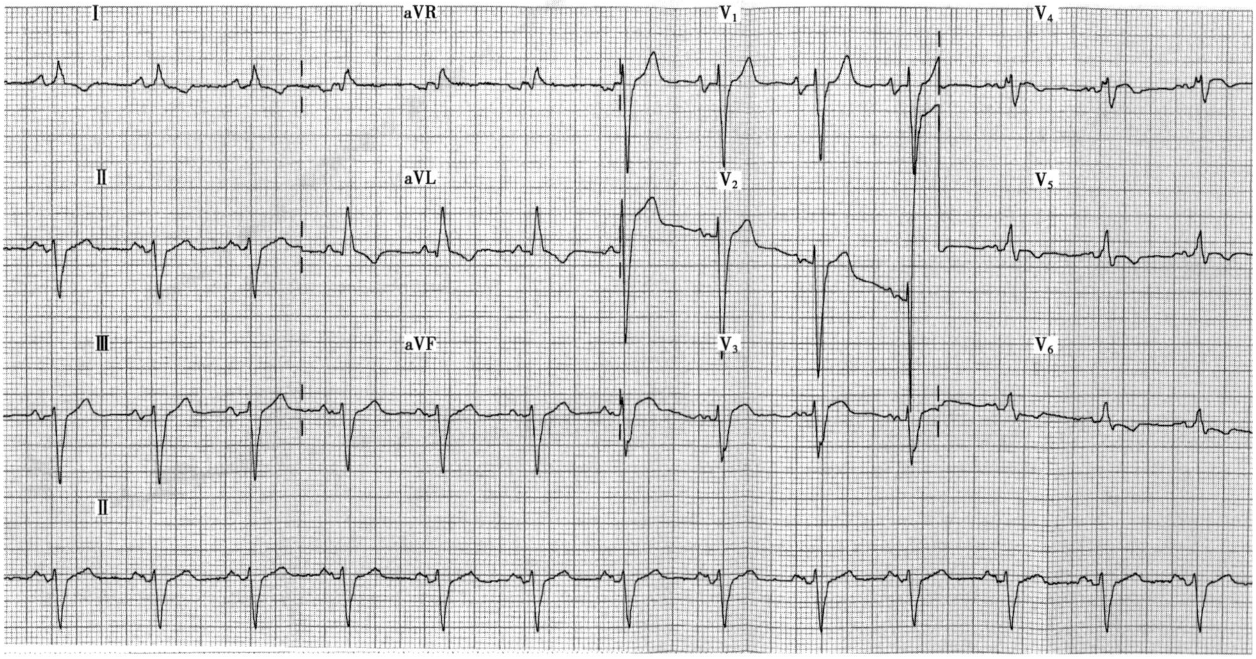

C12-10　左前分支阻滞

临床资料：患者，男性，45 岁。以反复咳嗽、喘憋 1 年入院，查体：心界扩大，$P_2=A_2$。超声心动图：左心扩大，左房 49mm，左室 79mm，EF 44%，左室壁运动幅度减低，不协调。X 线片：主动脉结不宽，肺动脉段平直，左房室增大为主，心胸比：0.64。临床诊断为扩张型心肌病。**心电图特征**：窦性心律，心率 79 次/分，PR 间期 0.20s，QT 间期 0.40s。QRS 波群时限≥0.12s，P 波增宽伴切迹，达 0.12s，Ⅰ导联主波向上，Ⅱ、Ⅲ导联主波向下，Ⅰ、aVL 导联呈 qRs 型，Ⅱ、Ⅲ、aVF 导联呈 rS 型，且 aVL 的 R 波大于Ⅰ导联的 R 波，Ⅲ导联的 S 波大于Ⅱ导联的 S 波。心电轴左偏＞－45°，V_4～V_6 导联 R 波递增不良，Ⅰ、aVL、V_5～V_6 导联 T 波倒置。**心电图诊断**：窦性心律，左心房扩大，左前分支阻滞，室内阻滞，T 波改变。

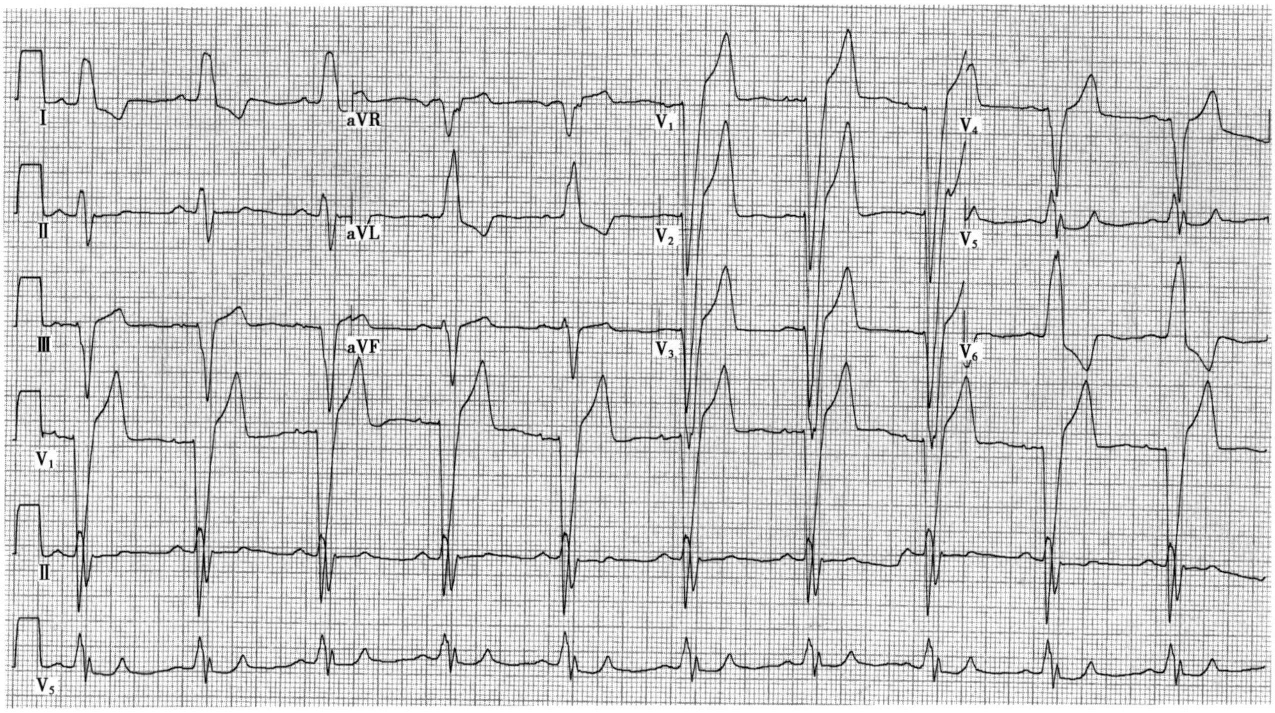

C12-11　完全性左束支阻滞

临床资料：患者，女性，60 岁。以心悸、气短 10 年为主诉入院。超声心动图：左室明显增大，左室流出道增宽，室间隔及左室游离壁厚度正常，室壁回声正常，左室壁运动幅度呈弥漫性减弱，室壁收缩增厚率明显减低，左室 74mm，EF 23%。X 线片：主动脉结宽，肺动脉段饱满，左房室增大，心胸比：0.74。临床诊断为扩张型心肌病。**心电图特征**：心率 61 次/分，PR 间期 0.18s，QT 间期 0.47s，QRS 波群 0.18s，V_1、V_2 导联呈 rS 型，Ⅰ、aVL、V_5、V_6 呈宽钝的 R 波，伴继发性 ST-T 改变。**心电图诊断**：窦性心律，完全性左束支阻滞。

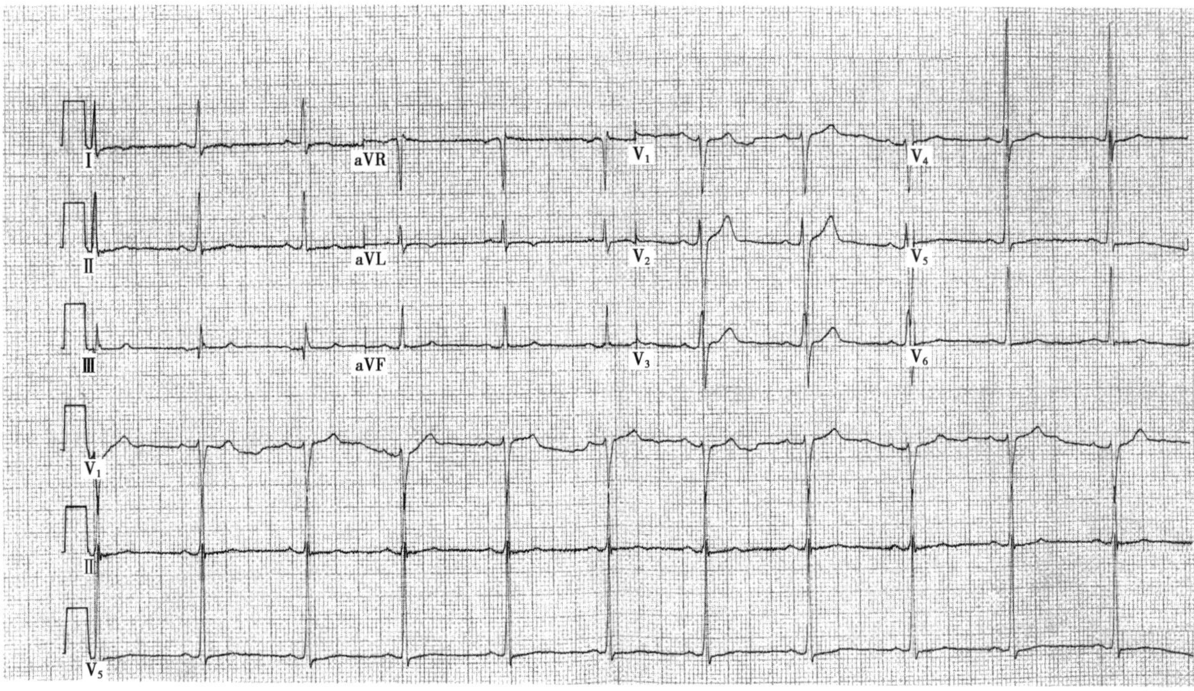

C12-12　T 波改变

临床资料：患者，女。以气短，不能平卧 1 个月为主诉入院。查体：心界扩大，心音低钝，$P_2 < A_2$。超声心动图：左房轻大，左室明显扩大，室间隔及左室游离壁厚度正常，室壁回声正常，左室壁运动幅度呈弥漫性减弱，左房 40mm，左室 70mm，EF 42%。X 线片：主动脉结不宽，肺动脉段平直，左心影增大。临床诊断为扩张型心肌病。**心电图特征**：心率 65 次/分，PR 间期 0.15s，QT 间期 0.39s。Ⅰ、aVL 导联 T 波倒置，Ⅱ、V_5、V_6 导联 T 波低平。**心电图诊断**：窦性心律，T 波改变。

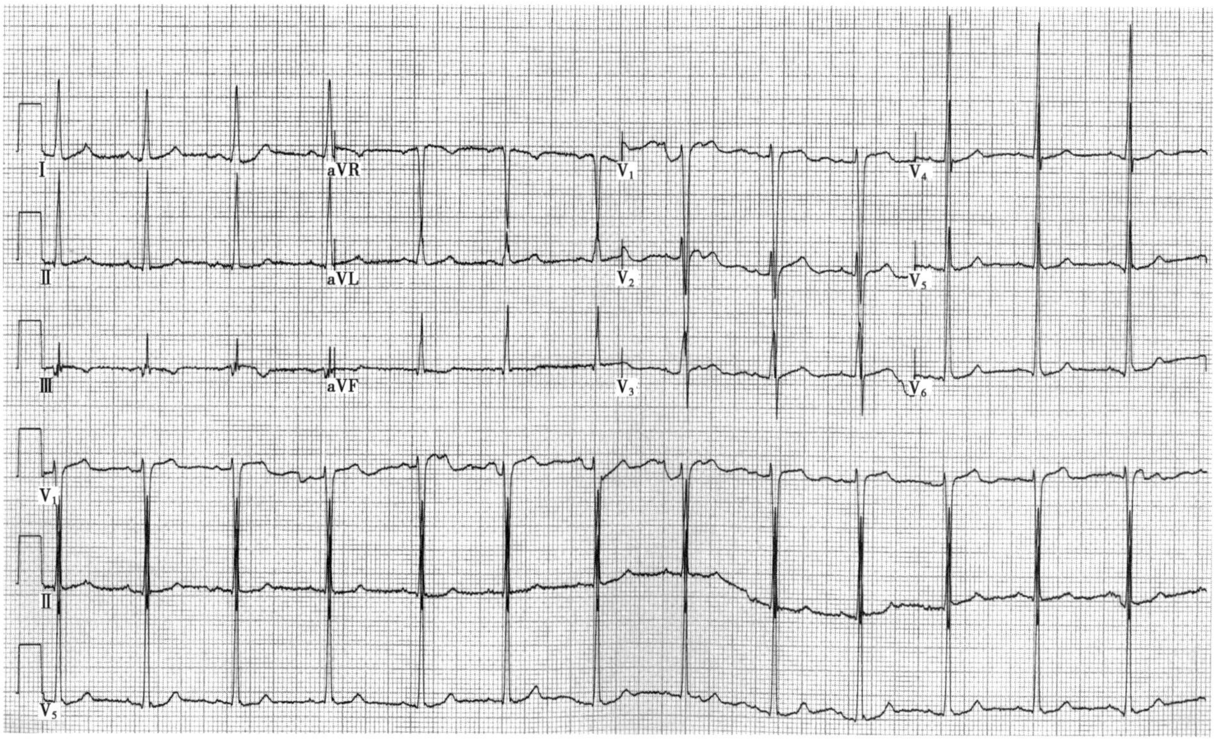

C12-13　左心室高电压

临床资料：患者，男性，17 岁，以乏力 1 年，胸闷、憋气 1 周为主诉入院。超声心动图：左心明显增大，左室流出道增宽，室间隔及左室游离壁变薄，室壁回声正常，左室壁运动幅度呈弥漫性减低，室壁收缩增厚率明显减低。左房 41mm，左室 81mm，EF 25%。临床诊断为扩张型心肌病。**心电图特征**：心率 78 次/分，PR 间期 0.13s，QT 间期 0.39s。V_1 导联 S 波加深，V_5 导联 R 波＞2.5mV，电轴正常。**心电图诊断**：窦性心律，左心室高电压。

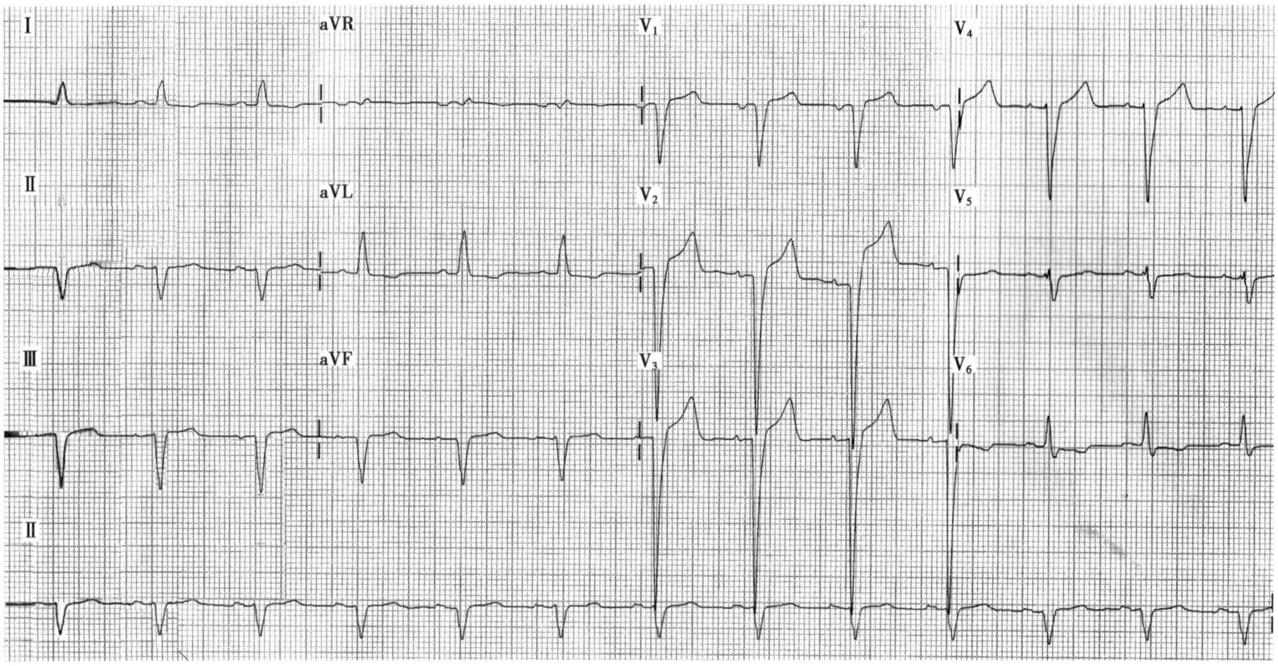

C12-14　异常 Q 波，T 波改变

临床资料：患者，男性，43 岁。以阵发胸闷、气短、心慌 3 个月，加重 2 个月为主诉入院。超声心动：左心扩大，右心不大，左室壁运动幅度呈弥漫性减低，左房 44mm，左室 62mm，EF 35%。X 线片：主动脉结宽，边缘钙化，肺动脉段平直，左室增大。临床诊断为扩张型心肌病。**心电图特征**：心率 77 次/分，PR 间期 0.15s，QT 间期 0.39s。Ⅱ、Ⅲ、aVF、V_1～V_3 导联呈 QS 型，V_4～V_5 导联呈 rS 型。Ⅰ、aVL、V_6 导联 T 波倒置。**心电图诊断**：窦性心律，异常 Q 波，T 波改变。**鉴别诊断**：陈旧性心肌梗死。

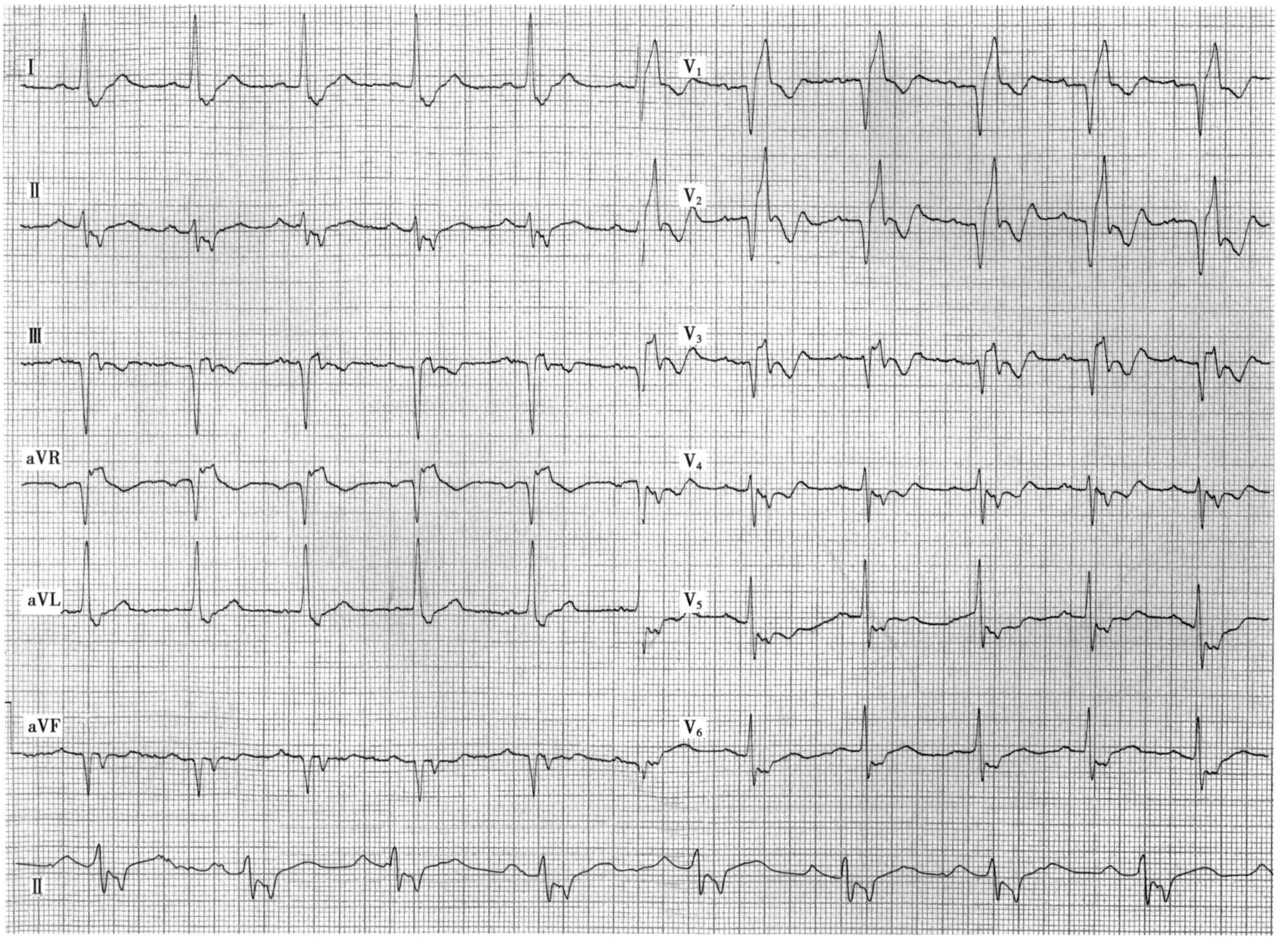

C12-15 完全性右束支阻滞，异常Q波

临床资料：患者，男性，43岁。以劳累后咽部发堵、乏力1年为主诉入院。超声心动：左心房室扩大，右室饱满，左室壁运动弥漫性减低。左房42mm，左室63mm，EF 63%。X线片：肺动脉段饱满，主动脉偏宽，左室增大。临床诊断为扩张型心肌病。**心电图特征：**心率68次/分，PR间期0.22s，QT间期0.48s。QRS波群各导联终末部粗钝，时限达0.24s，增宽>0.12s，Ⅲ、aVF、V_1～V_3导联起始部Q波，V_4导联呈rS型。**心电图诊断：**窦性心律，一度房室阻滞，完全性右束支阻滞，异常Q波。**鉴别诊断：**陈旧性心肌梗死。

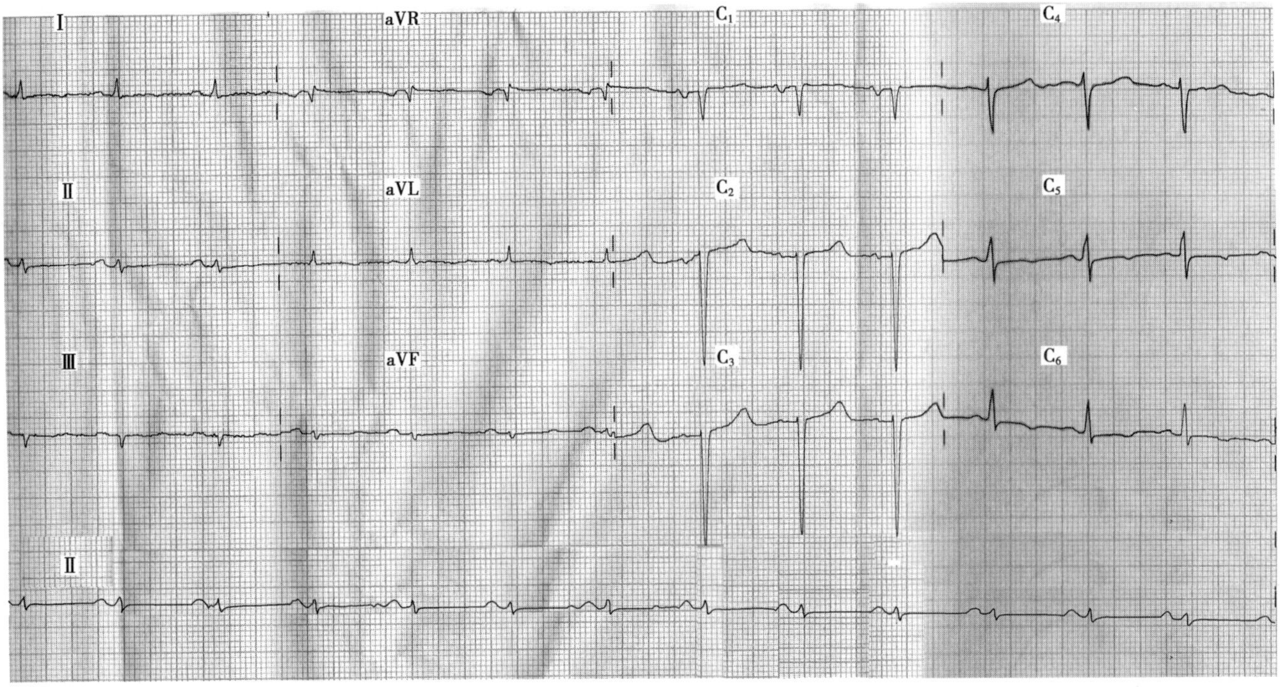

C12-16 **肢体导联低电压，电轴左偏，T 波改变**

临床资料：患者，男性，43 岁。以胸闷、腹胀 3 个月为主诉入院。超声心动图：全心增大，室间隔及左室游离壁厚度正常，室壁回声正常，左室壁运动幅度呈弥漫性减低，室壁收缩增厚率明显减低。左房 51mm，左室 60mm，EF 28%，X 线片：主动脉偏宽，肺动脉段饱满，左房室增大，心胸比 0.63。临床诊断为扩张型心肌病。**心电图特征：**心率 81 次/分，PR 间期 0.16s，QT 间期 0.39s，肢体导联 QRS 波群振幅小于 0.5mV，心电轴左偏 −38°，V_1～V_4 导联 R 波递增不良，V_5～V_6 导联 T 波浅倒置。**心电图诊断：**窦性心律，电轴左偏，肢体导联低电压，胸导 R 波递增不良，T 波改变。

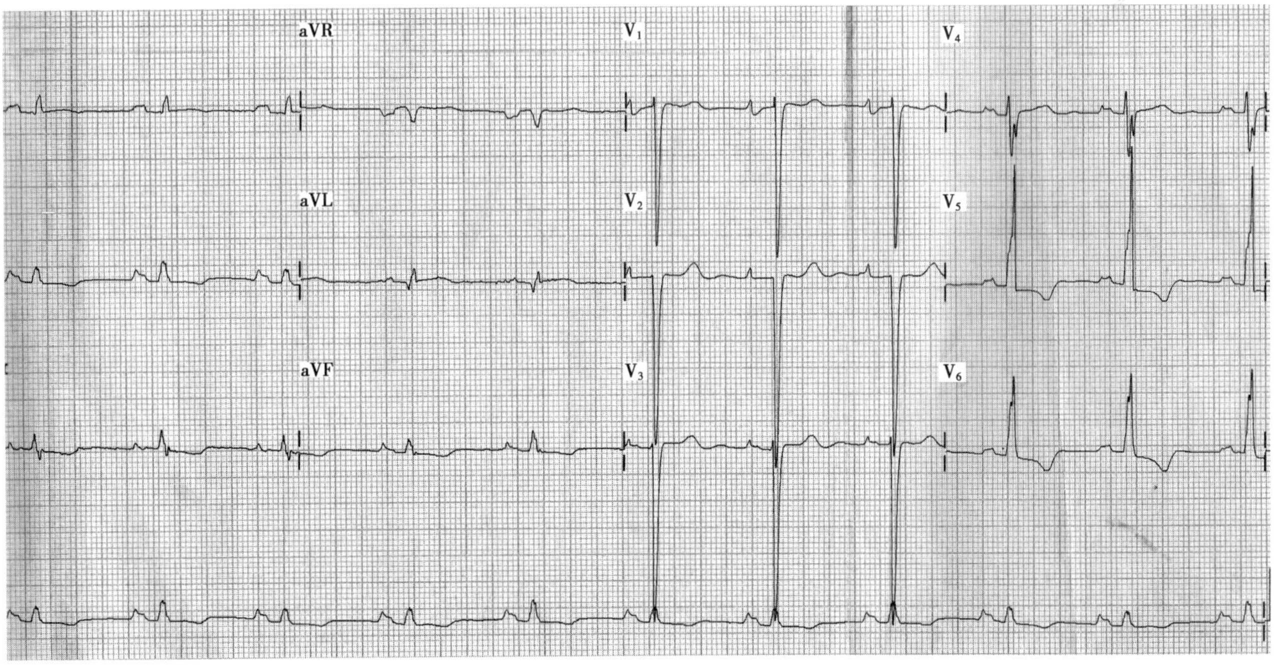

C12-17 **一度房室阻滞，P 波异常，异常 Q 波，ST-T 改变**

临床资料:患者,男性,47 岁。以发作性胸闷、气短 2 年为主诉入院。超声心动图:全心扩大,以左心为主,左房 49mm,左室 72mm,EF 23%,X 线片:主动脉结不宽,肺动脉段平直,心影增大,心胸比 0.64。临床诊断为扩张型心肌病。**心电图特征**:心率 64 次/分,PR 间期 0.22s,QT 间期 0.42s,Ⅰ、Ⅱ、aVR、V_3～V_6 导联 P 波增宽>0.12s,呈双峰状。V_2 导联呈 QS 型,Ⅱ、Ⅲ、aVF 导联 T 波倒置,V_5V_6 导联 ST 段水平型压低超过 0.05mV,T 波倒置。**心电图诊断**:窦性心律,一度房室阻滞,心房扩大,异常 Q 波,ST-T 改变。

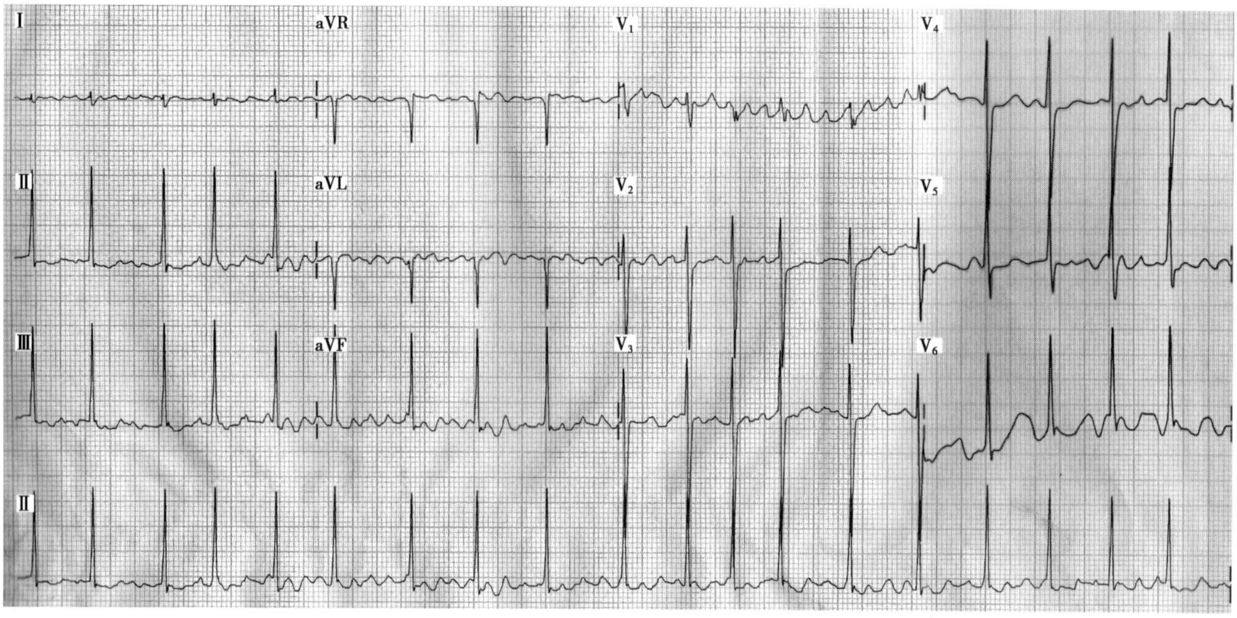

C12-18 心房颤动

临床资料:患者,女性,15 岁。以心悸、气短 3 个月为主诉入院,超声心动图:全心增大,以双房为著,左房(63mm×70mm),右房(30mm×43mm),左室壁运动幅度呈弥漫性减低,EF 47%。临床诊断为限制型心肌病。**心电图特征**:P 波消失,代之大小、间隔不规则的 f 波,平均心室率 75 次/分,QT 间期 0.32s。Ⅱ、Ⅲ、aVF、V_4～V_6 导联 T 波低平。**心电图诊断**:心房颤动,T 波改变。**鉴别诊断**:风湿性心脏病。

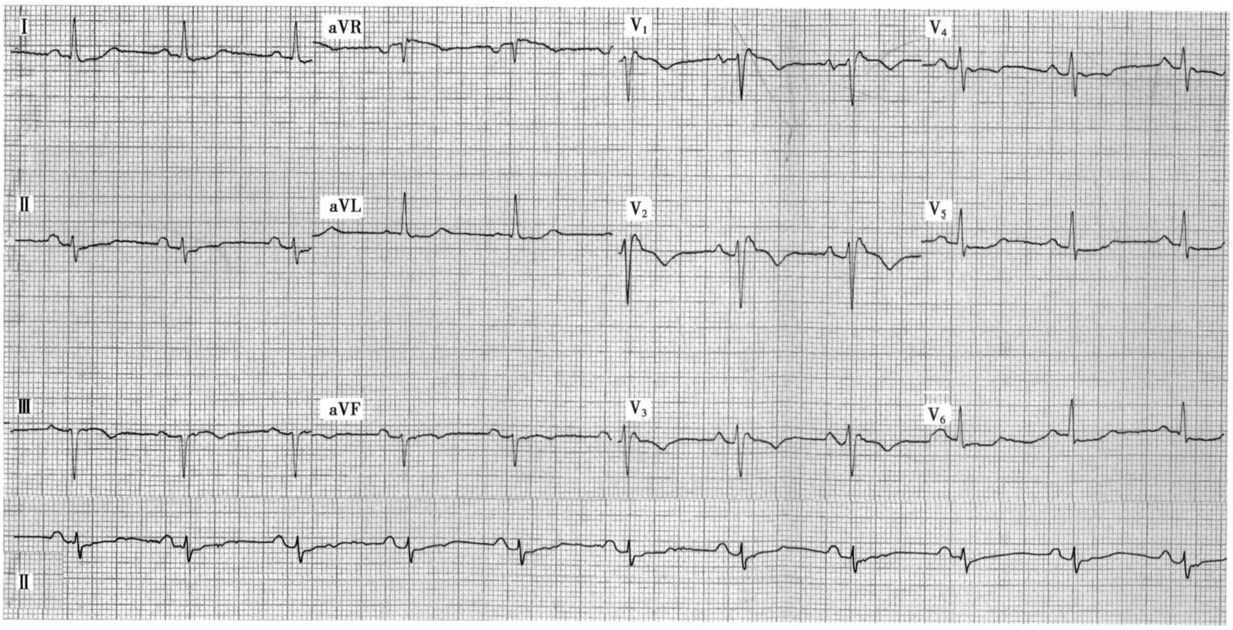

C12-19 Epsilon 波

临床资料：患者，女性，71岁。超声心动图：右心增大，余房室腔内径正常范围室间隔及左室壁厚度正常，右室壁变薄，呈弥漫性运动减低。右房28mm，EF 55%。Holter监测：短阵室性心动过速，呈左束支型。临床诊断为右室心肌病。**心电图特征：**心率65次/分，PR间期0.20s，QT间期0.41s，V_1、V_2导联呈rSr′型，ST段起始部可看到小棘波（Epsilon波），并伴T波倒置，Ⅰ、aVL、V_5V_6导联ST段压低。**心电图诊断：**窦性心律，Epsilon波，ST-T改变。

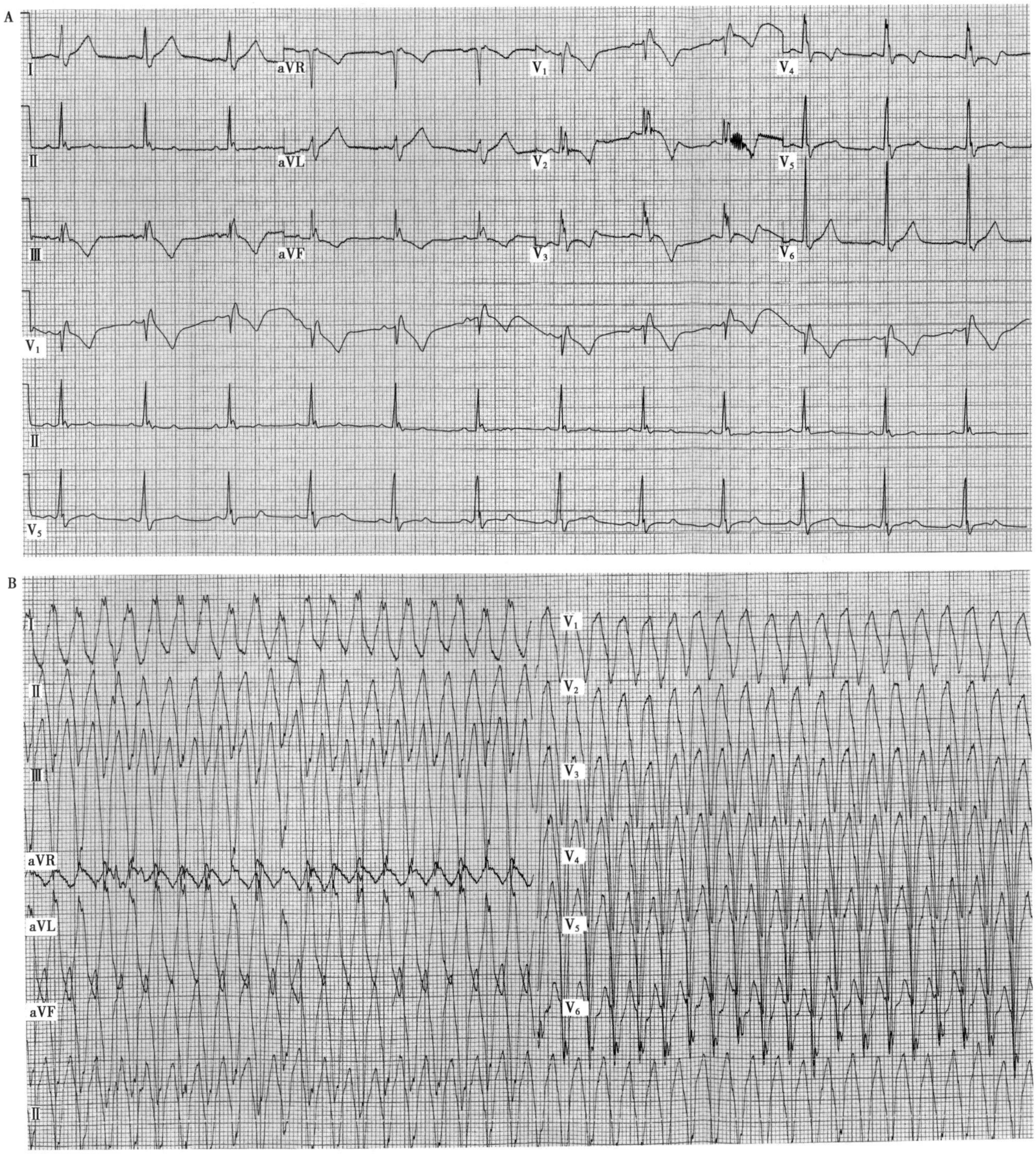

C12-20 室性心动过速

临床资料:患者,女性,15 岁。以心悸、呕吐 1 周为主诉入院。超声心动图:各房室内径正常。右房 17.6mm,左房 25.6mm,左室 44.2mm,EF 55%。临床诊断为右室心肌病。**心电图特征**:图 C12-20A:窦性心律,心率 72 次/分,PR 间期 0.12s,QT 间期 0.40s,V_1、V_2 导联呈不完全右束支阻滞图形,并伴 T 波倒置。Ⅱ导联 T 波低平,Ⅲ、aVF 导联 T 波倒置。**心电图诊断**:窦性心律,不完全性右束支阻滞。图 C12-20B:室性心动过速,心率 241 次/分,电轴左偏 −70°,QRS 波群在Ⅰ、aVL 导联直立,Ⅱ、Ⅲ、aVF 导联主波向下呈 QS 型,V_1~V_6 均呈 QS 型,呈现左束支阻滞图形,为右室流出道室性心动过速。**心电图诊断**:阵发性室性心动过速。

(张 健　何 佳　韦丙奇　方丕华)

第十三章

心 包 疾 病

本章内容提要：

第一节 心电图概论

心包炎多于急性期消散，也可能演变成慢性心包炎，急性期心包腔内可有过多的液体渗出，称为心包积液。

一、急性心包炎

（一）定义

急性心包炎为心包脏层和壁层的急性炎症，可由细菌、病毒、自身免疫、物理、化学等因素引起。心包炎常是某种疾病表现的一部分或为其并发症，常被原发疾病所掩饰，但也可单独存在。

（二）机制

心包炎引起心电图的异常有三个因素：浅表性心肌炎；心包积液；液体或者纤维素对心肌表面的损伤。

急性期，心包壁层和脏层中有纤维蛋白、白细胞及少许内皮细胞渗出，有时会有液体渗出。心包本身不产生电动力，急性心包炎时心电图的异常来自心包下心肌。心包炎症使心外膜下心肌产生损伤，因而引起 ST-T 改变。

如果心包内有渗出液，使心肌激动产生的电流发生短路，心脏等效电偶阳极发出的电流大部分通过包围心脏的积液回入电偶阴极。它在身体表面产生的电位就较平常小，因而出现低电压的改变。心包积液抵消了肺和纵隔对心脏的填充、轻度压迫的作用，使心脏在心包腔内机械活动加大，收缩时更自由地旋转，而舒张时不容易恢复，从而引起电交替。心包积液对于心肌的压力也会产生损伤电流，出现 ST 段的改变。在心房还会出现 PR 段的改变。

（三）心电图表现和诊断要点

1. PR 段的变化　PR 段的变化是急性心包炎的一个主要表现。出现于心包炎的早期，一般出现在 ST 段抬高期或 ST 段降至基线、而 T 波尚未倒置之前。除 aVR 和 V_1 导联外，其他所有的导联 PR 段均呈下移，aVR 导联 PR 段可抬高，提示包膜下心房肌受损。

2. ST-T 改变　广泛性 ST 段抬高为急性心包炎的特征心电图改变。除面向心室腔的导联 aVR 出现 ST 段下移外，所有面向心外膜的导联均出现 ST 段抬高。ST 段抬高呈斜直形或弓形，凹面向上，一般不超过 0.4～0.5mV。经数日至数周后 ST 段下降、回落到基线，T 波变为低平或倒置，持续数周至数月后可逐渐恢复正常。

3. QRS 波群低电压　急性心包炎若不并发心包积液，QRS 波群电压正常，若伴有心包积液，由于电流发生短路，QRS 波群电压通常降低。大量渗液时可见 QRS 波群电交替，甚至完全性电交替。

4. 多无病理性 Q 波，无 QT 间期延长。

5. 常有窦性心动过速。

急性心包炎心电图改变分为两个阶段：早期特征为多数导联 ST 段抬高，T 波直立；进展到急性心包炎的第二个阶段，ST 段恢复等位线后，出现广泛的 T 波倒置（图 13-1，图 13-2）。

（四）重要概念

电交替：指来自同一起搏点心搏的心电图形态和（或）电压甚至极性呈交替性变化。心房、心室除极和复极的各波段如 P 波、QRS 波群、ST 段、T 波、U 波等均可能发生电交替。出现于单个或数个波（或段）的分别称为单纯性电交替或复合性电交替，如出现于全部波（或段）的称为完全性电交替，它高度提示心脏压塞。

（五）主要鉴别诊断

1. 急性心肌梗死

（1）本病的 ST 段抬高分布广泛，可见于 V_1、aVR 以外的多数导联，而急性心肌梗死 ST 段抬高多局限于数个相关的导联。

（2）本病的 ST 段呈斜直形或弓形，凹面向上，而急性心肌梗死的 ST 段抬高呈弓背向上。

（3）本病 ST 段抬高程度较轻，一般不超过 0.4～0.5mV，而急性心肌梗死的 ST 段抬高常可高达 1.0mV 以上，甚至呈单向曲线。

（4）本病 ST 段抬高的导联多出现 PR 段下移，aVR 导联出现 PR 段抬高，而急性心肌梗死较少出现 PR 段偏移。

（5）本病无异常 Q 波，可能出现 QRS 波群低电压，而急性心肌梗死通常出现异常 Q 波，也可出现 R 波振幅降低。

（6）本病 ST 段降至基线后，T 波方转为倒置，且倒置的程度较浅，急性心肌梗死抬高的 ST 段尚未降至基线之前，T 波即可转为倒置，倒置程度较深。

2. 早期复极综合征

（1）ST 段抬高无动态变化，可多年稳定不变。

（2）ST 抬高的导联 T 波高大直立。

（3）R 波降支与抬高的 ST 段连接部位之间可见到 J 波。

二、缩窄性心包炎

（一）定义

心脏被致密厚实的纤维化或钙化心包所包围，使心室舒张期充盈受限而产生的一系列循环障碍的病症。

（二）机制

急性心包炎后，随着渗液逐渐吸收可有纤维组织增生，心包增厚粘连、壁层与脏层融合。纤维增厚的心包是很好的导体，使心肌激动产生的电流发生短路，出现低电压的改变。另外，慢性缩窄性心包炎可形成坚厚的瘢痕，压缩心脏及大血管近端，引起一系列的心电图改变。累及心房可引起 P 波增宽，出现切迹及并发房性心律失常；瘢痕压缩右心室流出道可引起右心室肥大和电轴右偏；累及浅层心室肌可使心肌萎缩、纤维化，出现 QRS 波群低电压和 T 波倒置。

（三）心电图表现和诊断要点

缩窄性心包炎的心电图通常存在异常，但这些异常多为非特异性，应慎重考虑缩窄性心包炎的诊断（图13-3）。

1. P波改变和房性心律失常　P波增宽，出现切迹，有时酷似“二尖瓣型P波”。1/3～2/3的病人有房性心律失常，出现心房颤动、心房扑动，房性心律失常中75%为心房颤动。

2. 各导联QRS波群波低电压　产生低电压的原因并不一定是由于心包积液，也可能与心肌本身发生萎缩有关。

3. T波异常　T波低平、切迹或倒置出现于多数导联，为慢性缩窄性心包炎最常见的心电图表现。

4. QRS波群电轴右偏　电轴右偏可能为右心室肥大、心脏转位和扭曲所致。

5. 可出现电交替。

第二节　图　　谱

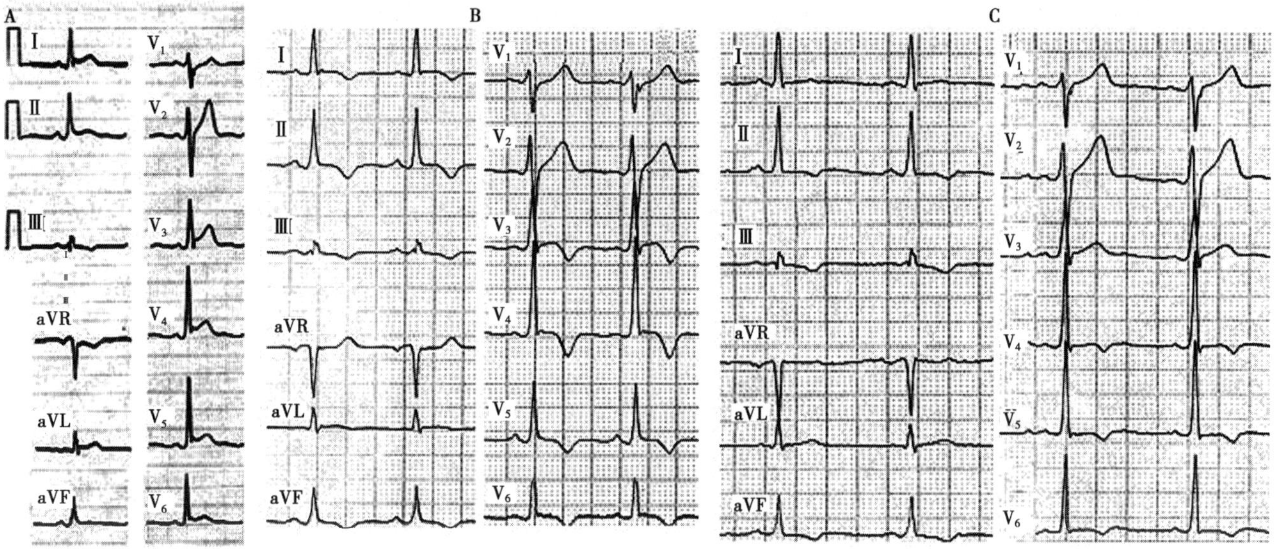

图13-1　急性心包炎

临床资料：30岁男性，自诉胸痛2天。**心电图特征**：图13-1A：发病2天，Ⅰ、Ⅱ、aVF、aVL、V_2～V_6导联ST段弓背向下抬高0.1～0.4mV，aVR导联ST段压低，T波均直立。图13-1B：发病3天，各导联ST段回到等位线，T波出现倒置。图13-1C：发病5天，各导联ST段回到等位线，T波倒置。**心电图诊断**：符合急性心包炎的心电图特征。**鉴别诊断**：急性心肌梗死：无心肌梗死时ST段呈面分布的特征，并且是ST段弓背向下抬高。

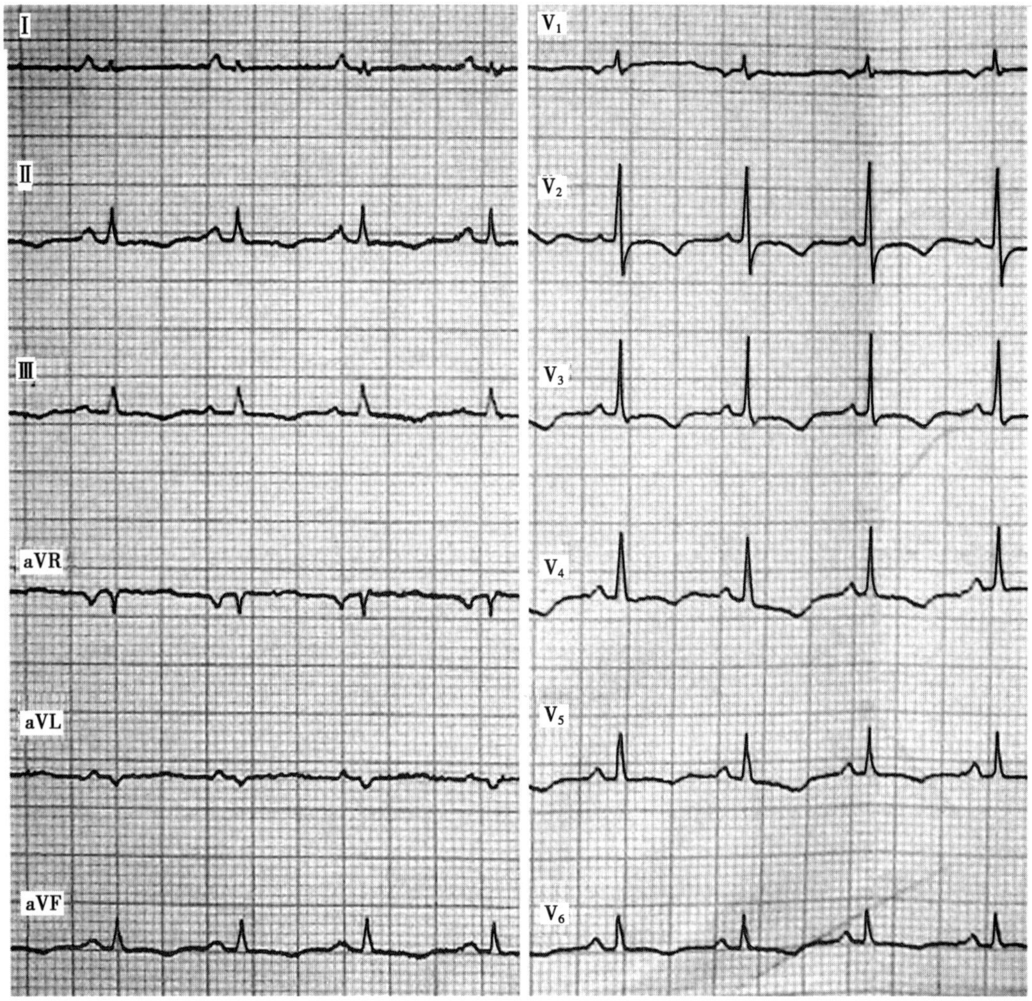

图 13-2　心包积液

临床资料:21 岁男性,胸闷气短 2 月余,不能平卧,伴咳嗽腹胀双下肢水肿。超声心动图提示心包积液。**心电图特征**:窦性心动过速、肢体 QRS 波群波低电压,ST 段压低,T 波倒置。**心电图诊断**:符合心包积液的心电图特征。

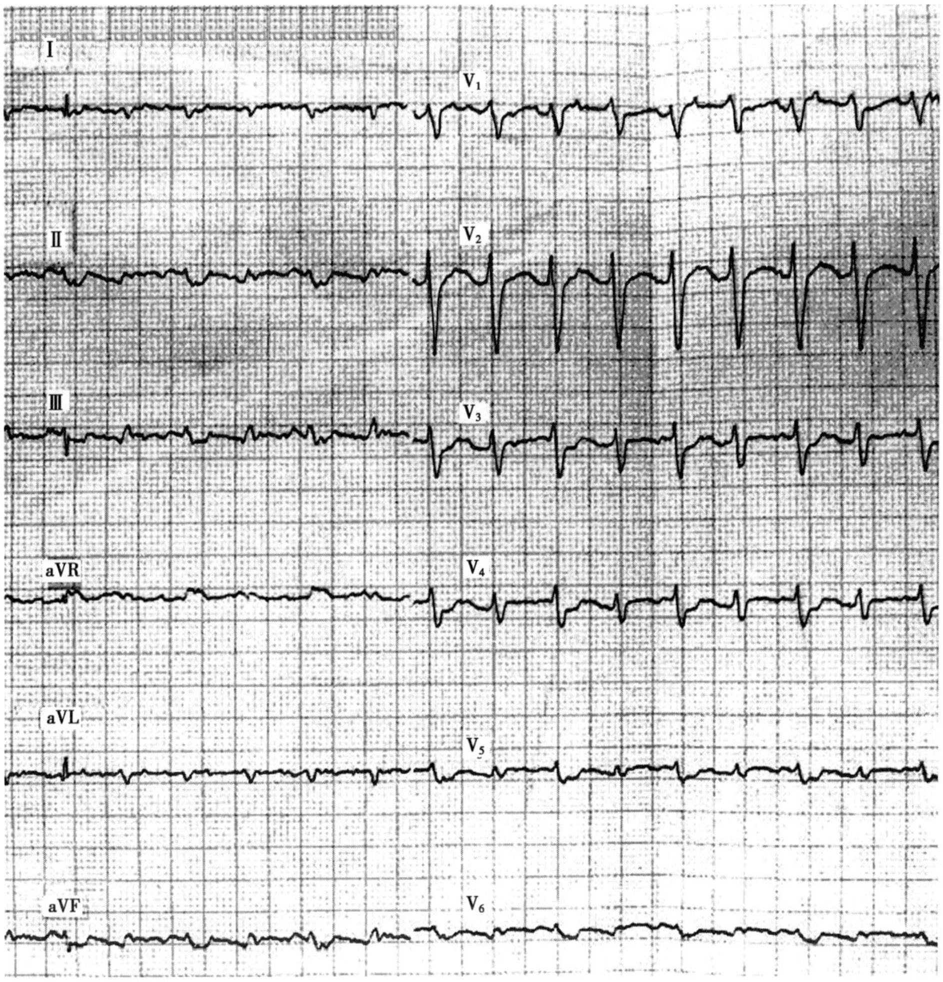

图 13-3　缩窄性心包炎

临床资料：15 岁男性，双下肢水肿 1 年，有心包积液病史，曾经反复抽取心包积液。超声心动图提示缩窄性心包炎，双房扩大。**心电图特征：**心房扑动，肢体 QRS 波群低电压，电交替，电轴右偏。**心电图诊断：**符合缩窄性心包炎的心电图特征。

第三节 病例思考

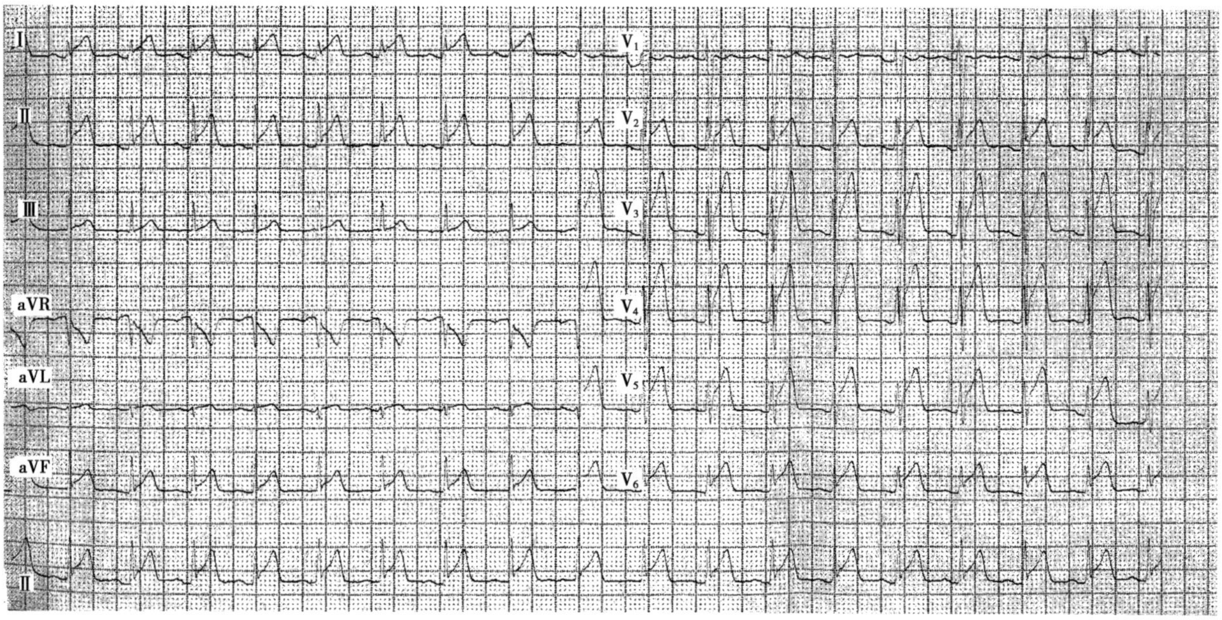

C13-1 ST-T 改变

临床资料:患者,男,19 岁。因持续性胸痛 2 天入院。患者于 2 天前连续酗酒熬夜后突感心前区疼痛,并进行性加重。入院查体,心律齐,心音正常,各瓣膜区未闻及杂音,双肺呼吸音未闻及干、湿啰音。超声心动图未见明显异常。临床最后诊断为急性心肌炎。**心电图特征:**心率 115 次/分,PR 段 0.16s,QT 间期 0.32s,急性心包炎的重要表现是主波向上,ST 段抬高,主波向下的 ST 段压低。**心电图诊断:**窦性心律,ST-T 改变,符合心包炎改变。**鉴别诊断:**急性心肌梗死,急性心肌炎。

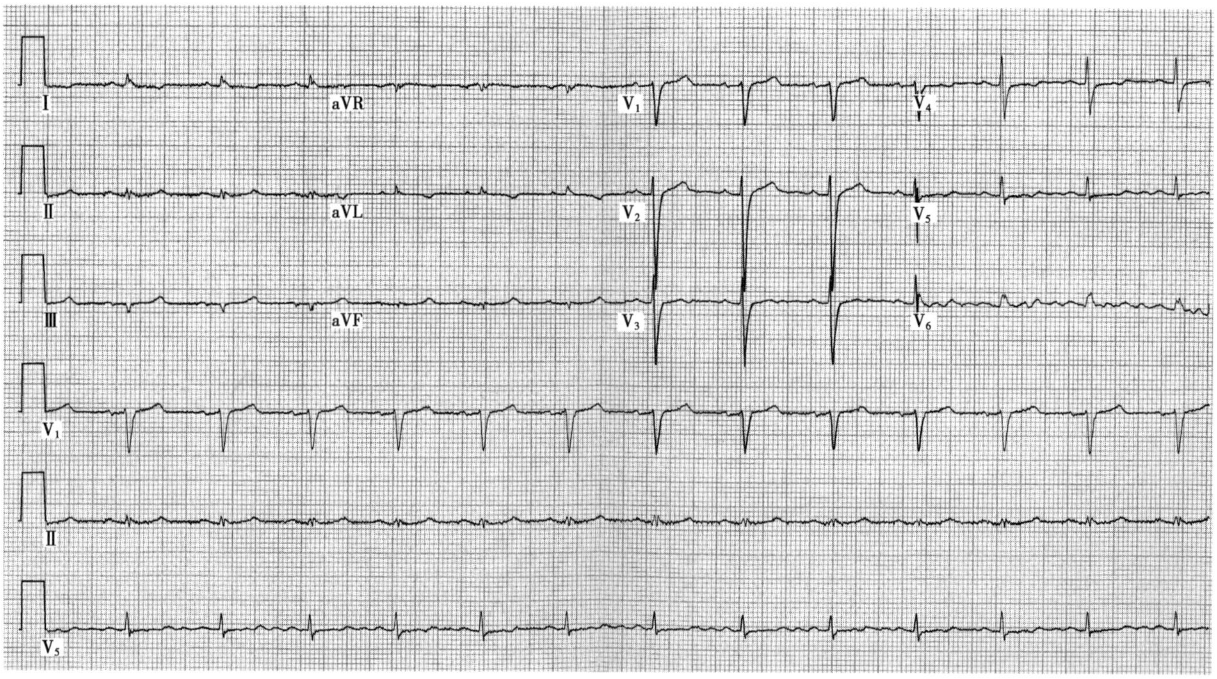

C13-2 QRS 肢导低电压

临床资料:患者,女,75 岁。因双下肢水肿,面部浮肿 10 年,腹围增大加重 1 周入院。患者于 10 年前出现双下肢水肿,面部水肿,胸腔积液,出现腹胀,腹围增大。1 周前症状加重入院。超声心动图示中量心包积液。查体心率齐,心音低顿,未闻及杂音及心包摩擦音。**心电图特征**:P 波为窦性,心率 80 次/分 PR 间期 0.16s QT 间期 0.36s 肢导 QRS 波群综合电压<0.5mV。**心电图诊断**:窦性心律,QRS 肢导低电压。

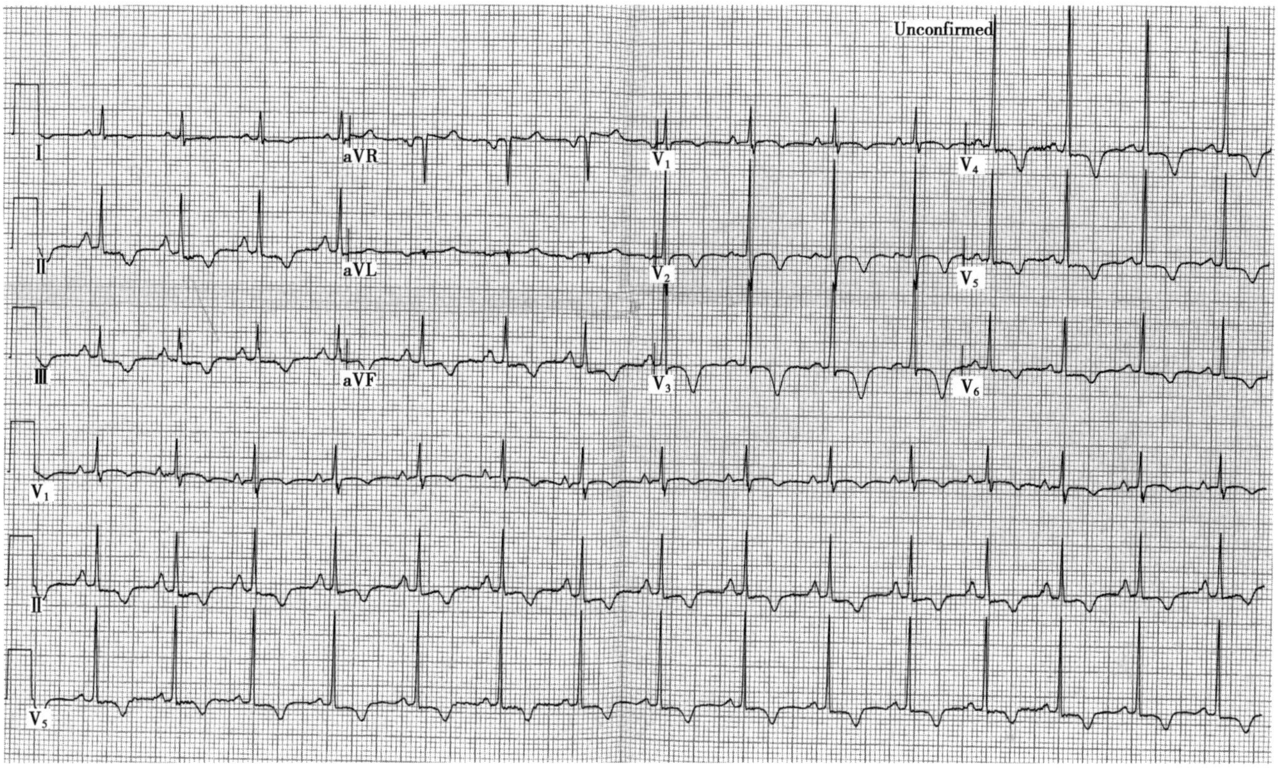

C13-3 P 波改变

临床资料:患者,男,31 岁。因双下肢水肿,面部水肿 19 年,腹围增大加重 1 周入院。患者于 19 年前出现双下肢水肿,面部水肿,胸腔积液,10 余年前出现腹胀,腹围增大。1 周前症状加重入院。查体正常,超声心动图双房增大,心包膜增厚。临床诊断为缩窄性心包炎。X 线片示右房偏大。**心电图特征**:P 波略高尖,Ⅱ、Ⅲ、aVF 导联 P 波切迹,心率 92 次/分 PR 间期 0.14s,QT 间期 0.35s。**心电图诊断**:窦性心律,心房肥大,ST-T 改变。

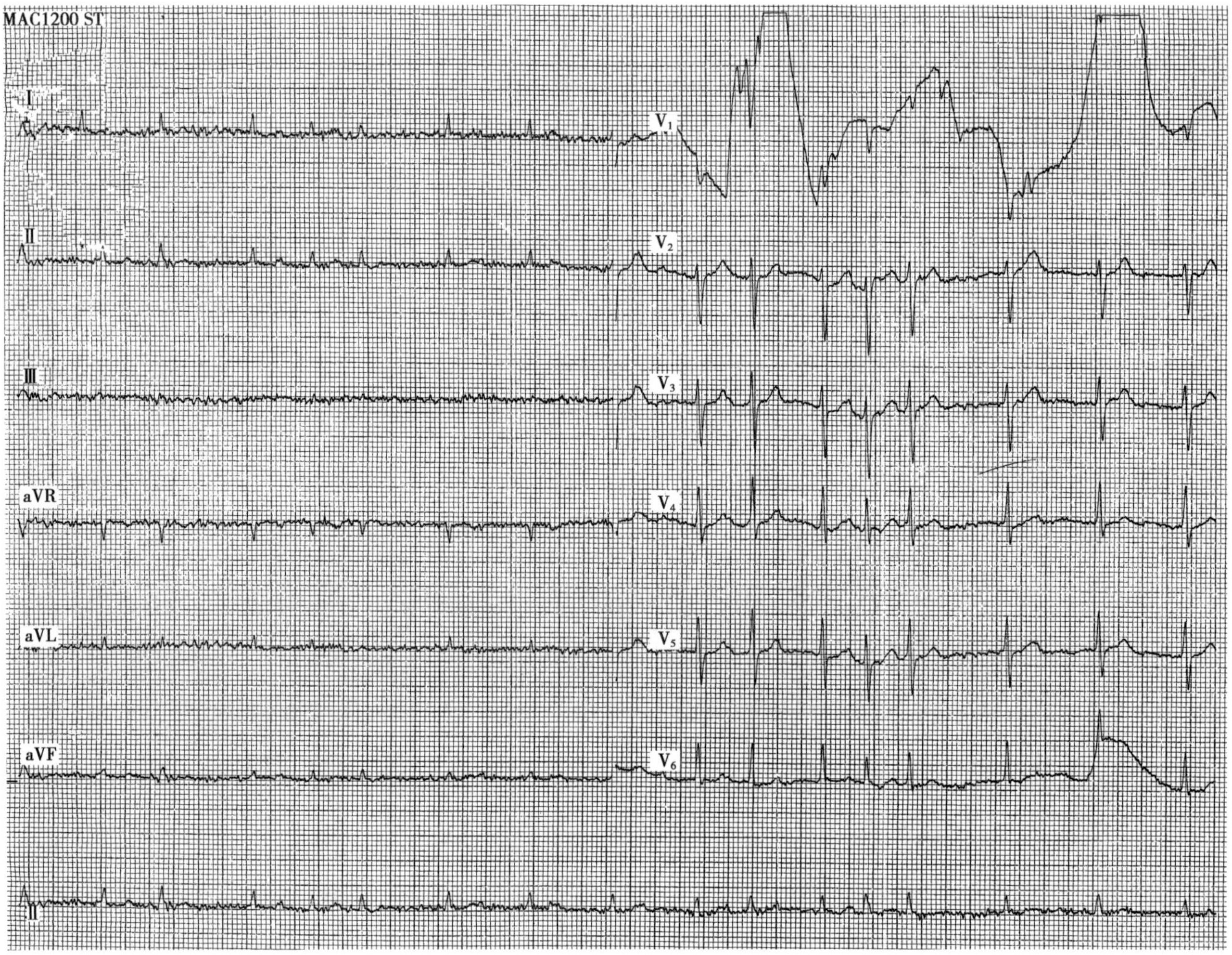

C13-4　QRS 低电压

临床资料:患者,男,70 岁。因心悸,喘憋 3 个月,双下肢水肿入院。查体心律齐,心音正常。各瓣膜未闻及心包摩擦音,未闻及杂音。X 线检查双肺淤血,心影增大,心胸比 0.70。超声心动图双房增大,中量心包积液。**心电图特征:**P 波消失,代之以连续不规则的“F”波,R-R 间期不规则肢导低电压。**心电图诊断:**心房颤动,QRS 肢导低电压。

(王国干　常淑秀　关 键　方丕华)

第十四章

心脏瓣膜病

本章内容提要：

第一节　心电图概论

心脏瓣膜病是指因心脏瓣膜有解剖或功能改变而引起的心脏病。可分为先天性及后天性两大类。包括炎症、黏液样变性、退行性改变、先天性畸形、缺血性坏死、创伤等原因引起的单个或多个瓣膜结构的功能或结构异常，导致瓣口狭窄和(或)关闭不全。心室和主、肺动脉根部严重扩张也可产生相应房室瓣和半月瓣的相对性关闭不全。我国以风湿性心脏瓣膜病多见，二尖瓣最常受累，其次为主动脉瓣。

无论先天性或后天性心脏瓣膜病，由于瓣膜损害造成的血流动力学障碍，可导致相应心腔扩大，心肌肥厚、劳损和纤维化。这些改变均是心脏瓣膜病患者发生心律失常的病理基础，在风湿活动、电解质紊乱、劳累、紧张、药物等因素作用下可诱发各种心律失常。

一、二尖瓣狭窄

(一) 病因及机制

最常见的病因为风湿热。二尖瓣狭窄早期，心舒张期时血液从左心房注入左心室受到障碍，左心房内血容量增多，心肌纤维拉长，心腔代偿性扩张，而后左心房肌代偿性肥大；后期，左心房代偿失调，心房肌劳损、肌源性扩张，左心房内血液淤积，肺静脉血液回流受阻，肺静脉压升高，通过神经反射引起肺内小动脉收缩，使肺动脉压升高。久之，右心室代偿性肥大，右室肌肥厚劳损，出现肌源性扩张。

（二）心电图表现和诊断要点（图 14-1）

二尖瓣狭窄可导致左房扩大，肺循环高压，重度二尖瓣狭窄可有“二尖瓣型 P 波”，即：①P 波宽度＞0.12s；②Ⅰ、Ⅱ、aVL 导联中“双峰”P 波，两峰、间期＞0.04s，③P_{V_1} 终末电势（Ptf V_1）增大。QRS 波群示电轴右偏和右心室肥厚表现，并常伴有心房颤动。

二、二尖瓣关闭不全

（一）病因及机制

收缩期二尖瓣关闭，依赖二尖瓣的结构和左心室的结构功能的完整性，其中任何部分的异常均可致二尖瓣关闭不全。风湿性心脏病为我国最常见病因。在心缩期，因二尖瓣关闭不全，左心室一部分血液会反流到左心房内，久之造成左心房代偿性肥大。在心舒张期，大量的血液涌入左心室，使左心室因收缩加强而发生代偿性肥大。继而，左心室和左心房均可发生代偿失调，从而依次出现肺淤血、肺动脉高压、右心室及左心房代偿性肥大。

（二）心电图表现和诊断要点（图 14-2）

轻度或急性二尖瓣关闭不全的患者心电图可正常，慢性严重的患者中，约 50％可出现左心室肥厚的心电图表现，部分肺动脉压严重增高的患者还可出现右心室肥厚的心电图改变。重度二尖瓣关闭不全主要心电图表现为左心房扩大，部分有左心室肥厚和非特异性 ST-T 改变，少数有右心室肥厚征，可有窦性心动过速和心房颤动。

三、主动脉瓣狭窄

（一）病因及机制

风湿性心脏病、先天性畸形、退行性老年钙化性主动脉狭窄及其他少见原因。主动脉瓣狭窄，使左心室射血阻力增大，从而造成左心室代偿肥大，继而左心室肥厚劳损。

（二）心电图表现和诊断要点（图 14-3）

由于主动脉瓣狭窄导致左心室肥厚，可有 V_1 导联深 S 波，V_5 导联 R 波高大等改变，严重的单纯主动脉瓣狭窄患者可有左心房扩大的表现。重度狭窄者表现为左心室肥厚伴 ST-T 继发性改变和左心房扩大。可有房室阻滞、室内阻滞、心房颤动或室性心律失常。

四、主动脉瓣关闭不全

（一）病因及机制

由于主动脉瓣和（或）主动脉根部疾病所致。主动脉瓣关闭不全时引起主动脉内血液回流，左心室舒张期容量增大，左心室扩张进行代偿使心搏量加大，左心室逐渐肥厚。由于舒张压的下降，减少了冠脉灌流及向心肌供血，久之左心室肥厚劳损，再严重时还可见右心室肥大。

（二）心电图表现和诊断要点（图 14-4）

急性主动脉瓣关闭不全以心脏功能紊乱表现为主，心电图可有窦性心动过速，ST-T 非特异性改变等。慢性主动脉瓣关闭不全以心脏器质性改变为主，心电图可有左心室肥厚伴劳损及束支阻滞、室性期前收缩、短阵室性心动过速等心律失常。

五、三尖瓣狭窄

（一）病因

最常见的病因为风湿性心脏病。单纯三尖瓣狭窄者极少见，常伴关闭不全、二尖瓣和主动脉瓣损害。

（二）心电图表现和诊断要点

Ⅱ和 V_1 导联 P 波振幅＞0.25mV，提示右心房扩大。

六、三尖瓣关闭不全

（一）病因

三尖瓣关闭不全较狭窄多见。功能性三尖瓣关闭不全较常见，由于右心室扩张，瓣环扩大，收缩时瓣叶不能闭合，多见于有右心室收缩压增高或肺动脉高压的心脏病。器质性三尖瓣关闭不全较少见。

（二）心电图表现和诊断要点（图 14-5）

三尖瓣关闭不全常伴发于其他瓣膜病变，患者多为心房颤动心律，在少数表现为窦性心律的患者中，可出现因右心房扩大引起的高大 P 波（肺型 P 波），表现为：①Ⅱ、Ⅲ、aVF 导联出现"高尖"P 波，电压＞0.25mV。②P 波时间不延长。

七、肺动脉瓣狭窄

（一）病因

最常见的病因为先天性畸形，风湿性极少见，且极少严重者总是合并其他瓣膜损害。

（二）心电图表现和诊断要点（图 14-6）

不完全性右束支传导阻滞，右心室肥厚，可有右心房扩大及心电轴右偏。

八、肺动脉瓣关闭不全

（一）病因

最常见病因为继发于肺动脉高压的肺动脉干根部扩张，引起瓣环扩大。少见病因包括特发性和马方综合征的肺动脉扩张。肺动脉原发性损害少见。

（二）心电图表现和诊断要点

肺动脉高压者有右心室肥厚征。

九、联合瓣膜病

（一）病因

1. 一种疾病同时损害几个瓣膜：最常见为风湿性心脏病。

2. 一个瓣膜损害致心脏容量或压力负荷过度，相继引起近端瓣膜功能受累。

3. 不同疾病分别导致不同瓣膜损害：较少见。

（二）心电图表现和诊断要点

心电图异常表现主要取决于心房、心室增大或肥厚的程度。左房扩大者可有二尖瓣型 P 波，合并三尖瓣关闭不全，出现双房大者可有 P 波高耸，伴有切迹。左心室肥厚伴劳损可出现 V_1 导联深 S 波，V_5 导联 R 波高尖，束支传导阻滞。风湿性联合瓣膜病的患者多有心房颤动，心房扩大、充血、心房压升高是心房颤动常见的病理生理原因。

第二节 图 谱

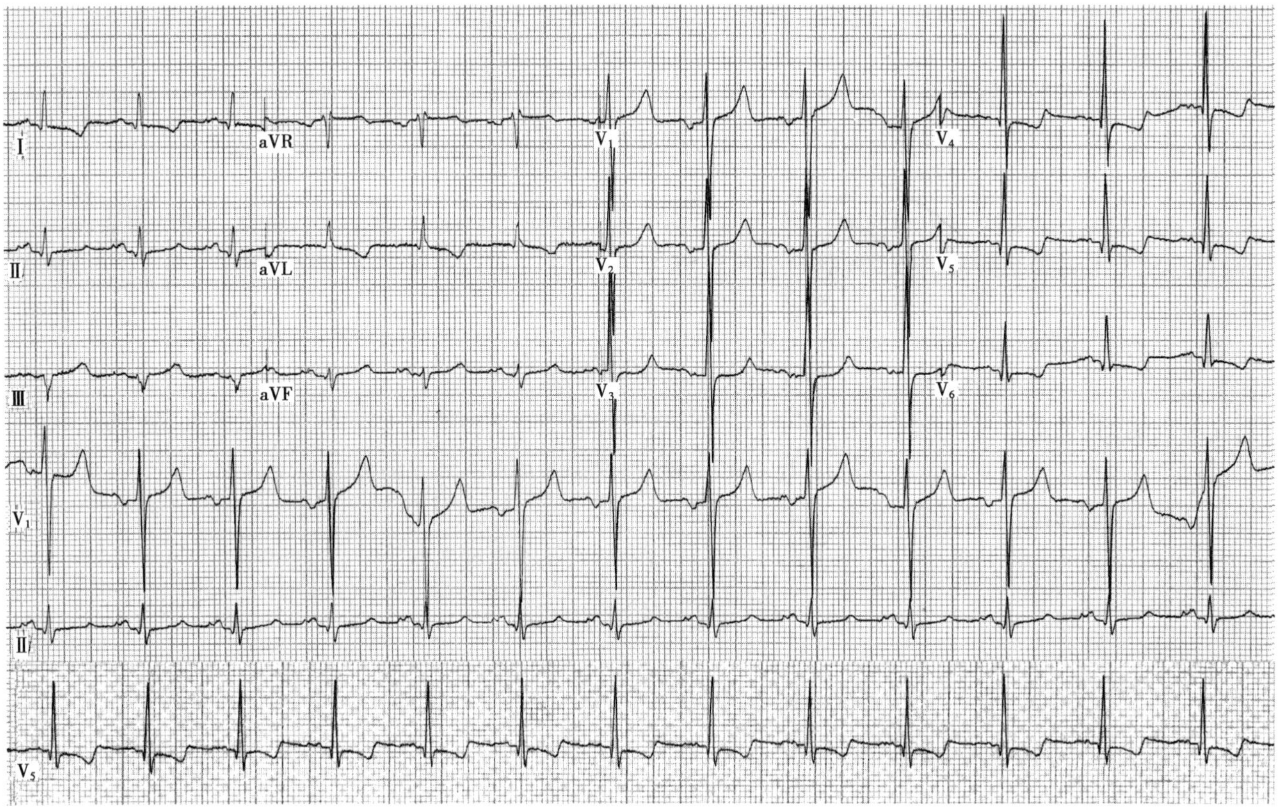

图 14-1 二尖瓣狭窄

临床资料:程某,男,46 岁。因浮肿、咳嗽 1 年入院。患者 1 年前开始出现双下肢水肿,活动量明显减低,夜间睡眠差,有阵发性呼吸困难。查体 L_2、L_3 及心尖部可闻及Ⅲ/6 级收缩期杂音,P_2 亢进,腹胀。超声检查二尖瓣狭窄。**心电图特征:**心率 83 次/分,PR 间期 0.18s,QT 间期 0.40s;P 波增宽,宽度>0.12s,P_{V_1} 终末负性向量增大;Ⅰ、aVL、V_4~V_6 ST 段下移,T 波倒置或负正双向。**心电图诊断:**窦性心律,P 波异常,ST-T 改变。

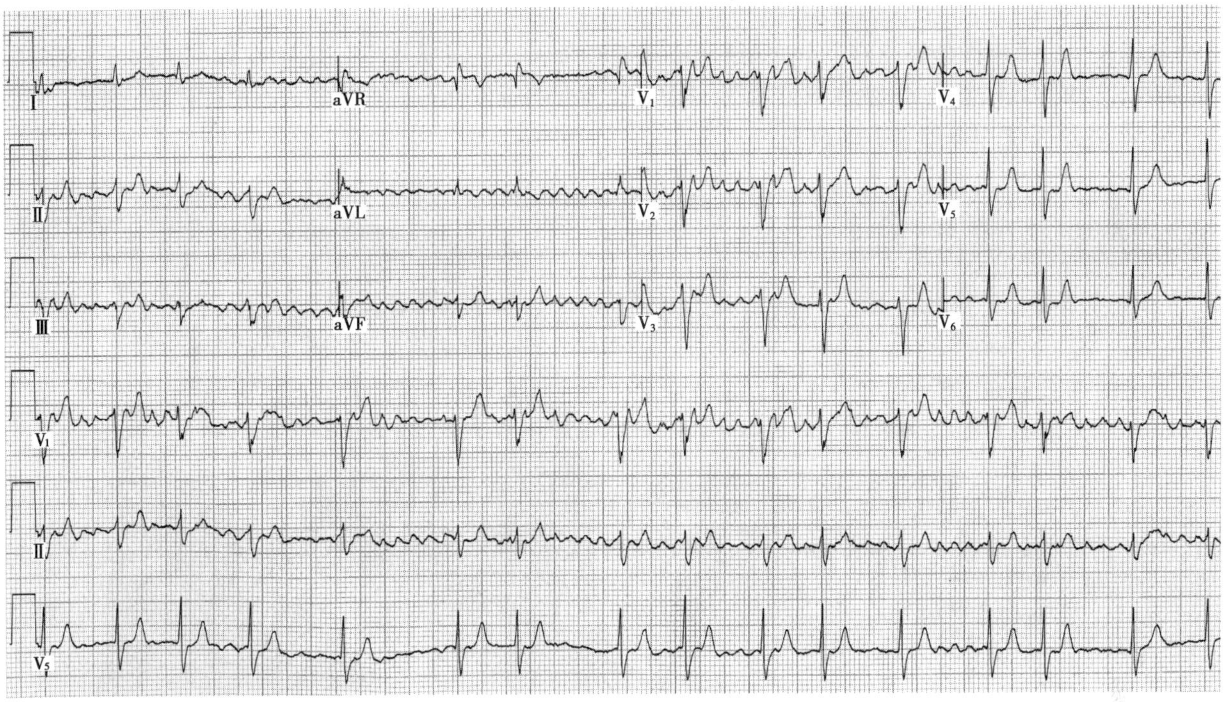

图 14-2　二尖瓣关闭不全

临床资料：沈某，男，49 岁。因胸闷、气短 20 余年，加重 2 个月入院。患者 20 年前出现活动后胸闷、气短，伴咳嗽、偶有咳泡沫血痰，双下肢水肿，有夜间阵发呼吸困难。查体心律不齐，心界扩大。超声提示二尖瓣关闭不全。**心电图特征**：心律绝对不齐，心室率 72 次/分，QT 间期 0.40s；P 波消失，代之以 f 波。**心电图诊断**：异位心律，心房颤动。

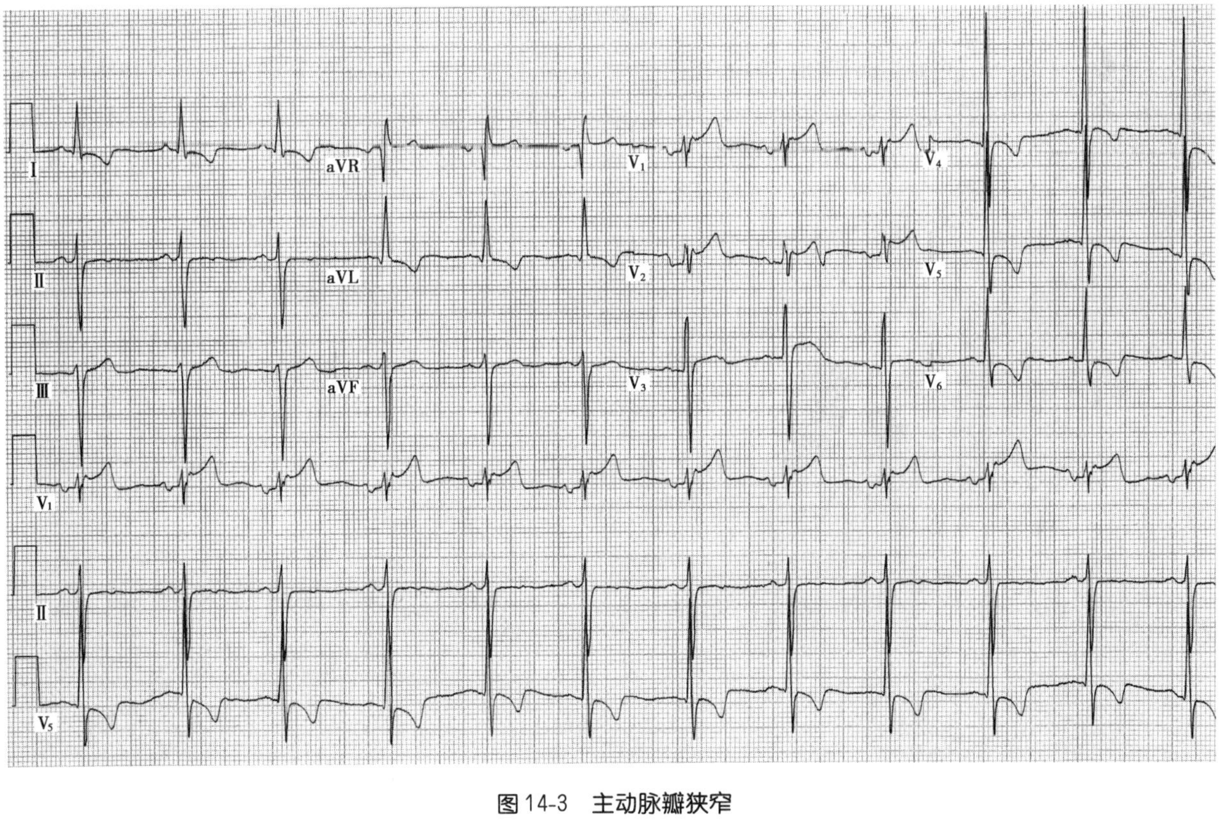

图 14-3　主动脉瓣狭窄

临床资料:刘某,男,37 岁。因活动后心慌、气短 3 年入院。查体心律齐,未闻及杂音,心界扩大。超声提示主动脉瓣狭窄。**心电图特征:**心率 71 次/分,PR 间期 0.16s,QT 间期 0.40s;电轴左偏<−30°,Ⅰ、aVL 呈 qR 型且 R_{aVL}>RⅠ,Ⅱ、Ⅲ呈 rS 型且 SⅢ>SⅡ;RV_5>2.5mV;继发性 ST-T 改变。**心电图诊断:**窦性心律,左前分支阻滞,左心室肥厚图形,ST-T 改变。

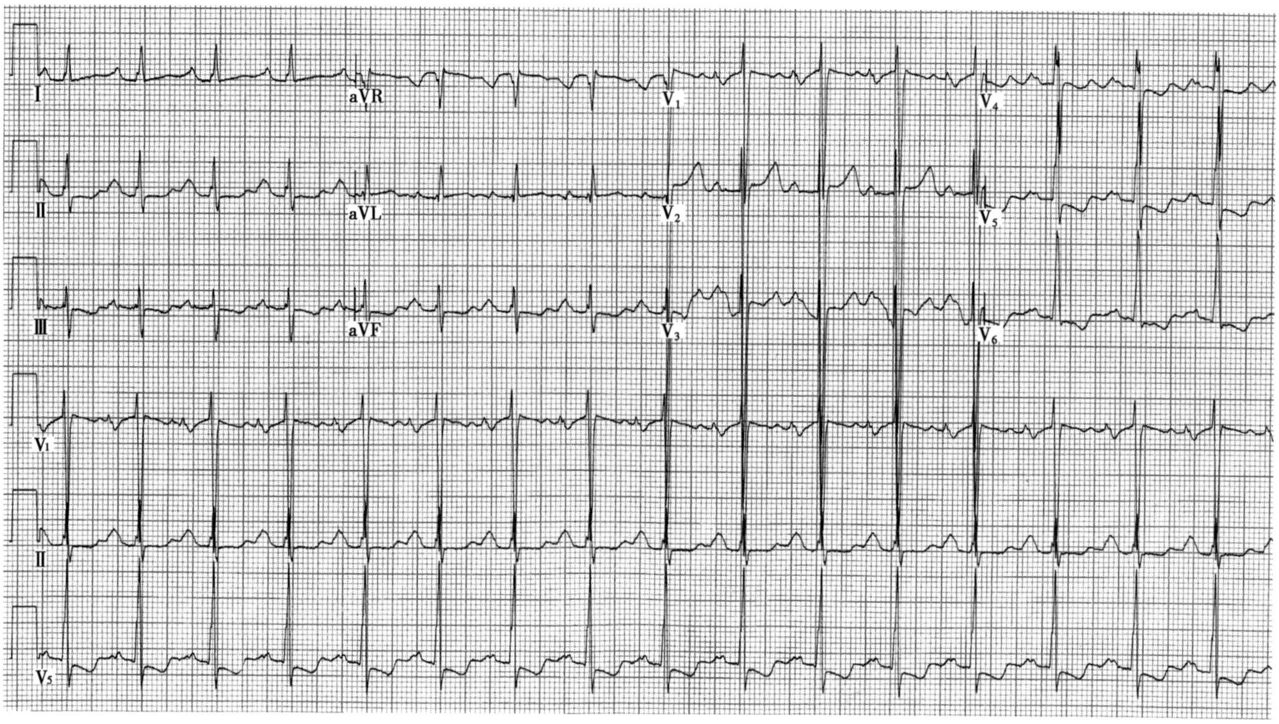

图 14-4 主动脉瓣关闭不全

临床资料:祝某,女,59 岁。因活动后胸闷气短 2 年,加重 2 天入院。查体未见明显异常。超声提示主动脉瓣关闭不全。**心电图特征:**心率 102 次/分,P 波增宽>0.12s,PR 间期 0.23s,QT 间期 0.33s,$R_{V_5}+S_{V_1}>$ 3.5mV;继发性 ST-T 改变。**心电图诊断:**窦性心动过速,P 波改变(提示左房肥大),一度房室阻滞,左心室肥厚图形,ST-T 改变。

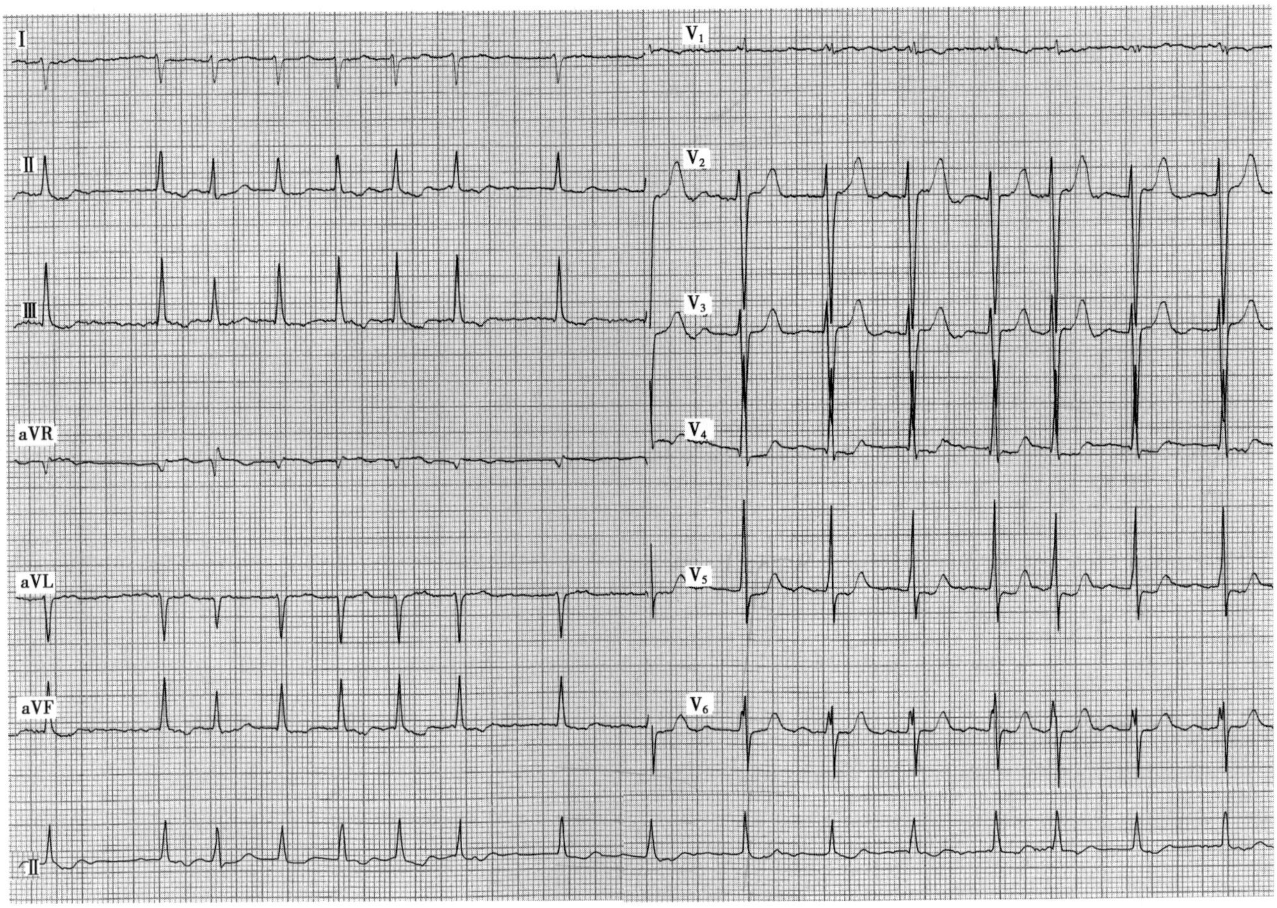

图 14-5　三尖瓣关闭不全

临床资料：蔡某，女，57 岁。因活动后心慌、气短 20 余年，加重 2 个月入院。患者 20 年前开始出现活动后心慌，呼吸困难，夜间睡眠差。查体心律不齐，心界扩大，$P_2>A_2$，心尖区Ⅲ/6 级收缩期杂音。超声提示三尖瓣关闭不全。**心电图特征：**心律绝对不齐，心室率 96 次/分，QT 间期 0.36s；P 波消失，代之以 f 波；电轴右偏>90°；Ⅱ、Ⅲ、aVF、V_4、V_5 ST 压低，T 波倒置或负正双向。**心电图诊断：**异位心律心房颤动，电轴右偏，ST-T 改变。

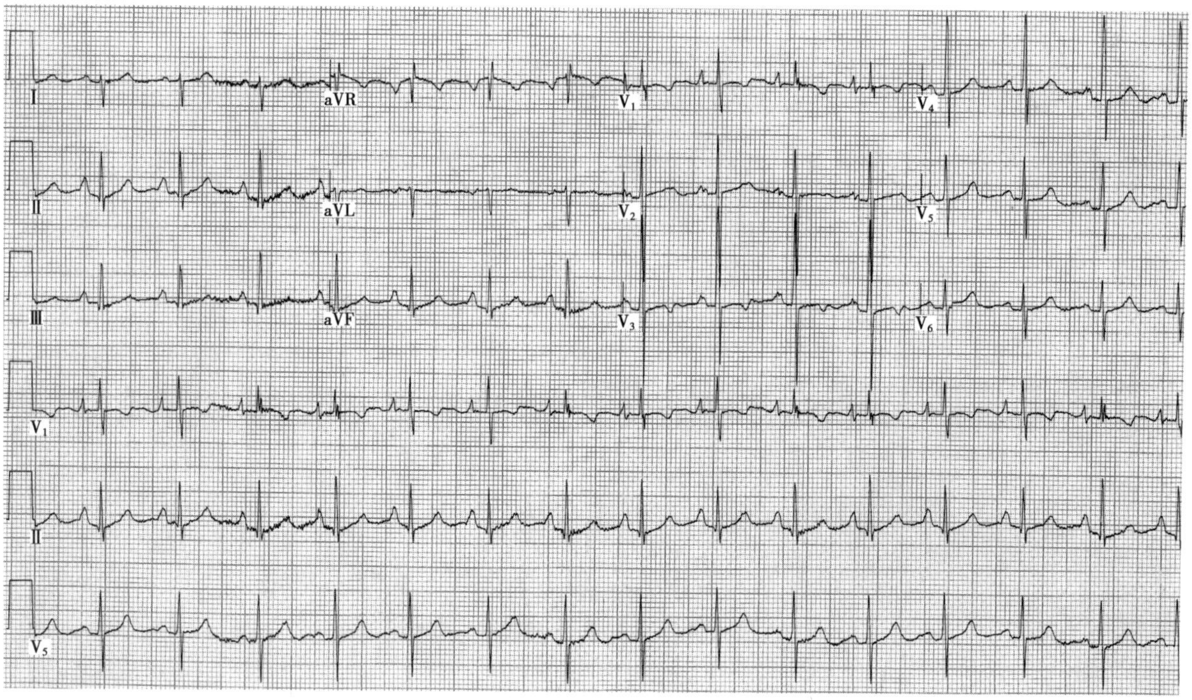

图 14-6　肺动脉瓣狭窄

临床资料:韩某,女,20 岁。因活动后胸闷、气短 8 年入院。**心电图特征**:心率 91 次/分,PR 间期 0.16s,QT 间期 0.40s;Ⅱ导联 P 波振幅为 0.3mV;V_1 导联 R/S>1,V_5 导联 R/S<1;$R_{V_1}+S_{V_5}>1.2mV$;QRS 电轴右偏>110°;V_1 导联 QRS 波群振幅呈现高低逐渐改变。**心电图诊断**:窦性心律,P 波异常(提示右房肥大),右心室肥厚图形,QRS 波群电交替现象。

第三节　病例思考

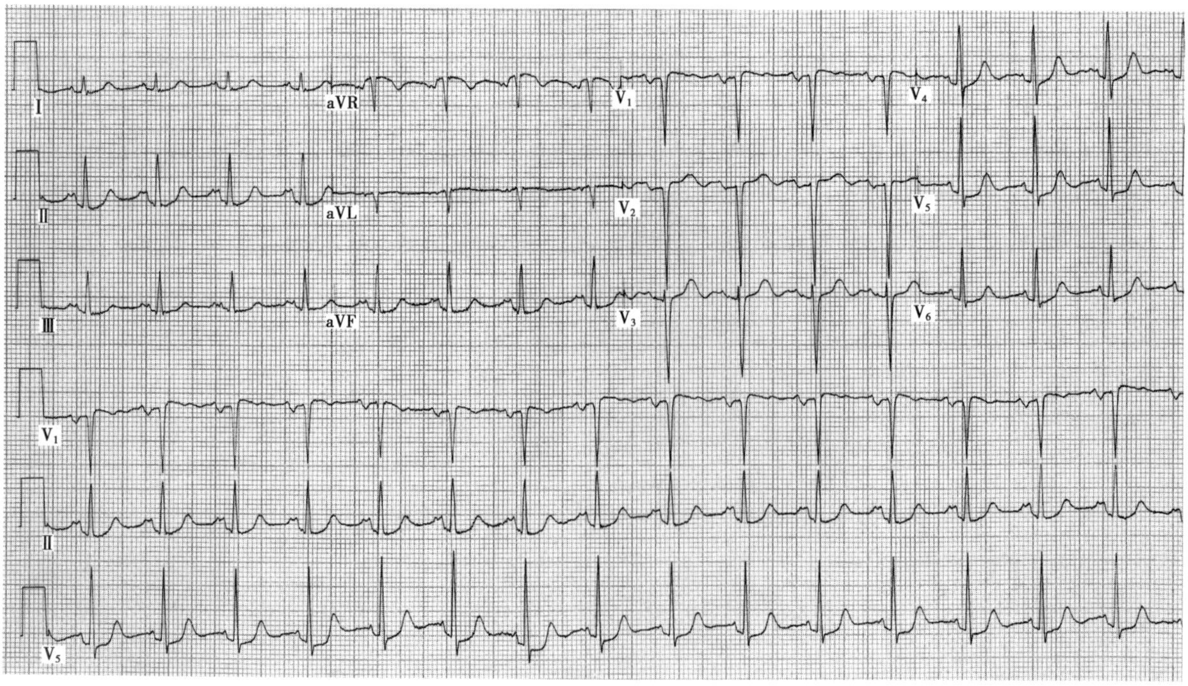

C14-1　二尖瓣狭窄

临床资料:李某,女,46 岁。因活动后心慌 3 年入院。患者 3 年前开始出现活动后心慌,有时咳嗽、胸闷。查体心律齐,心界扩大。超声提示二尖瓣中度狭窄伴少量反流。**心电图特征:**心率 97 次/分,PR 间期 0.16s,QT 间期 0.32s;P 波宽度>0.12s,P 波呈双峰改变,Ⅱ、Ⅲ、aVF、V_4～V_6ST 压低。**心电图诊断:**窦性心律,P 波异常,ST 改变。

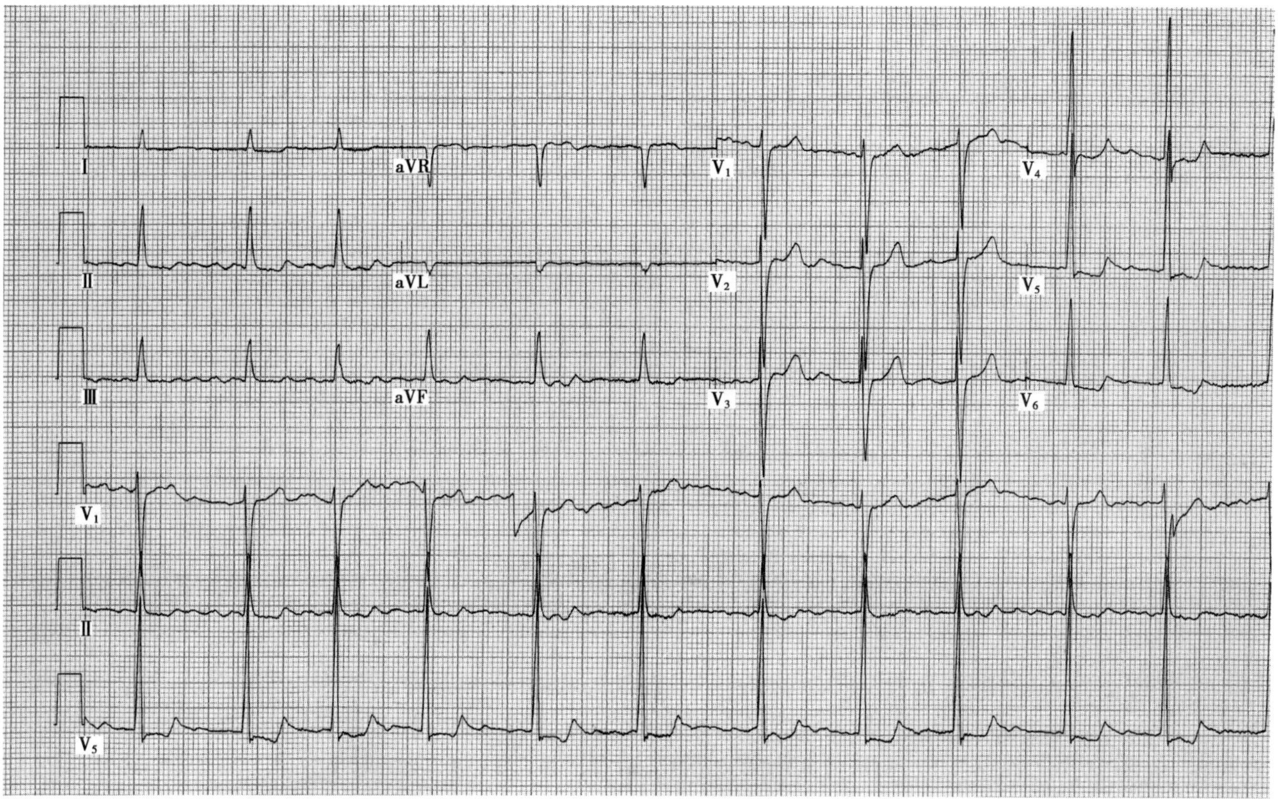

C14-2　二尖瓣关闭不全

临床资料:陈某,男,52 岁。因活动后胸闷、心悸数年,加重 1 年入院。查体心律绝对不齐,R_2、R_3 及心尖部可闻及Ⅲ/6 级收缩期杂音。超声提示二尖瓣关闭不全。**心电图特征:**心律绝对不齐,心室率 96 次/分,QT 间期 0.32s,P 波消失代之以大小不等的 f 波,Ⅱ、V_5、V_6 导联 ST 段压低,Ⅰ、Ⅱ、Ⅲ导联 T 波低平,V_5、V_6 导联 T 波负正双向,$R_{V_5}+S_{V_1}>4.0mV$。**心电图诊断:**异位心律,心房颤动,左心室肥厚图形,ST-T 改变。

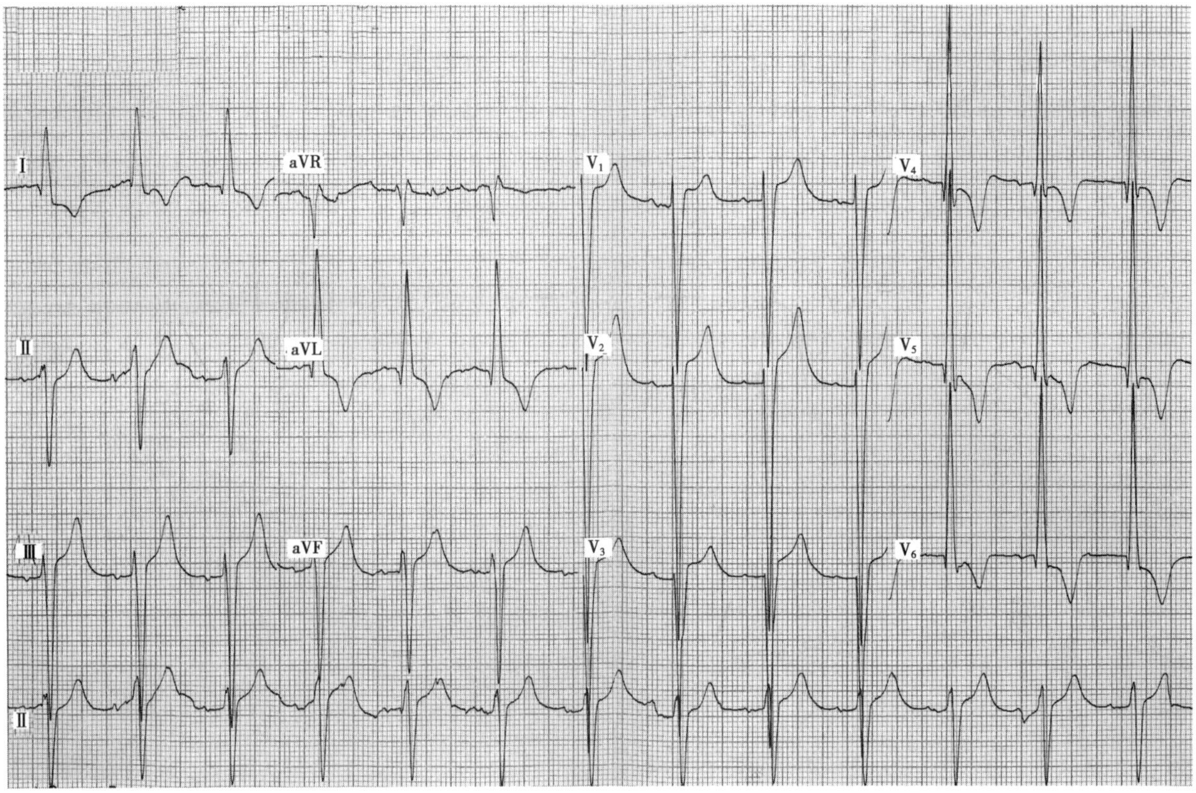

C14-3 主动脉瓣狭窄

临床资料:张某,男。因间歇性胸闷、气短 2 年。查体心律齐,心界扩大。超声提示主动脉瓣狭窄。**心电图特征:**心率 83 次/分,PR 间期 0.18s,QT 间期 0.44s;电轴左偏$<-30°$,Ⅰ、aVL 呈 qR 型且 $R_{aVL}>R_{Ⅰ}$,Ⅱ、Ⅲ呈 rS 型且 $S_{Ⅲ}>S_{Ⅱ}$;$R_{V_3}<R_{V_2}<R_{V_1}$;R_{V_5}、$R_{V_6}>2.5mV$,$R_{V_5}+S_{V_1}>4.0mV$,Ⅰ、aVL、V_4、V_6 导联 ST 段压低且 T 波倒置。**心电图诊断:**窦性心律,左前分支阻滞,左心室肥厚图形,胸导 R 波递增不良,ST-T 改变。

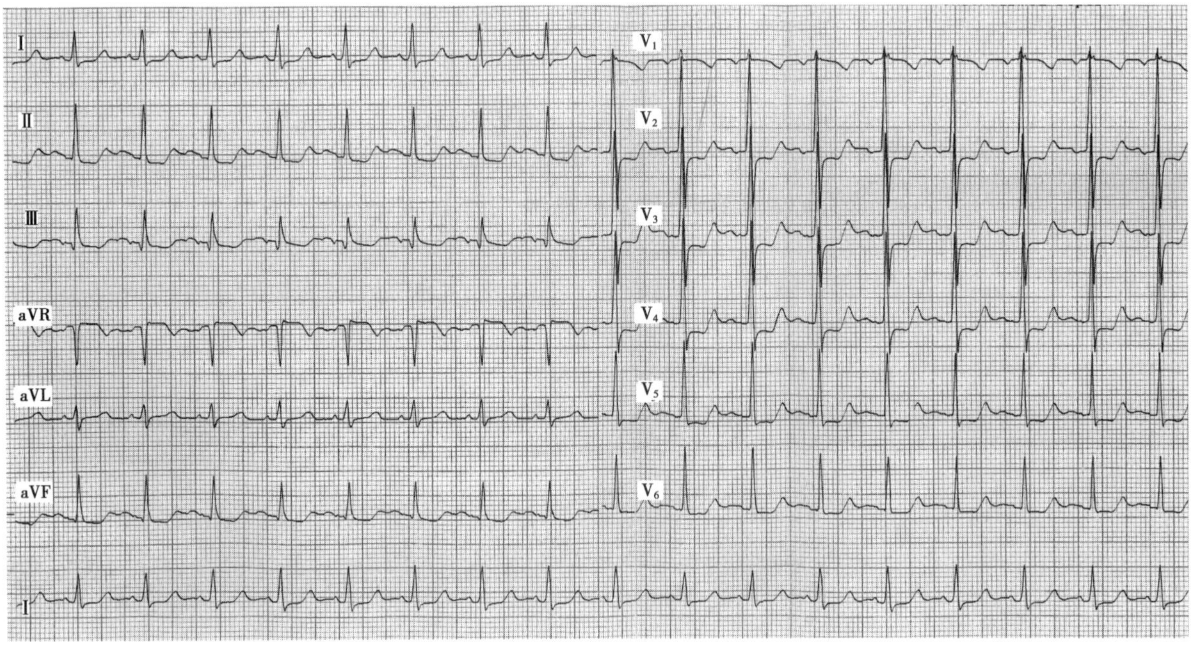

C14-4 主动脉瓣关闭不全

临床资料:王某,女,43 岁。因间歇胸闷气短 3 年入院。查体未见异常。超声提示主动脉瓣中重度狭窄。**心电图特征:**心率 105 次/分,PR 间期 0.17s,QT 间期 0.36s;广泛导联 ST 压低。**心电图诊断:**窦性心动过速,ST 改变。

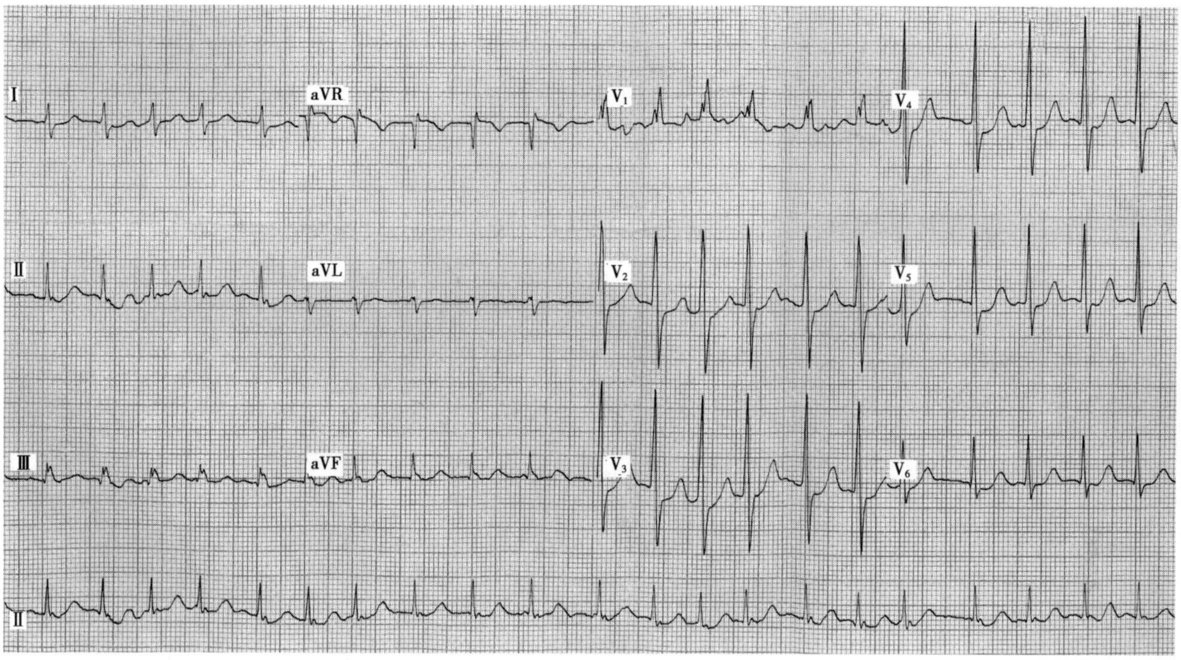

C14-5　三尖瓣关闭不全

临床资料:张某,男,62 岁。因风湿性心脏病 20 年,胸闷气短 6 年,加重 3 天入院。有咳嗽、咳痰、呼吸困难。查体心律不齐,心界扩大,三尖瓣听诊区可闻及Ⅲ/6 级收缩期杂音。超声提示三尖瓣关闭不全。**心电图特征:**心律绝对不齐,心室率 126 次/分,QT 间期 0.40s;V_1 呈 M 型;胸导 ST 压低。**心电图诊断:**异位心律,快速型心房颤动,不完全性右束支阻滞,ST 改变。

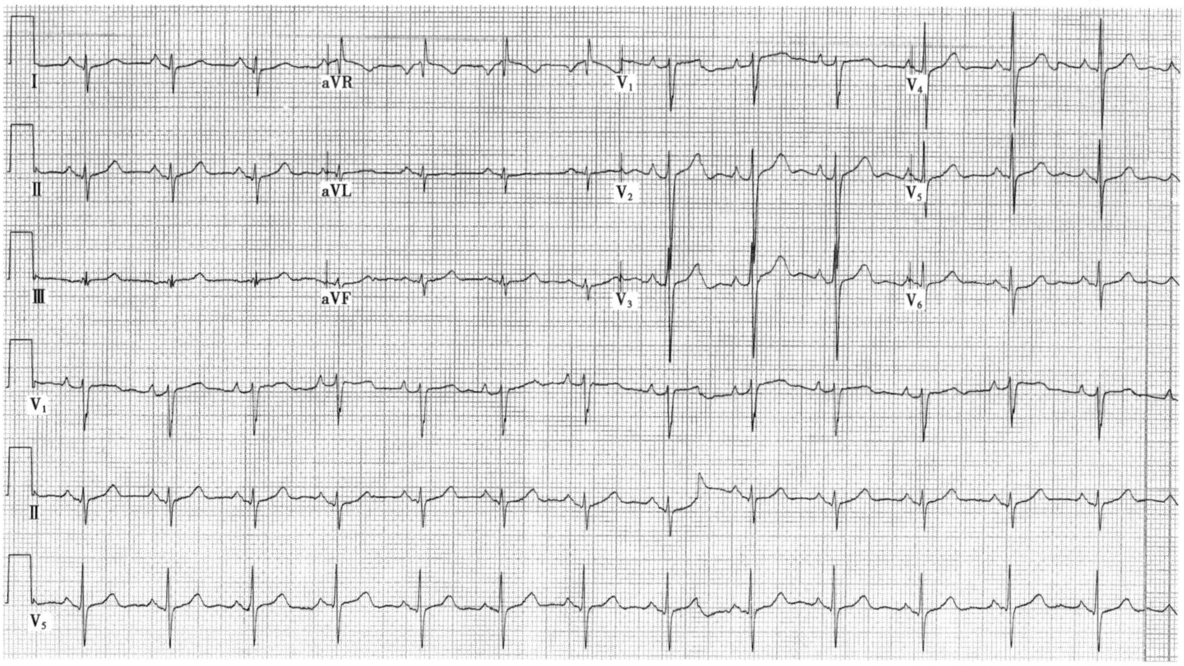

C14-6　肺动脉瓣狭窄

临床资料:李某,男,16 岁。因活动后心跳厉害、气短 10 年入院。查体 L_2、L_3 可闻及Ⅲ/6 级收缩期杂音,P_2 稍弱,肝肋下 3 指,质较硬。超声提示肺动脉高压。**心电图特征**:心率 88 次/分,PR 间期 0.15s,QT 间期 0.41s;V_5 导联 R/S<1;QRS 电轴右偏>110°。**心电图诊断**:窦性心律,右心室肥厚图形。

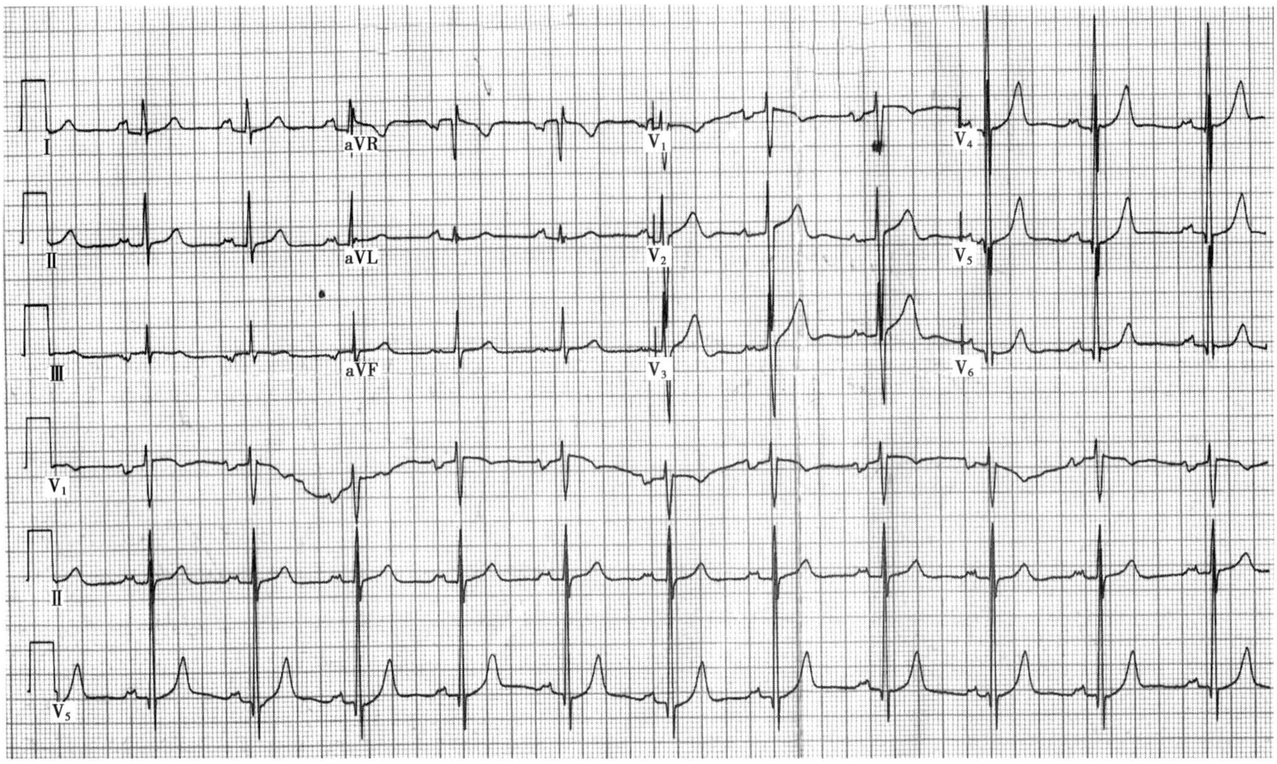

C14-7　二尖瓣狭窄

临床资料:张某,男,44 岁。因心悸、气短于 2007 年 12 月 19 日入院。超声诊断:二尖瓣狭窄,肺动脉高压。临床诊断:风湿性心脏病,二尖瓣狭窄,肺动脉高压。**心电图特征**:窦性心律,心率 68 次/分。PR 间期 0.20s,P 波时限 0.12s,QT 间期 0.38s。P 波增宽(>0.11s)、有切迹;PV_1 呈双向波,电压>0.15mV;大部分导联 P 波呈双峰,峰间期>0.04s。$R_{V_5}=2.9mV$,$R_{V_1}=0.4mV$。**心电图诊断**:窦性心律,P 波异常,左心室高电压。**鉴别诊断**:单纯性房内传导阻滞。**讨论**:房内传导阻滞时,P 波宽大,但心房是正常的,本患者超声检查结果为心房扩大,因此本心电图改变不支持房内传导阻滞诊断。

二尖瓣狭窄后,左心房代偿性肥大,左心房激动时间延长,因而 P 波增宽并呈双峰。又因左心房除极向后的电势增加,因此在 V_1 导联出现后一半 P 波倒置,PV_1 呈双向波。故本心电图改变符合二尖瓣狭窄变化。

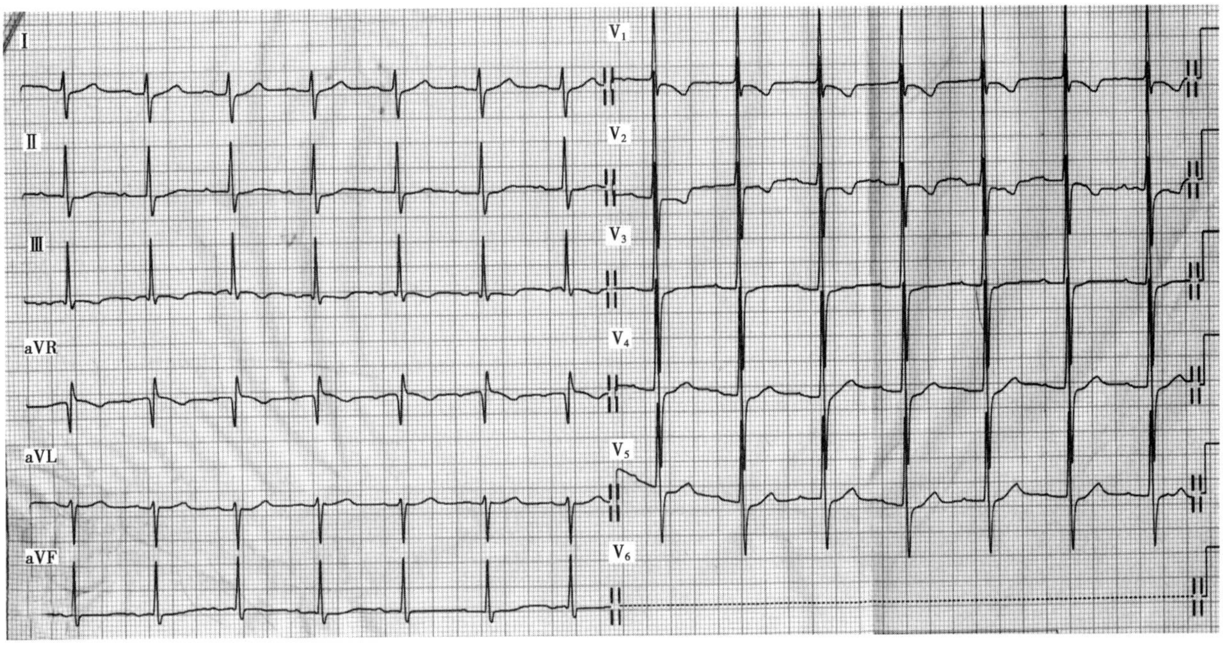

C14-8 二尖瓣狭窄

临床资料:刘某,女,52 岁。间断性心悸 21 年,因心悸加重伴气短于 2007 年 12 月 24 日入院。临床诊断:风湿性心脏病,二尖瓣狭窄,肺动脉高压。**心电图特征:**窦性心律,心率 84 次/分。PR 间期 0.21s,QT 间期 0.37s。Ⅰ导联 R/S<1,Ⅲ导联主波向上,V_1 导联主波向上,$R_{V_1}+S_{V_5}>1.2mV(3mV)$,部分导联 T 波低平,$RV_1>1.0mV$,$R_{aVR}>0.5mV$。心电轴+103°,电轴右偏。**心电图诊断:**窦性心律,右室肥厚图形,T 波改变。**讨论:**二尖瓣狭窄后期肺动脉压升高、右心室代偿性肥大、右心室肌肥厚劳损,故 R_{V_1}、R_{aVR}增高,本心电图的表现符合二尖瓣狭窄改变。

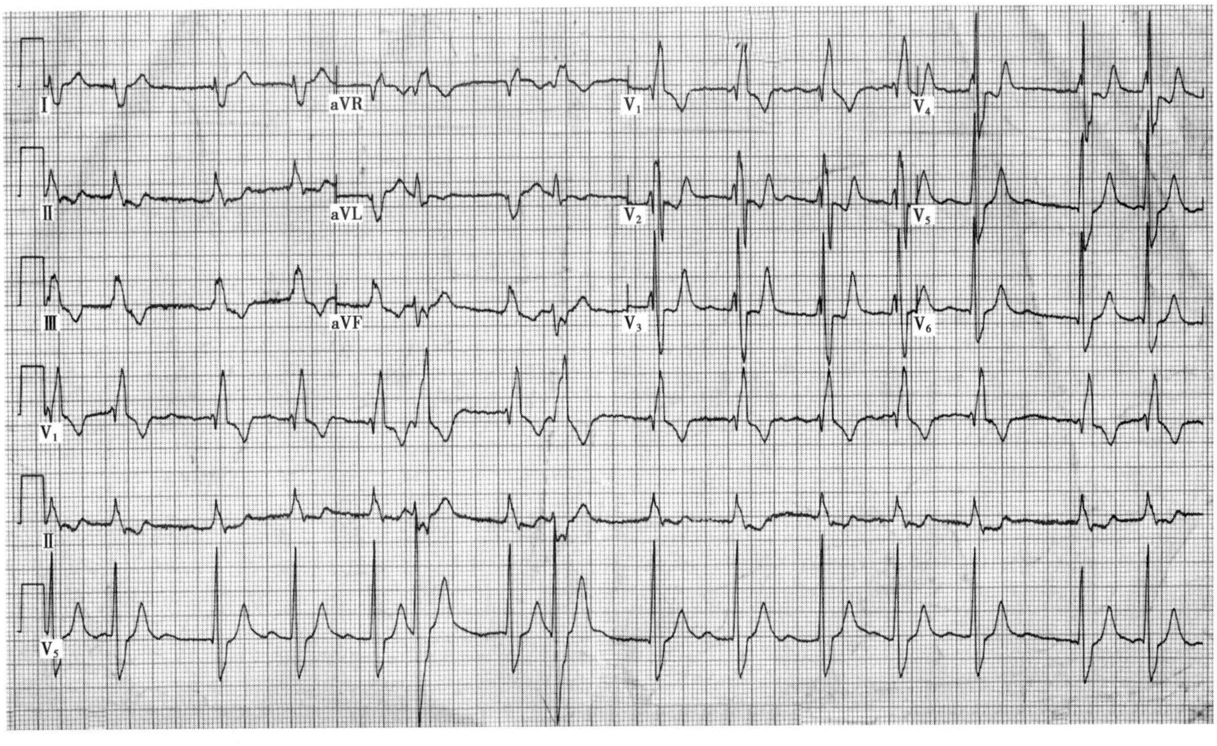

C14-9 二尖瓣狭窄

临床资料：卫某，男，60岁。20年前活动后胸闷，气短，无头晕、胸痛，休息后能缓解。于2007年10月26日入院。超声诊断：二尖瓣瓣叶增厚，钙化明显。临床诊断：风湿性心脏病，二尖瓣重度狭窄。**心电图特征**：P波消失，f波出现，R-R间期绝对不整，平均心室率89次/分。QRS波群时限0.15s，心电轴+111°，电轴右偏。QRS波群宽钝>0.12s，V_1导联呈rSR′波形，V_5导联呈RS波形，Ⅰ、V_4～V_6导联S波粗钝>0.04s。T_{V_1}倒置，T_{V_3}～T_{V_6}直立。**心电图诊断**：异位心律，心房颤动，完全性右束支阻滞。**鉴别诊断**：预激综合征。**讨论**：预激综合征心电图特点为：①QRS波群时限>0.12s，V_1～V_6导联主波向上。②QRS起始延缓，有粗钝的预激波。本心电图QRS波群起始部未见预激波，故不考虑为心室预激图形。心脏炎时，造成心房肌炎症；二尖瓣狭窄，左心房压力增高，左心房壁纤维化，左心房肌束排列混乱，从而引起心房肌、传导束在不应期长短上和传导速度上显著不一致性，局部自律性增高，导致心房颤动。二尖瓣狭窄后期，右心室肥厚，因室壁除极最初向量不受影响，0.04s后左心室除极将完毕时，激动通过室间隔缓慢地传导至右心室，故V_1导联出现宽大R′波，V_5、V_6导联有宽钝的S波，QRS时间延长。故本心电图表现符合二尖瓣狭窄改变。

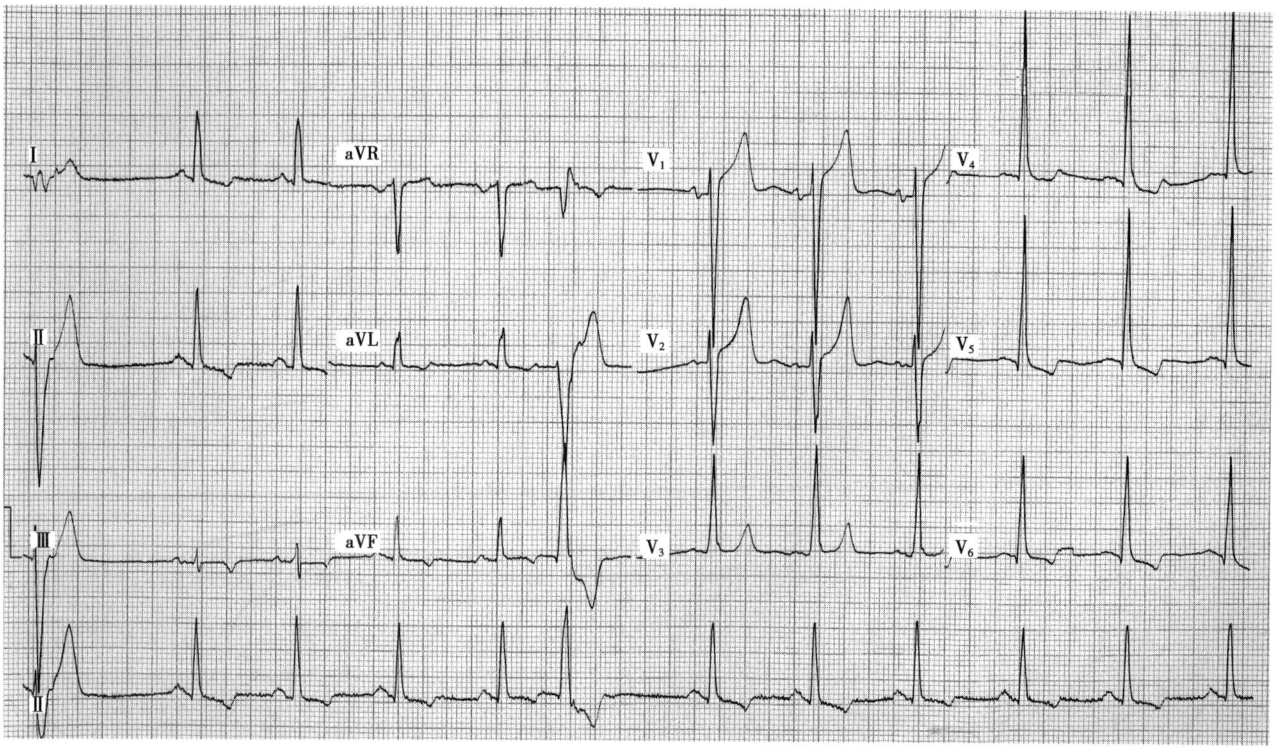

C14-10 二尖瓣关闭不全

临床资料：刘某，男，45岁。2007年4月患者日常活动后感觉胸闷气短，夜间阵发性呼吸困难、憋醒，坐起后自行缓解。超声诊断：二尖瓣关闭不全，肺动脉高压，左房室扩大。临床诊断：风湿性心脏病，二尖瓣关闭不全。**心电图特征**：窦性心律，心率68次/分。PR间期0.16s，QT间期0.36s，QRS间期0.10s，PV_1双向，PV_2切迹明显。提早出现宽大畸形的QRS波群，T波与主波方向相反，R_{V_5}>2.5mV，S_{V_1}>2.0mV，ST_{V_5}～ST_{V_6}段下移，广泛导联T波倒置。**心电图诊断**：窦性心律，室性期前收缩，左心室肥厚图形，ST-T改变。**鉴别诊断**：房内传导阻滞，左束支阻滞。**讨论**：房内阻滞时，P波宽大，但心房本身并不扩大，该患者超声结果与之矛盾，故不支持房内传导阻滞诊断。左束支阻滞时，V_1、V_2导联QRS波群常呈宽大而深的QS或rS波（其r波极为低小），V_5、V_6导联QRS波群一般无q波，自一开始便是一个R波，该R波宽阔且顶端粗钝，故本心电图不支持左束支阻滞心电图。二尖瓣关闭不全会导致左心房肌、左心室肌肥厚；左心房肌激动时间延长，P波增宽，PV_1双向；心电向量向左后方相应增大、QRS向量环体增大，QRS电压势必增高，相对心肌缺血及复极程序的改变引起ST-T改变。本心电图变化符合二尖瓣关闭不全改变。

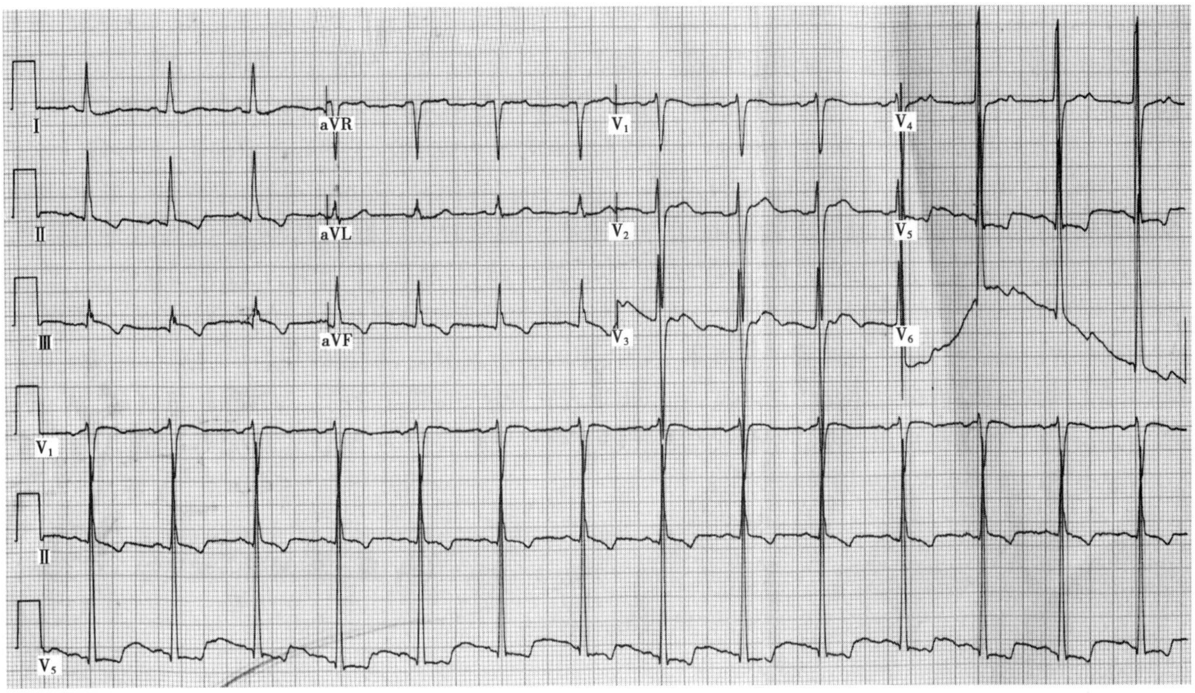

C14-11　主动脉瓣关闭不全，左心室高电压

临床资料：吴某，男，38岁。患者于2006年6月活动后胸闷气短，休息后可缓解。夜间阵发性呼吸困难及端坐呼吸。超声诊断：主动脉瓣环扩张，主动脉瓣关闭不全，主动脉瓣反流。临床诊断：风湿性心脏病，主动脉瓣关闭不全。**心电图特征：**窦性心律，心率85次/分。PR间期0.14s，QRS间期0.11s，QT间期0.36s，$R_{V_5}>2.5mV$，$S_{V_1}>1.0mV$。ST_{V_5}、ST_{V_6}下移0.10mV，Ⅱ、Ⅲ、aVF导联T波倒置，V_6导联T波双向。**心电图诊断：**窦性心律，左心室肥厚图形。**讨论：**主动脉瓣关闭不全时，主动脉内血液回流至左心室，左心室肥厚，除极时QRS电压增高，因心肌相对缺血及复极程序改变，引起ST-T改变。本心电图的变化符合主动脉瓣关闭不全改变。

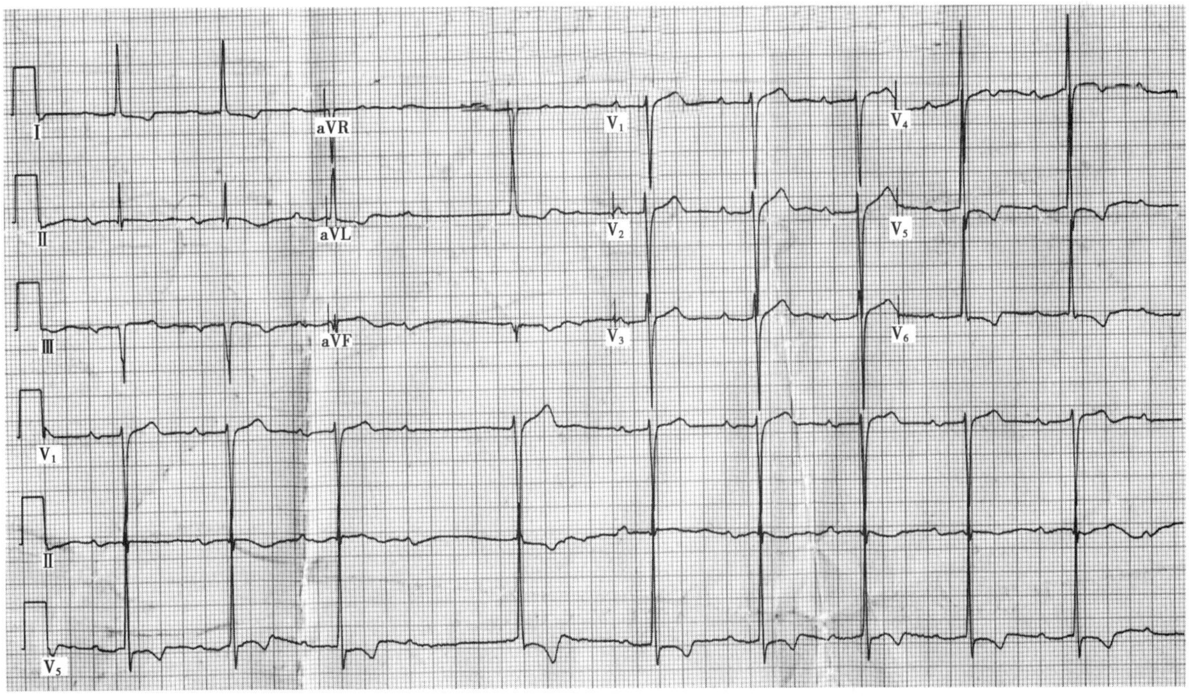

C14-12　主动脉瓣狭窄

临床资料：庞某，男，38岁。患者活动后胸闷气短，于2007年9月6日入院。临床诊断：风湿性心脏病，主动脉瓣狭窄伴关闭不全，心脏扩大。**心电图特征：**窦性心律，心房率65次/分。PR间期0.28～0.32s，QRS间期0.10s，QT间期0.34s，R_{V_5}>2.5mV，S_{V_1}>1.5mV。PR间期逐渐延长，第4个P波后无QRS波群；1.6s长间期后，出现一前无P波的QRS波群。Ⅲ、aVF导联QRS波群呈QS形，Ⅰ导联主波向上，Ⅲ导联主波向下，Ⅰ、V_5、V_6导联T波倒置。**心电图诊断：**窦性心律，二度Ⅰ型房室阻滞，交界区逸搏，左心室高电压，ST-T改变。**鉴别诊断：**陈旧性下壁心肌梗死。**讨论：**陈旧性下壁心肌梗死时，Ⅱ、Ⅲ、aVF导联QRS波群可见梗死型Q波，且T波倒置明显。本图Ⅱ导联QRS波群未见梗死型Q波，且Ⅲ、aVF导联T波无明显倒置；又因心电轴左偏时，Ⅲ导联和aVF导联也可出现异常Q波，故本心电图不支持陈旧性下壁心肌梗死诊断。重度主动脉瓣狭窄几乎都伴有瓣膜钙化，钙化过程的扩展累及希氏束的主干或分支，引起传导组织的退行性病变，从而心电图会出现慢性房室阻滞，激动不能下传心室，心脏出现较长间歇，因其自身的生理性保护机制，交界区被动地产生激动，故有交界性逸搏出现。左心室肌代偿性肥厚及相对心肌缺血，引起心室负极改变，故出现T波异常改变。本心电图改变符合主动脉瓣狭窄变化。

（刘 莹　潘湘斌　常文兰　方丕华）

第十五章

慢性肺源性心脏病

本章内容提要：

第一节　心电图概论

一、定　义

慢性肺源性心脏病(肺心病)是指由于肺间质、肺实质、其他肺胸疾患和肺血管的结构和功能异常引起的肺循环阻力增高、肺动脉高压、右心室负荷增加，进而引起右心室肥厚，最后导致右心衰竭的一组临床综合征。需除外左心疾病和先天性心脏病所致的右心衰竭。

心电图是肺心病诊断中的重要检查手段，简便易行。由于左心室壁比右心室壁明显厚(3∶1)，心脏除极电势总是左心室占优势。因此早期轻度右心室肥厚并不能改变综合心电向量的方向，只有当右心室明显肥厚时才显著影响心脏除极向量的方向，心电图上方可表现出右心肥厚的特征性变化。

二、肺心病心电图改变及其意义

(一) 肺型 P 波

P 波为心房除极波，前半部分代表右房除极，后半部分代表左房除极。当右心室压力升高，右心房肥大或右房内压升高时 P 波电压升高，可表现为肺型 P 波(图 15-1)。肺型 P 波形态为尖锋型，电压≥0.25mV 且时限正常。肺型 P 波在Ⅱ、Ⅲ、aVF 导联和右胸导联较明显，它对肺心病早期诊断虽有一定价值，但肺型 P 波并非肺心病所特有。部分单纯性肺气肿和其他心脏病也可出现高尖的 P 波。

(二) QRS 波

肺心病的主要病理学基础是肺动脉高压所致的右心室肥厚，故心电图诊断主要依赖 QRS 波的变化。肺心病患者由于年龄、右心室的压力负荷、容量负荷、右心室肥厚的程度、部位以及心脏在胸腔内位置的不同，QRS

波呈现各种不同形态的变化。由于右心室解剖位置决定了右室心电向量变化主要反映在横面上，胸导联尤其是右胸导联乃是观察QRS波变化的主要导联。通常根据V_1导联QRS波形态将肺心病心电图分为三个主要类型。

1. V_1导联呈rS、QS型，反映轻度右心室肥厚，$V_1 \sim V_5$呈rS型，胸前导联QRS波群移行区左移，表现为顺钟向转位(图15-2)。当显著顺钟向转位合并肺气肿使膈肌下降，心肺趋向垂直时，其横面QRS向量环趋向右后方，落在导联轴的负侧，V_1、V_2形成QS型，易与前间壁心肌梗死相混淆。

2. V_1导联呈R、RS型，为明显右室肥厚图形，肥厚的右心室指向右前方的电力增大，出现高R波为主的QRS波形，同时在V_5、V_6导联上可出现深的S波(图15-3)。

3. V_1导联呈qR型，表明右心室的重度肥厚，系右室压力负荷长期明显增加所致(图15-1，图15-4)。在正常情况下，室间隔的解剖位置与额面几乎平行，心室除极的起始向量指向前方，但在右心室明显肥厚时，心脏沿长轴向左后顺钟向转位，其QRS起始向量指向左前方，因而投影于V_1导联轴的负侧，形成q波。

(三) ST段和T波

肺心病ST段和T波的变化为非特征性的。ST-T变化多发生在Ⅱ、Ⅲ、aVF和右胸导联上，表现为ST段下移，T波低平或倒置，系右心室负荷增加引起右心室肥厚所致。容易误诊为左心劳损或冠心病等(图15-3，图15-4)。

(四) QRS低电压

可出现于肢导联和胸导联，但常见于前者(图15-2)。是肺心病常见的心电图变化。但并非右室肥厚的特异表现，肺气肿或全身水肿时也可出现。

(五) 心电轴右偏

当右心室肥厚时，QRS向量环的主体多移向右前或右后方，投影到Ⅰ导联的负侧和Ⅲ导联的正侧，表现为QRS电轴右偏(图15-1，图15-3，图15-4)。电轴右偏与右心室肥厚密切相关。

(六) 心律失常

肺心病患者多发生房性心律失常，如房性期前收缩、房性心动过速、心房颤动和心房扑动等，也可见束支阻滞。肺心病并发心律失常的原因与慢性低氧血症、呼吸道反复感染、心肺功能衰竭、心肌病变、酸中毒、电解质紊乱以及药物影响等有关，多数心律失常在病情好转时可以消失或减轻。

[附] 慢性阻塞性肺疾病肺心病心电图诊断标准

1977年第二次全国肺心病专业会议经修改、补充、通过了慢性阻塞性肺疾病肺心病心电图诊断标准，具体内容如下：

主要条件：

1. 额面平均电轴≥+90°；
2. V_1导联R/S幅度比值≥1；
3. 重度顺钟向转位(V_5导联R/S幅度比值≤1)；
4. $R_{V_1}+S_{V_5}>1.05mV$；
5. aVR导联R/S或R/Q幅度比值≥1；
6. V_1导联呈Qs、Qr、qr(需除外心肌梗死)；
7. 肺型P波　①P电压≥0.22mV，或②电压≥0.2mV，呈尖峰型，结合P电轴>+80°，或③当低电压时P波电压>1/2R波电压，呈尖峰型，结合电轴>+80°。

次要条件：

1. 肢导联低电压；
2. 右束支阻滞(不完全性或完全性)。

具有1条主要条件即可确诊，2条次要条件为可疑肺心病的心电图表现。

三、鉴别诊断

(一) 冠心病(前间壁心肌梗死和心肌缺血)

当慢性肺源性心脏病心电图表现为 V_1～V_3 呈 rS，甚至 V_1、V_2 导联 R 波消失时易误诊为前间壁心肌梗死，而当心电图表现为下壁和右胸导联广泛 ST 段压低及 T 波倒置时，容易与心肌缺血相混淆。慢性肺源性心脏病心电图除了上述表现之外，多数还表现为电轴右偏、右心室肥厚、顺钟向转位、右束支阻滞等。借助这些心电图特点和动态观察心电图的变化，一般都能与前间壁心肌梗死和心肌缺血相鉴别。

（二）慢性缩窄性心包炎

慢性缩窄性心包炎的心电图特征是各导联各波均呈低电压，多数导联的 T 波低平或倒置，偶尔出现双峰 P 波和心房颤动；而慢性肺心病的心电图特征是：①肢体导联的 QRS 波低电压；②肺性 P 波（右房增大）；③右心室肥大；④心律失常，如窦性心动过速、右束支阻滞等。

（三）单纯肺气肿

肺气肿患者由于肺泡过度充气、膈肌低位、心脏垂悬、转位，可引起一定的心电图改变。主要是肢体导联低电压、QRS 振幅随呼吸周期变化、QRS 电轴垂直化等，与慢性阻塞性肺疾病的肺心病心电图有一些相似之处。但这些肺心病患者除有肺气肿对心电图的影响外，尚有右心室负荷增加的作用，因此，心电图改变比肺气肿更明显。多数有电轴右偏、顺钟向转位、不完全性右束支阻滞图型等表现。

第二节　图　谱

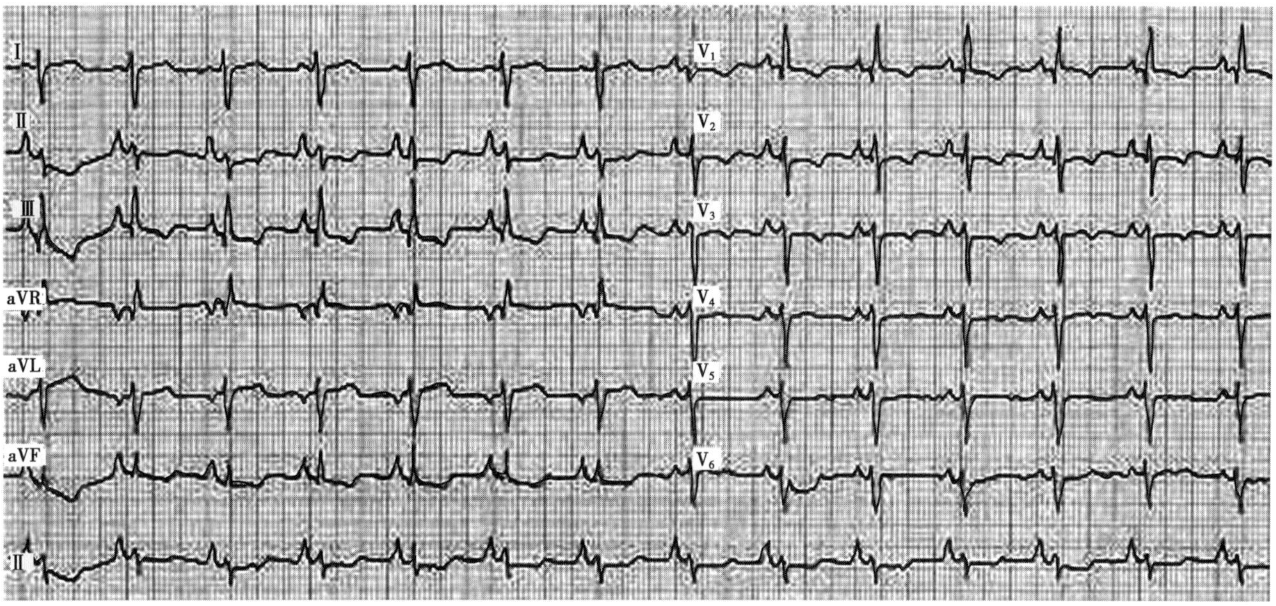

图 15-1　特发性肺动脉高压。肺型 P 波，右心室肥厚，顺钟向转位，V_1 导联呈 qR 型

临床资料：患者，女性，30 岁，因活动后心悸、气短 1 年，加重半月入院。患者 1 年前出现活动后心悸、气短，症状逐渐加重。晕厥过 1 次。既往身体健康。超声心动图提示重度肺动脉高压，经全面检查后诊断为特发性肺动脉高压。**心电图特征：**窦性心律，84 次/分，PR 间期 0.12s，QT 间期 0.34s，QRS 时限 0.08s，Ⅰ导联呈 rS 型，Ⅲ、V_1 导联呈 qR 型，心电轴＋130°，顺钟向转位。Ⅱ、Ⅲ、aVF、V_1～V_3 导联 P 波高尖，肺型 P 波，aVL 导联 P 波倒置，R_{aVR}＝0.6mV，V_1 导联呈 qR 型，Ⅲ、aVF 导联 ST-T 改变。**心电图诊断：**窦性心律，右房肥大，右心室肥厚，电轴右偏。**鉴别诊断：**冠心病，心肌缺血。**讨论：**患者活动后气短、心悸，心电图为右心室肥厚，电轴右偏，超声心动图提示重度肺动脉高压，而且患者年轻，既往无冠心病易患因素，亦无胸痛等症状，因此不考虑冠心病心肌缺血诊断。

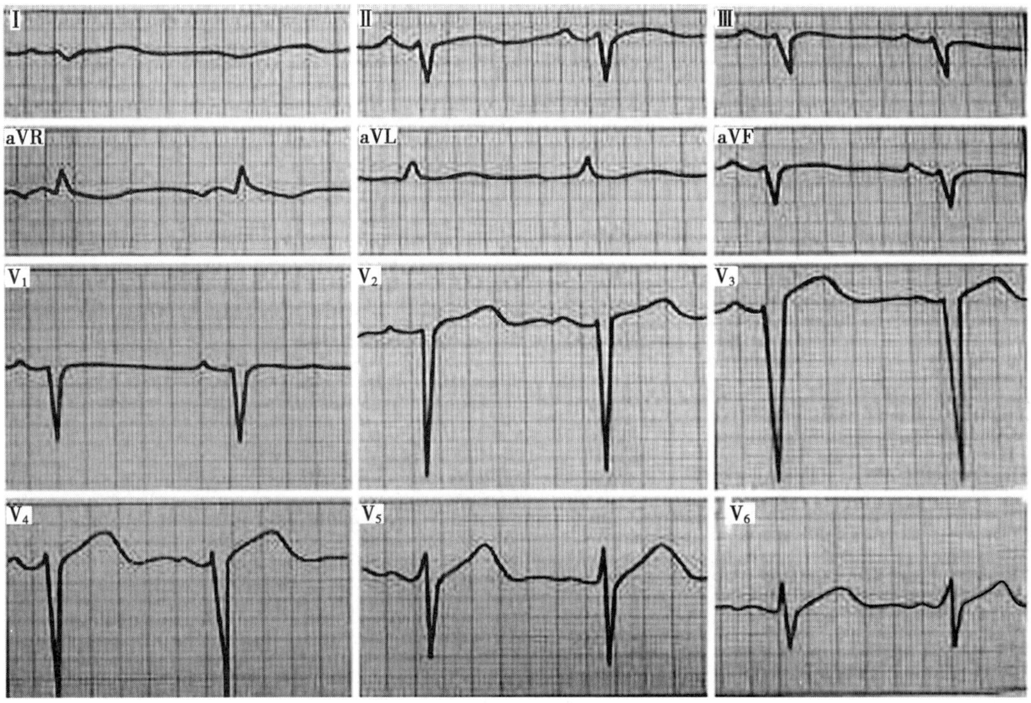

图 15-2　肺气肿，慢性肺源性心脏病。重度顺钟向转位，V_1～V_3 导联呈 rS 型

临床资料：患者，男性，60 岁，因咳嗽、咳痰 20 年，活动后气短 5 年入院。既往有吸烟史 40 年。肺功能提示重度阻塞性通气功能障碍。诊断：慢性支气管炎，阻塞性肺气肿，慢性肺源性心脏病。**心电图特征：**窦性心律，50 次/分，PR 间期 0.22s，QT 间期 0.68s，QRS 时限 0.14s，Ⅱ、Ⅲ导联主波向下，肢导低电压，重度顺钟向转位，V_1～V_3 导联呈 rS 型。**心电图诊断：**窦性心动过缓，肢导低电压，重度电轴右偏，重度顺钟向转位，一度房室阻滞，室内阻滞。**鉴别诊断：**冠心病前间壁心肌梗死。**讨论：**患者反复咳嗽、咳痰、气短多年，肺功能提示重度阻塞性通气功能障碍，因此阻塞性肺气肿，慢性肺源性心脏病诊断明确。而且患者既往无冠心病易患因素，亦无胸痛等症状，超声心动图未提示前间壁室壁运动障碍，因此不考虑冠心病前间壁心肌梗死。

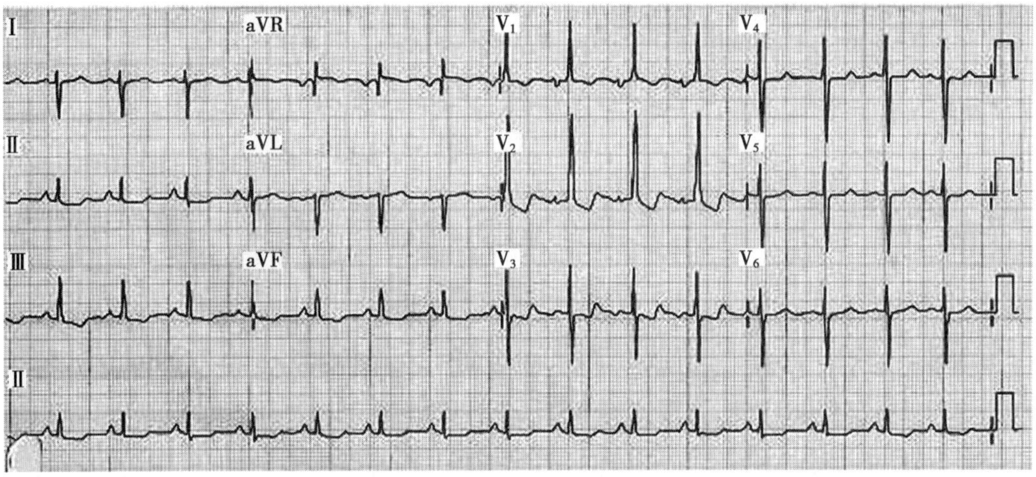

图 15-3　特发性肺动脉高压，右心室肥厚，顺钟向转位，V_1 导联呈 R 波，ST-T 改变

心电图特征：窦性心律，88 次/分，PR 间期 0. 15s，QT 间期 0. 34s，QRS 时限 0. 07s，Ⅰ导联主波向下，Ⅲ导联主波向上，心电轴＋138°，顺钟向转位，V_1 导联 P 波呈双向，V_1 呈 R 波，Ⅱ、Ⅲ、aVF 导联 ST-T 改变。**心电图诊断：**窦性心律，右心室肥厚，ST-T 改变。

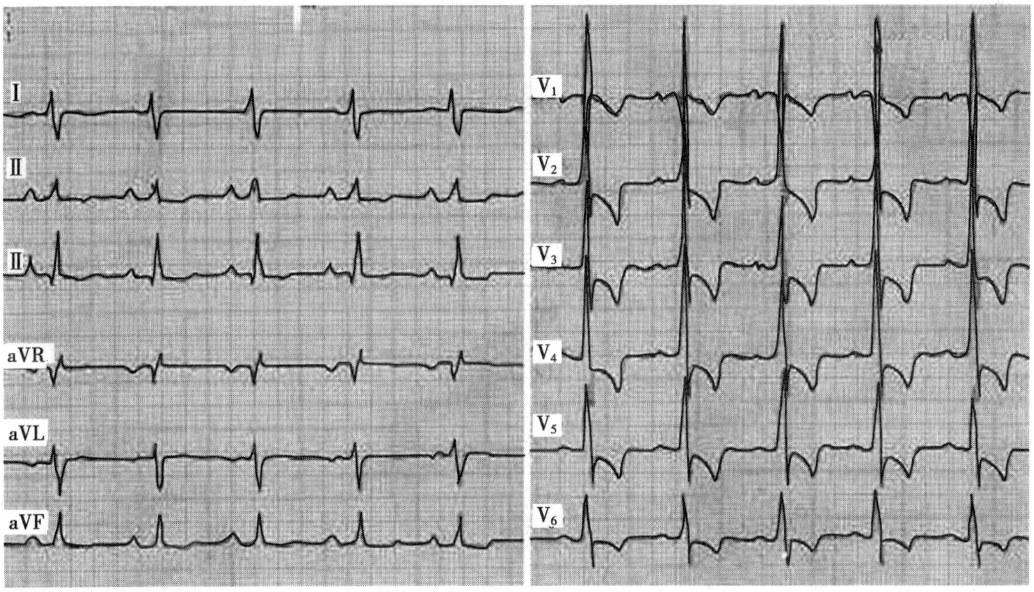

图 15-4　结缔组织病相关性肺动脉高压。电轴右偏，右心室肥厚，V_1 导联呈 qR 型

临床资料：患者，男性，54 岁，因活动后心悸、气短 2 年，加重 1 个月入院。患者 2 年前出现活动后心悸、气短，症状逐渐加重。既往有口干、眼干病史。超声心动图提示重度肺动脉高压，免疫学指标异常，诊断结缔组织病相关性肺动脉高压。**心电图特征：**窦性心律，60 次/分；PR 间期 0. 21s，QT 间期 0. 36s，QRS 时限 0. 10s，Ⅰ导联 R/S＜1，Ⅲ导联主波向上，心电轴＋98°。V_1 导联呈 qR 型，R_{V_1}＝1. 7mV，右室肥厚，V_1～V_6 导联 ST 段显著压低，且 T 波倒置。**心电图诊断：**窦性心律，右心室肥厚，电轴右偏。**鉴别诊断：**冠心病、心肌缺血。**讨论：**患者活动后气短、心悸，心电图为右心室肥厚，电轴右偏，超声心动图提示重度肺动脉高压，而且患者既往无冠心病易患因素，亦无胸痛等症状，因此不考虑冠心病心肌缺血诊断。胸导联上显著的 ST-T 改变与重度右室肥厚引起的心肌损害有关。

（熊长明　刘 岩　方丕华）

第十六章

急性肺栓塞

本章内容提要：

第一节　心电图概论

一、概　　述

肺栓塞是由内源性与外源性栓子堵塞肺动脉引起肺循环障碍的临床和病理生理综合征。来自静脉系统或右心的栓子进入肺循环，造成肺动脉主干或其分支的广泛栓塞，同时并发广泛肺小动脉痉挛，使肺循环受阻，肺动脉压急剧升高而引起右心室扩张和右心衰竭，也称为急性肺源性心脏病。

二、机　　制

肺栓塞的病理生理学改变主要取决于堵塞的肺动脉大小、受累肺动脉的截断面积、栓塞速度、原心肺功能、体液反应和血管内皮纤溶功能状态等。由于病理生理改变不同，临床表现各异，相应的心电图变化也多种多样。肺栓塞可分为急性肺栓塞和慢性肺栓塞，心电图改变可以典型或不典型。急性肺栓塞心电图改变的基础是急性右心室扩张和右心室功能不全，心肌缺血。慢性肺栓塞心电图改变是基于右心室肥厚。亚急性肺栓塞患者可能兼有右心室扩张和肥厚。典型心电图改变多由于大块肺栓塞引起，不典型者可能由小块肺栓塞引起，或同时存在其他心血管疾病，或受药物治疗的影响等。

三、分型及心电图诊断要点

（一）急性肺栓塞

1. 心律失常

（1）窦性心动过速：是最常见的心电图改变。心率多在100～125次/分，大于90次/分有诊断意义（图16-1）。

（2）房性心律失常：常有心房扑动、心房颤动（9%）、房性心动过速及房性期前收缩，也可发生缓慢心律失常。

2. 典型的 $S_{I}Q_{III}T_{III}$ 图形　是急性肺栓塞常见而重要的心电图改变，发生率约15%～25%。即Ⅰ导联出现S波或S波变深（>0.15mV），Ⅲ导联出现Q波和T波倒置（图16-1，图16-2A、B），Q波和T波倒置可扩展到aVF导联，也可合并下壁ST段轻度抬高。

3. 完全性或不完全性右束支阻滞　发生率在6%～67%，平均为25%。出现在 V_3R、V_4R 或 V_5R 导联上的意义与 V_1 导联相似，可合并ST段抬高，$T_{V_1\sim V_2}$ 直立，类似前壁或者后壁心肌梗死图形。右束支阻滞常是一过性（图16-2A、B），也可持续3个月到3年。

4. QRS电轴　急性肺栓塞的QRS电轴多数右偏（见第二节图16-2B）、少数也可左偏（≤－30°）。

5. P波增高　当 P_{II}>0.25mV时，即所谓"肺型P波"，可见于2%～30%的肺栓塞，其发生可能源于右心房扩大。

6. QRS波群改变　S波改变有单纯 S_I 加深、粗钝、小挫折，文献报导达0.15mV，即有诊断意义。Ⅰ和aVL导联R/S>1或 R_{aVR} 变宽（70%），或 S_{V_1}、V_3R、V_5R 切迹、挫折、粗钝、变宽（50%），结合病情动态观察也有助于诊断。

7. ST段改变　可出现ST段下降（33%），也可出现ST段抬高（11%）。下降可出现在前壁、下壁和侧壁各导联。右束支阻滞时，右胸导联（V_1～V_2）也可出现ST段抬高，酷似急性心肌梗死。

8. T波改变　胸前导联T波倒置是急性肺栓塞最常见的改变之一（40%），V_1、V_2 导联出现T波倒置亦有诊断价值，也可出现在下壁导联。T波倒置多呈对称性，出现类似"冠状T"改变，倒置的深度不等，可达1.7mV。T波倒置的程度由右向左逐渐变浅（图16-1，图16-2A、B），与冠心病不同。

（二）慢性肺栓塞

可呈现不同程度的右心室肥厚图形。从心电图 V_1 导联呈rS，rsr′型到 V_1 呈qR型的典型右心室肥厚图形。电轴右偏明显，Ⅱ、Ⅲ、aVF，V_1～V_4 导联ST段下降，T波倒置明显（也可达 V_6）（图16-3），勿误认为冠心病心肌缺血。

（三）复发性肺栓塞

心电图改变因原栓塞大小和再栓塞面积而不同，多数出现电轴右偏加重，再现 Q_{III}、T_{III} 图形，V_1 呈右束支阻滞或S波挫折、粗钝或胸前导联出现新的T波倒置或倒置加深等。也可见QTc延长，ST_{V_5}，ST_{V_6} 下降，顺钟向转位和新的心律失常。

四、急性肺栓塞心电图时序性变化的意义和要求

1. 多次做图，动态观察、比较。
2. 就诊时心电图可有一项或多项改变，不能求全。
3. 注意心电图微小变化和残留变化。
4. 注意合并情况的心电图反应。
5. 治疗会影响心电图改变。
6. 根据心电图改变可推测病程。
7. 任何心电图改变的解释都必须结合临床。

五、心电图在急性肺血栓栓塞症治疗中的作用

溶栓和抗凝治疗是肺栓塞重要的治疗方法。心电图的演变在评价肺栓塞治疗效果中起着重要作用。分析我院 131 例急性肺栓塞溶栓治疗患者临床资料，根据溶栓前后临床症状的改善、增强 CT 肺动脉成像及核素肺显像肺灌注的变化，作为评估溶栓疗效的客观指标，结果溶栓治疗有效 119 例，无效 12 例，心电图检查分析示：有效组溶栓治疗前示Ⅰ导联可见 S 波共 73 例，溶栓后 S 波消失或变浅 37 例，占 51.4%，而无效组治疗前示Ⅰ导联 S 波共 6 例，溶栓后 2 例Ⅰ导联 S 波变浅，占 33.3%，前组明显高于后组；有效组治疗前 $Q_{Ⅲ}$、$T_{Ⅲ}$ 共 36 例，溶栓后 18 例消失或变浅，占 50%，而无效组治疗前共 4 例，溶栓后 1 例消失，占 25%；溶栓前 T 波倒置两组分别为 112 例(94.1%)、10 例(83.3%)，溶栓后有效组 T 波变浅或直立共 50 例，占 44.6%，而无效组共 4 例，占 40%；溶栓有效组中有 22 例(18.5%)溶栓后先出现 T 波倒置加深，随后变浅，出院前恢复或基本恢复正常。总之，溶栓后心电图 $S_{Ⅰ}$、$Q_{Ⅲ}$、$T_{Ⅲ}$ 的消失或变浅，胸前导联 T 波改变可以间接判断溶栓疗效。这可能与溶栓治疗成功后，肺动脉压力下降，右室负荷减轻，右室壁张力下降有关。部分患者溶栓后出现胸前导联 T 波倒置加深，随后变浅。是溶栓成功后右心负荷减轻、急性右心扩张好转的反映。

六、主要鉴别诊断

肺栓塞和冠心病多发生于中老年，二者的症状和心电图改变有不少相似之处，肺栓塞最易误诊为冠心病(冠状动脉供血不足、心内膜下心肌梗死，源于冠心病的猝死)，误认为冠心病的最大陷阱是心电图改变，如 TV_1～V_4 倒置，$Q_{Ⅲ}T_{Ⅲ}$ 型(有时波及 aVF 导联)，或伴有 ST 段抬高或下降。通常肺栓塞的心电图除 ST、T 波改变外，心电轴右偏明显或出现 $S_{Ⅰ}Q_{Ⅲ}T_{Ⅲ}$ 及肺型"P"波，心电图改变常在 1～2 周内明显好转或消失，与冠心病者不同。冠心病出现 $S_{Ⅰ}$ 加深者少见；不完全性右束支阻滞或 V_1～V_5R S 波挫折、粗钝也少见；胸前各导联 T 波倒置的程度多从右向左是加深，相反，肺栓塞从右向左则变浅。

第二节　图　谱

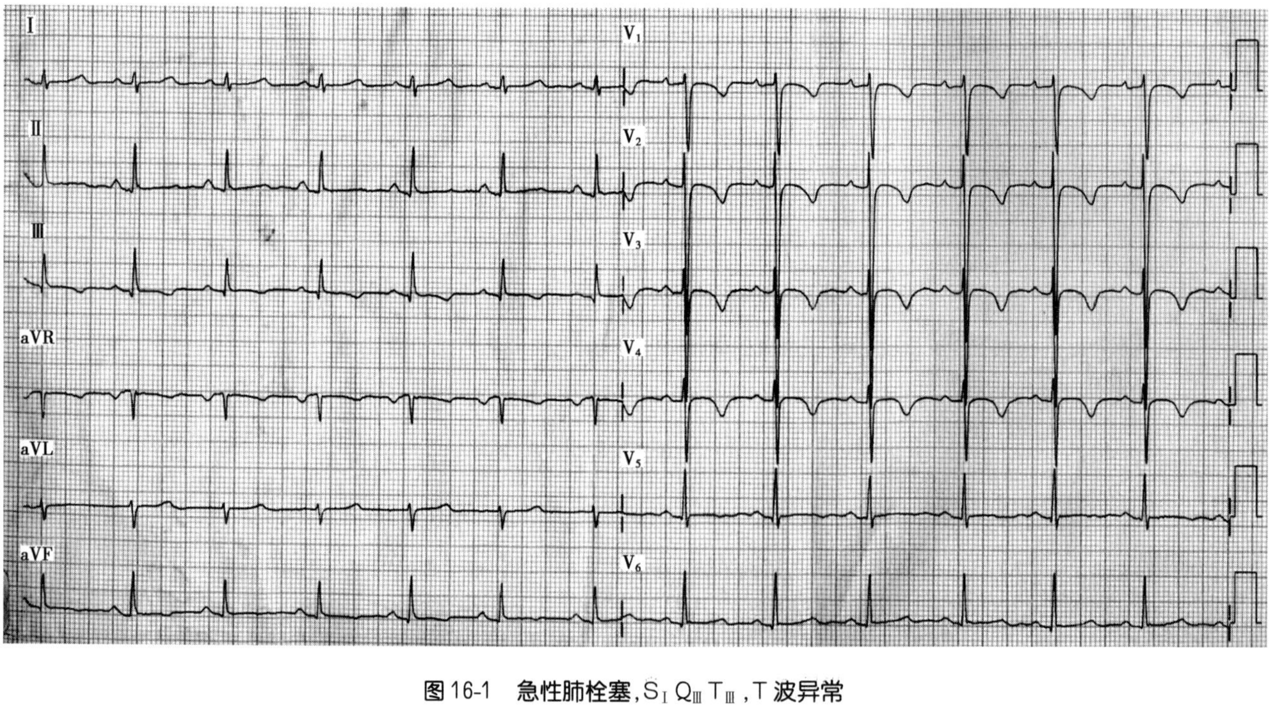

图 16-1　急性肺栓塞，$S_{Ⅰ}Q_{Ⅲ}T_{Ⅲ}$，T 波异常

临床资料：患者，女性，48 岁，主因发作性呼吸困难，活动后气短 5 天伴晕厥，入院，经肺血管 CT 检查：两肺多

发肺栓塞。**心电图特征**:窦性心律,心率 75 次/分,PR 间期 0.19s,QT 间期 0.4s,Ⅰ导联呈 rs 型,aVL 导联呈 rS 型,$S_{Ⅰ}Q_{Ⅲ}T_{Ⅲ}$,Ⅰ、aVL 导联 R/S<1,V_1~V_4 T 波对称性倒置,V_5 导联 T 波低平,Ⅲ导联呈 qR 型,Ⅱ、Ⅲ、aVF 导联 T 波改变。**心电图诊断**:窦性心律,异常 Q 波,T 波改变。**鉴别诊断**:冠心病。**讨论**:急性肺栓塞的病理生理学基础主要是肺动脉突然堵塞,引起肺动脉压剧增,急性右室负荷增加和右心扩张(不是肥厚),从而最常见的早期心电图改变是胸前导联 T 波倒置,并且与栓塞程度有良好的相关。这种心电图 T 波改变出现在 V_1V_2 导联就有价值。冠心病引起的心肌缺血多以左心缺血性 ST-T 改变为特征,胸前导联 T 波倒置深度从右向左逐渐变深,心电图改变的解释必须与临床病情相结合。考虑其改变程度是否与症状(如呼吸困难等)相一致,这都有利于和冠心病相鉴别。只要怀疑到肺栓塞的可能性再进一步做肺栓塞诊断性检查就可以明确诊断。

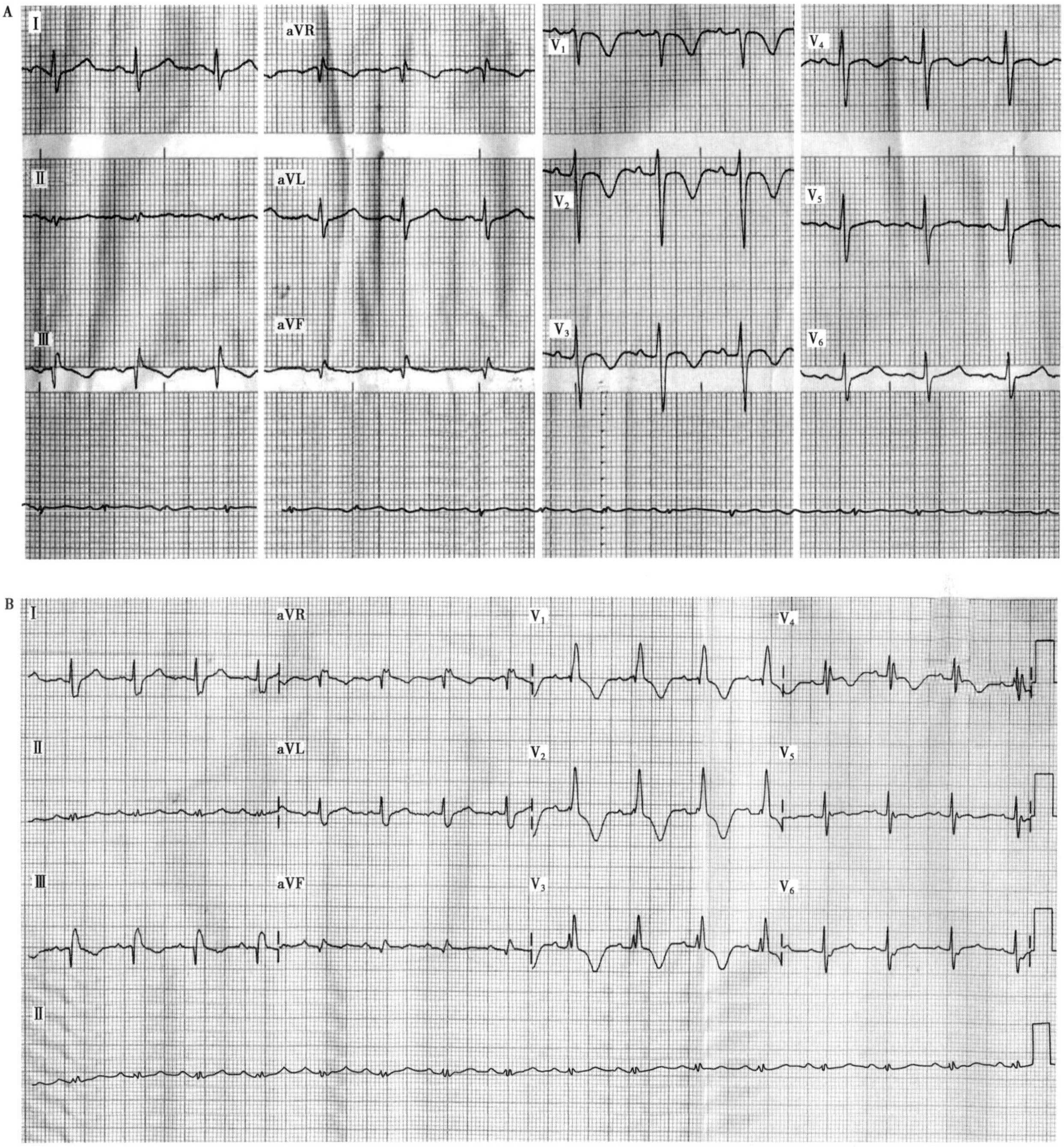

图 16-2

A. 急性肺栓塞,典型 $S_{Ⅰ}Q_{Ⅲ}T_{Ⅲ}$,T 波异常(2006-2-17);B. 急性肺栓塞,$S_{Ⅰ}Q_{Ⅲ}T_{Ⅲ}$,右束支阻滞(2006-2-21)

临床资料：患者，女性 74 岁，突发呼吸困难，晕厥，于 2006 年 2 月 15 日入院，增强 CT 显示双肺多发肺栓塞。**心电图特征：**图 16-2A：窦性心律，心率 96 次/分，心电轴 55°，PR 间期 0.18s，QT 间期 0.36s，Ⅰ导联 S 波深达 0.3mV，Ⅲ导联明显 Q 波，T 波倒置，V_1～V_4 导联 T 波倒置，呈典型急性肺栓塞的心电图改变。图 16-2B：窦性心律，心率 95 次/分，PR 间期 0.16s，QT 间期 0.41s，心电轴 139°，Ⅰ导联 S 波增宽加深，Ⅲ导联有 Q 波，T 波倒置，V_1～V_4 导联 T 波倒置，V_1 导联 qR 型，呈典型的右束支阻滞。经检查肺动脉主干完全堵塞，2 月 27 日心电图显示窦性心律Ⅰ导联有 S 波，Ⅲ、V_1～V_5 导联 T 波倒置，倒置的深度逐渐变浅，V_1 导联 S 波挫折粗顿。**鉴别诊断：**心肌梗死。**讨论：**Ⅱ、Ⅲ、aVF 的 Q 波及 T 波倒置，容易诊断为下壁心肌梗死；右胸导联的 T 波倒置反映右心室负荷增加；V_1～V_5 的 T 波倒置呈逐渐变浅，右束支阻滞呈一过性，以上改变，冠心病引起的心肌梗死的心电图没有这样的变化，易于鉴别诊断。值得提出的是因为肺栓塞的心电图改变会随时间发生动态变化，所以应多次做图观察。

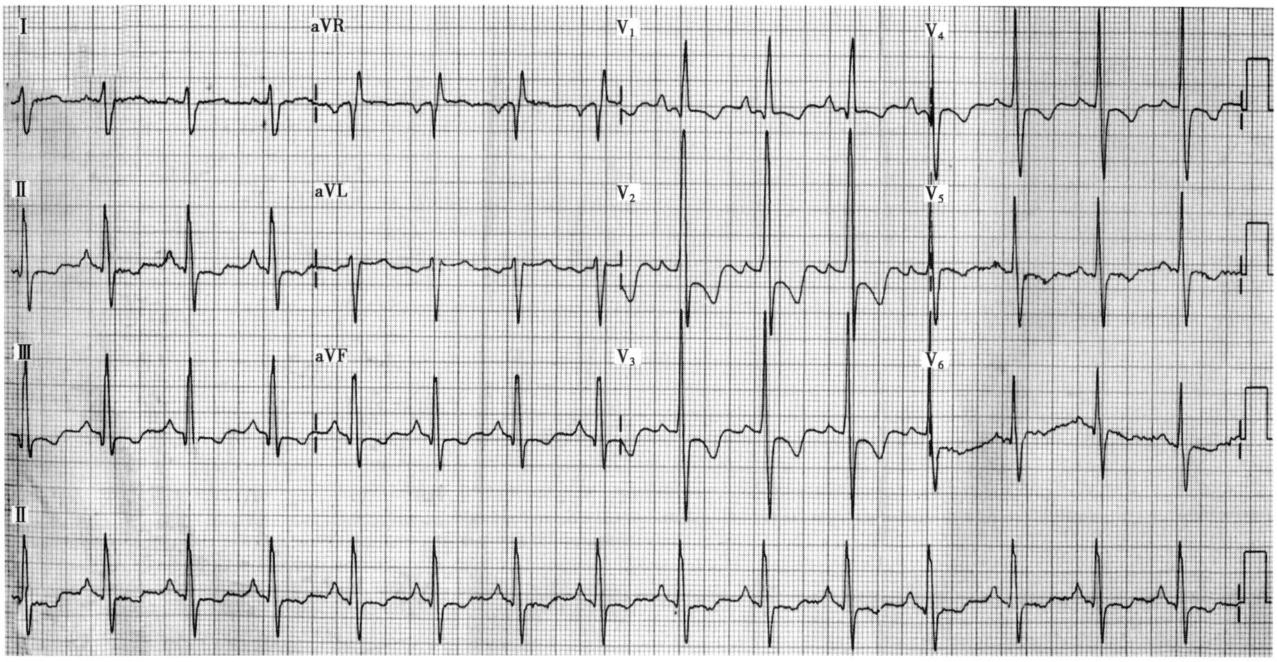

图 16-3 慢性肺栓塞，肺型 P 波，电轴右偏，右心室肥厚

临床资料：患者，男性，17 岁，因胸闷、咳嗽、呼吸困难来院就诊，右心导管显示肺动脉高压，X 线检查双测肺淤血，诊断为慢性肺栓塞。**心电图特征：**窦性心律，心率 89 次/分，PR 间期 0.18s，QT 间期 0.40s，Ⅱ、Ⅲ、aVF 导联 P 波振幅大于 0.25mV，Ⅱ、Ⅲ、aVF、V_2～V_4 导联 ST 段下降 0.05～0.30mV，Ⅱ、Ⅲ、aVF、V_1～V_6 导联 T 波倒置，Ⅲ导联呈 qR 型。aVR 导联 R 波增高，ST 段略抬高，Ⅰ、aVL 导联 S 波深，R/S<1，电轴右偏 126°。**心电图诊断：**窦性心律，右束支阻滞，肺型 P 波，电轴右偏，右心室肥厚，ST-T 改变。**鉴别诊断：**冠心病、心肌病。**讨论：**冠心病以及心肌炎并发心力衰竭时均以全心病变为主，尤以左心扩大为主，很少以出现明显肺动脉高压及右心衰竭表现，而左心无明显改变者，此病例胸前导联 T 波倒置深度从右向左变浅，也不支持冠心病、心肌病的诊断。

第三节　病例思考

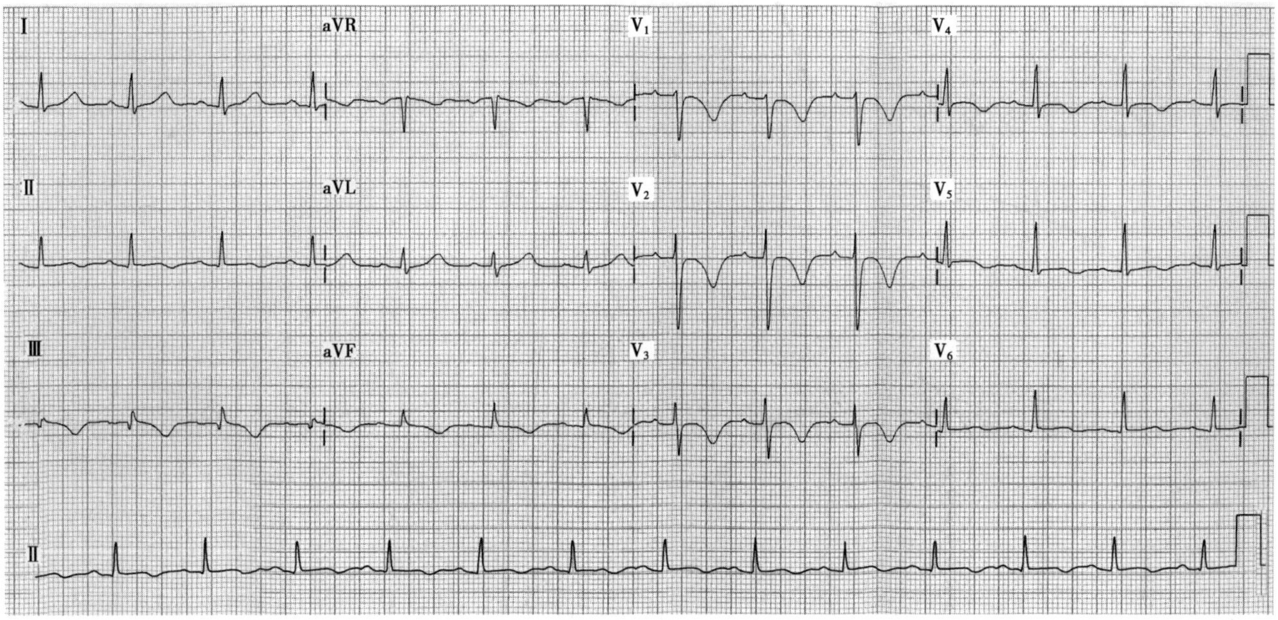

C16-1　**急性肺栓塞，$S_I Q_{III} T_{III}$，T 波异常**

临床资料：患者，女性，40 岁，活动后气短呼吸困难，加重 5 天，增强 CT 示急性肺栓塞。**心电图特征：**窦性心律，心率 82 次/分，PR 间期 0.19s，QT 间期 0.43s，心电轴 39°，Ⅰ、aVL 导联 S 波 0.15mV、Ⅱ、Ⅲ、aVF 导联 T 波倒置，Ⅲ导联 Q 波，V_1～V_4 导联 T 波倒置，呈对称性，V_5 导联 T 波浅倒置 V_6 导联 T 波低平。**心电图诊断：**窦性心律，异常 Q 波，T 波改变。**鉴别诊断：**冠心病、心肌缺血。**讨论：**Ⅲ导联 Q 波及Ⅱ、Ⅲ、aVF，V_1～V_4 T 导联波倒置，呈对称性，胸前导联从右向左逐渐变浅，结合临床诊断排除冠心病的可能。

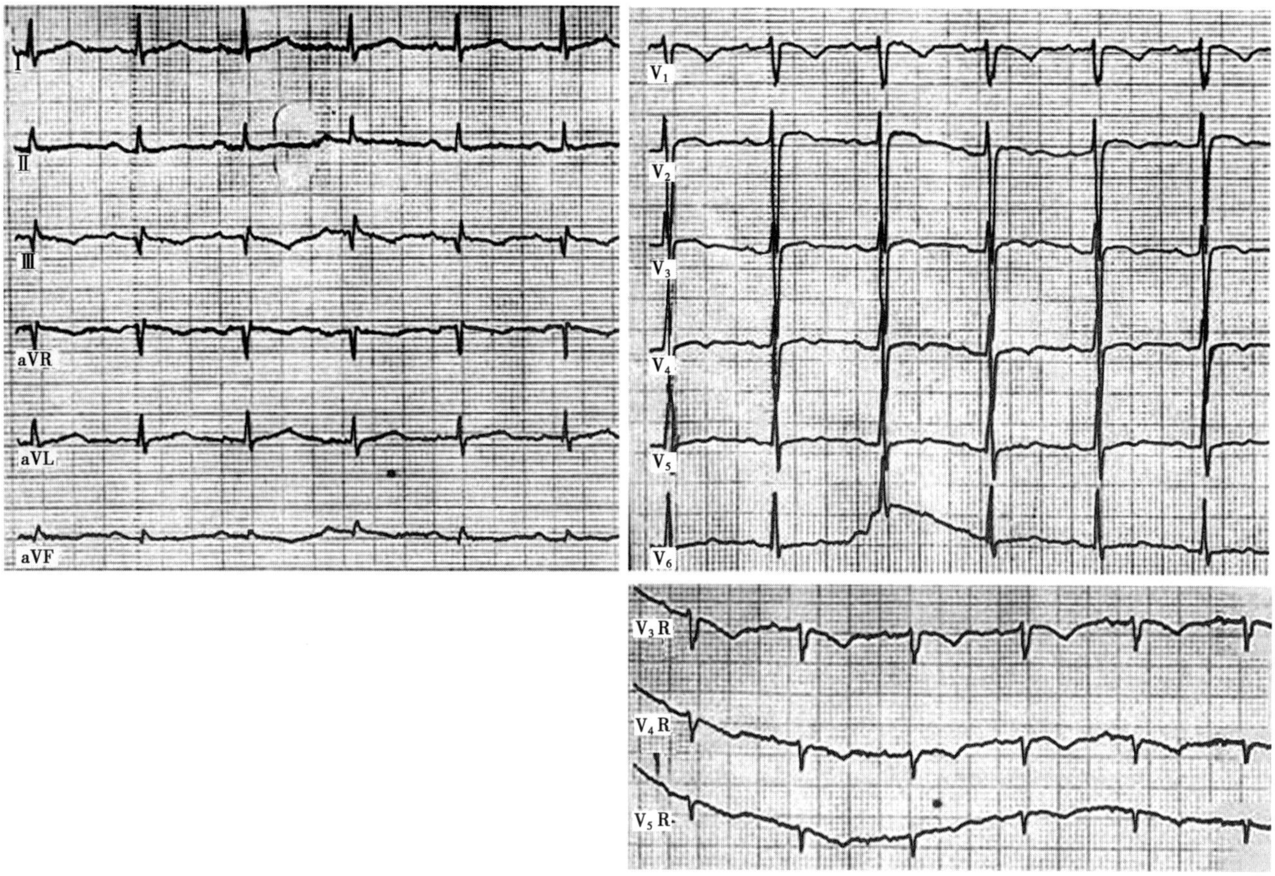

C16-2　**急性肺动脉栓塞，$S_{I}Q_{III}T_{III}$，T 波异常**

临床资料：患者，男性，70 岁，因突发呼吸困难，右下肢肿胀来院就诊，增强 CT 确诊急性肺动脉栓塞、右下肢深静脉血栓形成。**心电图特征：**窦性心律，心率 84 次/分，PR 间期 0.18s，QT 间期 0.34s，心电轴 38°，Ⅰ导联 S 波深达 0.2mV，Ⅲ导联呈 Qr 型，T 波倒置。Ⅱ、aVF 导联 T 波低平，V_1～V_3R、V_4R、V_5R 导联上 S 波切迹、挫折变宽，V_2 导联 ST 段略抬高。**心电图诊断：**窦性心律，异常 Q 波，T 波改变。**鉴别诊断：**急性心肌梗死。**讨论：**急性心肌梗死的心电图表现可为Ⅱ、Ⅲ、aVF 导联 Q 波，T 波倒置，若并发右胸导联的 V_3R～V_5R 上 S 波切迹，粗钝、变宽，结合临床体征及相应检查，可排除心肌梗死的可能，作出肺栓塞判断。

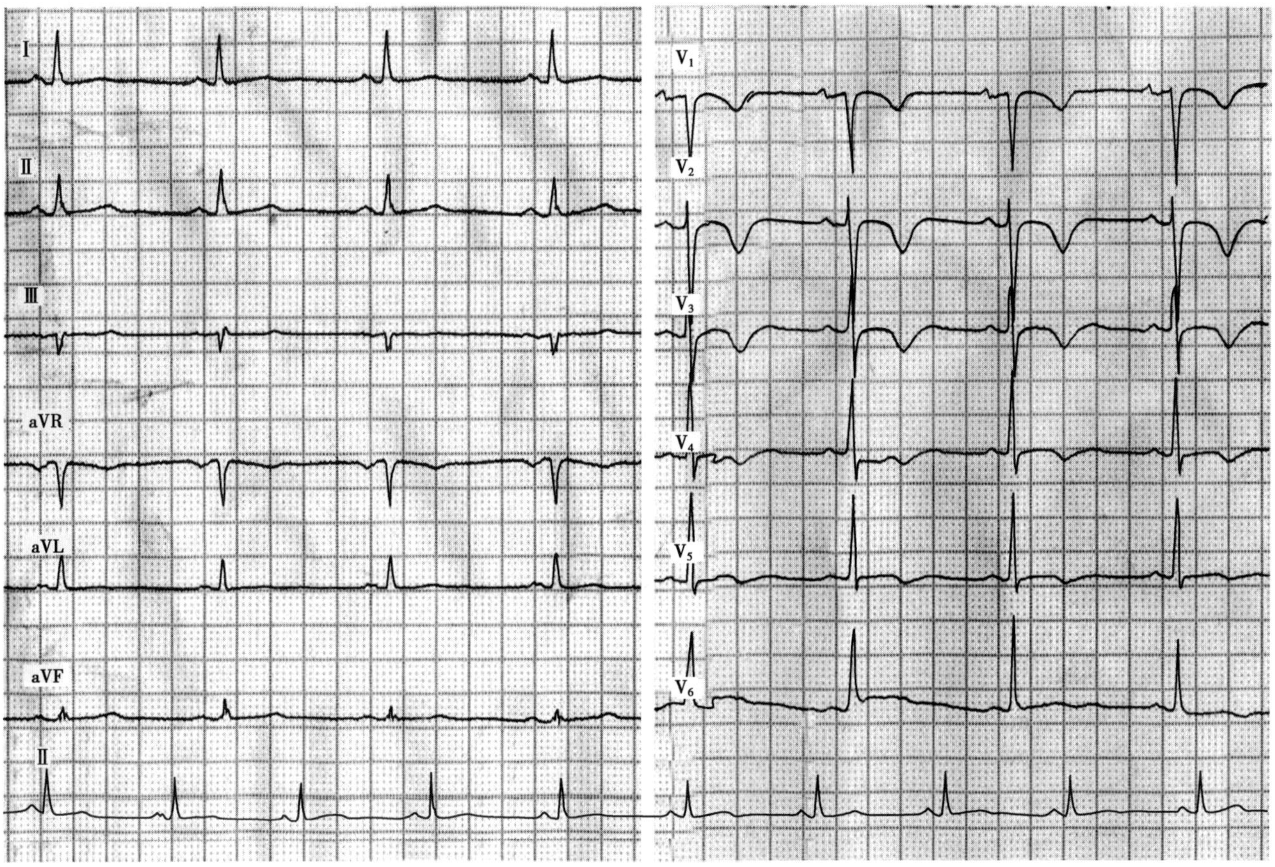

C16-3　**急性肺栓塞,异常 Q 波,T 波改变**

临床资料:患者,女性,70 岁,因活动后胸闷气短入院,根据既往病史及增强 CT 检查确诊为急性肺栓塞。**心电图特征:**窦性心律,心率 59 次/分,PR 间期 0.16s,QT 间期 0.43s,Ⅲ导联呈 Qr 型,V_1～V_4 导联 T 波倒置,V_5 导联 T 波浅倒,V_6 导联 T 波低平。**心电图诊断:**窦性心律,异常 Q 波,T 波改变。**鉴别诊断:**冠心病,心肌缺血。**讨论:**右胸导联 T 波倒置是右心室负荷增加的指征,而冠心病所引起的心肌缺血 T 波倒置深度由右向左逐渐变深,此病历右胸导联 T 波的对称性倒置与前者相异,易于鉴别。

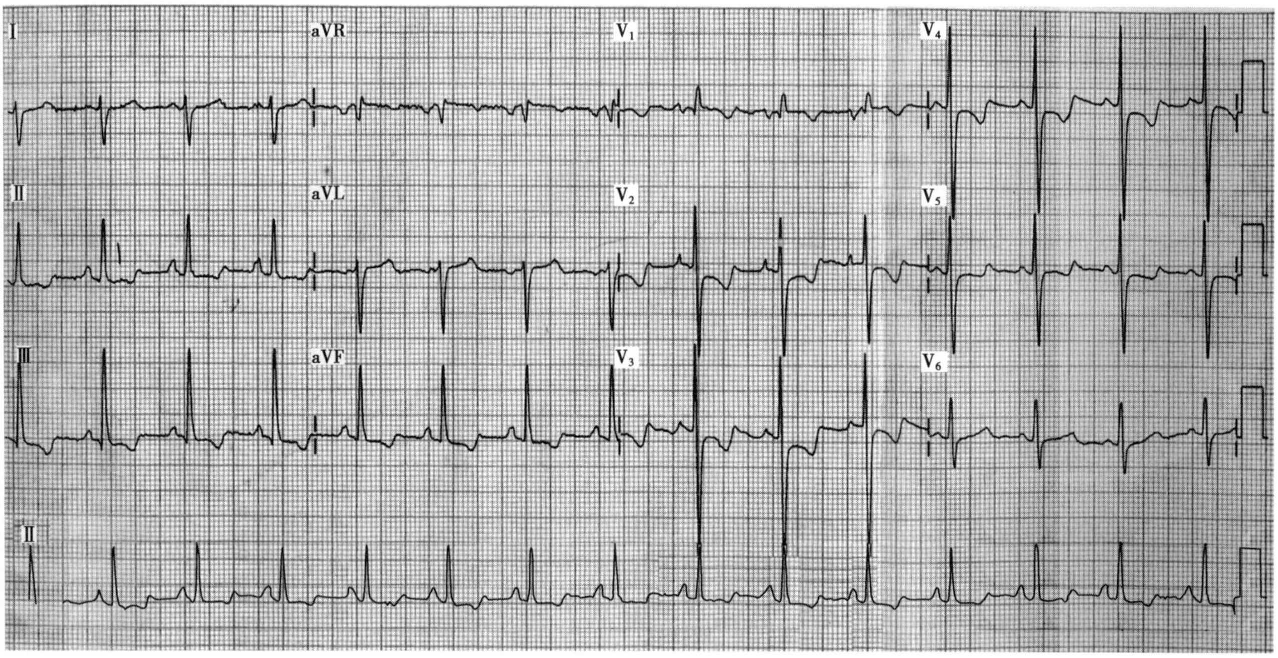

C16-4　**慢性肺栓塞，电轴右偏，右心室肥厚，ST-T 改变**

临床资料：患者，女性，27 岁，主因活动后气短 3 年，间断关节疼痛 3 年余，气短加重伴咳嗽，水肿 2 个月，于 2006 年 1 月 11 日收入本院，经检查为慢性肺栓塞。**心电图特征：**窦性心律，心率 87 次/分，PR 间期 0.12s，QT 间期 0.4s，心电轴 110°，Ⅰ导联 S 波深达 0.6mV，Ⅲ导联呈 qR 型。Ⅱ、Ⅲ、aVF 导联 T 波倒置，V_1 呈 qR 型，V_2～V_4导联 ST-T 改变，V_5 导联 T 波双向，V_6 导联 T 波直立。**心电图诊断：**窦性心律，电轴右偏，右心室肥厚，ST-T 改变。**鉴别诊断：**冠心病、心肌缺血。**讨论：**因长期的右心室负荷增加导致右心室肥厚，胸导联 T 波倒置，并呈不对称性，易于与冠心病相鉴别。

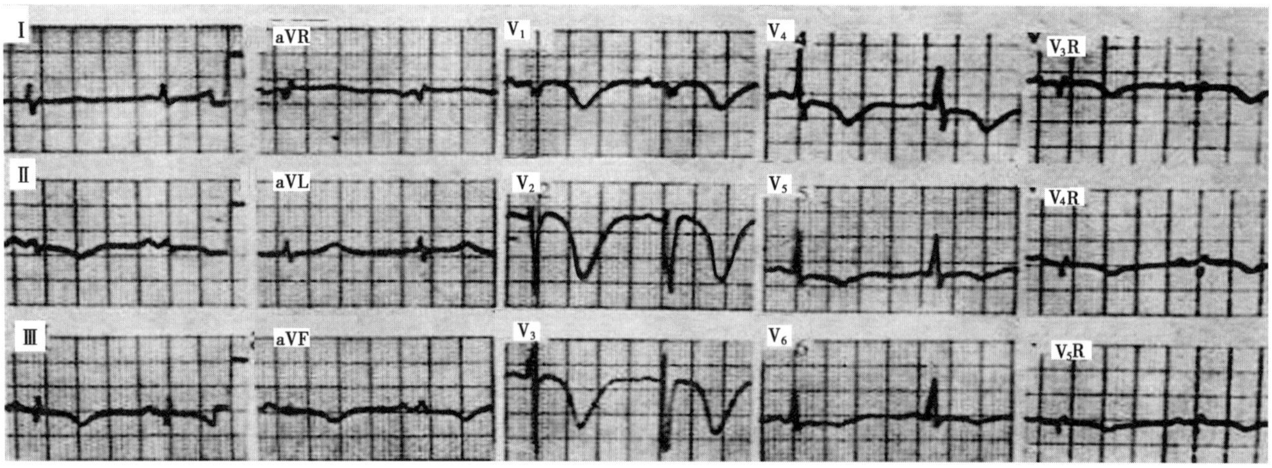

A. 溶栓前，心电图呈典型急性肺栓塞改变：$S_Ⅰ$、$Q_Ⅲ$、$T_Ⅲ$

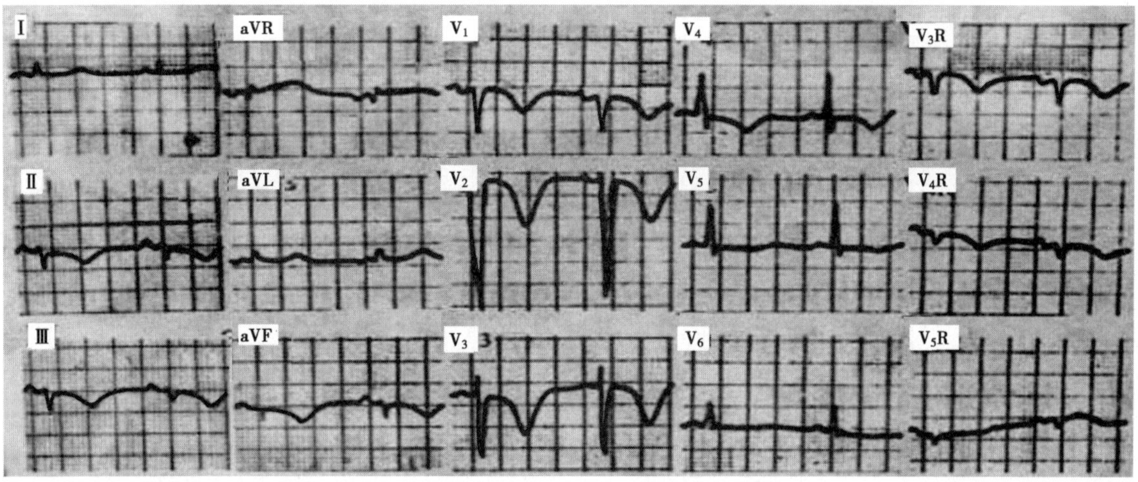

B. 溶栓后第 1 天：$S_Ⅰ$、$Q_Ⅲ$ 消失，$T_Ⅲ$ 仍倒置，V_1 S 波挫折消失，胸前导联 T 波仍倒置

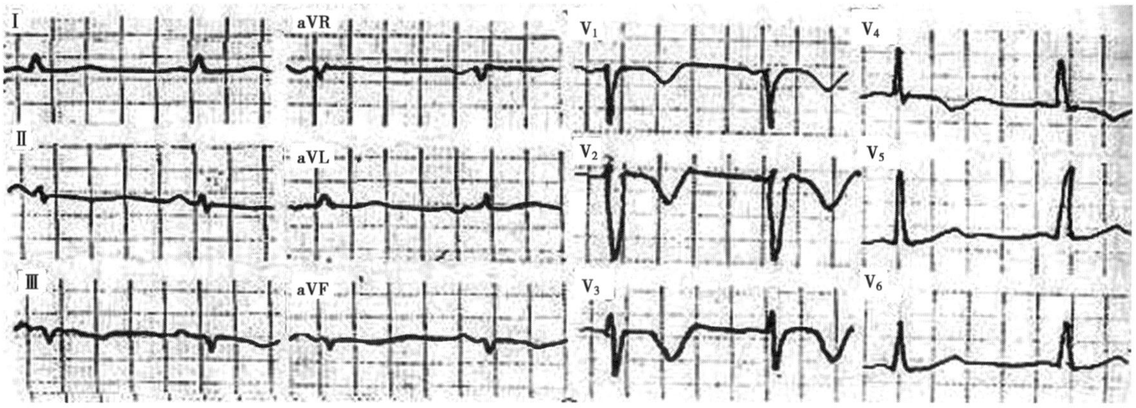

C. 出院前：V_1～V_4 导联 T 波倒置变浅，V_5～V_6 导联 T 波直立

C16-5　**急性肺栓塞**

临床资料：患者，男性，78 岁，急性肺栓塞。**心电图特征：**C16-5A：溶栓前心电图呈典型急性肺栓塞改变：心率 68 次/分，$S_Ⅰ Q_Ⅲ T_Ⅲ$ 型，V_1 导联 S 波挫折，V_3R 呈不完全性右束支阻滞，V_1～V_6导联 T 波倒置；C16-5B：溶栓后心电图，心率 79 次/分，显示 $S_Ⅰ$、$Q_Ⅲ$ 消失，V_1 导联 S 波挫折消失，$T_Ⅲ$ 仍倒置，胸前导联 T 波仍倒置；C16-5C：出院前心电图显示，心率 68 次/分，V_1～V_4 导联 T 波倒置变浅，V_5～V_6 导联 T 波直立。**心电图诊断：**溶栓前心电图，窦性心律，异常 Q 波，不完全性右束支阻滞，T 波改变；溶栓后心电图，窦性心律，T 波改变；出院前心电图，窦性心律，T 波改变。**鉴别诊断：**急性心肌梗死。**讨论：**不完全性右束支阻滞，出现在急性肺栓塞图形当中，而溶栓后该阻滞消失，这在急性心肌梗死中少见。而胸前导联 T 波倒置深度由右向左逐渐变浅，在急性心肌梗死中也少见。因此，观察肺栓塞溶栓治疗的心电图的动态变化也有助于急性心肌梗死相鉴别。观察溶栓治疗成功后症状和心电图变化有助于进一步印证急性肺栓塞初诊是否正确，QRS 电轴左移，$S_Ⅰ$ 变浅，$Q_Ⅲ T_Ⅲ$ 好转，与冠心病急性心肌梗死溶栓成功倒置 T 波变浅或直立不同，V_1、V_3R 导联 T 波常为倒置加深。这时 T 波倒置加深，不意味着病情恶化。而可能是溶栓成功右心室负荷减轻，急性右心扩张好转的表现。至于 T 波正常化多已是治疗有效的较晚期表现。

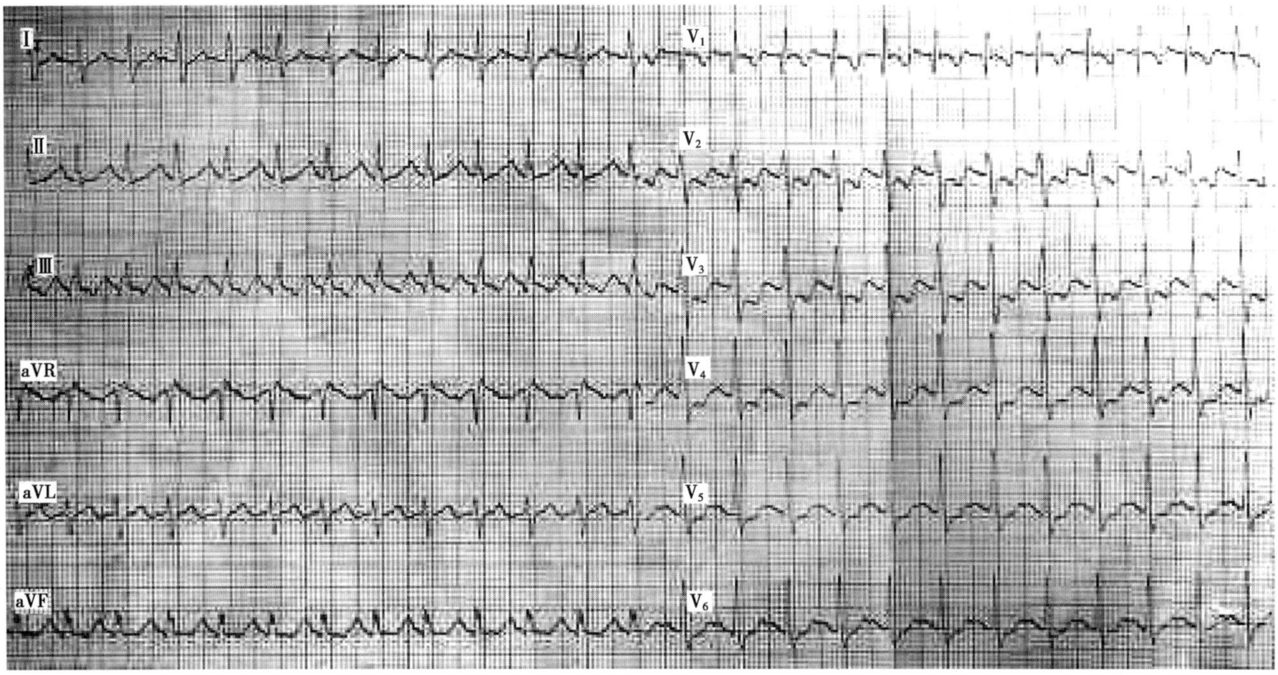

A. 溶栓前

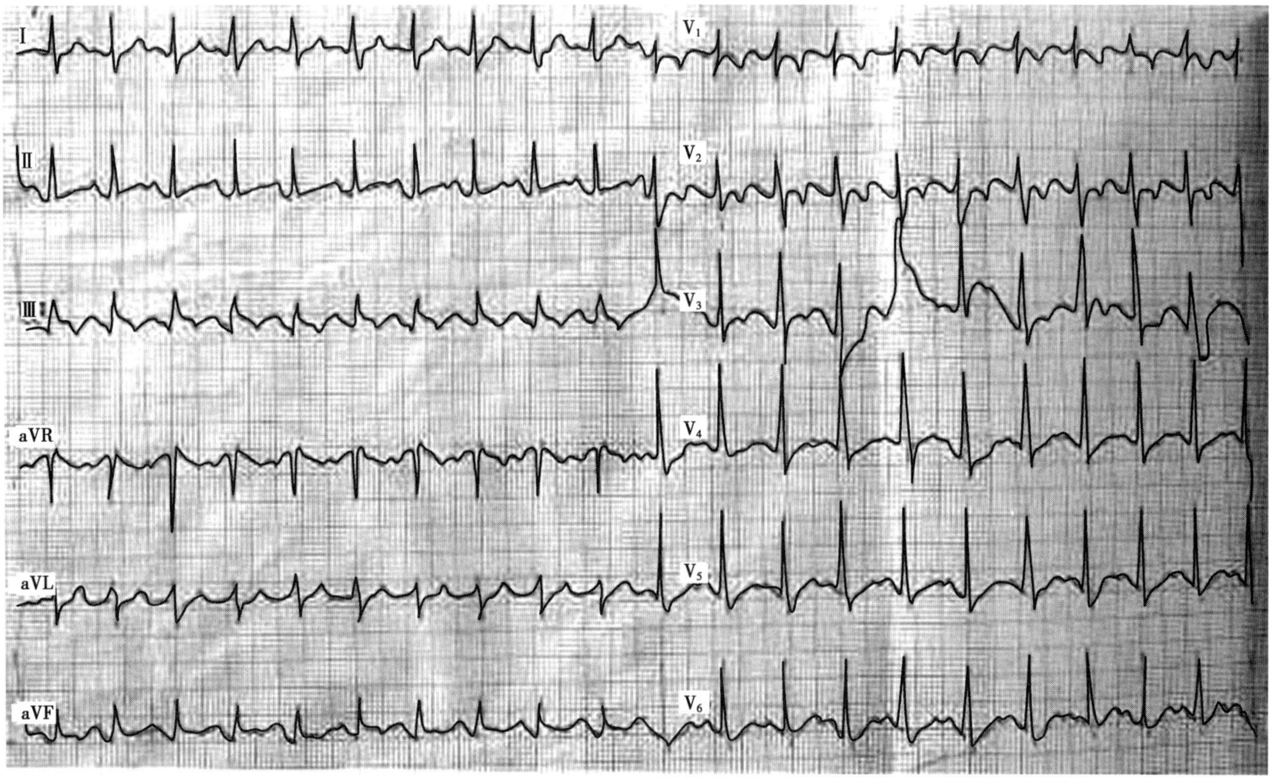

B. 溶栓后 1 个半小时

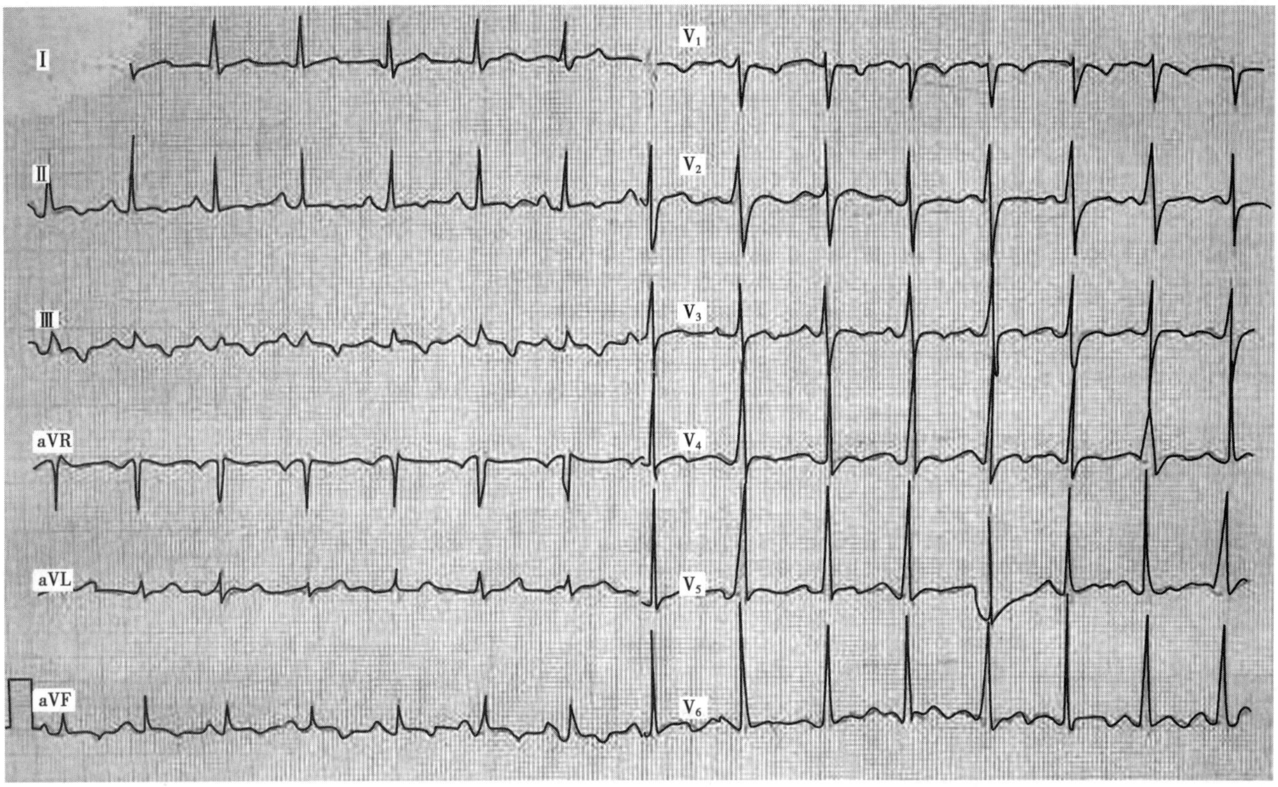

C. 溶栓后第 2 天

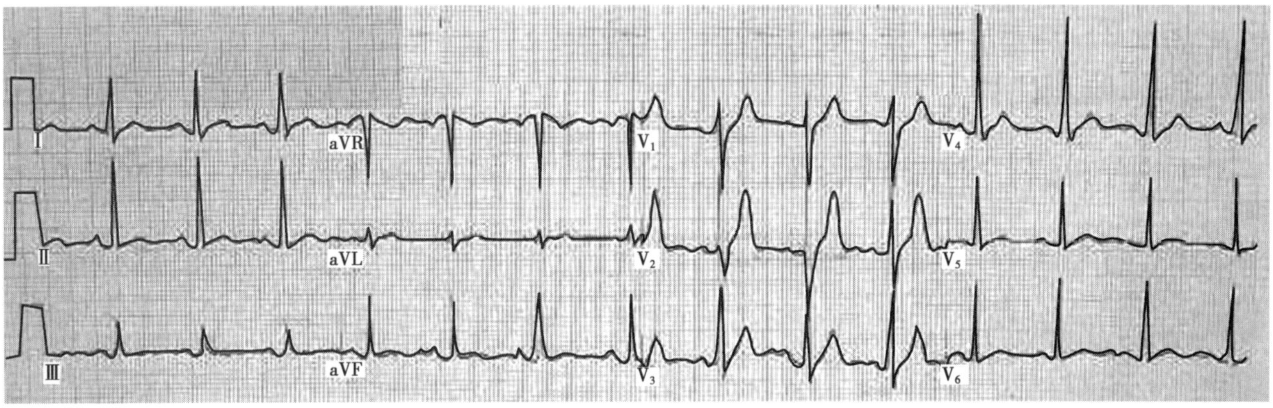

D. 半年后复查

C16-6　**急性肺栓塞**

临床资料：患者，男性，36 岁，因急性肺栓塞入院，行溶栓治疗。**心电图特征**：C16-6A：溶栓前典型肺栓塞图形，窦性心动过速，心率 147 次/分，$S_{Ⅰ}$、$Q_{Ⅲ}$、$T_{Ⅲ}$，V_1 呈 qR 型，V_4～V_6导联 ST 段压低，V_1～V_3导联 T 波倒置；C16-6B：溶栓后 1 个半小时心率 125 次/分，仍呈典型的肺栓塞图形，$S_{Ⅰ}$、$Q_{Ⅲ}$、$T_{Ⅲ}$，V_1 呈 qR 型，aVF 导联 ST 段抬高，V_1～V_3 导联 T 波倒置；C16-6C：溶栓后第 2 天仍为典型的肺栓塞图形，心率 85 次/分，$S_{Ⅰ}$ $Q_{Ⅲ}$ $T_{Ⅲ}$，V_1 的 Q 波消失，V_1导联 T 波倒置，V_2 导联 T 波直立；C16-6D：半年后复查，心率 83 次/分，Ⅰ导联 S 波变浅，Ⅲ导联 Q 波消失，V_1～V_6 导联 T 波直立，心电图大致正常。**心电图诊断**：溶栓前，窦性心动过速，异常 Q 波，ST-T 改变；溶栓 1 个半小时：窦性心动过速，异常 Q 波，T 波改变；溶栓后第 2 天：窦性心律，T 波改变，半年后复查：窦性心律，正常心电图。**鉴别诊断**：急性心肌梗死。**讨论**：此病例溶栓治疗后，胸前导联 T 波导致深度变浅，$S_{Ⅰ}$、$Q_{Ⅲ}$、$T_{Ⅲ}$ 型，T 波好转的动态变化，急性心肌梗死这种心电图改变少见。

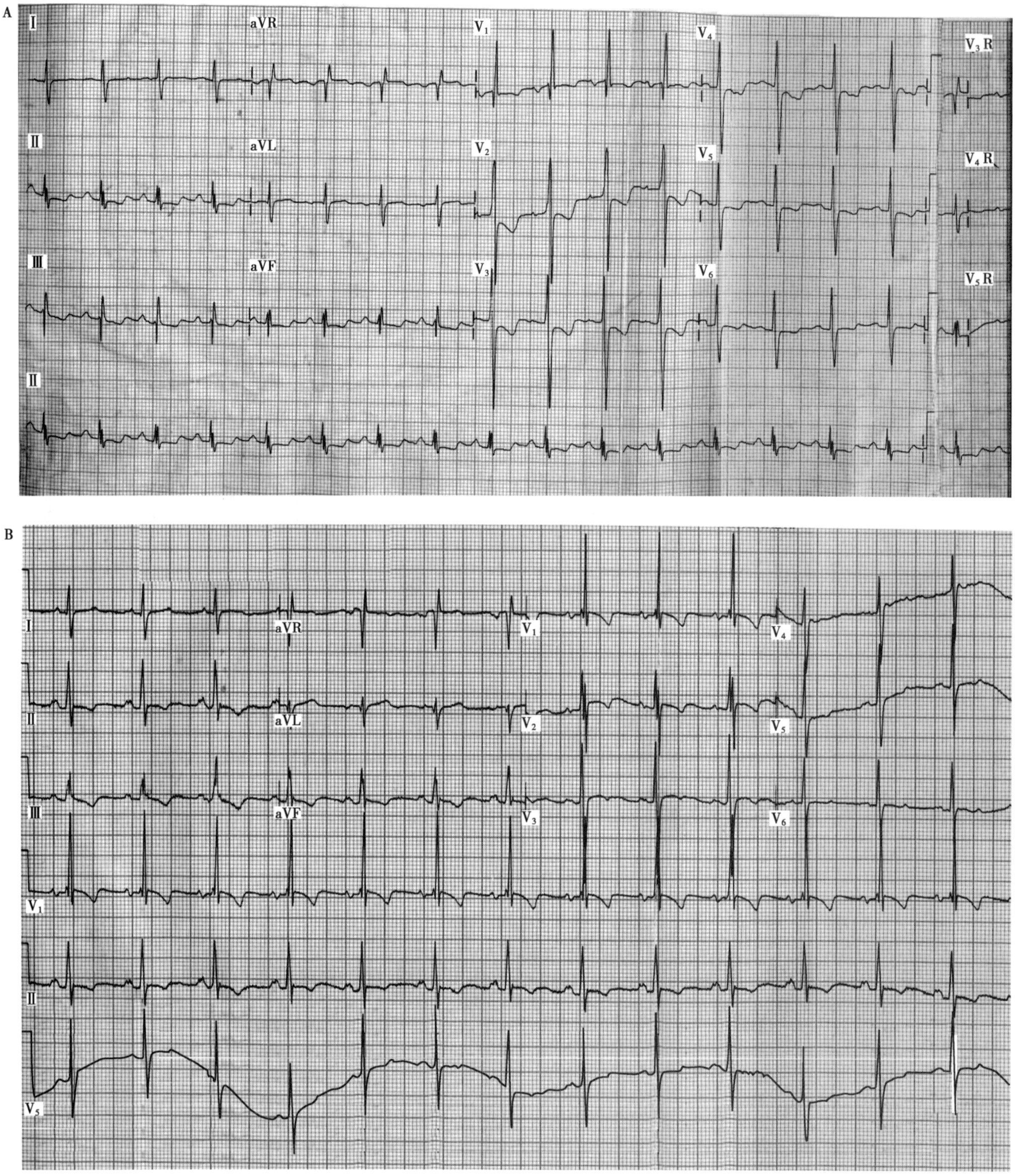

C16-7 慢性肺栓塞

临床资料:患者,男性,47 岁,主因活动后胸闷,气短 1 年,反复咯血 1 个月入院。血管超声检查示右腘静脉陈旧性血栓,慢性肺栓塞,行肺动脉血栓内膜剥除术。**心电图特征:**图 C16-7A 术前,窦性心律,心率 96 次/分,PR 间期 0.19s,QT 间期 0.38s,电轴 120°,Ⅰ导联 S 波深达 0.6mV,Ⅲ导联出现 Q 波,T 波倒置,即 $S_{Ⅰ}$、$Q_{Ⅲ}$、$T_{Ⅲ}$,V_1～V_6 导联 ST-T 改变,V_1 呈 qR 型。图 C16-7B 术后,窦性心律,心率 80 次/分,PR 间期 0.16s,QT 间期 0.35s,电轴 86°,Ⅰ导联可见 S 波,Ⅱ、Ⅲ、aVF 导联 T 波倒置,V_1～V_3 导联 T 波倒置,V_4～V_6导联 T

波低平。**心电图诊断:**图 16-7A 术前:窦性心律,异常 Q 波,电轴右偏,不完全性右束支阻滞,右心室肥厚;图 16-7B:术后:窦性心律,T 波倒置、低平,不完全性右束支阻滞,右心室肥厚。**鉴别诊断:**冠心病、心肌炎。**讨论:**该患者术前心电图 S_{I}、Q_{III}、T_{III},胸前导联 T 波倒置,倒置深度较深,根据临床表现及检查结果符合慢性肺栓塞的诊断。术后心电图Ⅲ导联 Q 波消失,胸前导联 T 波倒置深度变浅,电轴左移,以上改变在冠心病的治疗中少见。

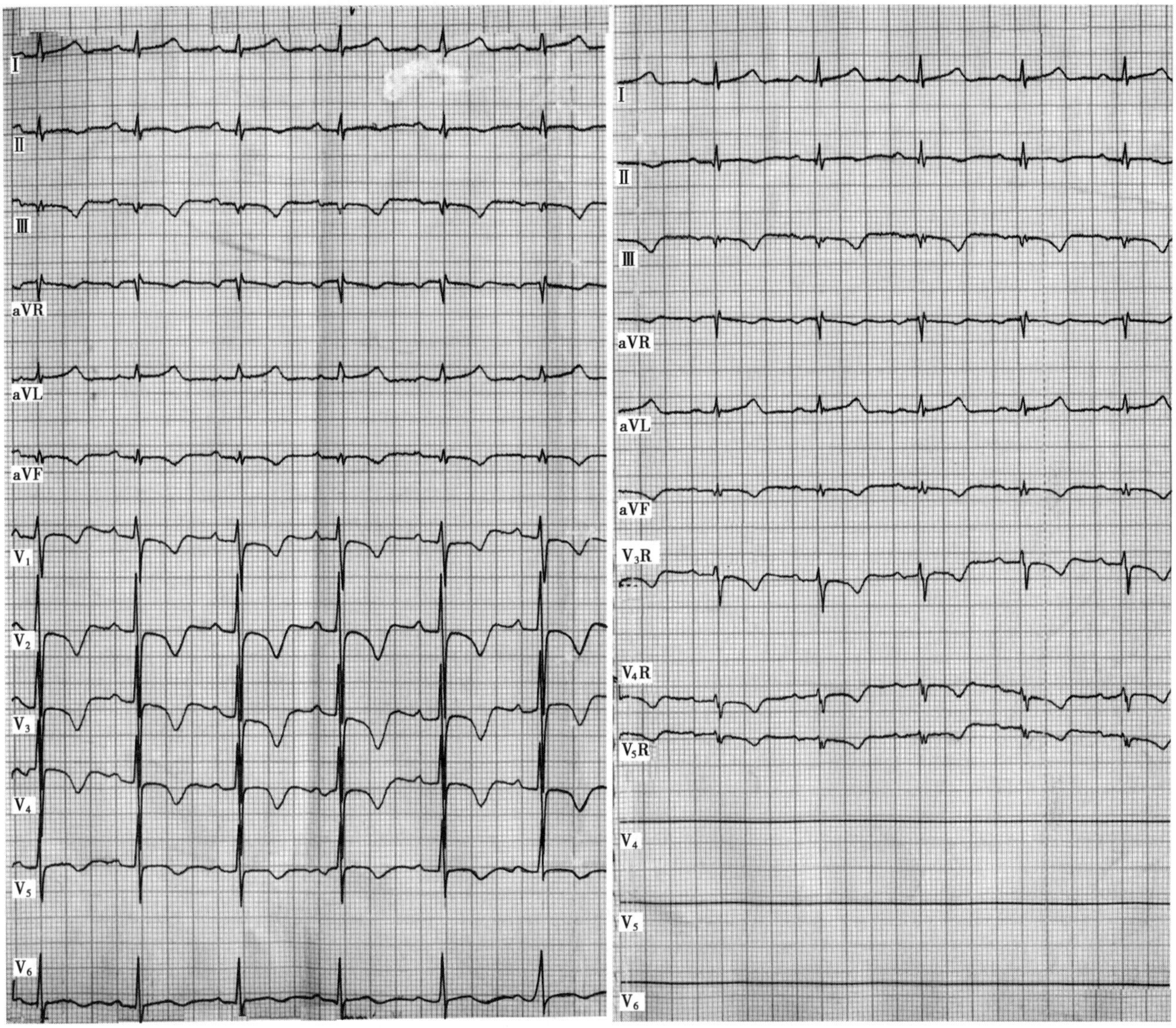

C16-8　慢性肺血栓栓塞急性发作

临床资料:患者,女性,49 岁,胸闷气短 3 个月,加重半月,双下肢水肿,半月前晨小便蹲起时晕倒,1～2 分钟后清醒,来院就诊,经检查诊断为慢性肺血栓栓塞急性发作。**心电图特征:**窦性心律,心率 75 次/分,PR 间期 0.18s,QT 间期 0.4s,S_{I}、Q_{III}、Ⅲ、aVF 导联 Q 波形成及 T 波倒置,V_1～V_4 导联 ST 段下降 0.05～0.1mV,V_1～V_6 导联 T 波倒置深度逐渐变浅,V_3R～V_5R 导联 S 波粗钝切迹。**心电图诊断:**窦性心律,ST-T 改变。**鉴别诊断:**冠心病、心肌缺血。**讨论:**Ⅱ、Ⅲ、aVF Q 波 T 波倒置,容易误诊为下壁心肌梗死。肺栓塞心电图虽无特异性,但其诊断价值是明确的,如能结合病情对肺栓塞的诊断帮助颇大,例如出现 S_{I}、Q_{III}、T_{III} 型,或 Q_{III}、T_{III} 型,或 V_1V_2 导联 T 波倒置(可达 V_4～V_6)对诊断最有帮助。患者自述活动后憋气需与劳力性心绞痛相区别,这常是正确诊断与误诊的起点,应特别认真询问。分析评估心电图改变的意义时,必须与患者的病情相结合,本病 V_3R～V_5R 导联 S 波挫折粗钝,这在冠心病患者的心电图中少见,因此对疑有肺栓塞的患者,尽量做 18 导联心电图,以帮助诊断。

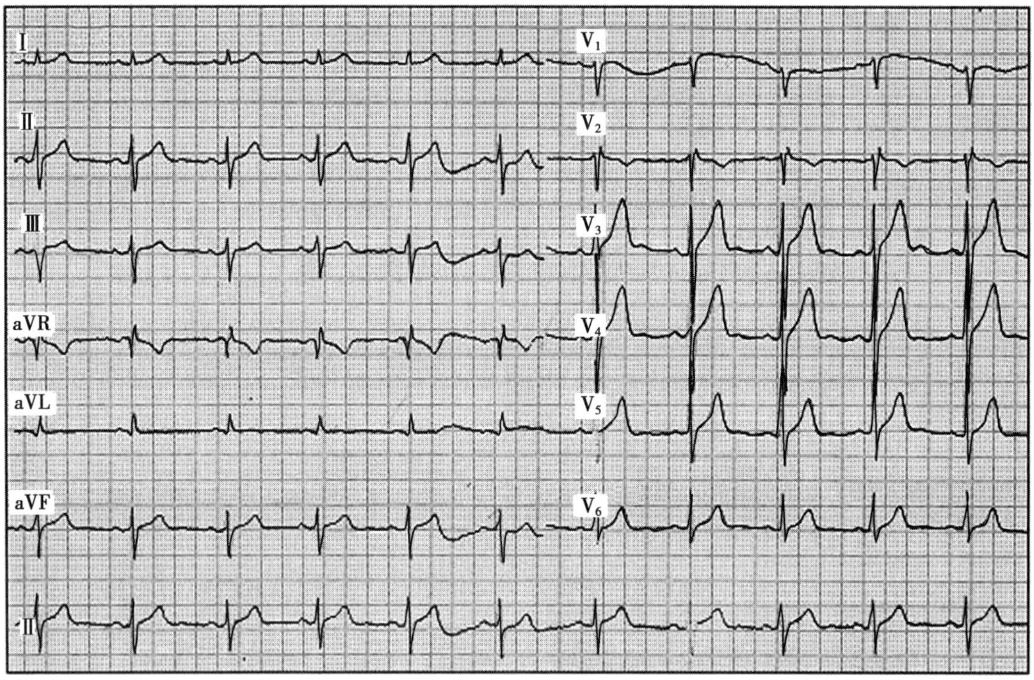

I
II
III
aVR
aVL
aVF
II
V_1
V_2
V_3
V_4
V_5
V_6

A. 入院时

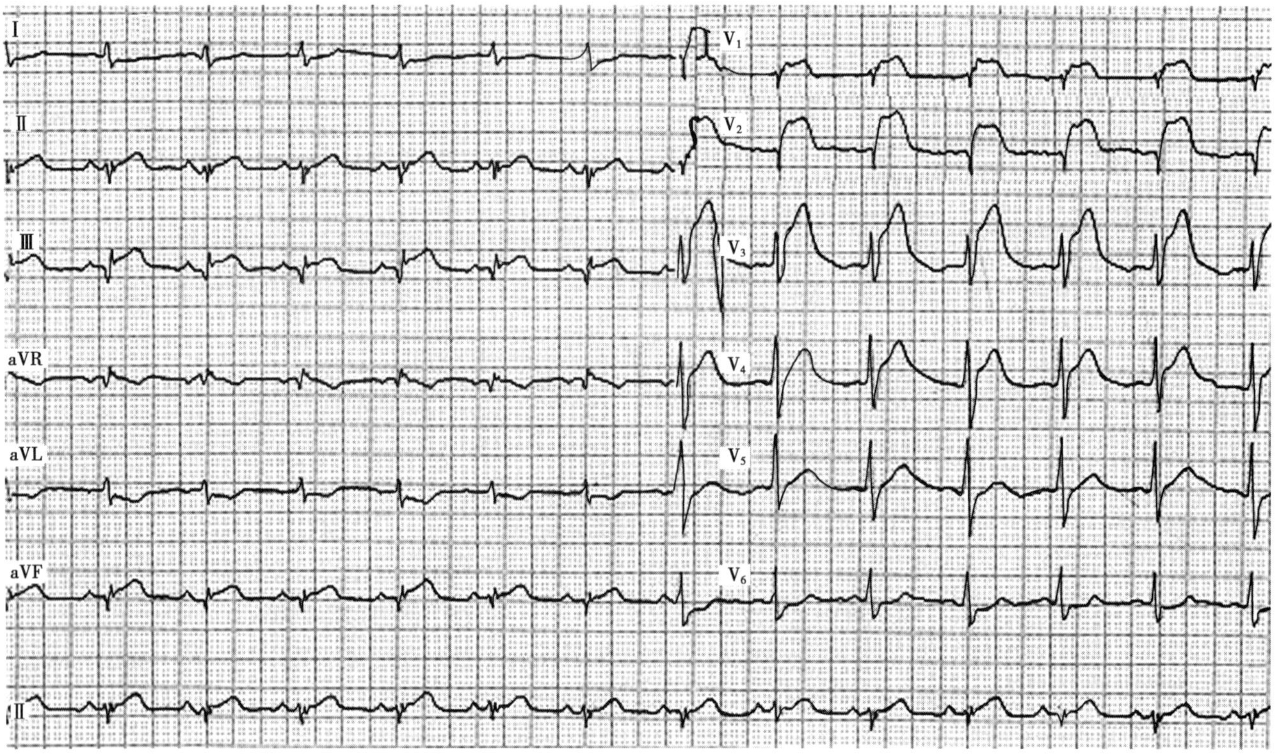

I
II
III
aVR
aVL
aVF
II
V_1
V_2
V_3
V_4
V_5
V_6

B. 发病时

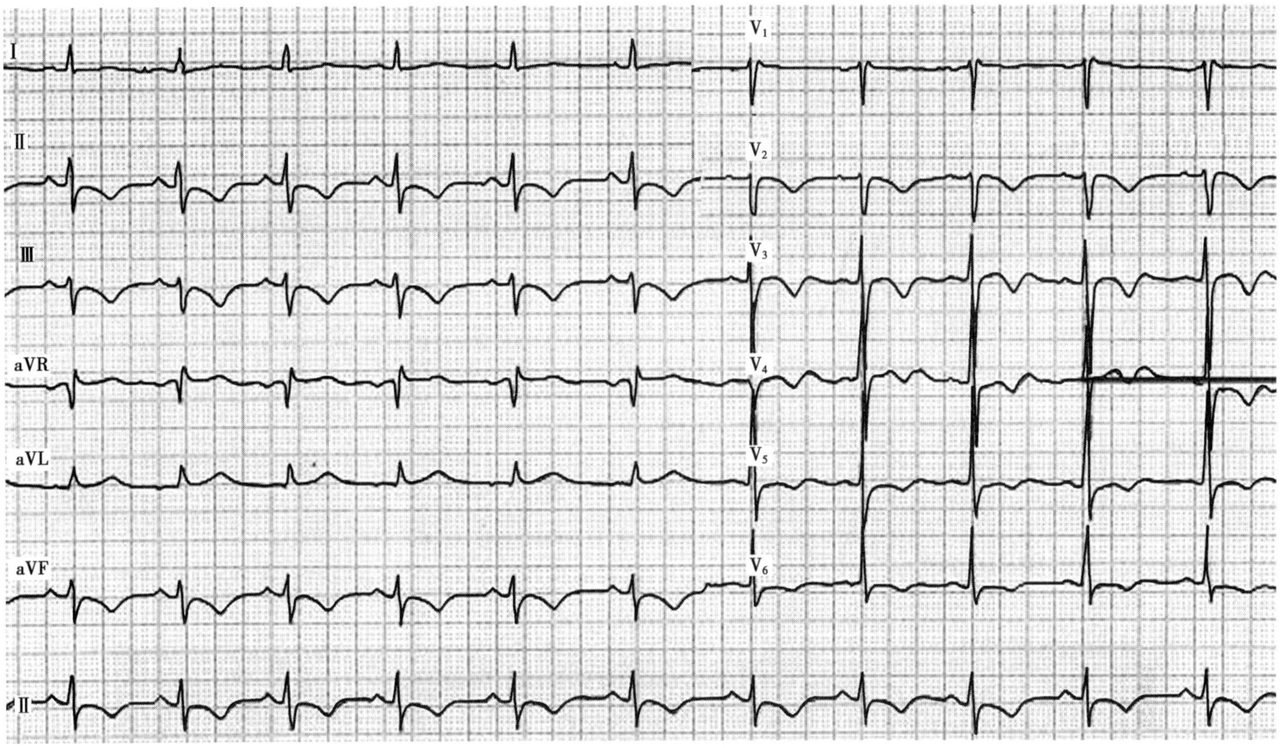

C. 溶栓后 2 小时

C16-9 **慢性肺血栓栓塞急性发作**

临床资料：男性，42 岁，主因左下肢胀痛 2 个月余，活动后心悸 20 天入院，当地医院诊断为左下肢深静脉血栓形成。入院时心电图如 C16-9A 所示。入院后早晨在厕所大便用力后突然倒地，心电图如图 C16-9B 所示，Ⅱ、Ⅲ、aVF、V_1～V_3 弓背向上抬高 0.1～0.4mV，Ⅰ导联可见 S 波，Ⅲ导联可见 q 波。经过胸外心脏按压，2 分钟后神志、心跳恢复，呼吸 32 次/分，口唇发绀，心率 141 次/分，血压测不到，给予多巴胺、肾上腺素及重组组织型纤溶酶原激活剂 100mg 溶栓治疗，患者气促很快缓解，血压恢复，呼吸 22 次/分，溶栓后 2 小时心电图如 C16-9C 所示，抬高的 ST 段回至等电位线，Ⅱ、Ⅲ、aVF、V_1～V_6 T 波倒置，Ⅰ导联 S 波消失，Ⅲ导联 q 波消失。病情稳定后行冠状动脉造影未见异常。**心电图诊断**：C16-9A：窦性心律，QRS 电轴左偏；C16-9B：窦性心律，ST 段抬高；C16-9C：窦性心律，ST-T 改变。**鉴别诊断**：急性心肌梗死，变异性心绞痛。**讨论**：对既往无心肺疾病病史突发气短、晕厥的患者，尽管心电图表现极似急性心肌梗死，也不能排除急性大面积肺栓塞，可从心电图寻找“蛛丝马迹”，如新出现电轴右偏、Ⅰ导联 S 波，Ⅲ导联 q 波或 T 波倒置等，及早行血气分析、急诊床旁超声心动图检查提示急性右心扩张、肺动脉高压等可尽早明确诊断。

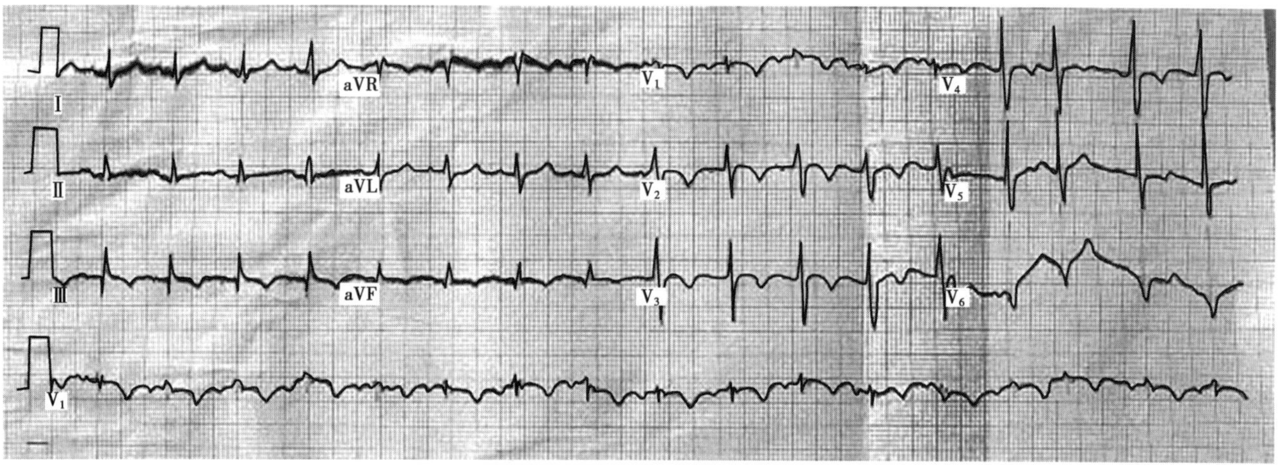

A. 多发性肺栓塞，溶栓前心电图

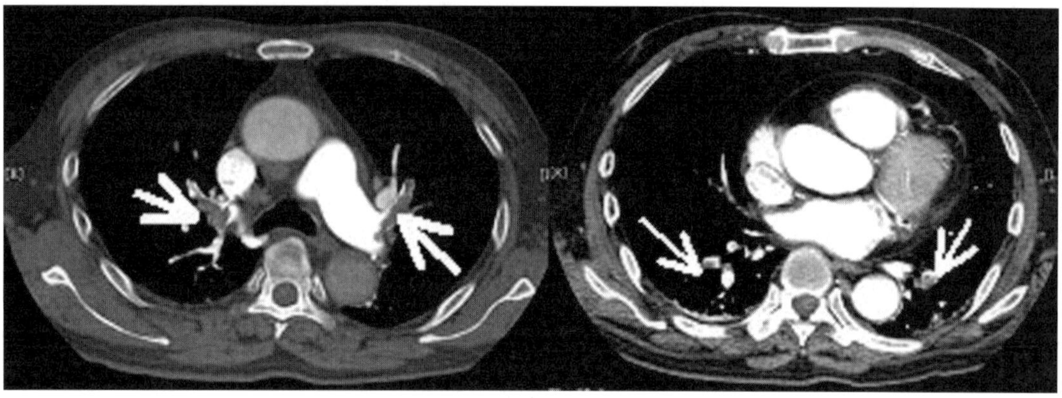

B. 多发性肺栓塞，溶栓前增强 CT 肺血管成像示多发性肺栓塞

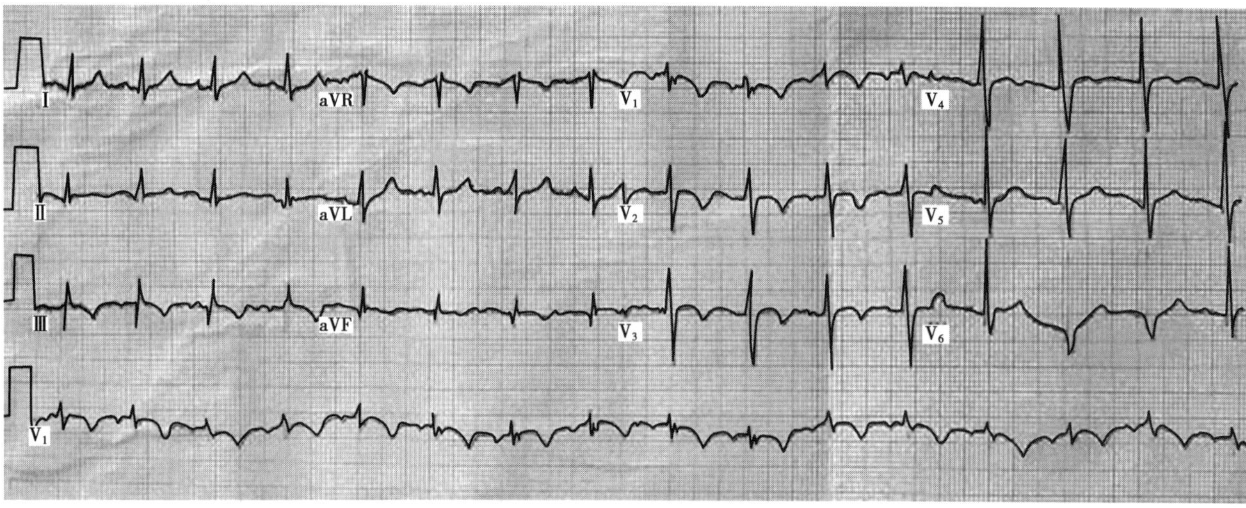

C. 多发性肺栓塞，溶栓治疗结束时

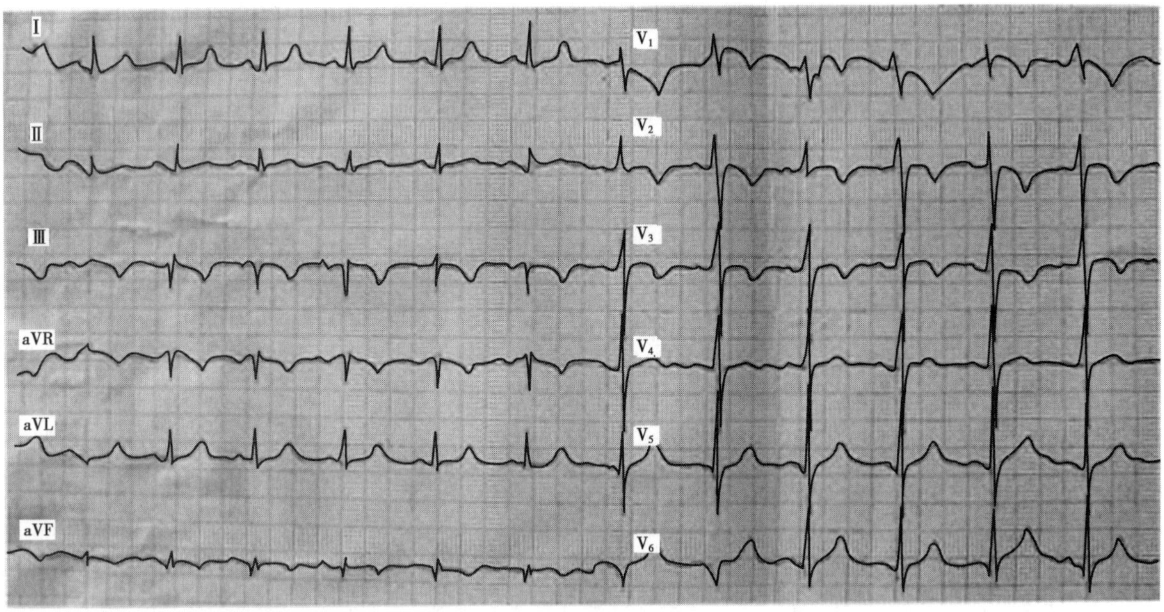

D. 多发性肺栓塞，溶栓治疗后第 2 天心电图

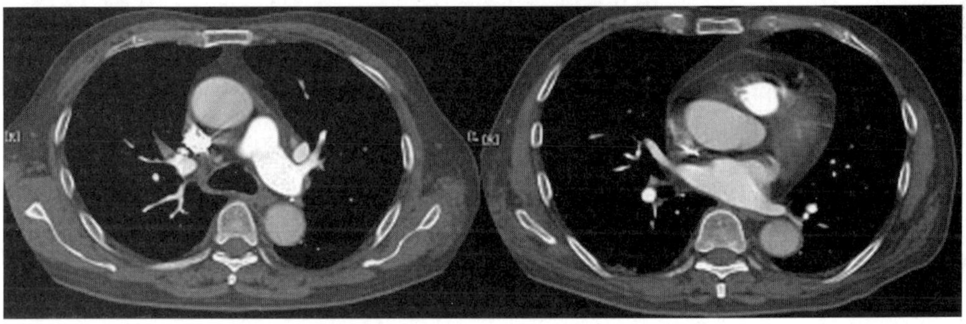

E. 多发性肺栓塞，患者出院前增强 CT 肺血管成像

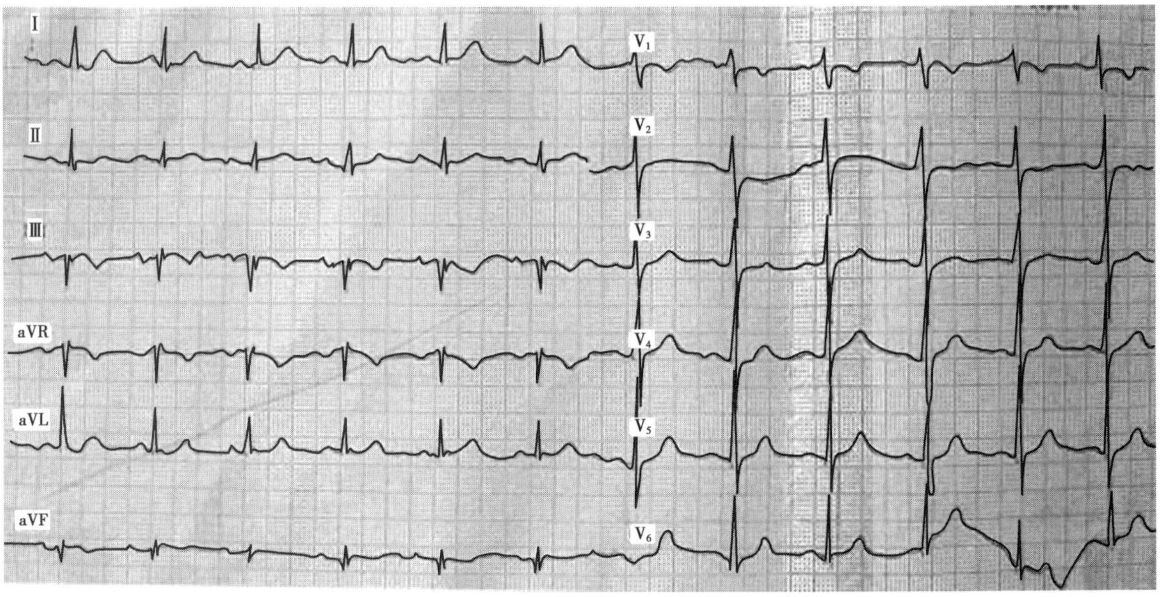

F. 多发性肺栓塞，患者出院前心电图基本恢复正常

C16-10　多发肺栓塞

临床资料：患者，男性，68岁。因静脉曲张结扎术后8天，呼吸困难1天，晕厥1次，于2007年6月入院。高血压病史10余年。入院后血气分析示低氧、低碳酸血症，D—二聚体增高，超声心动图提示右心增大，肺动脉高压，增强CT肺血管成像图C16-10B提示多发肺栓塞。心电图C16-10A表现为窦性心动过速，心率103次/分；电轴右偏；Ⅰ导联s波，Ⅲ导联q波，Ⅲ导联T波倒置（$S_{Ⅰ}$、$Q_{Ⅲ}$、$T_{Ⅲ}$）；不完全性右束支阻滞，V_1～V_4导联T波倒置；房性期前收缩。入院后给予rt-PA 50mg 2小时静脉泵入溶栓治疗，溶栓结束时患者症状明显减轻。心电图C16-10C表现为心率较前减慢，93次/分，V_4导联T波直立。溶栓治疗后第2天，患者未诉呼吸困难、心慌、胸闷等不适。心电图C16-10D，心率为78次/分；电轴右偏消失；Ⅰ导联s波较前明显变浅；不完全性右束支阻滞消失；V_1～V_3导联T波倒置变浅。溶栓后1周，出院时患者未诉不适，复查超声心动图未见明显异常，增强CT肺血管成像图C16-10E提示肺动脉内充盈缺损基本消失。心电图与前比较基本恢复正常，胸前导联T波恢复正常。**心电图诊断**：C16-10A：窦性心律，$S_{Ⅰ}$、$Q_{Ⅲ}$、$T_{Ⅲ}$，T波改变；C16-10C：窦性心律，$S_{Ⅰ}$、$Q_{Ⅲ}$、$T_{Ⅲ}$，T波改变；C16-10D：窦性心律，T波改变；C16-10F：窦性心律，心电图正常范围。**鉴别诊断**：心肌炎。**讨论**：心电图$S_{Ⅰ}Q_{Ⅲ}T_{Ⅲ}$的消失或变浅，胸前导联T波改变可以间接判断溶栓疗效。

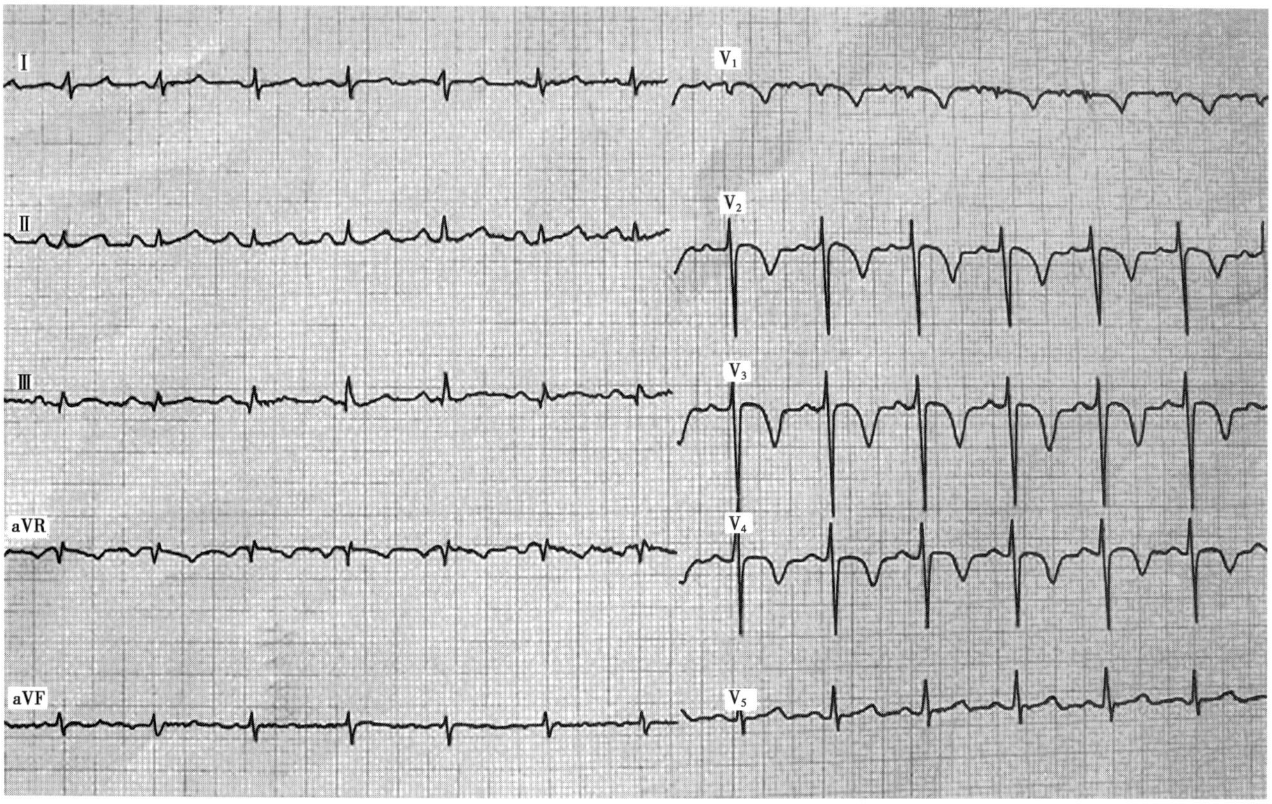

A. 多发性肺栓塞，入院时心电图

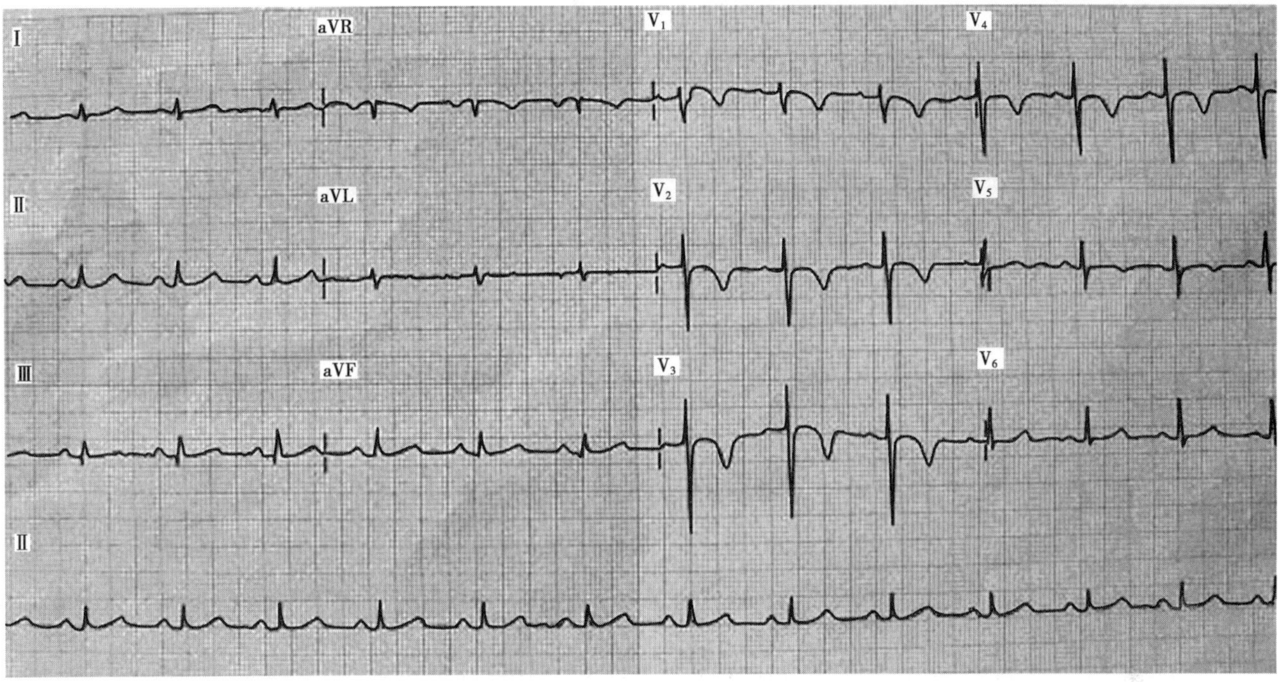

B. 多发性肺栓塞，抗凝治疗后心电图

C16-11　多发性肺栓塞

临床资料：患者，女性，50 岁，主因活动后胸闷、气短 1 年，加重 20 天，发作性晕厥 6 天入院。增强 CT 肺血管成像提示多发肺栓塞，超声心动图提示重度肺动脉高压，右心扩大。心电图 C16-11A 表现为窦性心律，心率 94 次/分；心电图Ⅰ导联 s 波，Ⅲ导联 q 波，($S_{Ⅰ}Q_{Ⅲ}$)；V_1 导联 S 波顿挫，V_1～V_4 导联 T 波倒置。患者入院后因存在溶栓相对禁忌，血流动力学稳定，给予肝素抗凝治疗，治疗后第 3 天，患者症状缓解，心电图 B 与前比较：心率降至 78 次/分，V_1 导联 S 波顿挫较前明显好转，V_1～V_4 导联 T 波倒置较前变浅。**心电图诊断**：窦性心律，$S_{Ⅰ}$、$Q_{Ⅲ}$、T 波改变。**鉴别诊断**：心肌炎。

（李亚辉　罗　勤　柳志红　程显声）

第十七章

中枢神经系统疾病

本章内容提要：

第一节　心电图概论

一、定　义

颅内疾病系指由于脑血管意外、颅内感染、肿瘤等引起的脑部疾病。当病损波及自主神经系统的高级中枢下丘脑时，导致神经体液障碍所引起的类似急性心肌损害、心肌缺血、心律失常、心力衰竭者又称脑心综合征。中枢神经系统疾病常合并有心电图的异常表现，有人称之为脑源性或神经性心电图异常。

二、机　制

主要因累及中枢，致神经体液调节紊乱、交感神经过度紧张、儿茶酚胺分泌过多、应激和内因性类固醇障碍及颅内压增高而导致血流动力学改变，迷走神经功能失调而出现心电图异常。

三、主 要 种 类

1. 出血性脑卒中　包括脑出血和蛛网膜下腔出血的心电图改变（图 17-1、图 17-2）。
2. 缺血性脑卒中（脑梗死）　包括脑血栓和脑栓塞的心电图改变（图 17-3、图 17-4）。

四、概念及心电图特点

1. 出血性脑卒中

（1）脑出血：指原发性非外伤性脑实质内出血。占全部脑卒中 20%～30%。

高血压是脑出血最常见的原因。

（2）蛛网膜下腔出血：蛛网膜下腔出血是指脑底或脑浅表部位的血管破裂，血液直接进入蛛网膜下腔。心电图特点：出血患者多以 ST 段下移、抬高，T 波显著增高，这种宽而高的 T 波通常倒置。U 波及 QT 间期明显延长（增加 20ms 以上），窦性心律不齐，窦性心动过速多见。

2. 缺血性脑卒中（脑梗死）

（1）脑血栓：通常指脑动脉的主干或其皮质支因动脉粥样硬化及各种动脉炎等血管病变，导致血管的管腔狭窄或闭塞，并进而发生血栓形成，造成脑局部供血区血流中断，发生脑组织缺血、缺氧，软化坏死，出现相应的神经系统症状和体征。

（2）脑栓塞：是指各种栓子随着脑血流进入颅内动脉系统造成血管腔急性闭塞引起相应供血区脑组织缺血坏死及脑功能障碍。由于栓塞造成的脑梗死也称为栓塞性脑梗死，约占脑梗死的 15%。心电图特点：急性脑梗死病人，心电图特点同出血性脑卒中，有少数病人出现假性心肌梗死心电图，并随着病情好转后恢复正常。

五、心电图表现和诊断要点

1. T 波巨大直立或深而倒置，部分患者开始时出现典型的冠状 T 波，随后演变成宽 T、顶底部圆钝，部分伴有切迹，数日后 T 波倒置变浅。

2. QT 间期明显延长（增加 20ms）以上。

3. U 波增高。

4. ST 段下移 0.05～0.15mV 或 ST 段抬高。

5. 常引起窦性心律不齐、窦性心动过缓、窦性心动过速、交界性心律、室性期前收缩、室性心动过速，部分患者出现心房颤动和假性心肌梗死心电图，少数患者出现房室阻滞。

6. 偶见异常 Q 波（图 17-5、图 17-6、图 17-7）。

六、主要鉴别诊断

1. 急性心内膜下心肌梗死

（1）急性心内膜下心肌梗死时 T 波对称性倒置。

（2）临床病史、症状及心肌酶检查符合心肌梗死（图 17-8、图 17-9）。

2. 高钾血症

（1）早期 T 波高尖、基底部窄、呈帐篷状。T 波均为正向波；P 波减小甚至消失，QT 缩短；QRS 波振幅降低并出现宽大 R 波。

（2）ST-T 随血钾浓度升高而呈进行性改变。

（3）实验室资料显示血钾升高（图 17-10、图 17-11）。

第二节 图 谱

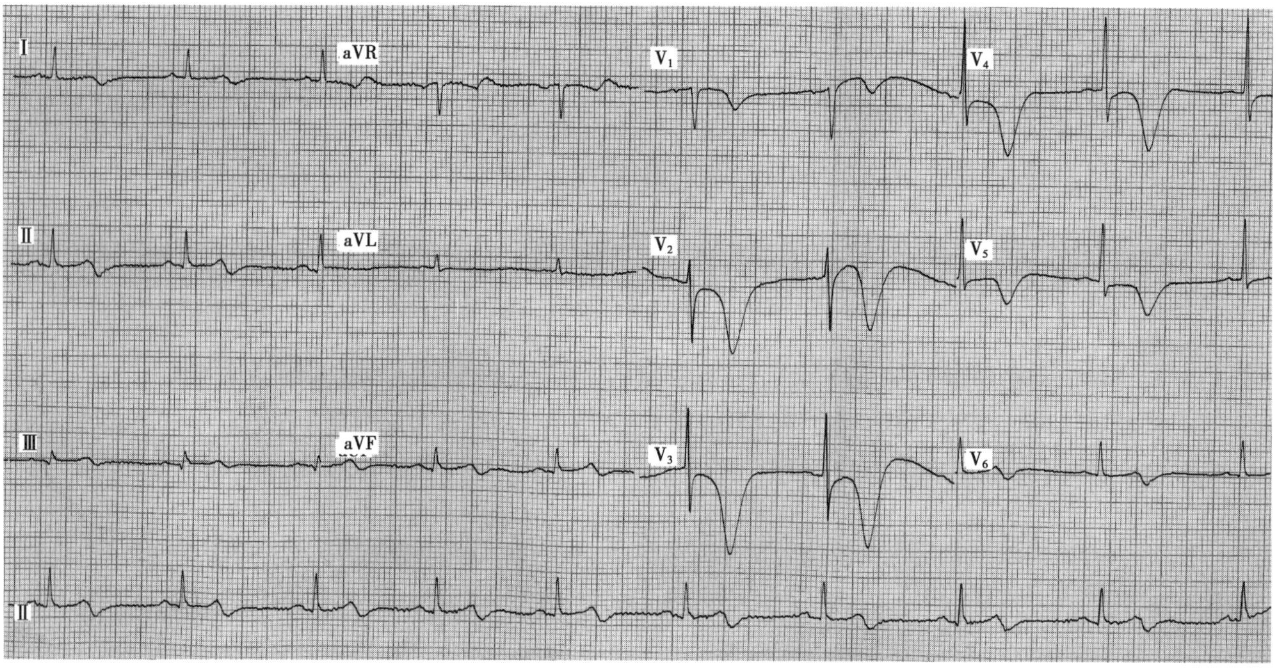

图 17-1 脑出血(1)

临床资料:患者,男性,76 岁。高血压史 20 年,此次因突发头痛、头晕急诊入院,考虑为脑出血首发症状,查体颈项强直,眼动尚可,左侧巴氏征阳性,行脑 CT 检查显示小脑、双侧脑室枕角出血,幕上脑塞对称性扩大,考虑为颅内出血,梗阻性脑积水并有脑疝可能。**心电图特征:**窦性心律不齐,平均心率 58 次/分,T 波Ⅱ、Ⅲ、aVF、V_6 导联双向,V_1~V_5 导联深倒置,双肢对称;V_2~V_4 导联 ST 段压低 0.10~0.15mV;QT 间期 0.56s。**心电图诊断:**窦性心律不齐,ST-T 改变,QT 延长肢导低电压。**鉴别诊断:**心内膜下心肌梗死。**讨论:**患者出现头晕、头痛等脑出血首发症状,无心前区疼痛、胸闷、憋气等症状。虽然此图仅有 QT 延长及 T 波改变表现,但因脑出血后部分患者发病初期可有冠状 T 波出现,因此诊断时应主要结合病史、临床症状及脑 CT 等辅助检查来支持脑源性引发心肌缺血的改变。

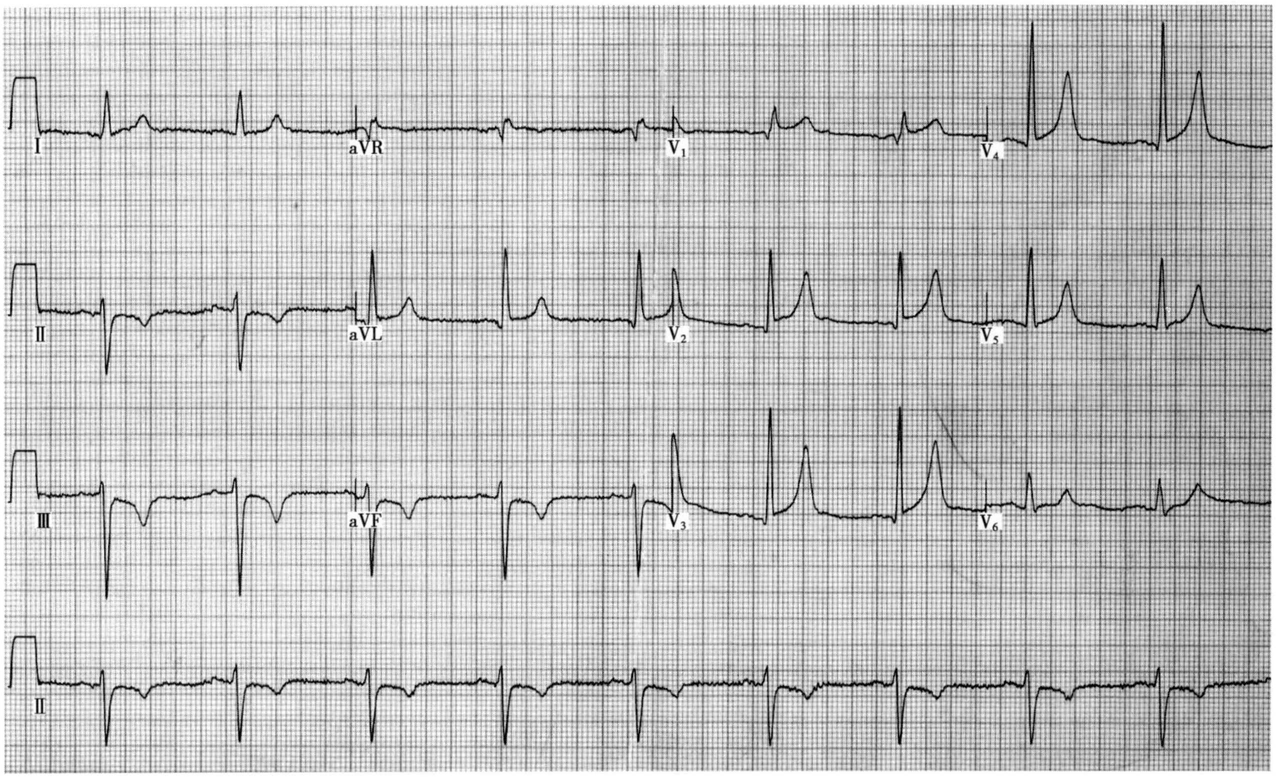

图 17-2　脑出血(2)

临床资料:患者,女,64 岁。高血压史 8 年,血压不稳定,此次因突然出现头痛剧烈、头晕、恶心呕吐、肢体抽搐持续不缓解急诊入院,查体血压为 190/110mmHg,行头颅 MRI 检查为脑出血,诊断为高血压、脑出血。**心电图特征:**窦性心律;心率 57 次/分,QRS:Ⅰ导联呈 R 型,aVL 呈 qR 型,RaVL>Ⅰ,Ⅱ、Ⅲ、aVF 呈 Rs 型,$S_{Ⅲ}>S_{Ⅱ}$,电轴－60°,V_1～V_3 呈 qR 型,T 波Ⅱ、Ⅲ、aVF 倒置;V_1～V_6 导联高尖直立;Ⅱ、Ⅲ、aVF 导联 ST 段水平压低;V_2～V_4 导联 ST 段抬高 0.10mV;QT 间期 0.44s;电轴左偏－68°。**心电图诊断:**窦性心律、左前分支阻滞,不完全性右束支阻滞,异常 Q 波,ST-T 改变。**鉴别诊断:**①心内膜下心肌梗死;②高钾血症。**讨论:**患者血压增高、突然出现头痛、头晕、恶心等临床症状,结合心电图、脑 CT 等辅助检查支持脑出血引发的 ST-T 改变。患者发病时无明显心前区疼痛症状,结合心肌酶等检查,应排除单纯因心源性心肌缺血的 ST-T 改变。此外,T 波高大、部分倒置、分部较广泛,T 波形态与高钾血症图形不符。

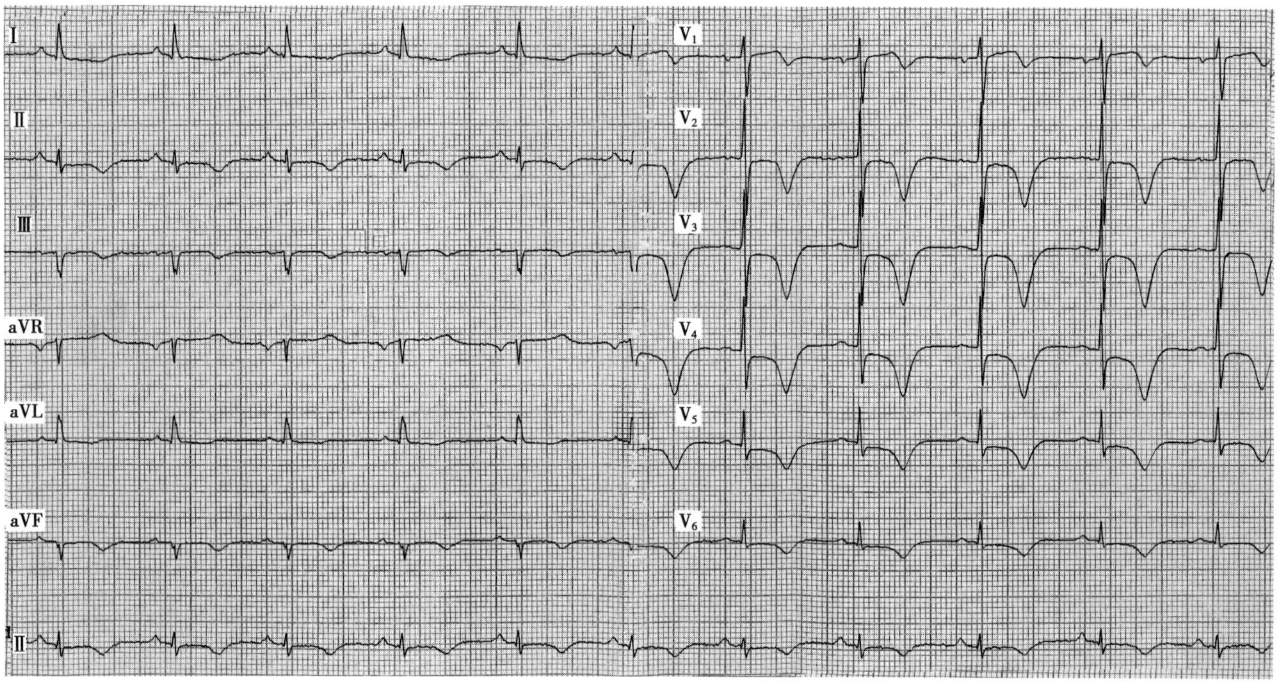

图 17-3 脑梗死(1)

临床资料:患者,女,74 岁。患者突然出现眩晕、恶心、呕吐,血压 160/80mmHg,患者昏睡,可唤醒,对答不切题,双侧瞳孔等大 3mm,四肢肌力 1～2 级,右侧巴氏征阳性,经脑 CT 检查为脑干部位脑梗死。**心电图特征:**窦性心律,心率 65 次/分,T 波Ⅱ、Ⅲ、aVF、V_2～V_6 导联倒置,Ⅰ、aVL 导联低平,V_1 导联双向;QT 间期 0.52s;V_2～V_6 导联 ST 段压低－0.10～－0.20mV;电轴左偏－15°;Ⅰ导联呈 qR 型,Ⅱ呈 qrs 型,Ⅲ导联呈 Qs 型,aVF 导联呈 QS 型。**心电图诊断:**窦性心律,异常 Q 波,QT 延长,ST-T 改变。**鉴别诊断:**心内膜下心肌梗死。**讨论:**患者突然出现眩晕、恶心、呕吐、昏睡、右侧巴氏征阳性等,结合脑 CT 检查,证明患者患有脑血管疾病。心电图除出现 ST-T 改变,QT 延长外,可见异常 Q 波。因脑血管疾病出现异常 Q 波较少见,并在起病初期易出现冠状 T 波,应结合临床症状及辅助检查综合考虑。

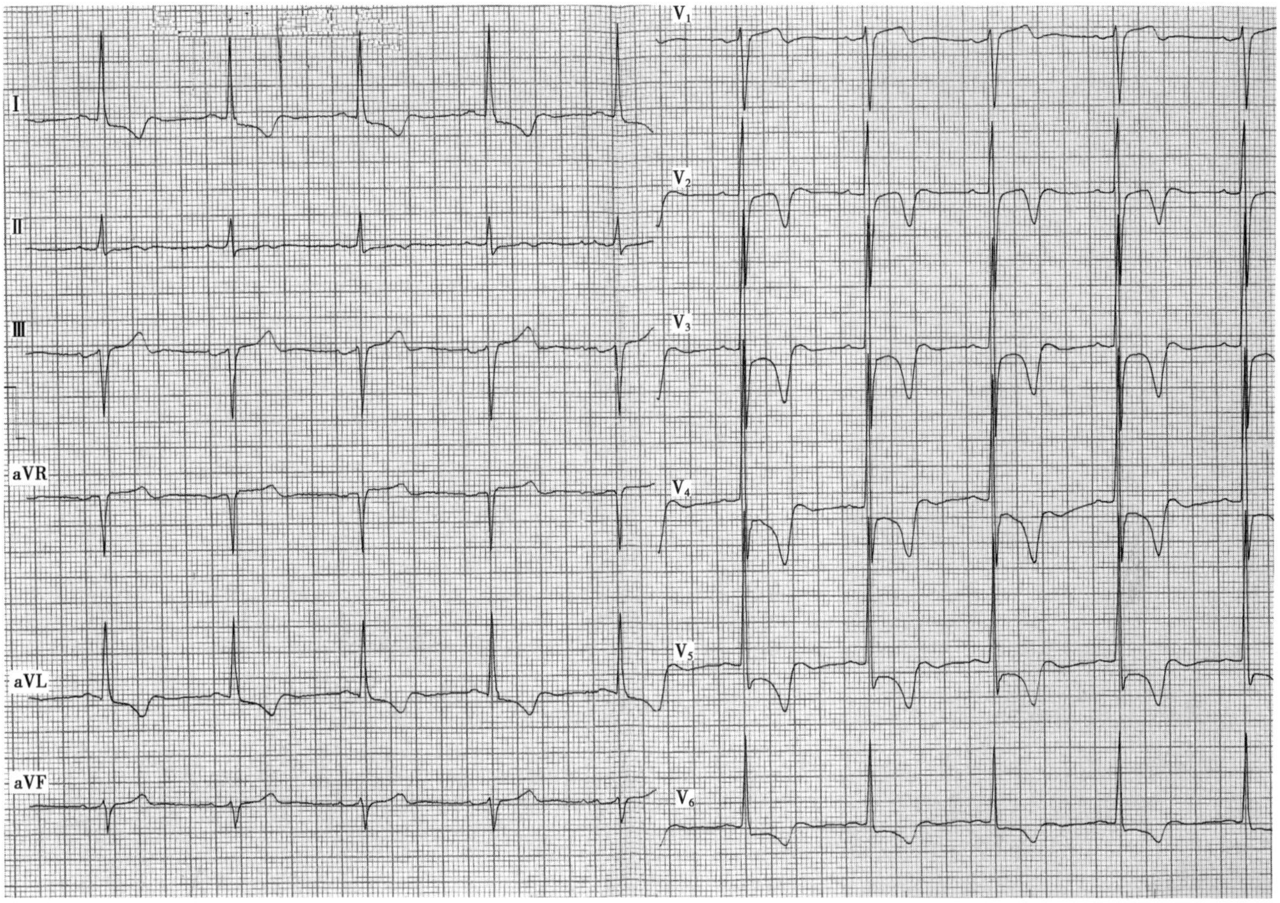

图 17-4　脑梗死(2)

临床资料:患者,女,75 岁。高血压史 22 年,因突然发生言语不利、随后出现右侧肢体肌力下降,巴氏征阳性,考虑为脑梗死所致。行脑 CT 检查所示,左侧基底节区脑梗死。**心电图特征:**窦性心律,心率 60 次/分,V_5 导联 R 波电压为 2.8mV,Ⅰ、aVL、V_3～V_6 导联 ST 段压低 0.15～0.30mV;QT 间期 0.44s;T 波Ⅰ、Ⅱ、aVL、V_1、V_3～V_6 导联双向;电轴左偏－12°。**心电图诊断:**窦性心律,左心室高电压,ST-T 改变。**鉴别诊断:**心内膜下心肌梗死。**讨论:**患者因有高血压,突然发生言语不利及右侧肢体肌力下降,巴氏征阳性等,QT 间期轻度延长,ST-T 改变,因此鉴别时要结合病史、临床症状及辅助检查区分。另外,此图也不符合高钾血症均为正向帐篷状的高尖 T 波及 QT 缩短、宽大的 S 波诊断标准,故考虑为脑梗死引发的心电图改变可能性大。

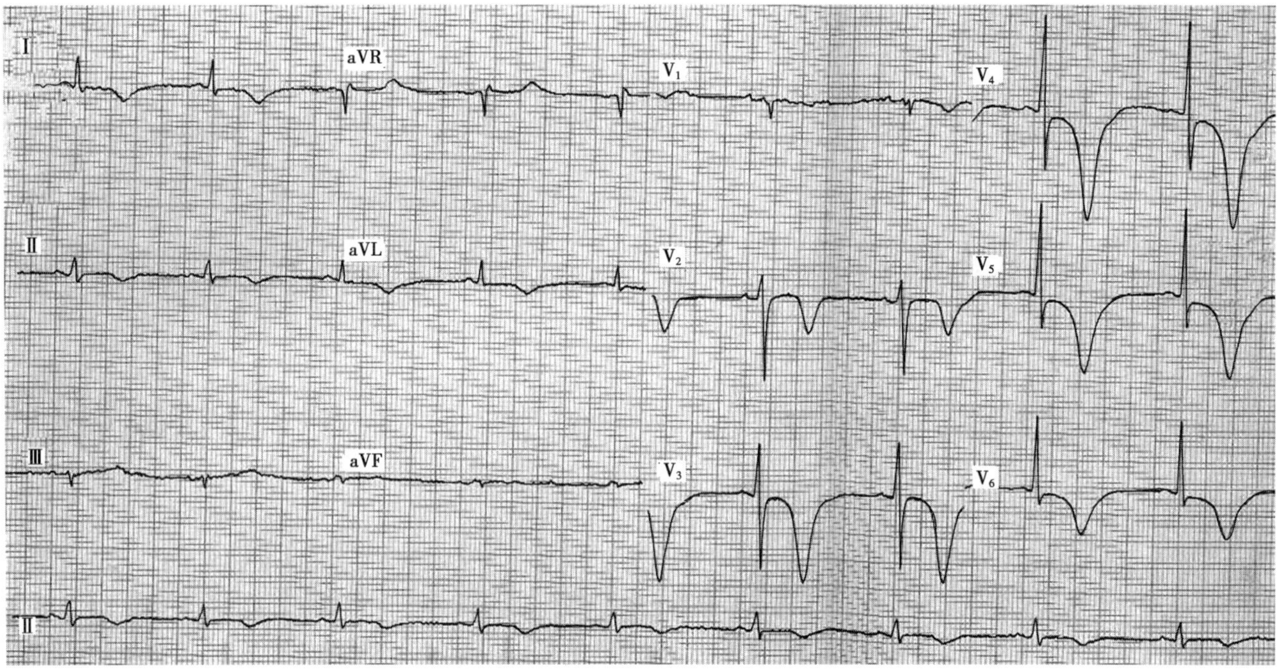

图 17-5　脑出血(3)

临床资料:患者,男,78 岁。高血压史 16 年,因生气后情绪不稳定发生头部胀痛、头晕,自测血压为 185/98mmHg,服用降压药后症状缓解不明显,急诊入院,行头部 CT 检查后,诊断为右侧脑室高密度影,延伸到颞下板,考虑为脑出血。**心电图特征:**窦性心律;Ⅰ、Ⅱ、aVL、V_1～V_6 导联 T 波倒置;aVL、V_3～V_6 导联 ST 段压低 0.10～0.20mV;QT 间期 0.60s。**心电图诊断:**窦性心律、ST-T 改变,QT 延长,肢导低电压。**鉴别诊断:**心内膜下心肌梗死。**讨论:**患者因高血压引发脑出血,表现为头晕头痛。心电图显示 QT 间期明显延长,典型的冠状 T 波,说明在脑出血后出现进行性的 T 波改变过程,单从心电图上不易区分出心源性还是脑源性的 ST-T 改变,要结合病史、临床症状及脑 CT 等辅助检查鉴别。

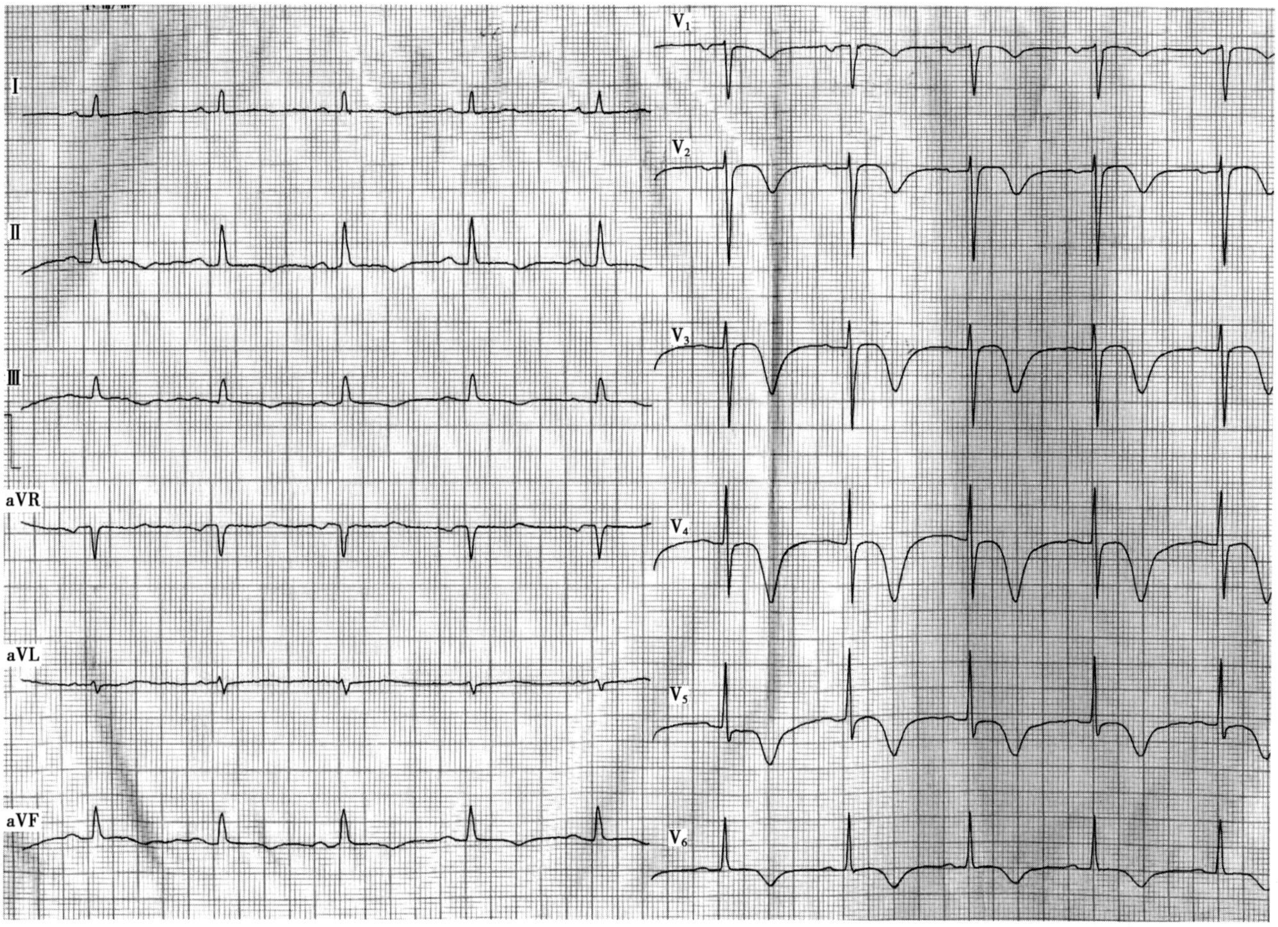

图 17-6　脑梗死(3)

临床资料:患者,女,87 岁。患者急诊入院,呈昏睡状态,不能唤醒。瞳孔扩大,对光反射消失,双肺呼吸音粗,未见明显啰音,律齐。体温 38.2～39.2℃,经脑 CT 检查为急性脑栓塞。**心电图特征:**窦性心律;T 波Ⅱ、Ⅲ、aVF、V_1～V_6 导联倒置;QT 间期 0.56s。**心电图诊断:**窦性心律,ST-T 改变。**鉴别诊断:**①高钾血症;②心内膜下心肌梗死。**讨论:**患者因急诊入院呈昏睡状态,不能唤醒,体温 38.2～39.2℃,瞳孔扩大,对光反射消失等症状,并经脑 CT 检查及心电图显示 QT 间期明显延长,ST-T 改变分部广泛,故考虑为急性脑梗死引发的心电图改变。

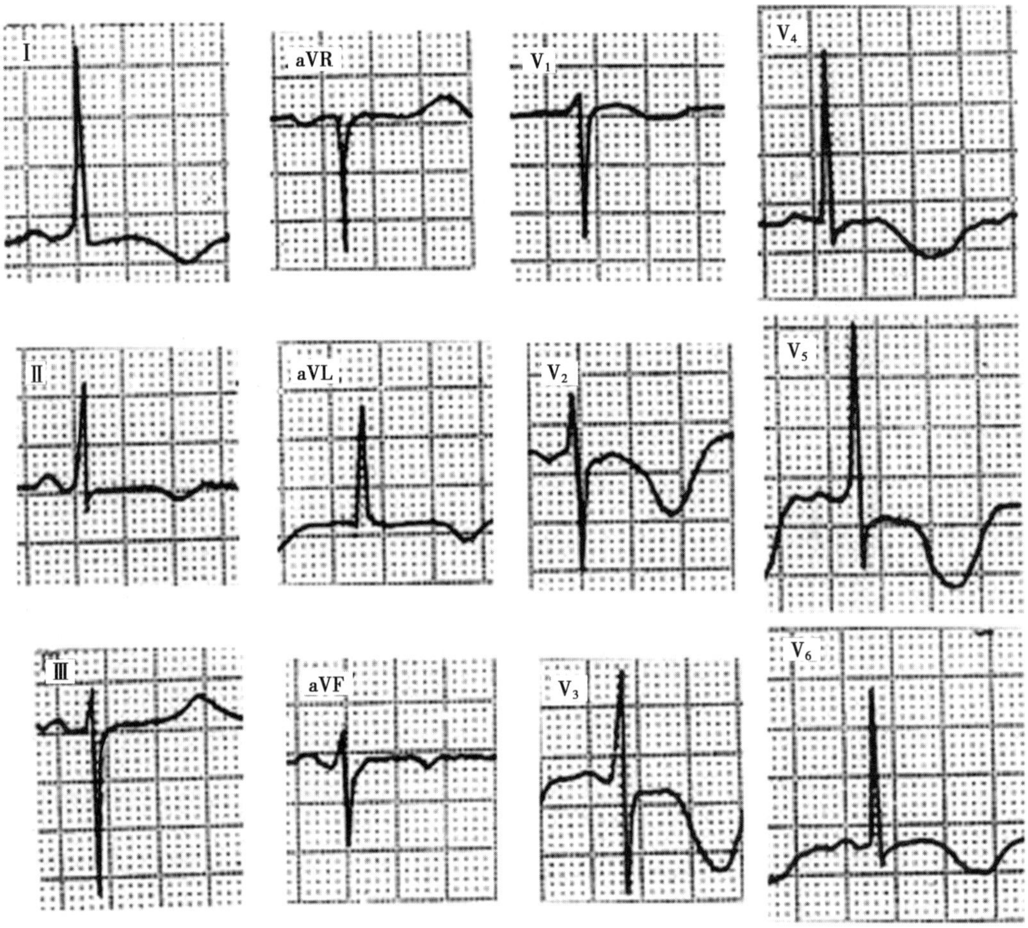

图 17-7 脑出血(4)

临床资料:患者,女,74 岁。高血压史 12 年,血压不稳定,因突发头痛、头晕、恶心呕吐伴短暂的意识丧失急诊入院。查体血压为 210/110mmHg。行头颅 MRI 检查诊断为蛛网膜下腔出血。**心电图特征:**窦性心律;Ⅰ、Ⅱ、aVL、V_2～V_6 导联 T 波倒置;Ⅰ、Ⅱ、V_2～V_6 导联 ST 段水平压低 0.10～0.20mV;QT 间期延长 0.60s。**心电图诊断:**窦性心律,QT 间期延长,ST-T 改变。**鉴别诊断:**心内膜下心肌梗死。**讨论:**患者突然出现头痛、头晕伴恶心及短暂的意识丧失等临床症状,结合高血压病史及脑 CT 检查结果支持脑出血引起的 ST-T 改变。患者入院时无明显心前区疼痛症状,结合心肌酶等辅助检查,不符合因心源性心肌缺血引起的 ST-T 改变。

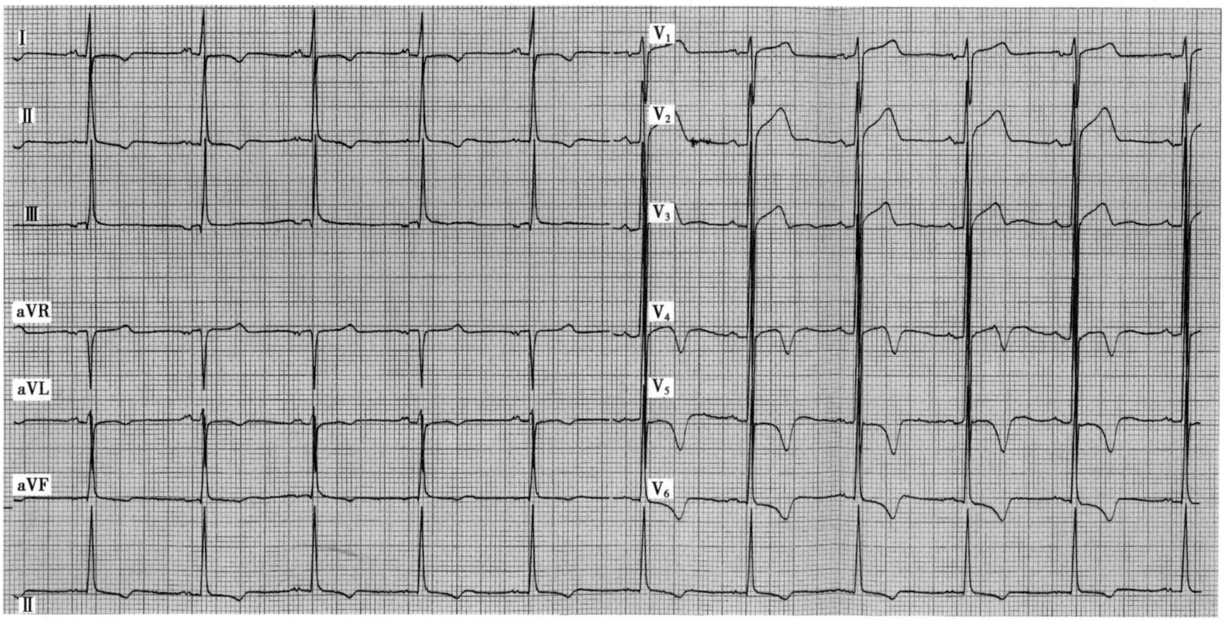

图 17-8　急性心内膜下心肌梗死(1)

临床资料:患者,男 68 岁。10 年前出现胸痛,间断发作,诊断为冠心病、心绞痛。因再次出现胸痛、气短,不能平卧并咳粉红色泡沫痰急诊入院。查血 TNT(+),心肌酶增高,血压 125/70mmHg,双肺呼吸音粗,双下肺可闻及湿性啰音,心界稍大,心率 74 次/分,律齐。**心电图特征:**窦性心律;Ⅰ、Ⅱ、aVL、aVF、V_4～V_6 导联 T 波倒置;V_1～V_3 导联 ST 段抬高 0.10～0.25mV,V_5 导联 ST 段压低 0.10mV;Ⅱ、Ⅲ、aVF、V_1 导联 P 波双向或倒置。**心电图诊断:**窦性心律,左心室高电压,ST-T 改变。**鉴别诊断:**脑出血。**讨论:**患者因出现胸痛、气短,不能平卧并咳粉红色泡沫痰等症状,结合试验室检查及心电图显示 ST-T 改变,冠状 T 波,支持急性心内膜下心肌梗死的诊断。

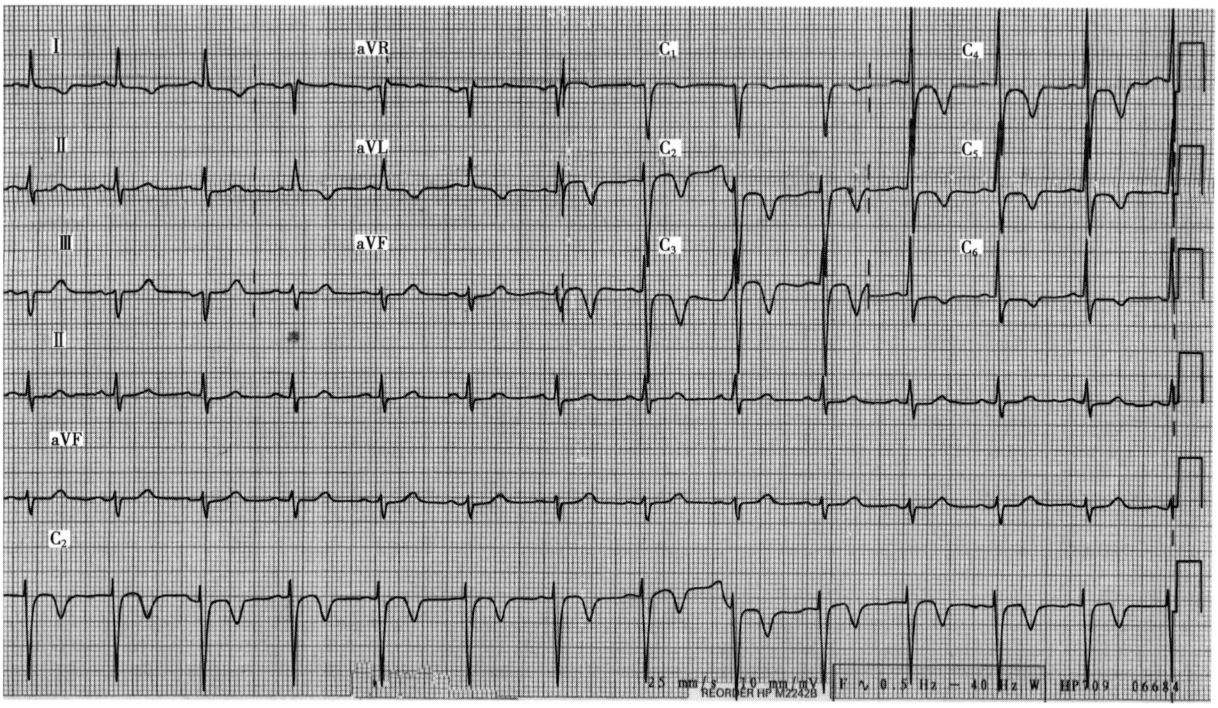

图 17-9　急性心内膜下心肌梗死(2)

临床资料：患者，男，61 岁。患者 10 年前无诱因出现阵发性胸痛、憋气、心慌，发作持续 5 分钟左右，休息及服用硝酸甘油后缓解。近日发作次数增高，有时持续胸痛时间 10～30 分钟。入院行冠状动脉造影检查，诊断为急性心内膜下心肌梗死。**心电图特征：**窦性心律；Ⅰ、aVL、V_2～V_6 T 波倒置；V_3～V_6 导联 ST 段压低 0.10～0.15mV；电轴－5°。**心电图诊断：**窦性心律，ST-T 改变。**鉴别诊断：**脑出血。**讨论：**患者因出现阵发性胸痛、憋气、心慌等症状，结合冠状动脉造影检查结果及心电图改变特征支持急性心内膜下心肌梗死的诊断。

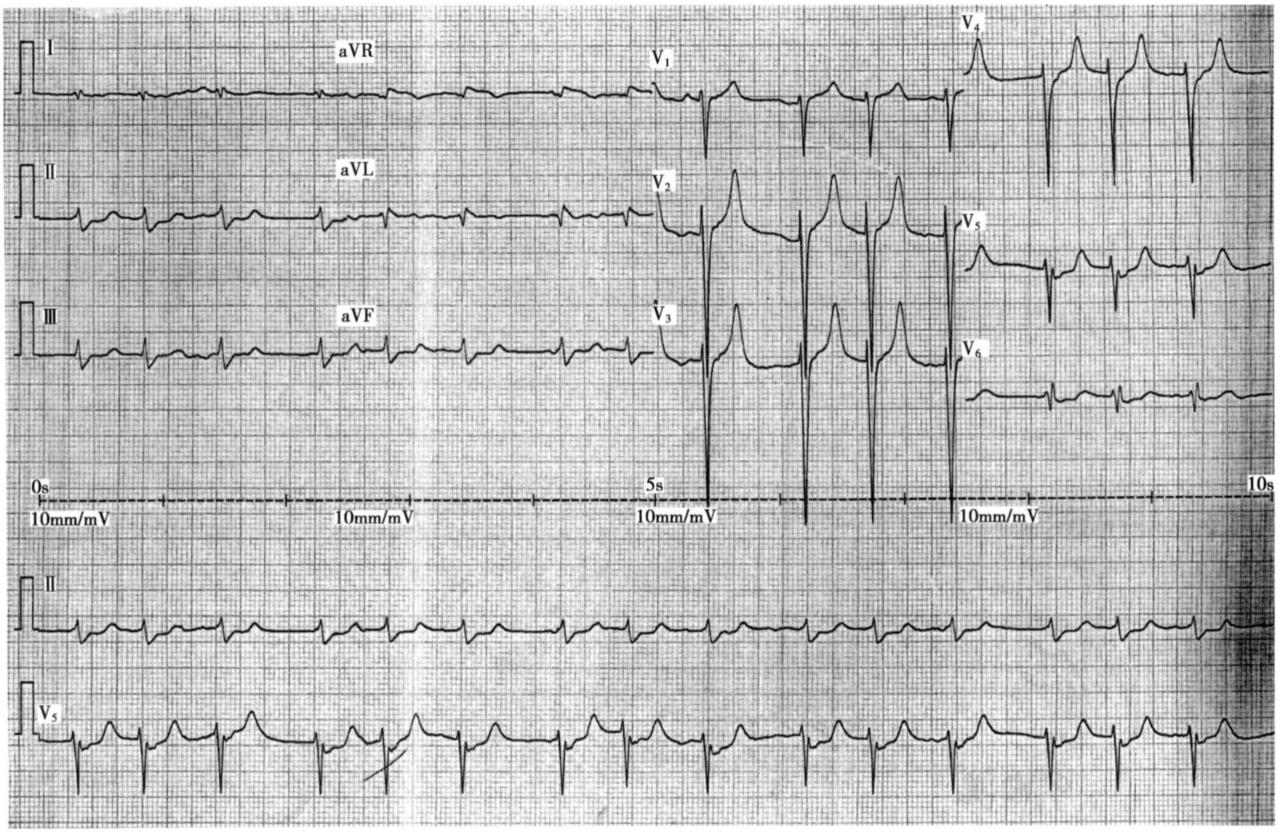

图 17-10　高钾血症(1)

临床资料：患者，男性，78 岁，高血压史 30 年。近 1 年来无明显诱因发作胸痛，向左上肩放射，含硝酸甘油 1～2 小时后再次发作，平卧时明显胸憋，坐起后改善，突发意识丧失，呼之不应，抢救中出现电解质紊乱，K：7.26mmol/L，经 360J 电除颤后无效，心源性休克死亡。**心电图特征：**心房颤动；V_2～V_4 导联 T 波高尖呈帐篷状；V_2、V_3 导联 ST 段抬高 0.10～0.20mV，V_4、V_5 导联 ST 段压低 0.10～0.15mV；Ⅱ、Ⅲ、aVF、V_1～V_4 导联出现宽大 S 波。**心电图诊断：**异位心律，心房颤动、ST-T 改变，室内阻滞，肢导低电压。**鉴别诊断：**急性心内膜下心肌梗死。**讨论：**急性心内膜下心肌缺血与高钾血症心电图表现为：T 波高尖、基底部窄呈帐篷状，不同点在于其着心电图变化剧烈、持续时间长者发展为急性心肌梗死，而高钾血症除有 T 波高耸以外，心电图上还有 P 波减小甚至消失；QT 缩短；QRS 波振幅降低并出现宽大 S 波。实验室检查结果 K：7.26mmol/L，大于正常结果 3.5～5.5mmol/L。

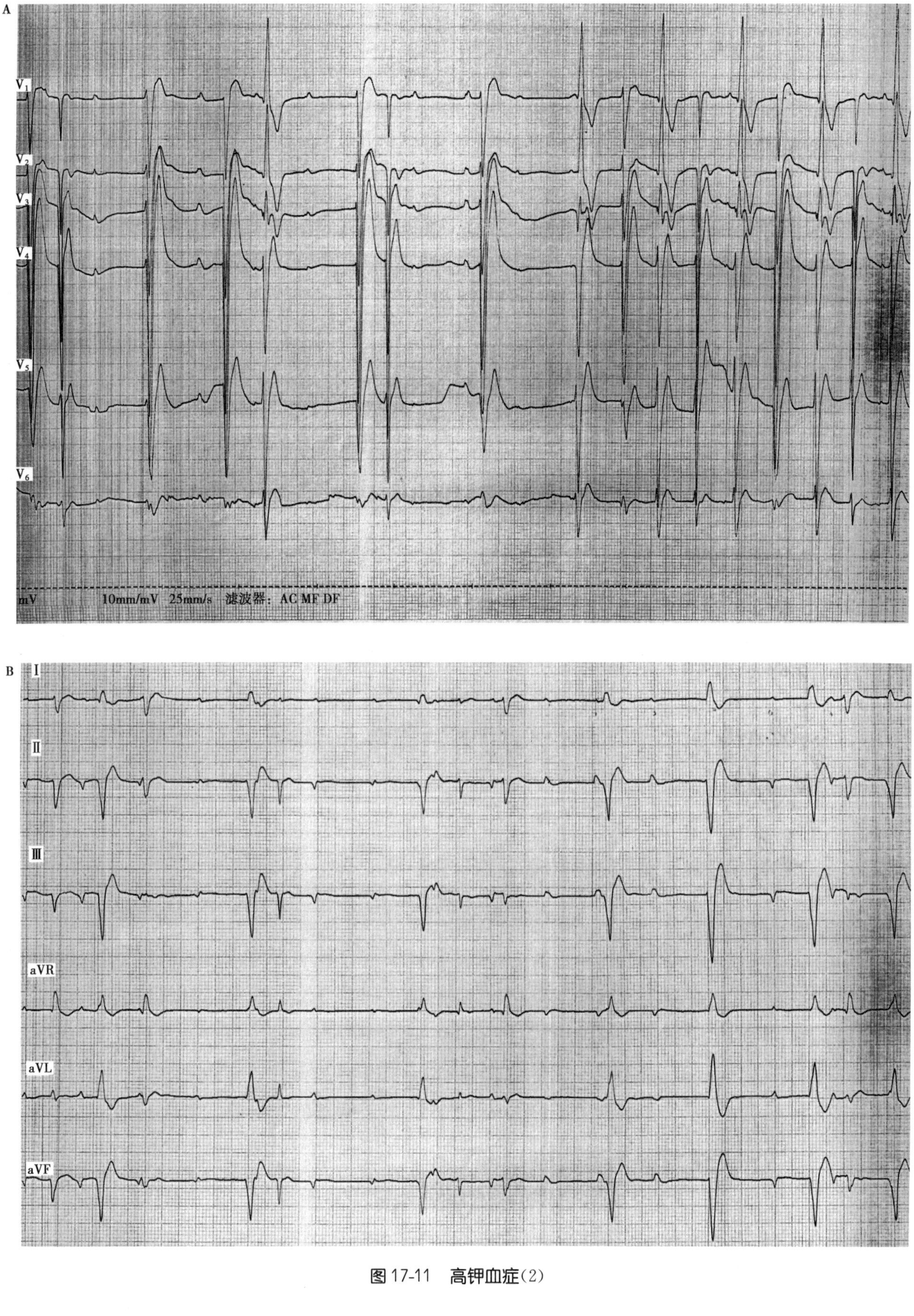
A
V1
V2
V3
V4
V5
V6
mV 10mm/mV 25mm/s 滤波器：AC MF DF
B
I
II
III
aVR
aVL
aVF

图 17-11 高钾血症(2)

临床资料:患者,女性,70 岁。因恶心、呕吐,双下肢水肿,夜间阵发性呼吸困难,有时夜间不能平卧急诊入院。住院期间突然出现意识障碍,大小便失禁,无尿,查血钾值为 8.0mmol/L。最终因肺心病、右心衰、高钾血症、心源性休克死亡。**心电图特征:**紊乱性心房律;多数房性 P 波因阻滞未下传心室;V_3~V_5 导联 T 波高尖呈帐篷状;Ⅱ、Ⅲ、aVF、V_1~V_6 导联出现宽大 R 波。Ⅱ、Ⅲ、aVF 导联可见宽大的 QS 波,为室性逸搏及室性逸搏心律。**心电图诊断:**紊乱性心房律、高度房室阻滞、室性逸搏及室性逸搏心律、异常 Q 波,肢导低电压。**鉴别诊断:**①脑出血;②心内膜下心肌梗死。**讨论:**患者因恶心、呕吐,双下肢水肿,夜间阵发性呼吸困难,有时夜间不能平卧等症状及肺心病病史,证明出现右心衰竭现象,根据化验室检查结果及心电图出现正向的高尖 T 波,基底部窄呈帐篷状,P 波减小甚至消失,QT 缩短,QRS 波振幅降低,并出现宽大 R 波表现,支持高钾血症诊断。

(李 卫 贾 鹏 方丕华)

第十八章

结缔组织病

本章内容提要：

第一节　心电图概论

一、风湿性心瓣膜病

风湿性心瓣膜病系风湿性心瓣膜炎遗留的慢性瓣膜病。心瓣膜炎可使瓣膜变硬、卷曲、缩短，引起瓣膜关闭不全；相邻瓣膜之间互相粘连、增厚、瓣膜弹性减弱或丧失，瓣膜环硬化和缩窄引起瓣膜口狭窄。瓣膜狭窄及关闭不全使心脏各腔形态异常，从而引起心电图改变。风湿性心瓣膜病以二尖瓣病和主动脉瓣病最为常见，第十四章已有较详细地介绍，本章不再赘述。

二、系统性红斑狼疮

系统性红斑狼疮是一种自身免疫性免疫复合体病。可累及全身多个器官，约有10%累及心脏。疣性心内膜炎是系统性红斑狼疮最突出的病变之一。赘生物常累及二尖瓣或三尖瓣，引起心动过速，有时也可见ST-T改变。心电图表现为心动过速和非特异性ST-T变化(图18-1)。

三、进行性系统性硬化症

进行性系统性硬化症是结缔组织发生弥漫性纤维化，先见于皮肤，继之累及内脏，整个过程进展较为缓慢。累及到心脏时，常表现为心肌纤维化。进行性系统性硬化症累及到肺和心脏时，使肺动脉高压及心肌间质纤维化，从而引起心电图变化。心电图表现可有：①QRS波群低电压；②右心室肥大；③左心室肥大

(图 18-2)。

四、多发性肌炎

多发性肌炎是横纹肌有变性和慢性炎细胞浸润,引起疼痛和乏力。多发性肌炎累及心脏,肌纤维出现变性坏死,导致传导系统的心肌纤维化和冠状动脉炎,从而使心电图出现异常改变。心电图表现有:①传导阻滞:房室阻滞,室内阻滞;②电轴左偏;③心室复极异常;④心律失常(图 18-3)。

五、系统性血管炎

系指以血管壁(主要是动脉)发炎和坏死为基本病理所引起的一组系统性疾病。系统性血管炎累及到冠状动脉时可致心肌缺血梗死,引起心电图改变。心电图表现有:①心动过速;②ST-T 改变(图 18-4)。

第二节 图　　谱

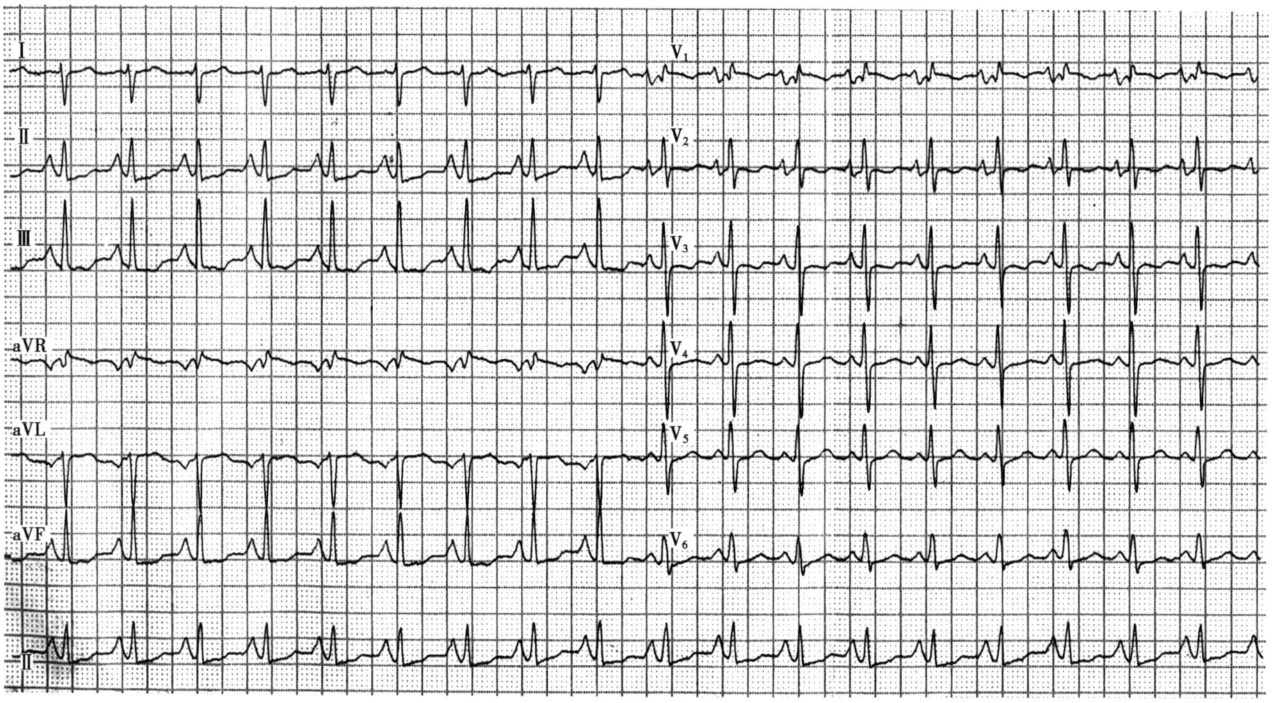

图 18-1　系统性红斑狼疮心电图

临床资料:患者,女性,32 岁。反复面部皮诊,关节肿痛 7 年,活动后气短加重 8 个月,于 2007 年 3 月 22 日入急诊。X 线胸片:肺动脉段突出,右房室增大。超声诊断:肺动脉高压,右心功能减退,右心扩大。临床诊断:结缔组织病相关性肺动脉高压,系统性红斑狼疮,心脏扩大。**心电图特征:**窦性心律,心率 114 次/分。P_{II}、P_{III}、P_{aVF}高尖,振幅>0.25mV,PR 间期 0.14s,QRS 间期 0.09s,QT 间期 0.32s。Pv_1 双向,Ⅰ导联主波向下,Ⅲ导联主波向上。心电轴+115°,电轴右偏,V_3 导联 R/S<1,V_5 导联 R/S<1。Ⅱ、Ⅲ、aVF 导联 T 波低平,ST 段压低 0.05~0.07mV。**心电图诊断:**窦性心动过速;右房肥大;T 波改变;电轴右偏。**鉴别诊断:**房内传导阻滞。**讨论:**房内传导阻滞时,P 波宽大,但心房是正常的。该患者右房扩大,故本心电图不支持房内传导阻滞诊断。赘生物累及到心瓣膜,导致其狭窄或关闭不全,肺动脉高压,致使右房、右室心肌肥大,心排出量减少,心肌受损,因而心电图表现为窦性心动过速,P 波宽大,T 波改变电轴右偏,本心电图改变符合系统性红斑狼疮、慢性肺源性心脏病改变。

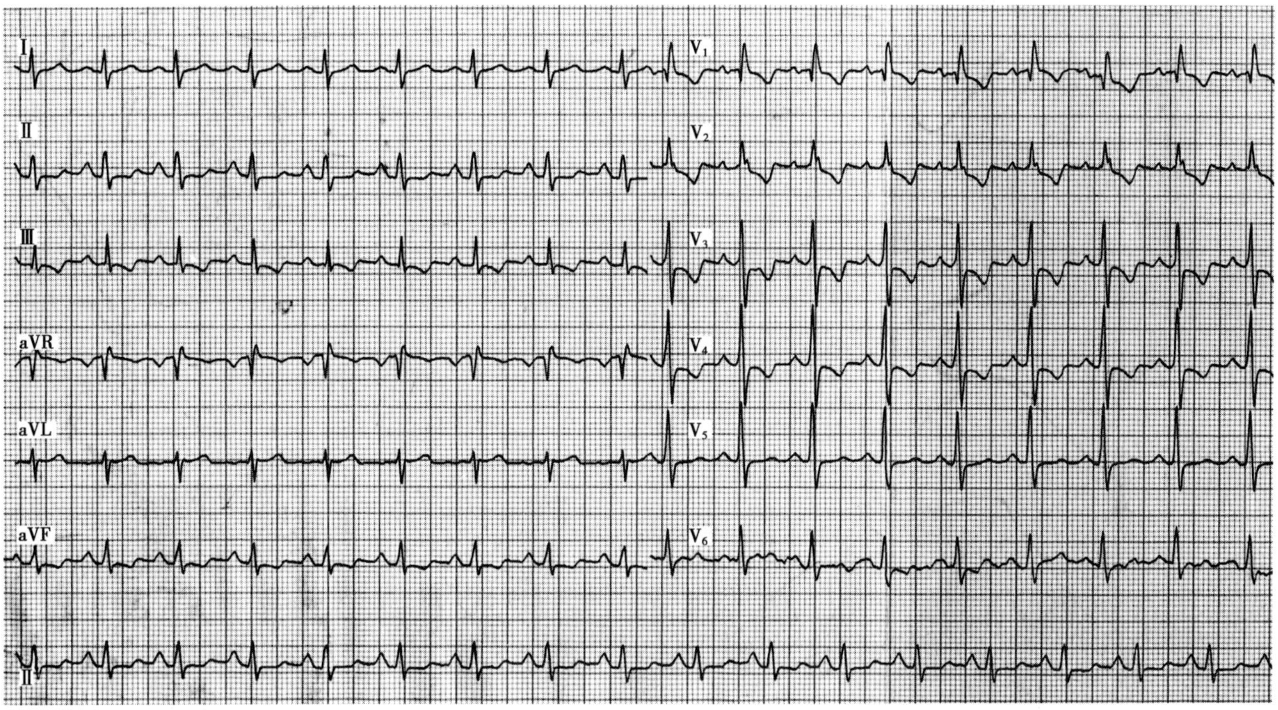

图 18-2 系统性硬化症心电图

临床资料:患者,男性,26 岁。全身关节疼痛 10 年,活动后气短 2 年。于 2007 年 11 月 12 日入院。超声诊断:肺动脉高压,二尖瓣中量反流,少量心包积液,右心扩大。临床诊断:结缔组织病相关性肺动脉高压,系统性硬化症,继发性肌炎。**心电图特征:**窦性心律,心率 102 次/分。PR 间期 0.15s,QT 间期 0.34s。Ⅱ Ⅲ、aVF 导联 P 波高尖。V_1 呈 qR 型,V_5 呈 RS 型,V_4 导联 T 波倒置,V_5 导联 T 波<R/10。**心电图诊断:**窦性心动过速;T 波改变。**鉴别诊断:**房内传导阻滞。**讨论:**房内传导阻滞时,P 波宽大,但心房正常。本例患者心房扩大,故不支持房内传导阻滞诊断。结缔组织病相关性肺动脉高压造成右心肥厚、心排出量降低,故心脏代偿性心动过速。该患者临床症状及心电图变化符合系统性硬化症改变。

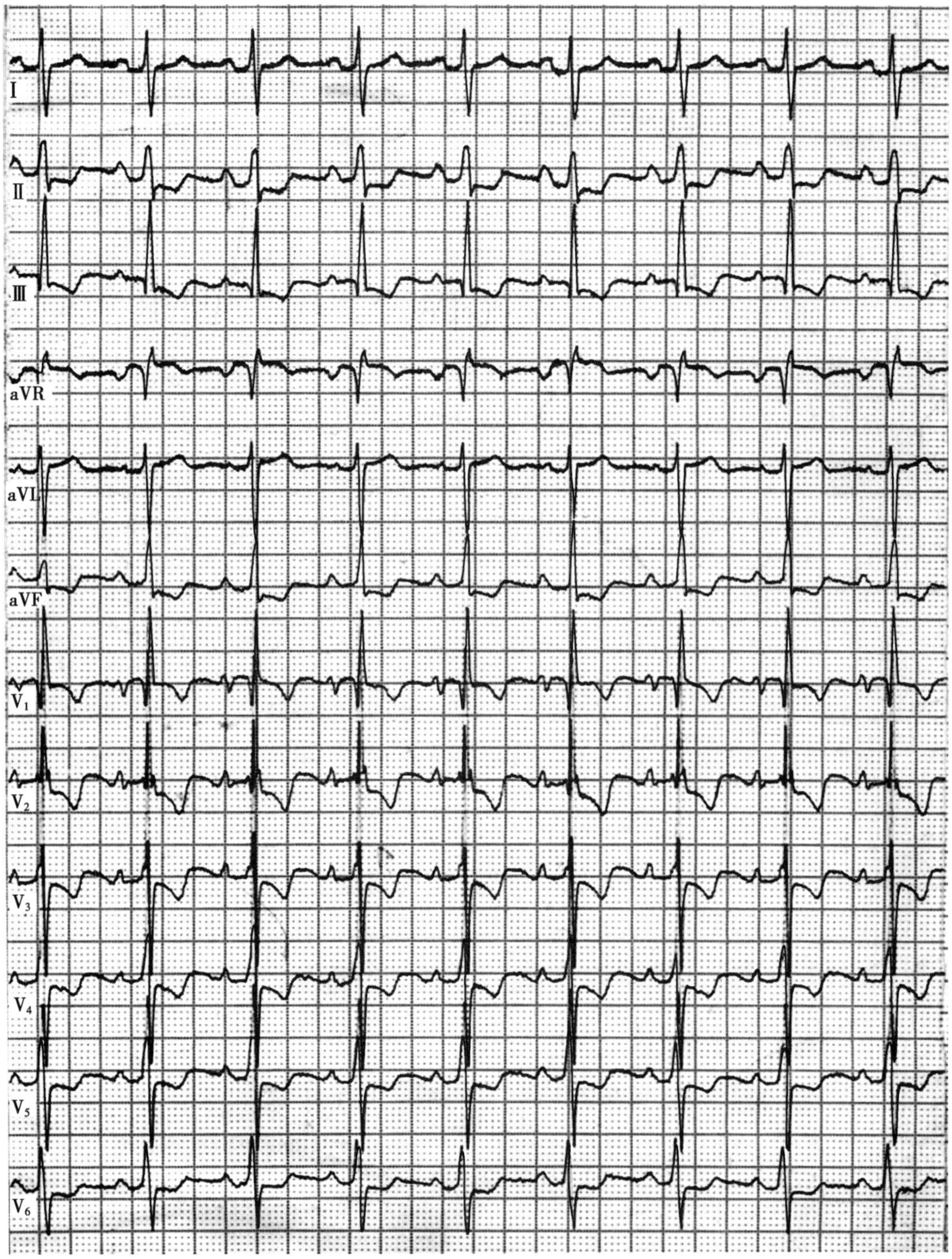

图 18-3　多发性肌炎心电图

临床资料：患者，男性，于 2000 年 7 月出现无明显诱因双下肢水肿，上肢无力。2004 年 9 月无明显诱因咳嗽，活动后气短胸闷，夜间憋醒。因症状加重于 2005 年 6 月 6 日入院。超声诊断：肺动脉高压，三尖瓣中量反流，肺动脉瓣少量反流，右室壁肥厚。临床诊断：多发性肌炎，肺间质纤维化，肺动脉高压，三尖瓣关闭不全。**心电图特征：**窦性心律，心率 88 次/分。PR 间期 0.17s，QT 间期 0.38s。P_{V_1}、P_{V_2} 双向，Ⅰ导联 R/S<1，Ⅲ导联主波向上，心电轴 +108°，电轴右偏。Ⅱ、Ⅲ、aVF、V_1～V_5 导联 T 波双向、倒置。**心电图诊断：**窦性心律；电轴右偏；右心室肥大；ST-T 改变。**讨论：**因多发性肌炎、肺动脉高压时，右心室肥厚、心排血量降低。故该心电图变化符合多发性肌炎改变。

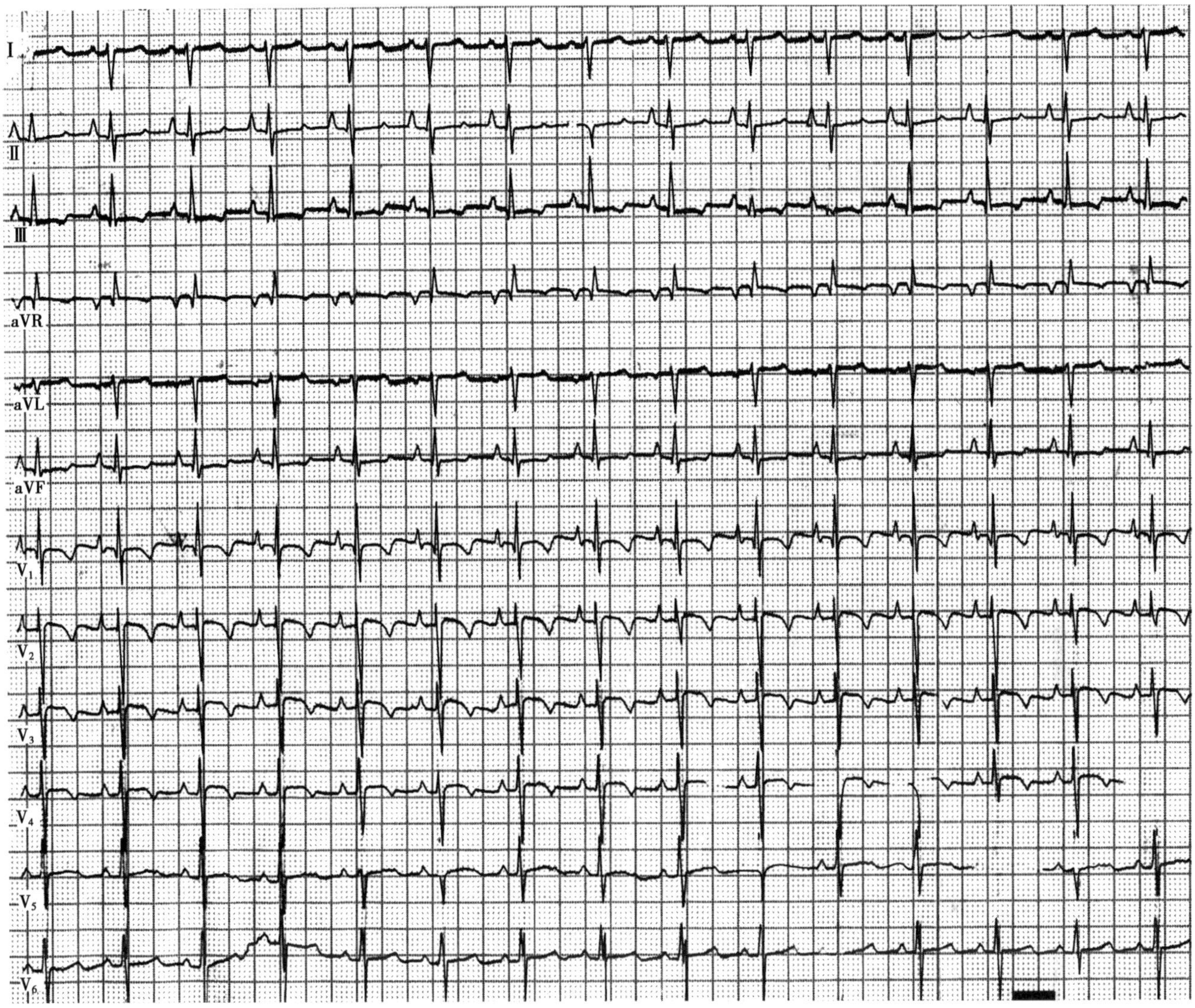

图18-4　系统性血管炎心电图

临床资料：患者，女，15岁。2005年10月患者于活动后气短头晕、心悸乏力、尿少。同年11月13日入急诊。超声诊断：肺动脉高压，三尖瓣、肺动脉瓣反流，右室壁肥厚。临床诊断：系统性血管炎，继发性肺动脉高压。**心电图特征**：窦性心律，心率98次/分。PR间期0.16s，QT间期0.34s。V_1、V_2呈qRs型，Ⅱ、Ⅲ、aVF、V_1～V_3导联P波高尖，Pv_1双向。Ⅰ导联主波向下，Ⅲ导联主波向上，心电轴+134°，电轴右偏，V_1～V_4导联T波倒置。**心电图诊断**：窦性心律；P波异常；T波改变；电轴右偏；V_1呈qRs型(提示右室肥大)。**讨论**：系统性血管炎、继发性肺动脉高压，会导致右心肥厚、心排出量降低，故心脏会代偿性心率加快、P波高尖、电轴右偏。该患者临床症状及心电图的表现符合系统性血管炎、肺动脉高压改变。

(常文兰　焦峰　宋静宜　方丕华)

第十九章

电解质紊乱

本章内容提要：

第一节 心电图概论

电解质紊乱通常可导致心血管急症，甚至心源性猝死，而且复苏效果不理想。因此，临床上应警惕因电解质紊乱产生的危重情况。在各种电解质中，钾对心肌细胞的影响最显著，其他如钙、镁、钠也有影响。

一、高钾血症

（一）概述

钾是人体内最重要的电解质之一，血清钾浓度的轻微变化就能对心脏节律和功能产生明显的影响。正常血清钾浓度为 3.5～5.5mmol/L，当血清钾浓度＞5.5mmol/L 时为高钾血症。

人体摄入的钾盐经代谢后 80%由肾脏排泄，故任何原因所致的急、慢性肾功能减退或肾功能衰竭，是造成血钾过高最重要的原因，其他可见于溶血性疾病、输血过多、大面积烧伤、挤压综合征、急性胰腺炎、急性严重中毒、酸中毒、肾上腺皮质功能不全等。高血钾虽比低血钾少见，但一旦发生则预后较严重，如处理不及时常危及生命，应引起临床高度警惕。

不同的心脏组织对血钾增高的敏感性不相同。其中心房肌对血钾最为敏感，然后依次为心室肌、窦房结、希氏束和普肯耶纤维。血钾增高对心肌细胞的动作电位产生的影响主要有两方面：①细胞膜对钾离子的通透性增加，复极 3 相时间缩短，坡度陡峻；②细胞内外钾的浓度差减小，静息膜电位升高。因此，高血钾对心脏组织有着双重作用，对自律性、兴奋性和传导性既可抑制又可增强。

细胞外钾离子浓度升高超过 5.5mmol/L 时，首先是复极期心肌细胞对钾离子的通透性增加，因而复极 3

相时间缩短，坡度陡峻，整个动作电位时程也缩短，此时心电图表现 T 波高耸、QT 间期缩短；血钾浓度＞6.5mmol/L，心肌细胞静息膜电位（负值）减少，因此 0 相阶段上升速度减慢（dV/dt），心室内传导减慢，此时心电图表现除 T 波高耸外，QRS 波群时间增宽，有时出现左前分支阻滞，由于 QRS 波群时间显著增宽，QT 间期也可以相应延长。当血钾浓度＞7.0mmol/L 时，静息膜电位更高（负值更小），可从－90mV 升到－80mV 甚至－70mV，膜反应性降低，室内传导速度变慢，此时心房肌的激动传导受到抑制，P 波振幅降低，时间延长，由于房室传导减慢，故 PR 间期也常延长。当血钾 ＞ 8.0mmol/L 时，对心肌的抑制更明显，心电图表现 PR 间期延长，R 波降低，S 波增深，QRS 波群增宽，ST 段下移近似心肌缺血表现，或 QRS 波群呈 QS 型酷似心肌梗死图形；当血钾浓度＞8.5mmol/L 时，在窦房结、结间束与房室结尚未受抑制之前，心房肌首先受抑制，使之电活动静止（心房静止），窦房结发出的冲动不能激动心房，但仍经 3 条结间束传至房室交界处，从而激动心室，即可形成窦室传导。血钾浓度＞10mmol/L 时，QRS 波群越来越宽大，心室率缓慢而规则，T 波振幅降低且圆钝，QRS 波群与 T 波融合形成正弦曲线，导致心室颤动或停搏。

（二）高钾血症的心电图特征

1. T 波高尖，其升支与降支对称，基底变窄，即所谓“帐篷状”T 波（图 19-1）。
2. P 波与 QRS 波群振幅降低、间期增宽、S 波增深（图 19-2，图 19-3）。
3. ST 段下降。
4. 可出现窦性心动过缓，窦性心律不齐、结性心律、房内、房室、室内阻滞，窦性静止、加速性室性自主心律、室性心动过速、心室颤动等心律失常（图 19-2，图 19-4，图 19-5）。

（三）不同血钾水平的心电图表现

表 19-1　不同血钾水平的心电图表现

血钾水平（mmol/L）	心电图表现
＞5.5	T 波增高，QT 缩短，U 波降低或缺如
＞6.5	QRS 波群增宽
＞7.0	P 波振幅降低、时限延长，PR 间期可延长，ST 段可下移
＞8.0	R 波降低，S 波增深，ST 段下移，QRS 波群可呈 QS 型
＞8.5	P 波消失，窦性心率减慢，可出现窦室传导
＞10.0	QRS 波群宽大畸形，心率缓慢而规则，可与 T 波融合形成正弦曲线，甚至心室颤动、停搏

但在临床实际情况中，血钾浓度与心电图改变并不能完全与上述相符，甚至差异很大。这与患者是否存在其他电解质、酸碱平衡紊乱以及影响心电图变化的其他因素有关。

二、低钾血症

（一）概述

血清钾浓度低于 3.5mmol/L 称为低钾血症。当细胞外钾离子浓度降低时，细胞膜对钾的通透性减少，细胞内外钾离子浓度差更加明显，因而静息膜电位增加（负值增大），一般膜电位不超过－90mV，不会使心脏传导减慢，由于 3 位相阶段钾离子逸出减慢，致使复极坡度变慢，因而动作电位时程延长。由于这一作用在普肯耶纤维较心室肌明显，故普肯耶纤维动作电位时程延长超过心室肌。反映在心电图上为 QT 间期延长、T 波低平及 U 波增高。

低血钾是心脏病中较常见的合并症，特别是心衰、慢性肾脏疾病、碱中毒时容易产生低钾血症。此外，长期腹泻、肠瘘、胃或肠管引流、洗胃、长期应用葡萄糖或者激素、周期性瘫痪、肾上腺皮质功能亢进、原发性醛固酮增多症等，也可发生低血钾。低血钾可引起心肌细胞自律性增高，出现各种心律失常，如期前收缩、阵发性心动过速等。室性心律失常较室上性心律失常多见，严重时可出现多源性室性期前收缩、室性心动过速、甚至心室扑动、心室颤动（图 19-6）。

应用洋地黄的患者在低血钾时，更易出现心律失常。因此，应用洋地黄和利尿剂的患者，应重视血钾浓度监测。

(二) 心电图表现

1. U 波增高(>0.1mV,有时超过同一导联 T 波),TU 融合图(图 19-6);

2. T 波降低、平坦或者倒置(图 19-6,图 19-7);

3. ST 段下移 0.05mV 以上(图 19-7);

4. 可出现各种心律失常,如期前收缩尤其是室性期前收缩、阵发性心动过速等。

低钾血症引起的最基本心电图改变的演变过程,一般先是 T 波逐渐降低以至倒置,U 波逐渐增大,ST 段逐渐下降。

(三) 鉴别诊断

应主要与 QT 间期延长相鉴别。U 波逐渐增大使 QT 间期不易精确测量,可能会将 QU 间期判为 QT 间期,误判为 QT 间期延长。为了测定真实的 QT 间期可测量 aVL 导联的 QT 间期,因为 aVL 导联 U 波大多很低,所以 T 波与 U 波易于区别,也可以测量 V_2 或者 V_3 导联 QT 间期,因为这些导联 U 波比较高,也有助于鉴别 T 波和 U 波。

三、高钙血症

(一) 定义

血清钙的含量超过 3mmol/L,即为高钙血症。钙离子进入心肌细胞后主要作用于动作电位 2 位相。高钙血症使其 2 位相缩短,而 3 位相未受影响,故总的动作电位时程缩短。高钙血症常见于甲状旁腺功能亢进、骨转移性癌、多发性骨髓瘤、肾上腺皮质功能亢进及肢端肥大症等。钙对心肌的影响有类似洋地黄作用,能增强心肌收缩力,加速心肌复极过程,故在使用洋地黄过程中不宜静脉注射钙剂,以防发生心室颤动而突然死亡。

(二) 心电图表现

1. ST 段缩短或消失,R 波后立即继以突然上升的 T 波。

2. QT 间期缩短,常伴有明显的 U 波,有时增高 U 波与其前面的 T 波重叠,误认为增宽的波顶圆钝的 T 波,因此易将 QU 间期误认为 QT 间期,以至错判为 QT 延长。

3. 严重高血钙时 QRS 波群时间、PR 间期可延长,QRS 波群振幅增高,T 波双相,有时出现二度或完全性房室阻滞。可出现 Osborn 波(J 波)。偶见期前收缩、阵发性心动过速、窦房阻滞或窦性静止等心律失常。

四、低钙血症

(一) 概述

血清钙含量低于 1.75mmol/L 即为低钙血症。低血钙时对心肌动作电位的影响是使 2 位相延长,而 3 位相坡度无明显影响,故总的动作电位时程延长。临床上低血钙常见于慢性肾功能衰竭、肾小管性酸中毒、甲状旁腺功能减退、甲状腺部分切除术后、急性胰腺炎、骨质疏松症、肝性脑病、严重呕吐、长期腹泻或钙盐摄食过少等,一般低血钙情况下,静脉注射葡萄糖酸钙或氯化钙可使 ST 段缩短,但伴有 T 波改变者则需较长时间方能使 ST-T 逐渐复原。在慢性肾炎患者,低血钙常合并高血钾,在补钙同时更应重视降低血钾浓度。

(二) 心电图表现

1. ST 段平直延长,无上下偏移。T 波直立无增宽现象,只有当血钙严重降低时,T 波才变为平坦甚至倒置。低血钙伴有高血钾时,则 ST 段延长,T 波狭而高尖,而低钙伴血钾时则 ST 段延长,T 波平坦,U 波明显。

2. QT 间期延长,但 QTc 很少超过正常的 140%。

第二节 图 谱

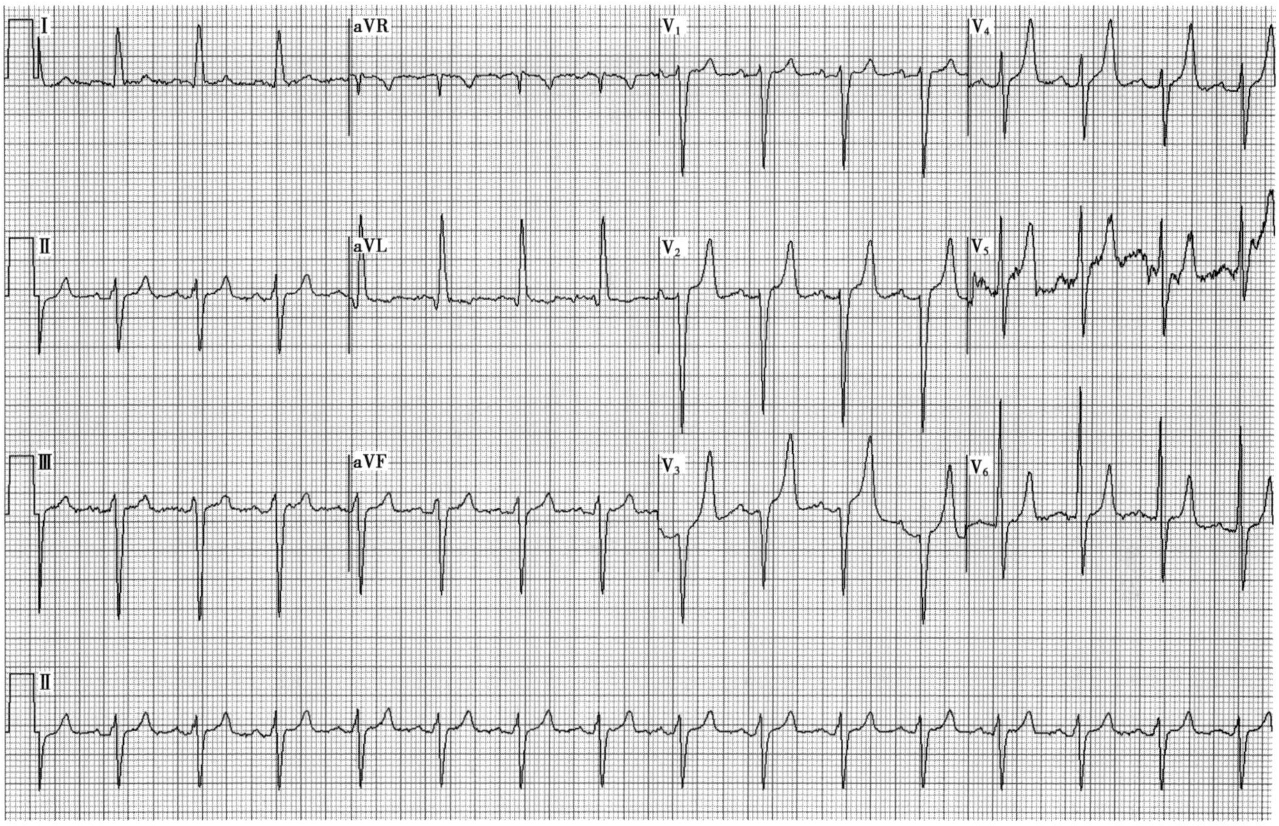

图 19-1 高钾血症(1)

临床资料:患者,男性,38 岁,因恶心、呕吐而就诊。病人患有 1 型糖尿病和高血压,分别用胰岛素和赖诺普利治疗。查血糖浓度为 839mg/dl(46.6mmol/L),动脉血 pH 为 7.21,血清钾浓度为 6.9mmol/L。诊断为糖尿病酮症酸中毒。**心电图特征:**心率 96 次/分,电轴左偏−51°,T 波 V_2～V_6 导联高尖,P 波振幅降低、时限延长,V_1～V_3导联 R 波减小至消失,V_1、V_2 呈 rS 型,V_3 呈 QS 型。**心电图诊断:**窦性心律,左前分支阻滞,异常 Q 波,T 波改变,符合高钾血症改变。

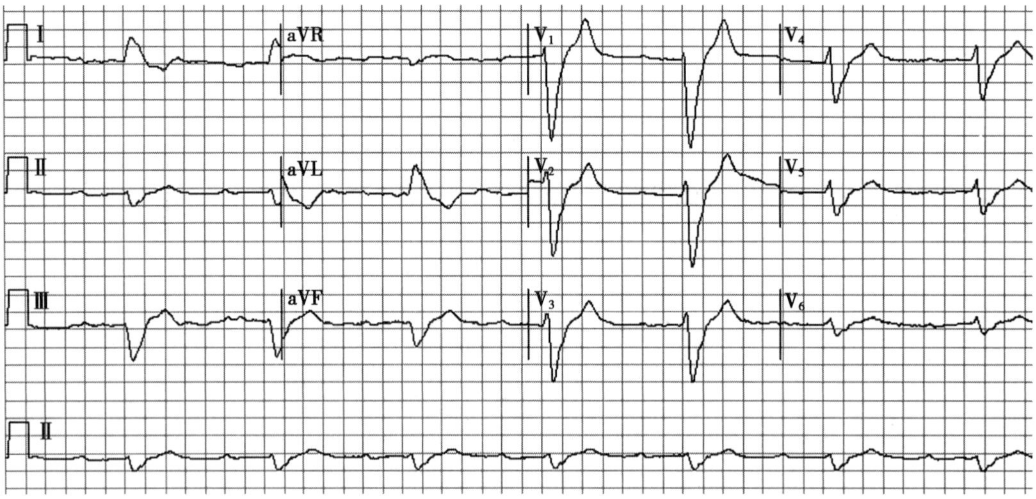

图 19-2　高钾血症(2)

临床资料:患者,男,40 岁,汽油火焰烧伤后 3 小时入院。疼痛剧烈,感口渴。四肢乏力,面色苍白,神志淡漠,心率 51 次/分,血压 85/65mmHg,头颈部、躯干部布满大小不等水疱,可见潮红创面,双上肢呈焦黄色。实验室检查:血清钾为 9.8mmol/L。**心电图特征:**窦性心动过缓,心率为 41 次/分,电轴左偏 −47°,V_1～V_3 T 波增高,QRS 增宽,QT 间期延长为 0.6s,P 波振幅降低、PR 间期延长达 0.48s。**心电图诊断:**窦性心动过缓,一度房室阻滞,左前分支阻滞室内阻滞,(符合高钾血症改变)**鉴别诊断:**急性心肌梗死所致 ST-T 改变。**讨论:**不同的病因引起高钾血症的发生机制不同,对机体的影响也不同,心电图的改变是细胞内外钾离子及诸多因素共同作用而对心脏电生理活动影响的结果,血清钾的测定仅仅反映的是细胞外液血清中钾的含量,临床上二者相关但有一定的差异。

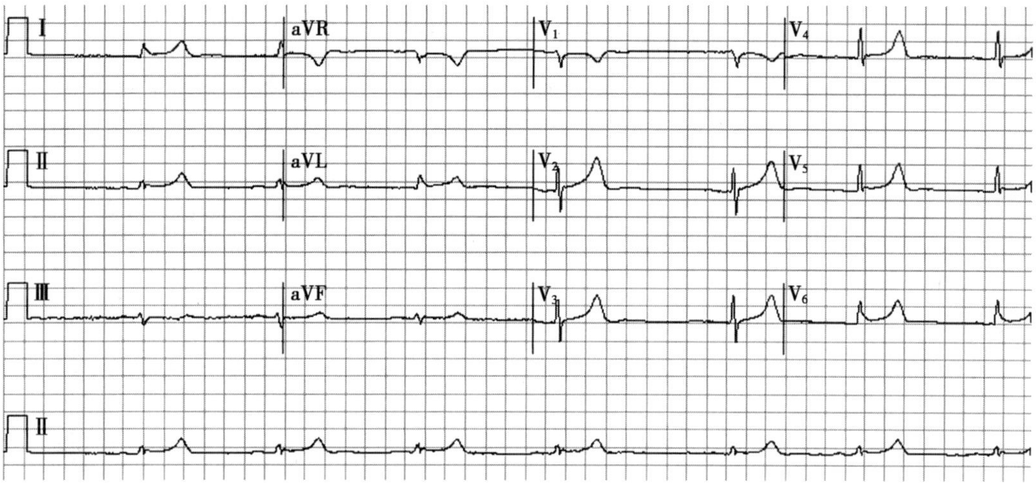

图 19-3　尿毒症，高钾血症

病例资料：患者，女性，55 岁。入院时，精神，饮食，睡眠差，全身皮肤有尿素霜沉积，有瘙痒感，畏寒怕冷，腰酸痛，全身乏力。查体：血压 160/100mmHg，心率 88 次/分，双眼睑、双下肢轻度水肿。化验检查：血肌酐 1 023μmol/L，尿素氮 34mmol/L，血尿酸 498mmol/L，内生肌酐清除率 12ml/min，血红蛋白 72g/L，血钾 6.94mmol/L。双肾 B 超示：左肾 8.2cm×3.5cm×3.2cm，右肾 8.3cm×4.0cm×3.5cm。双肾皮质变薄，集合系统回声紊乱，每周 2 次规律血液透析。**心电图特征：**窦性心动过缓并不齐，PR 间期 0.22s，QT 间期 0.49s，心率 46 次/分，V_2～V_5 导联 T 波高尖，R 波降低。此时查血清钾为 8.2mmol/L。**心电图诊断：**窦性心动过缓并不齐，肢体导联低电压，一度房室阻滞，ST-T 改变，(符合高钾血症改变)。

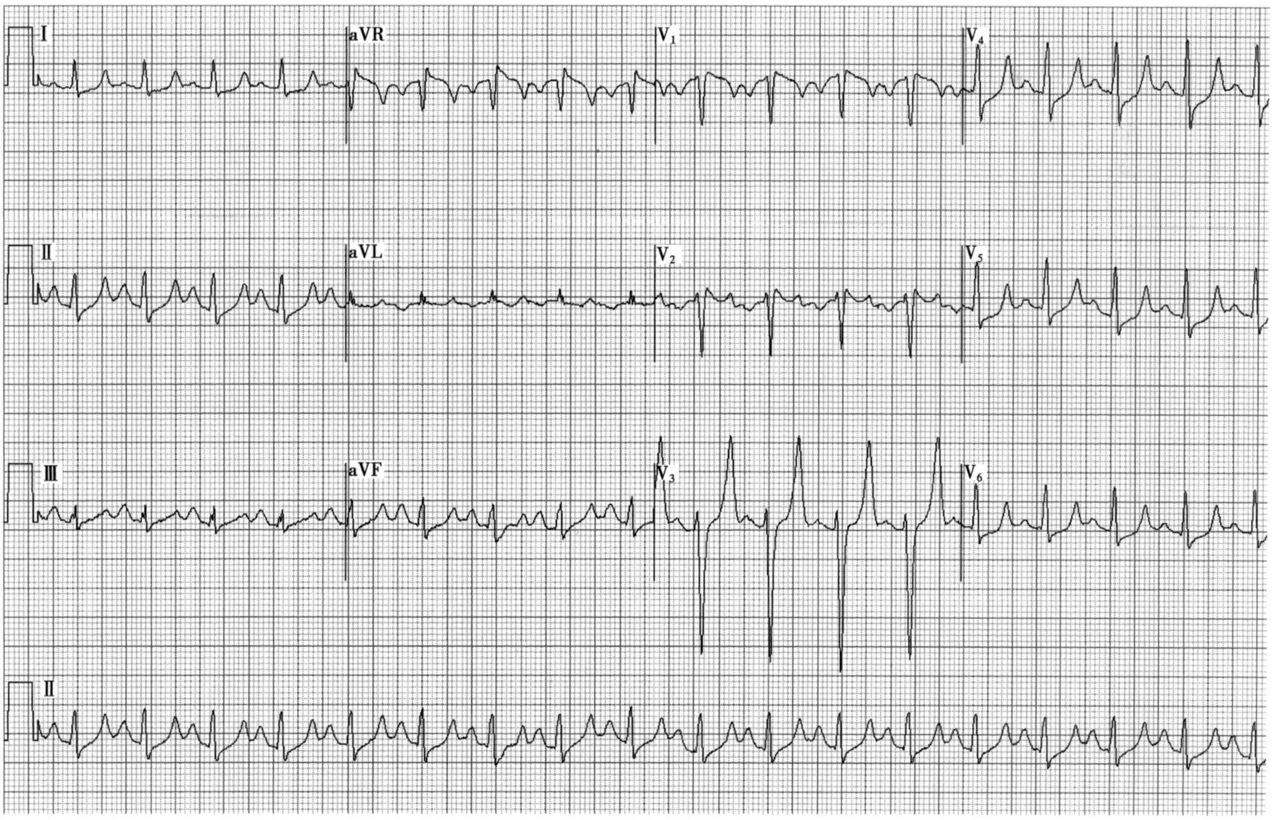

图 19-4　慢性肾衰患者，高钾血症

临床资料:与图 19-3 为同一患者。**心电图特征:**心率 103 次/分,电轴正常+50°,V_3～V_6导联 T 波高尖,QRS 波群增宽,S 波增深,ST 段下移。此时测得血清钾为 8.6mmol/L。**心电图诊断:**窦性心动过速,P 波高尖(Ⅱ、Ⅲ、aVF,)符合高钾血症改变,不完全性右束支阻滞,ST-T 改变。**鉴别诊断:**急性心肌梗死。**讨论:**根据特征性 T 波改变(V_3 的 T 波高耸)及 ST 段呈"上斜"型压低,结合血电解质血清钾检查,可作出明确诊断。

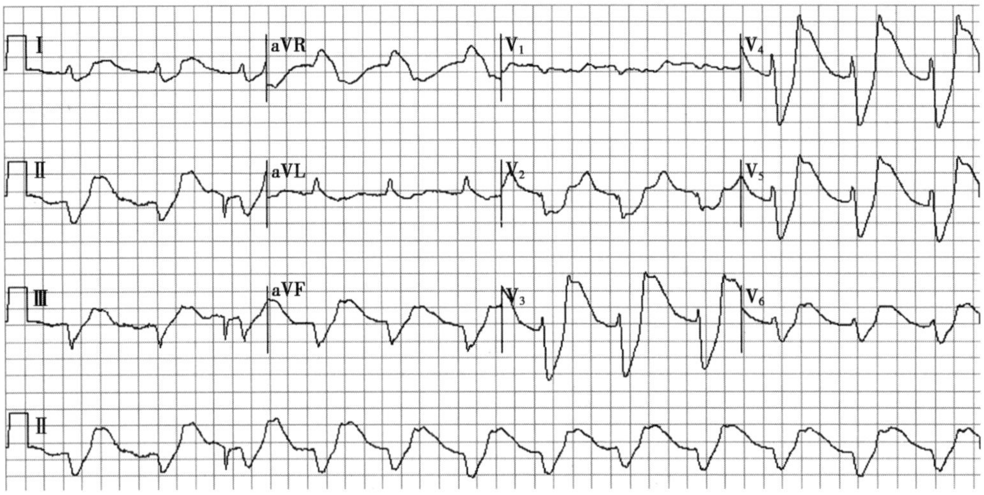

图 19-5　肾衰患者,高钾血症

临床资料:患者,女性,20 岁,于 2006 年 9 月行肾移植术,术前晨测血钾 5.6mmol/L,术中静滴 100g/L 葡萄糖酸钙 20ml,于输红细胞悬液 400ml 后,患者出现烦躁不安,ECG 如图 19-5,并迅速出现心室颤动。**心电图特征:**心率 74 次/分,T 波高尖,P 波消失,QRS 波群宽大畸形,此时测得血清钾为 11.6mmol/L。**心电图诊断:**窦性心律伴窦室传导(结合临床及血清钾检查,符合窦室传导改变)。

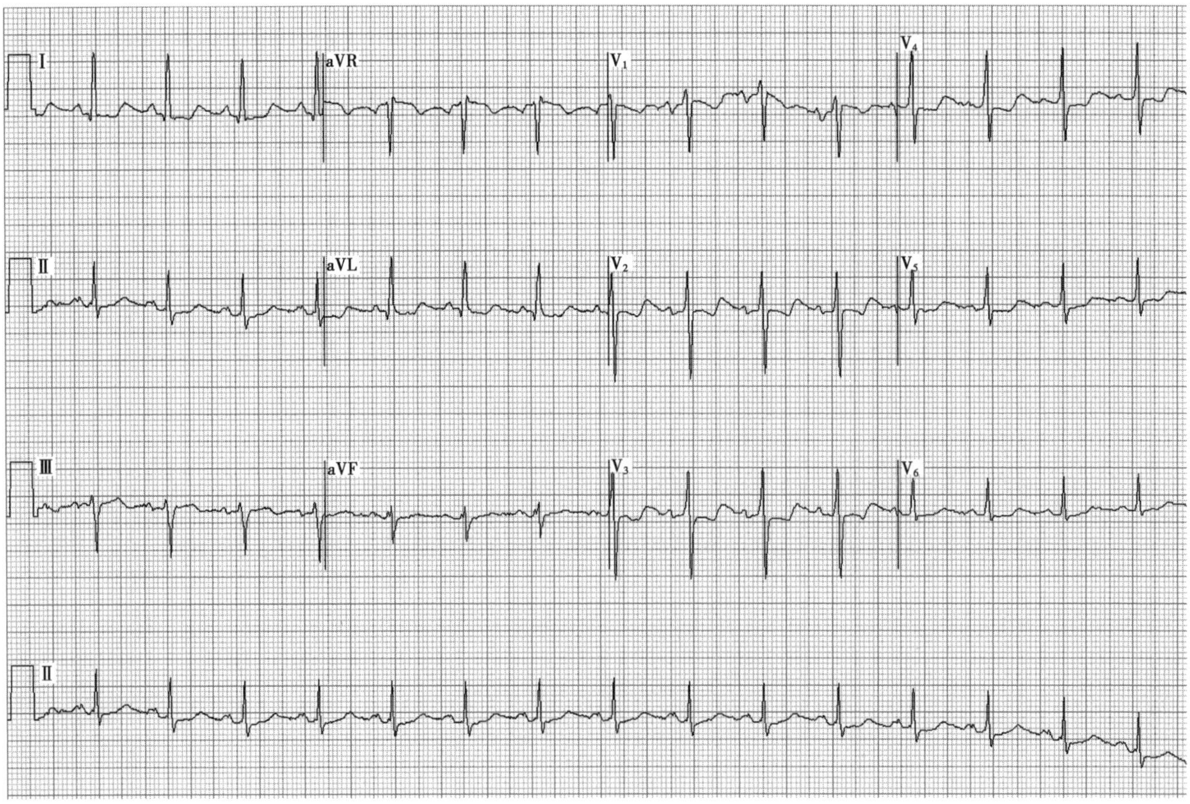

图 19-6　低钾血症(1)

临床资料:患者,女性,37岁,患糖尿病半年,入院前3天食欲减退,呕吐频繁,精神萎靡不振,乏力,因出现神志不清急诊入院。查体:浅昏迷、呼吸深大,BP 80/64mmHg。化验:尿常规:蛋白(+),糖(+++),酮体(+)。入院后注射胰岛素72单位,并输入0.9%盐水及乳酸钠,患者神志逐渐清醒,但有烦躁不安,并出现心律不齐。查心电图出现T波低平,频繁室性期前收缩,查血K^+ 2.0mmol/L,Na^+ 141mmol/L。**心电图特征**:心率98次/分,电轴-17°,V_2~V_4导联上T波低平、双向,U波明显,ST段下降。**心电图诊断**:窦性心律,ST-T改变,U波改变,符合低血钾的心电图表现。**鉴别诊断**:QT间期延长综合征。**讨论**:低血钾时最早期心律慢时,最常见的心电图改变是U波增高,并伴有QT或Q-U的延长,此种情况最常见,也容易辨认。除U波增高外,P波增高是低血钾引起的另一个重要的心电图异常,此种增高的P波常见于Ⅱ、Ⅲ、aVF导联中。P波增高是低血钾后期的表现,它比U波增高晚出现,此种P波改变与"肺型P波"甚相似,应注意辨认。心率增快时,出现U波并与后面的P波相重叠,也可根据ST-T改变和QT间期延长来识别。低血钾出现T-U融合时,常不能明确有无U波,故应密切结合临床,如T波倒置,应注意倒置T波双支是否完整,上升支有无顿挫,及T波时限与QRS时限前后是否相符,如T波直立,应注意T波顶端有无切迹及双峰。

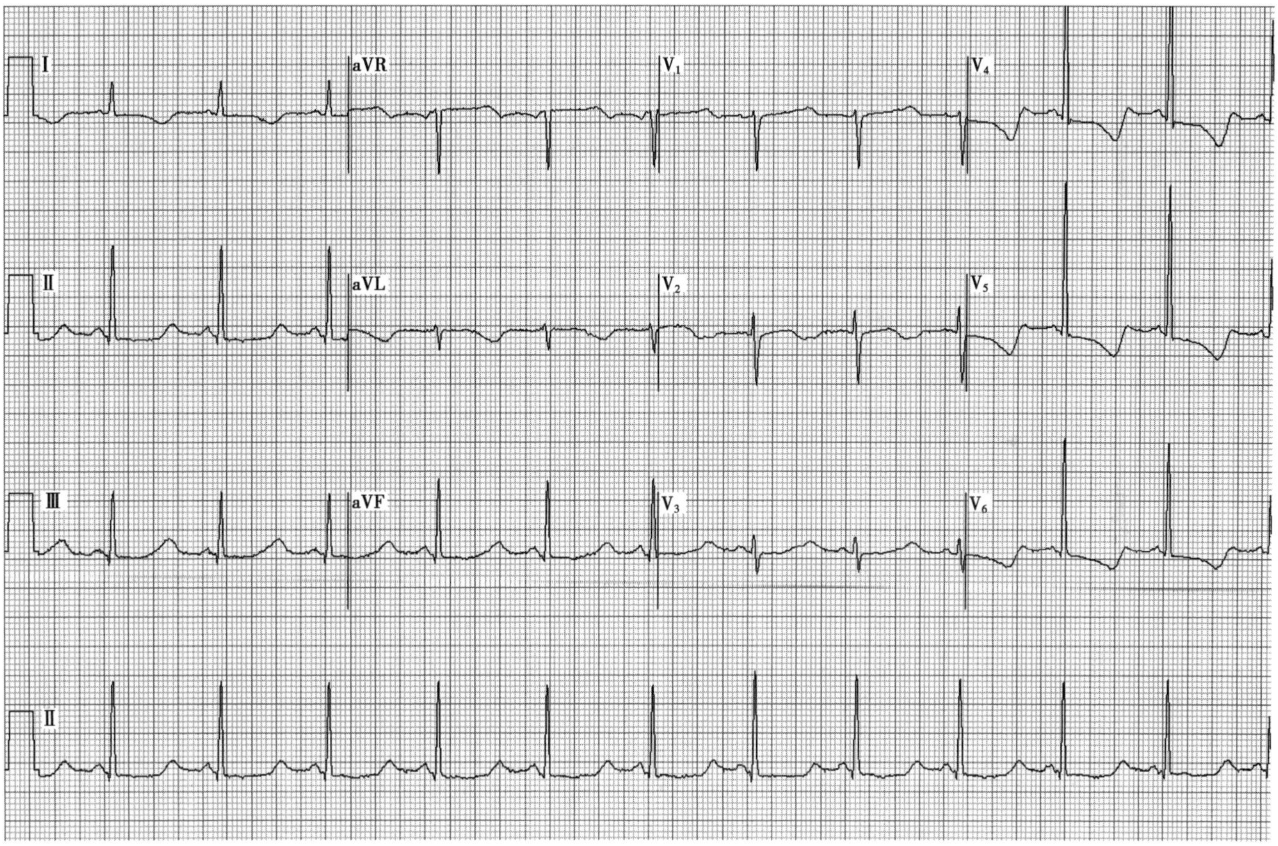

图19-7 低钾血症(2)

临床资料:患者,男性,43岁,于2006年8月19日搬家后突感四肢酸软无力、胸闷憋气,紧接着瘫倒在地。醒后四肢酸软无力,下肢松弛软瘫,查血清钾2.8mmol/L。**心电图特征**:心率71次/分,电轴+67°,QT延长达0.6s,T波倒置,U波增大,在V_3、V_4导联明显,ST段压低。**心电图诊断**:窦性心律,QT间期延长,ST-T改变,U波改变,符合低血钾的心电图表现。**鉴别诊断**:QT间期延长综合征。**讨论**:特发性QT间期延长综合征是一种病因不明、心电图表现为QT间期延长,可伴T波及U波异常的一组综合征,其最主要临床表现为晕厥及猝死。本症常见于儿童和青年,常有家族史,属遗传性心脏电生理异常。如发现心电图有QT间期延长,即使无症状,亦应注意定期复查随访,如合并有眩晕、晕厥等症状则应给予β受体阻滞剂,同时注意排除电解质紊乱、药物因素影响,必要时可装置ICD。

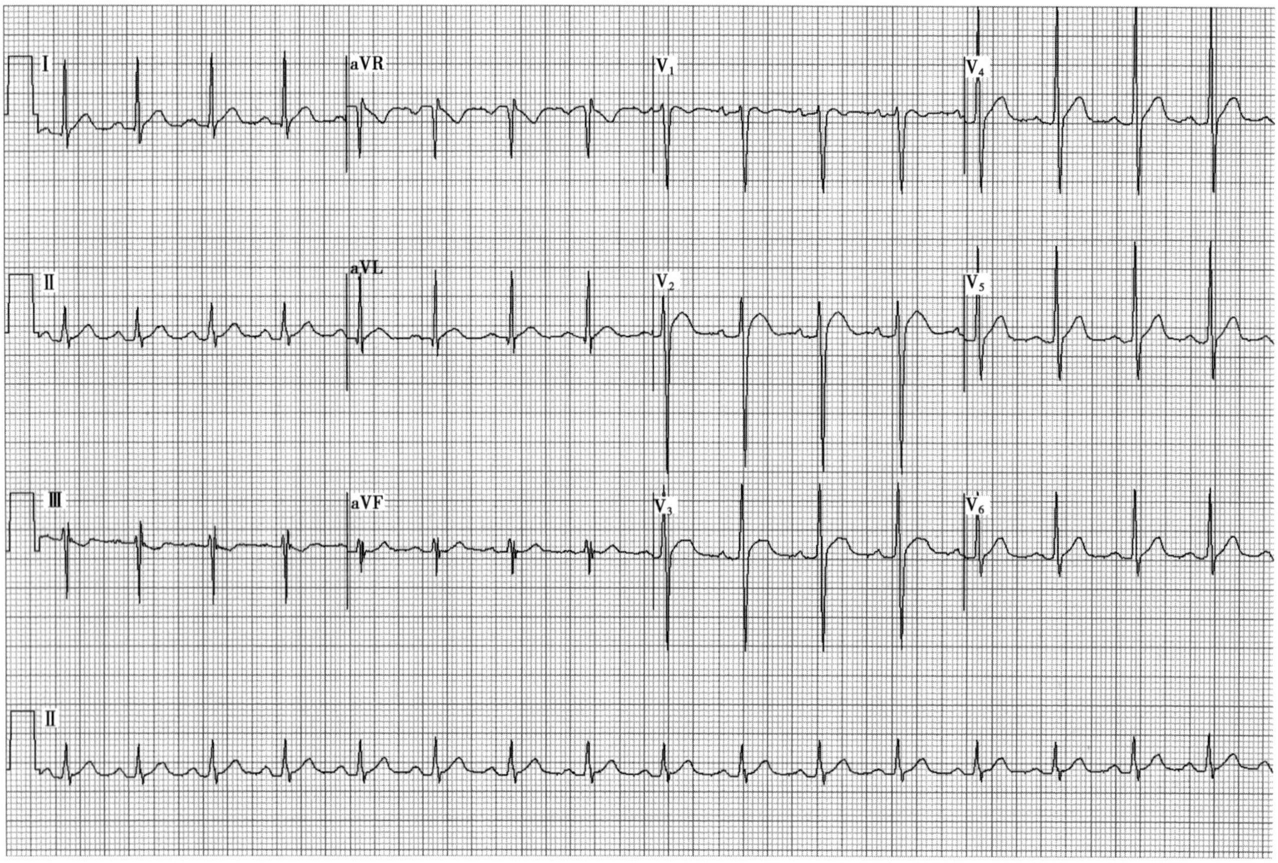

图 19-8 高钙血症

临床资料:患儿,男,9 岁,因“双膝关节和腰部疼痛 3 个月伴双下肢无力”入院。3 个月前,患儿意外摔倒后(臀部着地),自觉腰痛不能站立,继之出现双膝关节疼痛,时感腰背僵硬,活动受限;关节呈阵发性、游走性疼痛,不伴发热、红肿及皮疹。在当地医院拍骨 X 线片未见异常,予“消炎药”口服无效,症状渐加重,以致双下肢无力不能行走。近 1 周,患儿左上肢不能伸直,双上眼眶疼痛,以“骨质疏松原因待查”收入院。查体:T 36.5℃,P 88 次/分,身高 139cm,体重 21kg,神清,精神反应正常,发育中等,消瘦,慢性病容,抱入病房,被动体位,查体合作。实验室检查:血、尿、便常规无异常;血沉 72mm/h;血电解质及肝、肾功正常;血钙 11.6mmol/L,血磷 0.9～1.3mmol/L,碱性磷酸酶(ALP)161～193U/L,血镁 0.82mmol/L;甲状旁腺素 5.4pg/ml;降钙素 5.9pg/ml;甲状腺功能五项:促甲状腺激素 7.8U/ml, 余四项正常;甲状腺扫描发现甲状腺偏大。**心电图特征**:心率为 100 次/分,电轴左偏－17°,PR 间期 0.18s,ST 段缩短,T 波升支迅速达到顶峰。**心电图诊断**:窦性心律,T 波改变,ST 段缩短,符合高钙血症改变。**鉴别诊断**:①QT 间期延长;②洋地黄作用;③低温对心电图的影响。**讨论**:高钙血症的 J 波呈尖峰或驼峰状,而无圆顶形状,同时 Q T 间期缩短,这两点与低温 J 波不同。

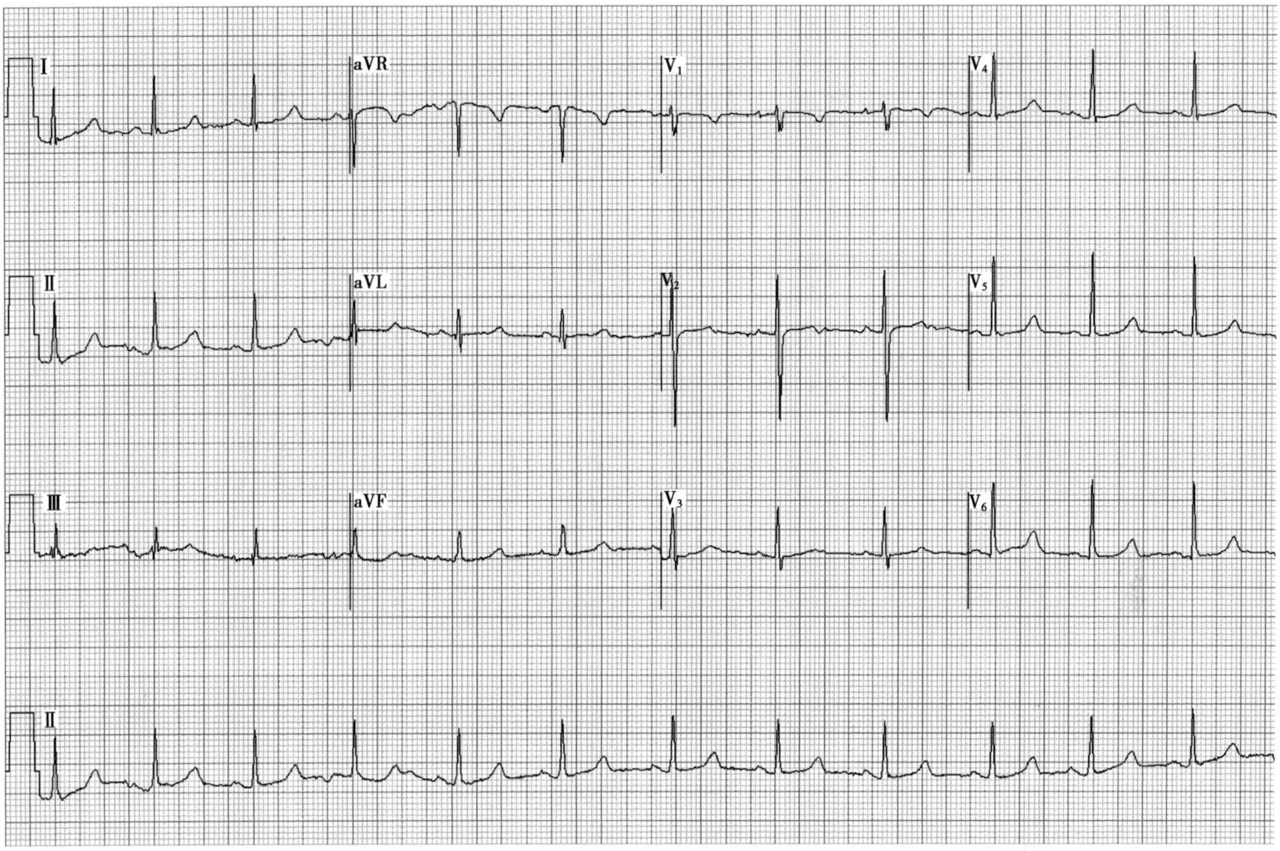

图 19-9　低钙血症

临床资料:患者,刘某,女性,36 岁,因患甲状腺瘤行一侧全切除+对侧次全切除术,术后出现低钙,测血钙为 1.23mmol/L。**心电图特征**:心率为 75 次/分,电轴正常+55°,ST 段平直延长,T 波低平,QT 间期稍延长,为 0.4s。**心电图诊断**:窦性心律,ST-T 改变,ST 段水平延长,符合低钙血症改变。**鉴别诊断**:其他原因的 QT 间期延长。**讨论**:低钙血症的主要心电图改变为 QT 间期延长,只有当血钙严重降低时,T 波才变为平坦甚至倒置。

第三节 病例思考

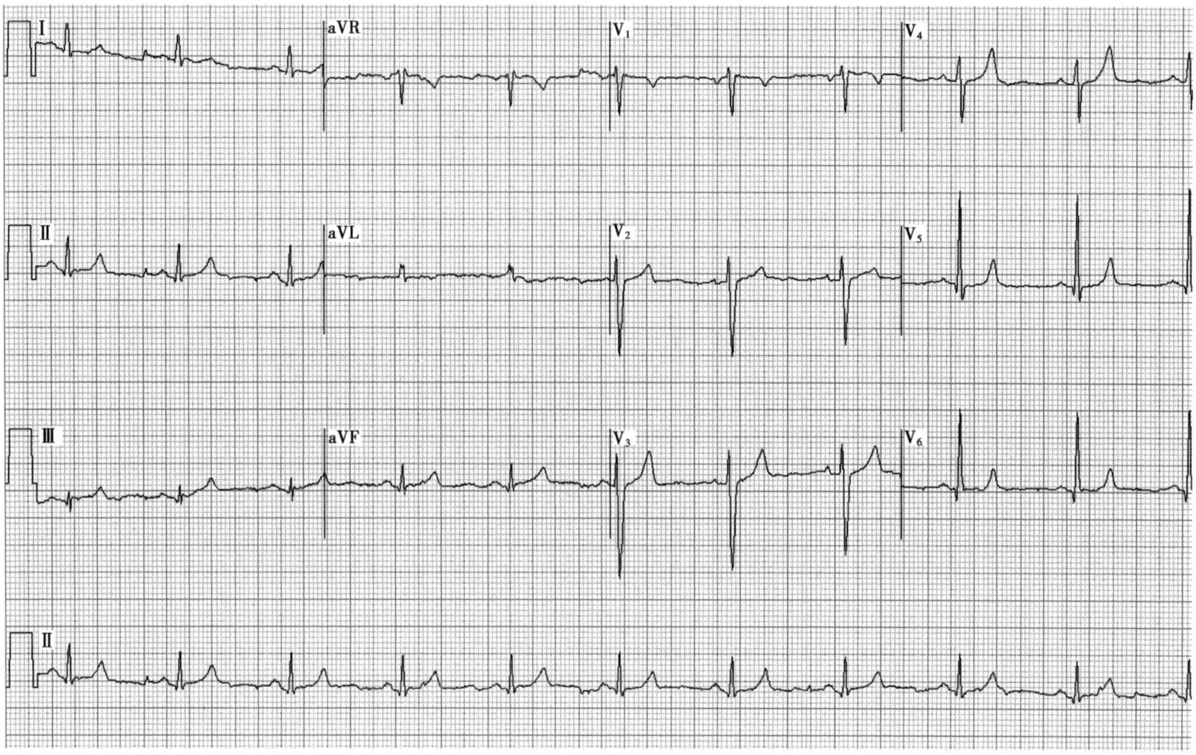

C19-1 慢性肾炎，肾功能不全，高钾血症

临床资料：患者，男性，48岁。因乏力、纳差、恶心、全身瘙痒1年入院。40岁时患慢性肾炎。入院时血压20.3/14.3kPa，脉搏78次/分；心律齐，心音稍低钝，心脏无杂音及心包摩擦音。双下肢轻度水肿。查血钾7.3mmol/L。临床诊断为慢性肾炎，肾功能不全。**心电图特征：**心率为63次/分，电轴正常+42°，QT间期0.38s，V_3～V_5导联T波高尖，基底部狭窄。**心电图诊断：**窦性心律，T波改变(符合高钾血症)。**鉴别诊断：**急性心肌梗死所致ST-T改变。

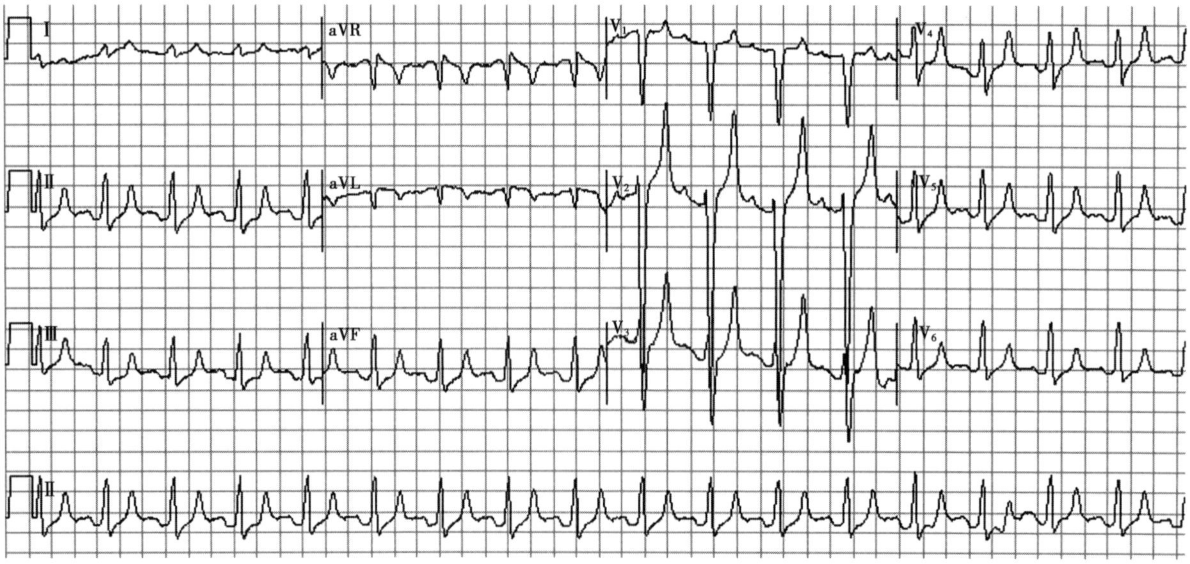

C19-2 糖尿病肾病，高钾血症

临床资料:患者,女性,64 岁,因“腹泻 1 天,伴胸闷、憋气半小时”急诊入院。既往有糖尿病史 31 年,糖尿病肾病史 7 年,肾功能不全史 3 个月。入院前因当日腹泻水样便 10 余次,在外输液治疗后好转,但无尿。**心电图特征:**心率 102 次/分,电轴正常+19°,Ⅱ、Ⅲ、aVF、V_2~V_5 导联 T 波高耸,基底部狭窄,S 波增深,ST 段呈上斜型下移。此时测血清钾为 9.1mmol/L。**心电图诊断:**窦性心动过速,T 波高尖(符合高钾血症)。

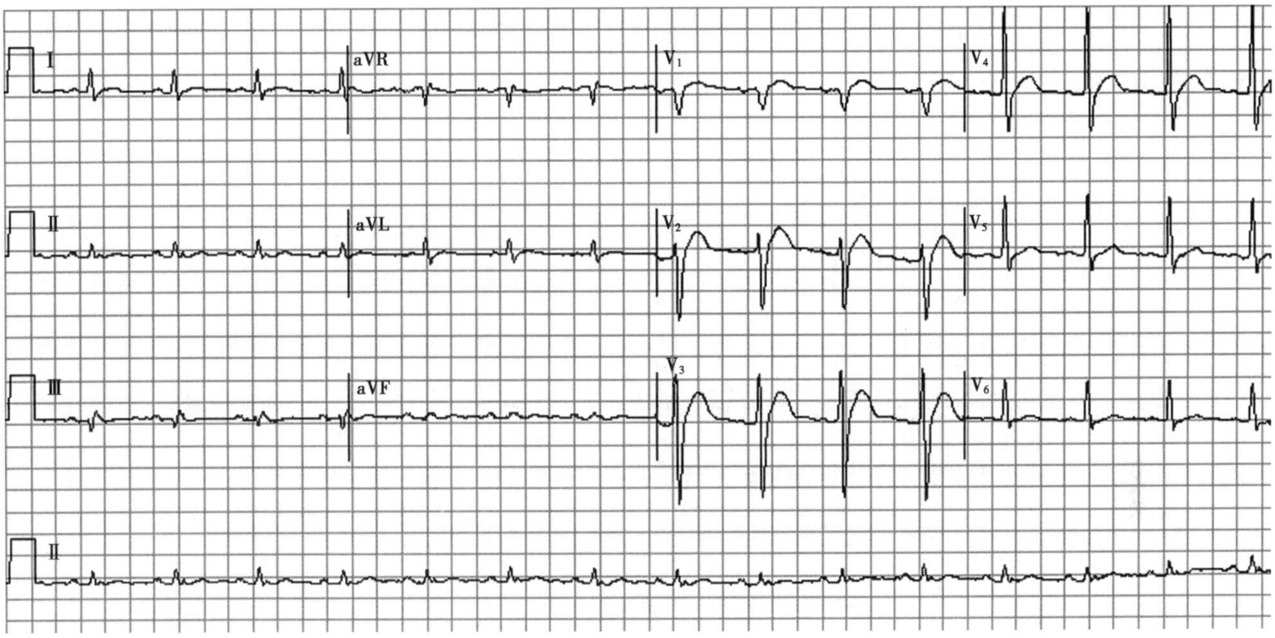

C19-3　甲状旁腺瘤,高钙血症

临床资料:患者女性,43 岁,因突发胸闷、气短伴视物模糊 4 天入院。患者于 4 天前因工作疲劳突发胸闷、气短,全身软弱无力,情绪低落,食欲减退,便秘,口渴,多饮、多尿(每日尿量 5 000~8 000ml),视物模糊不清,定向力差、无头痛,无发热及精神障碍。否认接触放射性物质和其他特殊病史。做病理确诊为甲状旁腺瘤,测得血钙 4.9mmol/L。**心电图特征:**心率 86 次/分,电轴正常+30°,QT 间期缩短,ST 段缩短,T 波升支迅速达到顶峰。**心电图诊断:**窦性心律,ST T 改变(符合高钙血症改变)。

(李 智　荆晓丽　张海澄　方丕华)

第二十章 心脏移植

本章内容提要:

第一节 心电图概论

一、概 述

心脏移植是指把患者衰竭的心脏切除,在相应切口处移植供体心脏,或者保留患者自身的心脏,并列连接供体心脏的一种外科手术方式。心脏移植所描记的心电图不同于常人的心电图,它不是心脏激动或传导的异常,而是供体心脏或供体心脏和受体心脏心电活动的集合反映,具有独特的心律失常发生机制及心电图表现,产生某些新的心电现象,极易与传统概念混淆。

二、机 制

1. 心电图 P 波、QRS 波群的特殊表现 阅读心脏移植心电图较为复杂,不同的术式有不同的表现。这是由于不同术式过程中保留心肌部位不同,有时会呈现双心脏(双窦房结和双心室,即双 P 波和双 QRS 波群)节律,它们在心电图上各自按自身节律出现,产生貌似复杂心律失常图形,但实质上是两个心脏的电活动共同反映在一份心电图上的结果。

2. 心电图常会出现各种心律失常,这是由于:①外科因素:原位心脏移植术主要分为标准心房吻合术和双腔静脉移植术两种。两者相比,标准心房吻合术更易发生心律失常,而双腔静脉移植术由于较好地保护了供体右心房的结构和功能,有利于减轻窦房结的损伤,因此减少了移植术后半年内心动过速或心动过缓的发生。

②自主神经变化：移植心脏的去神经化使心脏受自主神经调节的电生理特性不复存在。术后早期心动过缓，特别是窦性心动过缓常见，随着时间推移常能自动消失。心动过缓的发生率在不同的病例组中报道不一，最高可达50%以上。引起窦房结功能不全的病因包括：手术方式、窦房结动脉异常、供体心脏缺血时间过长和排异反应。此外约有半数病人可有持续的窦性心动过速。③排异反应：心脏移植术后1年内有半数受体存在排异反应，其早期排异反应更为频繁和严重，发生排异反应时常会伴有各种心律失常，多与累及心脏传导系统、影响心肌电生理特性及心腔扩大、心功能受损有关。④移植心脏冠状动脉病变：它是心脏移植术1年后的首要死亡原因，也是移植术6个月后发生心律失常的主要原因。除动脉硬化斑块外，远端弥漫的冠状动脉病变在移植患者中普遍存在。其机制可能是细胞、体液免疫反应与动脉硬化等因素共同作用的结果。

三、心脏移植术的分类

1. 原位心脏移植术　是指将受体病变心脏切除，在原位移植同种异体者的心脏。它的术式有多种，常用的有：①标准心房吻合术（图20-1）。②双腔静脉原位心脏移植术（图20-2）。

2. 异位心脏移植术　是指保留受体自身的心脏，而将供体心脏与受体心脏并列缝合。移植后，患者体内存在两个心脏，按各自的节律，不同步地收缩射血。根据不同的治疗目的，可分为：①起左心辅助作用的异位心脏移植（见第二节图20-3）。②起全心功能作用的异位心脏移植（图20-4）。

四、重要概念

1. 双窦房结节律　原位心脏移植标准心房吻合术中（图20-1），受体心脏靠近上腔静脉的窦房结被保留，供体心脏的窦房结必然被保护，结果，移植术后的心脏有两个窦房结，有各自独立的电活动，都能激动一部分心房而形成各自相互无关的P波，有些文献称其为双窦房结心律，也有称之为移植术后心房脱节。

2. 双心脏节律　异位心脏移植术中（图20-3），供心与受心共同缝合于移植患者体内，使同一躯体内存在两个心脏，它们有各自完整的房室传导系统，分别按窦房结发放冲动的频率激动心房、心室，使两个心脏不同步地收缩射血。心电图上表现为两种窦性P波、两种QRS波群形态，它们之间呈现完全独立状态，有时造成图形的重叠。此类心电图文献中少有报道，经过讨论，我院称其为双心脏节律。

3. 心脏的去神经状态　即心脏各种生理功能的调节不再受心交感神经及心迷走神经的影响。而表现为窦性心律的固有心率。去神经状态的心脏窦性心律有以下几个特点：①正常人体窦房结受迷走与交感神经双向调节。但两者的双向调节并非均衡。其中迷走神经的负性频率作用强。去神经状态时，供体心脏去除了迷走神经过强的抑制作用，因而，窦性心律静息时增快，故而在异位心脏移植术中较快心率的电活动往往来自于供心。②供体心脏的窦率与供心者的年龄呈反向变化。③窦性心律对儿茶酚胺呈“高敏”状态。④部分抗心律药物的作用与常人不同。

五、心电图表现和诊断要点

（一）双窦性节律（两种P波），见于标准心房吻合术；双心脏节律（两种P波及两种QRS波），见于异位心脏移植术（图20-5、图20-6）。

（二）供心心率较快，通常在80次/分以上，少数超过100次/分。

（三）ST-T改变。

（四）心律失常（图20-7～9）

1. 束支传导阻滞　高达2/3病人移植术后存在完全性或不完全性右束支传导阻滞，右束支传导阻滞的发生与植入心脏位置的旋转和右心功能不全有关。进展性的传导阻滞与死亡率相关。

2. 房室阻滞　一项对1 047例患者常规临床随访的结果显示，一度房室阻滞占87例（8.3%），莫氏Ⅰ型传导阻滞占6例（6%），莫氏Ⅱ型传导阻滞占1例（0.6%），三度房室阻滞占19例（1.8%）。三度房室阻滞与移植物排异反应、心内膜活检及冠状动脉造影等心脏操作损伤有关。三度房室阻滞，特别是伴随房性心动过速被认为与排异反应有关。

3. 房性期前收缩　半数以上心脏移植病人出现房性期前收缩，一项对 50 例病人的研究表明移植术后 6 周内频繁的房性期前收缩与移植心脏的排异相关。

4. 室性期前收缩　移植术后早期几乎所有病人均出现室性期前收缩，自从环孢素应用以来，它与排异和移植心脏血管病变没有相关性。

5. 心房颤动和心房扑动　心脏移植术后发生心房颤动(心房颤动)，成人占 5%～24%，儿童占 3%。其中 50%～75%发生在移植术后 2 周内。除了常见的心脏手术因素外，与心脏移植有关的可能病因包括对儿茶酚胺高敏，局灶性排异导致微折返，心脏移植术后心房解剖结构异常，机械因素(活检、导管检查)和移植术后冠状动脉病变。一些临床观察表明反复发作的中、重度排异反应与心房颤动的发生有关，心房颤动是降低心脏移植长期存活的指标。几个观察性研究显示，心房扑动发生率在成人心脏移植后占 12%～30%，儿童心脏移植后占 6%。5 例心脏移植后有典型心房扑动患者的电生理研究显示，每个病人三尖瓣环周围都有逆时针的折返。一项 50 例的队列研究显示，心房扑动病人发生急性排异的相对危险性是无心房扑动病人的 8 倍。但是最近一项平均随访 5 年的研究结果显示与心房扑动相比较，心房颤动与排异反应的相关性更强。

6. 室上性心动过速　心脏移植术后室上性心动过速成人占 12%～17%，儿童占 2.3%。文献报道的这些心律失常难以分类。其中一些是明确的阵发性的房室结内折返性心动过速或房室间旁路折返性心动过速。虽然我们常常不清楚供体既往的病史和心电图，这些折返的节律和机制被假设为移植前就存在了。自律性增高和房性折返性心动过速可能与阵发性室上性心动过速在心电图上难以区别。但是房性心动过速比阵发性室上性心动过速发作可能性更大，这是因为排异反应和缺血导致的心房受损更容易引发房性心动过速。

7. 非持续性室性心动过速　非持续性室性心动过速常见，意义尚不清楚。在一项对 25 例病人的队列研究中非持续性室性心动过速(大于 4 个连续的室性期前收缩持续小于 30s)与早期排异(平均移植后 7 天)的发作次数相关。

8. 持续性室性心动过速和心室颤动　环孢素作为免疫抑制剂上市以来，原位心脏移植持续性室性心动过速和心室颤动的发生率少于 2%。由于该类心律失常具有快速致命性的特征，持续性室性心动过速和心室颤动的实际发生率很可能高于统计的数字。虽然文献报道不多，但是至少有 10%的心脏移植病人的死亡是猝死和不明原因的。室性心动过速应该是其中最主要的原因，其次的原因可能是心动过缓性心律失常。

六、主要鉴别诊断

1. 心房分离　又称“心房脱节”“完全性心房内传导阻滞”，两者(与原位心脏移植心电图比较)在心电图上的表现大致相同，不同之处在于机制不同，心房分离是由于多种病理情况下(心肌梗死、洋地黄中毒等)使心房异位起搏点自律性增高，且在周围存在传入及传出阻滞，移植心电图是由于存在两个窦房结，且它们之间存在“电绝缘”状态，故而产生类似心房分离现象。诊断时应明确有无心脏移植术病史(图 20-10)。

2. 房性并行心律　两者(与原位心脏移植心电图比较)表现有相似之处，都会出现两种 P 波，且 PP 间期较恒定，但房性并行心律常会出现心房夺获、融合，而移植心电图则不出现上述现象(图 20-11)。

3. 融合波　心脏移植心电图可发生“心房重叠波”或“心室重叠波”，而非融合波，因为并存的双节律(双窦房结节律或双心脏节律)发放的冲动并非激动同一心房或心室，不能产生激动的融合波形。诊断时应密切结合临床资料(图 20-12)。

4. 室性并行心律　两者(与异位心脏移植心电图比较)表现有相似之处，都会出现两种 QRS 波群，且 R-R 间隔较恒定，区别在于室性并行心律常会出现心室夺获、融合，而移植心电图可能会有心室重叠波却无心室融合波和心室夺获。此外，移植心电图两组 QRS 波群之前均应有相关的 P 波(有时 P 波会不易呈现)，而室性并行心律却无(图 20-13)。

5. 心室分离　两者(与异位心脏移植心电图比较)在心电图上的表现大致相同，不同之处在于机制不同，心室分离见于器质性心脏病的临终期，此期易产生心电离散，出现异搏点及传入、传出阻滞，而移植心电图由于存在两个心脏，各自激动自己的心室，从而产生两组 QRS 波群。诊断时应明确有无心脏移植术病史。

第二节 图 谱

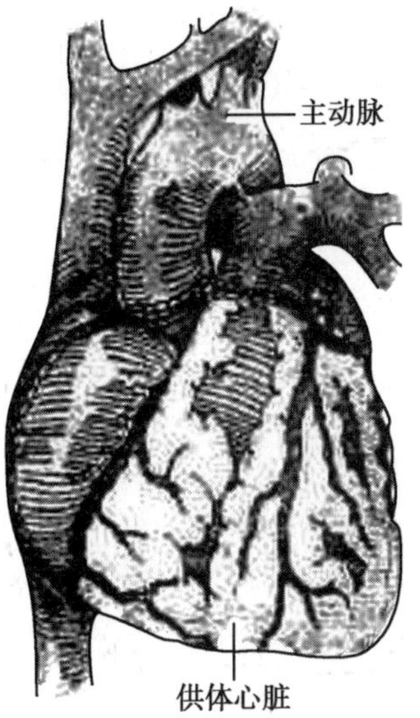

图 20-1 标准心房吻合术示意图

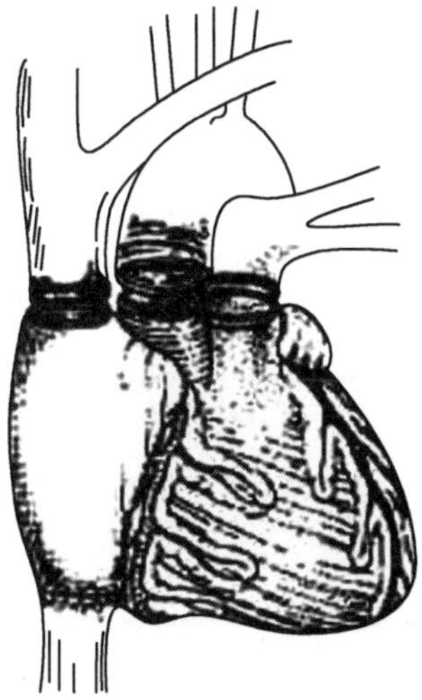

图 20-2 双腔静脉原位心脏移植术示意图

保留受心的右心房和左心房后壁，横断受心升主动脉、肺动脉，与供体相应的切口部位吻合(图 20-1)。

保留受心肺静脉周边的少部分左心房，横断受心上、下腔静脉、升主动脉和肺动脉，与供体相应的切口部位吻合，供体心脏心房保持较完整的结构(图 20-2)。

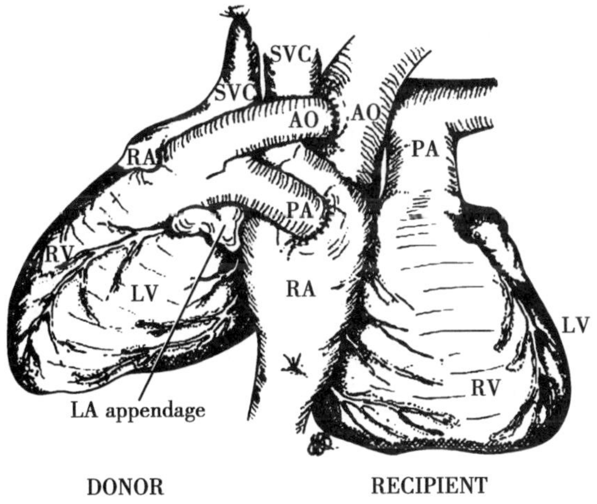

图 20-3 起左心辅助作用的异位心脏移植术
SVC＝上腔静脉；RA＝右心房；AO＝主动脉；PA＝肺动脉；RV＝右心室；LV＝左心室

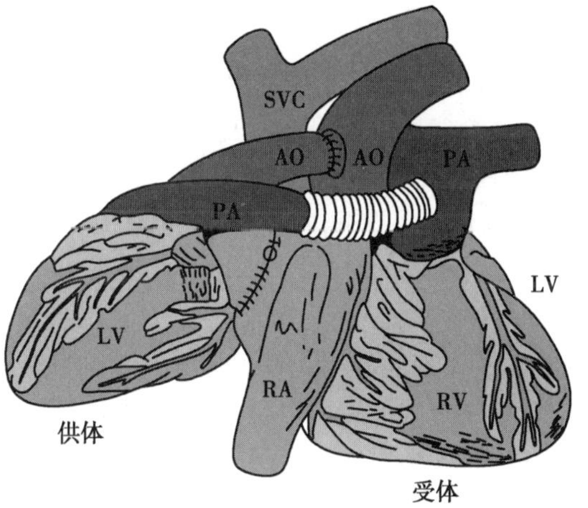

图 20-4 起全心功能作用的异位心脏移植术
SVC＝上腔静脉；RA＝右心房；AO＝主动脉；PA＝肺动脉；RV＝右心室；LV＝左心室

供体心脏(DONOR)缝闭上腔静脉，下腔静脉，右上肺静脉，右下肺静脉；左肺静脉与受体心脏(RECIPIENT)在左房连续缝合吻合；肺动脉与受体心脏右心耳吻合；供体主动脉端侧吻合于受体主动脉(图 20-3)。

供体心脏缝闭下腔静脉，右上肺静脉，下肺静脉；左肺静脉与受体心脏在左房连续缝合吻合；上腔静脉与受体心脏的上腔静脉端侧或侧侧吻合；肺动脉通过一段人工血管与受体心脏肺动脉相连；升主动脉与受体心脏主动脉端侧吻合(图 20-4)。

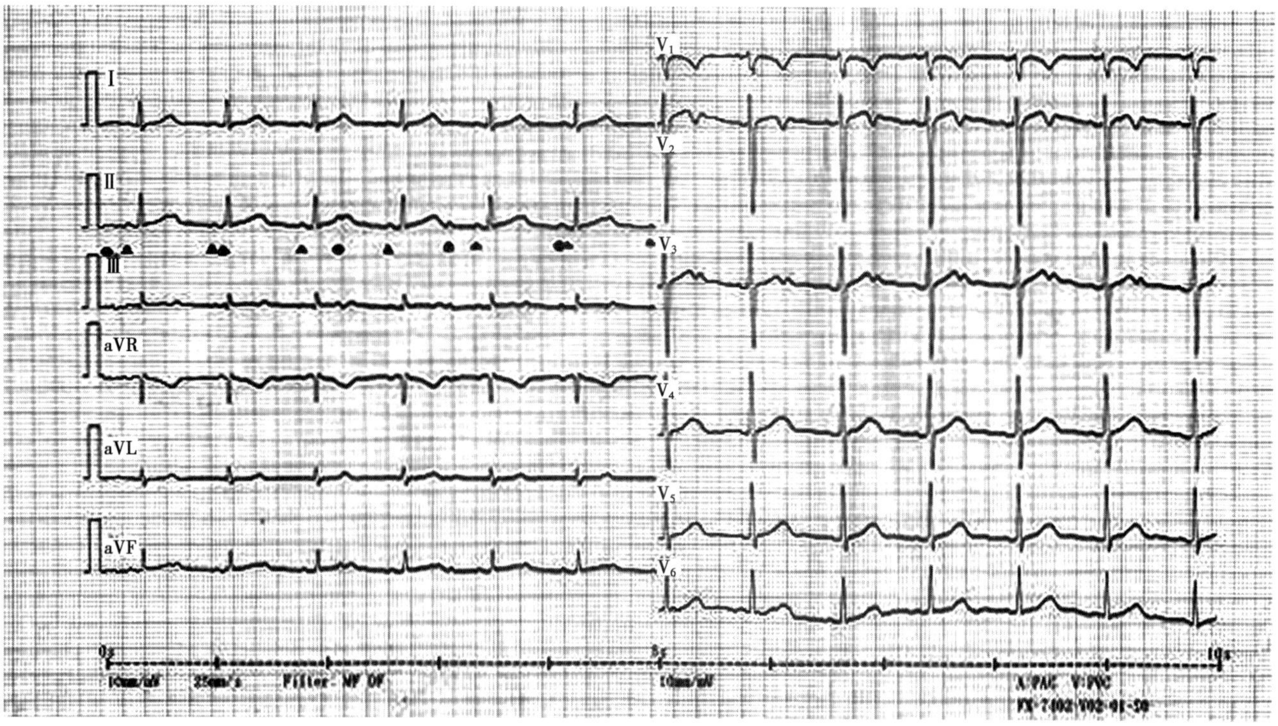

图 20-5 原位心脏移植术图例

▲表示供心 P 波;●表示受心 P 波

临床资料:患者,男性,52 岁,主因“反复心前区痛 9 年,胸闷、气短 3 个月”入院。临床诊断:冠状动脉粥样硬化性心脏病、缺血性心肌病、高血压病、心功能Ⅳ级,择期手术,于 2004 年 4 月在全麻下行原位心脏移植术。**心电图特征:**可见有两种形态的 P 波,各自按其固有节律出现,▲标识的 P 频率为 75 次/分,其后有固定下传的 QRS 波,PR 间期 0.14s,QT 间期 0.41s,QRS 波群时限 0.06s,形态正常,Ⅰ导联呈 RS 型,Ⅲ导联呈 qR 型,V_1 导联呈 rS 型,V_5 导联呈 Rs 型,电轴正常,ST-T 无明显异常。●标识的 P 频率为 60 次/分,其后无下传的 QRS 波群,节律规整不被干扰。形似心房分离心电图,两者区别在于病史和机制不同。**心电图诊断:**双窦房结心律。供心心电图示:窦性心律大致正常心电图。**鉴别诊断:**①心房分离;②心房并行心律;③心房融合波。**讨论:**诊断时应密切结合临床资料,最好能找到供心的原始心电图及相关资料,便于比较分析。

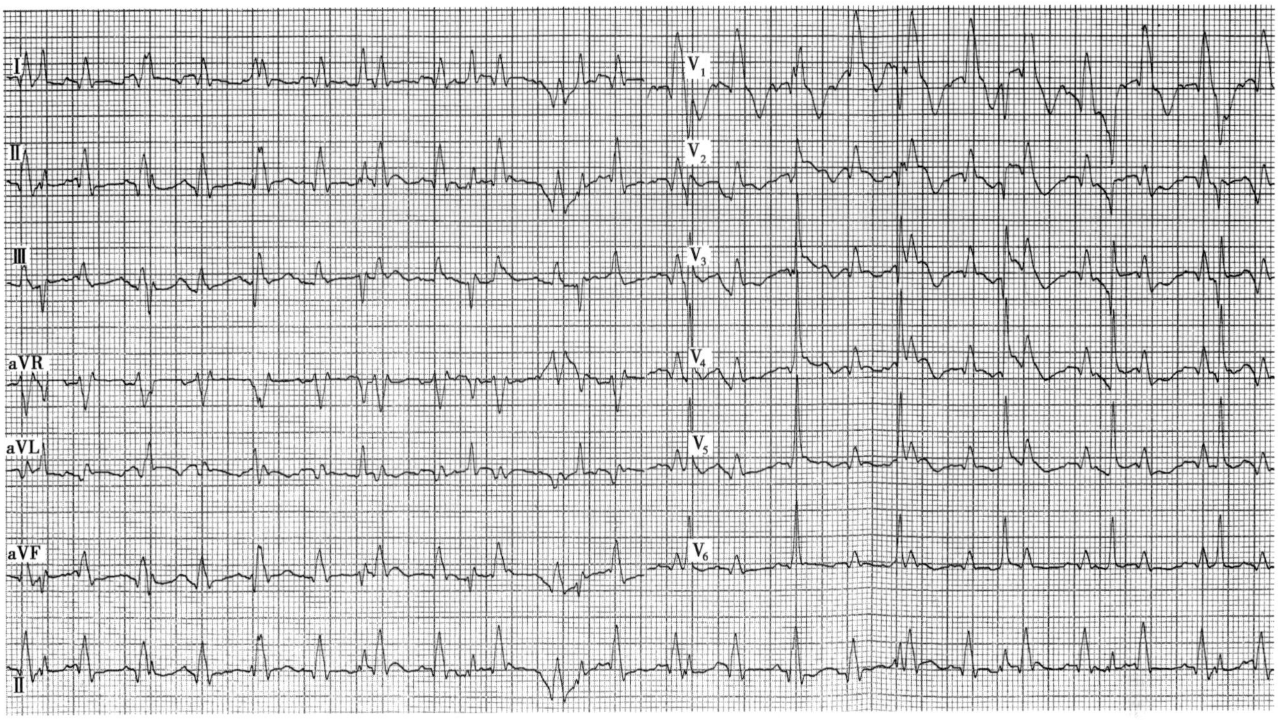

A. 心脏移植术后心电图

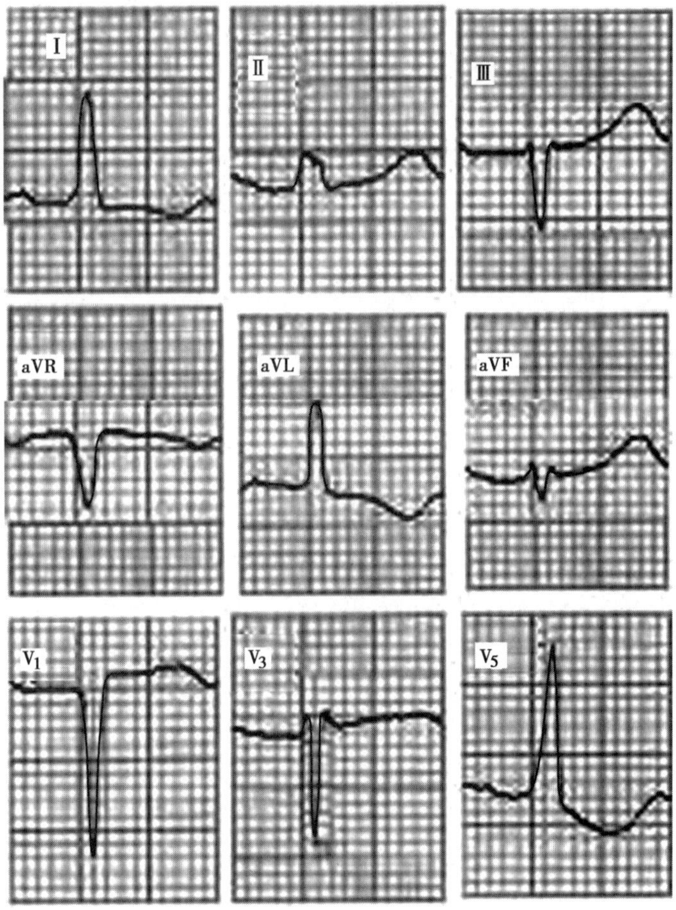

B. A 图中受体心脏在各导联 QRS 波形图

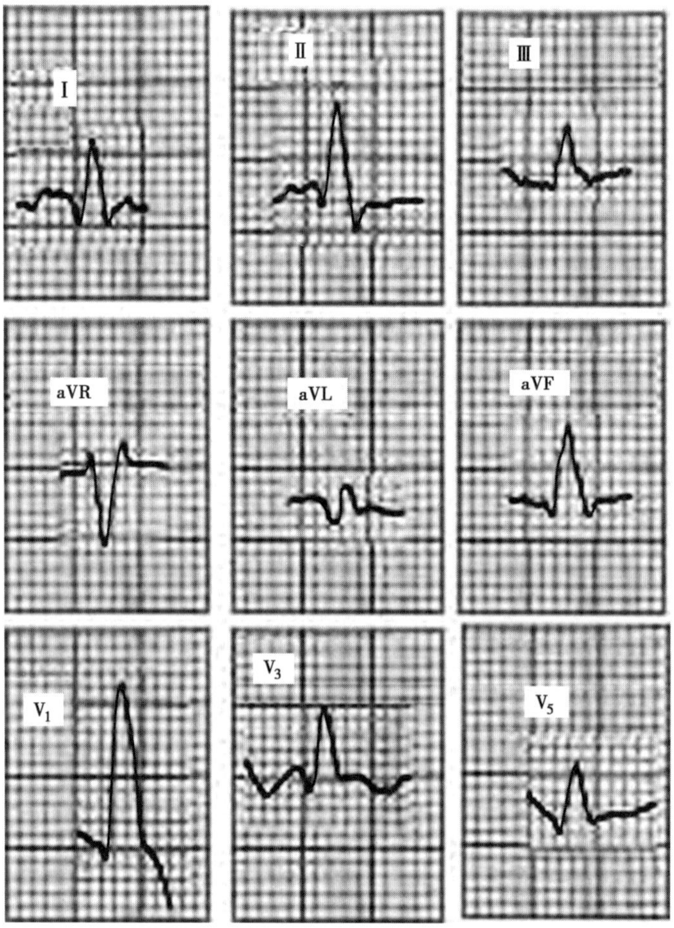

C. A 图中供体心脏在各导联 QRS 波形图

图 20-6 异位心脏移植术图例

临床资料:患者,男性,53 岁,主因“反复心前区痛 12 年,夜间不能平卧 10 个月”入院。临床诊断:冠状动脉粥样硬化性心脏病,陈旧性心肌梗死,左室室壁瘤,高血压病,2 型糖尿病,心功能Ⅳ级。择期手术,于 2006 年 5 月在全麻下行 CABG+室壁瘤折叠缝合+异体异位心脏移植术。**心电图特征:**可见有两种形态的 P、QRS、T 波群,各自按其固有节律出现,并不时发生相互重叠。其中供体心脏示(图 20-6A、C),由于供体心脏位于胸腔右侧,心尖朝右下,故心电图导联正常连接时,呈右位心图形,窦性心律,频率 130 次/分,$P_{Ⅰ}$、P_{aVL}倒置,aVR 正负双向,PR 间期 0.14s,QT 间期 0.36s,QRS 波群较为宽大,时限 0.12s,Ⅰ、Ⅱ导联呈 qRs 型,aVR 导联呈 rSr′型,V_1~V_6 导联呈 qR 型,R 波振幅自右胸向左胸导联逐渐减低,电轴右偏+125°。受体心脏(图 20-6A、B)窦性心律,频率为 71 次/分,较供体慢,P 波隐藏在图形中,不易识别,QT 间期 0.39s,QRS 波群时限 0.08s,Ⅰ、Ⅱ、aVL 导联呈 R 型,Ⅲ、aVF 导联呈 rSr′型,V_1V_2 导联呈 QS 型,V_3 呈 QR 型,V_4 呈 qR 型,V_5V_6 呈 R 型,其 $R_{V_4\sim V_6}$ 振幅较异位心脏 R 波振幅明显增高,两种 QRS 波群在此显露无遗,电轴正常,T 波改变。**心电图诊断:**双心脏并行心律。受体心电图示:窦性心律,异常 Q 波,ST-T 改变。供体心电图示:右位心,窦性心动过速,电轴右偏,室内阻滞,ST-T 改变。**鉴别诊断:**①室性并行心律;②心室分离;③心室融合波。**讨论:**此图乍一看扑朔迷离,结合术式分析,仍难以下诊断用语,不符合心室并行心律的心电图表现,与心室分离心电图表现虽近似,但也不符合其概念(发生机制不同),经讨论,暂拟如上诊断,是否恰当,有待同仁们的讨论。

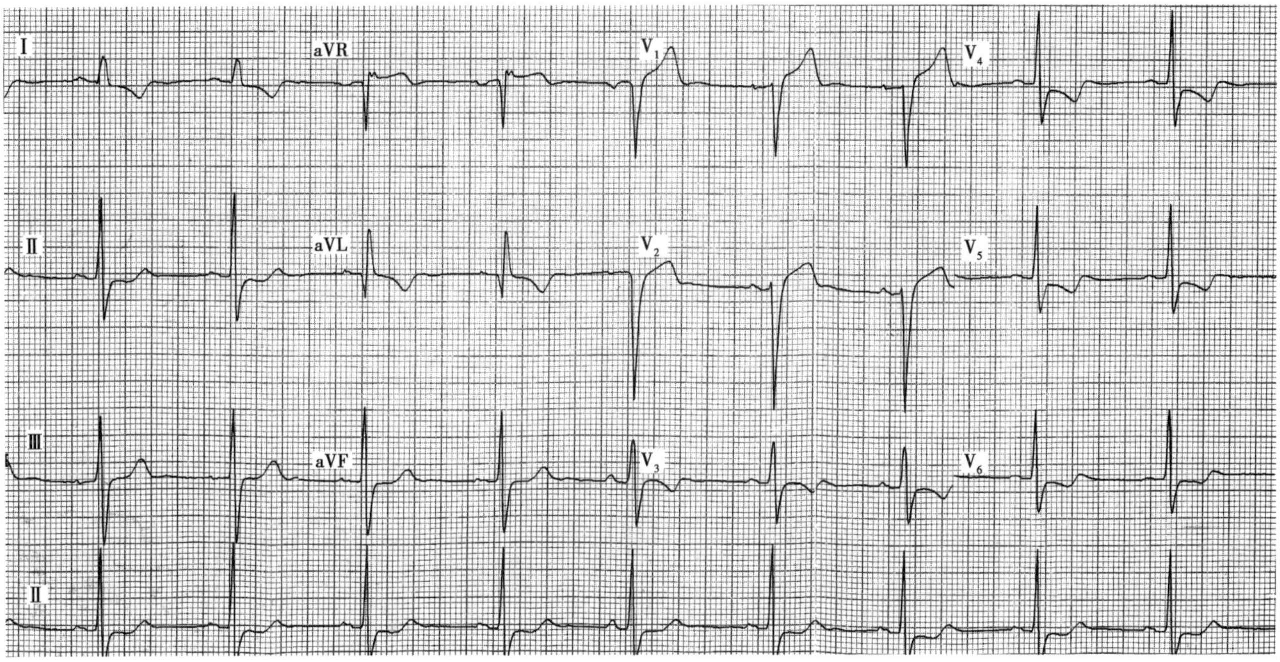

图 20-7　原位心脏移植术双腔静脉法术后出现窦性心动过缓

心电图示：窦性心律，频率 55 次/分，PR 间期 0.15s，QT 间期 0.43s，QRS 波群时限 0.11s，Ⅰ导联呈 R 型、Ⅱ、Ⅲ、aVF 导联呈 RS 型，V_1V_2 导联呈 rS 型，V_3 呈 RS 型，V_4～V_6 呈 Rs 型，电轴正常，ST-T 改变。**心电图诊断：**窦性心动过缓 ST-T 改变。

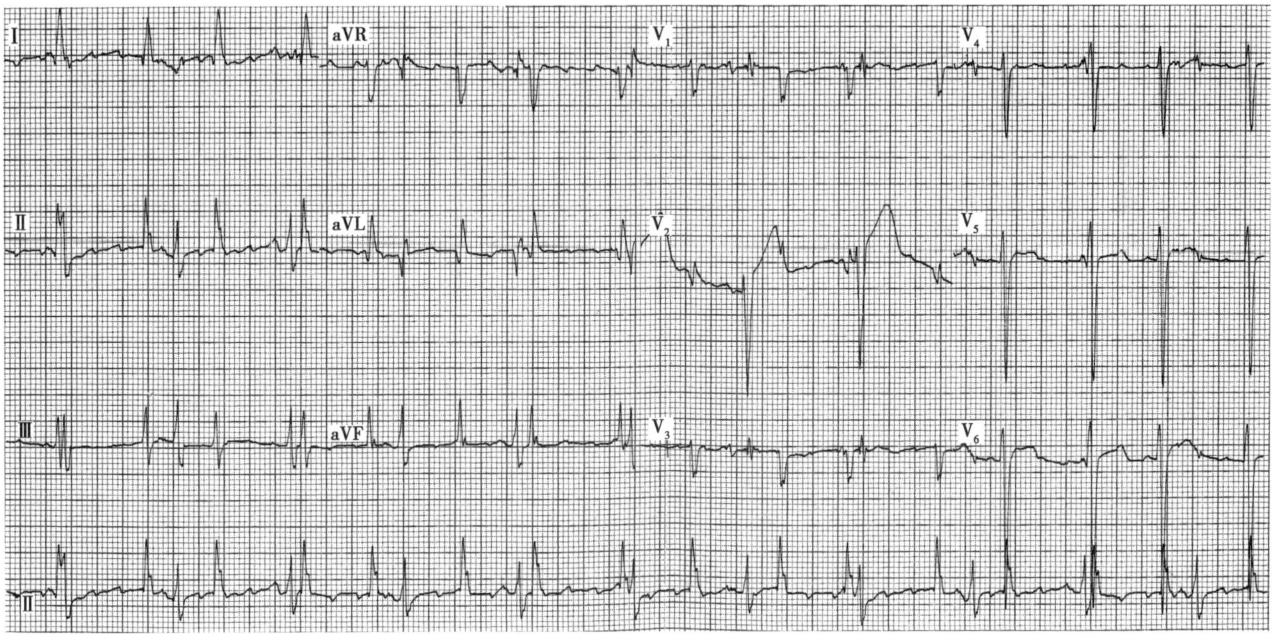

图 20-8　异位心脏移植术后出现心房扑动

心电图示：左右手反连，由于供体心脏位于胸腔右侧，心尖朝右下，故导联反连后，受体心脏呈右位心图形。图中可见有两种形态的 QRS 波群，彼此发生重叠。其中供体心脏示，异位心律，P 波消失，代之以形态相同、间隔匀齐的锯齿样 F 波，频率 300 次/分，不同比例下传，心室率不规则，QT 间期 0.36s，QRS 波群时限 0.10s，Ⅰ、aVL 导联呈 qR 型，Ⅱ、aVF 导联呈 R 型，Ⅲ导联呈 RS 型，V_1～V_3 呈 QS 型，V_4～V_6 导联呈 rS 型，电轴正常，T 波改变。受体心脏示，窦性心律，频率为 64 次/分，P 波隐藏在图形中，不易识别，QT 间期 0.39s，QRS 波群时限 0.08s，Ⅰ导联呈 qs 型，aVL qR 型，Ⅱ、Ⅲ、aVF 导联呈 RS 型，V_1V_2 导联呈 rS 型，V_3～V_6 呈 rs 型，R 波振幅自右胸向左胸导联逐渐减低，电轴正常。**心电图诊断**：双心脏心律。受体心电图示：右位心图形，窦性心律。供体心电图示：心房扑动，异常 Q 波，T 波改变。

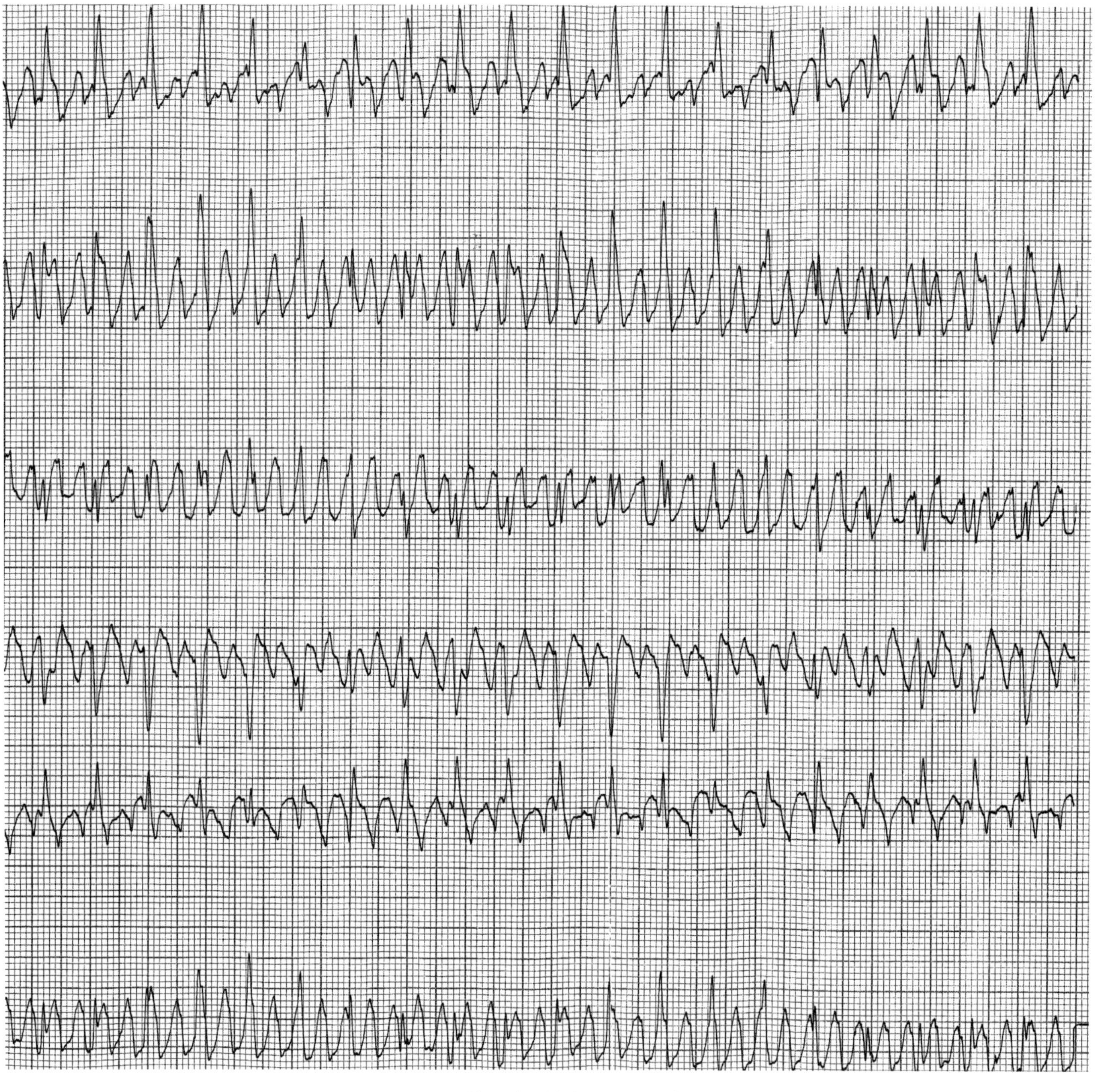

图 20-9　异位心脏移植术后出现心室扑动

心电图示：图中可见有两种形态的 QRS 波群，彼此发生重叠。单凭心电图不易确定哪个心脏发生心律失常，结合病史可知，供体心脏出现规则的连续的大幅度的"正弦曲线样"大扑动波，频率 300 次/分，基线消失，QRS-T 互相融合无法区分。受体心脏 QRS 波群振奋较小，重叠于供心 QRS 波群中，不易识别，频率 158 次/分，节律齐。**心电图诊断**：双心脏心律。受体心电图示：窦性心动过速？供体心电图示：心室扑动。

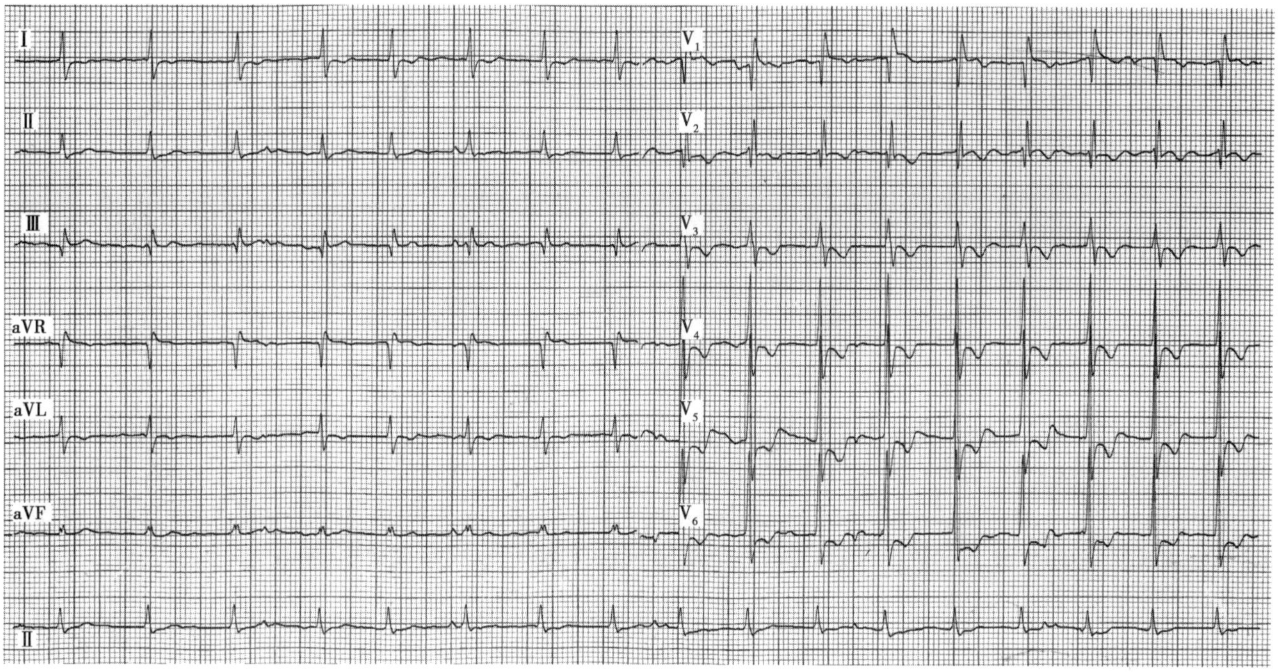

图 20-10　心房分离，心房颤动与房性异位心律并存，ST-T 改变

心电图表现：在心房颤动 f 基础上，可见另一组房性 P′波，与图中 R 波无固定关系，P′-P′间隔相等，时距 1.6s，频率 42 次/分，未下传心室，考虑其机制为心房内有一个异位起搏点，其周围存在一圈传入与传出阻滞区，可以激动心房的某一局限区域，因传出阻滞不能下传心室，同时具有传入阻滞，故保持节律规整。

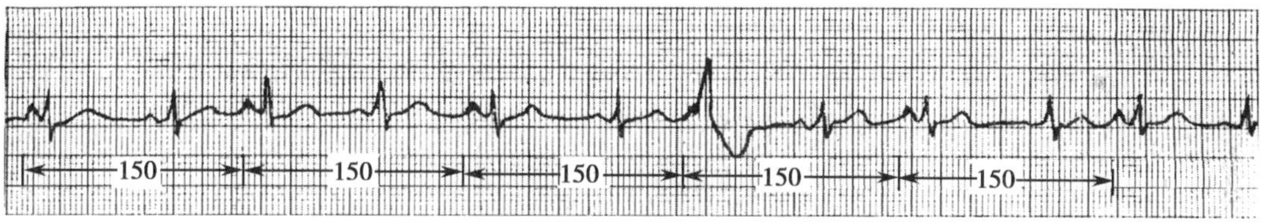

图 20-11　窦性心律，房性并行心律，室性期前收缩

心电图中可见与窦性 P 波截然不同的房性 P′波，配对间期不等，但 P′-P′间隔恒定，说明心房内除窦房结外还存在一个独立的异位节律点，由于存在保护性“传入阻滞”，故不被窦性心律打乱，其后有下传的 QRS 波群，与窦性节律竞争激动心室。

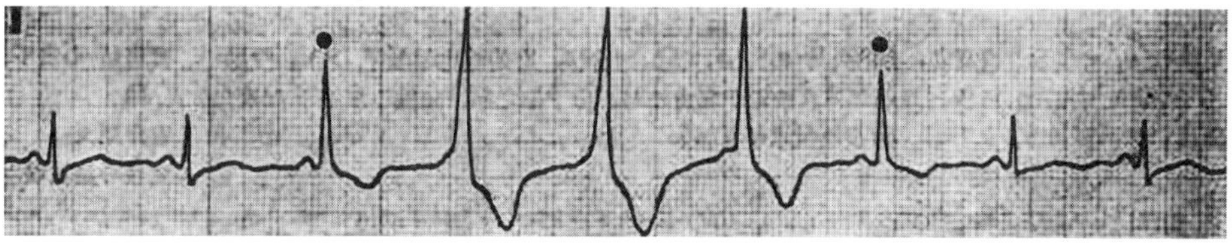

图 20-12　窦性心律，加速性室性自主心律，室性融合波

心电图中心室激动来源于两个途径，窦性正常传导及心室的异位激动，产生多种 QRS 波群形态，有室上性的正常形态 QRS 波群和宽大畸形的室性 QRS 波群，以及介于两者之间形态的 QRS 波群（图中以●标记），该形态 QRS 波群前有窦性 P 波，PR 间期较正常的短，说明在此时刻心室同时被两个起搏点激动。

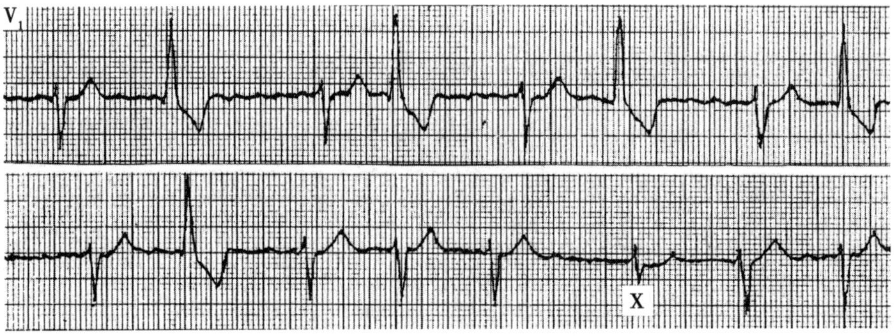

图 20-13　心房颤动，室性并行心律

心电图中可见大小、形态不均一的 f 波，室上性 QRS 波群间隔绝对不等，为心房颤动，宽大畸形的 QRS 波群，配对间期不等，来源于心室，多次出现且间隔相等，时距 1.7s，图中标有"X"的 QRS 波群，形态界于前两种之间，与前一个室性 QRS 波群相距 3.4s，与室性 R′-R′呈倍数关系，可见除心房异位节律外，还存在一个独立的心室异位节律，由于存在保护性"传入阻滞"，故能保持自身的节律，规则地激动心室。

（曹东芳　黄 洁）

第二十一章

药物对心电图的影响

本章内容提要：

第一节 心电图概论

一、药物对心电图产生影响的机制

药物可以通过以下多种机制对心电图产生影响：

1. 影响自主神经活性 增强迷走神经活性（如洋地黄）或抑制交感神经活性（如 β 阻滞剂）减慢窦性心律、延长房室传导。

2. 抑制房室结或窦房结的电活动 主要指两种常用的钙通道阻断剂（维拉帕米和地尔硫䓬），二者可降低窦房结和房室结的自律性并减慢其传导，但对其他心脏组织无此作用。

3. 对房室结或窦房结以外心脏组织的抑制作用 主要指Ⅰ类抗心律失常药物，该类药物能够减慢除窦房结和房室结以外所有心脏纤维的传导。大剂量时亦可抑制窦房结和房室结的自律性。

4. 对复极过程的影响 例如Ⅲ类抗心律失常药和某些精神科药物可以延长复极时间（QT 间期延长），而洋地黄则可缩短 QT（或 JT）间期。

5. 频率依赖性 正性频率依赖性指随着心率的加快，药物的阻断作用加强（例如钠通道阻断剂）；负性频率依赖性指随着心率的减慢，药物的阻断作用反而增强（例如钾通道阻断剂）。

6. 改变跨膜离子浓度（钠、钾、钙等） 如洋地黄类。

二、常用抗心律失常药物对心电图的影响

（一）ⅠA类药物

该类药物包括奎尼丁和普鲁卡因酰胺等。以下以奎尼丁为例简述该类药物对心电图的影响（图21-1）。

1. 对窦房结、房室结的影响　与剂量有关。小剂量可出现窦性心动过速，大剂量主要表现为抑制作用，如窦性心动过缓、窦房阻滞、窦性停搏、PR间期延长及房室阻滞等。

2. 对心房、心室除极的影响　与剂量有关。如P波增宽有切迹、QRS波群增宽等。＞7.0mg/L时QRS波群增宽25%～50%。

3. 对心室复极的影响　与剂量不完全相关。治疗剂量即可出现QT间期延长和（或）尖端扭转型室性心动过速等。该作用可能与奎尼丁亦有一定的$I_K r$阻断作用有关。此外还包括T波减低/倒置、ST段压低和U波明显等。

（二）ⅠB类药物

国内常用者为利多卡因和美西律。该类药物通常不会引起P-QRS-T的明显改变。偶尔，常规剂量的利多卡因可导致窦性停搏。

（三）ⅠC类药物

该类药物中，国内常用者为普罗帕酮（心律平）和莫雷西嗪，国外尚包括氟卡尼。该类药物对心电图的影响主要包括以下方面：

1. 通常不影响窦性心率，但普罗帕酮除外。后者同时具有β肾上腺素能的特性，故可减慢窦性心率。

2. 可引起PR间期和QRS时限的延长。

3. 普罗帕酮可以延长预激综合征患者的旁路不应期，但有可能使心房扑动的房室传导加快（例如房室传导比例由2∶1～3∶1变为1∶1）。

4. 普罗帕酮或氟卡尼还可用于疑诊Brugada综合征患者的药物激发试验（但不是首选药物），即通过静脉应用该药使得Ⅱ型或Ⅲ型Brugada波转变为Ⅰ型Brugada波或使后者变得更为明显（图21-2）。

（四）Ⅱ类抗心律失常药物

Ⅱ类抗心律失常药物即β阻滞剂。口服治疗剂量的β阻滞剂可减慢窦性心率、延长PR间期。该类药物对P波、QRS波群、T或U波无显著影响，但可缩短QTc间期。

（五）Ⅲ类抗心律失常药物

主要包括胺碘酮、索他洛尔、依布利特与多非利特等药物。该类药物对心电图有较大影响，应提高警惕。

1. 对窦房结的影响　可导致窦性心动过缓、窦房阻滞和窦性停搏。

2. 心脏传导的影响　可引起PR间期延长、QRS波群增宽、QTc延长及U波明显等。

3. 因该类药物具有延长QTc的作用，所以应警惕尖端扭转型室性心动过速（Tdp）的风险，特别是在用药早期和（或）合并低血钾时。对于Ⅲ类药物的这一副作用，胺碘酮相对例外，虽然该药能够显著延长QTc，但TdP的发生率较低（＜1%，多见于同时合并低血钾时），可能与该药能够同时阻断多种钾通道故并未使跨膜复极离散度增加有关。

（六）Ⅳ类抗心律失常药物

Ⅳ类抗心律失常药物指的是非二氢吡啶类的钙拮抗剂，代表药物是维拉帕米和硫氮䓬酮。该类药物对心电图的影响主要包括以下方面：

1. 抑制窦房结自律性，特别是对于基础已有窦房结病变的患者。

2. 抑制房室结传导，但很少导致二度和三度房室阻滞。

3. 对部分患者有缩短预激综合征旁路不应期的作用。

三、洋地黄类药物对心电图的影响

1. 洋地黄典型ST-T改变的成因与特征（图21-3，图21-4）

2. 洋地黄中毒所致的心律失常

(1) 室性心律失常:洋地黄中毒最常见(50%)和最早出现的心律失常。

(2) 房室阻滞:轻度的 PR 延长通常是治疗反应;二度或三度房室阻滞是洋地黄中毒的确切证据;洋地黄引起的二度房室阻滞通常为文氏型;洋地黄引起的三度房室阻滞通常 QRS 波群不增宽。

(3) 加速性交界性心律、房室分离与交界性逸搏心律,洋地黄还是引起双向性心动过速最常见的药物(图 21-5)。

(4) 异位房性心动过速、心房颤动:有时可合并出现房室阻滞(图 21-6)。

(5) 洋地黄所致的缓慢性心律失常:多与其迷走神经张力作用有关。

四、精神科药物对心电图的影响

该类药物主要包括酚噻嗪类、三环类抗抑郁药及锂剂等。

1. 酚噻嗪类主要引发复极异常(如 QTc 延长、U 波显著等),并呈剂量相关性。通常不影响 QRS 波群时限。硫利达嗪较氯丙嗪更为常见。

2. 三环类抗抑郁药　引起复极改变的程度较轻,但可引起 QRS 波群增宽,特别是在心率较快时。三环类抗抑郁药中毒的特征性心电表现:窦性心动过速、QRS 波群增宽、QTc 延长及电轴右偏(图 21-7)。

3. 碳酸锂　最常见的心电图表现是 T 波异常,无 QT 间期延长;偶可引起窦房结功能减退。

五、其他药物对心电图的影响

1. 肾上腺素、去甲肾上腺素和异丙肾上腺素　常速静推此类药物可引起 P 波振幅增高、PR 间期和 QRS 波群时限轻度缩短及各种 T 波改变。

2. 迷走抑制剂(如阿托品)　类似自发性心动过速。

3. 抗寄生虫药　依米丁治疗阿米巴引起 T 波异常、QTc 间期延长;锑剂治疗血吸虫病时的 T 波改变与 QTc 异常。

4. 砷剂　慢性砷中毒患者可出现 QRS 增宽、ST 段压低、QT 间期延长和 T 波改变。此外,还有室性心动过速、心室颤动和完全性房室阻滞的报道。

六、关注药物引起的 QT 间期延长

(一) QT 间期延长的潜在危险

1. 可诱发各种复杂室性心律失常,尤其是尖端扭转型室性心动过速(Tdp),引起晕厥甚至死亡。

2. 延长 QT 间期的药物广泛应用于临床,相对于原发性长 QT 综合征的低发病率而言,有更多的继发性 QT 间期延长患者面临发生 Tdp 风险。

3. 药物诱发 Tdp 的危险因素　包括女性,低钾血症,心动过缓,近期心房颤动复律史,充血性心力衰竭,接受洋地黄治疗,亚临床的长 QT 综合征等(图 21-8)。

(二) 药物引起 QT 间期延长的机制

抑制 I_{Kr},使得 K^+ 外流减少,动作电位时程延长,表现为体表心电图 QT 间期延长。影响电压依赖型离子通道(钙通道)的开放,引起 Ca^{2+} 内流增多,并出现早期后除极(EAD),体表心电图 QT 间期进一步延长,并出现高大 U 波。

(三) 引起 QT 间期延长的常用药物

1. 心血管药物　ⅠA 类抗心律失常药,如奎尼丁、普鲁卡因胺;Ⅲ类抗心律失常药,如胺碘酮、索他洛尔等。

2. 非心血管用药　酚噻嗪和三环类抗抑郁药,抗生素(红霉素),抗组胺药物(阿司咪唑),胃肠道动力药(西沙必利,多潘立酮),三氧化二砷等。

(四) QT 间期延长的心电图表现

1. QTc 延长　女性 QTc≥0.48s 或男性 QTc≥0.47s 即可作为独立的诊断标准;若 QTc 0.41～0.46s 之间应进一步结合病史、临床表现和心电图改变来诊断。男性 QTc≤0.41s,女性 QTc≤0.44s 为排除诊断标准。

2. T 波和 U 波异常　T 波宽大、高尖、切迹、双峰、低平、倒置及 T 波电交替等,后者是指 T 波每一个激动周期使其交替改变,包括形态、振幅及极性的变化。U 波增宽、倒置、高于 T 波与 T 波融合,U 波电交替。

3. 心律失常　显著窦性心动过缓,室性期前收缩易恶化为 Tdp 或心室颤动。

(五) 评价 QT 间期延长与 Tdp 发生风险

1. QT 间期延长与 Tdp 的发生受多种因素的影响,例如药物的其他药理作用,患者机体状态,合并用药情况等。

2. 评价患者是否存在发生 Tdp 的危险因素,加强对高危病人的管理。

3. 针对特定人群,权衡用药的益处与风险。

第二节　图　　谱

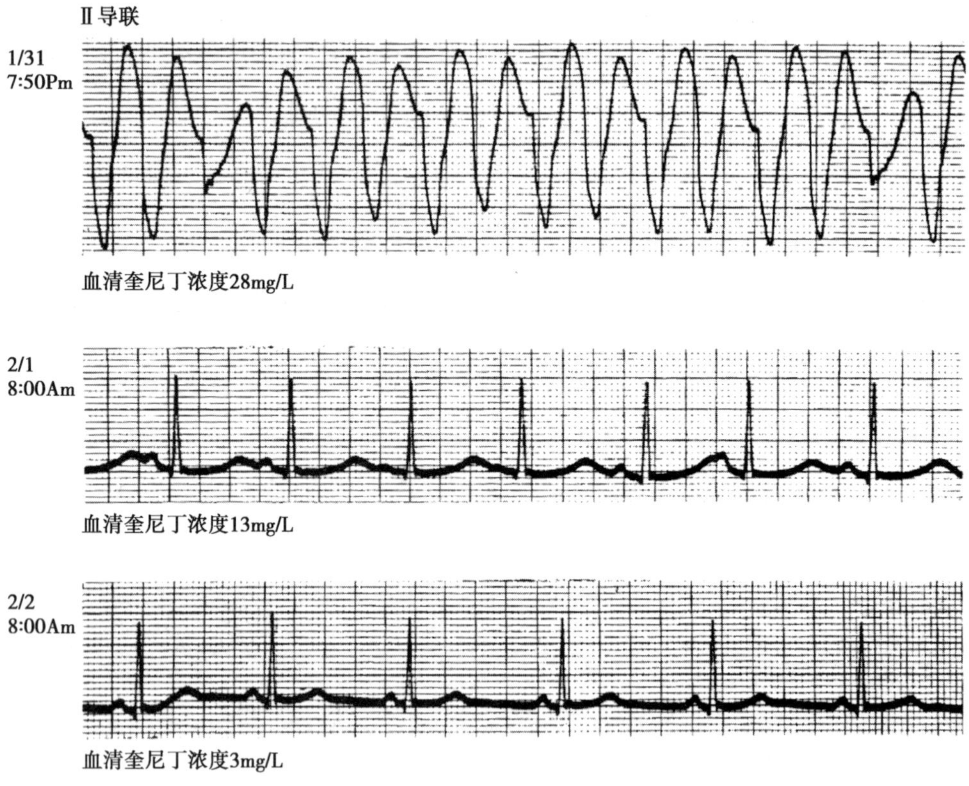

图 21-1　一例奎尼丁中毒患者的心电图演变过程

患者,女性,20 岁,服用大剂量奎尼丁企图自杀。上图:服药后 3 小时,血清奎尼丁浓度为 28mg/L,晕厥发作,心电图为阵发性室性心动过速,第 3 和 15 个 QRS 波群为窦性夺获,QRS 波增宽;中图:奎尼丁浓度降至 13mg/L,心电图为窦性心律,QRS 波群时限正常,QT 间期延长,U 波明显。下图:奎尼丁浓度降至 3mg/L,心电图恢复正常。

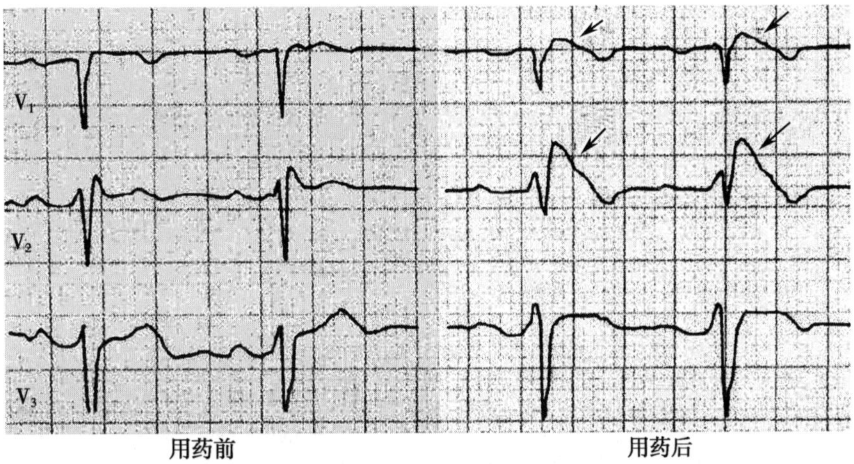

图 21-2 ⅠC 类药物对 Brugada 综合征心电图的影响

用药前 V_1～V_3 导联可见 J 波，J 波幅度≥0.2mV，T 波直立，ST 段呈低马鞍型抬高，为 Brugada 综合征Ⅲ型表现。使用氟卡尼后，心电图 J 波幅度≥0.2mV，T 波倒置，ST 段呈下斜型抬高（箭头所示），呈明显 Brugada 综合征Ⅰ型表现（引自彭健，等. 临床心血管病杂志，2005，21：220）

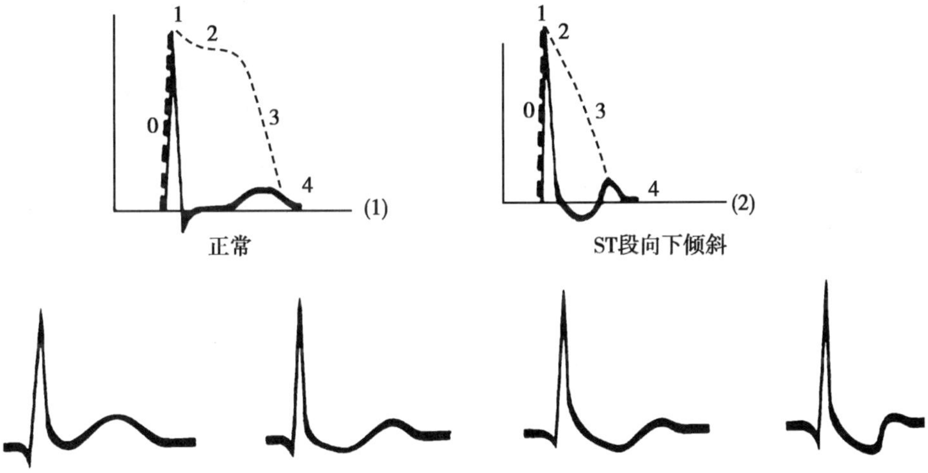

图 21-3 洋地黄型 ST-T 改变的形成图解

图中（1）为正常心室肌动作电位及对应的心电图模式图，可见 QRS 波群的宽度主要由 0 相除极速度决定的，ST-T 波时限主要取决于 2、3 相的时程，其中 2 相平台期主要与 ST 段对应，而 3 相主要与 T 波对应。（2）洋地黄类药物可抑制 Na^+-K^+ 泵，并促进 Na^+-Ca^+ 交换，增加细胞内 Ca^{2+}，进而促发多种离子通道机制，加快复极，使 2 相平台期缩短、消失，迅速进入 3 相快速复极期。对应心电图表现为 ST 段显著缩短，呈下斜形压低，与 T 波融合，T 波双向，前支陡直，为特征性的洋地黄心电图改变。下图：自左至右为应用洋地黄类药物后逐渐出现特征性的洋地黄心电图。

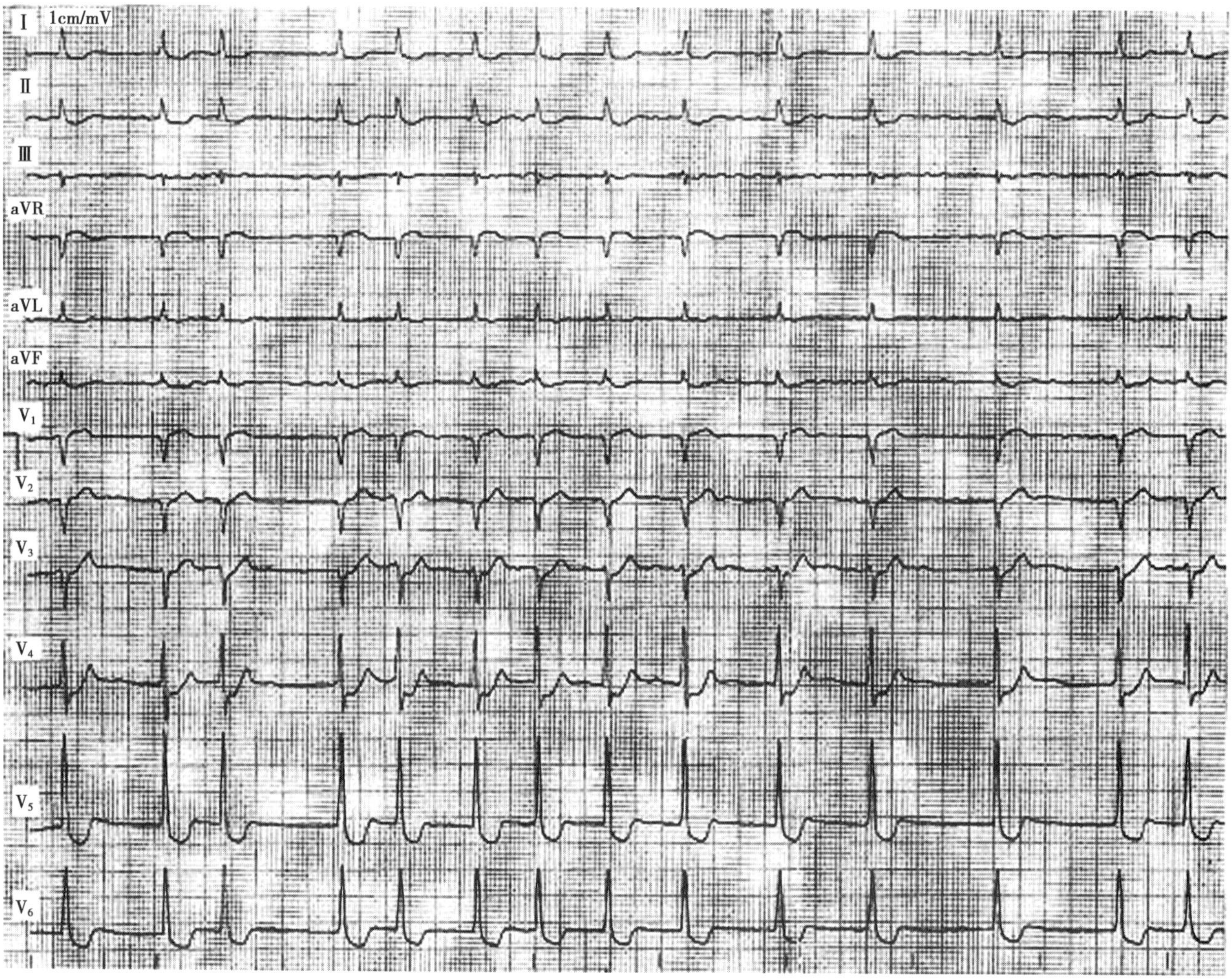

图 21-4　洋地黄型 ST-T 改变

患者,男性,85 岁,冠心病陈旧性前间壁心肌梗死,持续心房颤动,心力衰竭。描记该图时已口服地高辛 6 个月,每次 0.125mg,每日 2 次。可见 QT 间期缩短,ST 段下斜形压低,T 波双向,双支不对称,前支陡直,呈鱼钩样等典型洋地黄型 ST-T 改变的特征,以 V_5、V_6 导联尤为明显。

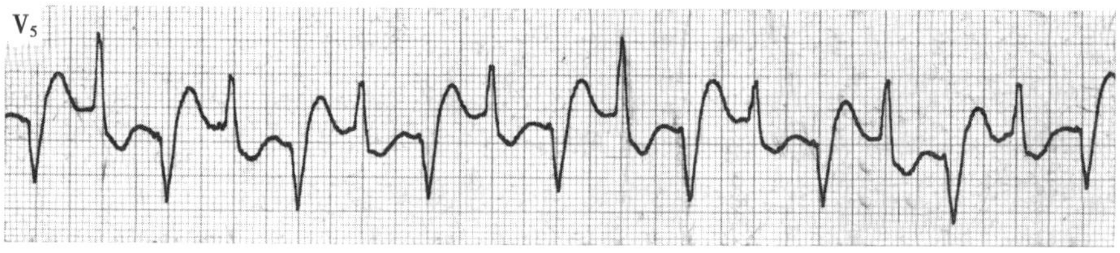

图 21-5　洋地黄中毒引起双向性室性心动过速

患者,女性,43 岁,风湿性心脏病,二尖瓣狭窄伴关闭不全,心力衰竭,因心悸、气短加重,自行服用地高辛 0.25mg,每日 3 次,共 1 周,可见 V_5 导联 QRS 波群主波方向呈交替性变化,为双向性室性心动过速。

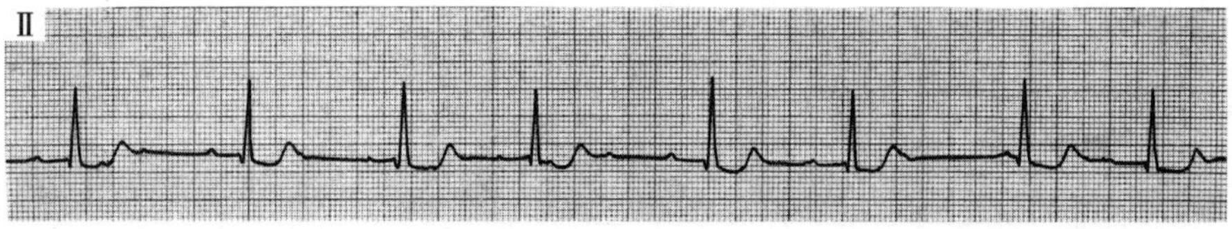

图 21-6　洋地黄中毒引起紊乱性房性心动过速伴房室阻滞

该图的Ⅱ导联可见 P 波形态并不完全相同，且周长亦不恒定，同时伴有完全性房室阻滞。室性逸搏的 QRS 波群尚不足 0.12s，考虑起源于房室交界区，同时 ST-T 可见洋地黄作用曲线。

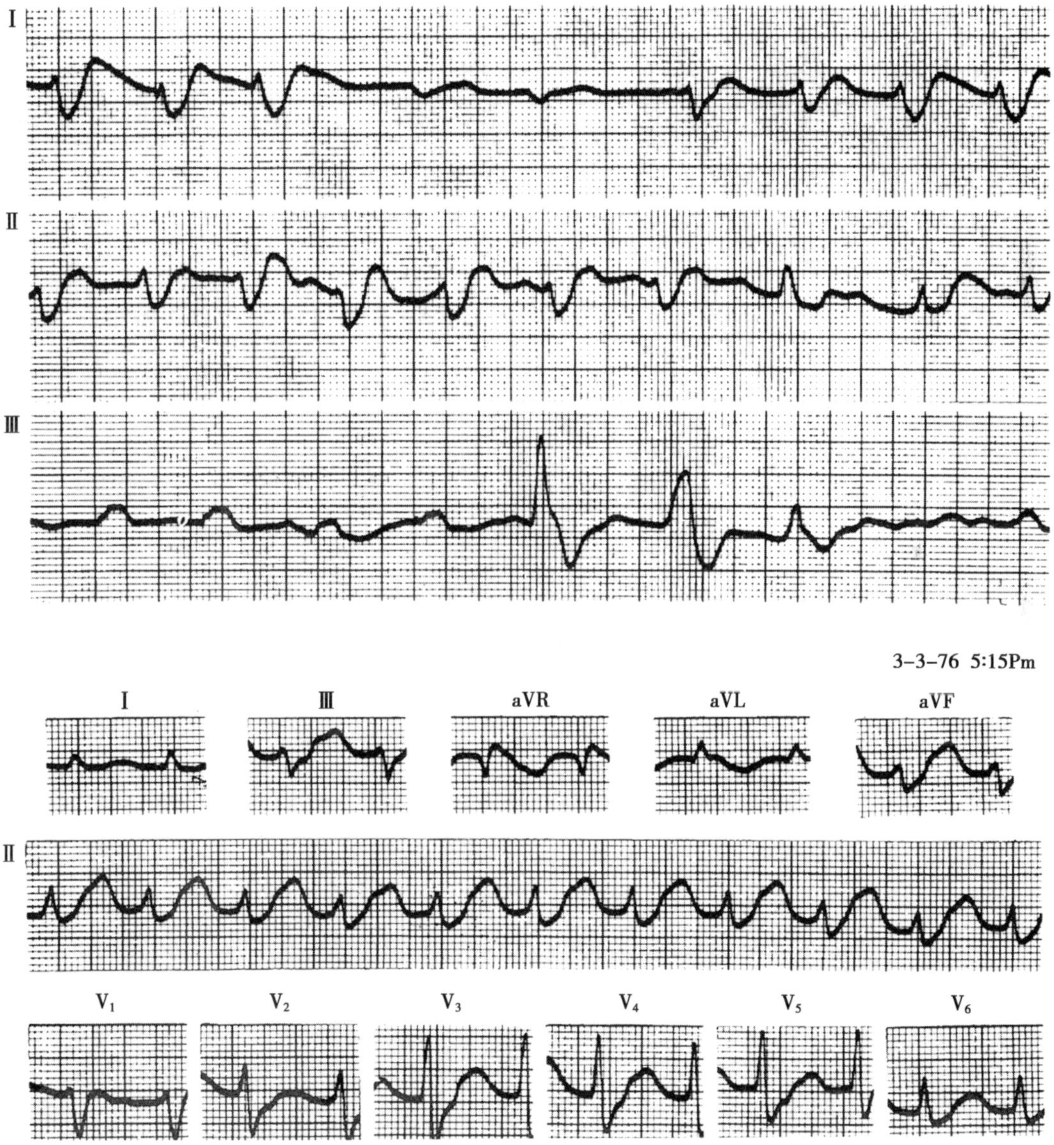

图 21-7　三环类抗抑郁药对心电图的影响

上图：P 波消失，可见 f 波，RR 间期不等，QRS 波群明显增宽，形态不一，符合心房颤动合并室内阻滞；下图：心动过速，QRS 波群增宽、QT 间期延长及电轴右偏，考虑为室上性心动过速伴室内阻滞。

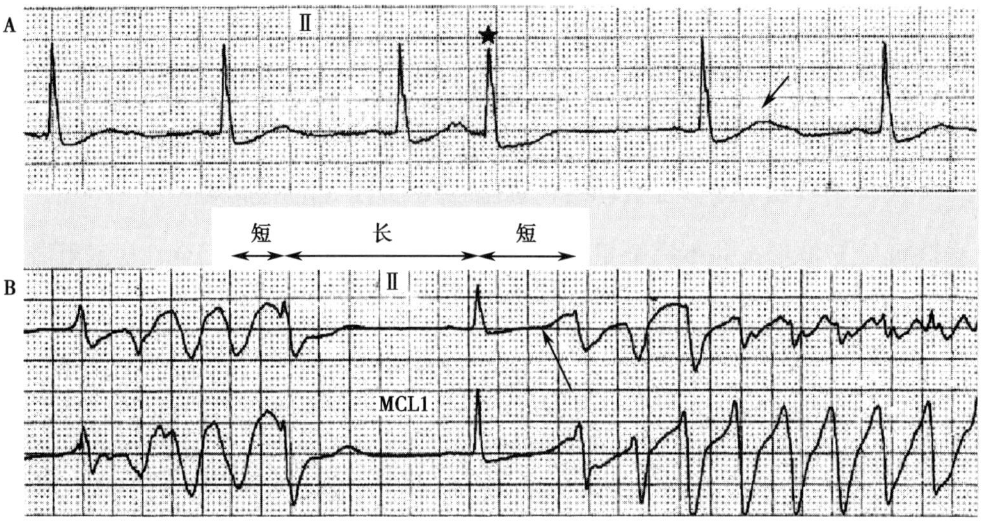

图 21-8　药物诱发 Tdp

患者,女性,76 岁,存在肾功能不全,因心房颤动服用索他洛尔。图 21-8A 自行转复窦性心律后记录,可见房性期前收缩(星号)后为一长的代偿间歇,之后的窦性心律 QT 间期延长(箭头)。图 21-8B:A 图后几分钟内记录到典型的 Tdp 发作:开始为一次连续 4 跳的多形室性心动过速发作,间歇后出现 1 跳窦性心律,伴 QT 间期显著延长(箭头),之后出现的室性期前收缩落在 T 波上,诱发 Tdp 发作。此种短-长-短现象为典型的药物相关 Tdp。该患者存在的 Tdp 诱发因素包括女性,服用索他洛尔,肾功能不全及近期心房颤动复律史等。

(刘兴鹏　胡福莉)

第二十二章

遗传性心律失常综合征

本章内容提要：

第一节　心电图概论

遗传性心律失常综合征是一组因离子通道功能异常而导致恶性室性心律失常发生的疾病，临床表现为特征性心电图改变、恶性室性心律失常发生、心脏结构正常及具有家族聚集性和遗传倾向等特征，亦称为遗传性离子通道疾病。主要包括：长 QT 综合征、Brugada 综合征、短 QT 综合征等。以下将简要介绍几种多见遗传性心律失常的心电图产生机制及特征。

一、Brugada 综合征

（一）定义

1992 年西班牙 Brugada P 和 Brugada J 两兄弟在特发性心室颤动患者中，发现一群具有特殊心电图表现的病人。其心电图特征为 QT 间期正常，V_1 导联呈右束支阻滞图形及 V_1～V_3 导联 ST 段抬高，且无器质性心脏病变，被称为 Brugada 综合征。该综合征为常染色体显性遗传，发生率为 5/万～66/万，男女比例约为 8∶1，心律失常发生的平均年龄为 44 岁，临床表现为晕厥和猝死，心律失常为多形性室性心动过速或心室颤动。

（二）机制

Brugada 综合征是常染色体显性遗传性疾病。目前已知与 Brugada 综合征相关的基因异常为编码心肌细胞钠通道 a 亚基的 SCN5A 突变，此突变引起快钠通道电流减弱，右心室外层心肌细胞动作电位平台期缩短，复极提前终止。对于心肌内层细胞动作电位影响较小，因而在心肌内层和外层细胞间形成电位差。心电图表现为右胸前导联J波产生、ST-T抬高并可因2相折返导致多形性室性心动过速。大多Brugada综合征患者不存在左胸和侧壁导联的宽大S波，亦表明其心电图 V_1 导联近似右束支阻滞形态，实际为增高的J波所致并非右束支阻滞。

(三) 分型

2002年8月欧洲心脏病协会发表了关于Brugada综合征建议诊断标准并将其心电图复极异常表现分为三种类型(图22-1)。这三种类型不是孤立和绝对的，在时间变化、药物作用或机体内环境变化的影响下三种类型间可以相互转变。

1. 1型　$V_1 \sim V_3$ 导联ST段明显抬高，呈穹隆形，J波或ST段抬高≥0.2mV，伴随T波倒置，其间极少或无等电位线。

2. 2型　$V_1 \sim V_3$ 导联ST段抬高，J波>0.2mV，ST段逐渐下降，ST段抬高仍≥0.1mV，T波正向或双向，呈马鞍形。

3. 3型　$V_1 \sim V_3$ 导联ST段抬高，<0.1mV，呈穹隆形及(或)马鞍形。

(四) 重要概念

1. J波　亦称Osborne波，系QRS波群终末与ST段起始之间的一个正向波，多见于Ⅱ、Ⅲ、aVF、V_5、V_6 导联。目前认为是由于局部心外膜心肌动作电位缩短而发生过早复极所致。

2. 右束支阻滞　指心脏冲动在右束支内传导延迟或发生阻滞，使得右室激动延迟，而左室激动时间正常。心电图表现为QRS波群时限≥0.12mV，$V_1 \sim V_2$ 导联出现rsr′、rsR′或rSR′波形。Ⅰ、Ⅱ、aVL、$V_3 \sim V_6$ 导联出现宽而粗顿的S波。

(五) 心电图表现和诊断要点

典型Brugada综合征心电图表现为 V_1 导联QRS波呈右束支阻滞图形，$V_1 \sim V_3$ ST段持续抬高，类似马鞍或弓背形。此特征性心电图改变可呈间歇性，并有动态变化，$V_1 \sim V_3$ 导联ST段抬高，与心动周期长短有关，长周期的心搏抬高明显，而短周期的心搏抬高减轻。亦有报道发现室性期前收缩时 $V_1 \sim V_3$ 的ST段呈马鞍形抬高也能间接诊断Brugada综合征。Brugada综合征心电图表现可受自主神经系统或抗心律失常药物影响，刺激β肾上腺素能受体可以使Brugada综合征心电图形正常化，而ⅠA和ⅠC类抗心律失常药物可以激发出Brugada综合征心电图表现或使之更加明显。常用于激发试验的药物有普鲁卡因胺、氟卡尼和阿义马林(Ajmaline)。此外将胸前导联提高一个肋间记录亦可使得Brugada综合征特征心电图显现出来。因此对可疑Brugada综合征患者应该多次采集心电图，注意动态改变，必要时可提高胸前导联记录位置或进行药物诱发。

(六) 主要鉴别诊断

Brugada综合征需要与引起突发性猝死及ST段抬高的有关疾病相鉴别。

1. 特发性心室颤动　原因不明，发作时常呈尖端扭转型室性心动过速和QT间期延长，但静息心电图不具有完全性右束支阻滞及 $V_1 \sim V_3$ 导联ST段抬高的特点。

2. 急性前间壁心肌梗死　有冠心病史，多有剧烈胸痛，心肌酶谱升高，$V_1 \sim V_3$ 导联ST段呈弓背向上抬高，与T波前支融合成单向曲线，对应导联ST段压低，且随着病情发展呈典型ST-T演变过程。发作时心电图酷似BS表现，但根据其临床症状，心肌酶升高，及心电图动态变化过程可与BS相鉴别。

3. 急性心包炎　有发热、心前区疼痛及心脏压塞征，除 V_1 和aVR导联外呈普遍导联ST段凹面向上抬高，二维超声可探及积液。

4. 致心律失常性右室心肌病(ARVC)　二者右胸导联都可有ST段抬高，都可发生恶性心律失常。但ARVC具有：①右室结构异常：超声心动图、磁共振显像有助于发现，病理检查可见右室心肌萎缩，被纤维、脂肪组织取代。②在 V_1、V_2 导联QRS之后ST段初始部可见一小棘波(Epsilon波)。③$V_1 \sim V_3$ 抬高的ST段凸面向上型。

5. 早期复极综合征　可有不典型胸痛，无恶性室性心律失常，无晕厥及猝死，心电图上 $V_2 \sim V_4$ 导联ST段呈凹面向上抬高或J点明显升高伴有T波高耸，ST段抬高较为固定，但运动可使之正常化。

6. 特发性J波　此表现为J波高尖，但呈多导联，并非固定在V_1～V_3导联，多无完全性右束支阻滞，室性心动过速发生时呈尖端扭转型，心脏电生理检查易发现延迟后除极现象。

二、长QT综合征

（一）定义

长QT综合征系编码心肌细胞离子通道蛋白基因突变而导致心室复极明显延长并伴发恶性心律失常的临床疾病。根据临床表现和染色体不同可分为两个亚型：即常染色体隐性遗传伴听力障碍的Jervell-Lange-Nielsen综合征和常染色体显性遗传不伴听力障碍的Romano-Ward综合征。心电图主要表现为QT间期延长以及心室复极波形态异常，心律失常为尖端扭转型室性心动过速及心室颤动。临床表现为晕厥、心源性猝死。

（二）机制

目前已发现9种基因突变与LQTS的发生相关：LQT1（KCNQ1或KvLQT1）、LQT2（KCNH2或HERG）、LQT3(SCN5A)、LQT4(Ankyrin-B)、LQT5(KCNE1或Mink)、LQT6(KCNE2或MiRP1)、LQT7或Andersen syndrome(KCNJ2)、LQT8或Timothy syndrome(CACNA1C)、LQT9(CAV3)。以上致病基因除了锚蛋白Ankyrin-B和小凹蛋白3(caveolin-3)间接影响离子通道外，均直接影响K^+、Na^+、Ca^{2+}通道功能，导致心肌细胞复极延长，其中KCNH2和KCNQ1突变所致LQTS约占所有发病者的90%。

（三）分型

LQTS根据其致病基因目前可分为9型，心电图表现为QT间期不同程度延长、复极波形态异常。目前已有研究对LQT1、LQT2、LQT3及LQT7患者心电图特征进行了详细的描述（图22-2、图22-3），其他几型LQTS心电图特征尚待大样本临床研究总结。

1. 典型的LQT1心电图特征　宽大T波型，T波呈单峰状，基部宽大，上升及下降支光滑。QT间期可为正常或明显延长[QTc(0.49±0.02)s]。

2. 典型的LQT2心电图特征　多导联双峰T波是LQT2的主要心电图特征。T波幅度常偏低。QT间期可为正常或明显延长[QTc(0.47±0.03)s]。

3. 典型的LQT3心电图特征　①晚发尖锐/双相T波：LQT3心电图的主要特征表现为ST段平直或斜形延长，T波尖锐，起始和终止分明，双相T波常见。QT间期多为显著延长[QTc(0.53±0.04)s]；②非对称高尖T波：T波高尖，下降支陡立，呈非对称型。QT间期正常或明显延长[QTc(0.49±0.02)s]。

4. 典型LQT7心电图特征　该综合征患者心电图QTc延长不明显[QTc(0.44±0.028)s]，表现为QUc明显延长[QUc(0.655±0.048)ms]，复极波改变表现为T波下降支延长，TU波融合、双相宽大的U波。

（四）心电图表现和诊断要点

长QT综合征心电图主要表现为QT间期延长和T波、U波异常，易产生恶性室性心律失常。心电图测量QT间期变异较大，约10%的致病基因携带者心电图中QT间期正常，在健康人群中QT间期延长者占约2.5%。且QT间期又受到年龄、性别以及心率的影响，故心电图测定QT间期后必须经过Bazett公式校正，诊断时亦应考虑到性别的影响。目前认为男性QTc>0.47s；女性QTc>0.48s对LQTS诊断的阳性预测值达到100%，男性QTc<0.39s以及女性QTc<0.41s对LQTS诊断的阴性预测价值达100%。且T波和U波的异常在不同基因型间亦有差异，亦可帮助LQTS的分型诊断，LQT1型T波宽大，LQT2型T波双峰或低平，LQT3型主要表现为T波高尖和ST段的明显延长，LQT7型表现为QU间期延长，T-U波融合、双相宽大的U波。

三、短QT综合征

（一）定义

2000年，Gussak等首次报道了一个家系3名成员心电图均表现为QT间期缩短伴阵发性心房颤动，提出了短QT综合征的概念。短QT综合征(SQTS)被定义为遗传性心律失常的一种，是以短QT间期、阵发性心房颤动和(或)室性心动过速及心源性猝死为特征的离子通道疾病。

（二）机制

截止目前先后有3个基因被发现与SQTS的发生相关：KCNH2、KCNQ1、KCNJ2。分别引起快速延迟整流钾通道（I_{kr}）、缓慢延迟整流钾通道（I_{ks}）以及内向整流钾通道（I_{k1}）功能增强、外向电流加大，使得心肌复极加速，动作电位时限缩短，最终在心电图上呈现QT间期缩短。由此引起心房、心室有效不应期缩短，容易发生心房颤动、室性心动过速及心室颤动。

（三）分型

根据已发现的致病基因可以将SQTS分为三型：SQT1突变基因为KCNH2，SQT2突变基因为KCNQ1，SQT3突变基因为KCNJ2。SQT1及SQT2心电图表现为QT间期明显缩短，ST段几乎消失，T波窄而高尖；QT间期随心率变化不明显或心率减慢时QT间期反而缩短（图22-4、图22-5）。2005年SQT3的心电图特征被概括为：QT间期缩短、明显的T波的不对称，降支更为陡峭（图22-6）。提示在SQTS不同基因型间心电图表型亦各具特点，尚需大样本临床研究证实。

（四）心电图表现和诊断要点

SQTS典型的心电图表现为QT间期明显缩短，ST段几乎消失，T波窄而高尖，QT间期随心率变化不明显或心率减慢时QT间期反而缩短。目前，对SQTS还没有一个公认的诊断标准，通常是根据Bazett公式校正的QTc＜0.3s为诊断标准。由于SQT者QT间期不随心率变化，当心率较快时计算出的QTc值相对较大，故一般只在心率＜80次/分时进行心率校正。另一种诊断标准是根据QT间期预测值（QTp）来确定：QTp（ms）＝656/（1＋心率/100），以QT间期＜QTp的88%时为SQTS诊断标准。由于QT间期还受心外因素的影响，如发热、低氧血症、低钾血症、高钙血症、交感神经兴奋、洋地黄类药物作用等均可使QT期间缩短，诊断SQTS必须排除这些因素。

四、致心律失常性右室心肌病

（一）定义

致心律失常性右室心肌病（ARVC）又称致心律失常性右室发育不良/心肌病（ARVD/C），属常染色体遗传性心肌病，病变主要累及右室心肌，表现为局部或大面积心肌细胞缺失、脂肪和纤维组织浸润。心律失常为源于右心室的频发室性期前收缩和室性心动过速。临床表现为室性心律失常、心力衰竭和心源性猝死，合并掌跖角化和羊毛状头发者称为Naxos病。

（二）机制

该病多以常染色体遗传，具体基因异常尚未完全阐明，根据染色体定位可分为9型：ARVC1（14q23-q24），ARVC2（1q42-q43），ARVC3（14q12-q22），ARVC4（2q32），ARVC5（3p23），ARVC6（10p12-14），ARVC7（10q22），ARVC8（6p24），以及ARVC9（12p11）。致病基因除细胞内肌浆网钙释放通道（RYR2）基因（ARVC2）和转化生长因子基因外，其他已知致病基因编码蛋白均为组成细胞间连接桥粒蛋白复合体的关键成分，如盘状球蛋白、桥粒斑蛋白及斑菲素蛋白等。因此，目前认为ARVC是一种细胞连接疾病。在心室压力负荷影响下，突变心肌细胞间失连接，缝隙连接重塑。病变进展将导致细胞分离和死亡，并出现脂肪纤维组织替代性修复。此病理学改变导致心肌细胞冲动传导障碍是心律失常发生和维持的基础。右室病变最常累及右室流入道、右室心尖部和漏斗部，组成ARVC的"发育不良三角区"，ARVC所致室性心律失常多源于此部位。

（三）重点概念

Epsilon波：位于QRS波之后，波幅很低，持续十几毫秒，是部分右室心肌细胞除极较晚而形成，又称后激电位或右室晚电位。发生机制是由于ARVC患者部分右室心肌细胞被脂肪浸润，形成脂肪包绕的岛样活性心肌细胞，导致以上心肌延迟除极所致。

（四）心电图特点和诊断要点

根据欧洲心脏病学会制定的ARVC诊断标准，其心电图异常主要包括：①V_1～V_3导联T波倒置；②V_1～V_3导联QRS波时限≥0.11s；③出现Epsilon波；④出现心律失常，左束支阻滞型室性心动过速或频发室性期前收缩。近年来有很多研究提出了ARVC心电图的一些新特征如QRS时限在V_1～V_3导联比V_6导联延长大于 0.025s；QRS 时限 $V_1+V_2+V_3/V_4+V_5+V_6>1.2$ 以及不存在右束支阻滞的情况下 $V_1\sim V_3$ 导联 S 波升支宽度≥0.055s 等。由于 ARVC 起病隐匿，早期心电图改变并不明显，故诊断需注重结合临床症状及右室结构改变的影像学证据。

第二节　图　　谱

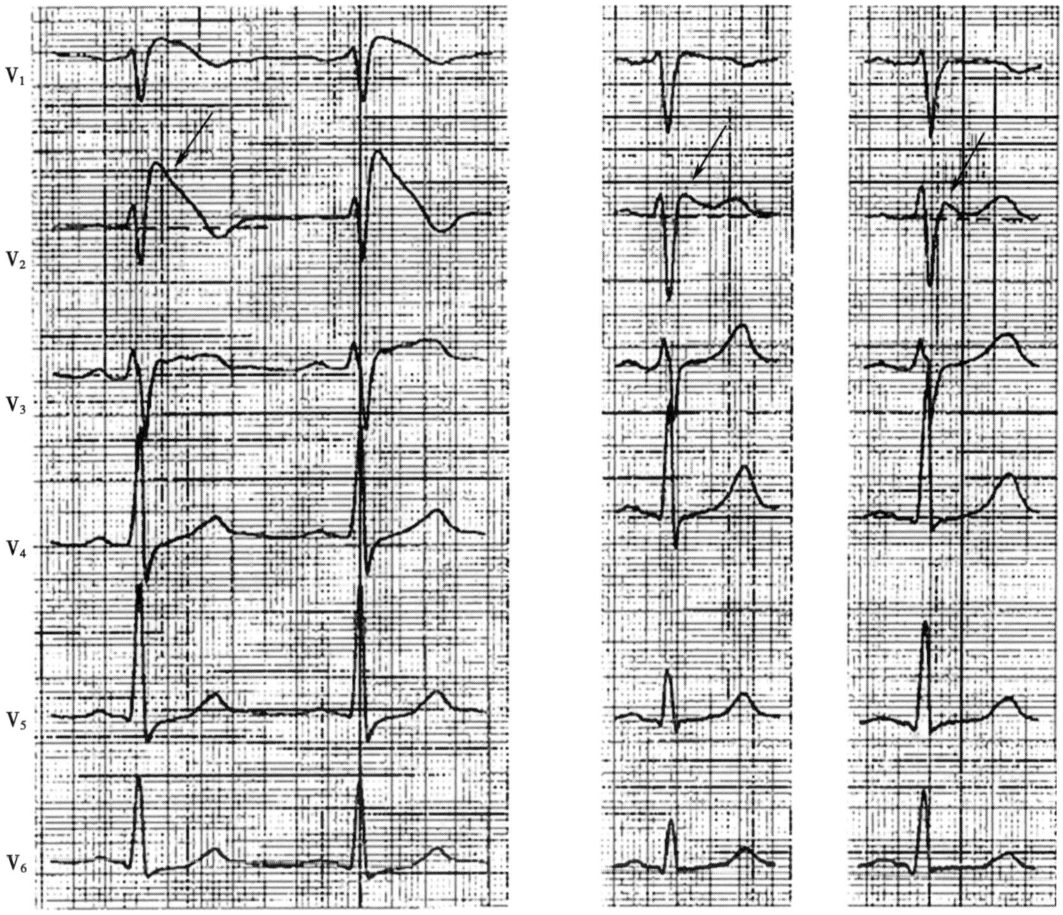

图 22-1　Brugada 综合征心电图特征

［引自 Wide AA. Eur Heart J. 2002,23(21):1648-1654］

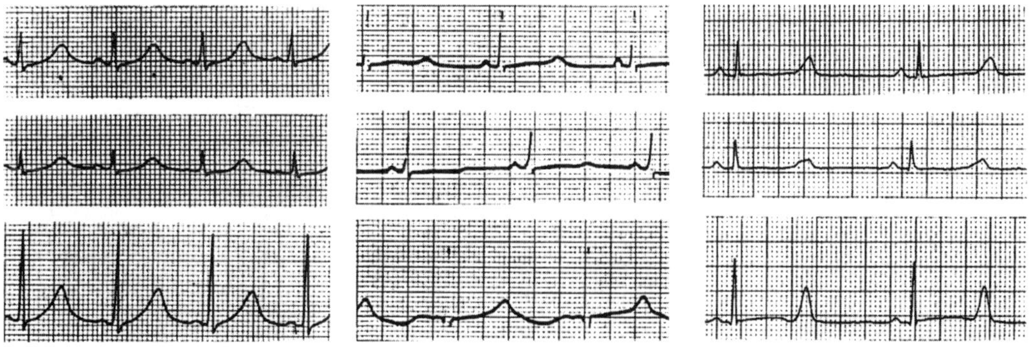

图 22-2　LQT1、LQT2、LQT3 典型心电图特征

［引自 Moss AJ. syndrome. Circulation. 1995,92(10):2929-2934］

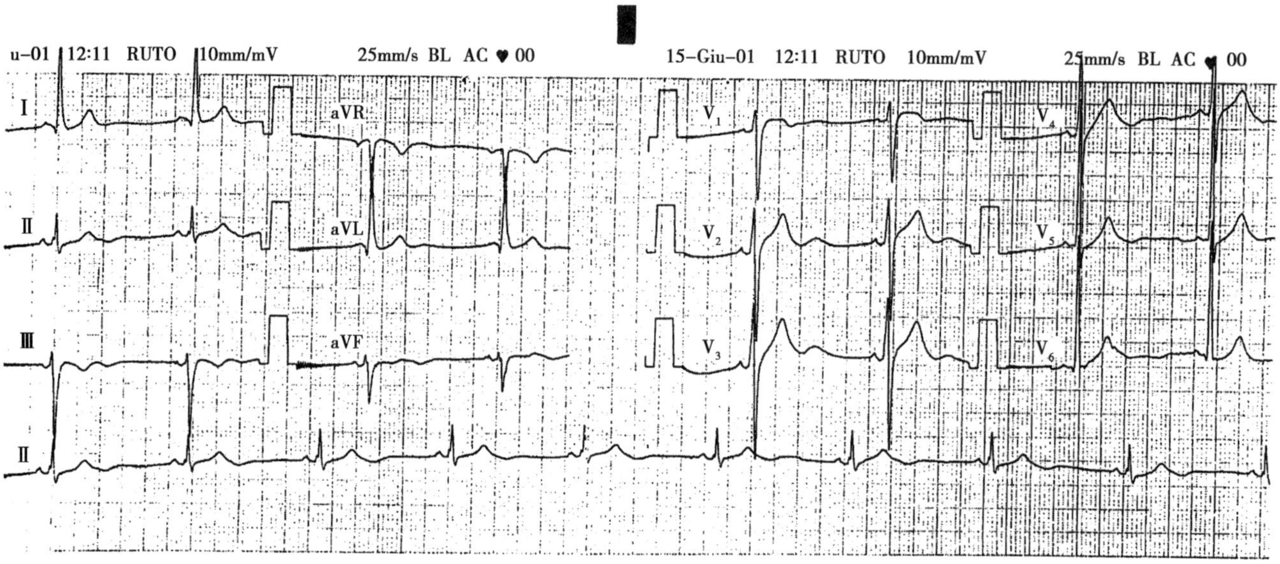

图 22-3 LQT7 典型心电图特征

［引自 Zhang L. Circulation. 2005,111(21):2720-2726］

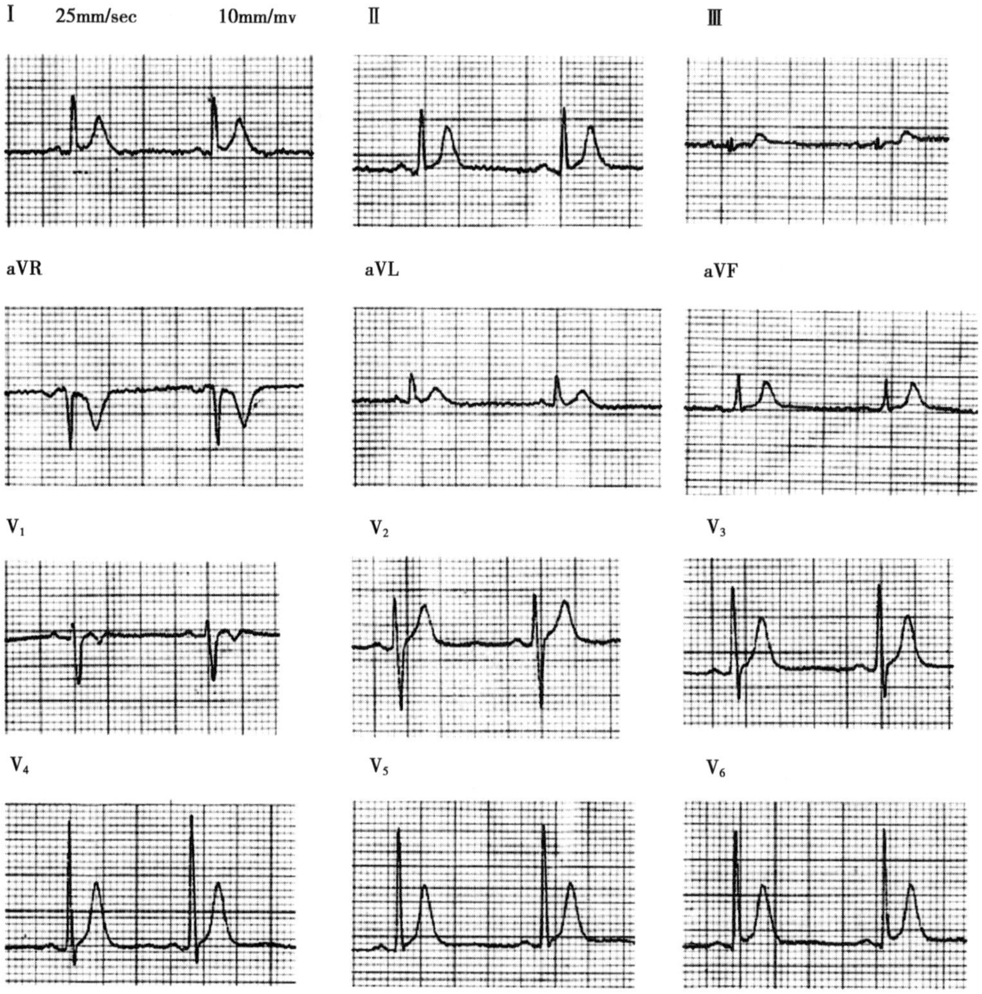

图 22-4 SQT1 心电图特征

［引自 Lu LX. Resuscitation. 2006 Oct,71(1):115-121］

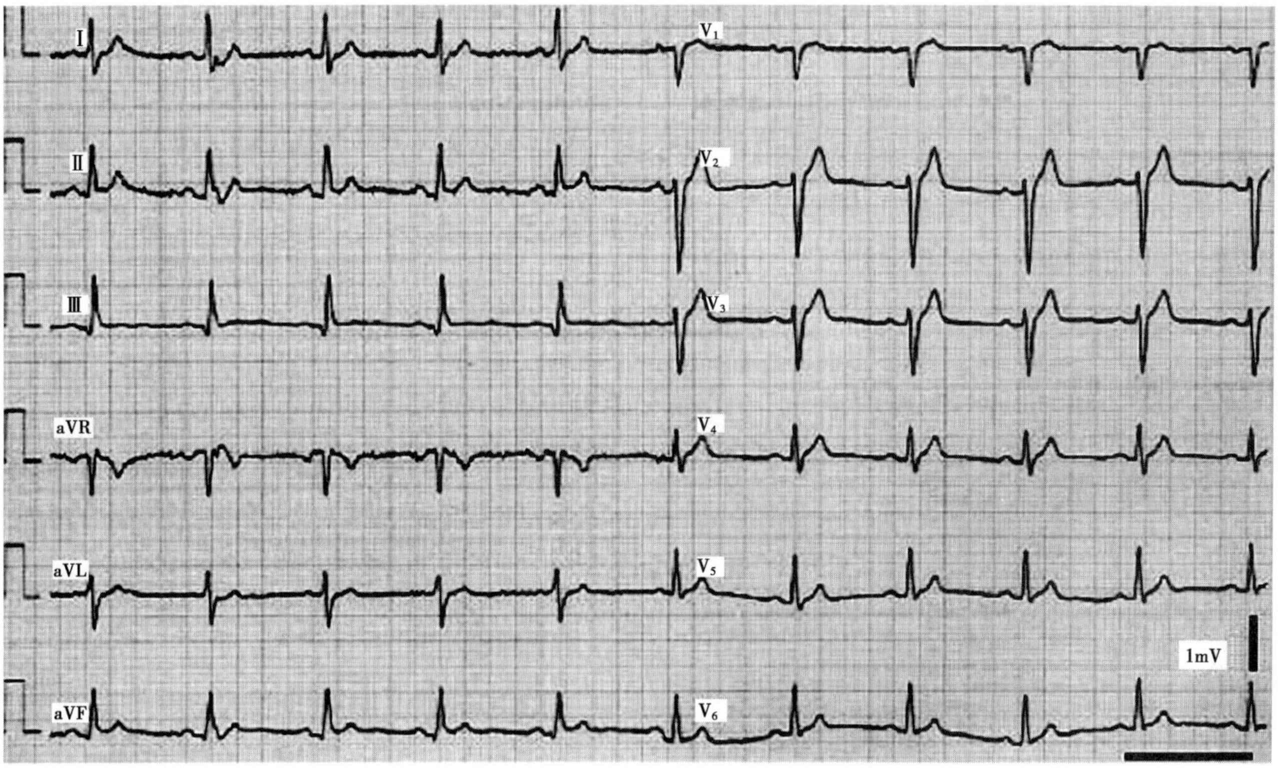

图 22-5 SQT2 心电图特征

［引自 Bellocq C. Circulation. 2004,109(20):2394-2397］

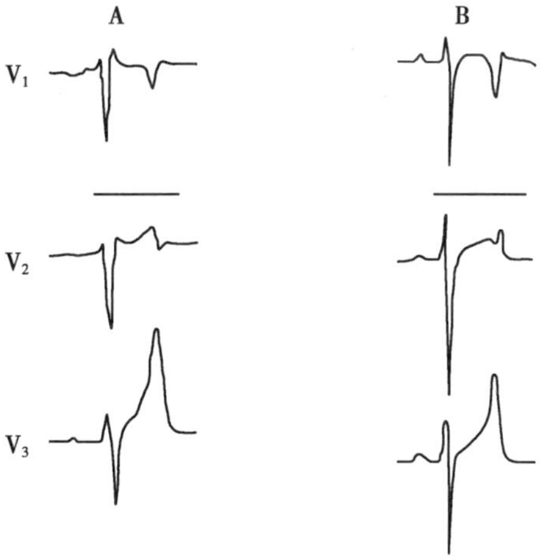

图 22-6 SQT3 心电图特征

A. 男性,35 岁 QTc0.32s;B. 女性,5 岁,QTc0.0.315s

［引自 Priori SG. Circ Ras,2005,96(7):800-807］

第三节　病 例 思 考

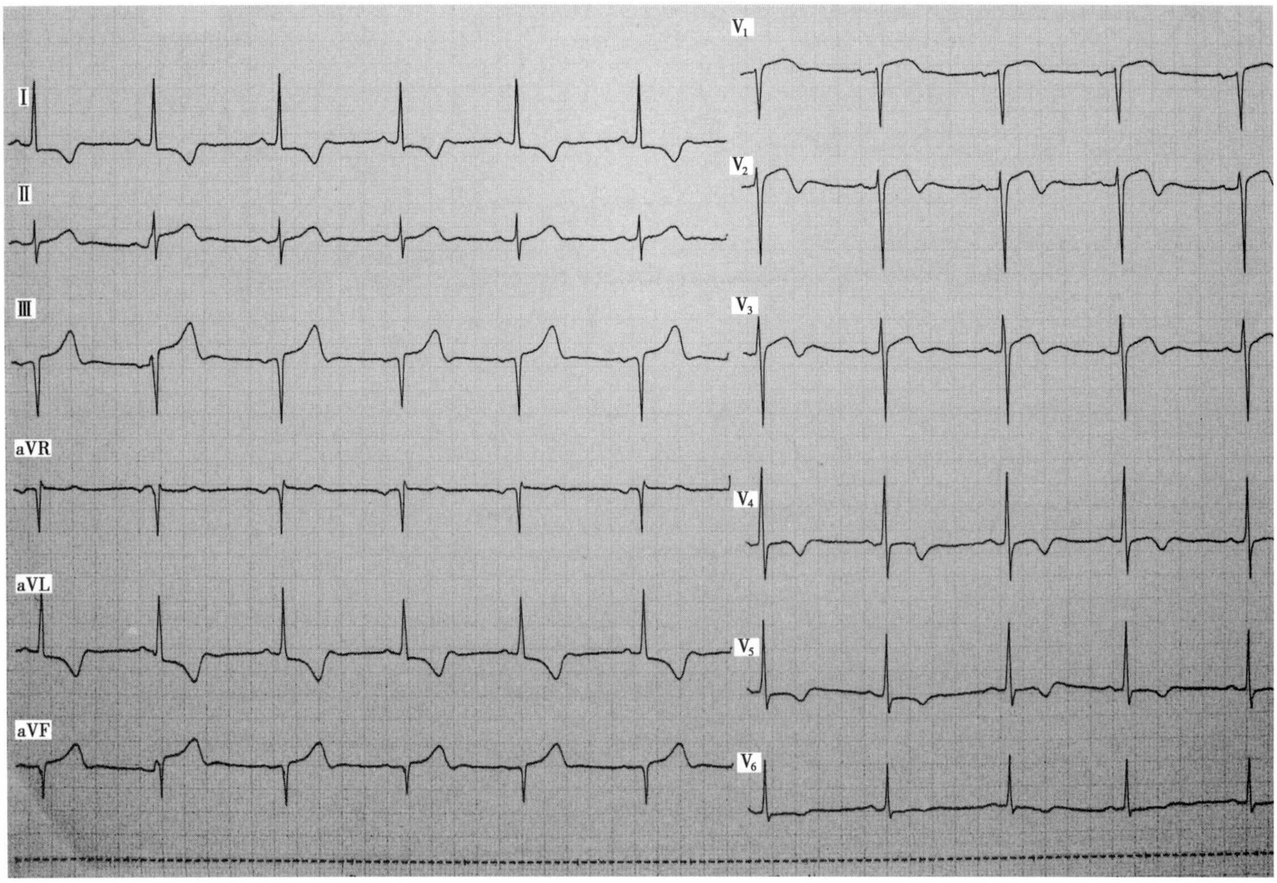

C22-1　Brugada 综合征

病例资料：患者，男性，39 岁，因“发作性晕厥 20 天”入院。患者入院前 20 天坐车时无明显诱因突发晕厥，持续约 1 分钟后恢复。当晚看电视时再次发作晕厥，持续约 3～5 分钟。就诊于外院急诊过程中再次发作晕厥，心电图显示“窦性心动过速”。予心外按压，3 分钟后患者意识恢复。查 cTNT(－)；心电图提示 V_1～V_3 导联 ST 段抬高，疑诊为“Brugada 综合征”遂就诊于我院。**心电图特征：**窦性心律，心率：58 次/分；V_1～V_3 导联 ST 段明显抬高，呈穹隆形，J 波或 ST 段抬高≥0.2mV，伴随 T 波倒置，其间极少或无等电位线。属 Brugada 综合征 1 型心电图改变。

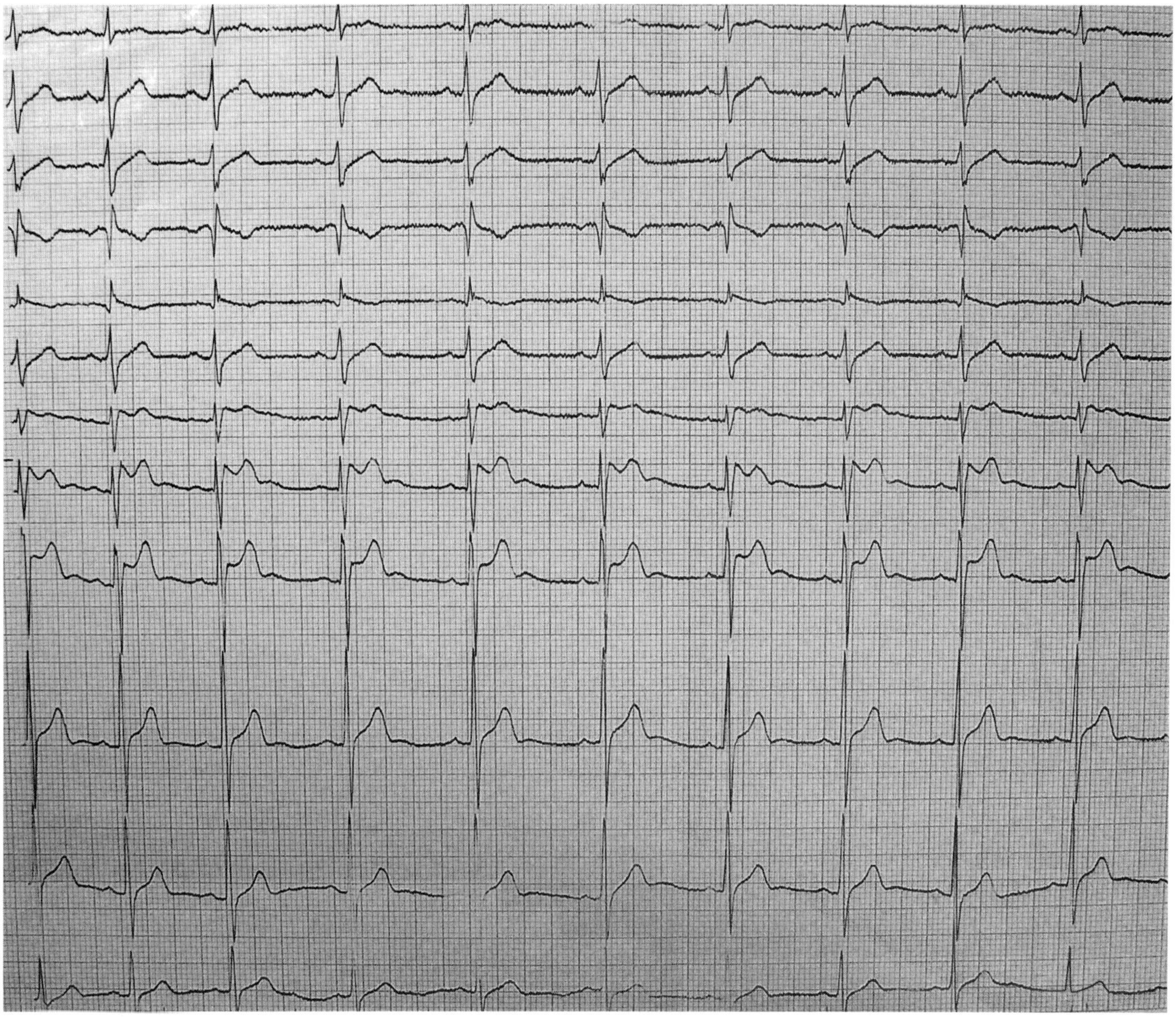

C22-2　Brugada 综合征

病例资料：患者，男性，34 岁，因"间断胸闷、气短 15 天，晕厥 2 次"入院。患者入院前半月突发晕厥，持续约 2～5 分钟，就诊于外院急诊心电图显示 V_1～V_4 导联 ST 段抬高，诊疗过程中再次晕厥，心电监护显示为：尖端扭转型室性心动过速。予 200J 电除颤后转复窦性心律。**心电图特征：**右胸导联 ST 段抬高，J 波≥0.2mV，ST 段逐渐下降，但仍在基线上 0.1mV，T 波正向或双向，呈马鞍形。符合 Brugada 综合征 2 型心电图改变。超声心动图、心肌核素显像心脏结构无异常。

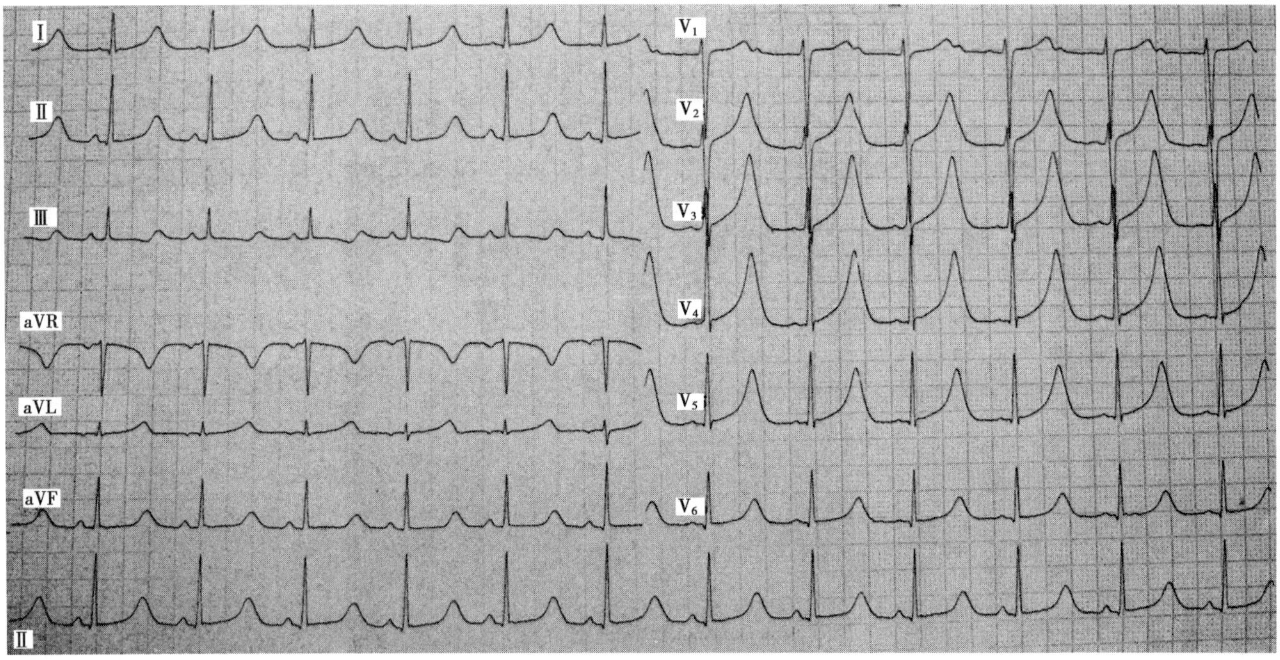

C22-3 长 QT 综合征

病例资料:患者,女性,17 岁,因“反复头晕、乏力、晕厥 5 年,加重 1 年”入院。患者入院前 5 年突发晕厥,伴小便失禁。持续约 2 分钟缓解。入院前 1 年再次发作上述症状,此后间断头晕发作。就诊于我院,**心电图特征**:窦性心律,心率 74 次/分,QTc:0.60s,T 波呈单峰状,基部宽大。符合长 QT 综合征 1 型心电图改变。

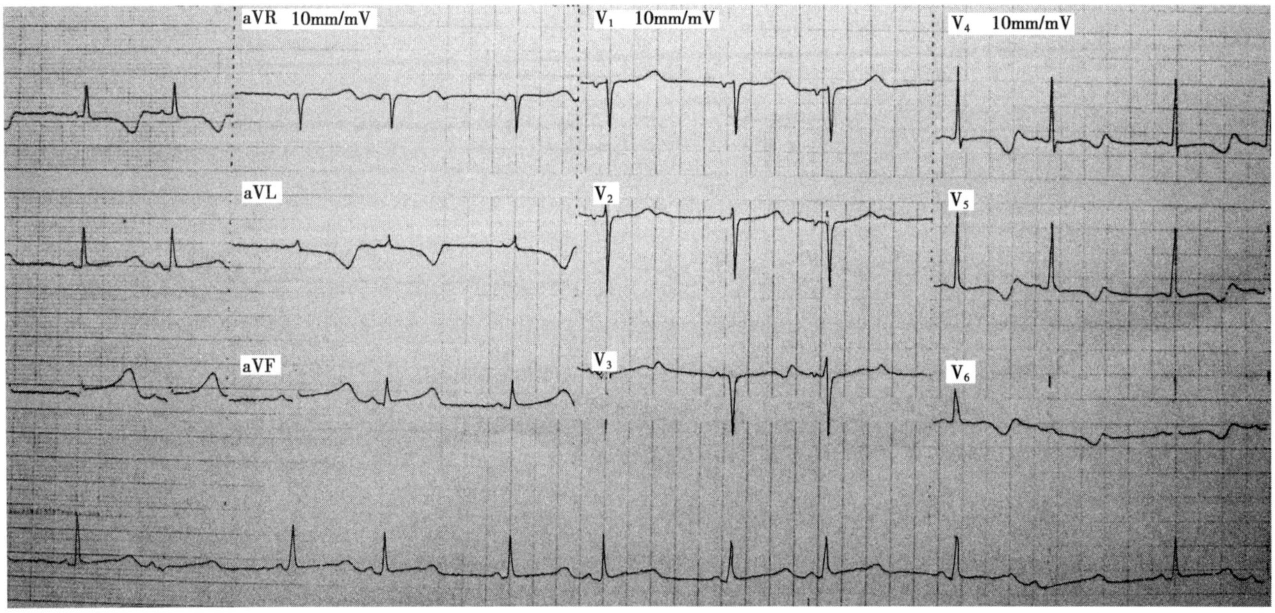

C22-4 长 QT 综合征

病例资料:患者,女性,48 岁,因“反复晕厥 3 天”入院。患者入院 3 天前,突发晕厥,持续约 1 分钟,就诊于当地医院急诊,监护过程中再次发作晕厥,心电图提示:“室性心动过速”,予电复律后复查心电图结果显示:窦性心动过缓,QTc: 0.72s。给予异丙肾上腺素静滴,并转我院治疗。**心电图特征**:窦性心律,心率 75 次/分,QTc:0.56s;多导联双峰 T 波。符合长 QT 综合征 2 型心电图改变。

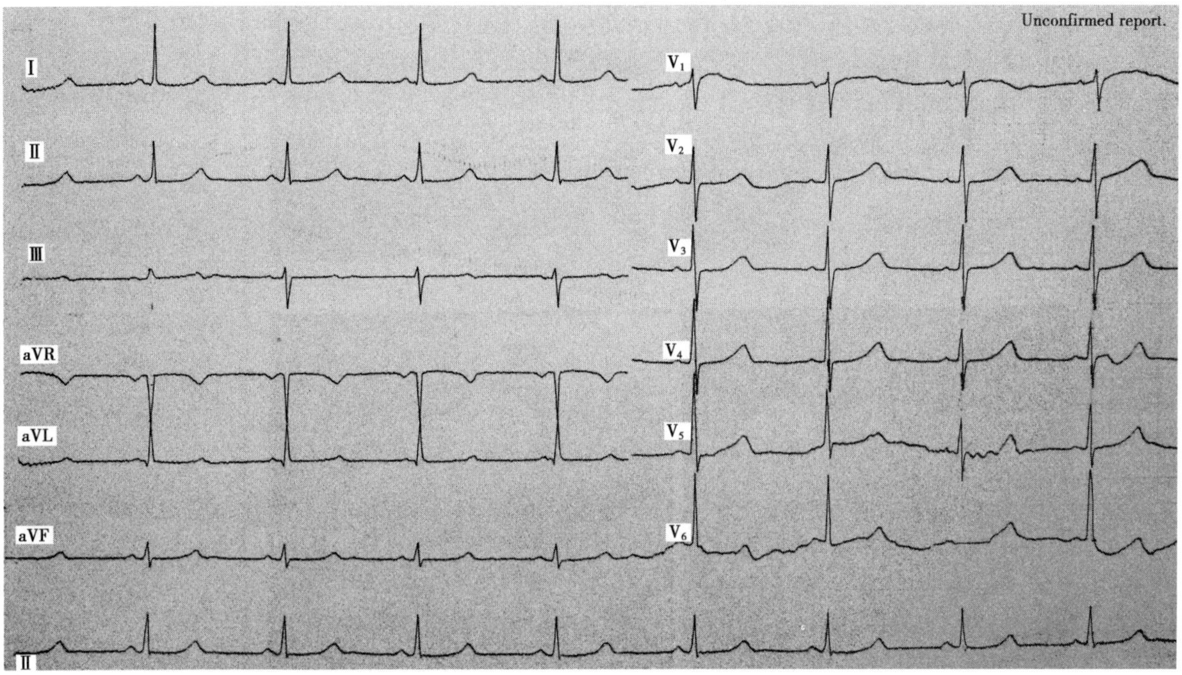

C22-5　长 QT 综合征

病例资料：患者，女性，33 岁，因“发作性意识丧失 2 年”。患者入院前 2 年晨起突发晕厥，伴四肢抽搐，口吐白沫。持续约 2～3 分钟后意识恢复，未行诊治。入院前 1 个月再发晨起晕厥，症状同前，就诊于当地医院急诊，**心电图显示：**“频发室性期前收缩及尖端扭转型室性心动过速”，予电复律，并胺碘酮静脉维持。病情平稳后就诊于我院。**心电图特征：**窦性心律，心率 57 次/分，QTc0.54s，ST 段平直延长，T 波尖锐，起始和终止分明，V_6 导联 T 波双相。符合长 QT 综合征 3 型心电图改变。

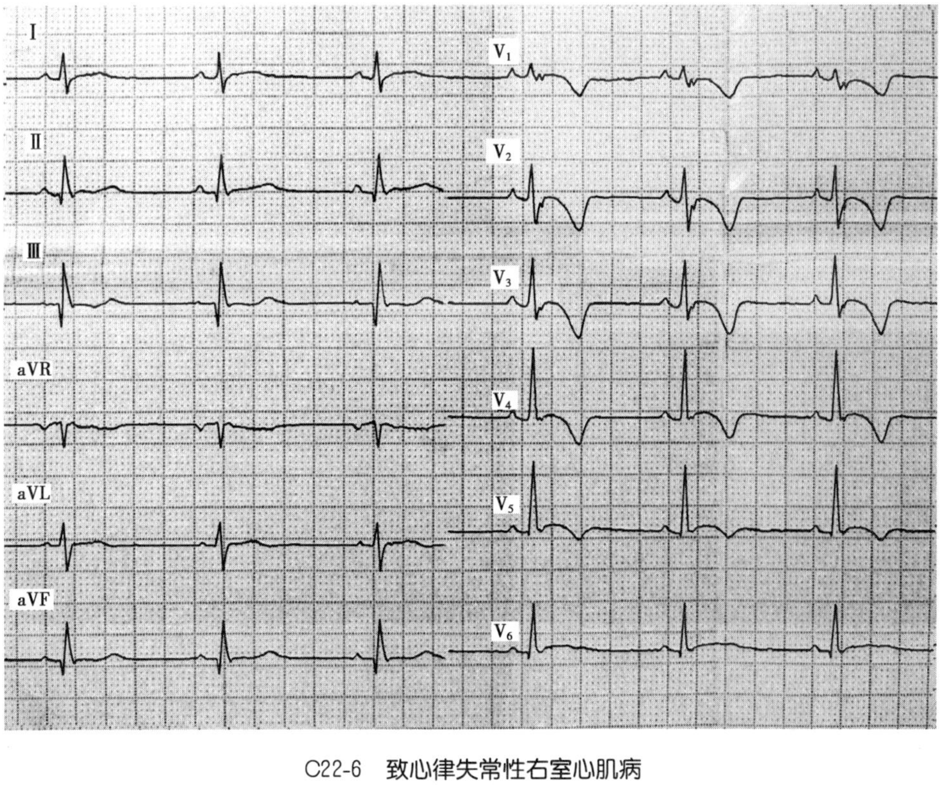

C22-6　致心律失常性右室心肌病

病例资料：患者，男性，24 岁，因“间断心悸 1 年”就诊于我院。患者入院前 1 年起间断发作心悸，伴轻微头晕。多于劳累时发生，每次持续 10～20 分钟不等。**心电图特征**：窦性心律，胸前导联 V_1～V_5 导联 T 波倒置，V_1～V_3 导联 QTS 波群＞0.12s；可见明显的 epsilon 波。考虑 ARVC 诊断。超声心动图提示：右心增大，右心功能偏低。后经心脏磁共振确诊为 ARVC。

（冯 莉　浦介麟　方丕华）

第二十三章

窦性心律失常

本章内容提要：

第一节　心电图概论

一、窦性心动过速

（一）定义

窦性激动的频率，成人心率超过 100 次/分，称为窦性心动过速。

（二）机制

交感神经兴奋及迷走神经张力降低可影响窦房结自律细胞的动作电位，使 4 相上升速度加快，到达阈电位时间缩短，致心率加快。窦性心动过速是人体生理性或病理性应激反应的表现，如运动、恐惧、情绪激动、发热、低血压、心力衰竭或甲状腺功能亢进等均可引起窦性心动过速。

（三）重要概念

1. 窦性心律　凡由窦房结激动引起的心律称为窦性心律（图 23-1）。

2. 窦性 P 波　①Ⅰ、Ⅱ、aVF 导联 P 波直立；②aVR 导联 P 波倒置；③Ⅲ、aVL 导联的 P 波方向不一致，可呈直立、平坦、双向或倒置；④V_1 导联 P 波直立或双向，V_2～V_6 导联 P 波直立，有时出现低双峰；⑤正常直立的 P 波呈圆凸形，P 波的电压在肢体导联不超过 0.25mV，心前导联不超过 0.15mV，其时间不超过 0.11s（图 23-1）。

（四）心电图表现和诊断要点

1. 窦性P波，频率>100次/分（图23-2）。

2. PR间期0.12～0.20s。

3. 可合并传导障碍或异位激动（图23-3）。

二、窦性心动过缓

（一）定义

窦性激动的频率，成人心率低于60次/分，称为窦性心动过缓。

（二）机制

迷走神经张力过度增高或窦房结功能障碍等因素是造成窦性心动过缓的主要原因。Valsalva动作、颈动脉窦按摩、呕吐以及颅内压增高时可出现窦性心动过缓；另外甲状腺功能减退症、低体温、高钾血症、Cheyne-Stokes呼吸时的呼吸暂停期以及心肌缺血发作和一些药物均能引起窦性心动过缓。

（三）心电图表现和诊断要点

1. 窦性P波，频率<60次/分（图23-4）。<45次/分为严重的窦性心动过缓。

2. PR间期>0.12s。

3. 可伴有窦性心律不齐或出现逸搏、干扰性房室脱节。

（四）主要鉴别诊断

1. 2∶1窦房阻滞　2∶1窦房阻滞是每2次窦性激动下传1次，此时如果运动可使2∶1窦房阻滞的心率突然成倍增快或出现高度窦房阻滞，而窦性心动过缓时则心率加快后又逐渐恢复原有的频率。

2. 窦性停搏　窦性停搏PP间期明显延长而无规则变化。

三、窦房结折返性心动过速

（一）定义

指窦房结与邻近的心房组织间发生的激动折返，所引发的窦性回波，连续出现3次以上，折返的周期<600ms时则构成窦房结折返性心动过速。

（二）机制

窦房结折返环包括窦房结、结周纤维组织和高位右房心肌。结周纤维组织的递减性传导特性及窦房结P细胞和心房肌细胞不应期的不一致是形成窦房结折返的基础。窦性折返的形成要求心房肌的不应期要短，使返回心房的激动能再次引起心房除极；而窦房结细胞的相对不应期要长，使激动在窦房结内传导缓慢，心房恢复应激性时间（图23-5）。

（三）重要概念

折返激动：是指心脏的一次激动经过传导再次激动心脏的某一部位的现象。形成折返的三要素：激动传导需要两条径路，一条径路单向阻滞；另一条径路存在缓慢传导。

（四）心电图表现和诊断要点

1. P波形态与窦性P波相同，短阵发作，呈突发突止的特点。

2. 频率较慢100～150次/分，平均130次/分。可被正常窦性心搏所终止（图23-6）。

3. PR间期比窦性心律时略有延长，一般在正常范围内保持1∶1传导，少数可伴有文氏现象。

4. 房性期前收缩、室性期前收缩刺激或心脏的程序刺激可终止或诱发。

5. 兴奋迷走神经可减慢心律，然后突然终止心动过速（图23-7）。

6. 心动过速与窦性心律转换时有心率的突然和明显变化。

（五）主要鉴别诊断

1. 自律性增强的一般的窦性心动过速　窦性心动过速逐渐发生，逐渐停止，无突发突止特点，刺激迷走神经的方法，只能使窦性心动过速频率减慢而不能终止，窦性心动过速对心脏程序刺激无反应，不能终止和诱发；

一般的窦性心动过速可持续几小时，几天或更长。

2. 特发性窦性心动过速　是严重而顽固的窦性心动过速，其特点表现为心率更快（白天＞140 次/分），持续时间更长（几个月、几年），药物反应差，常可导致心动过速性心肌病，鉴别方法与窦性心动过速相同。

3. 自律性房性心动过速　心动过速时 P′波与窦性不同，但与心动过速中的 P′波形态一致，P′R 间期一致，有“温醒现象”，发作倾向于持续性或无休止性（图 23-8）。

4. 折返性房性心动过速　房性心动过速过程中的 P′波形态一致，节律规则，突发突止，无“温醒”现象，心房程序刺激可诱发或终止（图 23-9）。改变右房刺激部位常不能重复诱发房内折返，而心房不同部位的刺激可重复诱发窦房折返。

四、窦房传导阻滞

（一）定义

窦房阻滞是指在窦房结与心房肌组织之间发生传出延缓或完全阻滞，不能下传激动心房。依阻滞程度不同可分为一度、二度、三度窦房阻滞和高度窦房阻滞。

（二）分型与心电图诊断要点

1. 一度窦房传导阻滞　仅有窦房传导时间延长，每次激动均能传到心房，产生窦性 P 波，其 PP 间期无改变，与正常窦性心律完全一样，单纯一度窦房阻滞在体表心电图无法诊断。

2. 二度窦房传导阻滞　二度窦房传导阻滞不仅有激动传导延迟，也可有激动传导脱落，按其表现形式分为二度Ⅰ型窦房传导阻滞（图 23-10）及二度Ⅱ型窦房传导阻滞（图 23-11）。

（1）二度Ⅰ型窦房阻滞心电图表现和诊断要点：①窦性心律；②PP 间期进行性缩短直至 P 波脱落，出现长的 PP 间期；③长 PP 间期短于最短 PP 间期的 2 倍；④长 PP 间期之前的 PP 间期最短；⑤窦房传导比例常为 3∶2、4∶3、5∶4 等。

（2）二度Ⅱ型窦房阻滞心电图表现和诊断要点：①窦性心律；②在规则的 PP 间期中突然出现一个长 PP 间期；③长 PP 间期为短 PP 间期的整数倍；④窦房传导比例常为 3∶2、4∶3、5∶4 等。

3. 高度窦房传导阻滞　高度窦房阻滞指大部分窦性激动不能下传心房（图 23-12）。

心电图表现和诊断要点：

（1）间歇性 P 波缺如，常出现逸搏或逸搏心律。

（2）长的窦性 PP 间期与短的 PP 间期是 3∶1 以上的倍数关系。

4. 三度窦房传导阻滞　窦房结冲动在窦房交界处全部受阻不能下传至心房。

心电图表现和诊断要点：

（1）窦性 P 波完全消失，心室由房室交界处异位起搏点激动，QRS 波形态正常，节律规则，频率 40～60 次/分，与窦性停搏在体表心电图无法区别。在三度窦房阻滞时可见到房性逸搏或房性逸搏心律，而窦性停搏时，低位节律点往往也受到抑制而不出现逸搏。

（2）三度窦房阻滞有时可通过阿托品试验得到证实。静脉注射阿托品后如窦房传导功能改善，由三度阻滞转为二度阻滞时，说明为窦房阻滞，窦房传导功能不改善者即为窦性静止。

（三）重要概念

1. 阻滞　是指心肌激动在传导途径中遇到某部位心肌的有效不应期呈病理性延长，此时使传导延迟或完全中断。

2. 文氏现象　是指心脏传导系统任何部位的传导逐渐减慢，最后发生传导中断的传导阻滞现象。

（四）主要鉴别诊断

窦性心动过缓：2∶1 窦房阻滞是每 2 次窦性激动下传 1 次，此时如果运动可使 2∶1 窦房阻滞的心率突然成倍增快或出现高度窦房阻滞，而窦性心动过缓时则心率加快后又逐渐恢复原有的频率。

五、窦性停搏

（一）定义

窦房结在较长时间内不能产生激动，使心房或心室暂时不能除极，称为窦性停搏（见第二节图 23-13、图 23-14）。

（二）机制

窦房结本身不能起搏引起窦性静止、完全性窦房阻滞及心房肌对窦房结激动不产生反应。

（三）心电图表现和诊断要点

1. P 波形态正常，突然出现长的 PP 间期内无 P-QRS-T 波群。

2. 停搏时间长短不等，多在 1.5～3s 之间，个别人可达 5s，常呈间歇发作。

3. 长 PP 间期与正常窦性间期不呈倍数关系。

（四）鉴别诊断

1. 窦房阻滞　二度窦房阻滞长间歇的 PP 间期为基本窦性间期的 2 倍或 3 倍，但在窦性停搏时长 PP 间期与短的 PP 间期不成倍数关系（图 23-15）。与三度窦房阻滞在体表心电图极难鉴别。

2. 窦性心律不齐　窦性心律不齐时，PP 间期通常是逐渐延长，且有时相性。

3. 房性期前收缩未下传　房性期前收缩未下传与逆传 P 波至少在一些导联上由于前面 T 波形态改变而能识别。

六、病态窦房结综合征

（一）定义

窦房结本身及其周围组织的器质性病变，或由于各种外在因素的影响导致窦房结冲动形成或传出障碍而产生多种心律失常和临床症状的综合征。

（二）机制

广义地讲，病态窦房结综合征的病因分为窦房结内病变（内源性窦房结功能障碍）和窦房结外因素（外源性窦房结功能障碍）两大类。

（三）分型

1. 单纯病态窦房结综合征型　病变主要局限在窦房结，包括 P 细胞和 T 细胞。

2. 慢-快综合征型　病变除累及窦房结外、心房或结周区也受累（主要为纤维化或变性）。

3. 双结病变型或全传导系统病变　所谓双结指窦房结和房室结，如有房内或束支阻滞则称全传导系统病变。

（四）心电图表现和诊断要点

1. 持续、严重的窦性心动过缓（<45 次/分）（图 23-15），常伴交界性或室性逸搏。

2. 窦性停搏和窦房阻滞（图 23-16）。

3. 窦房阻滞合并房室阻滞。

4. 房性或交界性逸搏心律（图 23-17）。

5. 心动过缓-过速综合征（图 23-18、图 23-19）。

6. 缓慢性窦性心律合并心脏多部位传导阻滞（图 23-20）。

第二节 图 谱

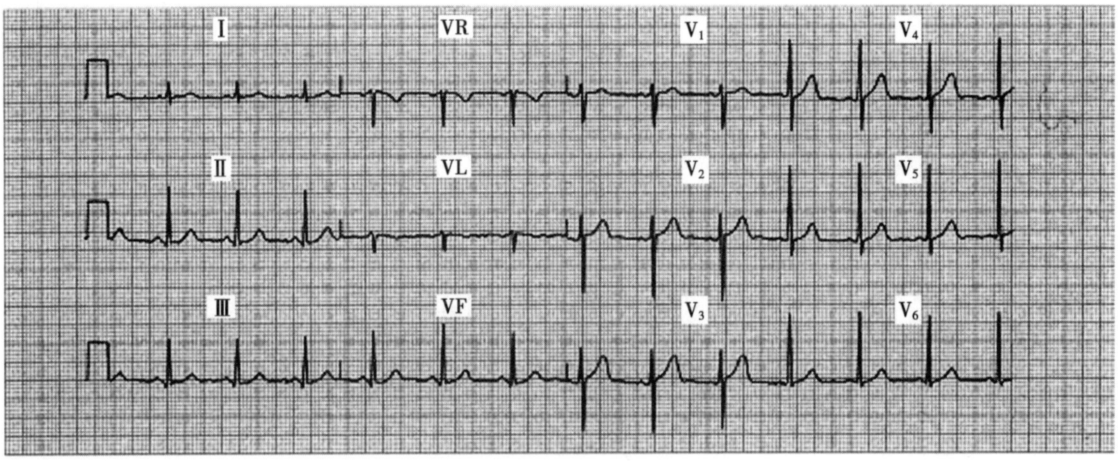

图 23-1 正常窦性心律心电图

$P_{Ⅰ}$、$P_{Ⅱ}$、P_{aVF}直立，P_{aVR}倒置，频率 75 次/分，PR 间期>0.12s。

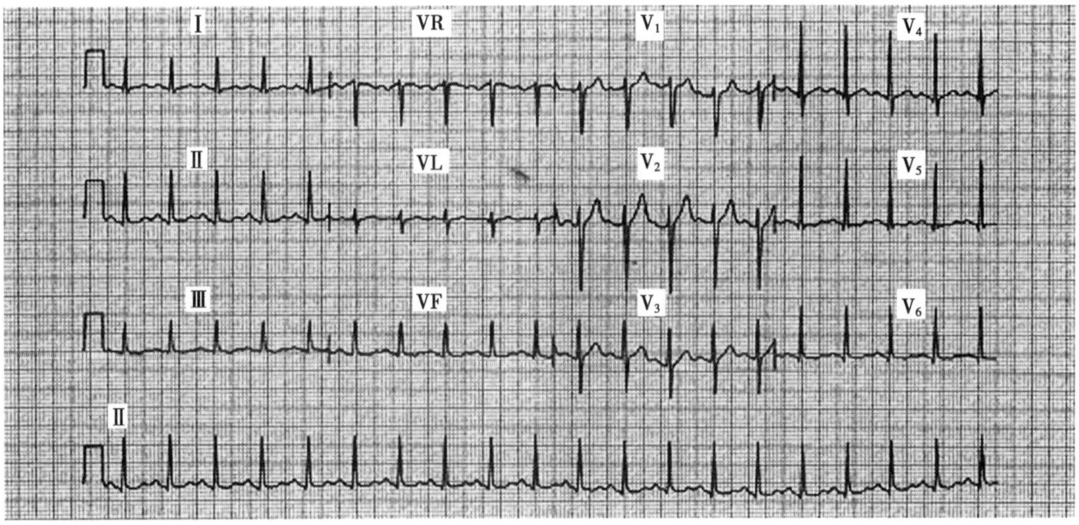

图 23-2 窦性心动过速

$P_{Ⅰ}$、$P_{Ⅱ}$、P_{aVF}直立，P_{aVR}倒置，频率 120 次/分，PR 间期>0.12s。

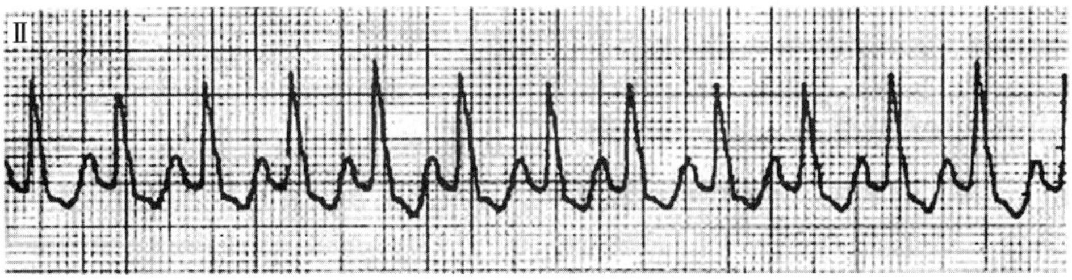

图 23-3 窦性心动过速伴左束支阻滞心电图，心率 150 次/分

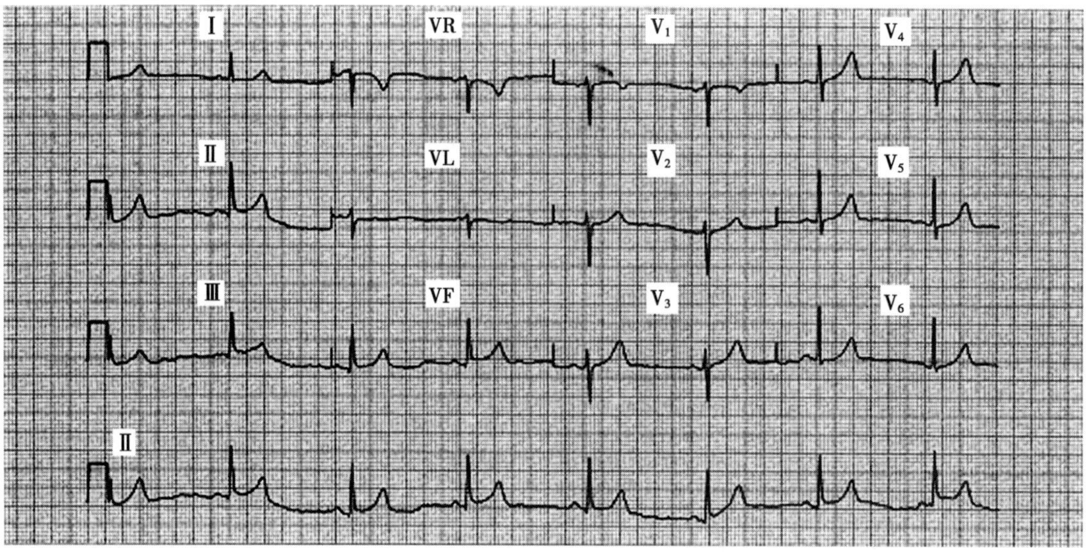

图 23-4　窦性心动过缓

P_{I}、P_{II}、P_{aVF}直立，P_{aVR}倒置，频率 46 次/分，PR 间期>0.12s。

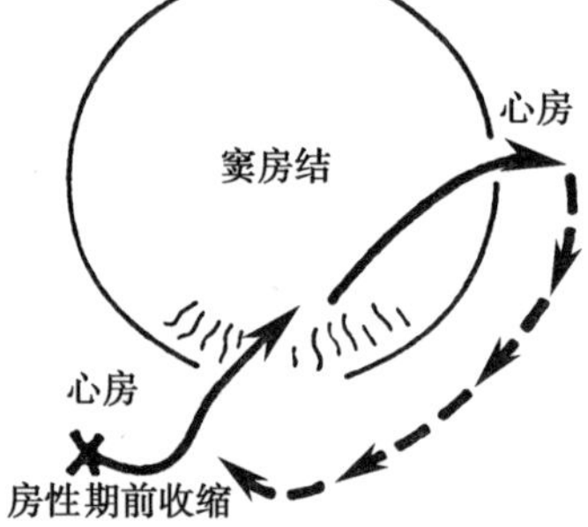

图 23-5　窦房结折返机制示意图

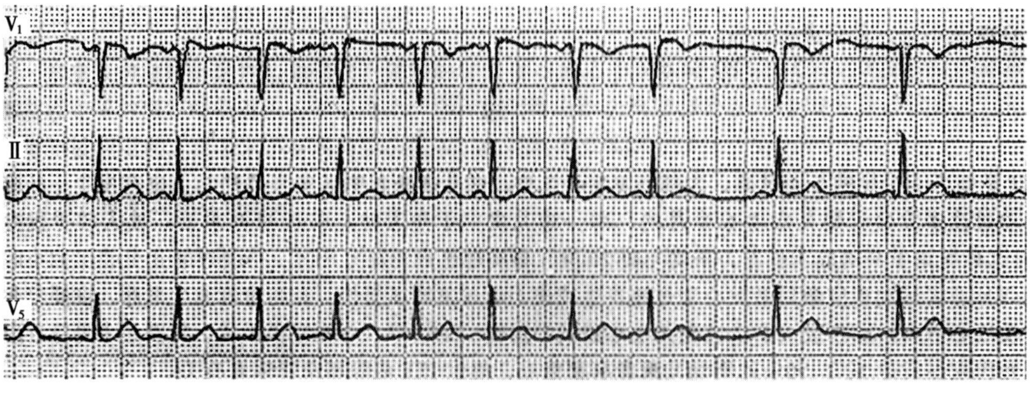

图 23-6　窦房结折返性心动过速

心动过速突发突止，P 波形态与窦性心律一致。

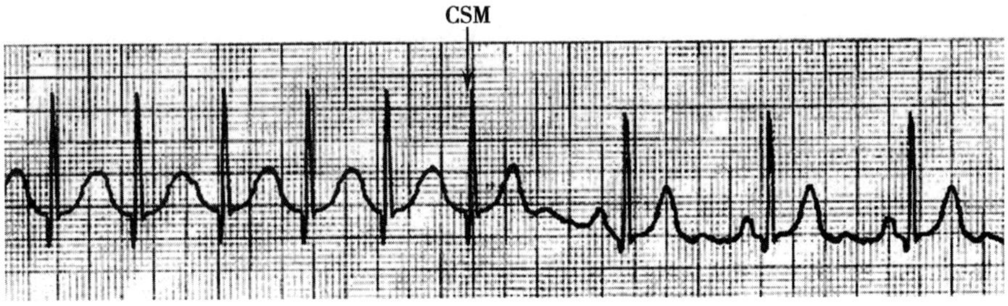

图 23-7　窦房折返性心动过速

开始 6 个心搏为心动过速，压迫颈动脉窦(CSM)后，突然心率减慢显示窦性心律，提示为窦房折返性心动过速。

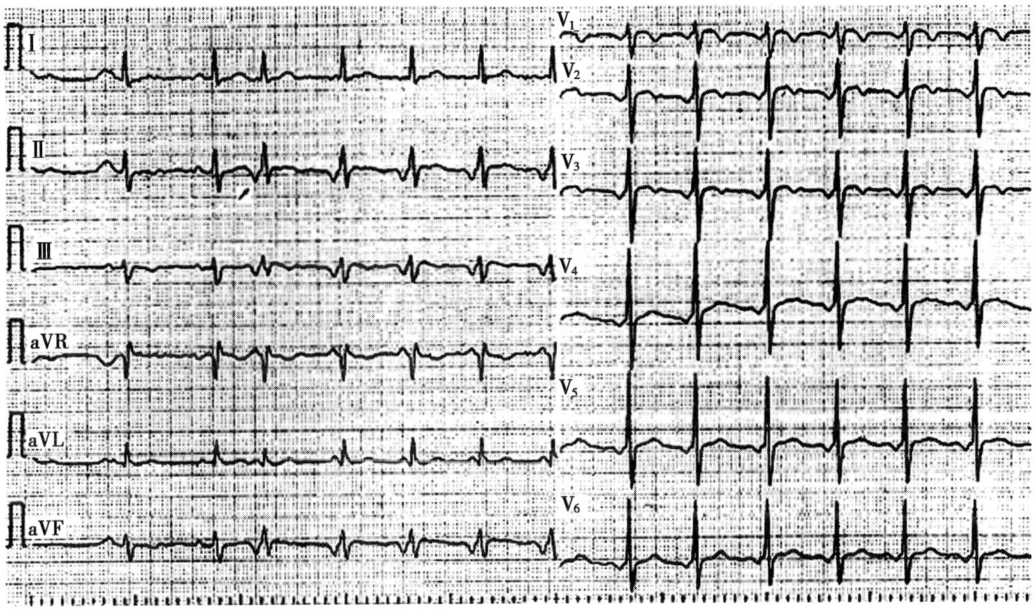

图 23-8　自律性房性心动过速

图示一个房性期前收缩诱发心动过速(箭头所示)，期前收缩形态及 P′R 间期与其后心动过速时一致，心动过速开始时可见速率逐渐增快，及“温醒”现象，提示自律性房性心动过速。

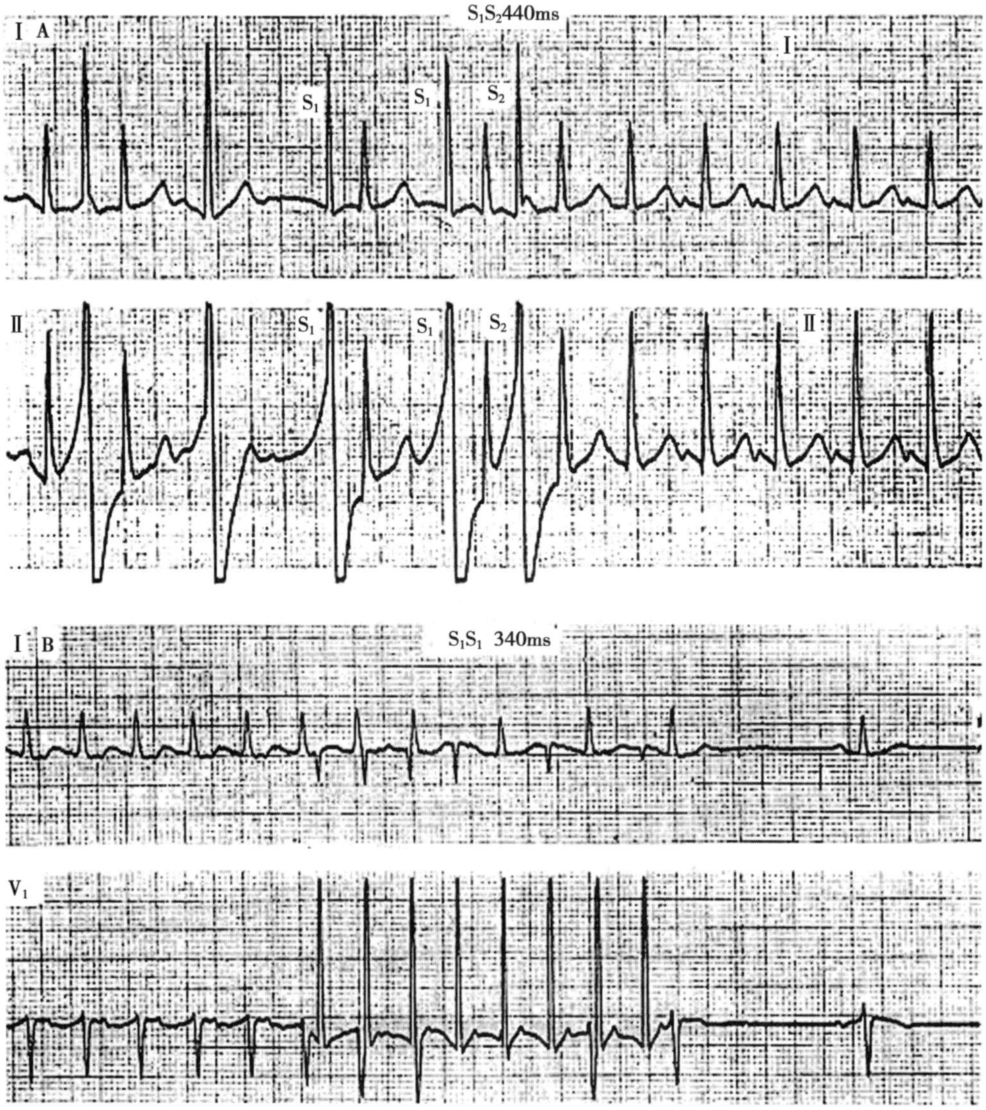

图 23-9　折返性房性心动过速

图 23-9A 示 S_1S_2 440ms 诱发心动过速，P′在Ⅰ、Ⅱ导联直立，P′R 间期 120ms，考虑为房性心动过速；图 23-9B 示 S_1S_1 刺激 340ms 时终止心动过速，恢复窦性心律，对比心动过速时 P′波形态不同于窦性心律，支持折返性房性心动过速。

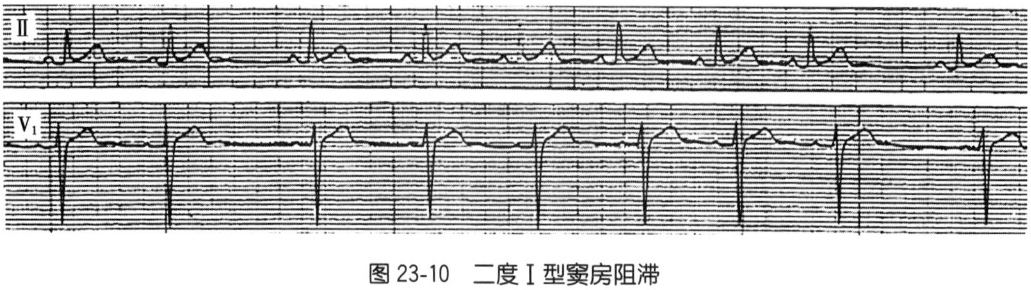

图 23-10　二度Ⅰ型窦房阻滞

PP 间期逐渐缩短，而后出现长 PP 间歇，周而复始反复出现，上下两行非同步记录。

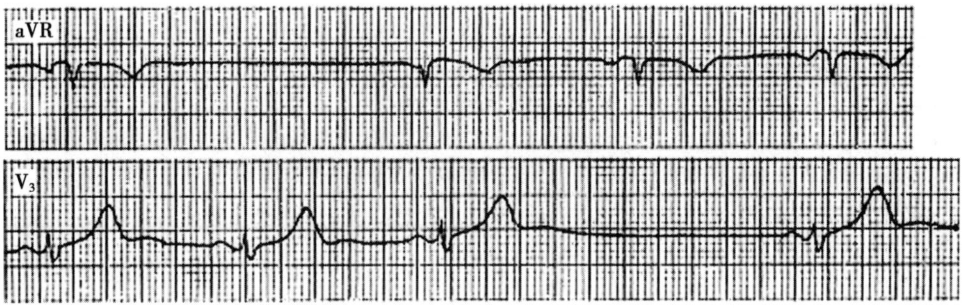

图 23-11　窦性心动过缓，二度Ⅱ型窦房阻滞伴房室交界性逸搏

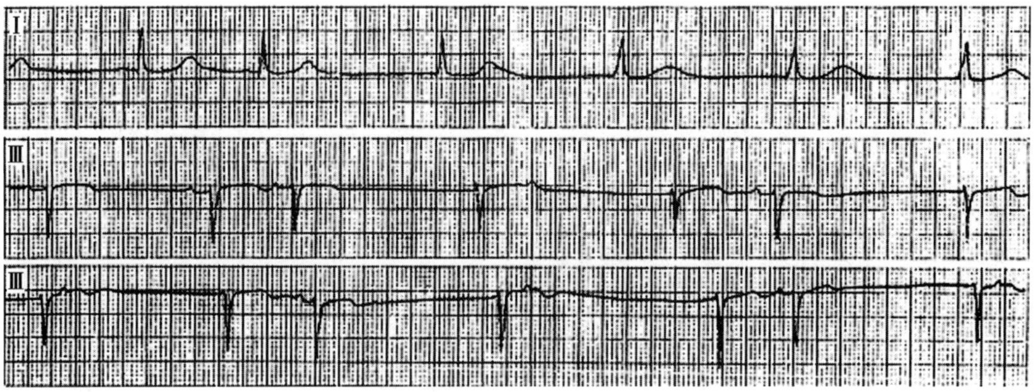

图 23-12　高度窦房阻滞伴房室交界性逸搏或逸搏心律

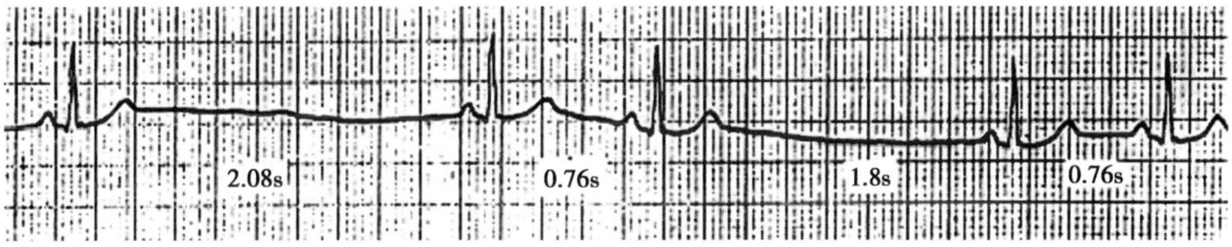

图 23-13　窦性停搏(1)

基础窦性 PP 间期为 0.76s，两个长 PP 间期分别为 2.08s 和 1.8s，长 PP 间期与短 PP 间期无倍数关系。

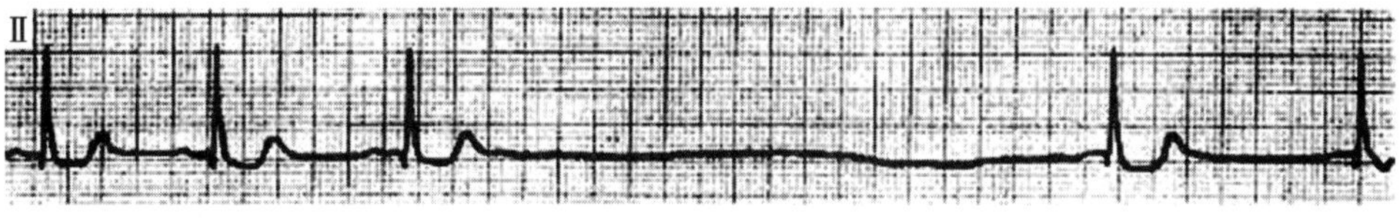

图 23-14　窦性停搏(2)

心电图示窦性心律，窦性停搏长达 4.0s，最后两次心搏为交界性逸搏，最后一个交界性逸搏伴有心房回波。

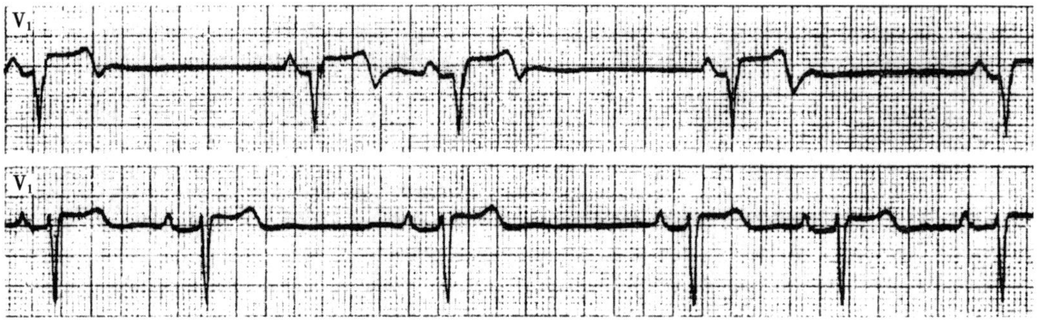

图 23-15 窦性停搏(3)

图中上行示二度Ⅱ型窦房阻滞,长 PP 间期为短 PP 间期的 2 倍;下行示窦性停搏,长 PP 间期与短 PP 间期无倍数关系。

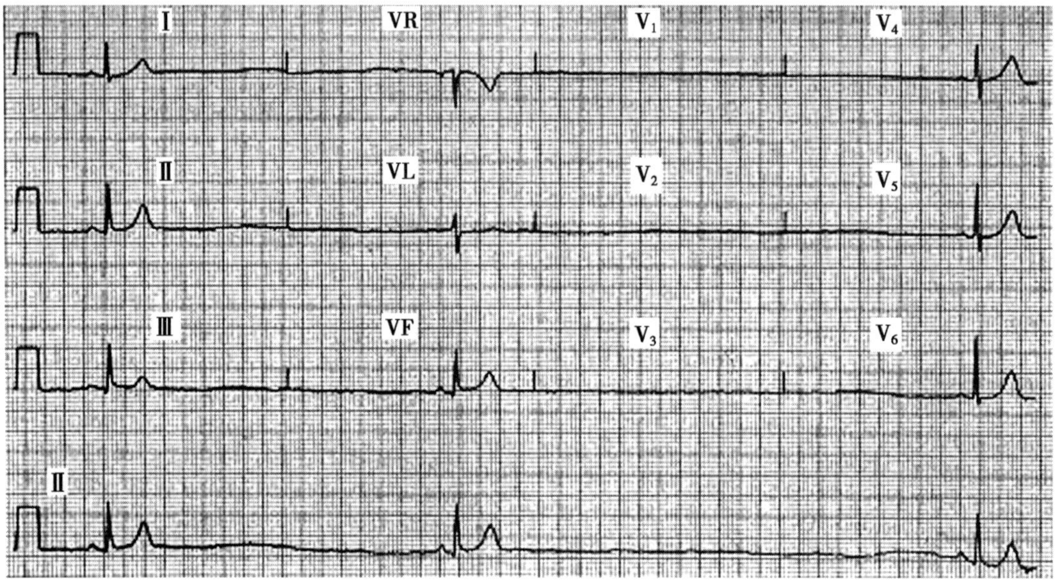

图 23-16 病态窦房结综合征:窦性心动过缓

窦性心律,有时心律降至 12 次/分,V_1、V_2 导联没有记录到 QRS 波。

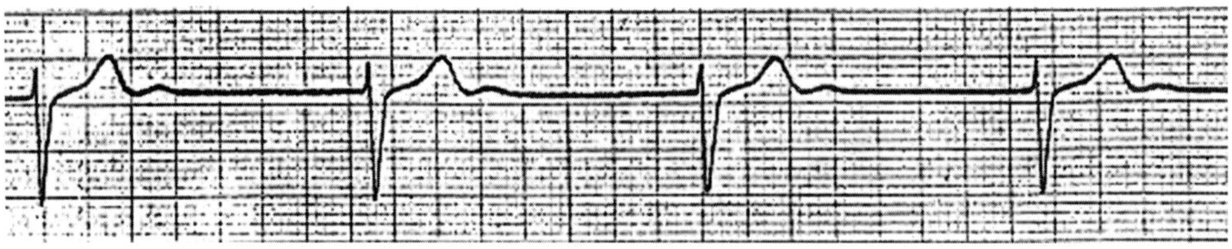

图 23-17 窦性停搏,交界性逸搏心律

整幅心电图未见窦性 P 波,窦性停搏时间较长,代之以交界性逸搏心律。

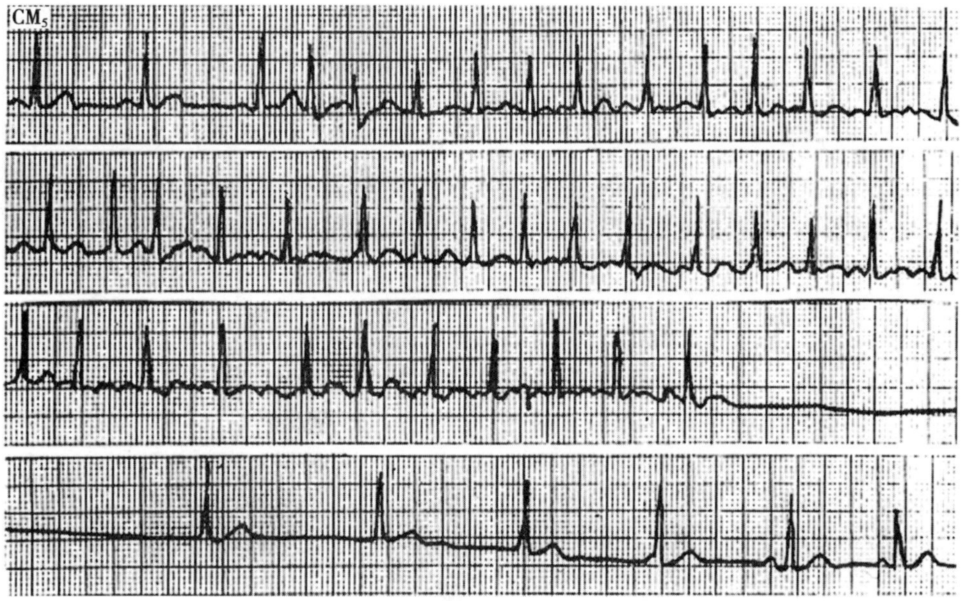

图 23-18　病态窦房结综合征:心动过缓-心动过速综合征

心房颤动停止后窦性心律尚未恢复,交界性逸搏心律维持一段时间后,窦性心律渐恢复。

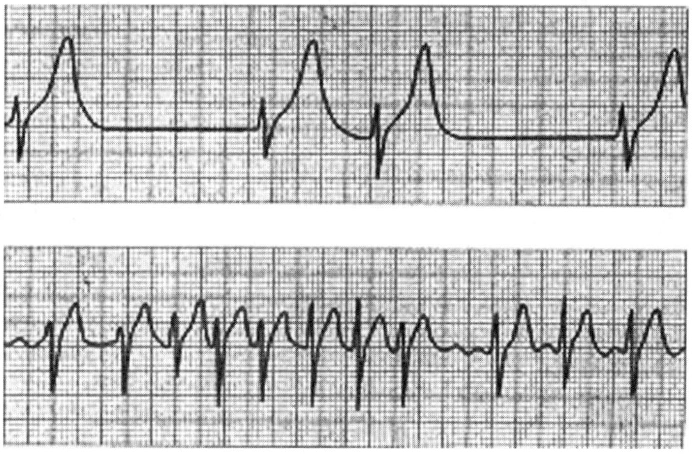

图 23-19　病态窦房结综合征:心动过缓-心动过速综合征

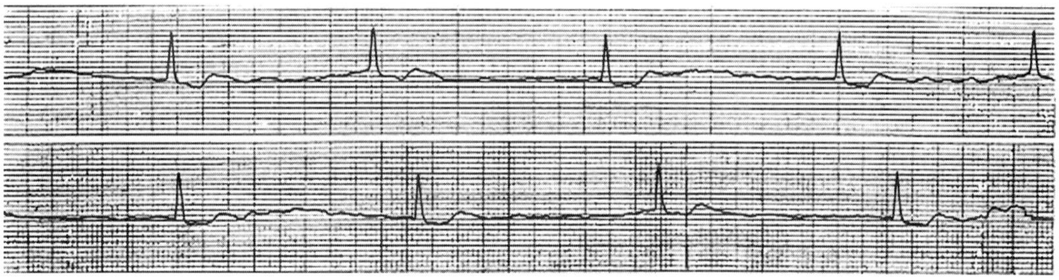

图 23-20　持续性心房颤动伴三度房室阻滞

上下两条心电图为连续记录。男性,72 岁,既往心电图显示窦性心动过缓,一度房室阻滞。此次因阵发性胸闷、心悸就诊、心电图示:心房颤动,心室率缓慢且匀齐,约 32 次/分。

第三节 病 例 思 考

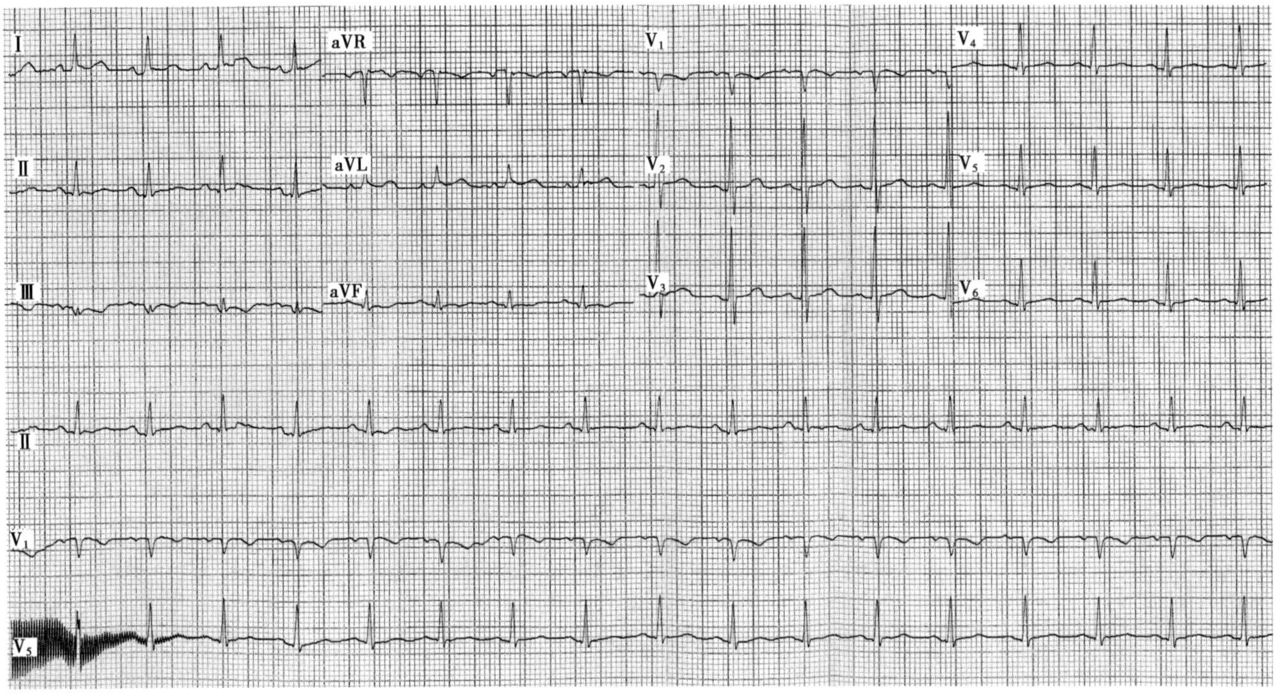

C23-1 窦性心动过速(1)

临床资料:患者,男,59 岁。患者因发作性胸痛 4 年多,加重 1 个多月于 2007 年 12 月 13 日入院。患者于 4 年多前始,无明显原因出现胸痛发作,胸痛位于胸骨后下段,呈压榨样疼痛,无肩背部放射痛,多于活动时发作,休息后或含服速效救心丸后症状很快缓解,每次发作持续时间约 3～5 分钟。入院后拟诊为冠状动脉粥样硬化性心脏病、劳力型心绞痛。**心电图特征:**窦性心律,Ⅰ、Ⅱ、aVF 导联 P 波直立,aVR 导联 P 波倒置,Ⅲ、aVL 导联的 P 波方向不一致,V_1～V_6 导联 P 波直立。心动过速时频率为 103 次/分,PR 间期 0.13s,QT 间期 0.30s,正常心电轴＋30°。**心电图诊断:**窦性心动过速。**鉴别诊断:**房性心动过速。**讨论:**患者多于活动后发生窦性心动过速,是逐渐发生、逐渐终止的,且发作时的窦性 P 波与发作前的窦性 P 波相同。心动过速时窦性 P 波的频率大于 100 次/分,且 PR 间期≥0.12s。

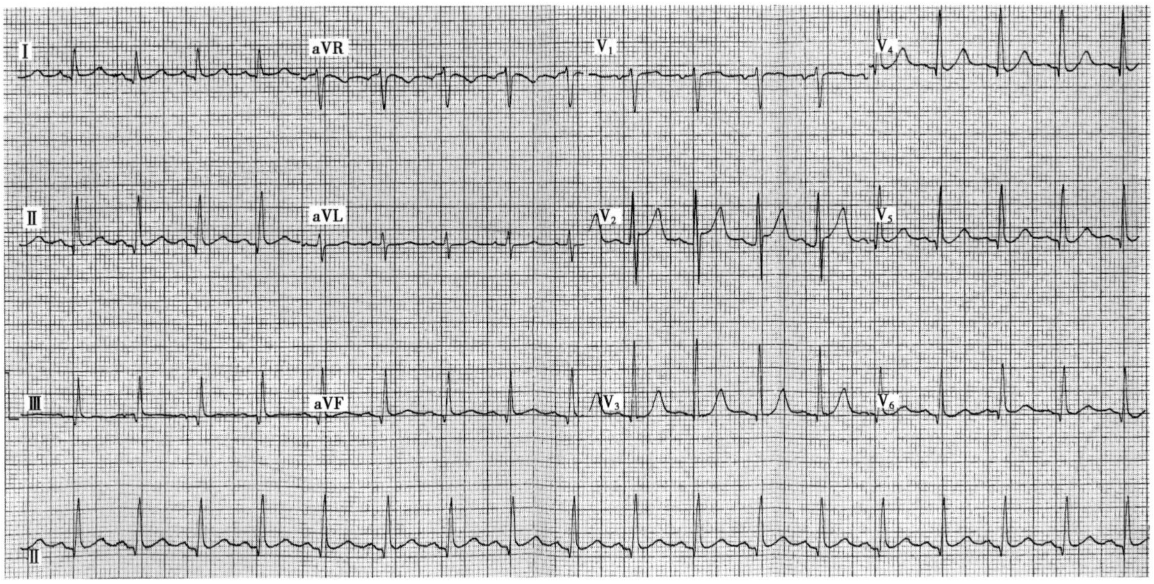

C23-2 窦性心动过速(2)

临床资料:患者,男,65岁。患者因间断胸骨后发作性疼痛4年于2007年12月19日入院。患者4年前于中等体力活动后出现心前区汗出,胸闷、憋气,休息后缓解,于3个月前症状加重,在我院门诊诊断为冠状动脉粥样硬化性心脏病。**心电图特征:**窦性心律,Ⅰ、Ⅱ、aVF导联P波直立,aVR导联P波倒置,Ⅲ、aVL导联的P波方向不一致,V_1导联P波直立或双向,$V_2 \sim V_6$导联P波直立。心动过速时频率为110次/分,PR间期0.14s,QT间期0.32s,正常心电轴+63°。**心电图诊断:**窦性心动过速。**鉴别诊断:**房性心动过速。**讨论:**患者多于活动后发生窦性心动过速,是逐渐发生、逐渐终止的,且发作时的窦性P波与发作前的窦性P波相同。心动过速时窦性P波的频率大于100次/分,且PR间期≥0.12s。

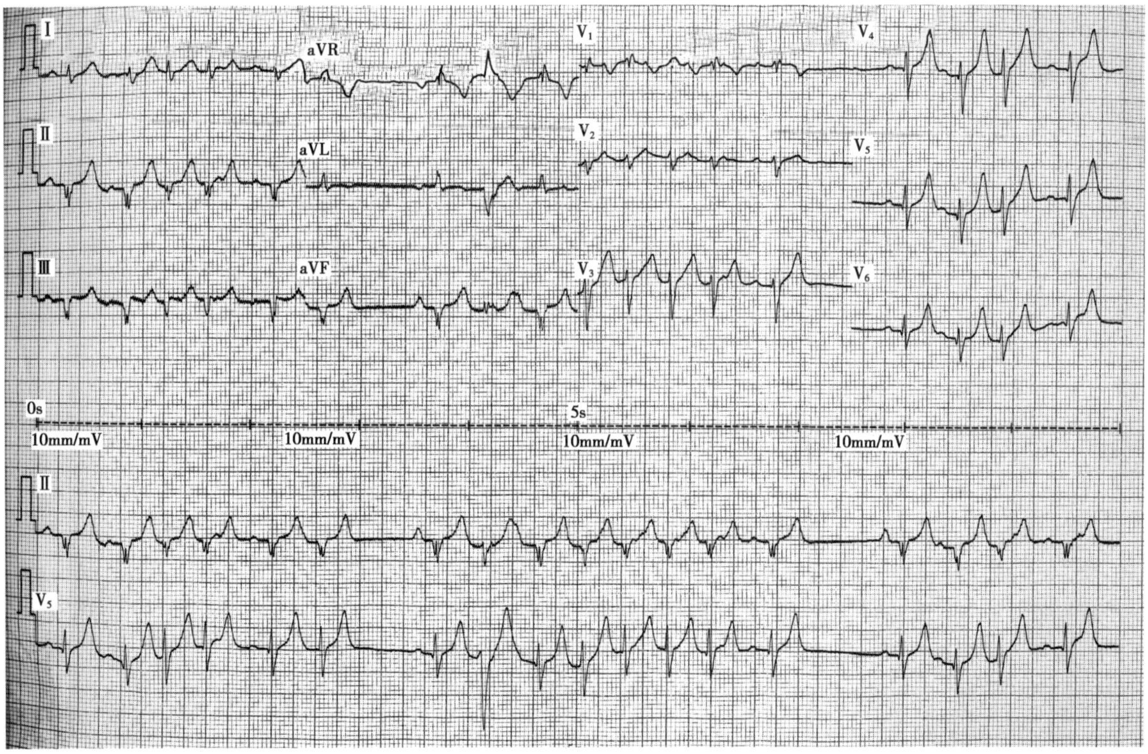

C23-3 窦性心动过速(3)

临床资料:患者,女,39 岁。患者因发现心率慢 1 年,胸闷、胸痛 3 个月于 2007 年 6 月 6 日入院。患者 1 年前在体检时发现心率慢,动态心电图显示窦性心动过缓,窦性停搏。3 个月前出现持续性胸闷、胸痛,持续不缓解,时有头晕、黑矇、出汗、恶心、呕吐,日常活动明显受限,初步诊断为窦性心动过缓,窦性停搏收入院。**心电图特征:**窦性心律,频率为 34 次/分,PR 间期 0.16s,QT 间期 0.52s。正常心电轴+44°。**心电图诊断:**窦性心动过缓。**鉴别诊断:**①2∶1 窦房阻滞;②窦性停搏;③二联律形式的房性期前收缩未下传。**讨论:**患者因发现心率慢,且出现持续性胸闷、胸痛,持续不缓解,还伴有头晕、黑矇等,窦性 P 波的频率为 34 次/分,小于 60 次/分,PR 间期>0.12s,又未见 T 波有错折或切迹等,故考虑窦性心动过缓。

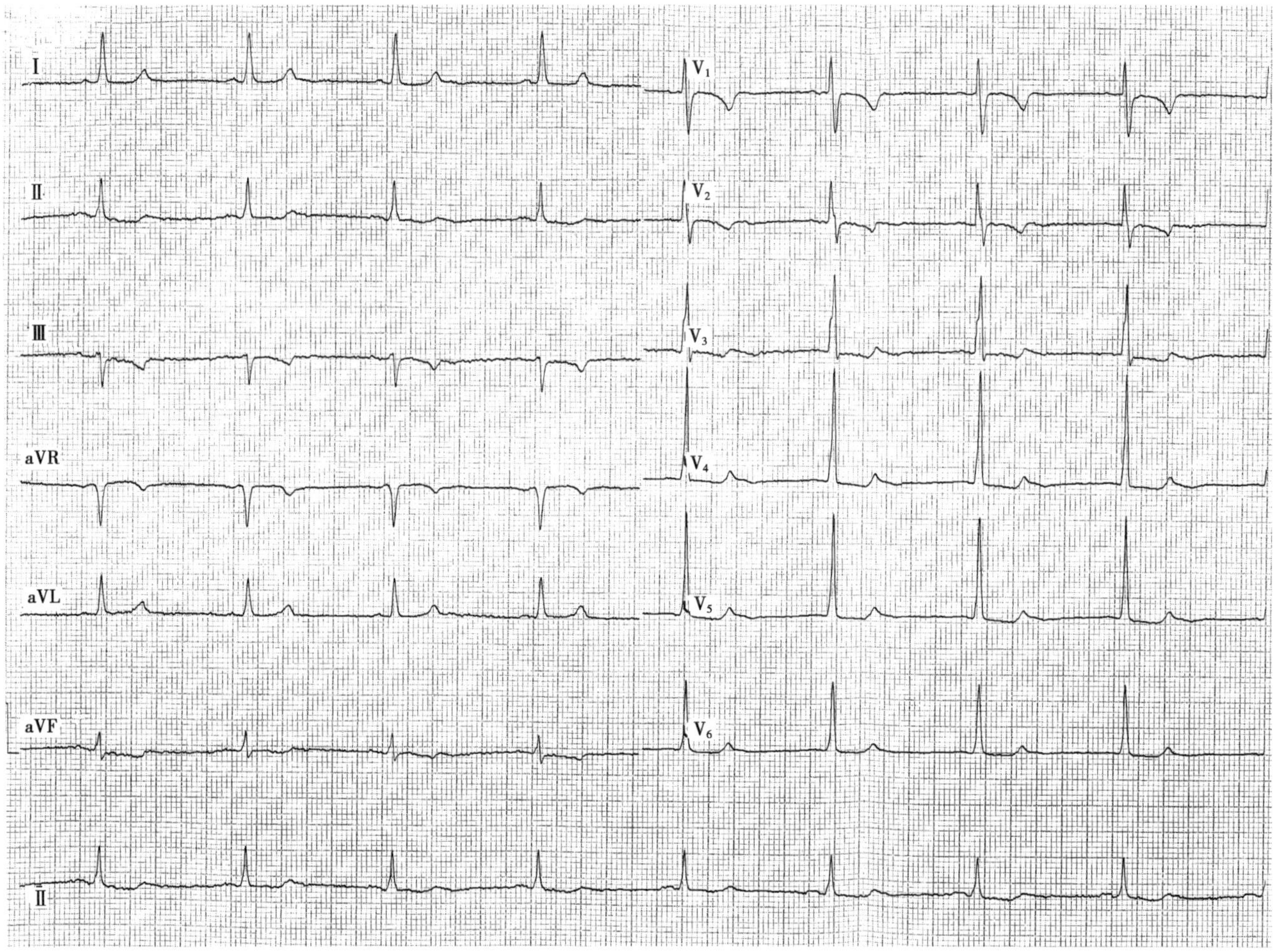

C23-4 窦性心动过缓

临床资料:患者,女,62 岁。患者因发现心脏杂音 12 年,活动后胸闷、气短 2 个月于 2006 年 12 月 6 日入院。患者于 12 年前查体时发现有心脏杂音,曾于当地医院诊断为风湿性心脏病、主动脉瓣关闭不全。1 年前曾因感冒后出现胸闷、气短,2 个月前开始出现活动后胸闷、气短明显,伴双下肢水肿,一般体力活动即出现胸闷、喘息、憋气,休息后可缓解,夜间睡眠时有憋醒,需坐起后缓解,无胸痛发作,无发热等,为进一步诊治入我院。**心电图特征:**窦性心律,频率为 51 次/分,PR 间期 0.16s,QT 间期 0.44s。心电轴轻度左偏+6°。V_3~V_6 导联 ST 段水平型压低 0.05mV,V_1 导联 T 波倒置。**心电图诊断:**窦性心动过缓,ST-T 改变。**鉴别诊断:**①2∶1 窦房阻滞;②窦性停搏;③二联律形式的房性期前收缩未下传。**讨论:**患者因有心脏杂音,活动后胸闷、气短等诊断为瓣膜性心脏病,还伴有双下肢水肿,夜间憋醒,需坐起后缓解,提示心功能不好。窦性 P 波的频率为 51 次/分,小于 60 次/分,PR 间期>0.12s,又未见 T 波有明显的错折或切迹,故考虑为窦性心动过缓。

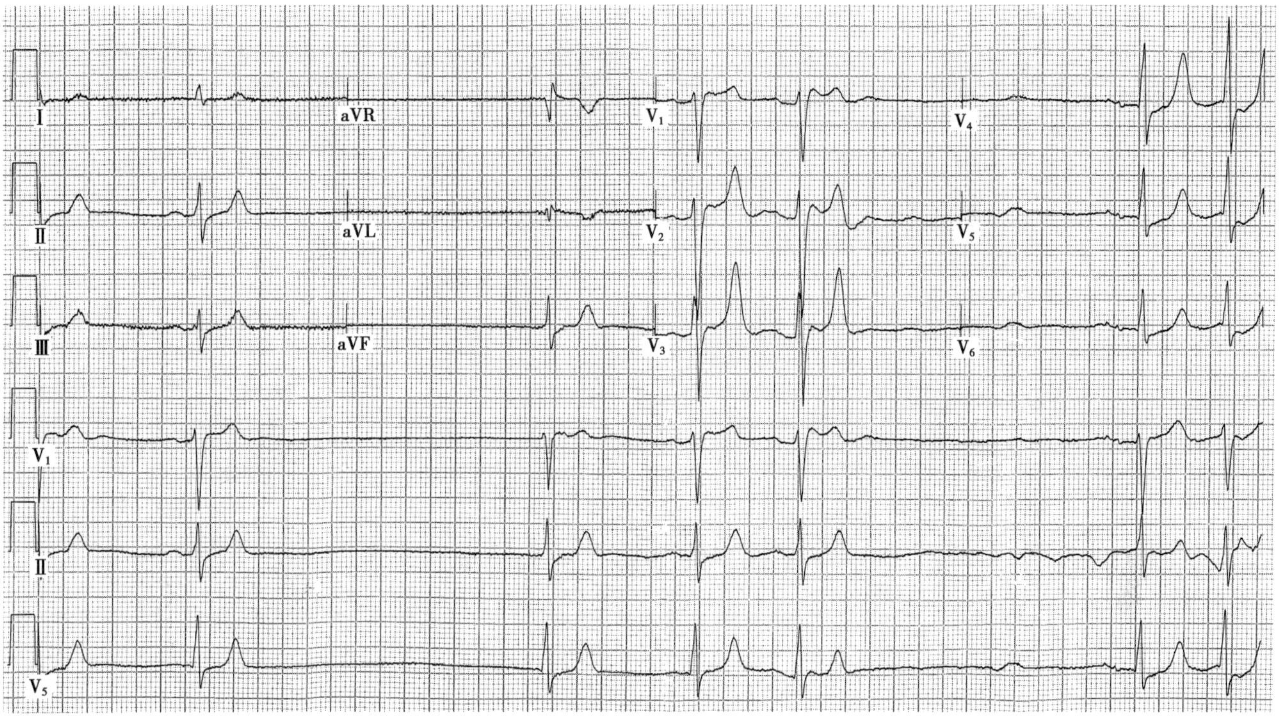

C23-5　**窦性停搏**(1)

临床资料:患者,女,39 岁。患者反复胸闷、心悸、头晕 10 年,加重 2 年于 2005 年 11 月 29 日入院。患者 10 年前开始活动及劳累后出现胸闷、心悸、头晕、全身乏力等,休息后可自行缓解。近两年来上述症状加重,曾活动时自觉心慌、胸闷、头晕,继而黑矇、晕厥,1 分钟后缓解,自行苏醒。入院后诊断为病态窦房结综合征。**心电图特征**:窦性心律,71 次/分。PR 间期 0.20s,QT 间期 0.48s。Ⅰ导联的 QRS 波群呈 Rs 型,Ⅲ导联的 QRS 波群呈 RS 型,心电轴中度左偏$-2°$。长 PP 间期(2.86s)大于两倍的窦性 PP 的间期(0.84s),且没有倍数关系,第 2 个心搏为交界性逸搏。**心电图诊断**:窦性心律,窦性停搏,交界性逸搏,电轴中度左偏。**鉴别诊断**:①窦房阻滞;②窦性心律不齐;③房性期前收缩未下传。**讨论**:患者反复出现的胸闷、头晕、全身乏力,继而黑矇、晕厥,临床上考虑长间歇的存在,且长 PP 间期大于两倍的窦性 PP 的间期,又无倍数关系,支持为窦性停搏。T 波形态又无改变,故不考虑为房性期前收缩未下传。

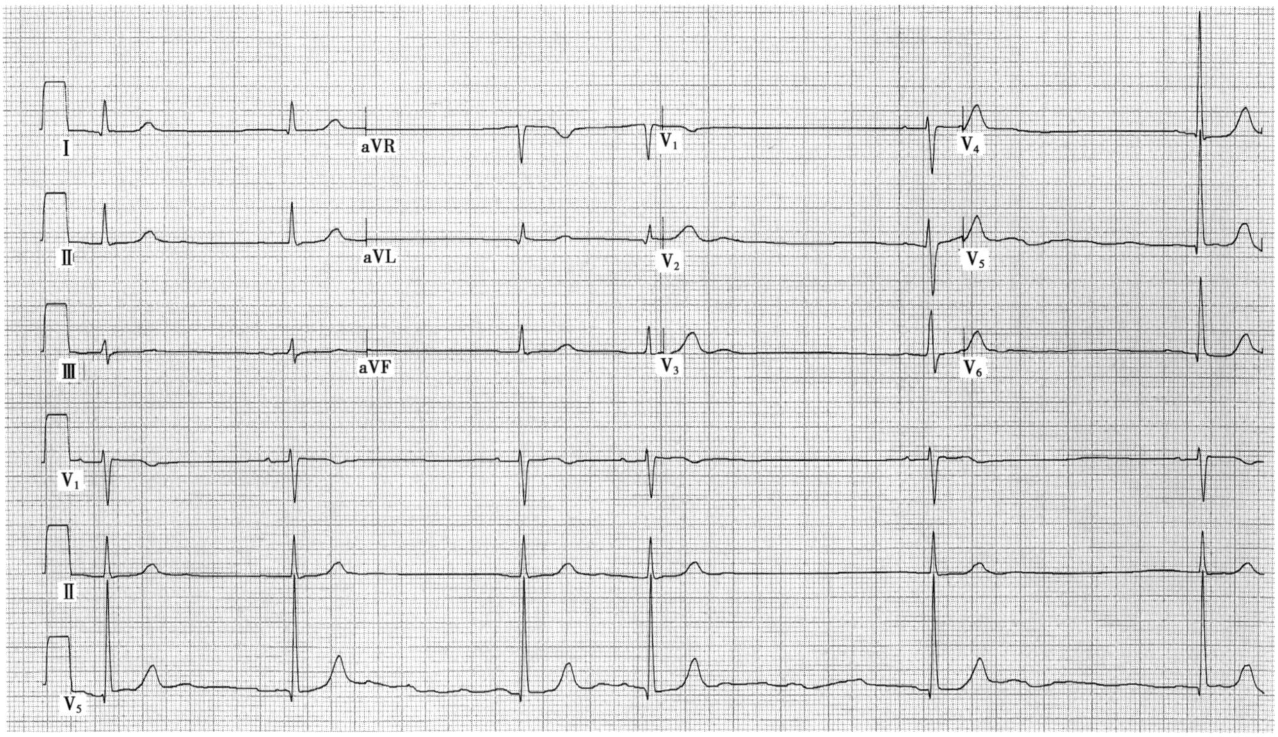

C23-6 窦性停搏(2)

临床资料:患者,女,69岁。患者因阵发性头晕、胸闷1年于2007年11月19日入院。患者近1年来无明显诱因反复出现头晕,伴视物旋转,无心慌,无恶心,无黑矇,无意识丧失,无胸闷,坐下休息2～3分钟后缓解,未自测心率、血压。情绪激动时出现胸闷,伴气短,无胸痛,无肩背部放射痛,无头晕,无心慌,休息2～3分钟缓解,无夜间憋醒。于2007年10月29日就诊,动态心电图提示窦性停搏,短阵房性心动过速,交界性逸搏,初步拟诊为病态窦房结综合征。**心电图特征:**窦性心律,56次/分。PR间期0.21s,QT间期0.48s。正常心电轴+30°。长PP间期(2.38s)大于两倍的窦性PP的间期(1.08s),且没有倍数关系。**心电图诊断:**窦性心律,窦性停搏。**鉴别诊断:**①窦房阻滞;②窦性心律不齐;③房性期前收缩未下传。**讨论:**患者反复出现的阵发性头晕、胸闷,伴视物旋转,临床上考虑长间歇的存在,且长PP间期大于两倍的窦性PP的间期,又无倍数关系,支持为窦性停搏。T波形态又无改变,故不考虑为房性期前收缩未下传。

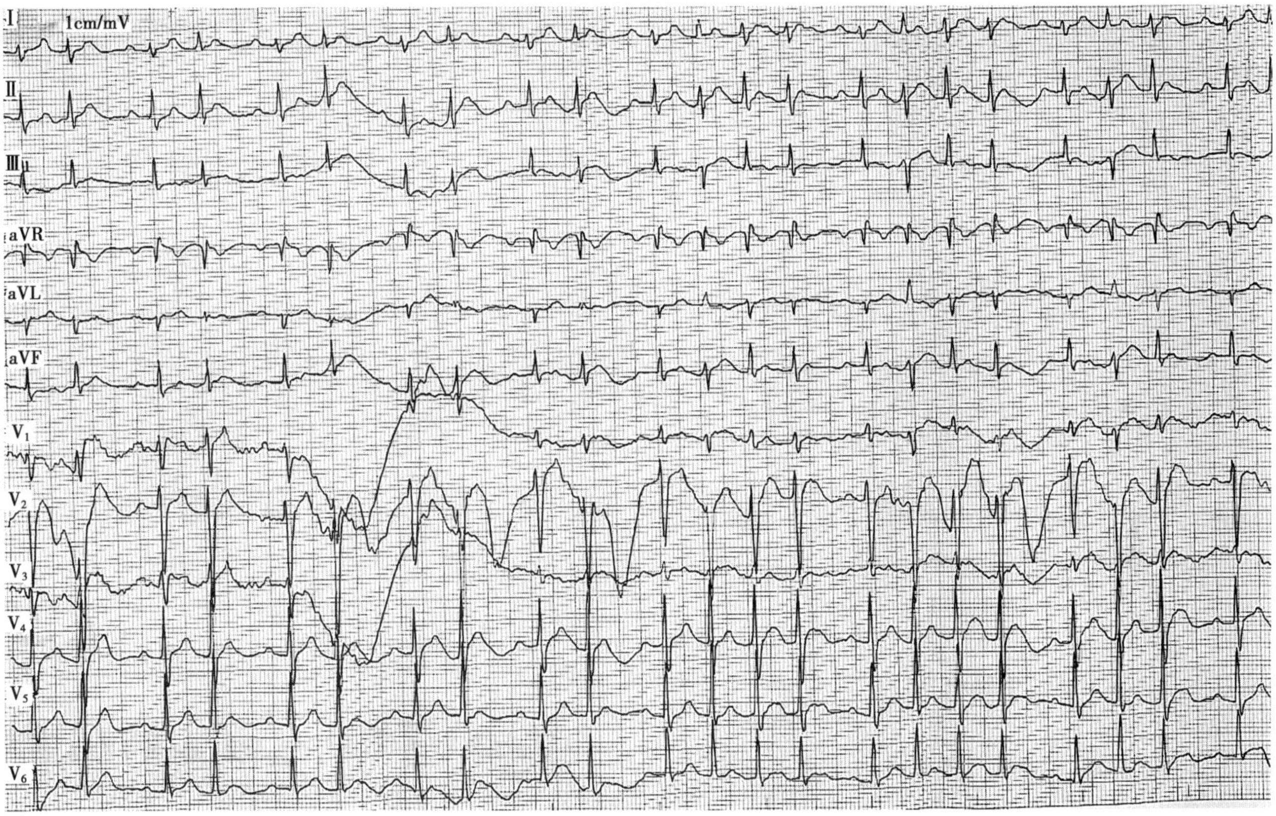

C23-7　窦房结折返性心动过速

临床资料:患者,男,19岁。患者因发作性心慌1年半于2007年7月27日入院。患者1年前由于劳累出现发作性心慌,阵发性发作,每次发作持续几分钟至数小时不等,平均每周1次,发作时心率110～160次/分左右,可自行终止,突发突止,兴奋迷走神经可减慢心率,然后突然终止心动过速。**心电图特征**:窦性P波的PR间期0.20s,QT间期0.35s。正常心电轴+90°。可见房性期前收缩P′波与窦性P波的形态不同,且呈二联律的形式出现,并有房性期前收缩诱发的心动过速,频率为150次/分左右。**心电图诊断**:窦性心律,房性期前收缩二联律,窦房结折返性心动过速。**鉴别诊断**:窦性心动过速。**讨论**:房性期前收缩P′波与窦性P波的形态不同,且呈二联律的形式出现。心动过速是被房性期前收缩的刺激所诱发,并有温醒现象,频率逐渐加快,发作时心率110～160次/分左右,可自行终止,突发突止,兴奋迷走神经可减慢心率,然后突然终止心动过速。故更多地考虑为窦房结折返性心动过速。

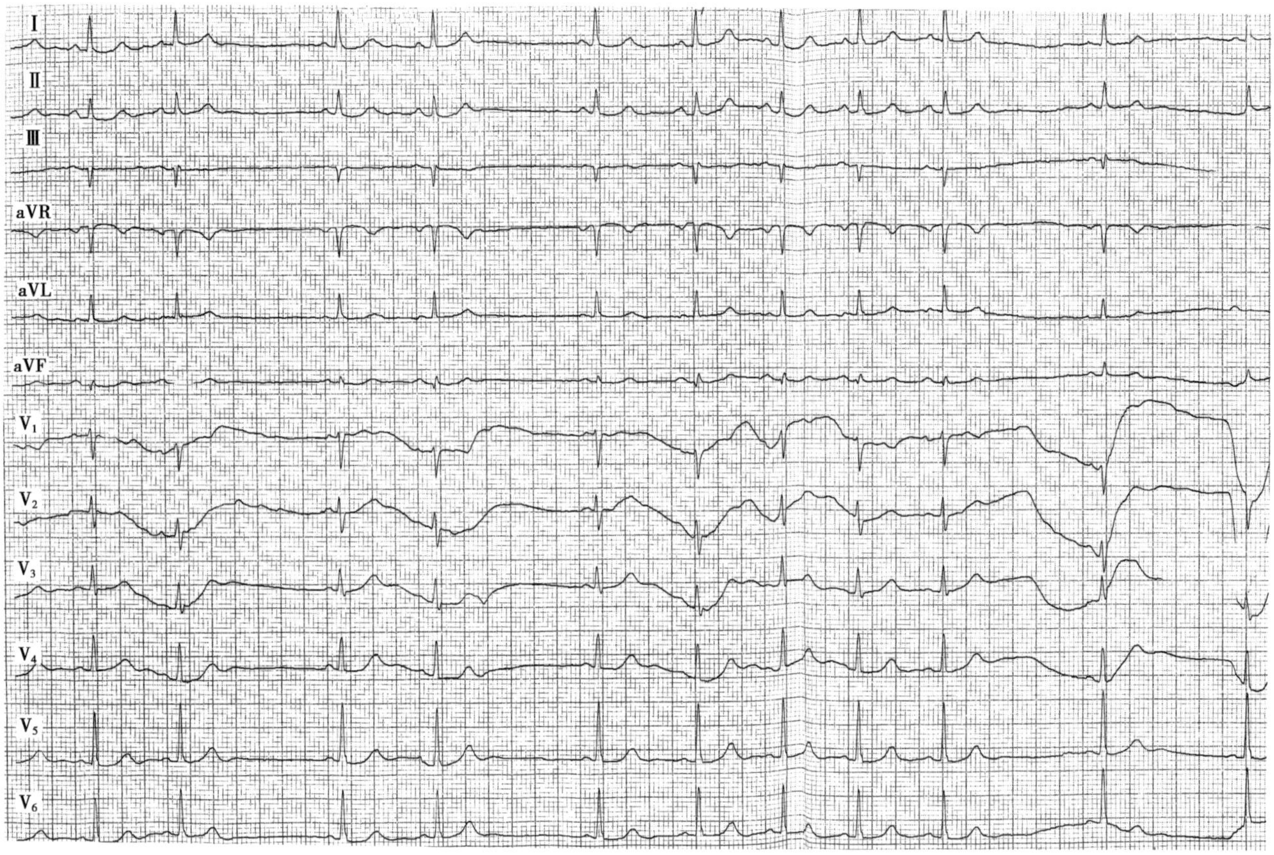

C23-8　二度Ⅰ型窦房阻滞

临床资料:患者,女,64 岁。患者主因阵发性上腹痛伴后背痛 2 个月于 2007 年 7 月 20 日入院。患者近 2 个月来常于夜间出现阵发性上腹痛伴后背疼痛,无明显出汗,无呼吸困难,无黑矇及晕厥,活动或休息后逐渐缓解,持续约 1 小时左右。入院后行动静态心肌显像、双肺增强 CT、心脏超声均未见异常,动态心电图示:窦性停搏,间歇性二度窦房阻滞,频发房性期前收缩,交界性逸搏心律。**心电图特征:**窦性心律,71 次/分。PR 间期 0.12s,QT 间期 0.42s。Ⅰ导联呈 R 型,Ⅲ导联呈 Qr 型,心电轴轻度左偏+4°。窦性 PP 间期逐渐缩短,最后发生脱漏,出现一个长 PP 间期。**心电图诊断:**窦性心律,二度Ⅰ型窦房阻滞,电轴轻度左偏。**鉴别诊断:**窦性心动过缓。**讨论:**患者的动态心电图示窦性停搏,间歇性二度窦房阻滞,交界性逸搏心律,提示窦房结功能有可能低下,图中示窦性 PP 间期逐渐缩短,最后发生脱漏,出现一个长 PP 间期,最长 PP 间期(1.36s)<最短 PP 间期(0.73s)的 2 倍,支持二度Ⅰ型窦房阻滞。

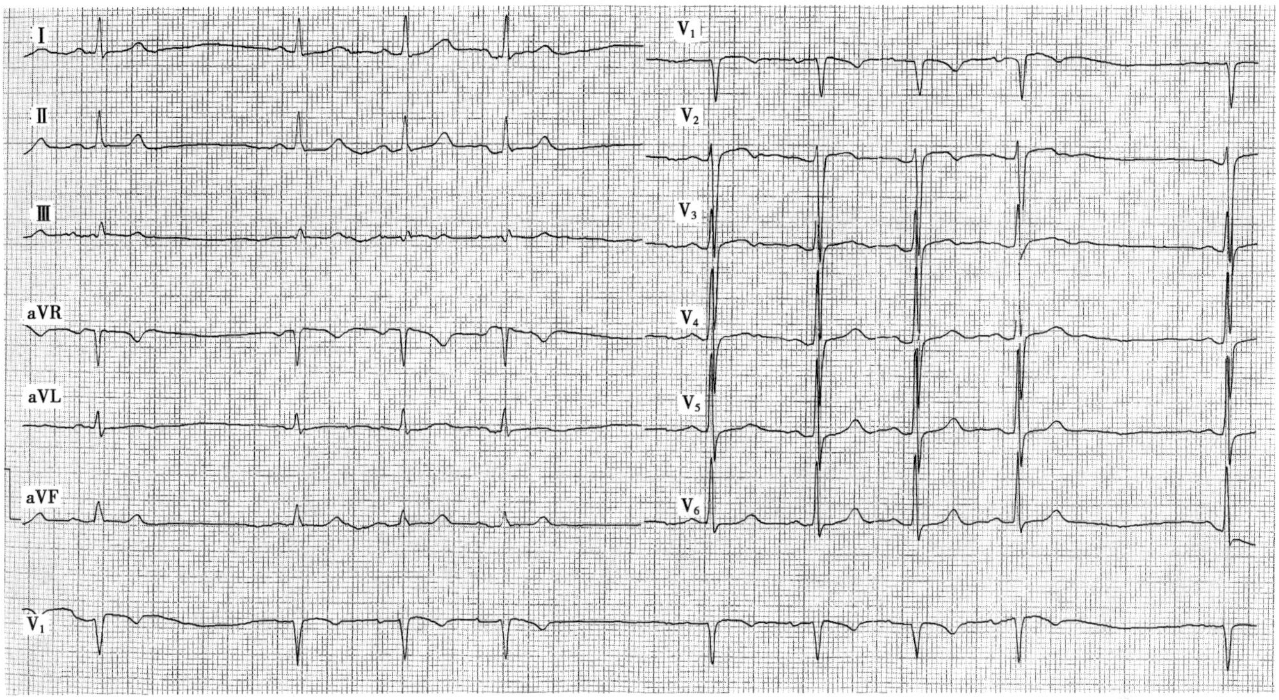

C23-9　二度Ⅱ型窦房阻滞(1)

临床资料:患者,女,50岁。患者因阵发性头晕、乏力5年于2007年6月26日入院。患者于5年前始出现阵发性头晕、乏力伴胸闷、心悸,持续时间长短不等,无晕厥、黑矇、胸痛等症状。阵发性头晕、乏力时有出现,1周前上述症状加剧。动态心电图检查示:窦性停搏,交界性逸搏。**心电图特征:**窦性心律,71次/分。PR间期0.19s,QT间期0.46s。正常心电轴+45°。心电图显示窦房传导时间基本不变,长的PP间期是短的PP间期的2倍。**心电图诊断:**窦性心律,二度Ⅱ型窦房阻滞。**鉴别诊断:**窦性心动过缓。**讨论:**患者阵发性头晕、乏力伴胸闷、心悸,动态心电图检查又示窦性停搏,交界性逸搏,提示窦房结功能有可能低下。心电图显示窦房传导时间基本不变,长的PP间期(1.64s)是短的PP间期(0.82s)的2倍,支持二度Ⅱ型窦房阻滞。

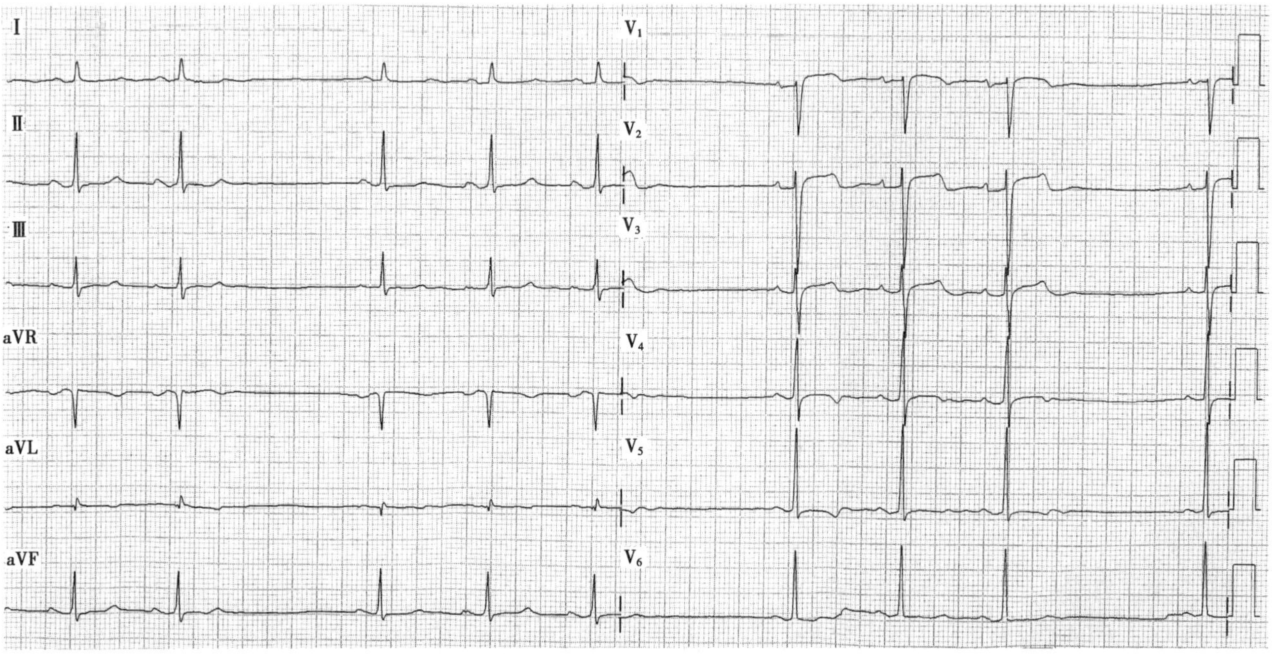

C23-10　二度Ⅱ型窦房阻滞(2)

临床资料：患者，男，60 岁。主因阵发心悸 10 余年加重伴胸闷 2 年，于 2006 年 5 月 26 日入院。患者 10 余年前无诱因出现阵发性胸闷，心悸，在当地检查示传导阻滞，无晕厥。近 2 年上述症状较前加重，平时心率在 40～50 次/分。在我院门诊查动态心电图示：窦性停搏及短暂全心停搏，间歇性二度窦房阻滞。**心电图特征：**窦性心律，71 次/分。PR 间期 0.18s，QT 间期 0.44s。正常心电轴＋60°。心电图显示窦房传导时间基本不变，长的 PP 间期是短的 PP 间期的 2 倍。Ⅱ、Ⅲ、aVF、V_4～V_6 导联的 T 波低平。**心电图诊断：**窦性心律，二度窦房阻滞，T 波改变，**鉴别诊断：**窦性心动过缓，窦性停搏。**讨论：**患者阵发心悸、胸闷，动态心电图检查又示窦性停搏及短暂的全心停搏，间歇性二度窦房阻滞，提示窦房结功能有可能低下。心电图显示窦房传导时间基本不变，长的 PP 间期(1.64s)是短的 PP 间期(0.83s)的 2 倍，支持二度Ⅱ型窦房阻滞。

A

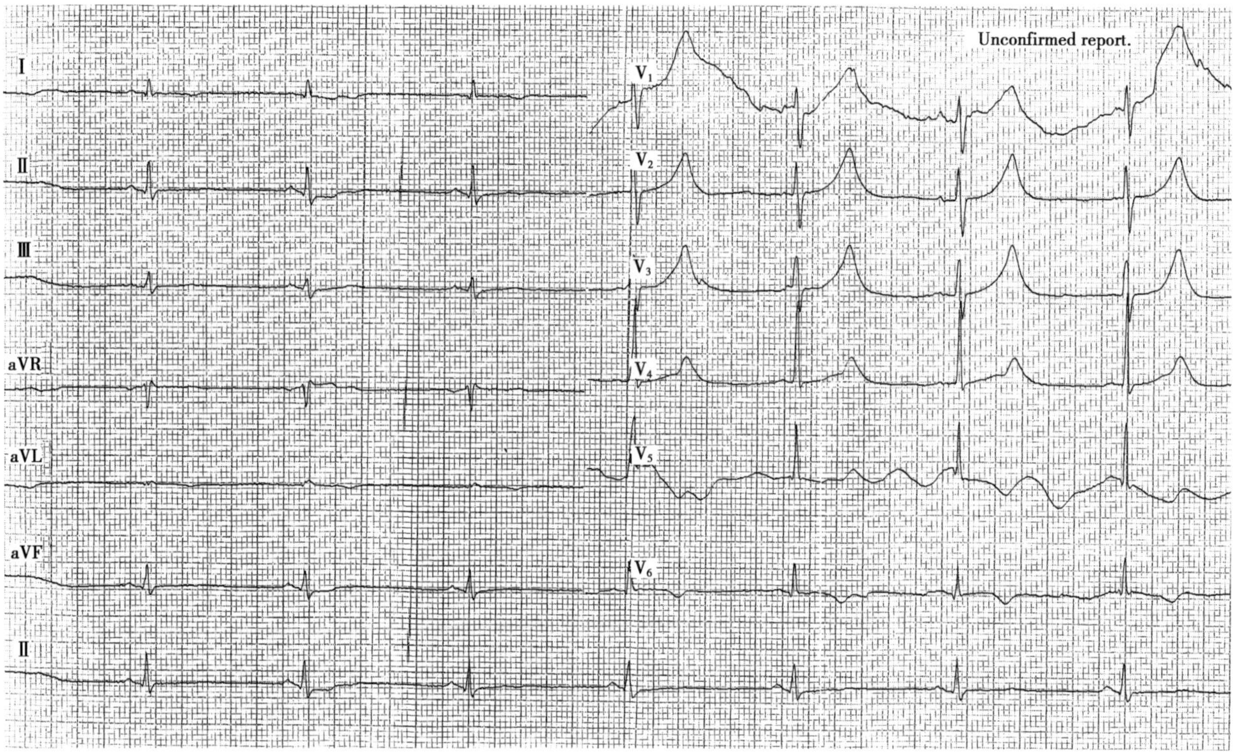

B

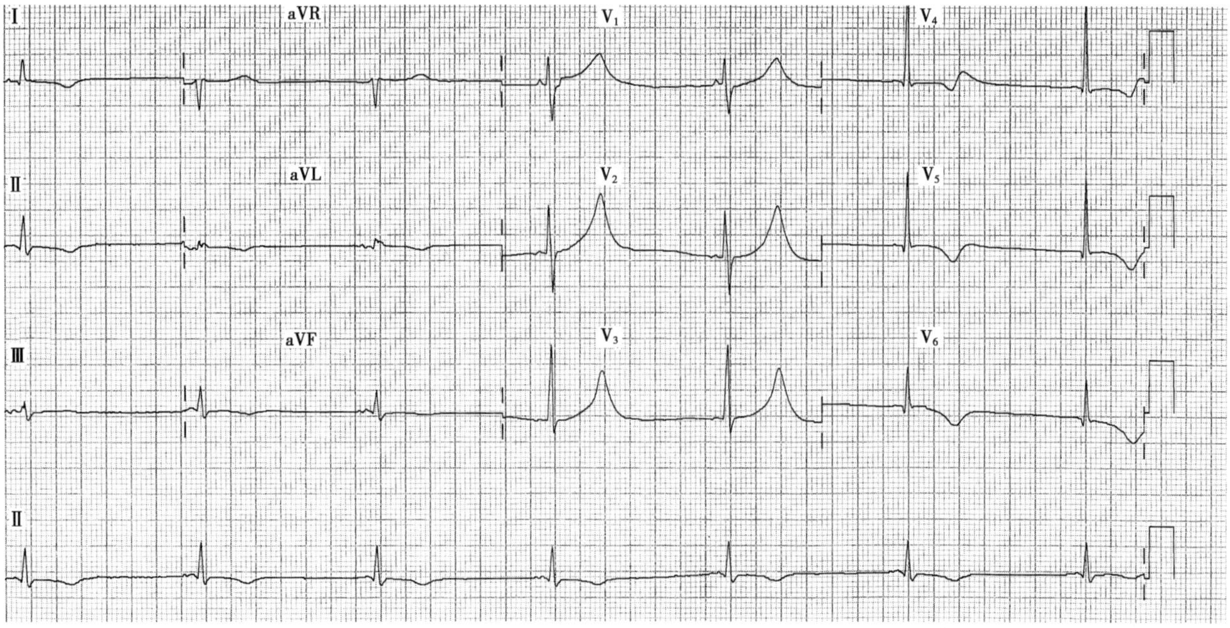

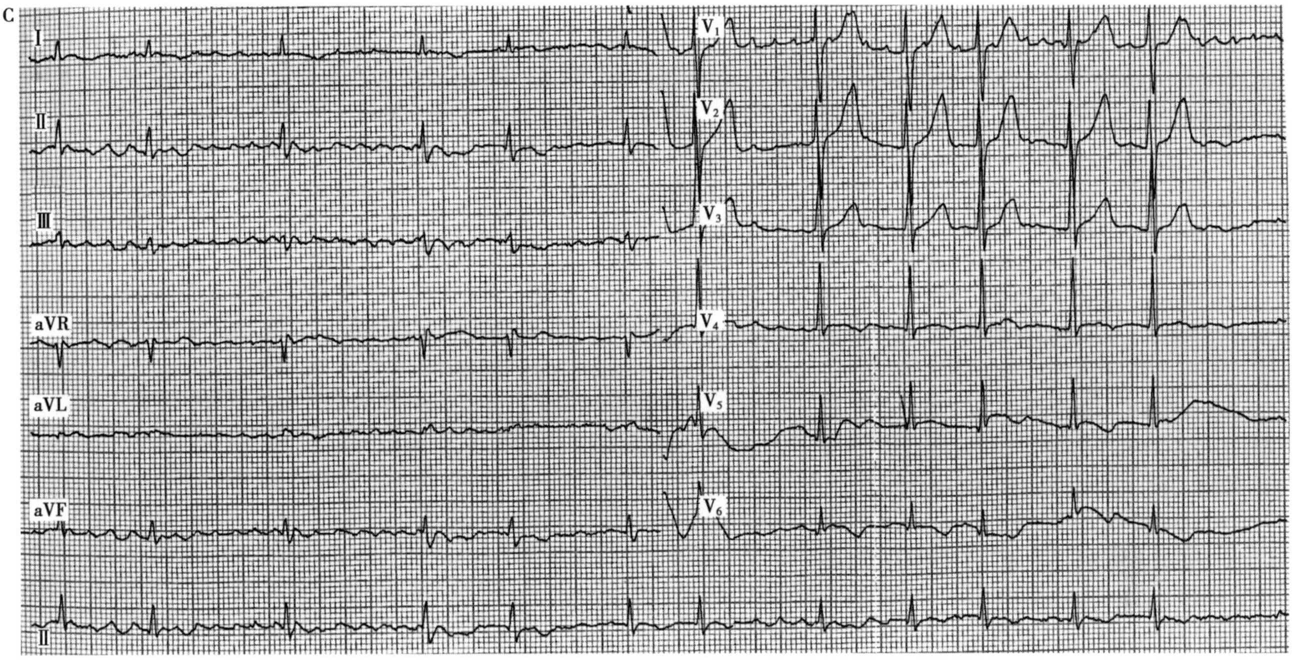

C23-11　病态窦房结综合征(1)

临床资料:患者,女,69 岁。患者发作性肩背部及心前区疼痛 20 天于 2007 年 6 月 23 日入院。患者 2007 年 6 月 22 日清晨起床时出现肩背部及心前区压榨样疼痛,伴出大汗,疼痛部位不能触摸,触摸处疼痛难忍。6 月 23 日患者出现大汗,发冷、头晕眼花、排大便后意识丧失,诊断心肌梗死,心源性猝死。6 月 28 日晨患者出现喘憋,不能平卧,考虑心功能Ⅳ级。7 月 2 日再次出现夜间阵发性呼吸困难,考虑心衰加重。**心电图特征:**C23-11A 示窦性心律,48 次/分,PR 间期 0.13s,QT 间期 0.60s。正常心电轴＋50°。Ⅱ、Ⅲ、aVF 导联的 T 波低平,V_6 导联的 T 波倒置;C23-11B 即出现交界性逸搏心律,43 次/分,QT 间期 0.60s。Ⅱ、Ⅲ、aVF 导联的 ST 段水平压低 0.05mV,T 波倒置,V_4 导联的 T 波双向,V_5、V_6 导联的 T 波倒置。直至 C23-11C 就出现心房扑动,平均心室率 60 次/分。Ⅱ、Ⅲ、aVF 导联和 V_4～V_6 导联的 T 波低平。**心电图诊断:**C23-11A:窦性心动过缓,T 波改变;C23-11B:窦性心动过缓,交界性逸搏心律,QT 间期延长,ST-T 改变;C23-11C:心房扑动,T 波改变。**讨论:**患者在心电图上表现有窦性心动过缓、交界性逸搏心律及心房扑动,且心房扑动时心室率＜90 次/分等慢-快综合征的表现,结合在临床上表现出的胸痛、心衰的症状,甚至出现心源性猝死等,考虑支持病态窦房结综合征。

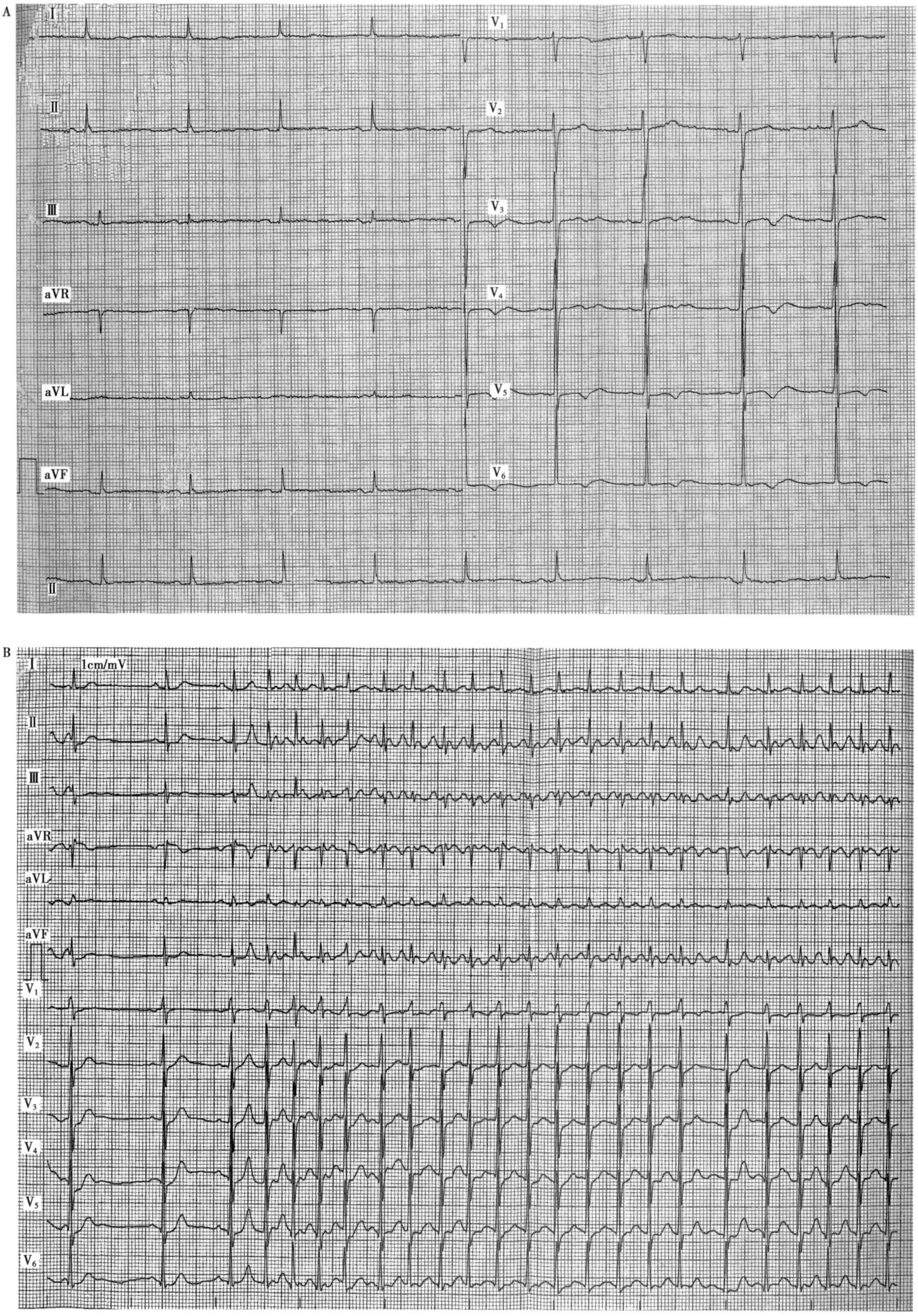

C23-12　病态窦房结综合征(2)

临床资料:患者,女,83岁。患者主要因发现心率慢4个月于2007年7月5日入院。患者于4月前因腹泻后开始出现心动过缓,自测心率40次/分,发作时无心悸、无胸痛、无胸闷等。7天前患者自测脉率40~50次/分,律不齐,偶感胸闷,夜间可平卧,双下肢稍水肿,无气短、无晕厥等。入院后心肌酶、血常规、电解质未见明显异常,动态心电图示:窦性心动过缓,窦性停搏,阵发性心房颤动,室性期前收缩。**心电图特征**:C23-12A:窦性心律,56次/分。PR间期0.19s,QT间期0.48s。正常心电轴+56°。R_{V_5} 3.1mV>2.5mV。Ⅱ、Ⅲ、aVF导联的T波低平,V_4导联的T波低平或倒置,V_5、V_6导联的T波倒置。C23-12B:阵发性心房颤动,平均心室率160次/分。Ⅱ、Ⅲ、aVF导联的ST段水平压低0.05mV,V_2~V_6导联的ST段上斜型压低0.1mV。**心电图诊断**:C23-12A:窦性心动过缓,左心室高电压,T波改变;C23-12B:窦性心律,不纯性心房扑动,ST段改变。**讨论**:患者在心电图上表现出由窦性心动过缓至不纯性心房颤动的慢-快综合征的表现,结合临床的心率慢、胸闷等,又考虑到为高龄妇女,窦房结的功能有可能不会很好,在动态心电图检查中还出现窦性停搏等,故支持为病态窦房结综合征的诊断。

(任晓庆　王 卉　朱凌华　王红宇)

第二十四章

期 前 收 缩

本章内容提要：

第一节　心电图概论

过早搏动简称“期前收缩”，亦称“期前收缩”或“期外收缩”。期前收缩是指在窦性或异位心律的基础上，心脏某一起搏点比基本心律提前发出激动，过早地引起了心脏某一部分或全部发生除极。期前收缩的基本心电图特征是较基本心律提前出现的QRS-T波或P′(P)-QRS-T波，其后有一较正常延长的代偿间期。根据期前收缩起源部位可分为房性期前收缩、交界性期前收缩和室性期前收缩。

一、房性期前收缩

（一）定义

起源于心房的过早搏动，称为房性期前收缩。在多类期前收缩中，以房性期前收缩的发生率最高。Holter监测显示，正常人群中房性期前收缩发生率70%～90%，大多数非器质性心脏病的患者，房性期前收缩是偶发的，24小时Holter监测房性期前收缩总数不超过100次，也有少数特发性房性期前收缩数超过1万～3万次，占心搏数目的10%～30%，左房扩大、心房肌缺血、心房内传导障碍、电解质紊乱等发生的期前收缩可为频发、多源、形成房性期前收缩二、三、四联律。

（二）分类

1. 根据房性期前收缩形态分类　①单源性房性期前收缩；②多形性房性期前收缩；③多源性房性期前收缩。

2. 根据房性期前收缩多少而分类　①偶发房性期前收缩<5次/分；②频发房性期前收缩≥6次/分。

（三）产生机制

1. 房性起搏点自律性增高；

2. 心房内折返；

3. 触发活动。

(四) 心电图表现和诊断要点(图 24-1)

1. 提早出现的 P′波形态与窦性 P 波不同。

2. P′-R≥0.12s。

3. 房性 P 波后可以继以一个正常或变异(差异传导)的 QRS 波群，也可以不继以 QRS 波群(房性期前收缩未下传)。

4. 多数伴不完全性代偿间歇。

(五) 鉴别诊断

1. 房性期前收缩未下传与窦性停搏(图 24-2，图 24-3)的鉴别　在长 RR 间期时房性期前收缩未下传可见提前出现的 P′波形态与窦性 P 波略有差异，提前出现的 P′波可以埋藏在前一个 QRS-T 波群的 T 波中，长 RR 间期小于基本 RR 间期的倍数。而窦性停搏的长 PP 间期大于基本窦性心律的倍数，并不成倍数。

窦性心律情况下，房性期前收缩未下传心室，形成二联律时，可酷似显著的窦性心动过缓。仔细观察 T 波，可以看到有未下传的房性 P′波。活动可以使房性期前收缩变得容易下传或房性期前收缩消失。

2. 房性期前收缩未下传与窦房阻滞鉴别

(1) 二度Ⅰ型窦房阻滞(图 24-4)：二度Ⅰ型窦房阻滞为窦性 PP 间期逐渐缩短后，出现一个长的 PP 间期，长 PP 间期小于基本窦性 PP 的倍数。

(2) 二度Ⅱ型窦房阻滞(图 24-5)：长 PP 间期中无基本窦性的 P 波，PP 间期之间成倍数关系。

3. 房性期前收缩伴差异性传导(图 24-6)与室性期前收缩的鉴别

(1) 房性期前收缩伴差异性传导可见提前出现的 P′波，下传的 QRS 波群常表现为右束支或左束支阻滞图形，其代偿间期多不完全。

(2) 室性期前收缩提前出现的 QRS 波群宽大畸形，其前无相关性的 P 波代偿间期多完全。

4. 房性期前收缩与交界性期前收缩(图 24-7)的鉴别　当心房异位起源点在房下或左房时也表现为有逆行 P 波。但是一般房性期前收缩的 PR 间期≥0.12s。而房室交界性期前收缩的 PR 间期<0.12s。

5. 房性期前收缩与窦性期前收缩的鉴别　窦性期前收缩与房性期前收缩不同，P 波为窦性，波形与窦性 P 波相同，有等周期代偿。

(六) 房性期前收缩的其他心电图特点

1. 房性 P′波可出现于心房绝对不应期以外的任何时相。P′波出现于 ST 段内、T-P 段之间或 T 波低平的导联上容易辨认。P′波与 T 波或 U 波重叠在一起时，可使其振幅增高、减低、平坦、切迹、双向、倒置增深等变化，应注意识别。只要有提早的 P′波，不论其后是否继之以 QRS-T 波群，具备这一条就可作出房性期前收缩的诊断。伴时相性房内差异传导或 3 相房内阻滞者，房性期前收缩的 P′波可异常高大或增宽。

2. P′-R 间期　房性期前收缩的 P′-R 间期与 R-P′间期的长短有关，R-P′间期愈短，P′-R 间期愈长；反之，R-P′间期愈长，P′-R 间期愈短，但都大于 0.12s。合并预激综合征时，P′-R 间期<0.12s。

3. 下传 QRS 波群　房性期前收缩下传 QRS 波群形态与窦性 QRS 波群相同，也可伴时相性室内差异传导、束支传导阻滞、预激综合征而宽大畸形。

4. 房性期前收缩的代偿间歇

(1) 房性期前收缩伴不完全性代偿间歇：房性期前收缩起搏点距窦房结较近，很容易传至窦房结，重整窦性心律周期，表现为不完全性代偿间歇，即房性期前收缩联律间期加代偿间歇之和小于两个基本窦性心律周期，而代偿间歇又长于一个基本窦性心律周期。大多数房性期前收缩表现为不完全性代偿间歇。

(2) 房性期前收缩伴完全代偿间歇：房性期前收缩与窦性激动在窦房交界区发生绝对干扰时，产生完全代偿间歇。表现为房性期前收缩联律间期加代偿间歇之和等于两个窦性心律周期。

(3) 房性期前收缩伴超代偿间歇：房性期前收缩的联律间期加代偿间歇之和大于两个窦性周期，而代偿间歇又小于两个窦性心律周期者，称为房性期前收缩伴超代偿间歇。是窦房结受抑制的表现。在窦性心动过速情况下发生的房性期前收缩伴超代偿间歇，是窦房结功能不全的表现。

(4) 房性期前收缩伴特超代偿间歇：房性期前收缩代偿间歇大于两个窦性心动周期，称为房性期前收缩伴特超代偿间歇。见于病态窦房结综合征。窦性停搏时间长者可引起晕厥发作。

5. 房性期前收缩的联律间期　自房性期前收缩的P′波起点向前测量至前一个窦性P波或房性P′波的一段时间，称为房性期前收缩的联律间期。房性期前收缩联律间期多在450～600ms之间。短于200ms的联律间期少见。测量房性期前收缩的联律间期应在同一导联上进行。凡联律间期差别<80ms的房性期前收缩，认为是固定的联律间期。>80ms者为联律间期不固定。单源折返性房性期前收缩的联律间期多是固定的，多源房性期前收缩的联律间期大多不固定。房性期前收缩的联律间期显著不等时，应注意房性并行心律的存在。房性期前收缩联律间期代表折返周期或自律性的强度。联律间期缩短，对无保护机制的起源点来说，表明自律性增强或折返周期缩短。联律间期延长，房性期前收缩折返周期延长或自律性降低。

(七) 房性期前收缩的房内传导

1. 房性期前收缩的“正常”房内传导　在无心房扩大和房内传导阻滞的情况下，房性期前收缩的P′波振幅不超过0.24mV，时间<110ms，即房性期前收缩伴正常房内传导。

2. 房性期前收缩伴房内差异传导　房性期前收缩出现时，心房内传导束和心房肌仍处于不应期不一致状态，产生变形的房性P′波，表现为P′波振幅增高或时间延长伴有切迹等变化。

3. 房性期前收缩形成房性融合波　舒张晚期房性期前收缩可与窦性激动形成房性融合波。来自两个不同部位的房性激动也可形成房性融合波。

(八) 房性期前收缩的室内传导

房性期前收缩的室内传导情况正常与否取决于期前收缩的联律间期和前周期的长短。

1. 房性期前收缩伴正常室内传导　房性期前收缩的QRS-T波形和时间与窦性QRS-T完全相同，见于联律间期较长，而前周期较短的房性期前收缩。希-普系统传导性和传导速度正常。

2. 房性期前收缩伴时相性室内差异传导　窦性心律的QRS-T波形正常，发生房性期前收缩时，QRS-T波形宽大畸形，呈一侧束支及其分支阻滞图形。原因是房性期前收缩联律间期短于束支相对不应期及绝对不应期，而发生的双侧束支及其分支之间的传导时间的差异。双束支及其分支之间的传导时差越大，差异传导的QRS时间越宽，但一般在120ms左右，不超过140ms。反之，束支间传导时差减小，差异传导的QRS时间缩短，轻度的时相性室内差异传导的QRS-T波群仅有轻微的畸形或伴3相左束支阻滞。因此房性期前收缩伴时相性室内差异传导及3相右束支传导阻滞的特点是：QRS-T波形易变性较大。一般规律是前周期越长，联律间期越短，房性期前收缩差异传导的程度越重。反之，前周期越短，联律间期越长，房性期前收缩伴差异传导的程度越轻。成对房性期前收缩，第1个QRS波群差异传导的程度经常比第2个QRS波群畸形增宽更明显。在同一份心电图上可出现多种形态的差异传导。

二、交界性期前收缩

(一) 定义

房室交界区过早发放的激动产生的过早搏动，称为房室交界性期前收缩，简称交界性期前收缩。交界性期前收缩比房性期前收缩和室性期前收缩少见。多数伴有完全性代偿间歇 P^- 可出现在R波前、中、后。逆 P^- 位于交界性R波之前者，或出现过早时，可有不完全性代偿间歇。

(二) 产生机制

房室交界区的房结区、结区、结希区和希氏束自律性突然增高，或激动在房室交界区折返产生过早搏动，发自交界区的激动前传速度快于逆传速度，起搏点又靠下者，交界性R波位于交界性 P^- 波之前；反之，交界性激动先传入心房，交界性 P^- 波位于交界性R波之前，P^--R间期<0.12s。如果交界区的激动同时到达心房与心室，交界性P波位于交界性QRS波之中。交界性期前收缩的激动与下传的窦性激动在房室结区、心房或窦房交界区发生干扰，产生的代偿间歇是完全的。交界性期前收缩下传心室时，束支及其分支不应期已

经过去，室内传导是正常的。若交界性期前收缩联律间期短于束支及其分支有效不应期，可发生时相性室内差异传导。

（三）心电图表现和诊断要点（图 24-7）

1. 过早发生的 QRS-T 波群呈室上型　交界性期前收缩的 QRS-T 波形与窦性 QRS-T 波形相同或基本相同，部分因伴时相性室内差异传导、束支阻滞或心室预激而畸形。

2. P^- 与 QRS 的关系　交界性期前收缩的逆行 P^- 与 QRS 的关系，取决于房室传导的时间差别及其起搏点的位置：①逆行 P^- 位于 QRS 之前，P^--R 间期<0.12s。②P^- 波位于 QRS 之中，心电图表现 QRS 前、后均无 P^- 波。③逆行 P^- 波位于 QRS 之后，其 R-P 间期多<0.16s。舒张晚期的交界性期前收缩之前可见有被干扰的窦性 P 波。

3. 代偿间歇　交界性期前收缩起源点远离窦房结，在逆行心房传导过程中，常与窦性激动在窦房交界区、心房内或房室交界区等部位发生绝对干扰，产生完全性代偿间歇。交界性激动侵入窦房结，将造成窦性周期重建而产生不完全性代偿间歇。

（四）主要鉴别诊断

1. 交界性期前收缩与房性期前收缩的鉴别　两者均有 P^- 波时，交界性期前收缩的 P^--R 间期<0.12s。

2. 交界性期前收缩伴差异性传导　逆向 P^- 波出现在 QRS 波群的前面并且伴有短 PR 间期，或逆向 P^- 波出现在 QRS 波群的后面并且 R-P^- 间期<0.16s。而室性期前收缩期前出现的 QRS-T 波群前无相关 P 波，QRS 波形态宽大畸形，其 QRS 波时间多在 0.12s 以上。

三、室性期前收缩

（一）定义

室性期前收缩又称室性早搏、室性过早搏动等。室性过早搏动是心室的异位起搏点提前激动并使整个心室提前除极的室性心搏。Pick 等在 5 000 例不加选择的人群中做了常规心电图检查，期前收缩占 14%，其中一半为室性期前收缩。Bleiter 用 Holter 监测 1 180 人，记录时间为 10 小时，约 60%的人有室性期前收缩。近年来通过 Holter 监测证明，房性期前收缩的发生率居第 1 位，室性期前收缩排在第 2 位。交界性期前收缩居于第 3 位。窦性期前收缩与窦房交界性期前收缩均较少见。

（二）产生机制

1. 心室异位节律点自律性增高；
2. 室内折返机制；
3. 触发机制。

（三）分类

1. 根据期前收缩频度分类

（1）偶发性室性期前收缩：每分钟小于 5 次，或 Holter 监测小于 30 个/小时。

（2）频发性(多发性)室性期前收缩：每分钟期前收缩 6 次或 6 次以上，或 Holter 监测大于 30 个/小时。

2. 根据期前收缩形态分类

（1）单形性室性期前收缩；

（2）多形性室性期前收缩。

（四）心电图表现和诊断要点（图 24-8）

1. 提前出现宽大畸形的 QRS 波群，时间≥0.12s，其前无相关的 P 波。
2. ST-T 呈继发性改变，T 波与 QRS 波群的主波方向相反。
3. 代偿间期绝大多数是完全的。

（五）鉴别诊断

1. 室性期前收缩与房性期前收缩伴时相性室内差异传导的鉴别诊断（见第二节图 24-6）　房性期前收缩伴单形性时相性室内差异传导时，QRS 波群之前必有相关的房性 P′波，该 P′波形状、方向和时间与同导联中窦性P波相异。下传的QRS波形可呈3相完全性或不完全性右束支传导阻滞图形，也可呈3相左束支传导阻滞、3相右束支传导阻滞加左前分支阻滞、3相右束支阻滞加左后分支阻滞图形。若为单形室性期前收缩，其前无相关的P波，其后往往有被干扰的窦性P波，表现为代偿间歇完全(表24-1)。

表24-1　室性期前收缩与房性期前收缩伴时相性室内差异传导的鉴别

鉴别项目	室性期前收缩	房性期前收缩伴时相性室内差异传导
1. 期前收缩前周期	不一定长	相对较长
2. 联律间期	长短不一	较短
3. 提早的P′波	无	有
4. QRS波形	呈多种类型	①呈右束支传导阻滞图形 ②右束支传导阻滞加左前分支阻滞图形 ③右束支传导阻滞加左后分支阻滞图形 ④左束支传导阻滞图形 ⑤不定型室内传导阻滞图形
5. P′与QRS的关系	无关	有关，P′-R间期≥0.12s
6. QRS时间	多大于120～140ms	多在120ms左右
7. QRS易变性	小	大
8. 成对出现时	都宽大畸形	往往第1个QRS畸形严重，第2个QRS变形减轻
9. 室性融合波	可有	无
10. 希氏束电图	V前有H，H-V缩短，为分支性期前收缩。V前无H，肌性室性期前收缩	V前有A和H，H-V间期正常或延长
11. 代偿间歇	多完全	大多数不完全

2. 室性期前收缩与交界性期前收缩伴时相性室内差异传导的鉴别　交界性期前收缩伴时相性室内差异传导时又很像室性期前收缩，两者的鉴别诊断见表24-2。

表24-2　室性期前收缩与交界性期前收缩伴时相性室内差异传导的鉴别

鉴别诊断项目	室性期前收缩	交界性期前收缩伴时相性室内差异传导
1. 前周期	不一定长	较长
2. 联律间期	可长可短	短
3. QRS波形	呈多种类型	多呈右束支阻滞图形，也可为左束支阻滞图形
4. QRS时间	宽，多大于120ms	不宽，宽者多在120ms，可达140ms
5. QRS易变性	单形者图形一致，多形者多变	可有
6. 逆行P^-	可有，位于QRS之后，R-P^-长	P^-位于QRS之前，P^--R间期较短 P^-位于QRS之中，无法分辨 P^-位于QRS之后，R-P^-较短
7. 希氏束电图	肌性室性期前收缩，V前无H分支性期前收缩：V前有H，H-V短	V前有H，H-V间期不短
8. 发生率	高	低
9. 其他		同导联上可有不伴差异传导的交界性期前收缩

3. 心房颤动伴室性期前收缩与心房颤动伴时相性室内差异传导的鉴别　心房颤动者，f波下传的QRS-T波形彼此常稍微不同，但又未达到明确的时相性室内差异传导的程度，其产生原理有以下4种：①伴轻度的时相性室内差异传导。②R波重叠在振幅较大的f波上。③心室内血容量的增减引起心脏位置的变化。④心脏内血容量的增减形成电流短路使QRS波幅随之增减。心房颤动伴时相性室内差异传导的QRS-T波群宽大畸形，又类似室性期前收缩。两者可以单独存在，也可在同一病人的心电图上先后发生。两者在治疗上常常截然

相反，如为心房颤动合并室性期前收缩，可能是洋地黄过量的表现，需及早停药。若为心房颤动伴时相性室内差异传导，常需要使用洋地黄类药物进行治疗。若将前者误认为后者，继续应用洋地黄类药物，将使患者死于洋地黄中毒。反之，将后者误认为前者而不再继续使用洋地黄类药物，患者可能死于心力衰竭。这足以说明将二者正确区别开来具有重要意义。

4. 室性期前收缩与室性并行心律的鉴别　室性期前收缩和室性并行心律都是发自心室的异位搏动，两者的发生机制，心电图表现及其临床意义均不相同，后者经常以室性期前收缩的形式出现，因而往往又被误诊为室性期前收缩。室性并行心律表现为：①室性 QRS 波群的联律间期不等。②室性 QRS 之间的时距相等或有一个最大公约数。③经常出现室性融合波。第 2 条是室性并行心律的特征，第 1 及第 3 条为辅助诊断条件。

5. 室性期前收缩与间歇性预激综合征的鉴别诊断（图 24-9）　舒张晚期发生的室性期前收缩，晚至窦性 P 波已出现时，酷似间歇性预激综合征。不同点在于前者重复出现时，P-R 间期不固定，P-R 间期相对较长者，可与窦性激动形成室性融合波，而使 QRS-T 畸形的程度减轻，P-R 间期短者，如不伴有融合波，QRS-T 波形保持其原貌；间歇性预激综合征的特征是间歇性出现宽大畸形的 QRS 波群之前有 P 波，P-R 间期缩短，有预激波，患者常有反复发作性房室反复心动过速史。在某些预激综合征伴有房性期前收缩的患者中，窦性 QRS 波群不伴有预激综合征图形，原因是旁道存在着前向阻滞。发生的房性期前收缩可出现心室预激图形，提示旁道为 4 相阻滞。此时的房性期前收缩可能被误认为室性期前收缩。只有结合临床电生理检查资料才能进一步得到明确诊断。心房颤动伴间歇性预激综合征时，间歇性出现宽大畸形的预激波形，也容易被误诊为室性期前收缩或室性心动过速。两者的治疗方法不同，因而鉴别诊断显得特别重要（表 24-3）。

表 24-3　心房颤动伴室性期前收缩与心房颤动伴间歇性预激综合征的鉴别

鉴别项目	房颤伴室性期前收缩	心房颤动伴预激综合征
1. 联律间期	多固定	不固定
2. 畸形 QRS 波形	呈多种类型	呈 A、B、C 型等
3. QRS 时间	多≥120ms	可宽达 200ms 以上
4. QRS 易变性	小	较大
5. 畸形 QRS 短阵出现时	波形可相同，也可不同，频率多在 150 次/分左右	波形多一致，频率多大于 160 次/分
6. 类代偿间歇	有	可无
7. 希氏束电图	肌性室性期前收缩：V 前无 H	H-V 缩短，或 H 在 V 之后
	分支性期前收缩：V 前有 H，H-V 缩短	埋在 R 中
8. 恢复窦性心律	可见有室性期前收缩	可有预激综合征图形
9. 病因及产生原理	多见于器质性心脏病或洋地黄中毒	与旁道传导有关
10. 临床意义	停用洋地黄，改用苯妥英钠、利多卡因或氯化钾	禁用洋地黄，因可使旁道传导速度加快，恶化病情，甚至致死

（六）室性期前收缩的其他心电图特点

1. 单形性室性期前收缩　单形性室性期前收缩是指 12 导联同步心电图中室性期前收缩的 QRS-T 波群在各个导联完全相同，波形时间也是相等的。单形性室性期前收缩可以是偶发的，也可频发甚至成对出现，有时形成二联律、三联律或四联律等。临床上以单形性室性期前收缩最常见。单形性室性期前收缩联律间期差小于 80ms 者，可以认为是固定的，其发生机制多为折返所致。若联律间期差大于 80ms，可被看作联律间期不固定的室性期前收缩，其发生机制与室内起搏点自律性突然增高有关。发自心室同一起搏点所产生的室性期前收缩，因激动在心室内的传导径路、激动程序是相同的，故产生了波形时间一致的单形性室性期前收缩。

2. 多形性室性期前收缩　凡室性期前收缩联律间期相同，波形不同者，称为多形性室性期前收缩（图

24-10）。诊断多形性室性期前收缩必须在同一导联上进行，应用12导联同步记录可以提高多形性室性期前收缩的检出率。多数多形性室性期前收缩在大多数导联上波形不同，少数导联上是相同的，说明折返环路变化大。而有些多形性室性期前收缩由于其折返环路在较为局限的范围内变动，因而室性期前收缩在大多数导联上QRS波群形态相同，而仅在几个或一个导联上波形不同。在单导或3导联同步记录的心电图上，可能被误认为单形性室性期前收缩。多形性室性期前收缩可散在发生，也可频发甚至形成室性二联律、三联律。关于多形性室性期前收缩的产生机制尚未完全阐明，有以下5种解释：①单源性室性期前收缩伴时相性室内差异传导。②单源性室性期前收缩伴多变的折返径路，因折返时间相同，故期前收缩联律间期固定。③心室内多个起搏点轮流获得相对最高的自律性。④多个起搏点轮流获得相对最负的阈电位。⑤折返时间相同的多源性室性期前收缩。多形性室性期前收缩主要见于器质性心脏病患者，尤其是洋地黄中毒，故其临床意义与多源性室性期前收缩相似。因此不妨将其当作联律间期固定型多源性室性期前收缩对待。

3. 多源性室性期前收缩　心室内多个起搏点自律性异常增高或多发性折返产生的室性期前收缩，称为多源性室性期前收缩。①在同一导联上，室性期前收缩形态有2种以上，不包括室性期前收缩所形成的室性融合波。同一起搏点发出的激动形成的室性期前收缩形态相同。②联律间期不等。同源性室性期前收缩联律间期相同，也可有明显差别，不同源性室性期前收缩联律间期差别可大于80ms以上。多源性室性期前收缩主要见于心肌缺血、心肌梗死、心肌病、风湿性心脏病、高血压病，洋地黄、奎尼丁、乙胺碘呋酮等药物过量，少数见于无明显器质性心脏病者。

4. 室性期前收缩波形正常化　室上性心律伴有一侧束支阻滞或预激综合征并发室性期前收缩时，由于室上性心律的QRS-T波形宽大畸形，而室性期前收缩的QRS-T形状与时间反而趋向于正常范围内或波形正常化。如交界性心律失常有束支传导阻滞或预激综合征并发室性期前收缩的QRS-T波群，反比交界性QRS-T波群畸形的程度减轻。心房起搏心律或房性心律伴一侧束支传导阻滞或预激综合征时，房性QRS-T宽大畸形，而发生的室性期前收缩波形时间变窄或接近正常化。室性期前收缩波形正常化的产生机制：①期前收缩来自室间隔或束支阻滞水平部之下，此处发出的室性期前收缩引起双侧束支几乎同步除极，室性期前收缩的QRS-T波形接近正常。②一侧束支阻滞时，病侧束支传导时间延长，并发同侧束支性期前收缩时，激动沿病侧束支缓慢下传，当传导至对侧束支并以正常速度下传，结果双侧束支传导趋向同步，室性QRS-T波群畸形程度反而较轻。③一侧束支传导延缓时，出现束支传导阻滞波形。发自同侧的室性期前收缩激动沿传导延缓侧束支下传至心室，室上性激动沿健侧束支下传，共同激动心室产生波形正常化的室性融合波。④预激综合征时，激动经旁道下传预先引起心室除极，产生宽大畸形的预激综合征图形。并发室间隔期前收缩时波形趋向正常化。

5. 二联律法则与长短周期现象（图24-11）　长的心动周期之后不仅易出现时相性室内差异传导，也可继发室性期前收缩，期前收缩产生的长代偿间歇又为下一个室性期前收缩的发生创造了条件，亦可引起另一次室性期前收缩；如此周而复始所形成的一系列室性二联律现象，Langendorf等称为双联律定律或二联律法则。二联律法则通常由继发性室性期前收缩所引发，主要继发于窦性心律不齐的慢相、心房颤动时出现的长R-R间期之后，亦可见于二度房室阻滞、窦房传导阻滞产生的长心动周期之后。房性或交界性期前收缩产生的长代偿间歇，也是诱发二联律法则的常见条件。二联律出现时，室性期前收缩形状可相同，也可不同。随着心率加快，心动周期缩短，室性期前收缩数目随之减少或消失。近年来临床与电生理资料研究证明，有些恶性室性心律失常的发生也与二联律法则有密切关系，又称为长短周期现象。二联律法则与长短周期现象的发生机制显然仍不能肯定，但与下列因素有关：①心动周期从短突然变长以后，心室的不应期变得明显不一致，易于形成激动折返，发生室性期前收缩。②室性异位起搏点周围有暂时性的，与较慢的基本心律的不全性传入阻滞所引起的韦登斯基促进作用有关。当两个起搏的时距缩短时，基本心律激动引起室性异位起搏点节律重整，室性起搏点受抑制而不能显现出来。当R-R周期变长时，室性起搏点发生4相自动除极化，室性起搏点的激动不但不受前一基本心搏激动的抑制，不会再重新开始新的4相除极化，而且由于韦登斯基促进作用，反而使室性起搏点的阈电位水平降低，促使室性期前收缩的发生。如此周而复始，发生双联律现象。③普肯耶细胞与心室肌细胞的不应期的长短均受心动周期的明显影响，但两者相比，对普肯耶细胞的影响更大，结果造成了两种心肌细胞之间的离散度增大，有利于发生激动折返和折返性心律失常的形成。④当心动周期(R-R)延长时，血流动力学也同样出现"长间歇"，引起动脉血压的降低，增加了心交感神经的活性，交感神经张力增加，促进了心律失常的诱发。

6. 室性期前收缩的定位诊断　根据常规12导联上室性期前收缩的QRS形态，可以大致推测出室性期前收缩的起源部位。根据Ⅰ、aVL、V_1导联上QRS波形定左、右，根据Ⅱ、Ⅲ、aVF定前、后。室性期前收缩QRS主波在Ⅰ、aVL呈正向，在V_1呈负向者(左束支阻滞图形)，室性期前收缩位于右心室，但右室流出道室性期前收缩靠近间隔者，Ⅰ、aVL呈负向(图24-12)；相反，室性期前收缩QRS主波在Ⅰ、aVL呈负向，在V_1呈正向者(右束支阻滞图形)，室性期前收缩位于左心室(图24-13)。QRS主波在Ⅱ、Ⅲ、aVF呈正向，室性期前收缩位于左或右心室的前壁或流出道；QRS主波在Ⅱ、Ⅲ、aVF呈负向，室性期前收缩位于左或右心室的后(下)壁或流入道。

7. 室性期前收缩的代偿间歇　从室性期前收缩开始至下一基本心律的心搏之间的一段较长的间歇，从表面上看来，似乎是对较短的联律间歇的代偿，称为代偿间歇。

室性期前收缩代偿间歇的测量方法，自室性期前收缩的QRS起点开始至下一个基本心搏的QRS起点为止的一段时间。测量室性期前收缩的联律间期加代偿间歇之和并与基本心律的周期作比较，可有助于了解室性期前收缩的代偿间歇的类型、对某些心律失常作出鉴别诊断等。

(1) 无代偿间歇：室性期前收缩插于一个基本心律的心动周期之中者，称为无代偿间歇。**心电图特征：**室性期前收缩插一个窦性心律周期之中而不伴其后窦性心律的P-R间期干扰性延长。其联律间期加代偿间歇之和等于一个基本窦性心动周期(R-R周期)。有时室性期前收缩可插入房性或交界性逸搏心律周期中。一般说来，基本心律缓慢时，易产生插入性室性期前收缩。插入性室性期前收缩中的无代偿间歇反映了室性期前收缩未引起基本心律的节律重整。也未与基本心律的心搏的激动在房室结内发生干扰。

(2) 次等周期代偿间歇：次等周期代偿间歇介于等周期代偿与无代偿间歇之间。心电图表现为室性期前收缩的代偿间歇短于一个基本心动周期，而联律间期加代偿间歇又长于一个基本心动周期。见于：①插入性室性期前收缩引起其后第一个窦性P-R间期干扰性延长；②室性期前收缩发生于窦性心律不齐的慢相。

(3) 等周期代偿间歇：凡室性期前收缩后代偿间歇等于一个基本心律的心动周期者，称为等周期代偿间歇。见于室性心律伴室性期前收缩、心室起搏心律伴室性期前收缩。基本心律起搏点与室性期前收缩起搏点彼此非常邻近，期前收缩一旦出现，迅速引起基本心律起搏点的节律顺延。室性期前收缩伴等周期代偿间歇的意义可有助于确定基本心律起搏点的部位。例如室性期前收缩伴等周期代偿，则基本心律是室性的，或者基本心律为室性，发生的期前收缩有等周期代偿间歇，则表明期前收缩是室性的。

(4) 不完全性代偿间歇：凡代偿间歇比基本心动周期长，而联律间期与代偿间歇之和又小于两个基本心动周期者，称为不完全性代偿间歇。原因是，代偿间歇没有能够完全代偿已经缩短了的联律间期。不完全性代偿间歇是基本心律在室性期前收缩影响下发生节律顺延的标志，即室性期前收缩激动引起基本心律起搏点节律重整。见于窦性心律并室性期前收缩、房性心律伴发室性期前收缩、交界性心律伴发室性期前收缩、心室起搏心律伴发室性期前收缩的例子中。室性期前收缩伴不完全性代偿间歇比较少见。原因是室性期前收缩起搏点与基本心律起搏点相距较远，更不易通过室房传导到达基本心律起搏点。室性心律伴发室性期前收缩，两个起搏点相距较远时，也可产生不完全代偿间歇。

(5) 完全性代偿间歇：凡联律间期与代偿间歇之和等于两倍基本心动周期者，称为完全性代偿间歇。原因是，此代偿间歇期恰好完全代偿或弥补了缩短了的联律间期。大多数室性期前收缩表现为完全性代偿间歇。形成完全性代偿间歇的原因：①基本心律起搏点与室性期前收缩起搏点相距较远，室性期前收缩侵入基本心律起搏点的机会较少。②室性期前收缩激动与基本心律的激动多在房室交界区，少数情况下在心房或窦房交界区发生绝对干扰，室性期前收缩激动无法侵入基本心律起搏点。③室房阻滞。④基本心律起搏点周围出现了传入性阻滞，见于并行心律伴发的室性期前收缩。

(6) 超完全性代偿间歇：凡联律间期与代偿间歇之和大于基本心律的两个心动周期，而代偿间歇又短于基本心律的两个心动周期者，称为超代偿间歇。见于：①直接引起基本心律起搏点的抑制；②室性期前收缩隐匿室房传导引起下一个窦性心搏伴干扰性 P-R 间期延长或阻滞性 P-R 间期延长。③发生于窦性心律不齐基础上的室性期前收缩伴超代偿间歇。

（7）类代偿间歇：心房颤动伴发室性期前收缩时，虽然 f 波下传的心室节律是不规则的，但在期前收缩后仍可见到较长的代偿间歇。由于 R-R 周期本身长短不一，不像窦性心律那样，可以用两个窦性 R-R 周期作为标准来衡量代偿间歇是否完全。因此，称为类代偿间歇。其产生机制是由于室性期前收缩激动隐匿性地逆行传入房室交界区，绝对干扰了若干个 f 波下传心室。类代偿间歇不明显。

8. 插入性室性期前收缩　又称间位性室性期前收缩，是指室性期前收缩插入一个基本窦性心律周期之间，而不取代一次窦性搏动。有时插入性期前收缩也可在房性逸搏心律、交界性逸搏心律中出现，而在室性逸搏心律中少见。

（1）心电图特征：室性期前收缩插入一个基本心律周期之间，基本心律的 2 个心搏时距等于一个基本心动周期。因此，插入性室性期前收缩无代偿间歇。有时引起一个基本心搏的干扰性传导延缓出现次等周期代偿。插入性室性期前收缩常在窦性心律减慢时出现。连续出现插入性室性期前收缩，听诊很难与异位心动过速相鉴别。

（2）产生机制：具备下列基本条件才有可能产生插入性室性期前收缩：①基本心律的频率较慢或过缓：如窦性心动过缓，可有足够长的心动周期性室性期前收缩插入。反之，基本心律为心动过速，心动周期明显缩短，室性期前收缩激动逆行上传时，必然会与窦性激动在房室交界区发生绝对干扰而表现为完全代偿间歇。②室性期前收缩出现适时，舒张中、早期发生的室性期前收缩较易成为插入性。如果室性期前收缩激动出现太早，在异室交界区发生绝对干扰而不能外传至心室肌，不能形成室性期前收缩的 QRS-T 波群；如果出现太迟，室性期前收缩激动将在交界区与下一个窦性激动发生绝对干扰而产生完全性代偿间歇。③两个起搏点相距较远：窦性心律伴发室性期前收缩时，室性激动就不易传入窦房结，不会引起窦性节律重整；若两个起搏点相距较近，又缺乏保护机制时，室性期前收缩激动便可传入基本心律起搏点，引起节律顺延。如室性心律伴发室性期前收缩时，可立即引起室性心律起搏点节律重建，表现为等周期代偿间歇或次等周期代偿间歇。④室房传导障碍：室房传导中断是产生插入性室性期前收缩的重要条件。若室房传导畅通，室性期前收缩激动便可顺利逆行传入心房引起基本心律起搏点的节律重整，产生不完全性代偿间歇，因而也就不会产生插入性室性期前收缩。

9. 室性期前收缩后 T 波改变　室性期前收缩后第 1 个或连续数个室上性心搏的 T 波由直立转为低平、双向或倒置者，称为室性期前收缩后 T 波改变。主导节律的 T 波改变，多见于窦性心律，也可见于房性心律、房性心动过速、心房扑动、心房颤动以及交界性心律等。期前收缩后 T 波改变不仅见于室性期前收缩，也可见于房性或交界性期前收缩。期前收缩后 T 波改变的类型有：①期前收缩后 T 波由直立转低平；②期前收缩后 T 波由直立转双向；③期前收缩后 T 波由直立转倒置；④期前收缩后 T 波由低平转倒置；⑤期前收缩后 T 波由低平转直立；⑥期前收缩后 T 波由倒置转直立等。通常所谓的期前收缩后 T 波改变多指 T 波由直立转为倒置。过去把这种现象看成是病理性或原发性 T 波改变，被称为“poor man′s exercise test”，这里的意思是“节省的运动试验”，因为这一现象立即提供了异常证据，不需再花昂贵的负荷运动试验。因此被看作是一项诊断器质性心脏病的指标之一。但不少学者就其临床意义提出异议，有资料表明，期前收缩后 T 波改变，不仅见于器质性心脏病患者，也可见于非器质性心脏病者。目前认为期前收缩后 T 波改变的机制，是电张调整性 T 波改变。正常情况下心内膜复极向量小于心外膜下心室肌向量，面对左室外侧面的导联上 T 波直立，期前收缩后长的代偿间歇可使心室充盈血量增加，心室射血增多而过度机械性冲击胸壁，导致复极程序改变，加速了内膜下心肌的复极速度，或心外膜下心肌复极速度减慢，致使内膜下复极 T 向量大于外膜下心肌复极的 T 向量，出现期前收缩后 T 波改变。

10. 室性期前收缩后束支传导阻滞消失　室性期前收缩后束支传导阻滞消失是指在规则的窦性心律时，下传的 QRS 波群呈现波形相同的一侧束支阻滞图形，可为完全性与不完全性左或右束支传导阻滞，或右束支传导阻滞加左束支分支阻滞。若有室性期前收缩发生时，长的代偿间歇之后的第 1 个窦性激动下传的 QRS 波群形态和时间正常，束支传导阻滞或分支传导阻滞图形消失，或者束支传导阻滞的程度减轻。其发生机制可作如下解释：室性期前收缩激动逆行上传与窦性激动在房室结水平以上的不同部位发生绝对干扰，出现一较长的代偿间歇，在长间歇期内，受损侧束支或分支得到充分休息，动作电位恢复正常，下一窦性激动抵达心室时，病变侧束支或分支已渡过不应期，故下传 QRS 波形时间正常。室性期前收缩降低了病例束支的兴奋阈值，使病侧束支传导暂时得到改善。室性期前收缩后束支传导阻滞波形消失这一现象表明，束支阻滞的程度不是三度，而是二度或一度。没有期前收缩出现，要鉴别这种束支传导阻滞的程度是困难的。

11. 室性期前收缩伴室性融合波　室性期前收缩起搏点与心脏另一起搏点的激动在心室内相遇并相互产生绝对干扰，形成室性融合波。根据两个起搏点的发源不同，可分为以下几种类型：

(1) 窦-室室性融合波：窦性激动与室性期前收缩激动共同引起心室除极产生的融合搏动，称为窦-室室性融合波。

(2) 房-室室性融合波：房性激动与室性期前收缩激动共同引起心室除极产生的融合波，称为房-室室性融合波。

(3) 交-室室性融合波：室性期前收缩激动与交界性心律、交界性期前收缩、交界性并行心律、交界性心动过速的激动在心室内相互产生绝对干扰时可形成室性融合波。

(4) 室-室性融合波：室性期前收缩起搏点与心室内另一起搏点所发出的激动在心室内相互绝对干扰时，将形成室-室融合波。室-室融合波的形状介于两种室性 QRS-T 之间。另一起搏点可以是室性期前收缩、室性心动过速或室性并行心律等。

室性融合波的发生在室性并行心律中最为常见，因此，诊断室性期前收缩形成的室性融合波时，必须首先除外室性并行心律。

12. 室性期前收缩引起反复心搏　室性期前收缩激动经逆行传入房室结，再沿另一径路折返下传心室，引起的心室回波，称为室性反复心搏。室性反复心搏表现为室性期前收缩的 QRS→逆行 P^-→室上性 QRS 波群，第 1 个 QRS 宽大畸形，第 2 个 QRS 波形与窦性相同，或因伴时相性室内差异传导而畸形。室性期前收缩激动经慢径路逆行传入心房，再沿快径路传入心室者，表现 R-P^- 间期＞P^--R 间期。完全性室性反复搏动应与心室夺获区别开来，前者 2 个 QRS 之间夹有 1 个逆行 P^- 波，而后者 2 个 QRS 之间夹着 1 个直立的窦性 P 波。

13. RonT 现象室性期前收缩与室性心动过速和心室颤动　早在 1949 年 Smirk 就指出 RonT 现象室性期前收缩可以突然发生死亡。Dolana 等又发现 RonT 现象室性期前收缩可以诱发室性心动过速或心室颤动。Lown 等将 RonT 现象的室性期前收缩列为最高级别的室性期前收缩，表示预后不良。近年来一些学者对 RonT 现象的严重性提出异议。Chou(1979)对 44 例室性心动过速进行研究，发现由 RonT 现象诱发者仅有 6 例(占 13.7%)。我们自 5 360 余份动态心电图中检出室性心动过速 110 例，发生由 RonT 现象引起的室性心动过速仅占 2.28%。我们在室性期前收缩中观察到，RonT 现象室性期前收缩比较少见。而由 RonT 现象室性期前收缩诱发室性心动过速的发生率可高达 80%以上。特别是伴有 Q-T 间期延长的复极延缓、严重器质性心肌损害、电解质紊乱的患者中，RonT 现象室性期前收缩最易诱发室性心动过速或心室颤动。但也有一部分 RonT 现象室性期前收缩不能诱发出室性心动过速或心室颤动。

第二节 图 谱

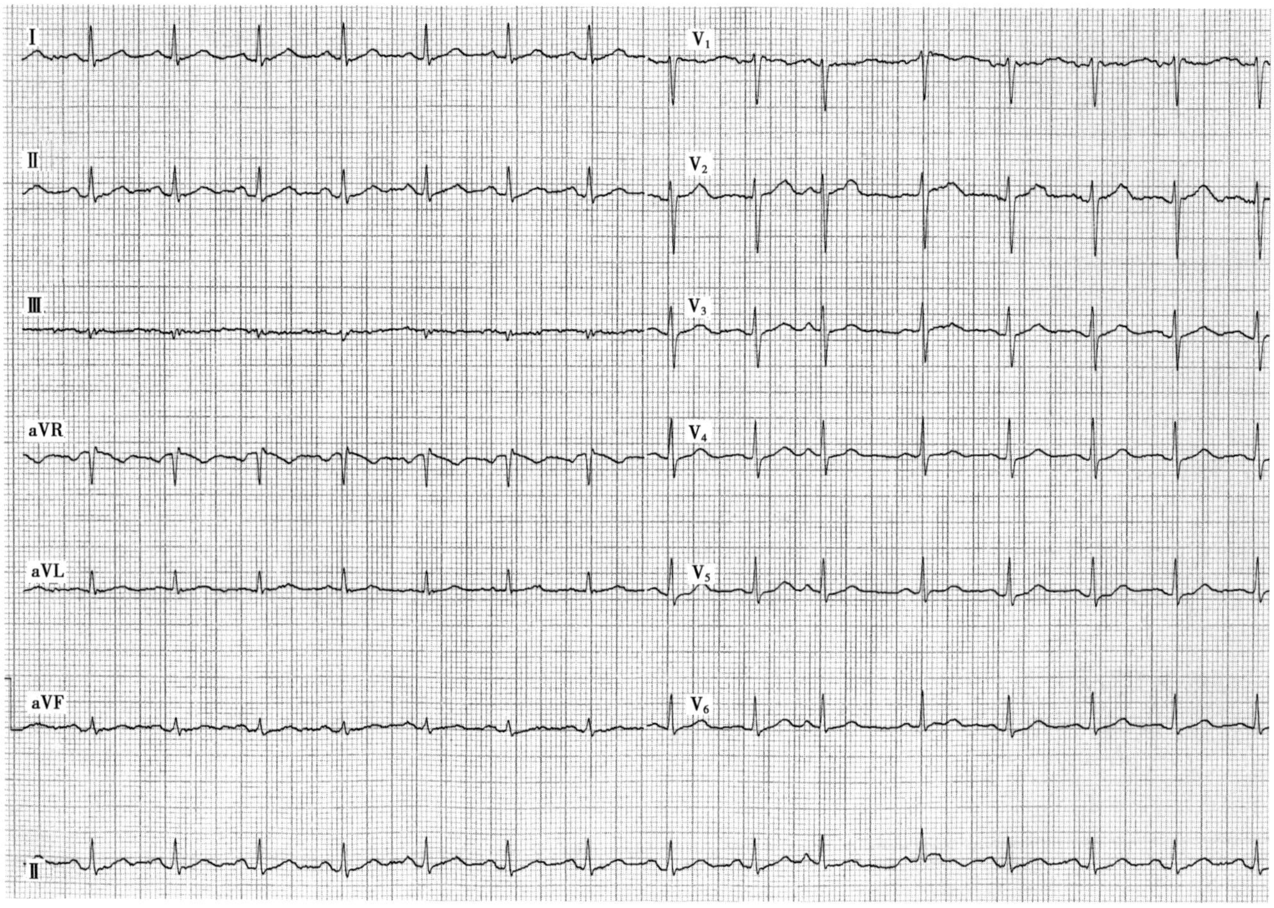

图 24-1 房性过早搏动

临床资料:患者,女性,42 岁。阵发心悸 3 年,加重 2 个月,近 3 年来无明显诱因,出现心悸,未引起注意,未及时治疗,近 3 个月心悸加重,无头晕,胸闷,胸痛,晕厥,为进一步诊断来院,门诊心电图示房性过早搏动,超声及 X 线检查均正常。**心电图特征:**窦性心律,心率 90 次/分,胸导第 2 个 QRS 波之后可见一个提前出现的房性 P′波,形态与窦性 P 波有一定差异,PR 间期>0.12s,其代偿间期多不完全。**心电图诊断:**窦性心律,房性期前收缩。**鉴别诊断:**①交界性期前收缩;②窦性期前收缩。**讨论:**患者阵发心悸 3 年,近 2 个月加重,无头晕胸闷,发作无规律,心电图可见提前出现的房性 P′波,其形态、方向、振幅和时间与窦性 P 波略有差异。PR 间期>0.12s,其代偿间期不完全,符合房性过早搏动。而交界性期前收缩逆行倒置 P^- 波如出现在 QRS 波群之前时,其 PR 间期<0.12s,逆行 P^- 波如出现在 QRS 波群之后时,其 R-P 间期<0.16s,QRS 波群前后均无 P 波,期前收缩后的代偿间期多为完全性。窦性期前收缩的 P 波其形态、方向、振幅和时间均与同导联 P 波完全相同,往往有固定的联律间期。代偿间期等于一个基本窦性心律周期。

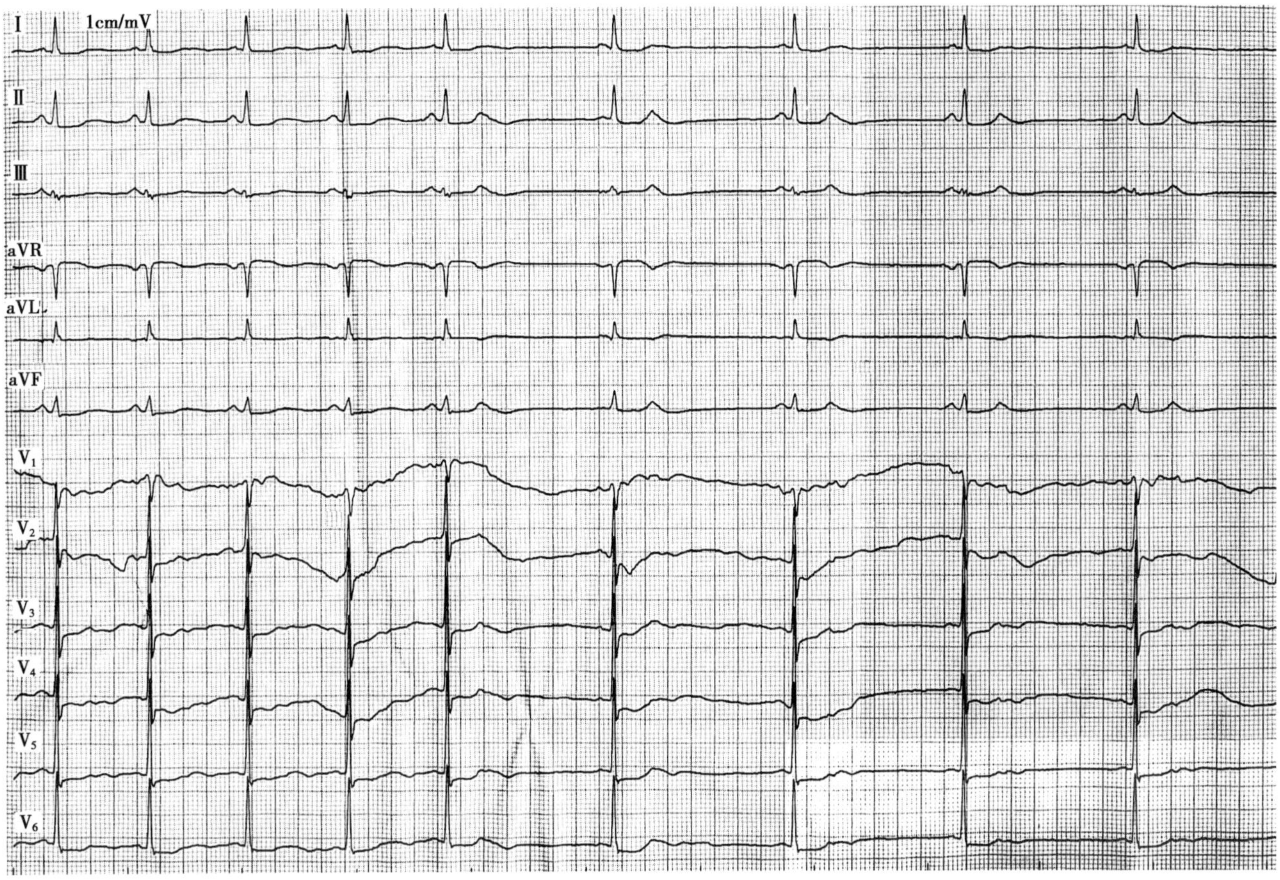

图 24-2 房性期前收缩未下传

临床资料:患者,女性,61 岁。2 年前无诱因感胸闷、气短、心悸,休息可缓解,临床诊断为高血压、冠心病,近日因感冒后上述症状加重,来院就诊。心电图示房性期前收缩,部分房性期前收缩未下传。ST 段改变。**心电图特征:**窦性心律 68 次/分,第 5 个 QRS 波群后,RR 间期明显延长,长 RR 间期<基本节律 RR 间期的 2 倍,并连续出现 3 次以上,Ⅱ导联清楚可见每个 QRS 后 T 波增高伴切迹,其中埋有异位 P′波;Ⅱ、aVF、V_2～V_6 导联 ST 段压低,V_2～V_6 导联 T 波低平,双向。**心电图诊断:**窦性心律,房性期前收缩二联律未下传,ST-T 改变。**鉴别诊断:**窦性停搏,窦房阻滞,窦性心动过缓。**讨论:**患者无诱因胸闷、心悸、气短,心电图可见长 RR 间期小于基本 RR 间期的倍数,T 波切迹为房性期前收缩未下传受阻所致,而窦性停搏无提前出现的 P′波,长的 PP 间期大于基本窦性心律的倍数;窦房阻滞是指 PP 间期无基本窦性的 P 波,PP 间期之间有成倍数的关系。由于此图形形成了房性期前收缩未下传二联律使得心室率较缓慢,为 47 次/分,因此易误诊为窦性心动过缓。诊断关键是寻找窦性心搏的 T 波中有无未下传的房性期前收缩的 P′波。如能辨认出房性 P′波就可排除窦性心动过缓。

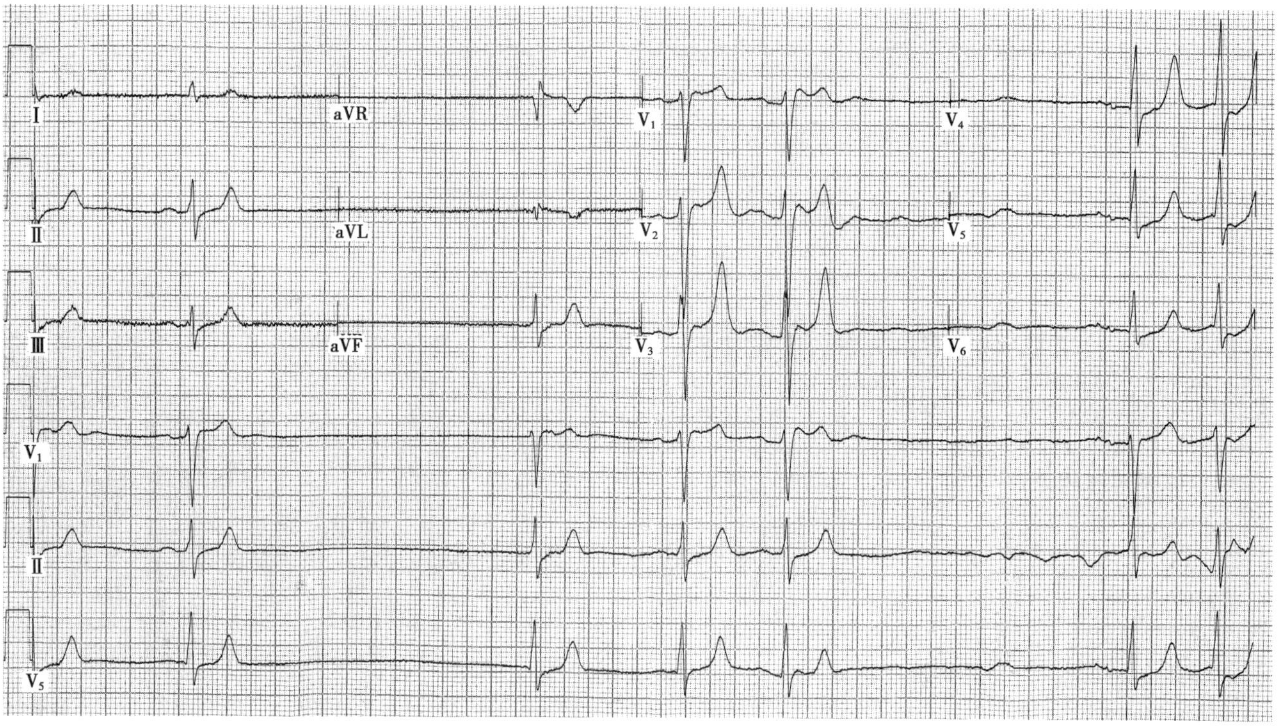

图 24-3　窦性停搏、房性期前收缩

临床资料:患者,女,60 岁。发作性心悸,晕厥 3 年,加重 4 个月,近日上述症状加重多次晕厥。心电图示窦性心律不齐,窦性停搏,为行起搏器置入术,急诊入院。**心电图特征:**窦性心律,基本心率 72 次/分,长 R-R 间期 2.82s,PR 间期大于 0.24s,三导联连续记录可见第 1 个延迟出现的室上性 QRS 波群前无 P 波,考虑为交界性逸搏。窦性停搏的长 PP 间期大于基本窦性心搏的倍数,并不成倍数,V_4～V_6 导联 ST 段压低。**心电图诊断:**窦性心律,窦性停搏,交界性逸搏,一度房室阻滞,房性期前收缩。**鉴别诊断:**①房性期前收缩未下传;②二度窦房阻滞。**讨论:**该患者,因多次晕厥来院急诊,电生理检查提示窦房结功能低下,现已安装永久起搏器。此患者心电图明显心律不齐第 2 个 RR 间期后出现的 QRS 波前无 P 波,提示窦性停搏。这种病例多是窦房结本身有器质性损害如冠心病、心肌病所致。当患者出现窦性停搏后,由其他异位节奏点发出激动,本例异位节奏点位于房室交界区,以维持心脏收缩。本图最后 1 个 QRS 波群为房性期前收缩所传,窦性停搏是一种重要而常见的心律失常,当出现短暂的窦性停搏时,须与窦房结起搏不良、窦房阻滞、房性期前收缩未下传鉴别,当出现窦性心律不齐时,通常很难判断长间期是否为 PP 间隔的倍数,而房性期前收缩未下传的 P 波常隐匿于 T 波中。其长 R-R 不呈倍数,而窦房阻滞的长 R-R 间期是短 R-R 间期的倍数。因此在窦性心动过缓不齐时很难辨明是否是窦性停搏,所以为明确诊断需结合其他临床试验。

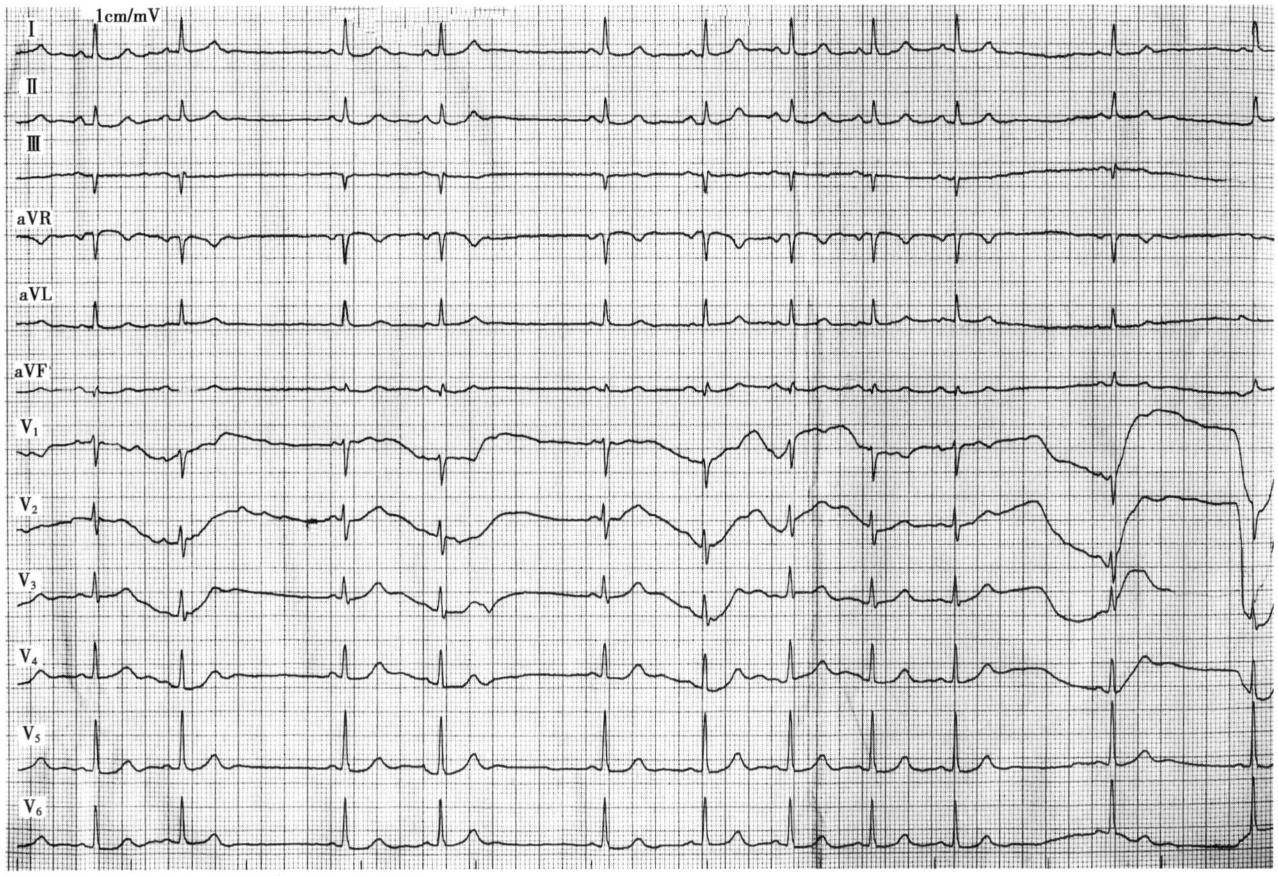

图 24-4　二度Ⅰ型窦房阻滞

临床资料:患者,女,57 岁。乏力 11 年,伴头晕 2 个月,患者诉 1996 年无明显诱因开始出现乏力现象,有心悸,即心脏停搏感,无晕厥、黑矇等不适,未系统治疗,近两个月无明显原因再发上述症状,为明确诊断来院门诊。心脏像左室圆隆,超声心动图大致正常。**心电图特征:**基本心律为窦性,PP 间期长短不等,P_5～P_9 逐渐缩短,继之以长 PP 间期,长 PP＜任何短 PP 间期的 2 倍。**心电图诊断:**窦性心律,二度Ⅰ型窦房传导阻滞。**鉴别诊断:**①房性期前收缩未下传;②二度Ⅱ型窦房传导阻滞;③窦性停搏。**讨论:**患者女性,乏力头晕 11 年,近日上述症状加重。心电图可见窦性心律,心率 79 次/分,心电图可见第 5 个 P 波之后呈较规律的逐次缩短继以一个 P 波脱落的文氏阻滞。而房性期前收缩未下传为提前出现的 P′波形态与窦性 P 波略有差异,可以埋藏在前一个 QRS-T 波群的 T 波中,长 R-R 间期小于基本 R-R 间期的倍数,窦性停搏长 PP 间期大于基本窦性的倍数。二度Ⅱ型窦房阻滞表现为基本匀齐的 PP 中突然出现一个长间歇,此间歇等于 2 个 PP 间歇。结合临床此图考虑为二度Ⅰ型窦房阻滞。

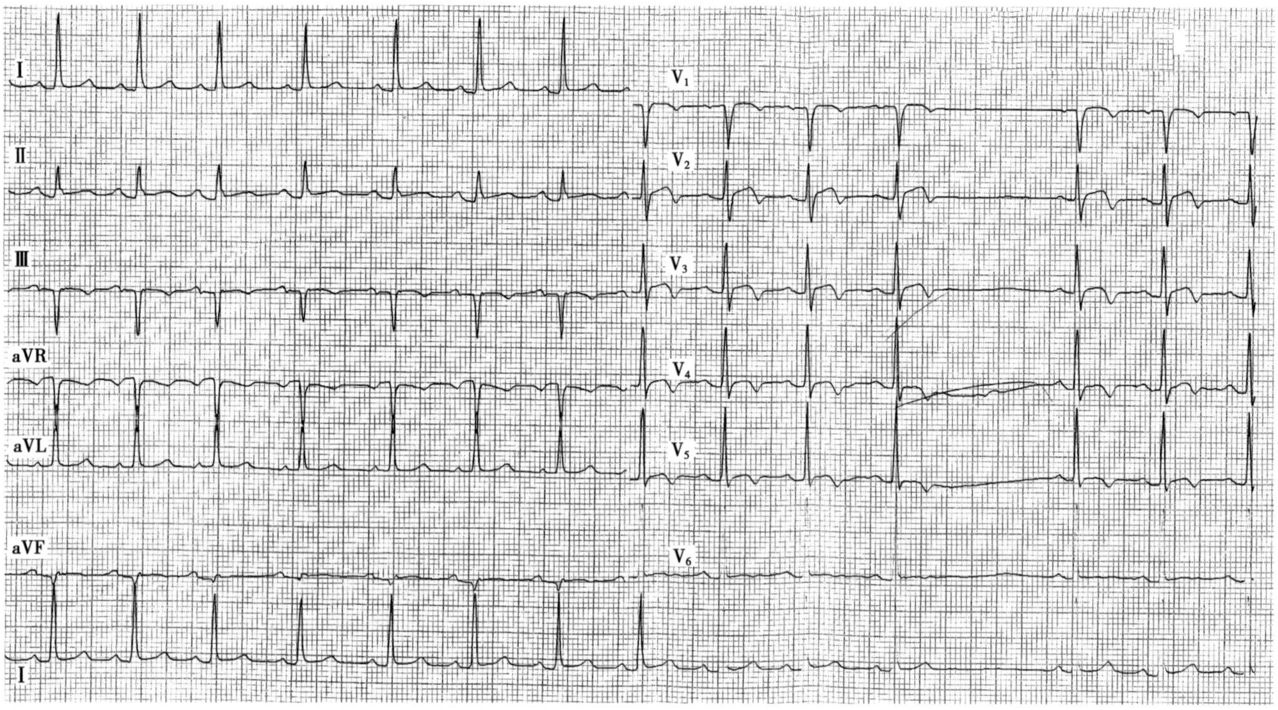

图 24-5　二度Ⅱ型窦房阻滞

临床资料:李某,女,46 岁。反复发作活动时胸痛两年,加重 1 年,近日胸痛加剧,由急诊以冠心病急性前壁心肌梗死入院。入院后心电图示Ⅲ,aVF,Q 波,V_1～V_9 ST 段压低,T 波低平倒置,心肌酶正常,超声示左侧壁减弱整体收缩功能正常。**心电图特征:**窦性心律,心率 81 次/分,PR 间期 0.18s,QT 间期 0.34s,QRS 波群形态:Ⅲ呈 Qs 型,aVF 呈 Qr 型,V_2～V_5 双向倒置,胸前导联见一长 RR 间期,长 RR(1.44s)为短 RR(0.70s)的 2 倍。**心电图诊断:**窦性心律,二度Ⅱ型窦房阻滞,T 波改变。**鉴别诊断:**窦性心律不齐,窦性停搏,房性期前收缩未下传。**讨论:**此患者心电图胸导联可见长 PP 间期中无基本窦性 P 波,PP 间期间有倍数关系,其特征是冲动间断地不能从窦房结中传出,导致漏搏。二度Ⅱ型窦房阻滞的发生原因是窦房交界区的绝对不应期病理性延长,部分窦性激动不能传入心房。此心电图可见长 PP 间期为 1.44s,是短 PP 间期 0.70s 的倍数,符合二度Ⅱ型窦房阻滞。

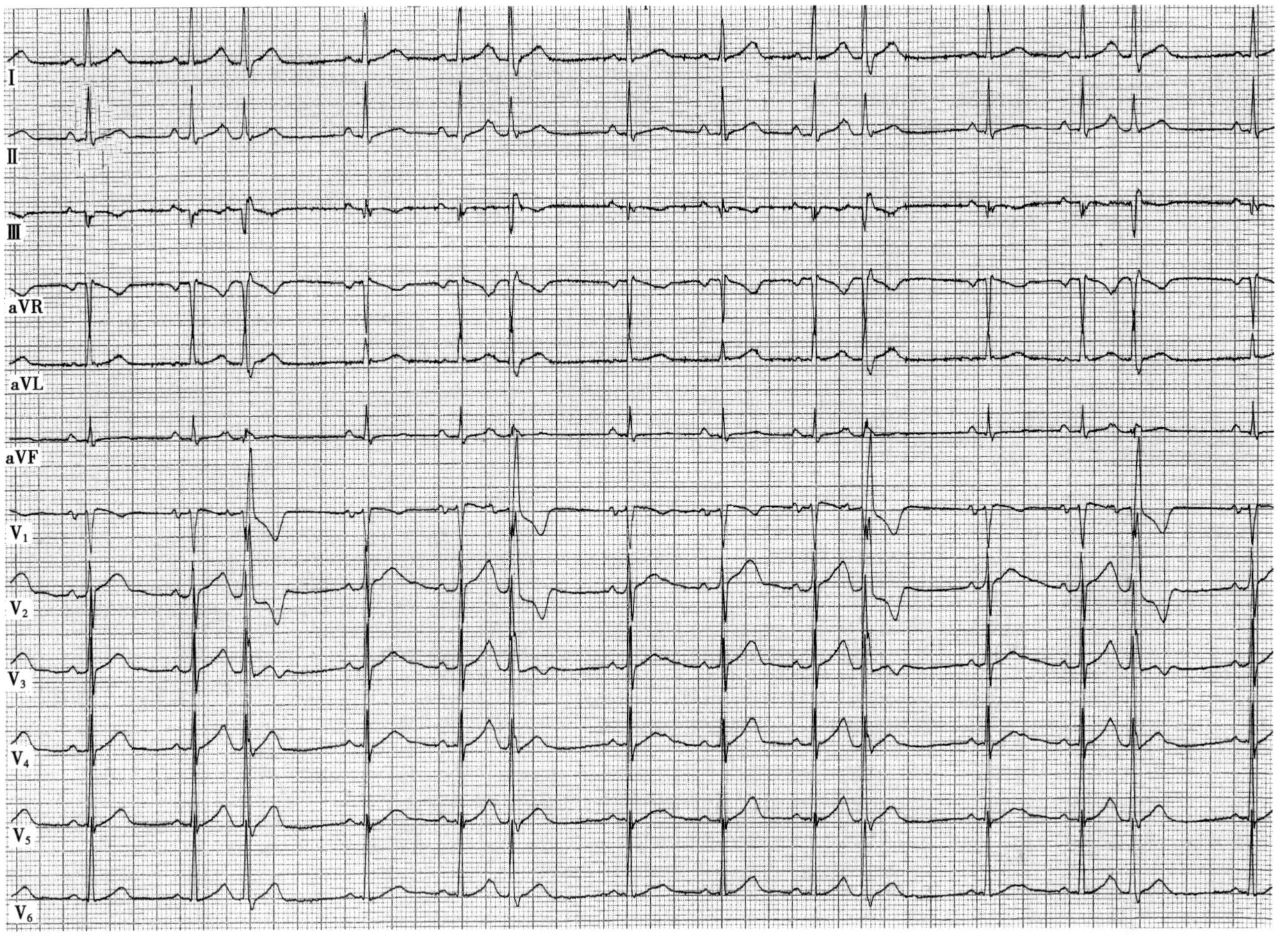

图 24-6　房性期前收缩伴差异性传导

临床资料：患者，女，34 岁。10 年前胸闷、气短、心悸，休息可缓解。未治疗，后上述症状间断出现，活动后加重，心电图示频发房性期前收缩，部分伴室内差异性传导。**心电图特征**：窦性心律，心率 75 次/分，PR 间期 0.16s，QT 间期 0.38s，各导联均可见提前出现的 P′-QRS-T 波群，期前配对间期相等，其后代偿间歇不完全，下传的 QRS 波群增宽，V_1 呈 rsR′型，时限≤0.12s，期前收缩的第 1 个窦性激动的 T 波较其他低，伴切迹。**鉴别诊断**：①室性期前收缩；②心室预激。**讨论**：本图畸形的 QRS 波群有一提前的 P 波，下传的 QRS 波群常表现为右束支图形，其代偿多不完全。而室性期前收缩期前无相关 P 波，代偿间期绝大多数是完全的。心室预激 PR 间期缩短，小于 0.12s，QRS 起始部有 δ 波。

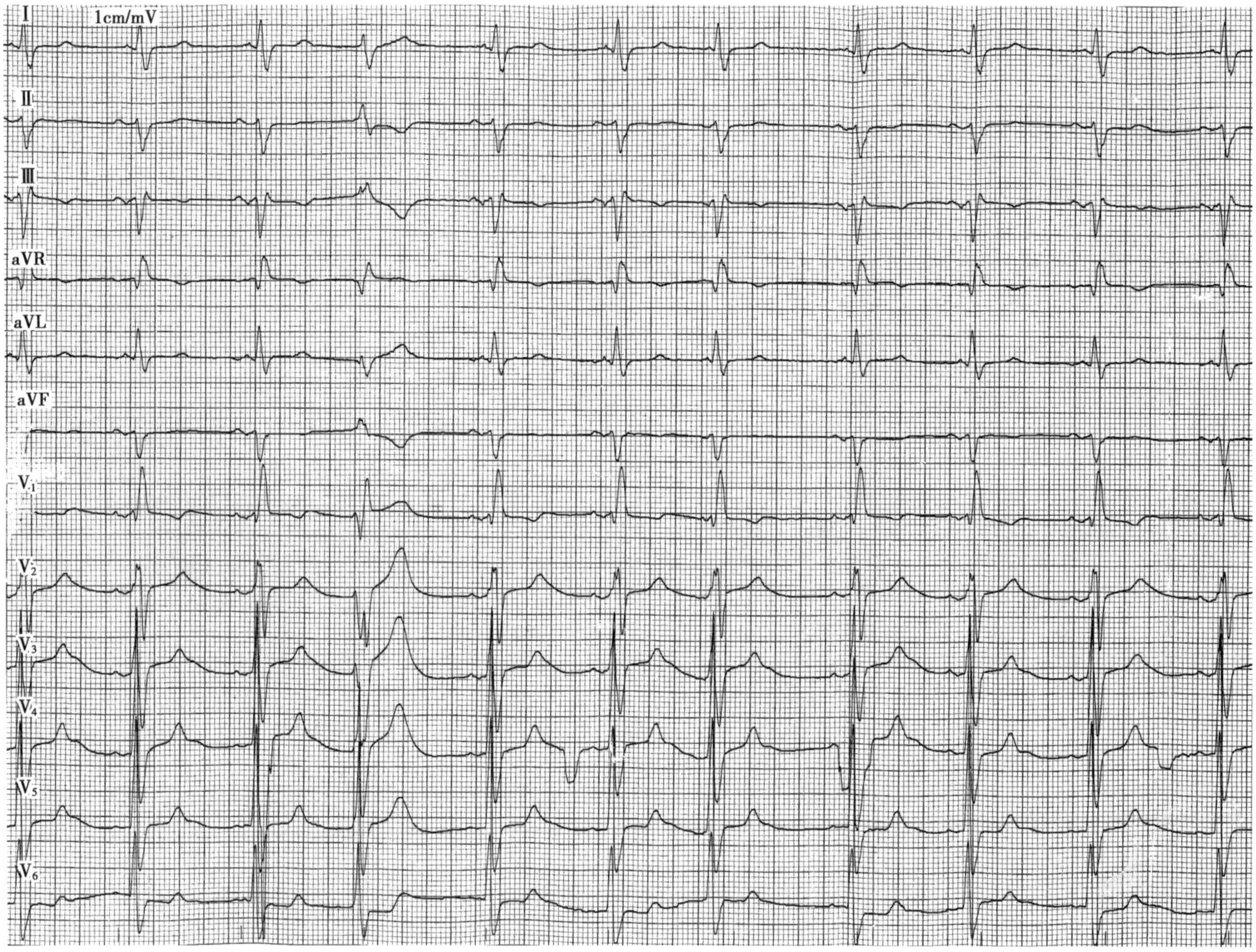

图 24-7　交界性期前收缩

临床资料:患者,女,29 岁。间断胸闷、心悸,14 年前无诱因感胸闷、气短、心悸,休息后可缓解,未在意,后上述症状间断加重,跑步时出现黑朦 1 次,无晕厥,数分钟后可自行缓解,心电图示窦性心律,房性期前收缩,ST-T 改变。**心电图特征:**窦性心律,心率 62 次/分,PR 间期 0.14s,QT 间期 0.64s,QRS 波群各导联终末增宽粗钝,V_1 呈 rsR′型,时限 0.14s,Ⅱ、aVF 呈 rS 型,Ⅲ呈 rSr′型,$S_{Ⅲ}>S_{Ⅱ}$,aVL 呈 Rs 型,$R_{aVL}>R_{Ⅰ}$,心电轴左偏$>-45°$,R_4 提前出现,与众相异,期前无 P 波,代偿完全,R_7 提前出现,期前可见相关 P^- 波,$P_{Ⅱ}$ 倒置,aVR 直立。$P^-R<0.12s$。**心电图诊断:**窦性心律,交界性期前收缩,室性期前收缩,完全性右束支合并左前分支阻滞。**鉴别诊断:**房性期前收缩。**讨论:**患者间断胸闷、心悸 14 年,心电图可见 R_7 期前出现形态与基本窦性 QRS-T 波群形态相同,逆行倒置的 P^- 波出现在 QRS 波群之前,其 PR 间期小于 0.12s。交界性期前收缩逆行 P^- 波还可出现在 QRS 波群之后,其 R-P 间期$<0.16s$,但 P′R 间期均应$\geq 0.12s$,或 QRS 波群前后均无 P 波,期前收缩后的代偿间期多为完全性。而房性期前收缩提前发生的房性 P′波,其形态、方向、振幅和时间与窦性 P 波有或多或少的差别。

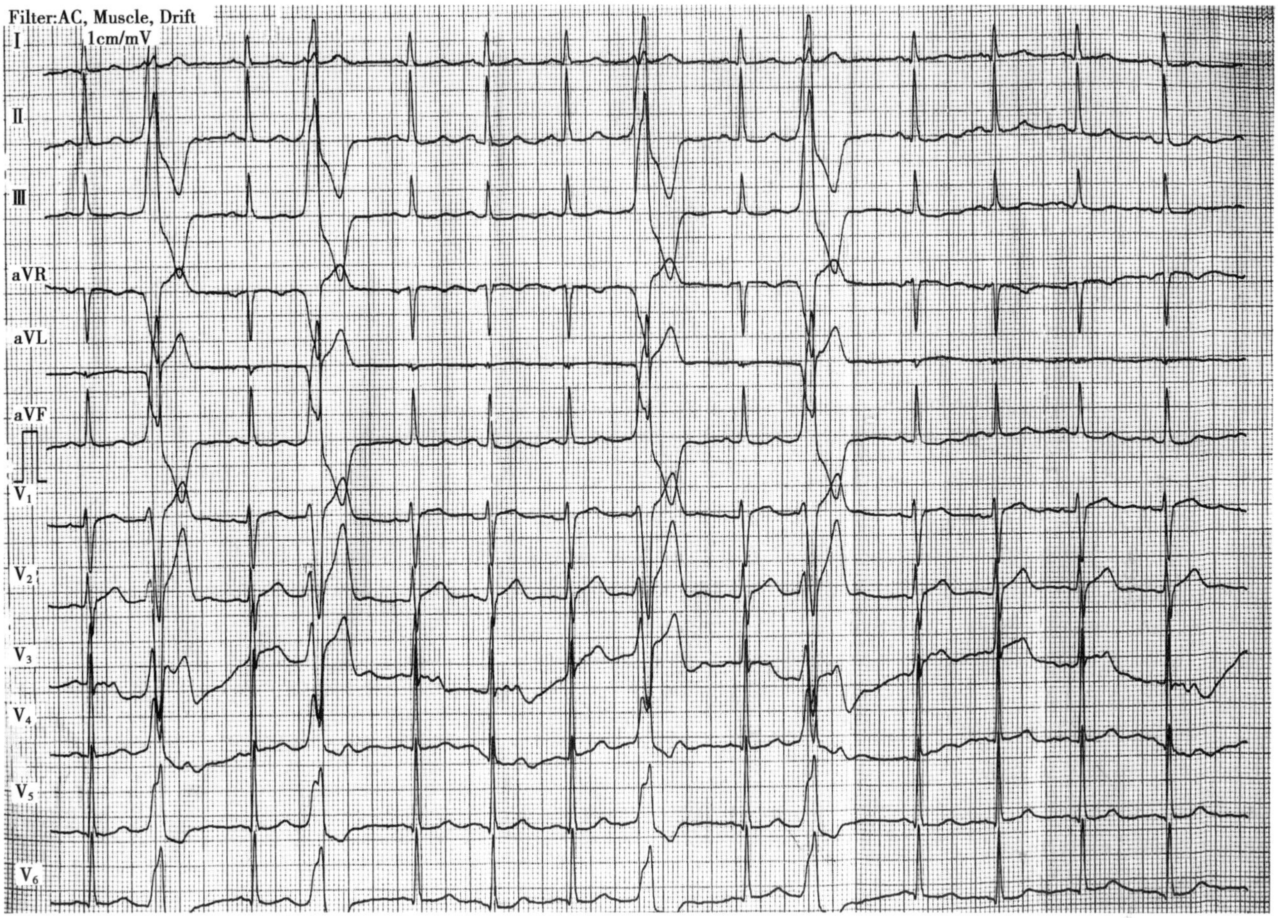

图 24-8　室性过早搏动

临床资料：患者，男性，20 岁，间断心悸 3 年加重 1 个月，患者 3 年前开始无明显诱因出现阵发性心悸，有胸闷，无昏厥及黑矇，无四肢抽搐，未正规治疗。上述症状间断发作，上周前患者"感冒"，上述症状加重，无发热，于当地医院诊断为心律失常，频发室性期前收缩，予药治疗后，效果不明显，现来我院治疗。**心电图特征**：窦性心律，心率 88 次/分，各导联可见提前出现宽大畸形的 QRS 波群(0.14s)，期前无 P 波，其后代偿完全，ST-T 呈继发性改变。**鉴别诊断**：①房性期前收缩伴室内差异性传导；②心室预激；③左、右束支阻滞。**讨论**：本例期前收缩起自心室异位起搏点，心室除极在先，故 QRS 前无 P 波，由于该激动不能逆传重整窦房结节律，所以代偿完全。而房性期前收缩伴差异性传导其畸形的 QRS 波群前应见有提前的 P′波，且 V_1 导联多出现右束支阻滞图形时。若心室预激则有正常的 P 波，PR 间期<0.12s，QRS 波群起始都有顿挫。即"δ"波，有继发性 ST-T 改变。

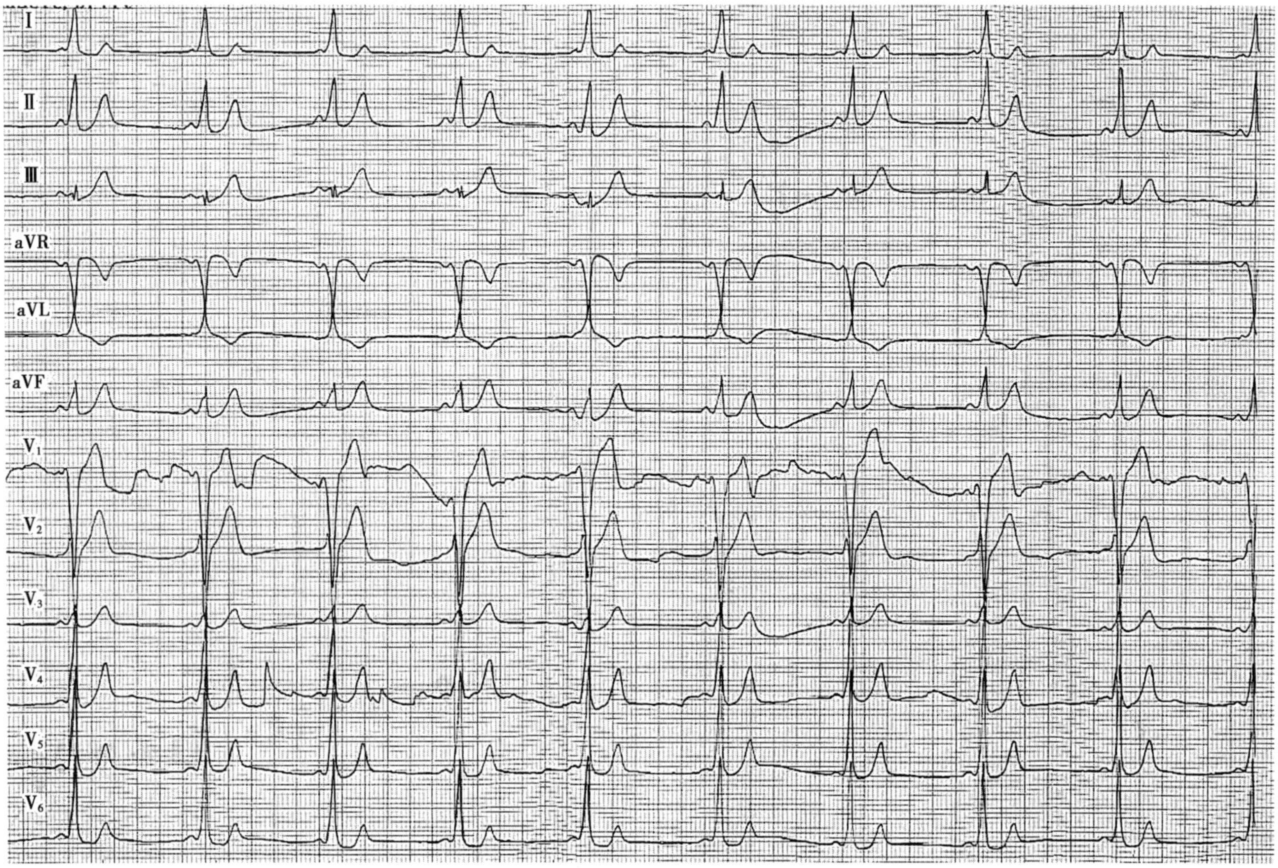

图 24-9 心室预激

临床资料:患者,女性,38 岁。于 10 年前无明显诱因出现阵发性心悸,突发突止,偶有出现乏力,胃部不适,持续几分钟自行缓解,当地医院行心电图示预激综合征,每年发作 3~4 次,有时服普罗帕酮(心律平)后可缓解,1 个月前上述症状加重,来我院门诊。**心电图特征:**窦性心律,心率 52 次/分,PR 间期<0.12s,QRS 波群时间>0.20s,QRS 波群起始都有顿挫,即 δ 波。有继发性 ST 改变。**心电图诊断:**窦性心动过缓,心室预激。**鉴别诊断:**①房性期前收缩伴室内差异性传导;②左、右束支阻滞;③室性期前收缩。**讨论:**患者阵发性心悸突发突止,心电图可见 QRS 波群前有 P 波,PR 间期均<0.12s,QRS 波群>0.20s 起始均有顿挫,即 δ 波,有继发性 ST-T 改变。但要注意心室预激可能类似其他心脏异常,当 V_1 和 V_2 导联出现宽的正向 QRS 波群时,它可能与右束支,右室肥厚,后壁心肌梗死相类似,当 V_1 或 V_2 导联出现宽的负向 QRS 波群时,预激可能被误认为是左束支阻滞或左室肥厚。室性期前收缩其期前收缩形态宽大畸形,QRS 波大于 0.20s,其前无窦性 P 波,T 波方向与主波方向相反。房性期前收缩室内差异性传导则为提前出现的 P′波,下传的 QRS 波群常表现为左束支或右束支图形。

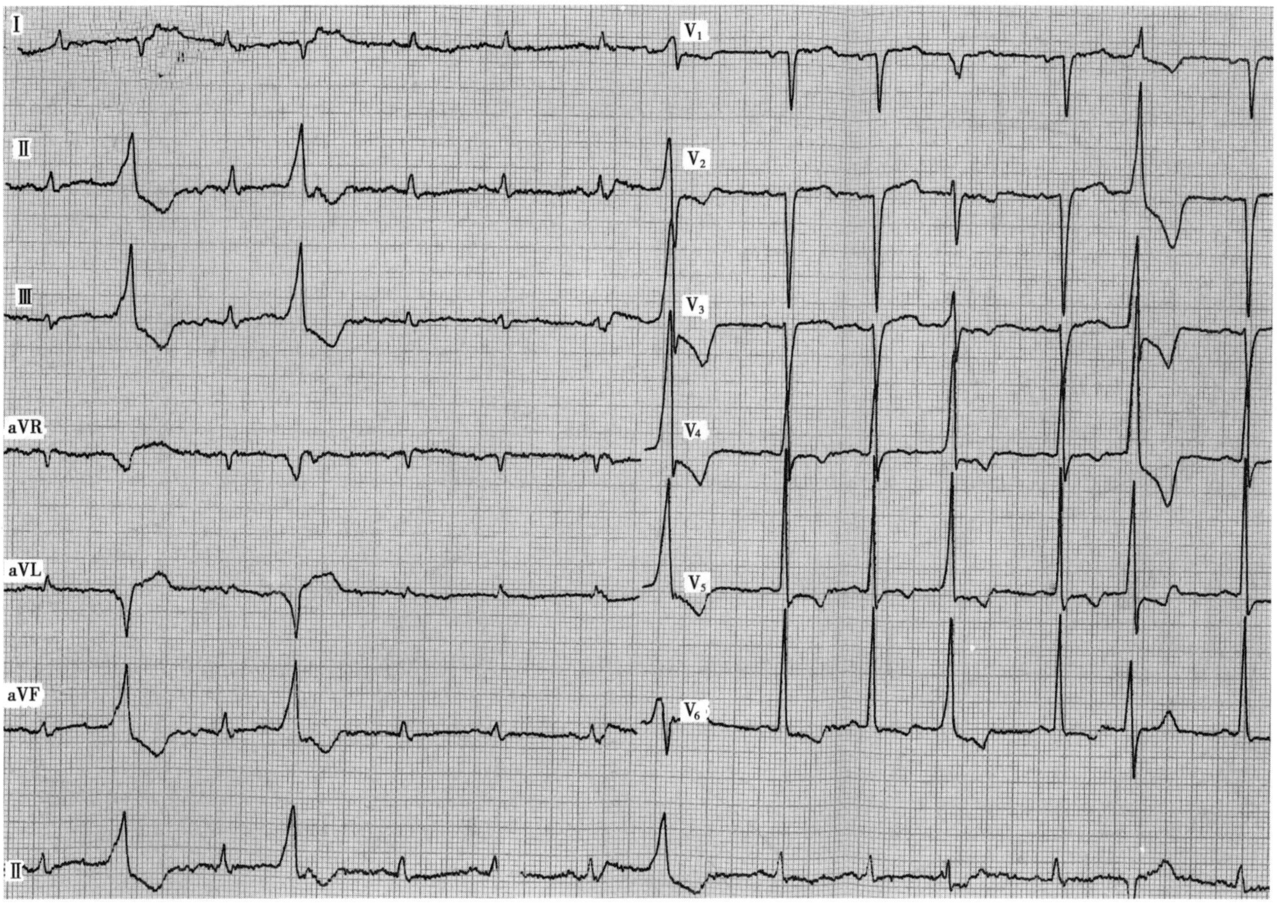

图 24-10　多形性室性期前收缩

临床资料:患者,男性,76 岁。患者于 9 个月前活动后或遇冷空气后出现气短、咳嗽,其双下肢水肿,无胸痛、胸闷,半个月前上述症状加重,来院门诊,以胸憋待查、高血压病入院。心电图示窦性心律,室性期前收缩。超声示左室壁弥漫性收缩功能减低,各瓣膜形态结构未见明显异常。**心电图特征:**窦性心律,心率 88 次/分,PR 间期 0.16s,QT 间期 0.40s,QRS 波群形态:肢体导联 R+S<0.5mV,V_1V_2 呈 QS 型,V_3 呈 rS 型,V_5V_6 导联 ST 下斜型。V_5V_6 导联 T 波倒置,可见提前出现宽大畸形的 QRS 波群,期前无 P 波,其后代偿完全,以长Ⅱ导联为例分析心律失常:期前收缩配对间期不等,形态 2 种以上,第 4 个期前收缩形态介于第 3、5 个期前收缩之间,为室性融合波。**讨论:**患者室性期前收缩 V_1 导联上表现为不同形态的 QRS 波形态,第 1 个室性期前收缩其主波向下呈 QS 波,第 2 个室性期前收缩主波向上呈 rsR 型,期前收缩激动可能来自心室不同部位,也可能由于室内传导的各种变化而产生了多种形态。

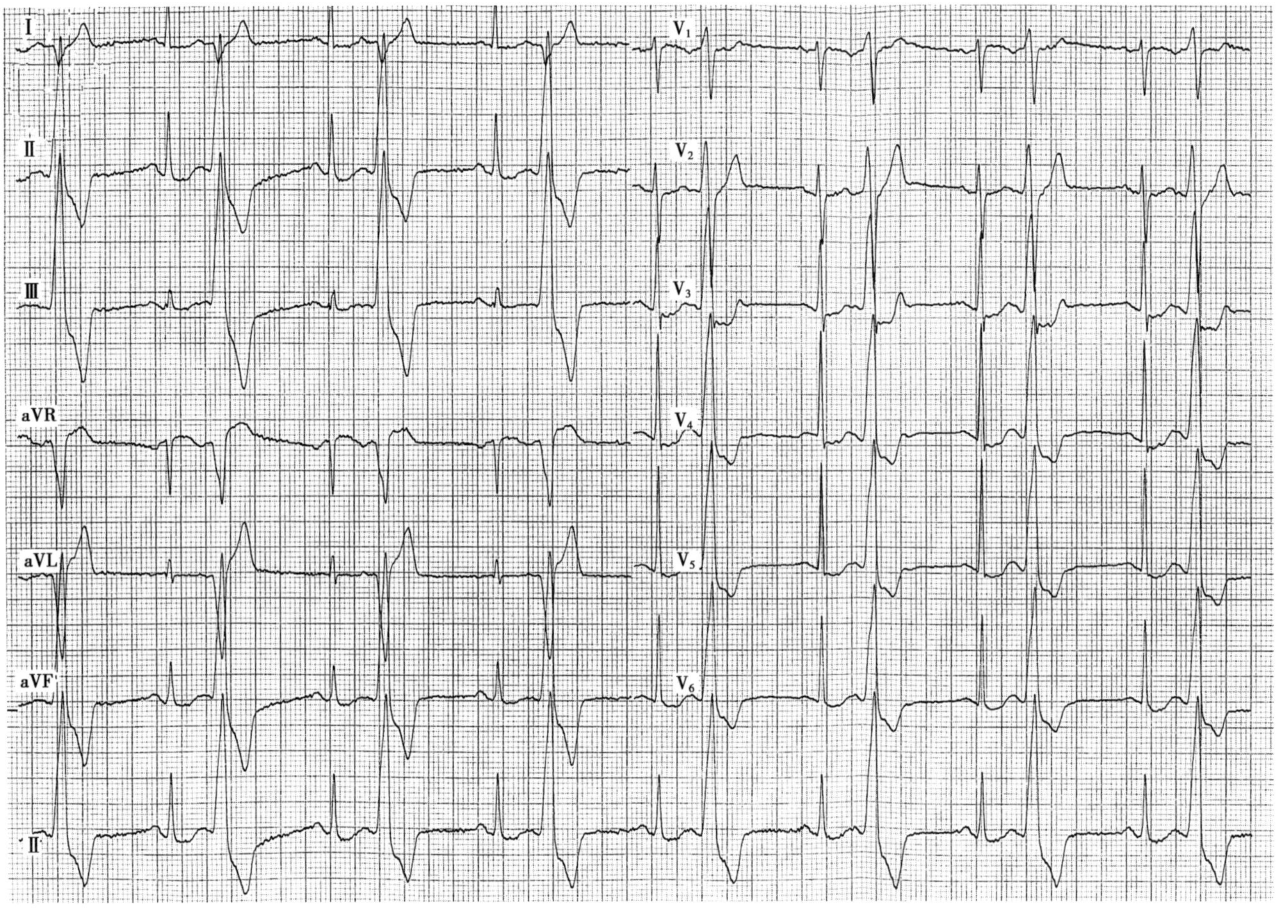

图 24-11 室性期前收缩二联律

临床资料:患者,女性,29 岁。胸闷、心悸 2 年,患者于两年前因恶心、呕吐于外院就诊,查心电图频发室性期前收缩二联律,此后反复胸闷,偶有胸痛,持续约数秒钟,无气短、头晕、晕厥等症状,外院予“心律平(普罗帕酮),慢心律(美西律)”等药物治疗,但胸闷症状仍反复,为进一步治疗来我院就诊。**心电图特征:**窦性心律与室性期前收缩交替出现形成二联律,Ⅰ、aVL,Ⅲ、aVF、V_3～V_6 导联 ST 段下移。**心电图诊断:**窦性心律,室性期前收缩二联律,ST 波改变。**鉴别诊断:**房性期前收缩伴室内差异传导。**讨论:**此患者 2 年来胸闷、心悸,心电图可见正常窦性心搏后期前出现宽大畸形的 QRS 波群,其前无相关的 P 波,时限>0.20s,T 波与主波方向相反。房性期前收缩伴室内差异传导为提前出现的 P′波,下传的 QRS 波常表现为左束支或右束支图形。结合临床可排除室内差异性传导,因此此图符合室性期前收缩二联律图形。

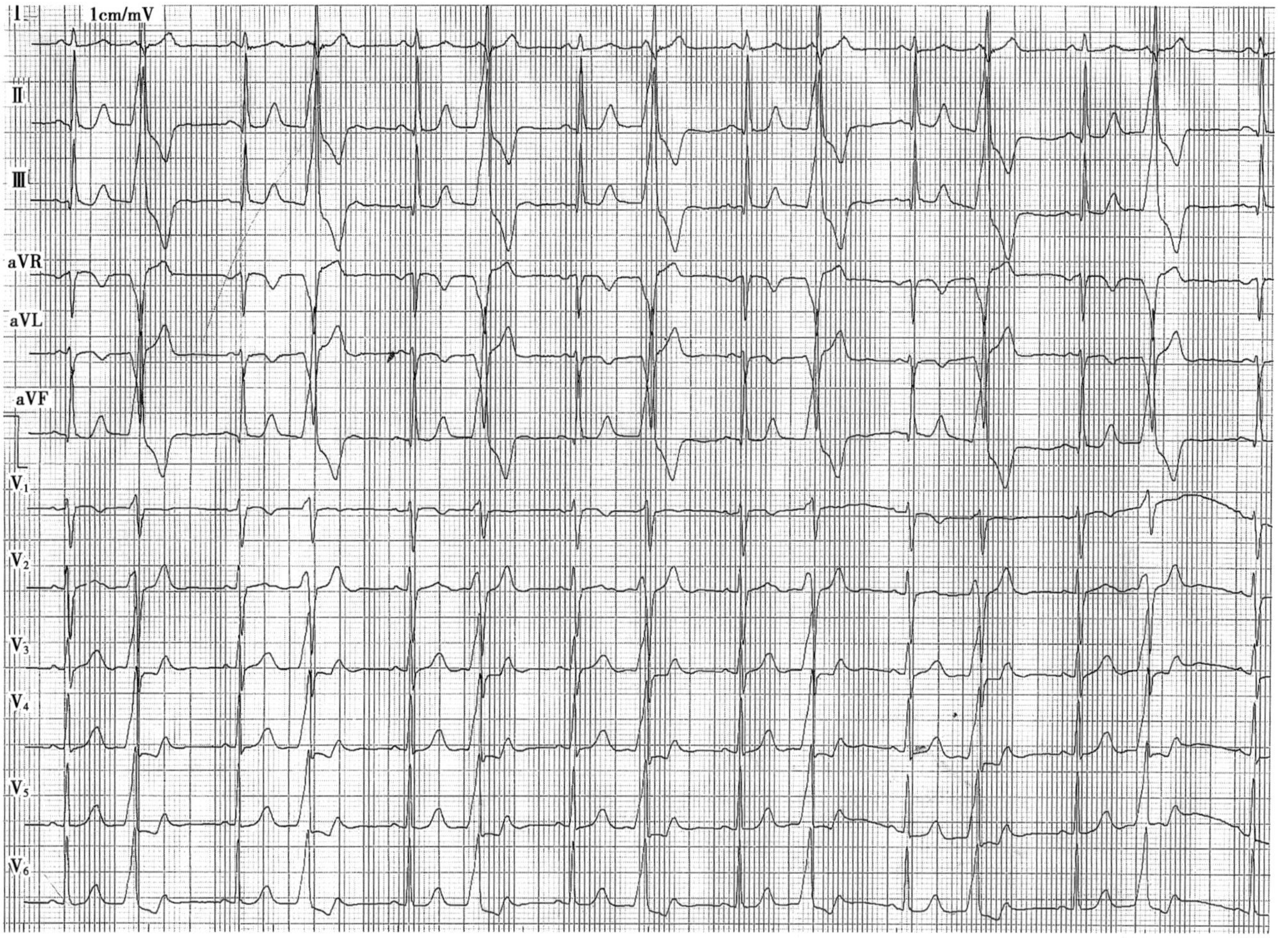

图 24-12　右室性期前收缩

临床资料:乔某,女,19 岁。反复心悸 2 年余,加重 1 个月就诊。来院门诊查心电图示窦性心律,频发室性期前收缩。超声示心脏结构无异常。**心电图特征:**室性期前收缩二联律,室性激动在 V_1 呈 rS,V_5 主波向上(左束支阻滞图形),提示室性期前收缩起源于右心室,Ⅰ、aVL 呈 rS 波,提示室性期前收缩位于右室流出道靠近间隔。**心电图诊断:**窦性心律,室性期前收缩二联律,起源于右室流出道。**鉴别诊断:**①间歇性预激;②房性期前收缩伴左束支阻滞。

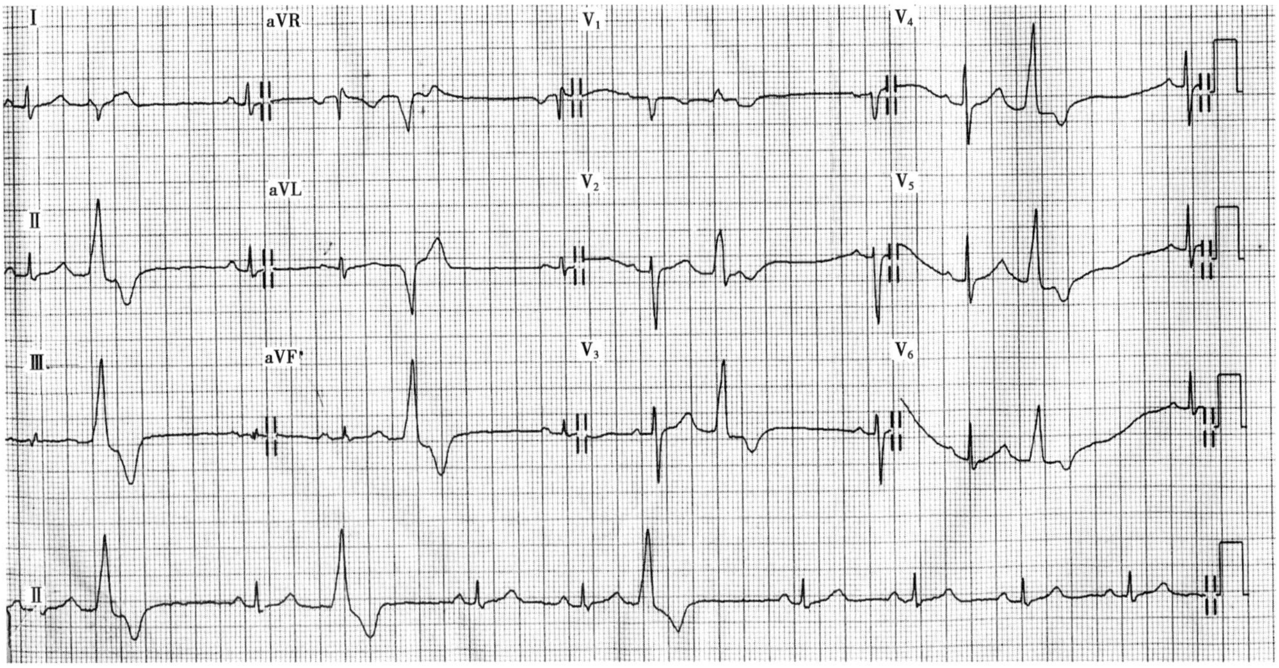

图 24-13　左室性期前收缩

临床资料:王某,女,51 岁。患者乏力 11 年伴头晕 2 个月,无明显诱因出现乏力现象,有心悸、心脏停搏感,心电图示窦性心律,当地医院诊断为频发室性期前收缩,予利多卡因治疗后缓解,后仍反复发作,并有头晕气短,为进一步治疗,来院门诊。**心电图特征:**窦性心律,心率 68 次/分,在第 1 个正常 QRS-T 波群后,可见提前出现的一个宽大畸形的 QRS 波,时限 0.18s,其前无 P 波,T 波的方向与 QRS 波群主波相反。左室性期前收缩在 V_1 导联产生一个单相(R)或双相(qR)波群,在 V_6 导联产生一个双向或单相 QS 波群,如果 V_1 导联 QRS 波群呈双峰(兔耳)型,左峰常比右峰高。**心电图诊断:**窦性心律,室性期前收缩(源于左室流出道)。**鉴别诊断:**①室内差异性传导;②心室预激;③右束支阻滞。**讨论:**心电图可以根据室性期前收缩在 V_1 导联主波向上判断其冲动起源,于左心室后壁向右前方传导。但在缺血性心脏病产生的左心室性期前收缩 V_1 导联呈负向。右束支阻滞时 QRS 波的时限大于 0.12s,V_1 导联出现 rsr′、rsR′波形,偶尔可存在一个宽大有切迹的 R 波,右束支阻滞时其宽大畸形的 QRS 波前有正常 P 波,而左室室性期前收缩其提前出现的宽大畸形的 QRS 波前无窦性 P 波,由此分析此图为左室性期前收缩。

第三节 病例思考

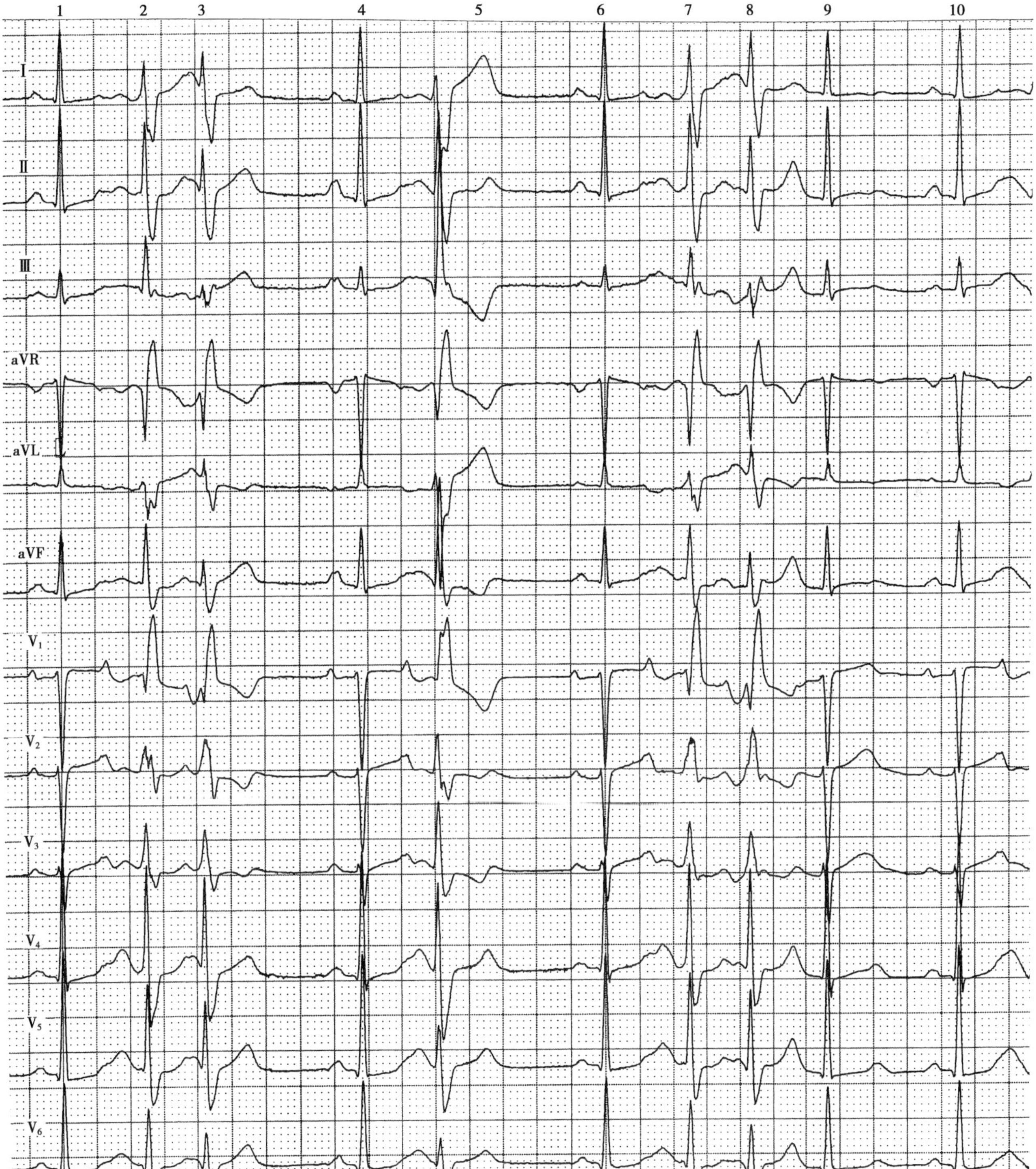

C24-1 频发房性期前收缩伴心室内差异性传导

临床资料:男性,60 岁。因心律不齐就诊。**心电图特征**:窦性心律,第 2、3、5、7、9 个 P′波提前出现,除第 9 个后接 QRS 波群形态同正常心搏外,成对房性期前收缩及短阵房性心动过速的前 2 个 QRS 波群呈右束支阻滞图形，单个房性期前收缩的 QRS 波群呈右束支阻滞加左后分支阻滞图形。**心电图诊断**：窦性心律，房性期前收缩(部分呈室内差异性传导，部分成对)，短阵房性心动过速。**讨论**：从发生的房性期前收缩中，可以了解到心室内左右束支及其分支不应期的变化。从单个房性期前收缩中可以观察到，下传的 QRS 波群呈右束支阻滞加左后分支阻滞图形。

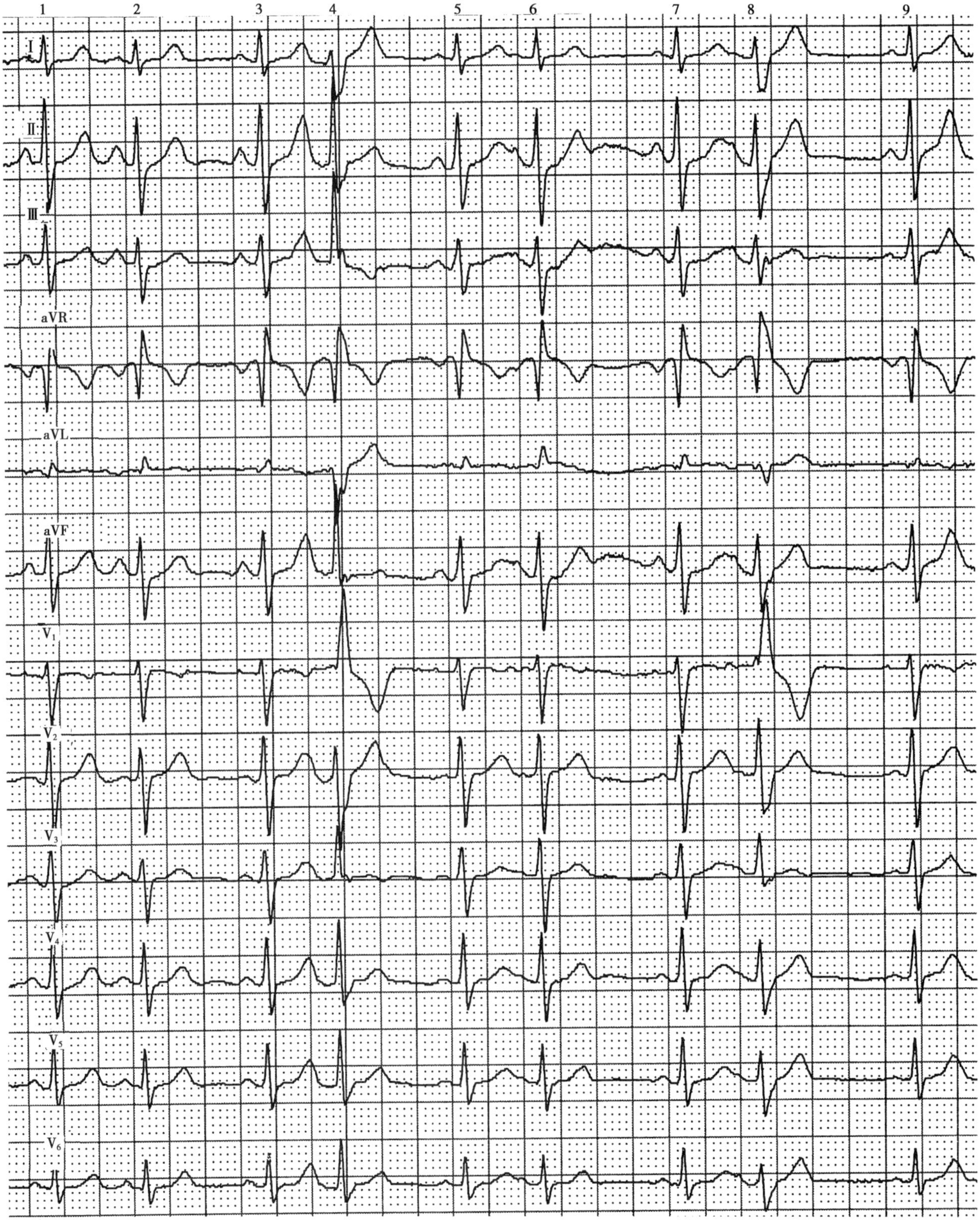

C24-2　房性期前收缩二联律伴室内差异传导

临床资料:女性,24岁。因心悸就诊。**心电图特征**:窦性心律,心率96次/分,第2、4、6、8个QRS波群提前出现,其前有相关的P波,其形态各异,联律间期不等,差异>80ms。**心电图诊断**:窦性心律,房性期前收缩二联律(多源),部分呈室内差异性传导。**讨论**:窦性心律与房性期前收缩交替形成二联律,第2个房性期前收缩的QRS波群呈右束支阻滞加左后分支阻滞图形。

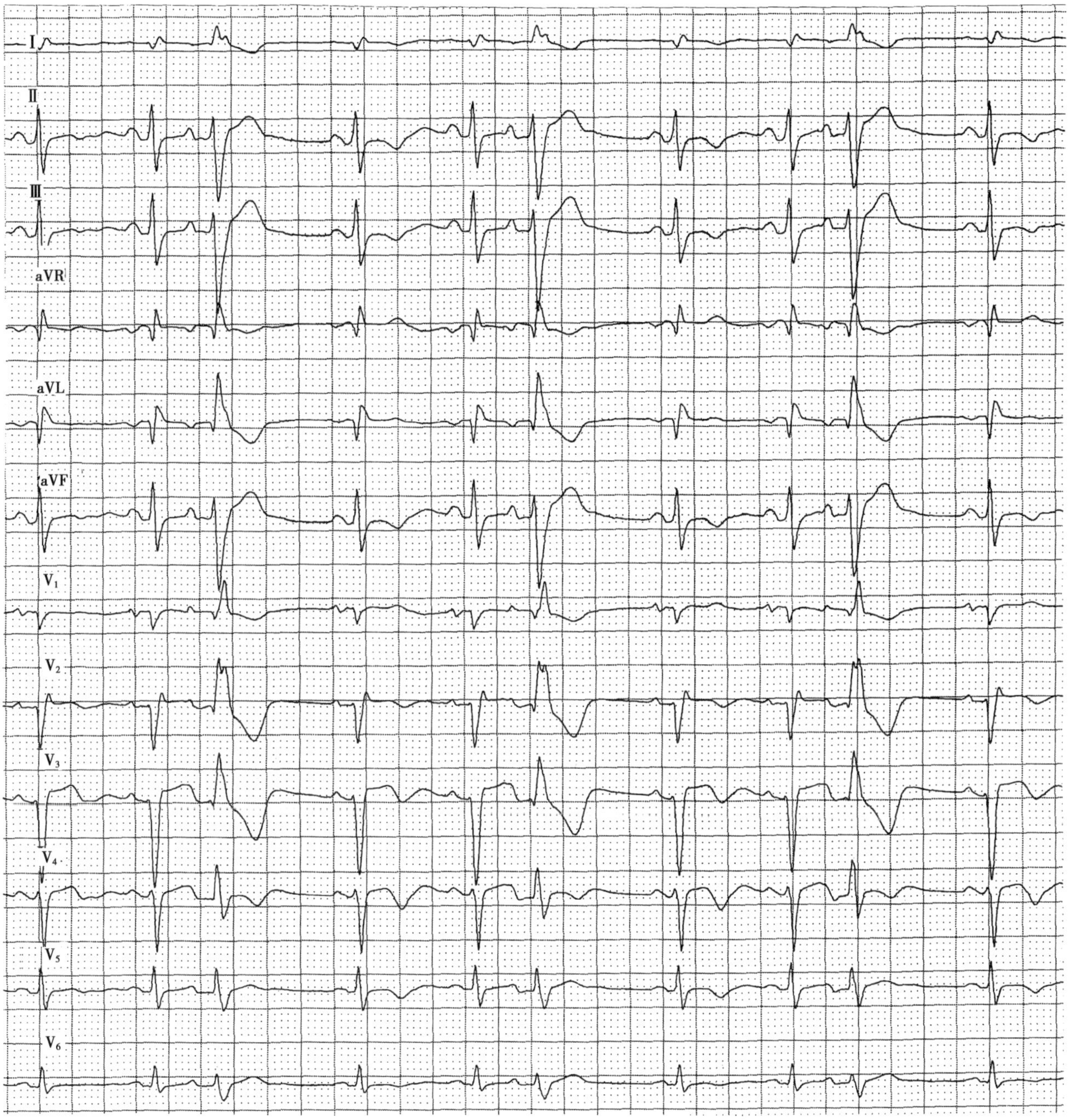

C24-3 房性期前收缩三联律伴右束支阻滞加左前分支传导阻滞型

临床资料:患者,男性,75岁。冠心病。**心电图特征**:窦性心律,Ⅰ、aVL、Ⅱ、Ⅲ、aVF、V_1~V_6导联T波低平,正负双向,倒置,V_1呈"QS"型,$r_{v_2 \sim v_4}$递增不良,提前的心搏为房性期前收缩,P-R间期0.16s,QRS时限0.125s,呈完全性右束支阻滞图形加左前分支阻滞图形。**心电图诊断**:窦性心律,房性期前收缩三联律伴右束支阻滞加左前分支传导阻滞型。**讨论**:过早的房性激动抵达心室时,某一束支或分支处于不应期中,房性激动沿恢复较快一侧的束支或分支激动心室,产生一侧束支阻滞或一侧分支阻滞图形。本例房性期前收缩激动到达心室,沿左后分支激动心室,房性激动受阻于右束支及左前分支呈右束支阻滞加左前分支阻滞图形。

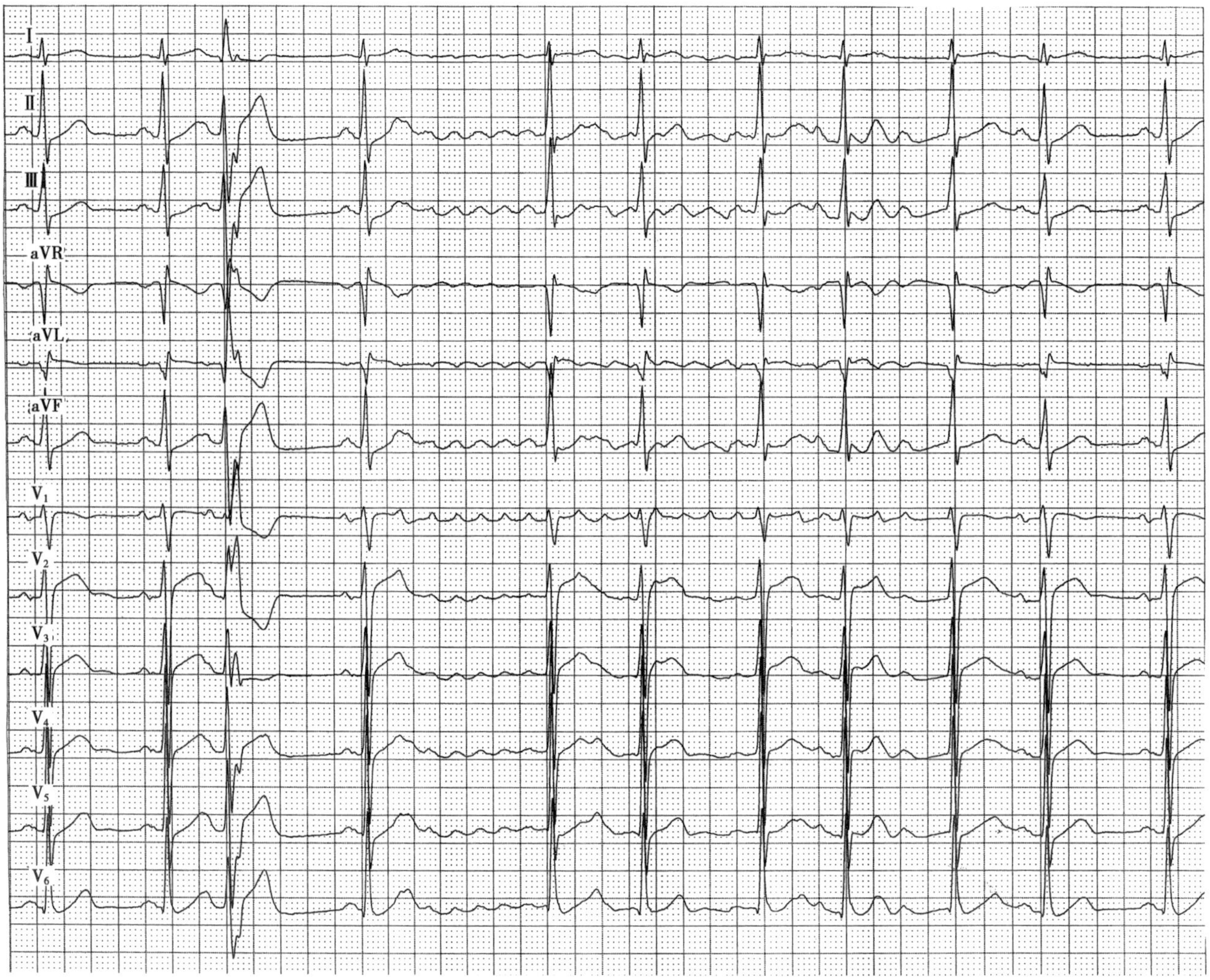

C24-4 房性期前收缩伴右束支阻滞加左前分支阻滞型差异传导

临床资料:男性,41 岁。阵发性心房扑动。**心电图特征:**第 1、2 个为窦性心搏,第 3 个 P 波提前出现,其后接一宽波群呈右束支加左前分支阻滞图形,P′-R 间期>0.12s,代偿间期不完全。第 4 个心搏后 P 波消失,代之以不纯心房扑动波,传导比例不固定。倒数第 1、2 个为窦性心搏。**心电图诊断:**窦性心律,不纯心房扑动,房性期前收缩伴室内差异传导。**讨论:**本例房性期前收缩下传时,遇到了右束支及左前分支不应期,房性激动沿左后分支下传心室,差异传导呈右束支阻滞加左前分支阻滞图形。

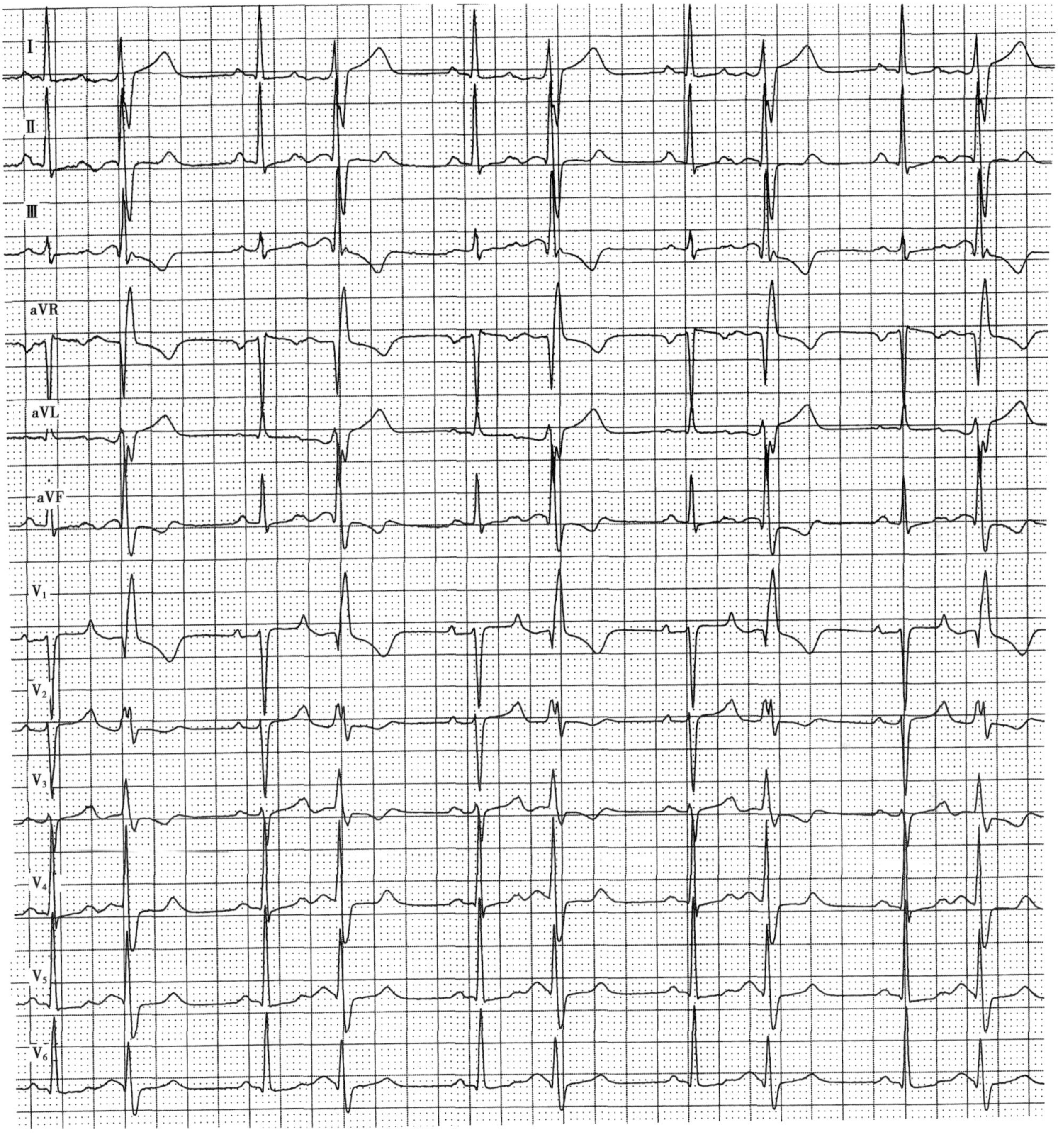

C24-5　房性期前收缩伴右束支阻滞加左后分支阻滞型

临床资料:男性,60 岁,房性期前收缩。**心电图特征**:窦性心律,心率 90 次/分,第 2、4、6、8、10 个 P′波提前出现,其后宽 QRS 波群呈右束支阻滞图形。**心电图诊断**:窦性心律,房性期前收缩伴室内差异性传导二联律。分析与诊断:本例房性期前收缩伴 P′-R 间期延长,呈右束支阻滞加左后分支阻滞图形,提示房性期前收缩下传时,遇到了 3 支生理性传导障碍。即左前分支传导延迟,表现为 P′-R 间期延长,右束支与左后分支阻滞。

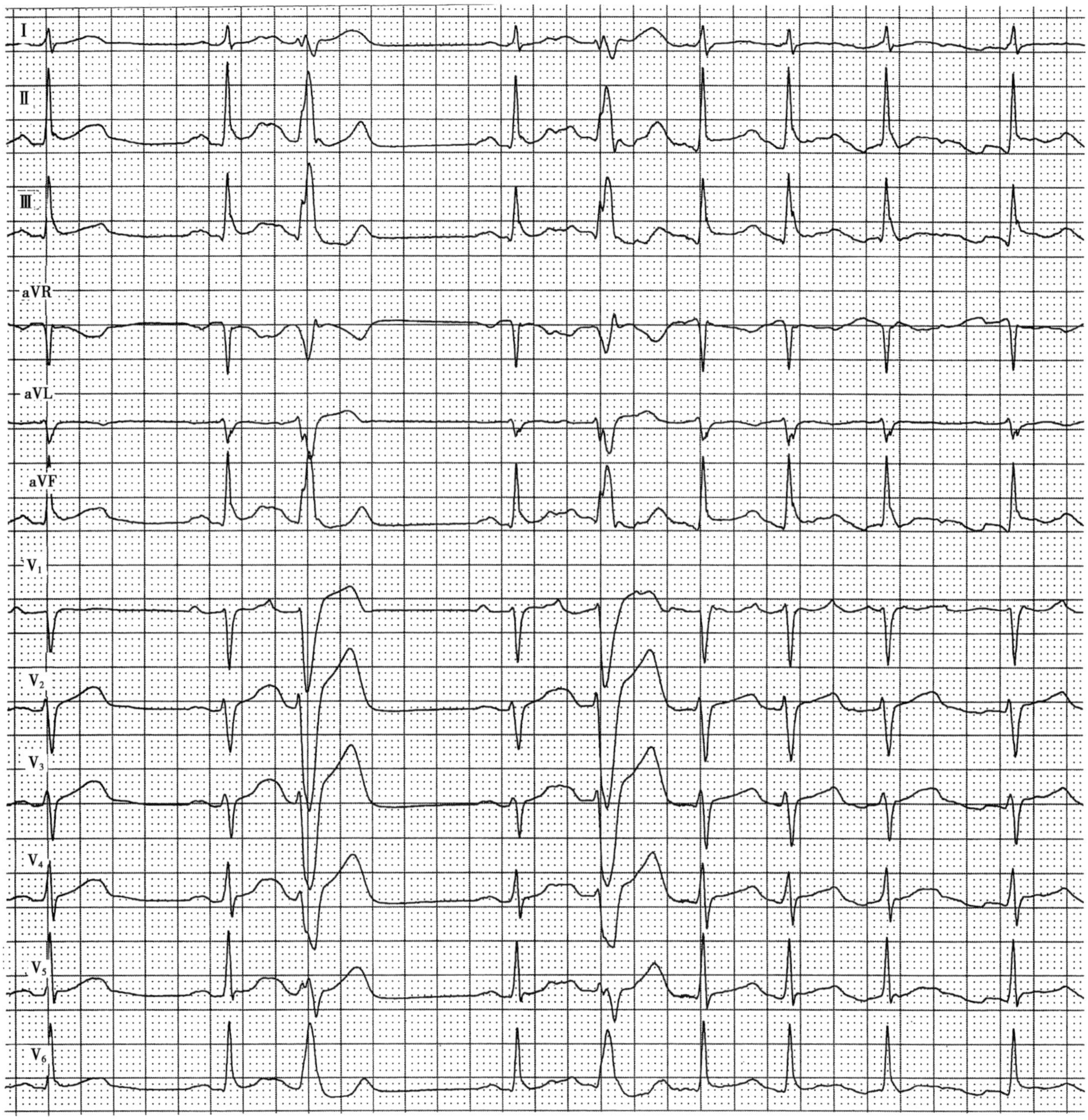

C24-6　房性期前收缩伴左束支阻滞型心室内差异传导

临床资料：患者男性，40 岁。**心电图特征**：窦性心律，提前出现的宽 QRS 波群时限 0.16s，呈左束支传导阻滞图形，其前有 P′波，P-R 间期 0.20s，为房性期前收缩伴左束支阻滞型心室内差异传导。**心电图诊断**：窦性心律，心房扑动，房性期前收缩伴完全性左束支阻滞型室内差异性传导。**讨论**：房性期前收缩伴时相性心室内差异传导多呈右束支阻滞图形，原因是右束支生理性不应期比左束支长。本例患者房性期前收缩伴心室内差异传导呈左束支阻滞图形，提示左束支不应期比右束支长。

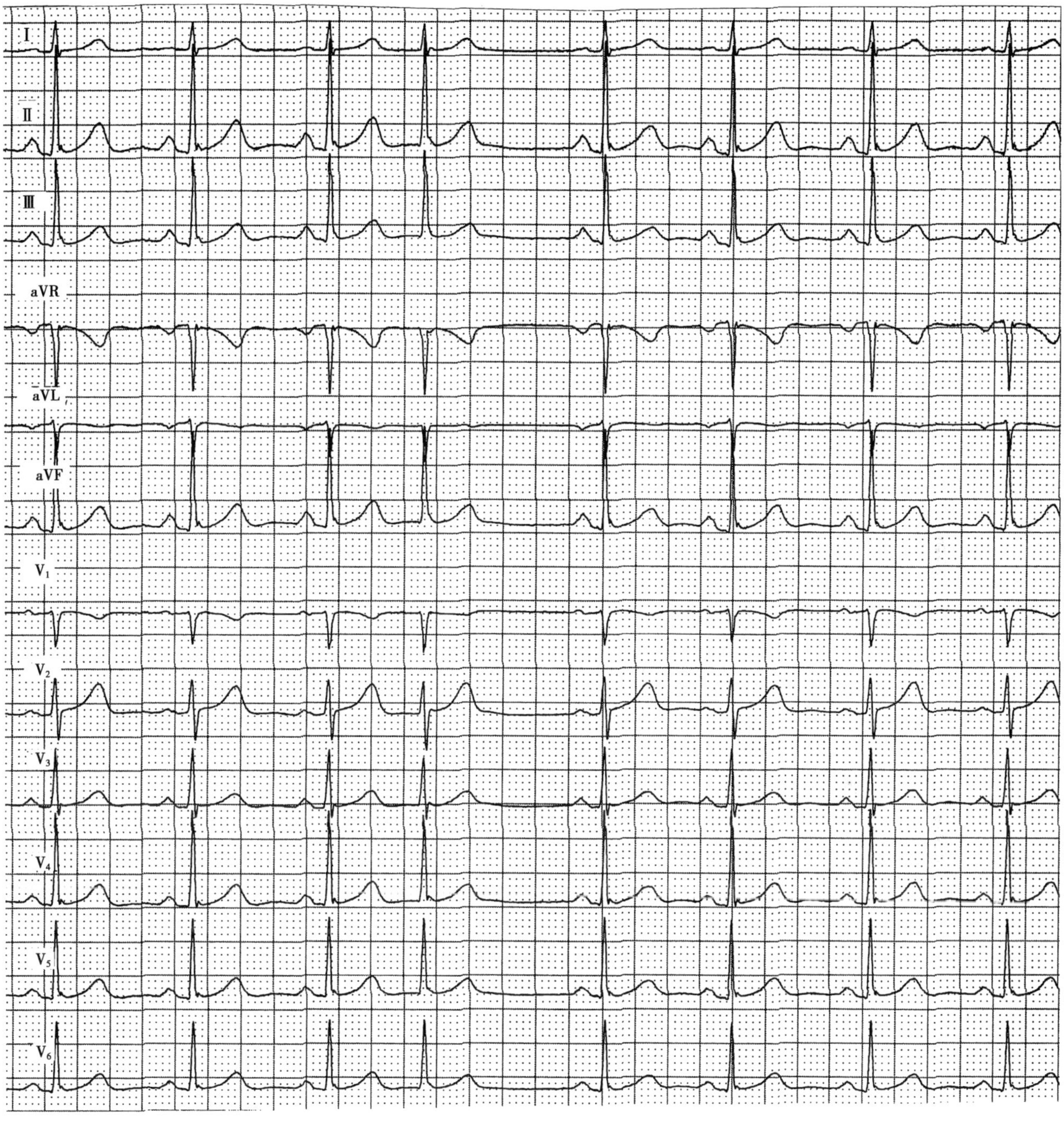

C24-7 交界性期前收缩

临床资料:患者女性,78 岁,高血压。**心电图特征:**窦性心律,心率 73 次/分,PR 间期 0.14s,QRS 时限 0.07s,QT 间期 0.38s。第 4 个 QRS 波群提早出现,QRS-T 波形与窦性相同,其前无相关的 P 波,有完全性代偿间歇,为交界性期前收缩。**心电图诊断:**窦性心律,交界性期前收缩。**讨论:**源于交界区的期前收缩具有双向传导的电生理特性;一方面逆行上传产生 P^- 波;另一方面下传心室。看不到逆行 P^- 波的交界性期前收缩,存在着逆向传导障碍,不是与窦性激动在房室交界区上部发生干扰,便是发生了室房阻滞,也可能是逆 P^- 重叠于 QRS 波群之中。

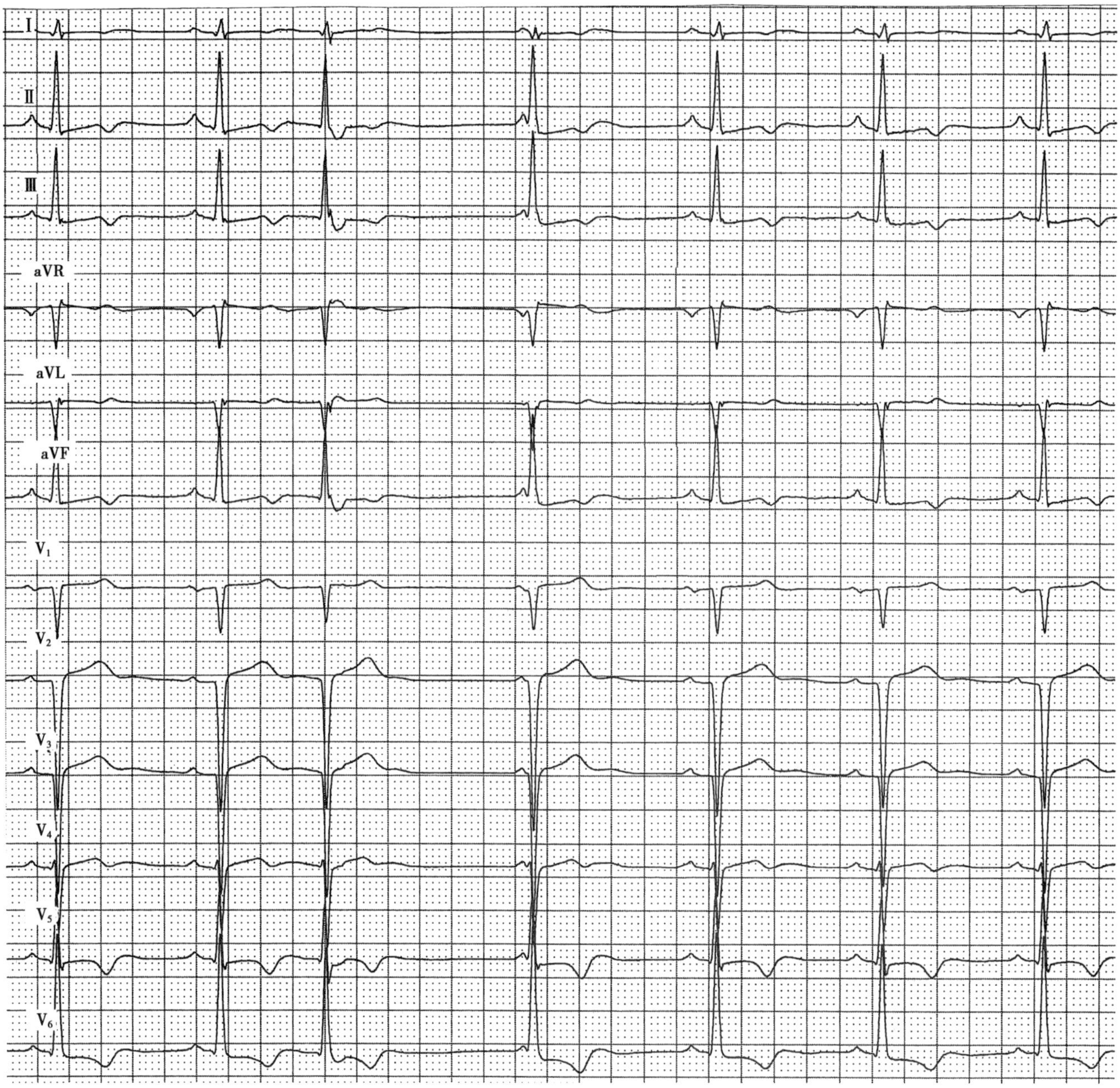

C24-8　**交界性期前收缩，交界性逸搏**

临床资料：患者男性，60岁，冠心病，陈旧性前壁心肌梗死。**心电图特征：**窦性心动过缓，心率58次/分。PR间期0.15s，QRS时限0.08s，V_1～V_3呈QS型，V_4导联r波递增不良，提示前间壁及前壁心肌梗死。Ⅱ、Ⅲ、aVF、V_4～V_6导联T波倒置，QT间期0.44s。第3个QRS波群提早出现，QRS时限0.08s，逆行P^-波位于R波之后，为交界性期前收缩。第4个QRS波群延迟出现，波形与窦性相同，其前有因干扰未下传的窦性P波，为交界性逸搏。**心电图诊断：**窦性心动过缓，前间壁及前壁异常QS波，ST-T改变，交界性期前收缩，交界性逸搏。**讨论：**源于交界区的期前收缩相对少见，其波形特点与窦性QRS-T相同或基本相同，当逆行P^-波出现于交界性R之后时，提示交界性激动前传速度快于逆传速度。

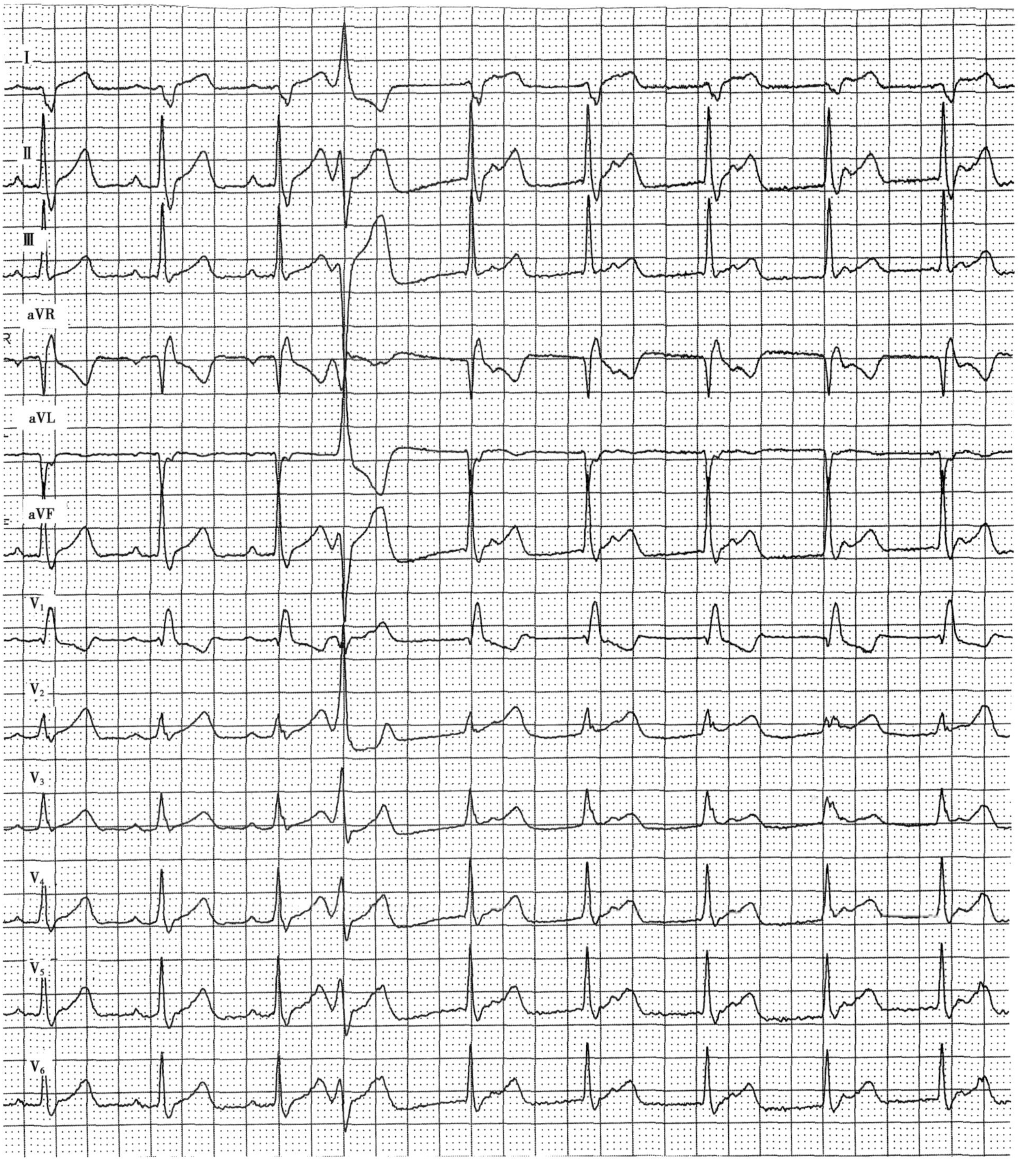

C24-9　**室性期前收缩，加速性交界性心律**

临床资料：患者女性，54 岁。**心电图特征**：窦性心律，心率 83 次/分，QRS 时限 0.12s。V_1 导联呈 rsR′型，完全性右束支阻滞，第 4 个 QRS 波群提早出现，QRS 时限为 0.12s，其前无 P 波，类似右束支阻滞加左前分支阻滞图形，期前收缩源于左后分支处。自第 5 个 QRS 心搏开始为加速的交界性逸搏心律，心率 82 次/分，窦性 P 波出现于交界性心搏的 T 波升支上，形成不完全性干扰性房室脱节。**心电图诊断**：窦性心律；室性期前收缩；加速的交界性心律；不完全性右束支阻滞；不完全性干扰性房室脱节。**讨论**：本例室性期前收缩的 QRS 波群较窄，提示源于间隔后部的期前收缩。期前收缩之后出现了加速的交界性逸搏心律与窦性心律形成干扰性房室脱节，显示出交界区自律性轻度增高。

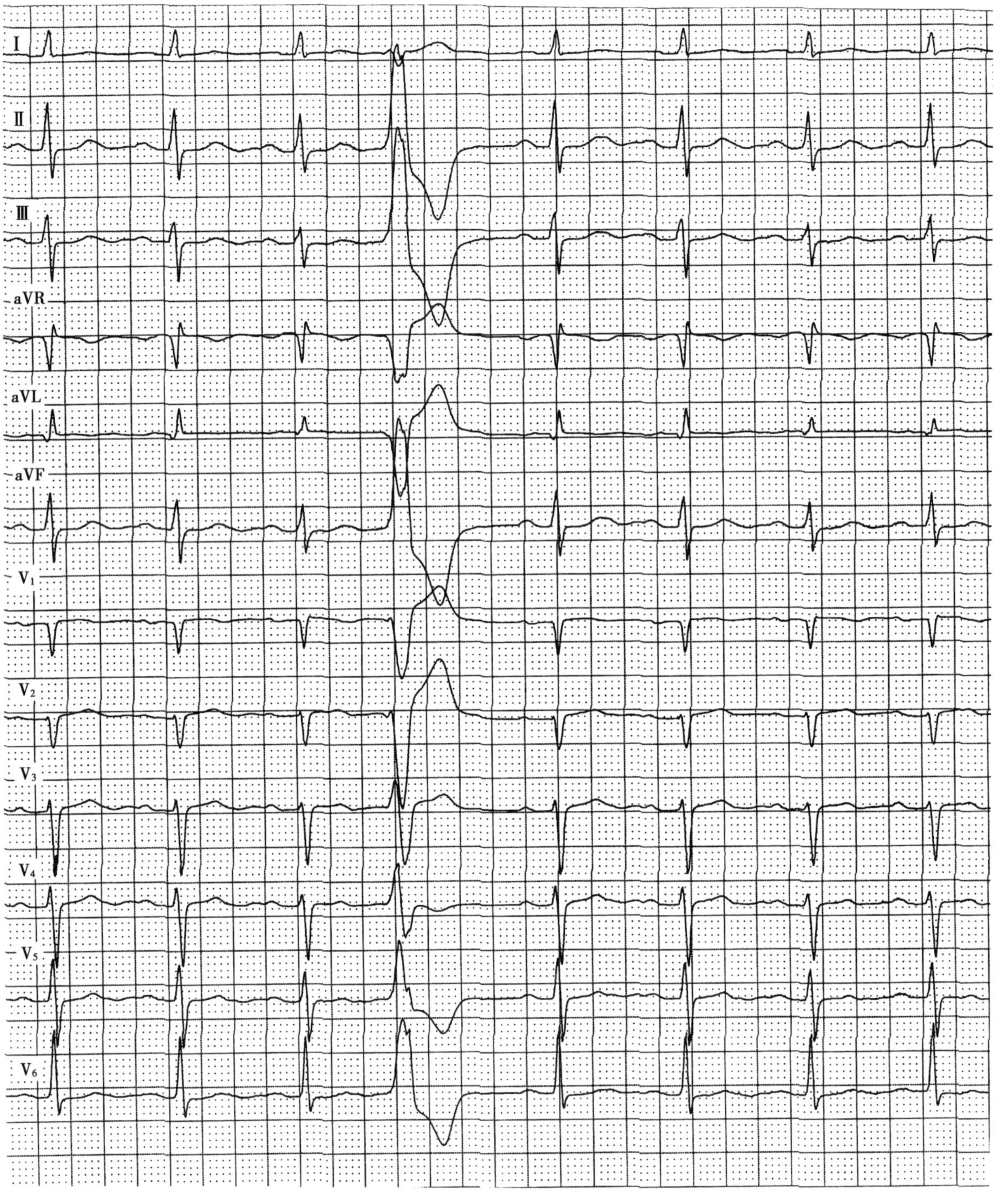

C24-10　右室流出道室性期前收缩

临床资料：患者，女性，77 岁，高血压。**心电图特征：**窦性心律，心率 73 次/分，QRS 时限 0.10s，第 4 个提早出现波群宽大畸形，QRS 时限 0.14s，其前无 P 波，源于右室流出道。**心电图诊断：**窦性心律；右室流出道室性期前收缩；顺钟向转位。**讨论：**右室流出道是室性期前收缩的好发部位，起源于右室流出道的期前收缩引起心室除极程序自右向左，自上而下，最大电轴正常或右偏，心前导联呈左束支阻滞图形。

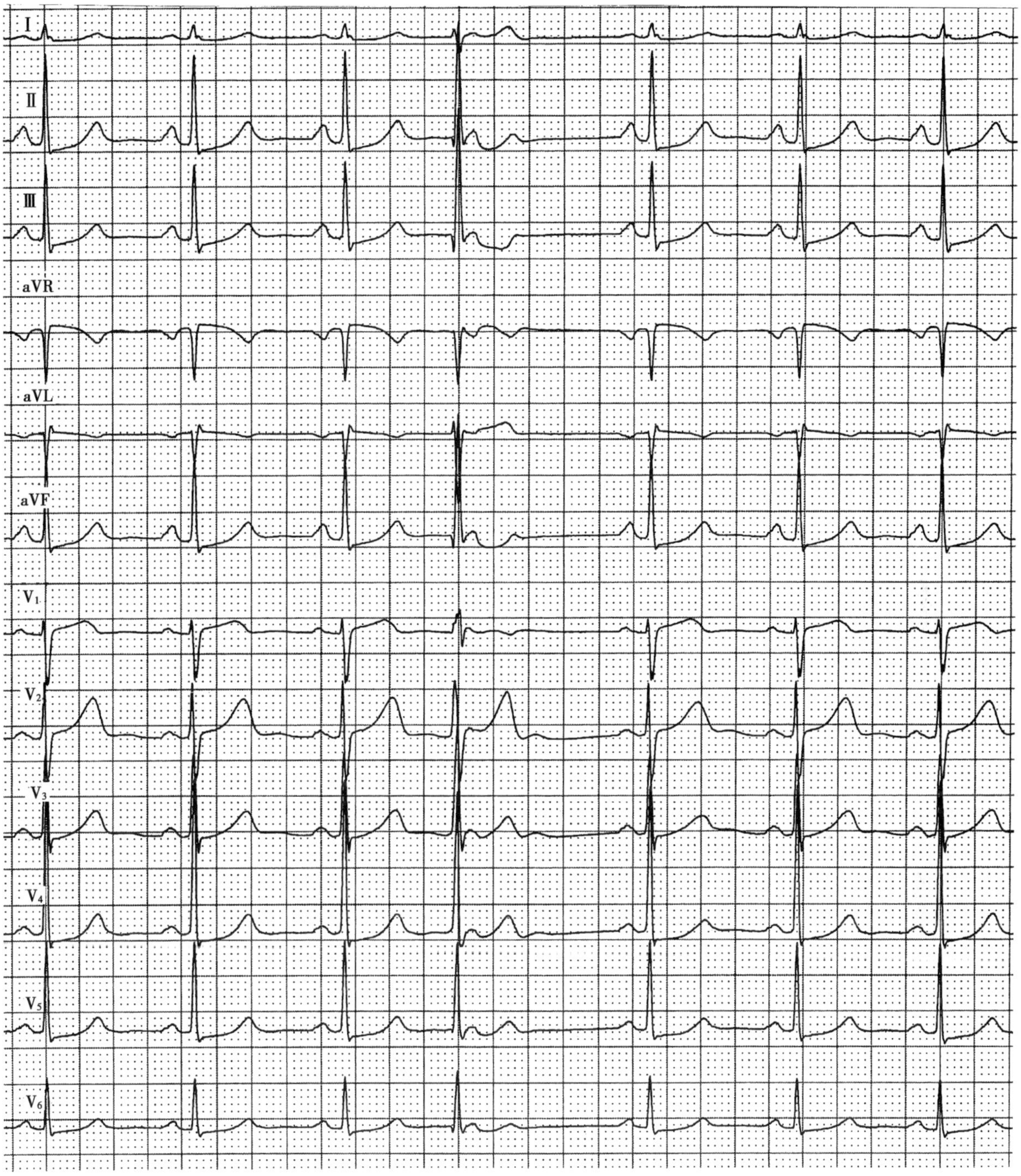

C24-11　**高位室间隔性期前收缩**

临床资料：患者，女性，59 岁，查体时发现期前收缩。**心电图特征：**窦性心律，心率 71 次/分，QRS 时限 0.06s。Ⅱ、Ⅲ、aVF、V_3～V_6 导联 ST 段压低 0.05～0.15mV，第 4 个 QRS 波群与窦性心律 QRS 波群形态相似，时限 0.08s，其前无 P 波，QRS 波群后的 P 为窦性 P 波，源于高位室间隔期前收缩。**心电图诊断：**窦性心律；ST 段改变；室间隔期前收缩。**讨论：**源于室间隔的期前收缩，引发心室除极的程序如与窦性激动在心室内的传导程序大致相同，室间隔期前收缩的形态与窦性 QRS-T 波群大同小异，QRS 时限增宽不明显。本例室间隔期前收缩在Ⅱ、Ⅲ、aVF 导联有起始的 q 波，V_1 导联 s 波较小，说明室间隔期前收缩的心室除极程度，尤其是起始向量指向了右上方，与窦性 QRS 起始向量不同，这是有助于鉴别交界性期前收缩伴差异性传导。室间隔期前收缩激动很快引起左、右束支除极，QRS 增宽不明显。

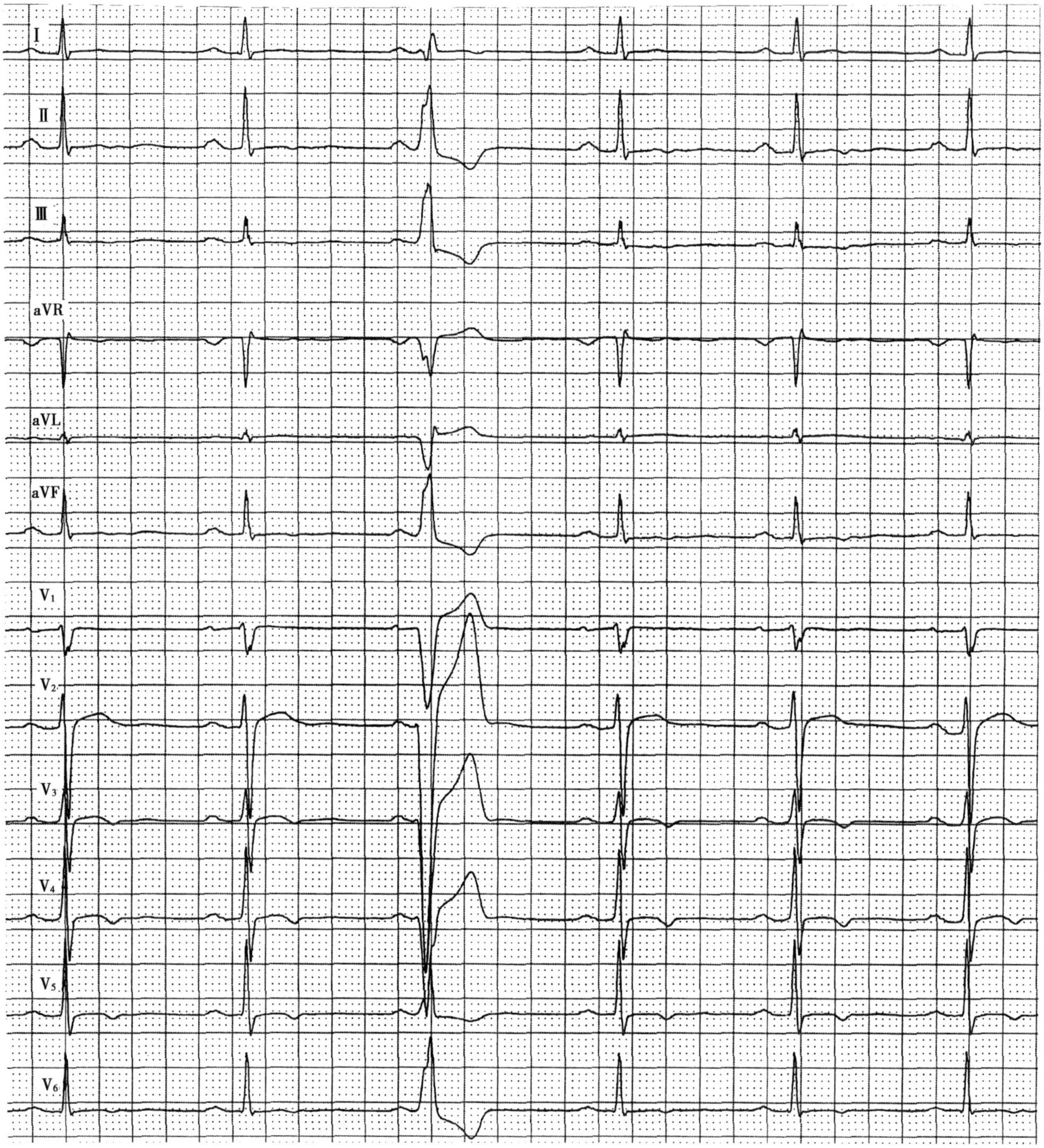

C24-12 **室性逸搏**

临床资料:患者,男性,42 岁。高血压、冠心病。**心电图特征:**窦性心动过缓,心率 48 次/分,QRS 时限 0.08s,PR 间期 0.22s,一度房室阻滞,Ⅱ、Ⅲ、aVF、$V_3 \sim V_6$ 导联 T 波倒置。第 3 个 QRS 波群宽大畸形,类似左束支阻滞图形,其前有 P 波,PR 间期 0.14s,短于基本窦性心律的 PR 间期,P 与 R 无关系,联律间期 1.32s,为室性逸搏。**心电图诊断:**窦性心动过缓;T 波改变;室性逸搏。**讨论:**舒张晚期的室性期前收缩,是指期前收缩来得较晚,甚至晚至窦性 P 波已经出现,有时还可与到达心室的窦性激动形成室性融合波,提示室性期前收缩自律性强度较低,实际上是一种加速的室性期前收缩,是介于室性期前收缩与室性逸搏之间的主动性室性心律失常。本例舒张晚期的室性期前收缩之前有窦性 P 波,应与 3 相左束支阻滞相鉴别,后者 PR 间期不缩短。

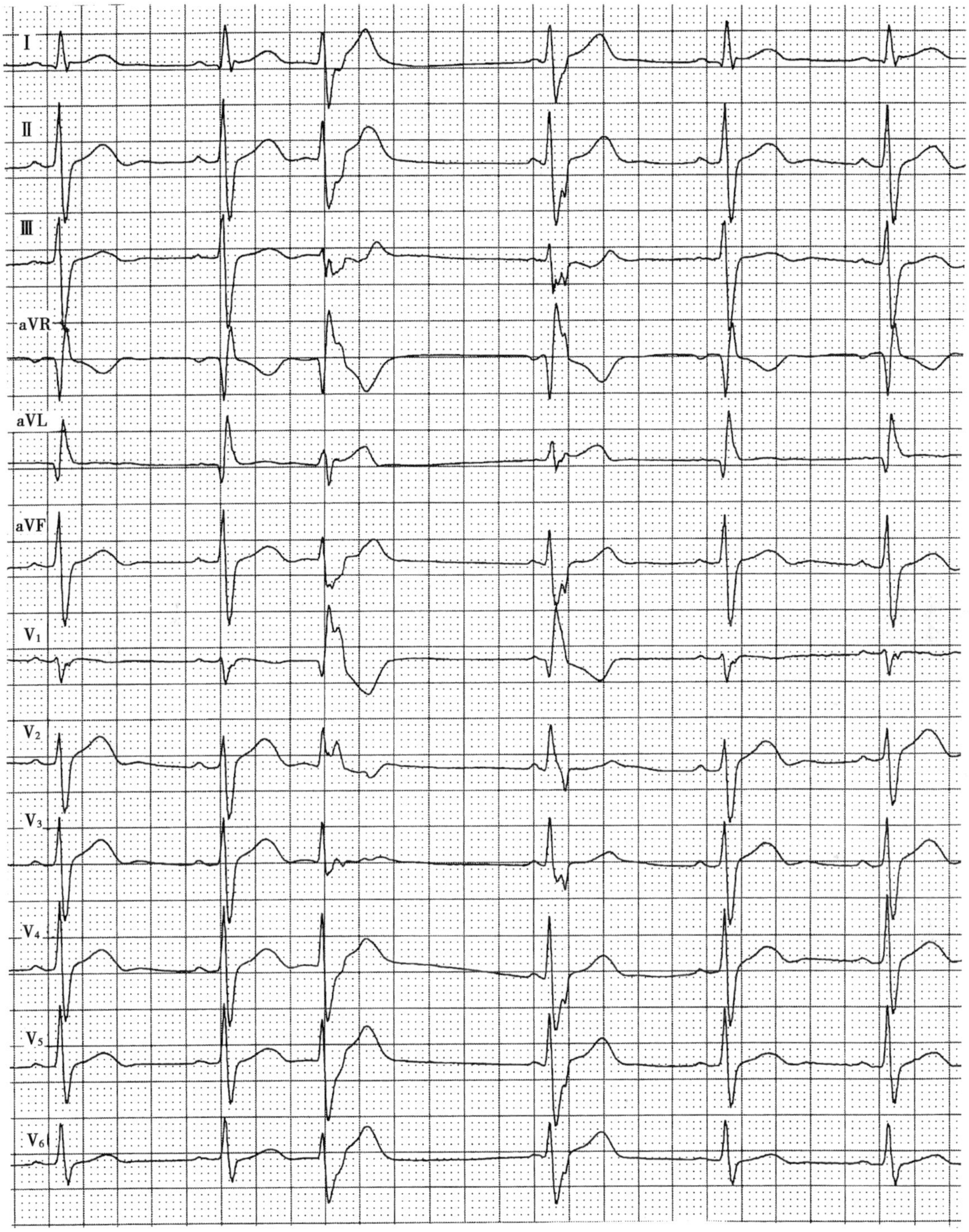

C24-13　**室性期前收缩，室性逸搏**

临床资料：患者，男性，72 岁，糖尿病。**心电图特征：**窦性心律，心率 79 次/分，QRS 时限 0.11s，电轴显著左偏，为左前分支阻滞，第 3 个 QRS 波群宽大畸形，时限 0.16s，其前无 P 波，为室性期前收缩，第 4 个 QRS 波群之前有 P 波，PR 间期 0.10s，这个 QRS-T 波形介于窦性 QRS-T 与室性期前收缩的形态之间而更像室性期前收缩，为室性融合波。室性期前收缩之后出现的同源室性逸搏，不除外室性并行心律。**心电图诊断：**窦性心律，左前分支阻滞；室性期前收缩；室性逸搏。**讨论：**本例室性期前收缩在 V_1 导联呈 qR 型，为兔耳征型室性期前收缩，其起始向量与窦性 QRS 不同，为起自左室的室性期前收缩。室性期前收缩产生的代偿间歇为室性逸搏的产生创造了条件，发生的室性逸搏干扰了窦性 P 波的下传。

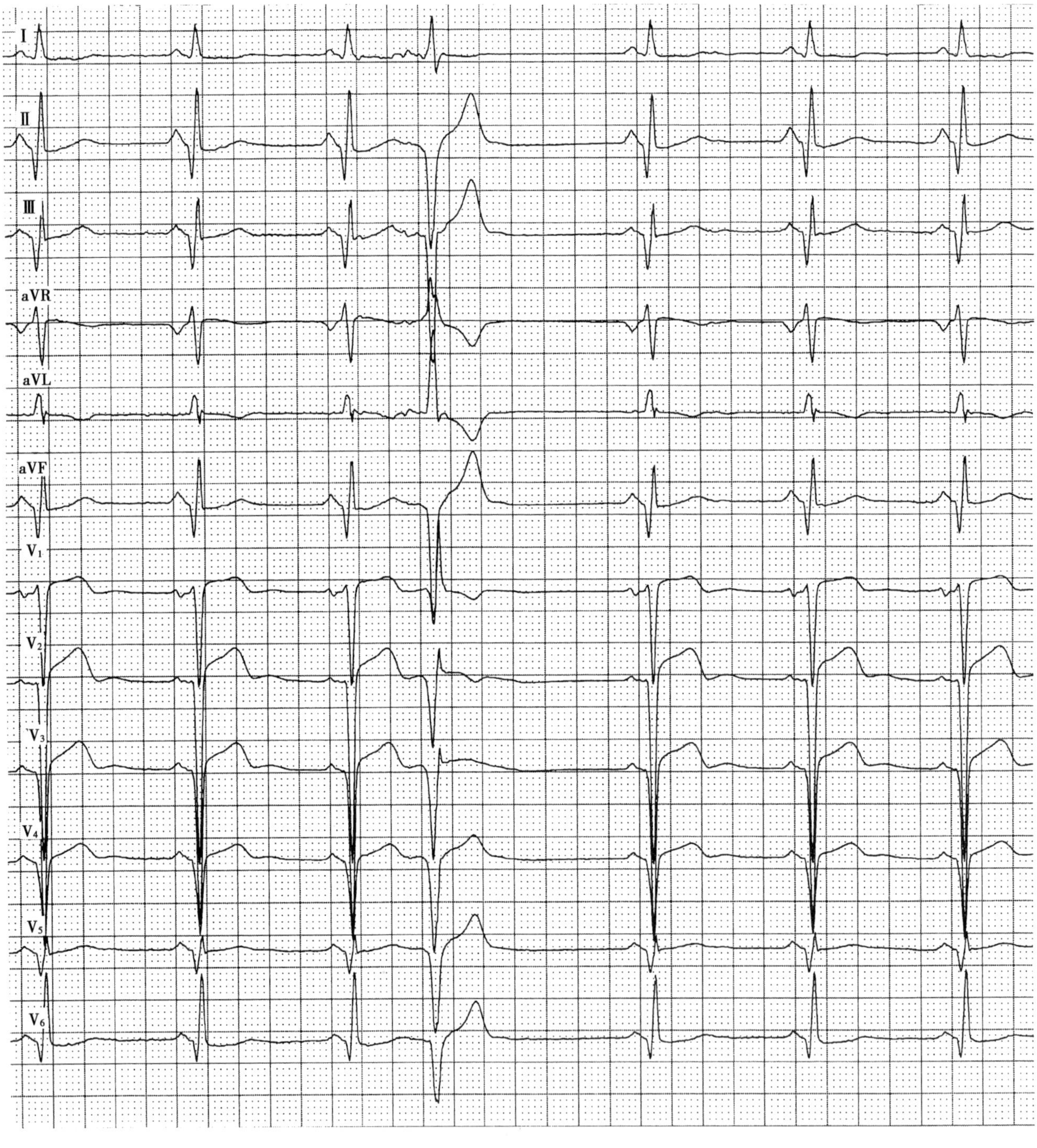

C24-14　左室近心尖部期前收缩

临床资料：患者，男性，71 岁，冠心病、陈旧性心肌梗死。**心电图特征**：窦性心律，心率 60 次/分，QRS 时限 0.11s，Ⅱ、Ⅲ、aVF 导联呈 QR 型，V_2～V_4 导联呈 QS 型，V_5、V_6 导联呈 qR 型，Ⅰ、V_6 导联 T 波低平及倒置，第 4 个提早出现的 QRS 波群之前无 P 波，联律间期 0.6s，代偿间歇完全，源于左室侧壁近心尖部期前收缩。**心电图诊断**：窦性心律；T 波改变；陈旧性下壁及前壁心肌梗死；室性期前收缩。**讨论**：本例患者心肌梗死的部位是下壁及前壁，即左心室的心尖部，室性期前收缩源于心尖部梗死区。

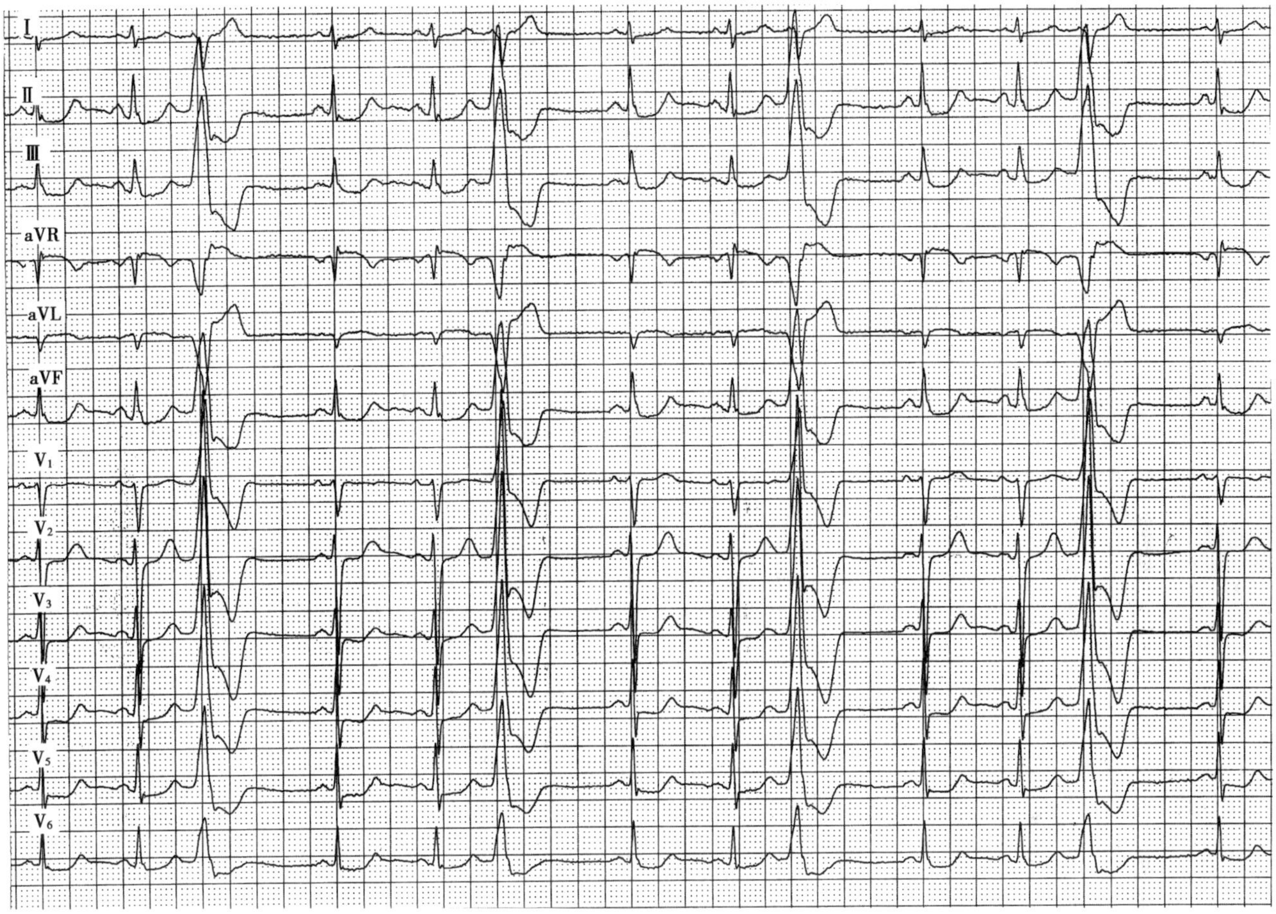

C24-15　左室前壁期前收缩三联律

临床资料:患者,男性,62 岁。**心电图特征:**窦性心律,心率 88 次/分,QRS 时限 0.16s。Ⅱ、Ⅲ、aVF、V_3～V_6 导联 ST 段压低 0.05～0.15mV,第 3、6、9、12 个 QRS 波群宽大畸形,形态相同,联律间期固定,形成室性期前收缩三联律,Ⅱ、Ⅲ、aVF、V_1～V_6 导联呈 R 型,期前收缩源于左室前壁靠基底部。**心电图诊断:**窦性心律;ST 段改变;室性期前收缩三联律。**讨论:**源于左室前壁靠基底部的期前收缩,心电图特征是Ⅱ、Ⅲ、aVF、V_1～V_6 导联呈高大 R 波,起源于左室前壁靠基底部位最先除极,最大向量指向下方,在Ⅱ、Ⅲ、aVF 导联出现高大 R 波,左心室位于后方,除极向量由后向前,投影在 V_1～V_6 导联轴正侧,形成高大 R 波,用体表心电图对室性期前收缩进行定位诊断,对于临床判断期前收缩的意义提供了有价值的信息,特别是对射频消融室性期前收缩很有帮助。

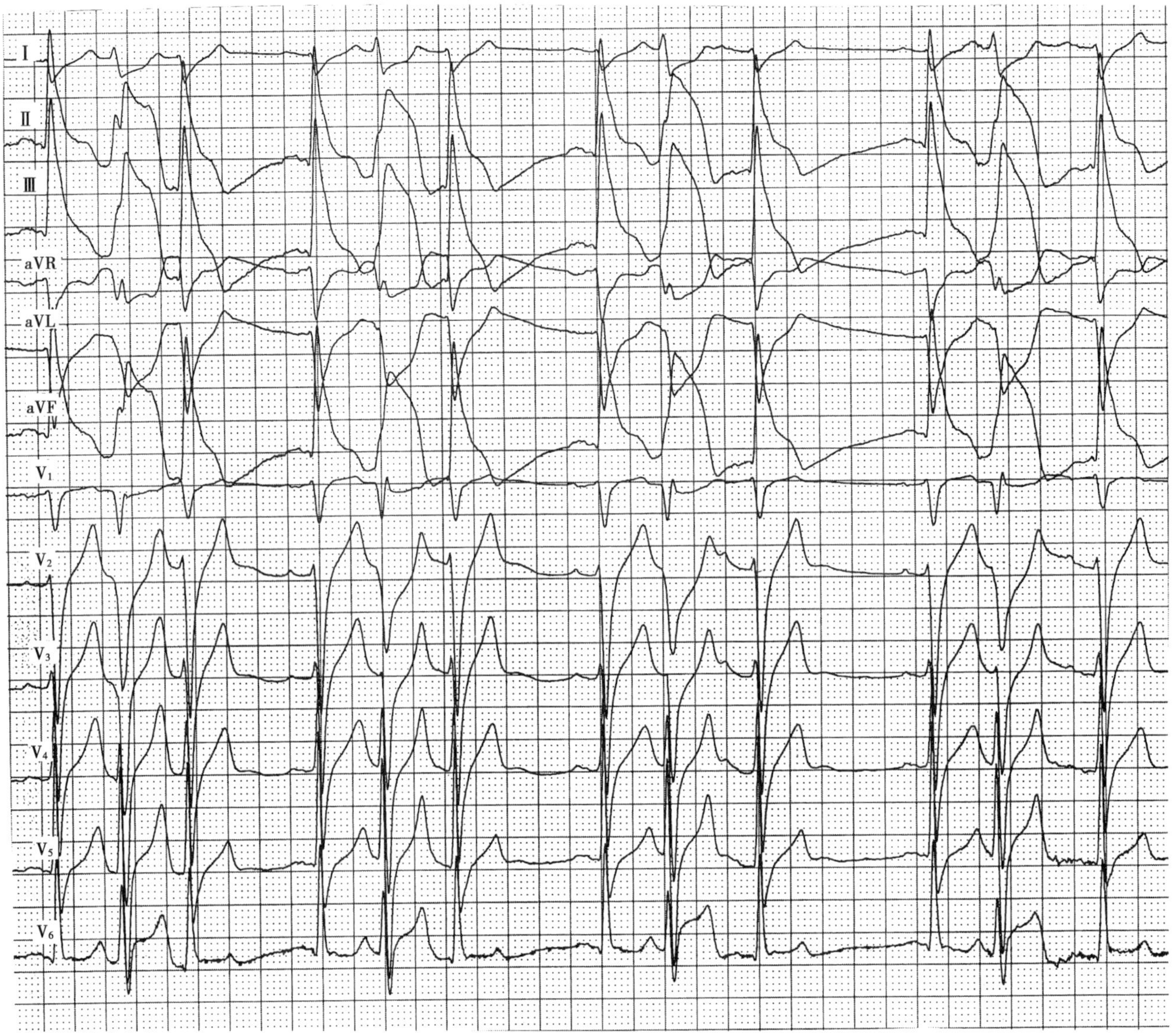

C24-16 下壁心肌损伤型图形在室性期前收缩中更典型

临床资料：患者，男性，56 岁，冠心病、变异型心绞痛。**心电图特征：**窦性心律，心率 75 次/分，QRS 时限 0.16s。Ⅱ、Ⅲ、aVF 导联 ST 段下斜型抬高，为急性下壁损伤阻滞图形，插入性室性期前收缩，Ⅱ、Ⅲ、aVF 导联 ST 段抬高更明显。**心电图诊断：**窦性心律；急性下壁心肌损伤心电图；插入性室性期前收缩。**讨论：**变异型心绞痛发作时，冠脉造影显示病变部位的血管发生了痉挛性闭塞或几乎完全闭塞，引起相关部位的心肌缺血损伤，严重者发生急性心肌梗死，急性冠状动脉闭塞，迅速引起穿壁性心肌缺血与损伤，损伤电流引起受损部位的导联上 ST 段急剧抬高。

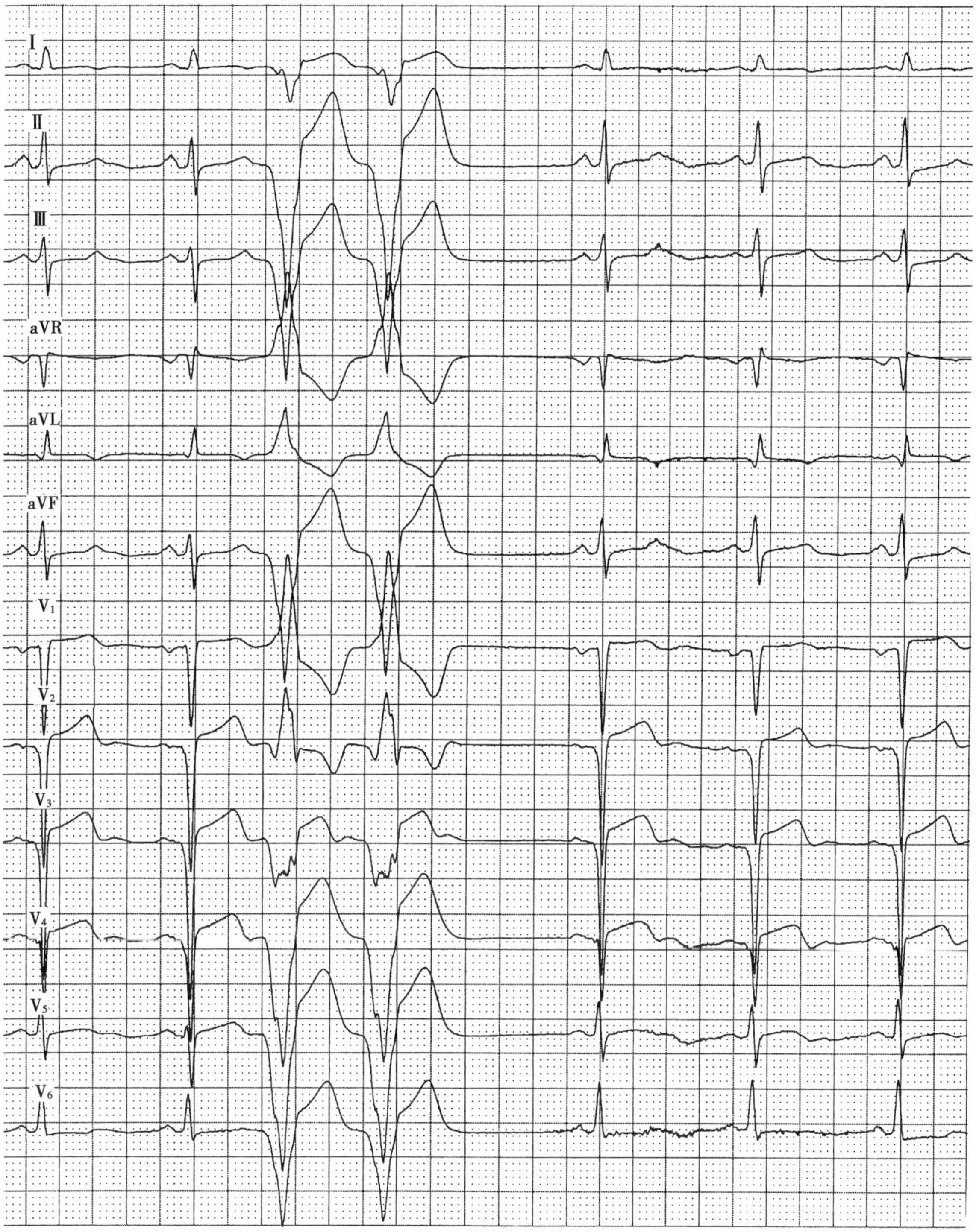

C24-17　特宽单形成对室性期前收缩

临床资料：患者，男性，66岁。**心电图特征：**窦性心律，心率68次/分，V_1～V_4导联呈QS型，前间壁及前壁心肌梗死。V_2～V_4导联ST段抬高0.15mV，V_5、V_6导联T波低平。第3、4个QRS波群宽大畸形，QRS时限0.20s，形态相同，成对出现，均起源于左室。**心电图诊断：**窦性心律；前间壁及前壁心肌梗死；成对特宽型室性期前收缩。分析与诊断：凡室性期前收缩的QRS波群时限>0.16s，称为特宽型室性期前收缩。预示着心室内普肯耶系统和心室肌存在着弥漫性的传导障碍。临床上特宽型室性期前收缩见于心肌梗死、扩张型心肌病、严重电解质紊乱及各种危重病患者，提示预后严重。

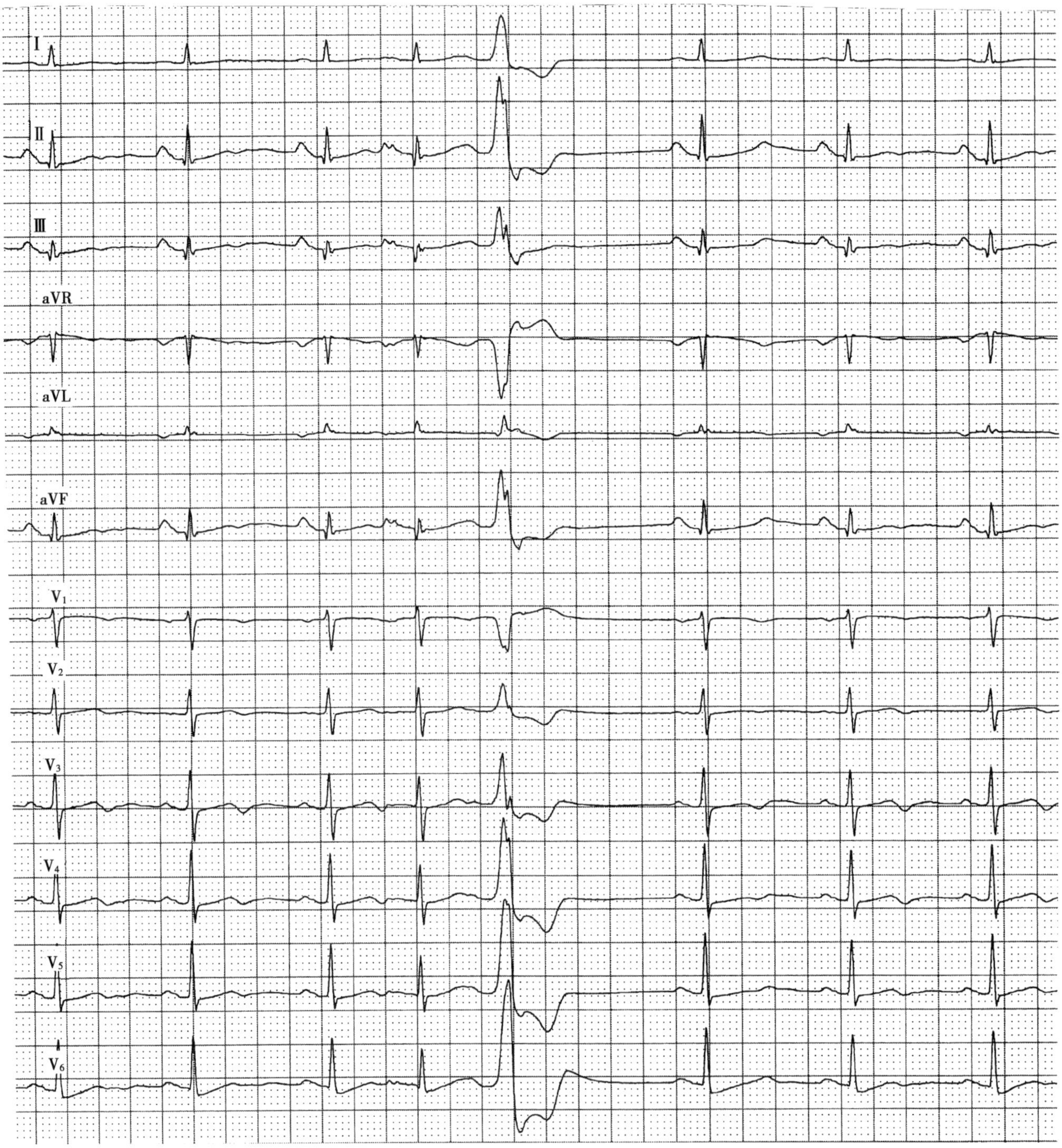

C24-18 紧随房性期前收缩之后的室性期前收缩

临床资料：患者，女性，81 岁。**心电图特征：**窦性心动过缓，心率 57 次/分，QRS 波群时限 0.06s，Ⅱ、Ⅲ、aVF、V_4～V_6 导联 T 波低平，V_4～V_6 导联 ST 段压低 0.05～0.1mV。第 4 个心搏过早发生，为房性期前收缩，第 5 个过早出现的 QRS 波群宽大畸形，其前无 P 波，源于右室流出道期前收缩。**心电图诊断：**窦性心动过缓；ST-T 改变；房性期前收缩；右室性期前收缩。**讨论：**在心电图上很少能看到这种现象，房性期前收缩后面紧随一个室性期前收缩，而在动态心电图上这种现象并不少见。室性期前收缩紧随房性期前收缩之后的现象很可能是一种偶然的巧合现象。见于既有频发房性期前收缩，同时又有频发室性期前收缩的患者，应注意与成对房性期前收缩伴室内差异传导相鉴别。

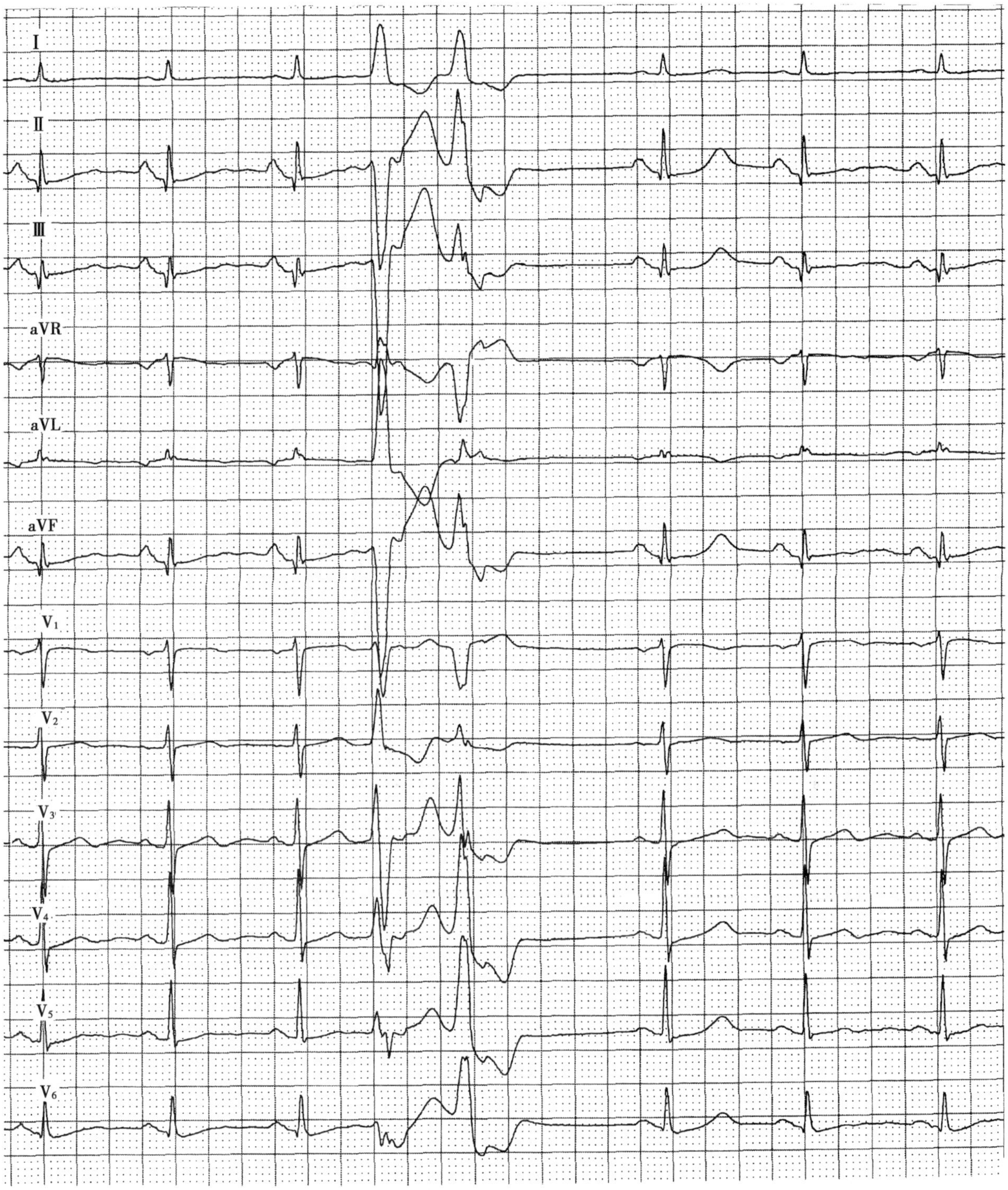

C24-19 多源成对室性期前收缩伴室房传导

临床资料:患者,男性,81 岁。**心电图特征:**窦性心律,心率 79 次/分,QRS 波群时限 0.11s。Ⅱ、Ⅲ、aVF、V_5、V_6 导联 T 波低平,V_4～V_6 导联 ST 段压低 0.05mV。QRS 波群宽大畸形,波形与时间不同,多源成对室性期前收缩。**心电图诊断:**窦性心律;ST-T 改变;多源成对室性期前收缩伴室房传导。**讨论:**本例成对室性期前收缩均起源于右心室,传心房逆 P′位于室性 QRS 波群之后,R-P′间期约 0.12s。期前收缩后的第 1 个窦性心搏的 T 波振幅增大,QT 间期 0.48s。

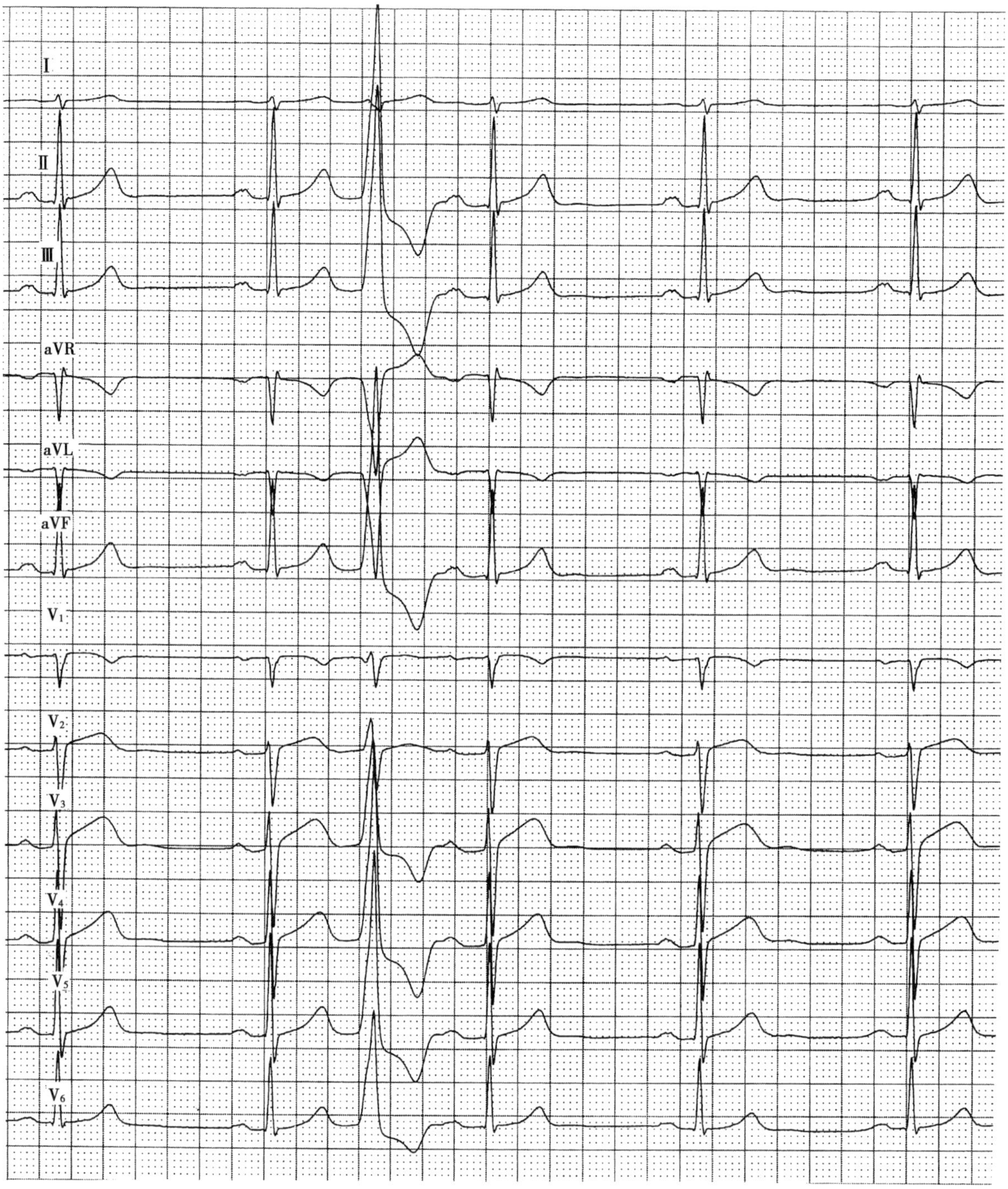

C24-20 插入性右室流出道期前收缩伴干扰性 PR 间期延长

临床资料:患者,男性,83 岁,高血压。**心电图特征:**窦性心动过缓,心率 47 次/分。第 3 个 QRS 波群提早出现,插入一次窦性心律周期中,QRS 时限 0.16s,为插入性右室流出道期前收缩,其后的 PR 间期 0.26s。**心电图诊断:**窦性心动过缓;插入性右室流出道期前收缩伴 PR 间期延长。**讨论:**插入于一个基本窦性心律周期之中的室性期前收缩,称为插入性室性期前收缩,产生插入性室性期前收缩的条件是:①基本心律的频率较慢,是产生插入性期前收缩的基本条件,相对缓慢的心率,为插入性期前收缩创造了条件,若基本心律的频率较快时,很难产生插入性期前收缩。②室房传导障碍,阻止了室性激动逆行上传,下一次窦性激动来临时,便可顺利通过交界区下传心室,使室性期前收缩成为插入性。有时插入性室性期前收缩引起其后的第 1 个或连续数个心搏的 PR 间期延长,发生机制与室性期前收缩隐匿交界区传导有关。

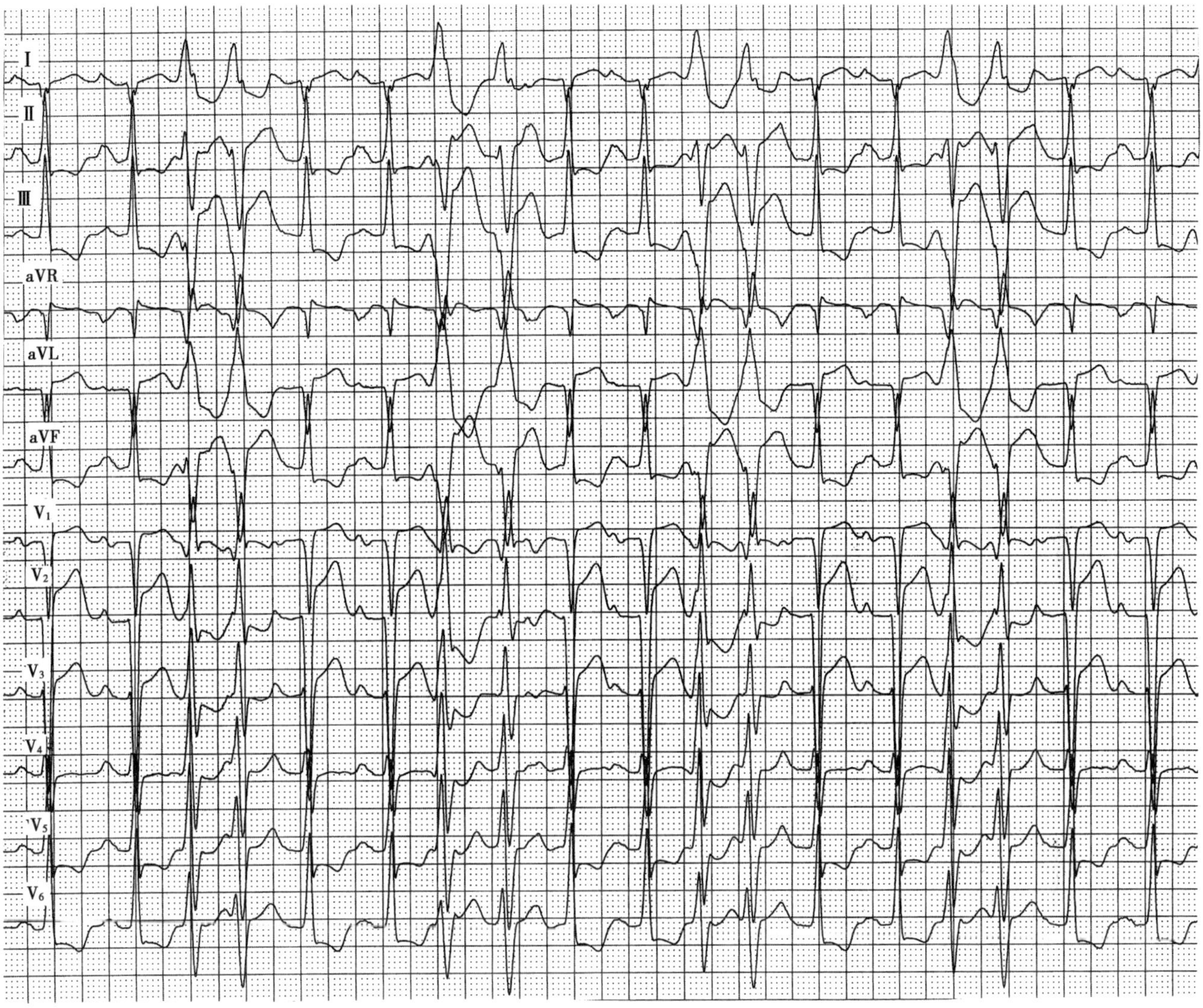

C24-21　**多源成对室性期前收缩四联律**

临床资料:患者,男性,38 岁。扩张型心肌病。**心电图特征:**窦性心律,心率 94 次/分,P 波宽大,时限 0.14s,提示心房扩大。QRS 时限 0.10s。V_1、V_2 导联呈 QS 型,Ⅱ、Ⅲ、aVF、V_5、V_6 导联 ST 段压低 0.2～0.3mV,T 波倒置。成对出现的 QRS 波群宽大畸形,波形不同,第 1 个室性期前收缩联律间期固定,第 2 个室性期前收缩联律间期不固定,多源成对室性期前收缩四联律。**心电图诊断:**窦性心律;异常 Q 波;心房扩大;ST-T 改变;多源成对室性期前收缩四联律。**讨论:**扩张型心肌病患者室性心律失常的发生率高,以复杂室性期前收缩及室性心动过速多见。在复杂室性期前收缩中,有多源、多形、成对及特宽型室性期前收缩。随病情进展,室性期前收缩的频度增加。

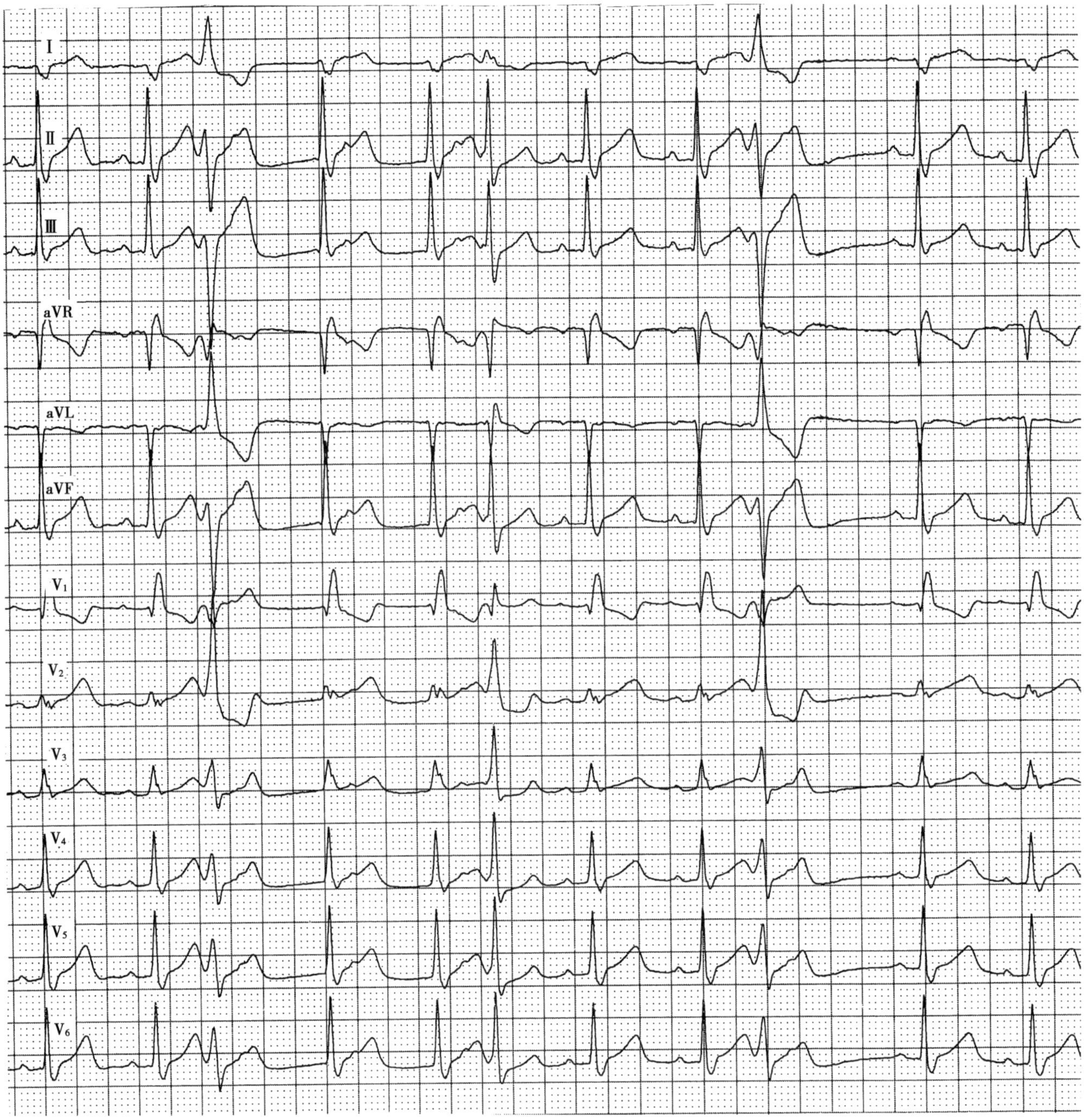

C24-22　插入性室性期前收缩引起 PR 间期延长

临床资料：患者，女性，54 岁。**心电图特征：**窦性心律，心率 81 次/分，QRS 时限 0.11s，不完全性右束支阻滞，第 3 个 QRS 波群宽大畸形提早出现，引起 2 次窦性 PR 间期分别为 0.50s 及 0.52s；第 6 个 QRS 波群提前出现。形态介于窦性心搏与室性期前收缩之间，为室性融合波；第 9 个 QRS 波群形态、联律间期与 3 相同。**心电图诊断：**窦性心律，插入性室性期前收缩引起 PR 间期延长，室性融合波。**讨论：**本例第 1 个插入性室性期前收缩后面的 2 次窦性 PR 间期长达 0.50s 及 0.52s。其机制可能是：①室性期前收缩隐匿激动房室交界，引起其后的窦性激动下传时，发生了干扰性 PR 间期延长。②室性期前收缩激动逆行进入了房室结快径路的下端与下传的窦性激动在房室结快径路内发生了绝对干扰。窦性激动改由房室结慢径路下传，PR 间期突然延长。

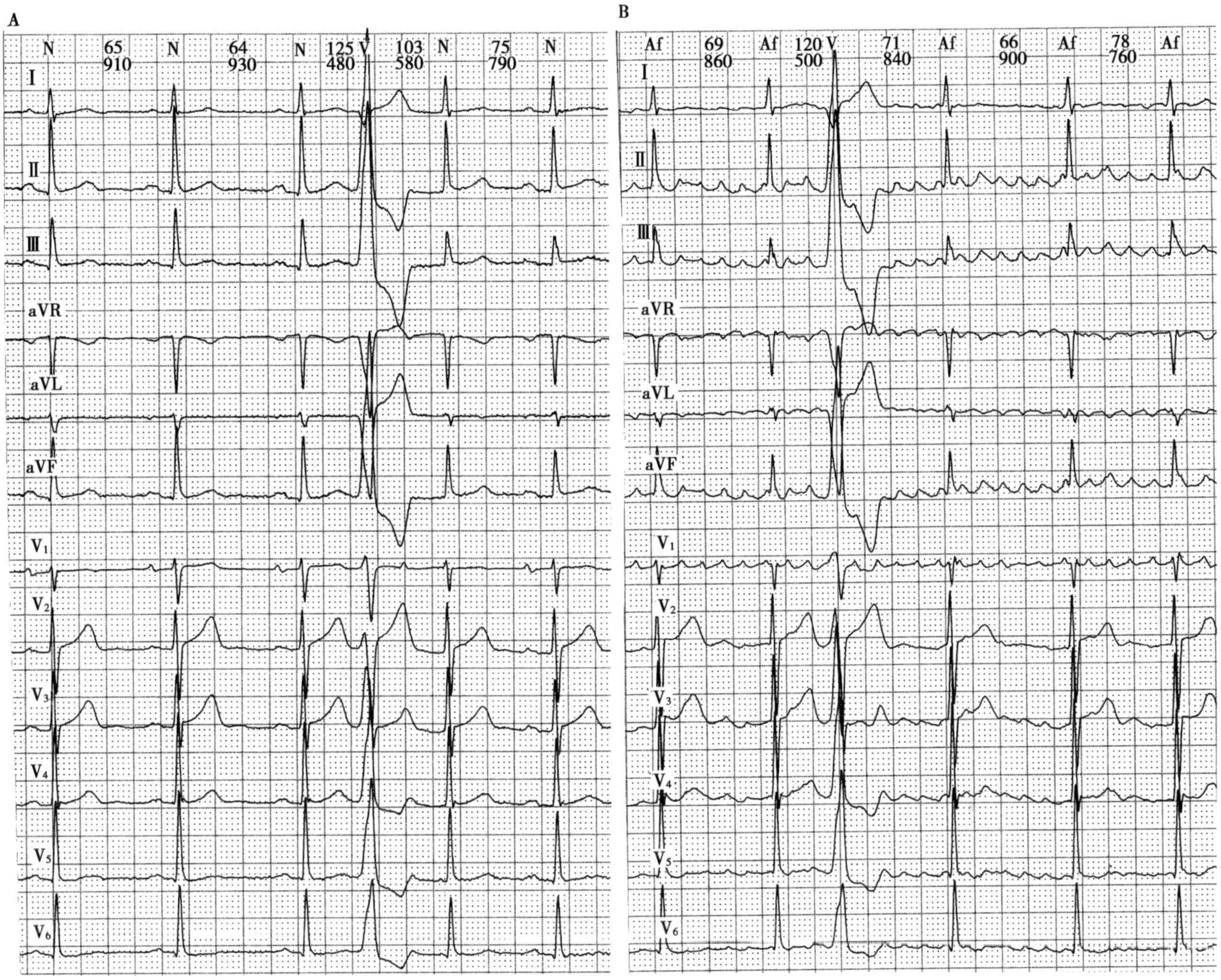

C24-23 心房扑动伴室性期前收缩

临床资料:患者,男性,67 岁,冠心病。**心电图特征:**C24-23A:窦性心律,第 4 个心搏插入于一次窦性周期中,为右室流出道期前收缩,期前收缩后第 1 个心搏的 PR 间期 0.30s。C24-23B:P 波消失以 f 波代之,f-f 160ms,呈 4∶1～5∶1 下传心室,第 3 个心搏同 C24-23A,为右室流出道期前收缩,期前收缩后有类代偿间期。**心电图诊断:**C24-23A:窦性心律,插入性室性期前收缩,干扰性 PR 间期延长;C24-23B:心房扑动,室性期前收缩。**讨论:**C24-23A 中宽大畸形的来自右室流出道的室性期前收缩,与 C24-23B 中的宽大畸形的 QRS 波群形态相同。据此,可除外 C24-23B 中宽大畸形的 QRS 波群为室内差异传导的诊断。

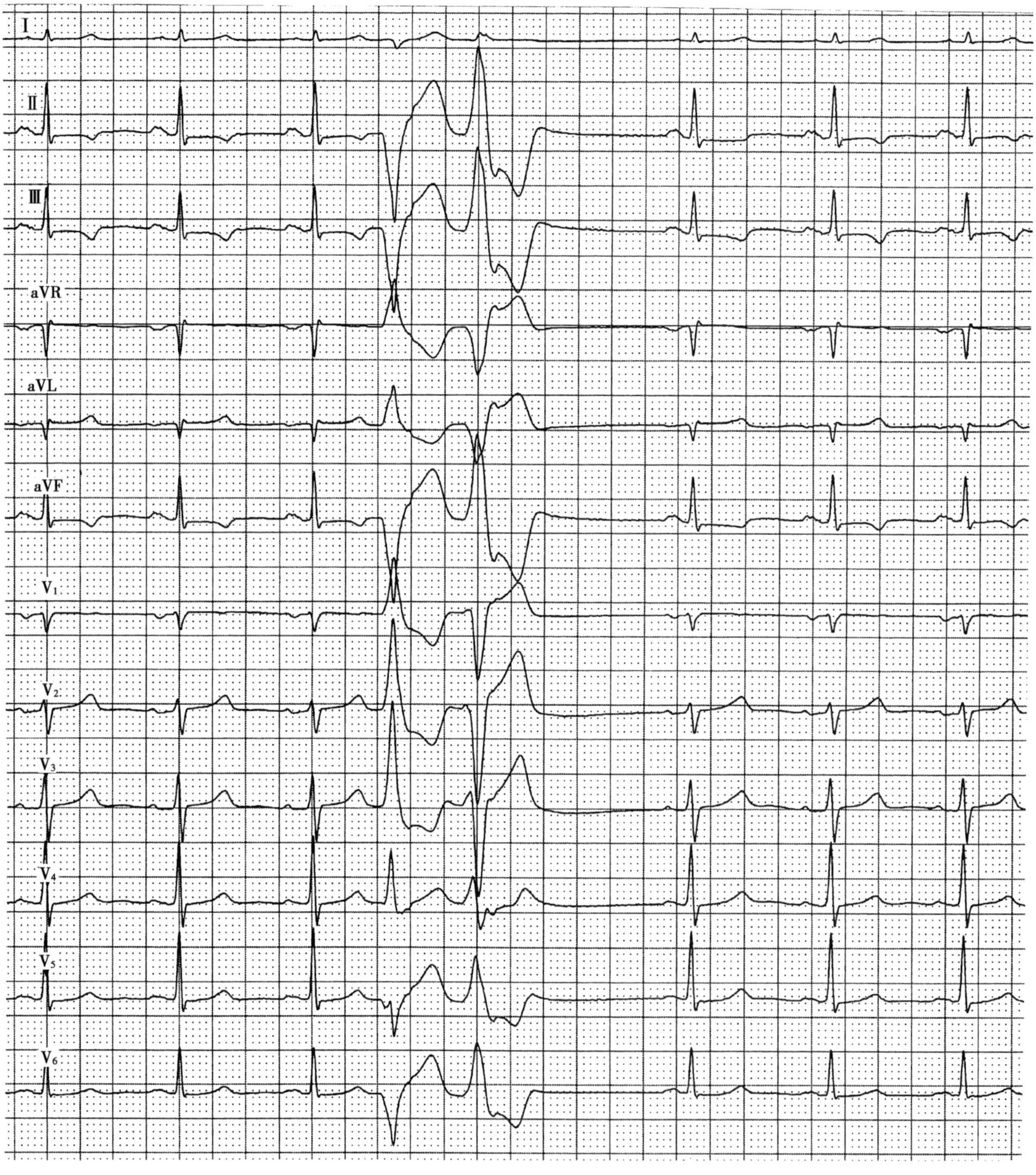

C24-24　多源室性期前收缩

临床资料:患者,女性,74 岁。**心电图特征:**窦性心律,Ⅱ、Ⅲ、aVF 导联 T 波倒置,成对出现的室性期前收缩分别起源于左室和右室流出道。**心电图诊断:**窦性心律,ST-T 改变,多源成对室性期前收缩。分析与诊断:多源室性期前收缩的特征是期前收缩起源于心室,室性 QRS-T 波群形态有 2 种以上,不包括室性期前收缩形成的室性融合波。本例成对多源室性融合波中,第 1 个室性期前收缩源于左室,第 2 个室性期前收缩源于右室流出道,显然不在同一个心室腔。

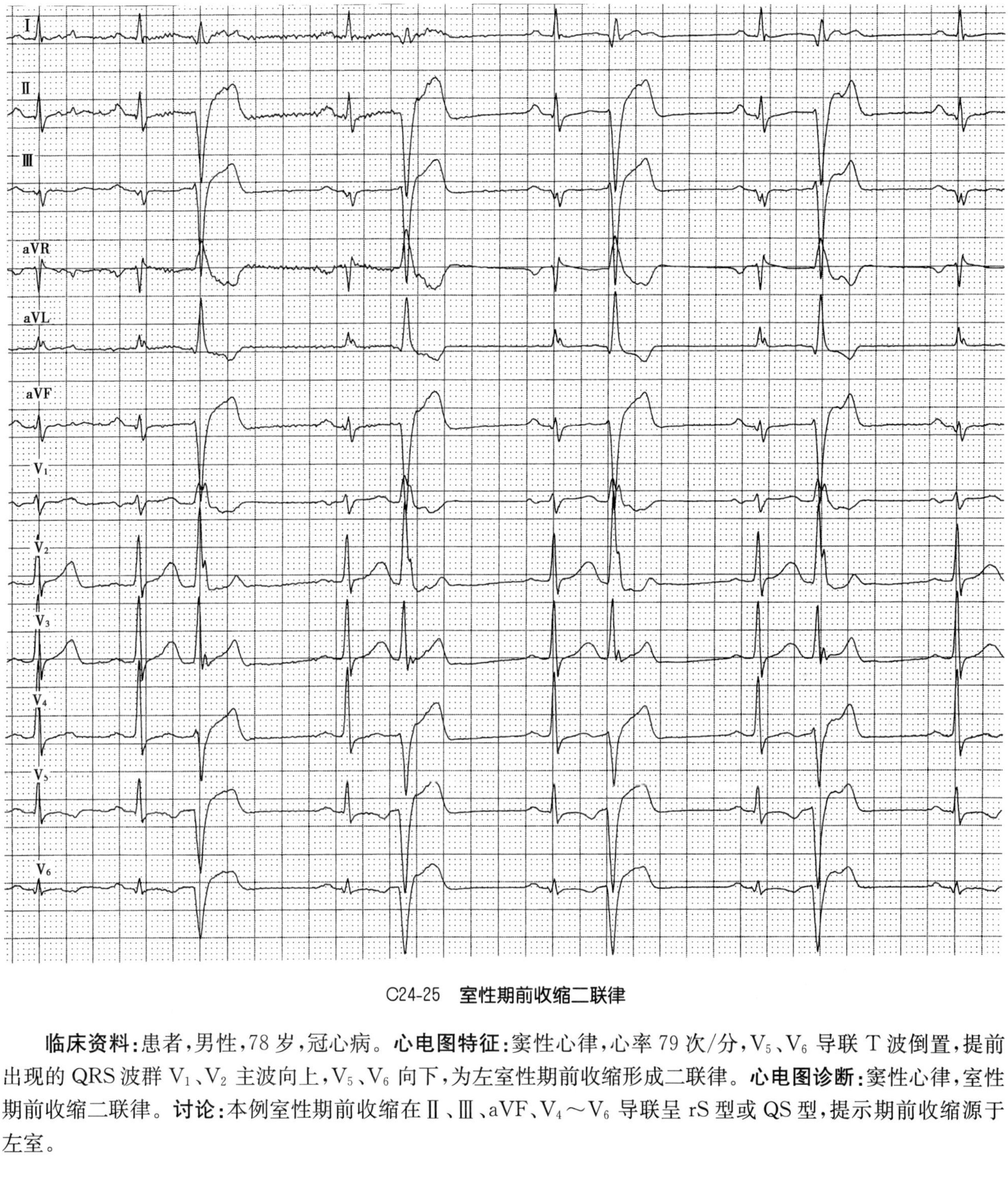

C24-25 室性期前收缩二联律

临床资料:患者,男性,78 岁,冠心病。**心电图特征:**窦性心律,心率 79 次/分,V_5、V_6 导联 T 波倒置,提前出现的 QRS 波群 V_1、V_2 主波向上,V_5、V_6 向下,为左室性期前收缩形成二联律。**心电图诊断:**窦性心律,室性期前收缩二联律。**讨论:**本例室性期前收缩在Ⅱ、Ⅲ、aVF、V_4～V_6 导联呈 rS 型或 QS 型,提示期前收缩源于左室。

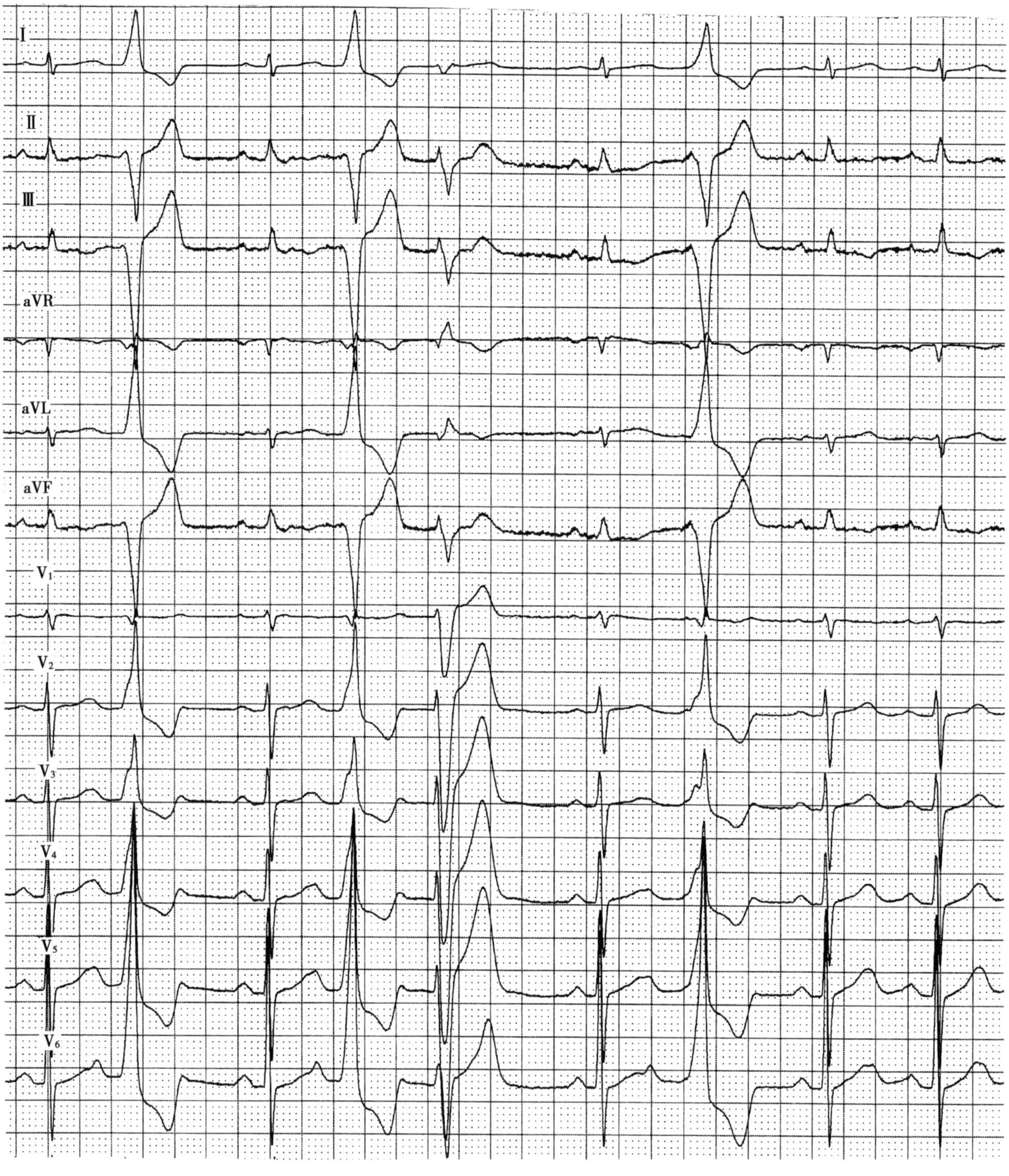

C24-26　频发多源室性期前收缩

临床资料：患者，男性，82 岁，冠心病。**心电图特征**：窦性心律，心率 88 次/分。室性期前收缩呈现两种类型，为多源室性期前收缩。**心电图诊断**：窦性心律，多源室性期前收缩，肢导低电压，顺钟向转位。**讨论**：室性期前收缩呈现两种类型，以 V_6 导联为例，一种呈 R 型，另一种呈 rS 型，分别源于右心室的下后壁与前壁，肢导 QRS 低电压，临床上低电压见于弥漫性心肌病，大面积心肌梗死、肺气肿、肺心病、心包积液、胸腔积液、肺气肿、过度肥胖等患者，当电轴垂直于额面时也可出现低电压。

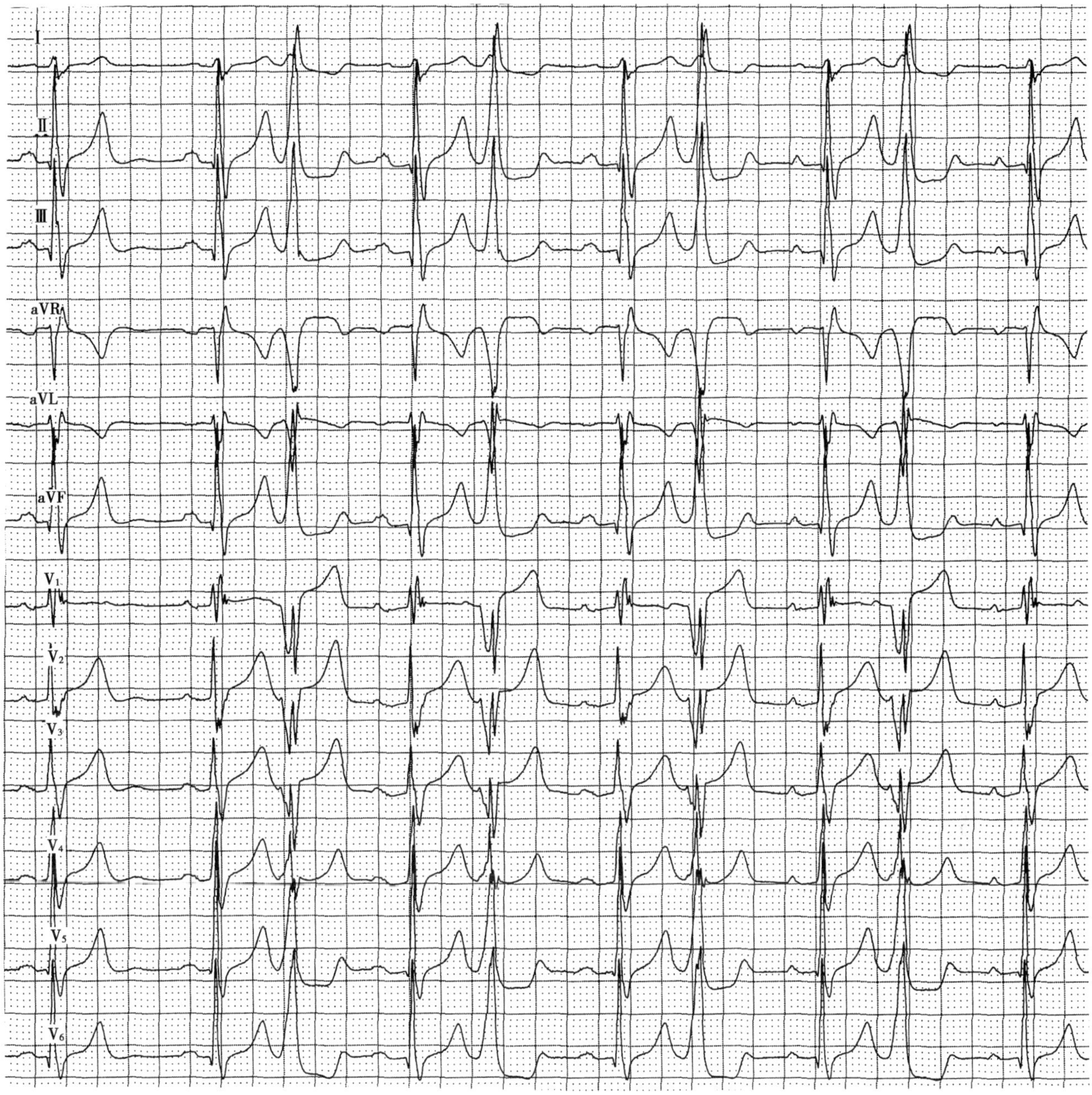

C24-27　**室性期前收缩二联律**

临床资料:患者,男性,54 岁。扩张型心肌病。**心电图特征:**窦性心律,心率 57 次/分,V_1 呈 RSr′型。QRS 时限 0.11s,为不完全性右束支阻滞。宽 QRS 波群为室性期前收缩。**心电图诊断:**窦性心动过缓,室性期前收缩二联律。**讨论:**室性期前收缩的 QRS 波群常不伴有顿挫或切迹。如室性期前收缩出现切迹或呈胎生 r 波时,提示存在着心肌病变。这类室性期前收缩见于心肌梗死心肌病等患者。

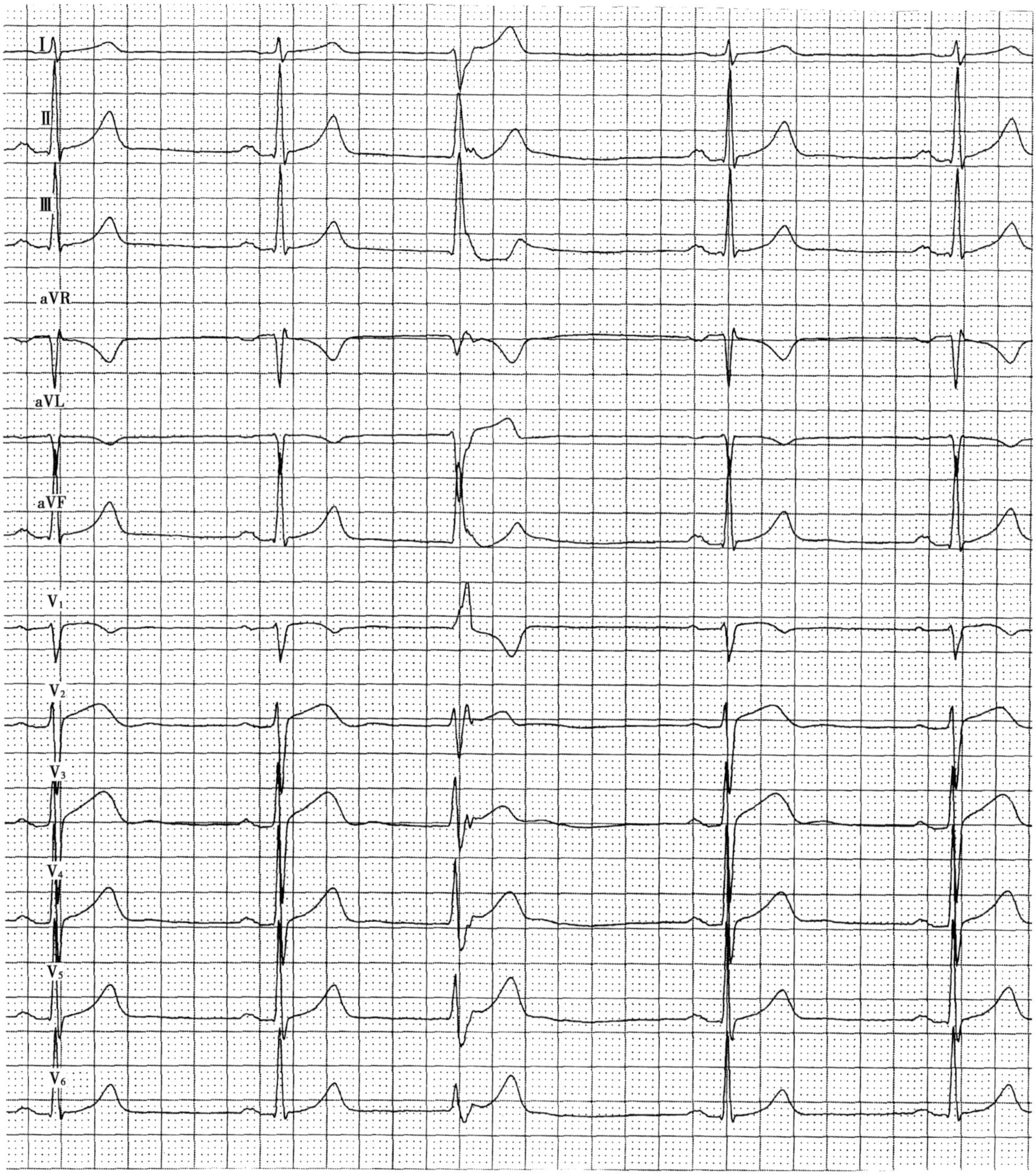

C24-28 **左前分支处期前收缩**

心电图特征：窦性心律，心率 45 次/分，提前出现的 QRS 波群类似左后分支阻滞加右束支阻滞。**心电图诊断：**窦性心动过缓，左前分支处期前收缩。**讨论：**发自左前分支处的期前收缩，左前分支最先除极，左后分支与右束支阻滞较晚，期前收缩呈现右束支加左后分支阻滞图形。

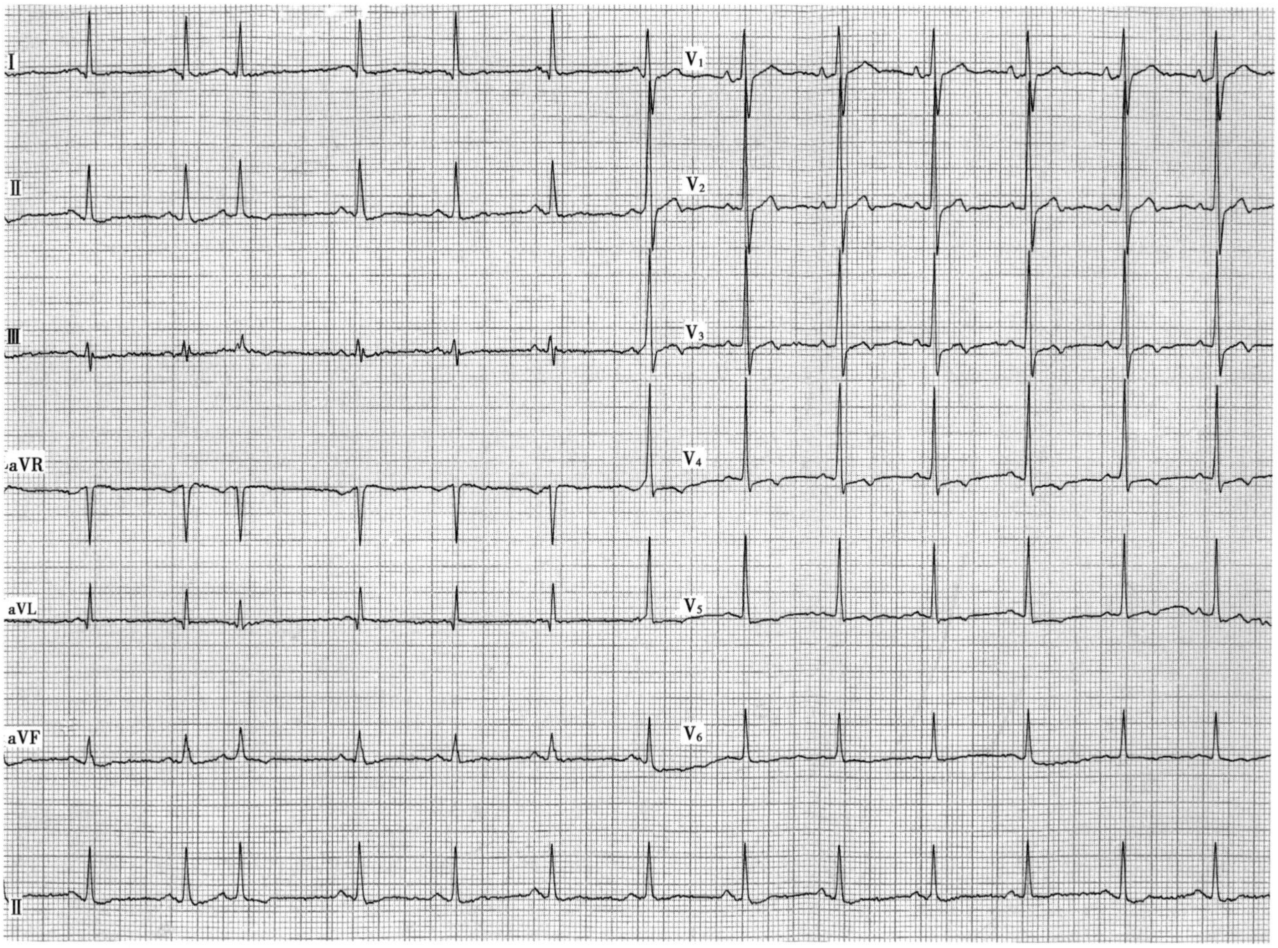

C24-29　**房性过早搏动**

临床资料:冯某,男,60 岁。10 年前出现胸闷、胸痛、心慌,几分钟可缓解,心电图示期前收缩,未治疗,后经常于生气劳累后出现心慌、憋气、气短,休息后可缓解,几天即可发作一次,发作时有憋气、胸闷、胸痛等症状。来院就诊,临床诊断冠心病心绞痛。心电图示房性过早搏动,ST-T 改变。**心电图特征:**窦性心律,心率 81 次/分,第 2 个 QRS 波群之后提前出现的房性 P′波,形态与窦性 P 波有一定差异,PR 间期>0.12s,其代偿间期不完全,Ⅰ、Ⅱ、Ⅲ、aVL、aVF、V_4～V_6 导联 ST-T 改变。**心电图诊断:**窦性心律,房性期前收缩,ST-T 改变。**鉴别诊断:**①交界性期前收缩;②窦性期前收缩。**讨论:**患者 10 年前出现胸闷、胸痛、心慌,近日加重。心电图可见提前出现的房性 P′波,其形态、方向、振幅和时间与窦性 P 波略有差异。PR 间期>0.12s,其代偿间期不完全,符合房性过早搏动。而交界性期前收缩逆行倒置 P^- 波如出现在 QRS 波群之前时,其 PR 间期<0.12s,逆行 P′波如出现在 QRS 波群之后时,其 R-P 间期<0.16s,QRS 波群前后均无 P 波,期前收缩后的代偿间期多为完全性。窦性期前收缩的 P 波其形态、方向、振幅和时间均与同导联 P 波完全相同,往往有固定的联律间期。代偿间期等于一个基本窦性心律周期。此患者心电图还可见 STD 改变,结合临床符合冠心病冠状动脉供血不足图形。

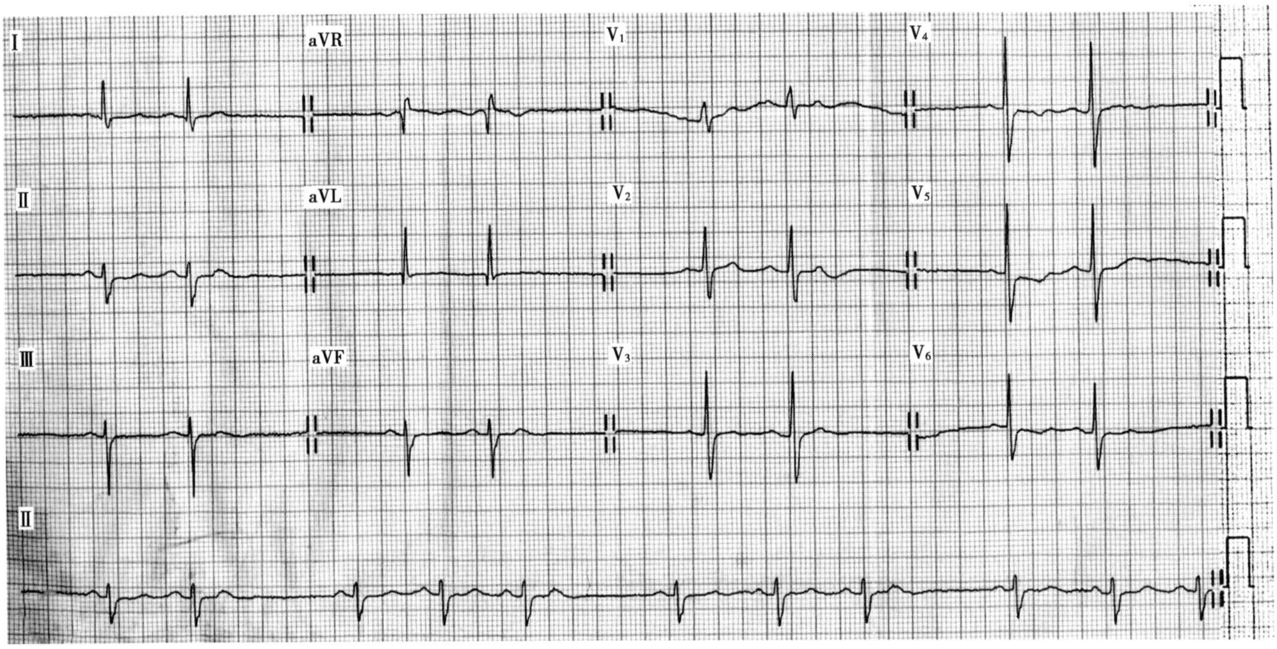

C24-30 房性期前收缩未下传

临床资料:齐某,男,63 岁。发作性胸闷 3 年,加重 1 个月。患者于 3 年前出现胸闷,与情绪激动有关,不伴胸痛、晕厥,每次持续数小时,可自行缓解。近 1 个月较前发作频繁,来院门诊,诊断为冠心病。**心电图特征:**窦性心律,心率 82 次/分。二导联连续心电图可见第 2 个 QRS 波群后的 T 波中埋藏有房性期前收缩 P′波,形态与窦性 P 波略有差异,可埋藏在前一个 QRS-T 波群的 T 波中,长 R-R 间期小于基本 R-R 间期的倍数。此图可见连续 3 个房性期前收缩,最后一个房性期前收缩未下传,心电图还可见Ⅱ、Ⅲ、aVF 呈 rS 形 ST-T 改变。**心电图诊断:**窦性心律,房性期前收缩未下传,ST-T 改变,左前分支阻滞。**鉴别诊断:**窦性停搏,窦房阻滞。患者无诱因胸闷、心悸、气短,心电图可见长 R-R 间期时提前出现的 P′波,形态与窦性 P 波略有差异,可埋藏在前一个 QRS-T 波群的 T 波中,长 R-R 间期小于基本 R-R 间期的倍数。而窦性停搏未见提前出现的 P′波,长的 PP 间期大于基本窦性心律的倍数,窦房阻滞是指 PP 间期无基本窦性的 P 波,PP 间期之间有成倍数的关系。连续出现的房性期前收缩未下传易误诊为窦性心动过缓。所以关键是寻找窦性心搏的 T 波中有无未下传的房性期前收缩的 P′波。如能辨认出房性 P′波就可排除窦性心动过缓。

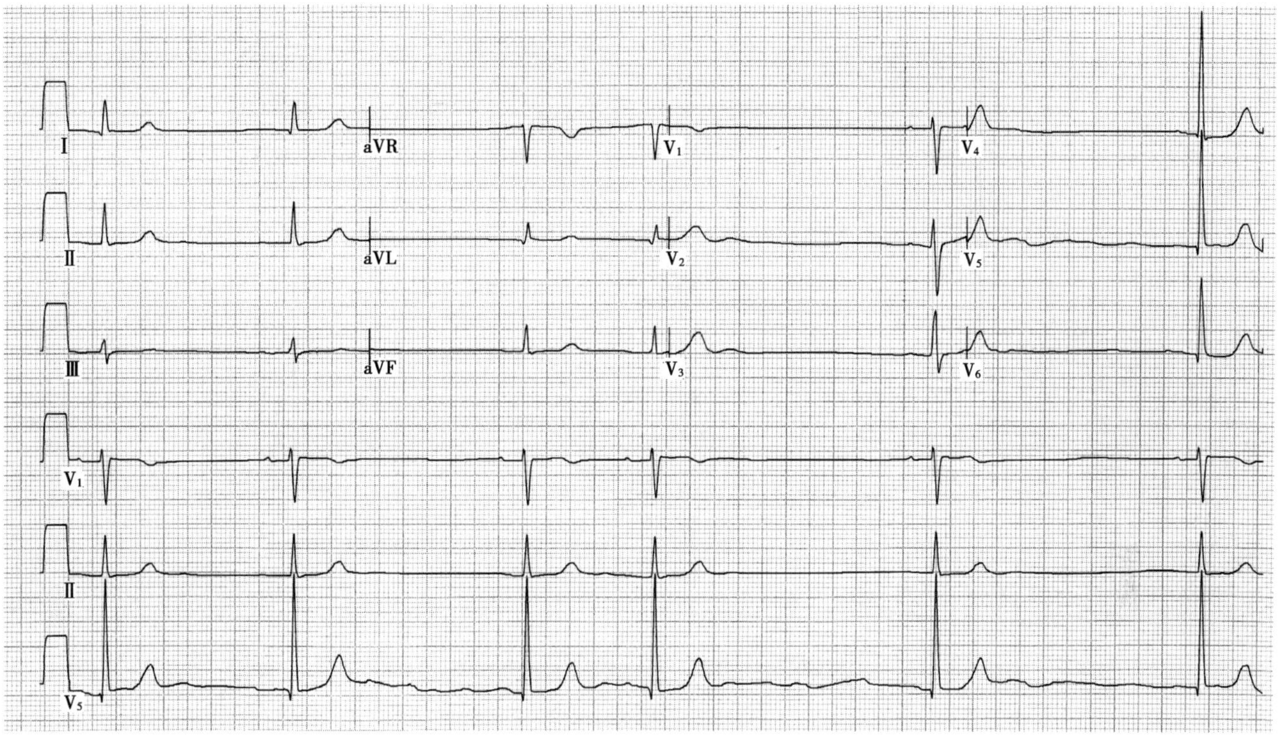

C24-31 窦性停搏

临床资料：贾某，女，79岁。间断乏力、心慌2年，加重半年，患者2年前因黏液瘤在天津某医院行左房黏液瘤切除术，术中出现心动过缓，最慢心率37次/分，行临时起搏器治疗，后好转，心律恢复正常，即拔除起搏器。近日无明显诱因发作心慌、乏力、气短，来院门诊。动态心电图示窦性心律不齐、窦性停搏、偶见二度窦房阻滞，门诊以心律失常病态窦房结综合征，收入病房。**心电图特征：**窦性心动过缓不齐，32次/分，PR间期0.22s。长R-R间期为2.27s，V_1导联连续记录可见长R-R间期时间2.27s大于短R-R间期1.04s的倍数。**心电图诊断：**显著窦性心动过缓伴不齐，窦性停搏，一度房室阻滞。**鉴别诊断：**①房性期前收缩未下传；②窦房阻滞。**讨论：**患者2年前曾因切除左房黏液瘤而出现心动过缓，并行临时起搏器治疗，现心电图可见V_1导联连续记录可见长R-R间期时间2.27s大于短R-R间期1.04s的倍数。PR间期0.22s，提示一度房室阻滞，此患者窦性频率缓慢，提示窦房结功能低下。而房性期前收缩未下传的P波常隐匿于T波中。其长R-R不呈倍数，而窦房阻滞的长R-R间期是短R-R间期的倍数。

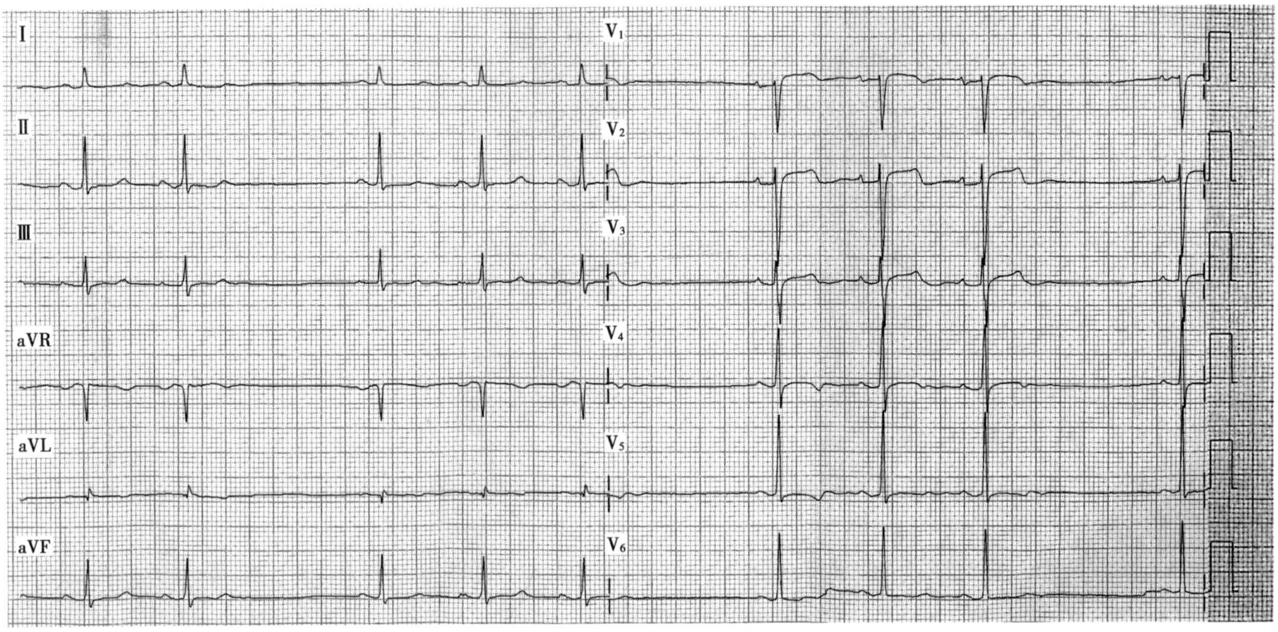

C24-32 二度Ⅱ型窦房阻滞

临床资料:柴某,男,60 岁。主因阵发心悸 10 年,加重伴胸闷 2 年,于 2006 年 5 月入院,患者 11 年前出现阵发性胸闷、心悸,在当地检查示传导阻滞,无晕厥,近 2 年上述症状加重,平时心率 40～50 次/分,在我院门诊查动态心电图示窦性停搏,短暂全心停搏,间歇性二度窦房阻滞。**心电图特征:**窦性心律,心率 68 次/分,心电图显示窦房传导时间基本不变,长 PP 间期是短 PP 间期的 2 倍。Ⅱ、Ⅲ、aVF、V_4～V_6 导联的 T 波低平。**心电图诊断:**窦性心律,二度窦房阻滞,T 波改变。**鉴别诊断:**窦性心动过缓,窦性停搏。**讨论:**患者阵发心悸、胸闷,动态心电图检查示窦性停搏及短暂的全心停搏,间歇性窦房阻滞,提示窦房结功能有可能低下。心电图显示窦房传导的时间基本不变,长 PP 间期为 1.62s,是短 PP 间期 0.82s 的 2 倍,支持二度Ⅱ型窦房阻滞。窦性心动过缓成人的频率多在 50 次/分,并常伴有心律不齐。若窦性心律小于 40 次/分时应疑有 2∶1 窦房阻滞。窦性停搏的长 PP 间期大于基本窦性的倍数。

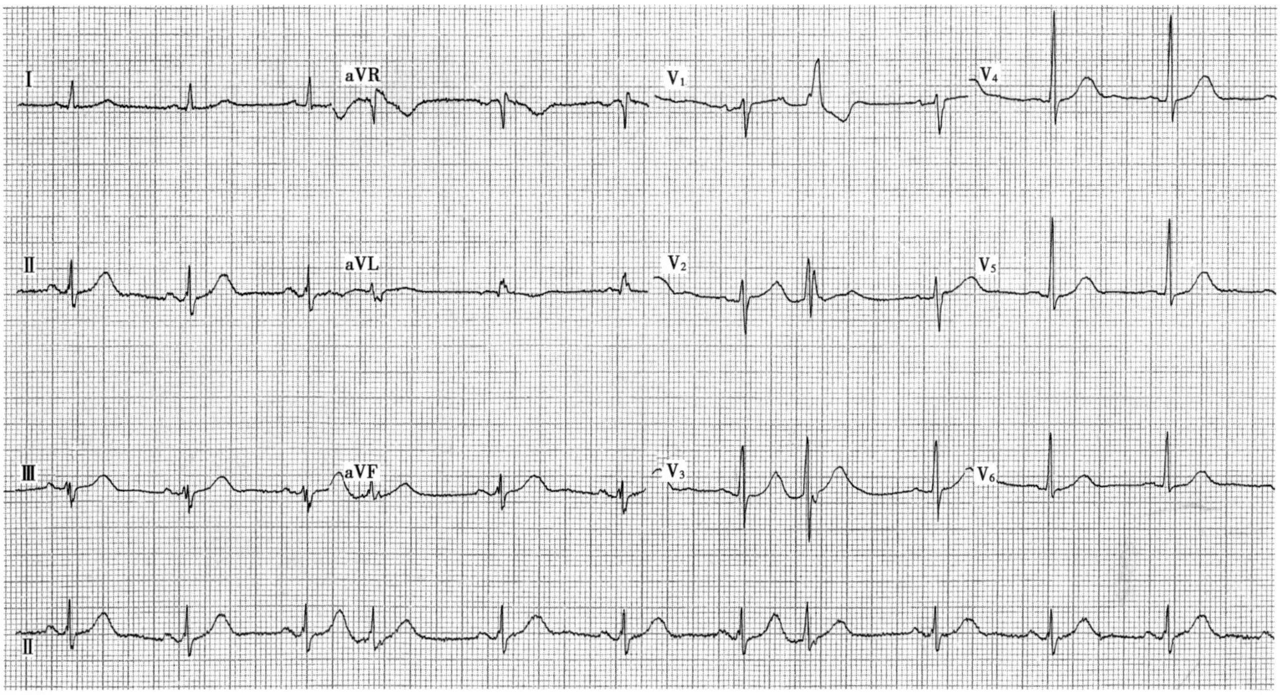

C24-33 房性期前收缩伴差异性传导

临床资料:陶某,男,52 岁。患者于 4 年前出现阵发心悸,多在饮酒后出现,自诉心跳间歇感明显,无胸闷、胸痛,晕厥,来院就诊,心电图示窦性心律,房性期前收缩伴室内差异性传导。超声心动图左室舒张功能减低。**心电图特征:**窦性心律,心率 69 次/分,Ⅱ导联 QRS 波起始粗钝。畸形的 QRS 波群有一提前的 P′波,下传的 QRS 波群常表现为左束支后右束支图形,其代偿多不完全。**心电图诊断:**窦性心律,房性期前收缩伴室内差异性传导。**鉴别诊断:**①室性期前收缩;②心室预激。**讨论:**患者无诱因感胸闷、气短、心悸,畸形的 QRS 波群有一提前的 P′波,下传的 QRS 波群常表现为左束支或右束支图形,其代偿多不完全。室性期前收缩期前出现的异常 QRS 时限大于 0.12s,期前无相关 P 波,代偿间期绝大多数是完全的。心室预激 PR 间期缩短,小于 0.12s,QRS 时限增宽大于 0.12s,QRS 起始部有 δ 波。

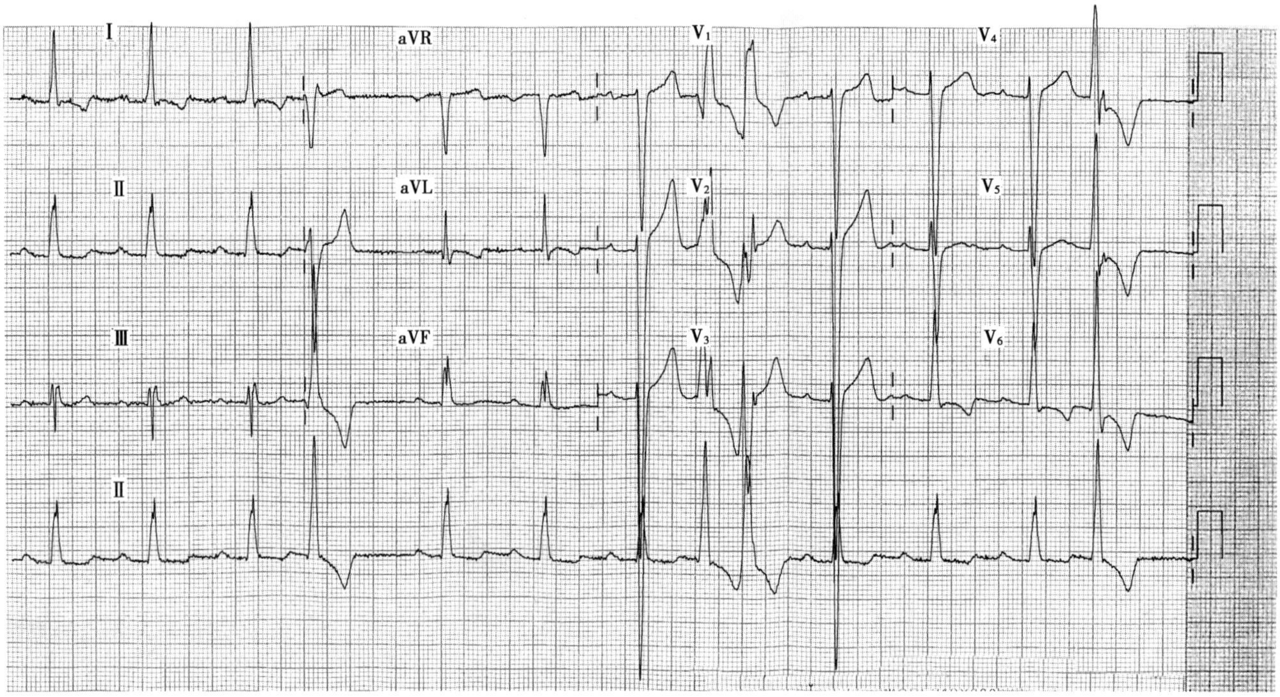

C24-34 室性过早搏动

临床资料:姚某,女,28 岁。患者于 5 年前无明显诱因出现胸闷、憋气,无发热、咳嗽,无头晕,昏厥及眼前黑矇,持续时间长短不一,曾就诊当地医院考虑"心肌炎",心律失常,频发室性期前收缩,近日自感上述症状较前加重,时伴胸背部疼痛,今为进一步诊治收入病房。动态心电图示窦性心律,频发室性期前收缩。**心电图特征:**窦性心律,心率 71 次/分,PR 间期 0.22s,Ⅰ、Ⅱ、aVL、aVF、V_6ST-T 改变。第 3 个 QRS-T 波群后出现宽大畸形的 QRS 波群,QRS 波群大于 0.12s,前面无 P 波,由于不能逆传重整窦房结节律,所以有完全性代偿间歇。ST-T 呈继发性改变,T 波与 QRS 波群的主波方向相反。**心电图诊断:**窦性心律,一度房室阻滞,室性期前收缩,ST-T 改变。**鉴别诊断:**①室内差异性传导;②心室预激;③左、右束支阻滞;④交界性期前收缩。**讨论:**患者无明显诱因出现胸闷、憋气,尤以劳累、情绪波动时明显,心电图检查可见提前出现为宽大畸形 QRS 波时间>0.12s,其前无相关的 P 波,可见 ST-T 呈继发性改变,与 QRS 波群的主波方向相反,其代偿间期多是完全的,房性期前收缩伴差异性传导,其畸形的 QRS 波群前有一提前的 P 波,且 V_1 导联出现右束支阻滞图形时。而心室预激则有正常的 P 波,PR 间期<0.12s,QRS 波群起始都有顿挫。即"δ"波,有继发性 ST-T 改变。交界性期前收缩:P′波提前出现 P′-R 小于 0.12s,QRS 呈室上性波形,间歇多为完全性。可成间位性,其后的窦性搏动往往伴有室内差异传导。结合临床,由于患者曾患心肌炎,考虑室性期前收缩的可能性较大。

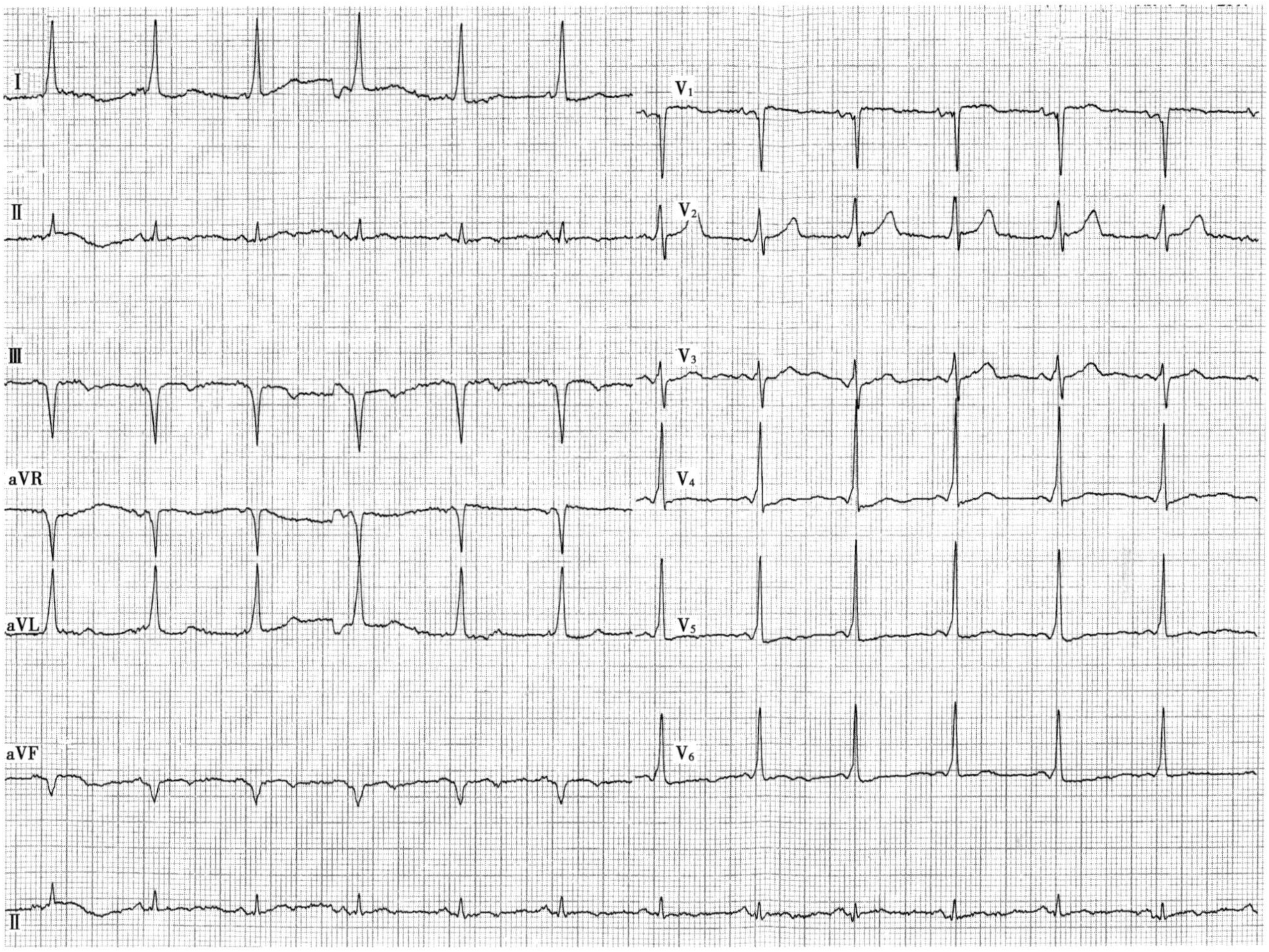

C24-35　心室预激

临床资料:王某,女,30 岁。发作性心慌、气短 17 年,加重 1 年,自 1989 年 6 月开始发作心慌、气短,当地医院就诊心率 180 次/分,诊断为预激综合征,阵发室上性心动过速,曾予异搏定(维拉帕米)5mg 静脉注射,后转为窦性心律,其后经常有心慌发作,每年 2～3 次,突发突止,每次持续 5～30 分钟,自行颈颈脉窦按摩有效,来我院门诊,为进一步治疗入院。**心电图特征:**窦性心律,心率 74 次/分,Ⅱ、Ⅲ、aVR、aVF、V_1 呈 QS 形可见典型的心室预激图形,PR 波间期<0.12s,QRS 波群时间>0.20s,QRS 波群起始都有顿挫,即 δ 波。有继发性 ST-T 改变。**心电图诊断:**窦性心律,心室预激。**鉴别诊断:**①室内差异性传导;②左、右束支阻滞;③室性期前收缩。**讨论:**患者阵发性心悸突发突止,心电图可见 QRS 波群前有正常的 P 波,PR 间期均<0.12s,QRS 波群>0.20s,起始均有顿挫,即 δ 波,有继发性 ST-T 改变。但要注意心室预激可能类似其他心脏异常,当 V_1 和 V_2 导联出现宽的正向 QRS 波群时,它可能与右束支、右室肥厚、后壁心肌梗死相类似,当 V_1 或 V_2 导联出现宽的负向 QRS 波群时,预激可能被误认为是左束支阻滞或左室肥厚。室性期前收缩其期前收缩形态宽大畸形,QRS 波大于 0.20s,其前无窦性 P 波,T 波方向与主波方向相反。室内差异性传导则为提前出现的 P′波,下传的 QRS 波群常表现为左束支或右束支图形。

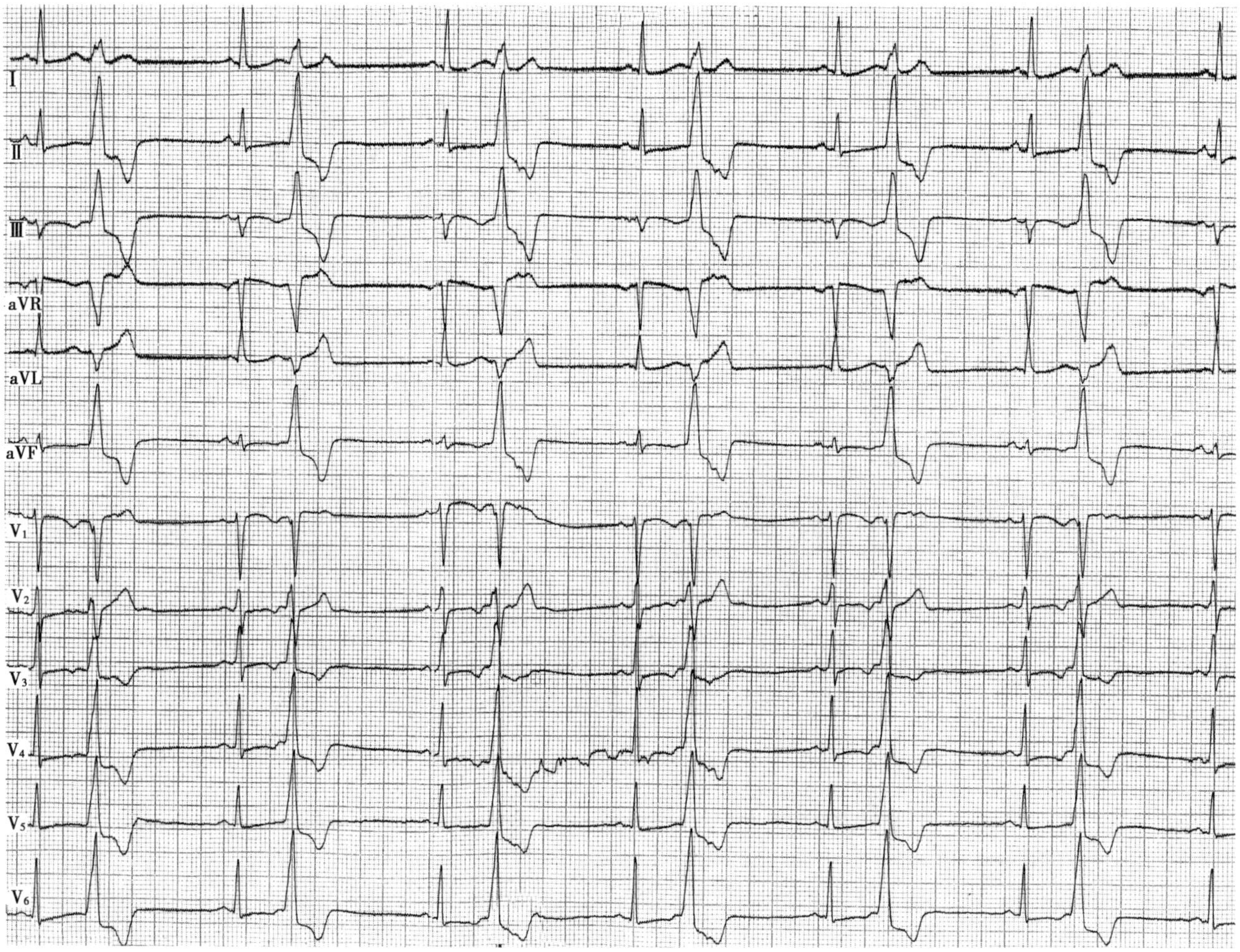

C24-36　室性期前收缩二联律

临床资料:陶某,男,53 岁。患者始于 4 年前出现阵发性心悸,多在饮酒后出现,自诉心跳间歇感明显,无胸闷,胸痛,无恶心呕吐,无头晕,心电图示心室性期前收缩,期间曾口服心律平(普罗帕酮),症状控制不佳,近 3 个月心悸症状较前加重。为进一步治疗收入院。**心电图特征:**窦性心律,心率 90 次/分。其期前收缩形态宽大畸形时限大于 0.20s,其前无窦性 P 波,T 波方向与主波方向相反。每一个正常窦性搏动后跟随一个期前收缩,正常窦性和室性期前收缩激动之间的配对间期固定不变。**心电图诊断:**窦性心律,室性期前收缩二联律,T 波改变。**讨论:**此患者 2 年来胸闷、心悸,心电图可见正常窦性心搏后期前出现宽大畸形的 QRS 波群,其前无相关的 P 波,时限>0.20s,T 波与主波方向相反,室内差异传导为提前出现的 P′波,下传的 QRS 波常表现为左束支或右束支图形。结合临床可排除室内差异性传导,因此此图符合室性期前收缩二联律图形。

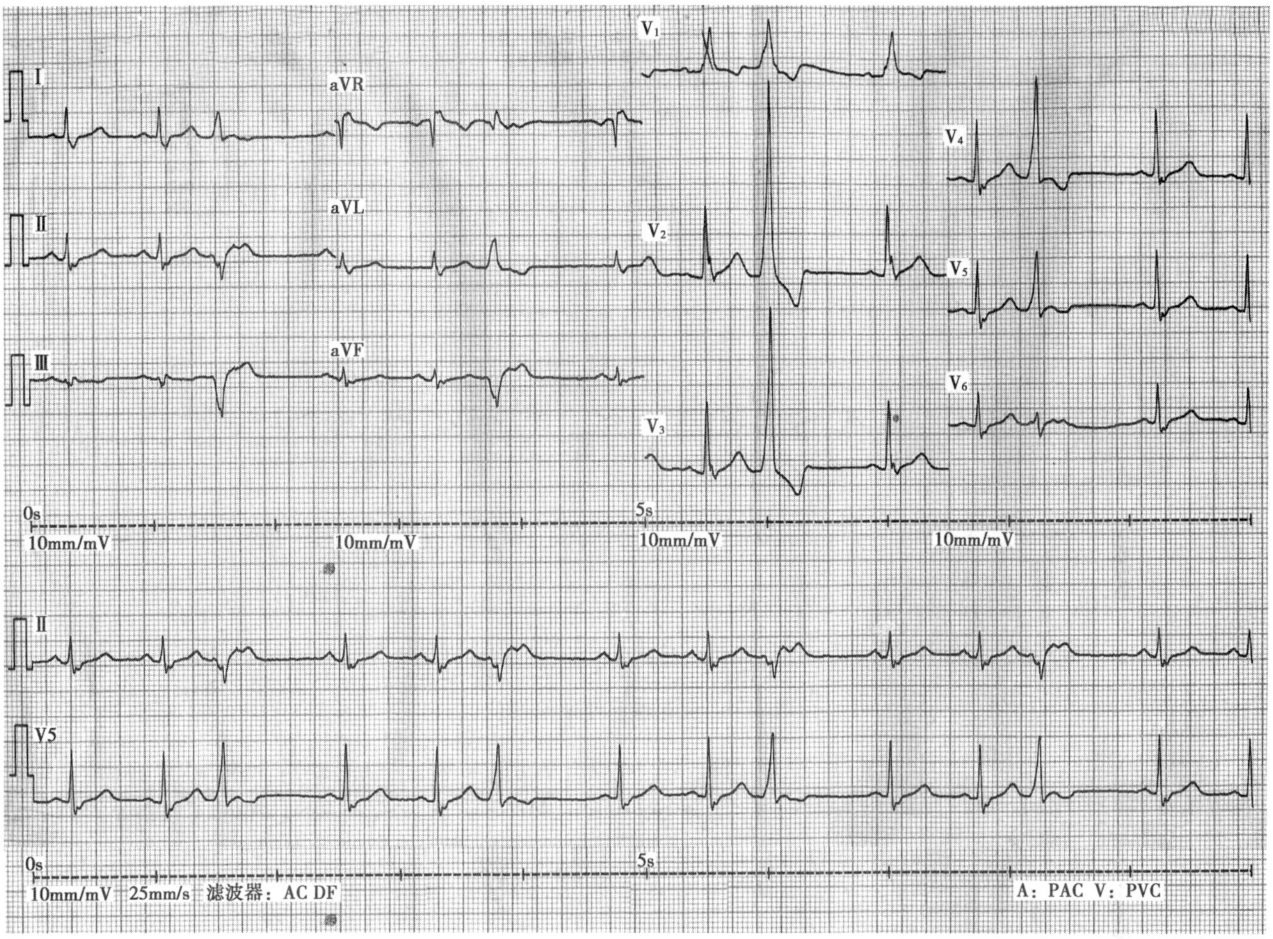

C24-37 左室室性期前收缩

临床资料:李某,男,71 岁。发作性心慌 2 年加重 1 个月,自诉 2 年前无明显诱因,出现发作性头晕持续半小时,休息可缓解,劳累后发作显著,近日心慌不适较前加重,发作频繁,为明确诊断来院门诊,心电图示频发室性期前收缩。**心电图特征**:窦性心律,心率 79 次/分,各导联 QRS 波终末支粗钝切迹。在第 2 个正常 QRST 波群后可见提前出现的宽大畸形的 QRS 波,时限 0.16s,其前无窦性 P 波。左室性期前收缩在 V_1 导联产生一个单相(R)或双相(qR)波群,在 V_6 导联产生一个双向或单相 QS 波群,如果 V_1 导联 QRS 波群呈双峰(兔耳)型,左峰常比右峰高。**鉴别诊断**:①室内差异传导;②心室预激。**讨论**:患者男性,71 岁,心电图可见在第 2 个正常 QRST 波群后可见提前出现的宽大畸形的 QRS 波,时限 0.16s,其前无窦性 P 波。左室性期前收缩在 V_1 导联产生一个单相(R)或双相(qR)波群,在 V_6 导联产生一个双向或单相 QS 波群,如果 V_1 导联 QRS 波群呈双峰(兔耳)型,左峰常比右峰高。而心室预激心电图为宽大畸形的 QRS 波前有 P 波,其 PR 间期小于 0.12s,QRS 波时限大于 0.12s,QRS 波群起始有顿挫,即 δ 波,有继发性 ST-T 改变。室性差异性传导,畸形的 QRS 波群前有一提前的 P 波,下传的 QRS 波群常表现为左束支或右束支图形,其代偿多不完全。

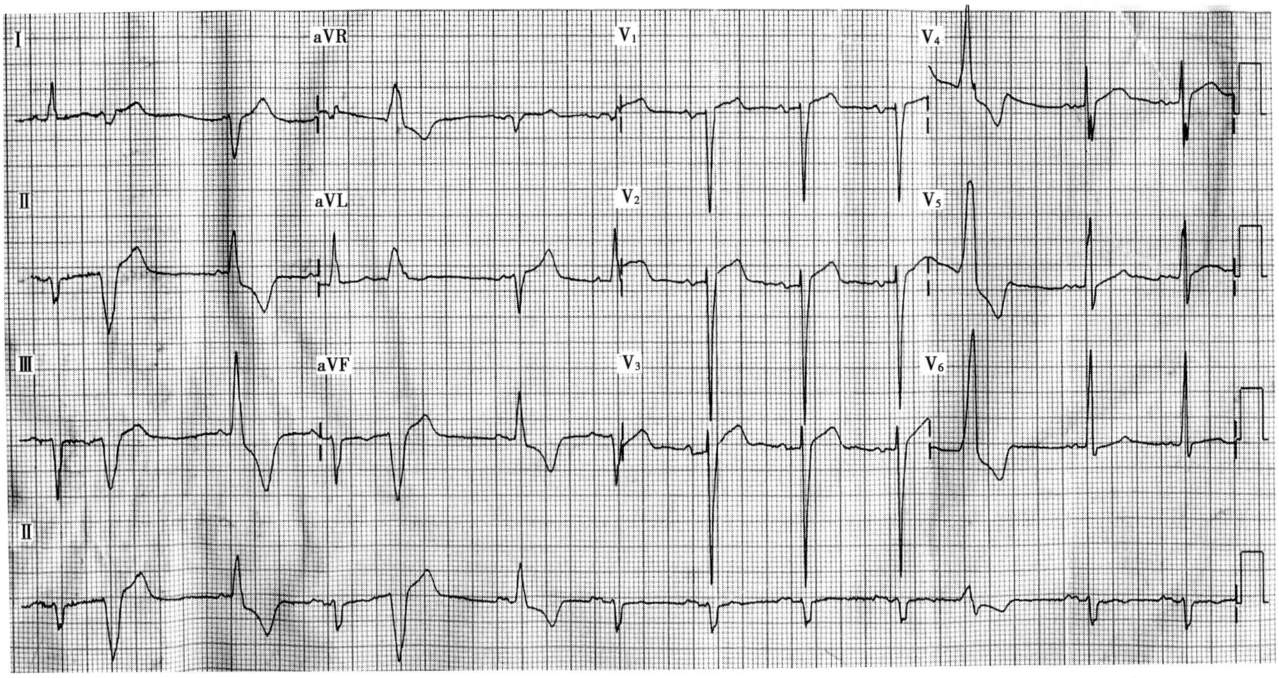

C24-38　多形性室性期前收缩

临床资料：张某，男，56 岁。间断胸闷、气短、心慌 10 余年，加重 4 年，近日活动后出现胸闷、心慌，来院门诊。**心电图特征：**窦性心律，心率 79 次/分，Ⅱ、Ⅲ呈 QS 型，$S_{Ⅲ}$大于$S_{Ⅱ}$，R_{aVL}大于$R_{Ⅰ}$。在同一导联上表现不同形态的室性期前收缩。**心电图诊断：**窦性心律，室性期前收缩，左前分支阻滞，ST-T 改变。**讨论：**患者男性，间断胸闷、心慌 10 年，在Ⅱ导联上心电图可见第 2 个宽大畸形的 QRS 波，其主波方向向下，呈 QS 型时限 0.18s，其前无窦性 P 波代偿间期完全，而第 3 个宽大畸形的 QRS 波其主波方向向上，第 6 个 QRS 波其前有 P 波 PR 间期 0.12s，考虑为室性融合波。室性期前收缩在Ⅱ导联上表现为不同形态的 QRS 波形态，因为可能来自心室不同部位，也可能由于室内传导的各种变化而产生了多种形态。

（卢喜烈　路黎明）

第二十五章

加速的自律性心律失常

本章内容提要：

第一节　心电图概论

心脏在许多部位存在着具有起搏功能的P细胞，如窦房结、心房、房室交界区以及心室。通常只有自律性最高的起搏点，即窦房结控制整个心脏。这是因为其他起搏点的自律性均较窦房结低，同时这些起搏点的周围又不存在保护性传入阻滞，当频率较快的窦性激动传至该起搏点附近时，将使其周期重整，因而本身的起搏功能无从显露。仅在窦性激动因某些原因而变慢时，或在有窦房阻滞或房室阻滞时，自律性较低的低位起搏点，才显示出作用，形成逸搏或逸搏节律。当异位节律点的自律性受某些因素的影响而增高，频率超过窦性节律频率时，则出现加速性异位心律或心动过速。按异位节律点的部位，可将此种心律失常分为加速性房性心律、加速性交界性心律和加速性室性心律。其中交界性最常见，室性次之，房性少见。

一、不适当窦性心动过速

(一) 定义

不适当窦性心动过速又称为慢性非阵发性窦性心动过速或永久性窦性心动过速，是P波形态与正常窦性心律相同，以休息状态下心率增快或在极轻用力时心率不成比例的增快为特征的一种窦性心动过速。

(二) 机制

不适当窦性心动过速发病的确切机制尚无定论，可能是多种病因所致。目前认为与下列三个方面有关：①自主神经功能失调：主要是迷走张力减低及β肾上腺素受体敏感性升高。②窦房结自律性增高。③不适当窦性心动过速的另一种潜在的机制是位于窦房结附近的局灶性房性心动过速。

(三) 心电图表现和诊断要点(图 25-1)

1. 休息时,或极轻的用力时,心率>100 次/分,且伴有相应的症状。

2. P 波形态与窦性心律相同或在Ⅰ、Ⅱ、aVF 导联上为直立。

3. 无器质性心脏病。

4. 排除由于甲亢、贫血等引起的继发性窦性心动过速。

5. 排除类似不适当窦性心动过速的其他心动过速,如右房房性心动过速或窦房结折返性心动过速等。

(四) 主要鉴别诊断(表 25-1)

表 25-1 不适当窦性心动过速的鉴别要点

心动过速	P 波	发作与终止	心率稳定性	诱发性	颈动脉窦按压
不适当窦性心动过速	Ⅱ、Ⅲ、aVF 导联直立,aVR 倒置为窦性 P 波	逐渐加快 逐渐减慢	温醒效应	不易诱发	减慢,但不会终止
房性折返性心动过速	P 波形态与窦性不同	可被房性期前收缩突然触发,突然终止	心动周期稳定	可变	无作用
窦房结折返性心动过速	与窦性 P 波完全相同或酷似	同上	心动周期有变化	易诱发	突然终止

1. 窦房结折返性心动过速　在电生理检查时,不适当窦性心动过速可用肾上腺素能药物(通常是异丙肾上腺素或阿托品)诱发。用程序刺激不易诱发。而窦房结折返性心动过速则可用期前刺激可靠地诱发。

2. 起源于窦房结附近的局灶性房性心动过速　鉴别不适当窦性心动过速和自律性房性心动过速可能是很困难的。心房的激动顺序有助鉴别不适当窦性心动过速和起源于上部界嵴以外的房性心动过速。不适当窦性心动过速的界嵴的激动顺序总是从高到低。由于窦房结完全位于界嵴内,当用肾上腺素药物刺激时,随着窦性心率的增加,心房的最早激动部位亦在界嵴内逐渐向头部移位。最早激动点和心率都是逐渐变化的。在局灶性房性心动过速,心率和心房的最早激动点都突然地变化成局灶性房性心动过速的频率和部位。随着肾上腺素能药物继续刺激。房性心动过速的频率可以继续增加,但通常其起源部位则无明显的变化。

二、加速性房性心律

(一) 定义

加速性房性心律是指当异位房性节律的心房率大于患者的窦性心率且在 60～110 次/分时,称为加速性房性心律。频率小于 100 次/分,有人也称为异位房性心律。

(二) 机制

房性起博点的自律性增高,当超过窦性心律的频率时,房性激动便可控制心房活动,并下传心室,形成加速性房性心律。加速性房性节律起搏点位于心房下部,多数由于洋地黄中毒引起,心电图往往显示房性心动过速伴不同比例下传心室。

(三) 心电图表现和诊断要点(图 25-2)

1. P′波的形态明显不同于窦性 P 波,且连续出现 3 次以上。

2. 心房率在 60～110 次/分之间,并快于患者当时窦性心率。

3. PR 间期正常或缩短。

4. QRS 波群形态时限正常。

5. 持续时间较短,心脏结构正常或异常者均有,当起搏点在低位心房时,Ⅱ、Ⅲ、aVF 导联 P 波倒置,PR 间期大于 0.12s。如果小于 0.12s,人们通常认为是房室交界区节律。

(四) 主要鉴别诊断(表 25-2)

表 25-2 加速性房性心律的鉴别诊断

心动过速	P 波形态	发作频率	持续时间
加速性房性心律	发作以舒张晚期房性期前收缩开始，P′与窦 P 不同，P'_{V1}倒置，增宽，有切迹	频率相对稳定，时有“温醒现象”	持续时间长，夜间速度减慢
窦性心动过速	为窦 P 形态	受体位、自主神经影响明显，频率逐渐加快，逐渐减慢。	白天发作，多数夜间消失
折返性房性心动过速	第一个 P′波与其后的 P′波不同	发作开始时速率即为最大	突发突止持续时间短

三、加速性交界性心律

（一）定义

由于交界区内激动形成异常而引起的短阵发作的心律失常称为加速性交界性心律。

（二）机制

由于房室交界区内某个节奏点的自律性持续增高，超过窦房结自律性，在较长时间内取代窦房结，而呈加速性交界性心律。主要出现在有器质性心脏病患者中，半数以上为洋地黄中毒，还有些为风湿热、心肌梗死和心脏手术后患者，此外还有心肌病等。

（三）心电图表现和诊断要点（图 25-3）

1. 心室率在 70～130 次/分之间。
2. 交界区控制心室，QRS 波形态基本与窦性心律相同。
3. 心房由窦房结控制，或交界区逆传心房形成逆行 P′波，所以有时也可见房性融合波。
4. 当窦性心率与加速性交界性心率接近时，可见两种心律交替出现。

（四）主要鉴别诊断

1. 加速性房性心动过速鉴别。加速交界区心动过速有时会有房室分离。当 P′波形态Ⅱ、Ⅲ、aVF 倒置可能位于心房底部，P′Ⅰ负向、P_{V_6}负向、正负双向或圆顶标枪形，起搏点位于左房。

2. 房室结折返性心动过速伴阻滞：其心室率通常快于加速性交界性心律，由于传出阻滞导致不规则心室律。

3. 心房颤动和心房扑动：当心房处于颤动或扑动时，可引发加速性交界性心律，洋地黄中毒是一个重要原因。

4. 窦室传导：窦房结仍为心脏起搏点，由于电解质的紊乱，心房是静止的，QRS 波群都为室性心律，多见于高血钾。

四、加速性室性心律

（一）定义

为心室内的异位起搏点的自律性增高，超过其固有频率，而慢于一般室性心动过速的心律失常，发生至少连续 3 个以上的心室搏动，其频率一般在 50～110 次/分之间。

（二）机制

心室起源的异位兴奋灶自律性增高，但其周围不存在保护性的传入阻滞。当其超过正常窦性节律，又无传出阻滞时，则表现出室性自主心律，与窦性节律交替出现，其发生是逐渐的，开始时有“温醒现象”，终止时也是缓慢的。

（三）心电图表现和诊断要点（图 25-4）

1. QRS 波群宽大畸形，时限大于 0.12s，心室率多在 50～110 次/分之间。
2. 与窦性节律可交替出现。
3. 可发生完全性或不完全性干扰性房室脱节。

4. 可出现心室夺获或室性融合波。

(四) 主要鉴别诊断

并行心律性室性心动过速:心室率在200次/分左右,发作间歇可见室性并行心律。

第二节 图 谱

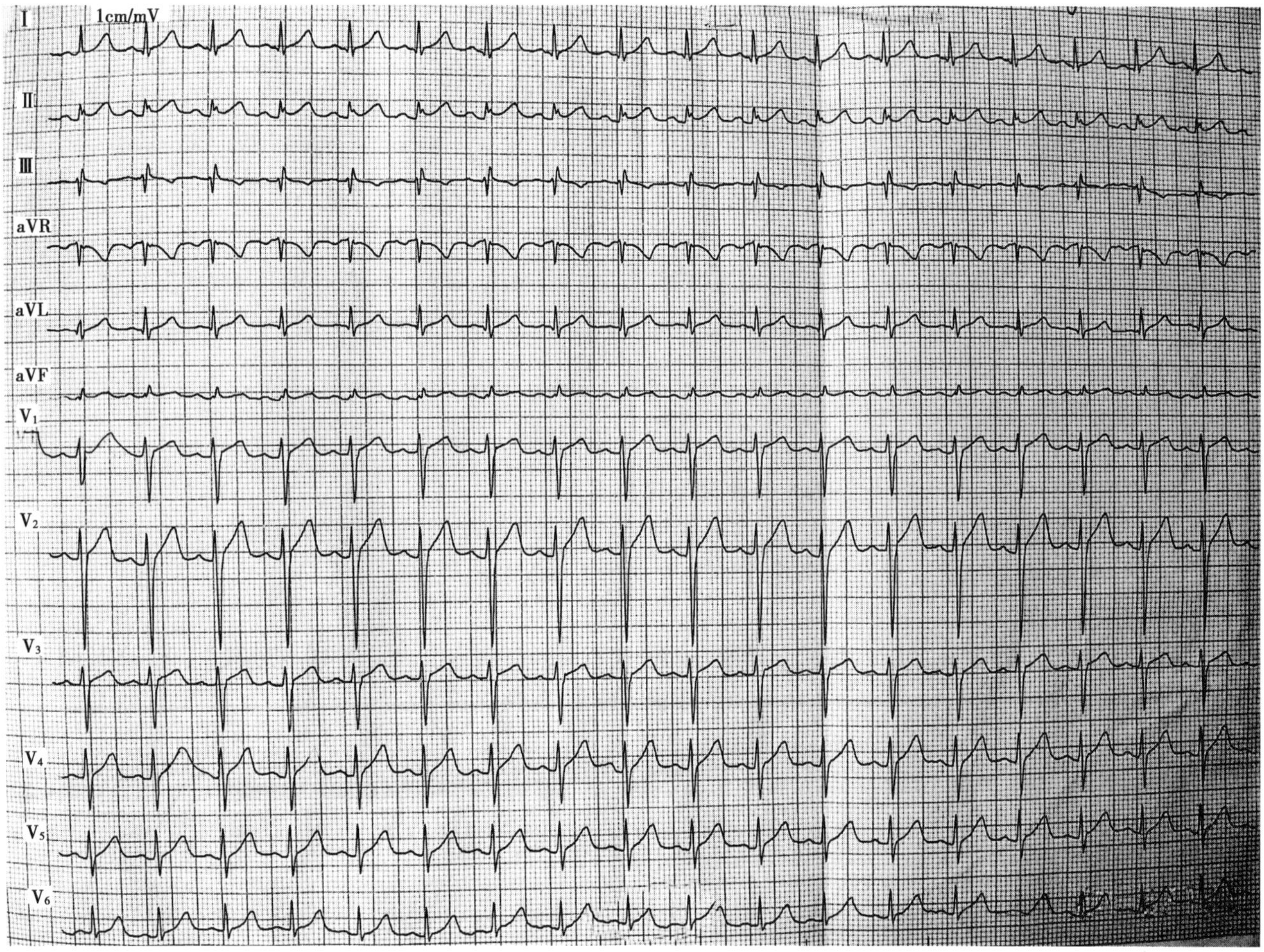

图25-1 窦性心动过速

临床资料:患者,男性,15岁。因阵发心慌4年入院检查。入院后查体正常,胸片示两肺纹理大致正常,未见实变,主动脉结不宽,肺动脉段平直,心胸比0.45,超声心动图示:心内结构未见异常。入院后行心内电生理检查及射频消融术,证实为窦性心动过速。**心电图特征:**P波Ⅱ、Ⅲ、aVF直立,aVR倒置。为窦性P波形态,频率125次/分,PR间期0.16s,QRS波时限0.09s,QT间期0.26s,各导联QRS波形态正常,ST-T未见异常。**心电图诊断:**窦性心动过速。**鉴别诊断:**①窦房折返性心动过速;②房性折返性心动过速。**讨论:**此患者经电生理检查证实为窦性心动过速,比常规心电图更具可靠性。经射频消融术后,患者再未发生心悸症状。

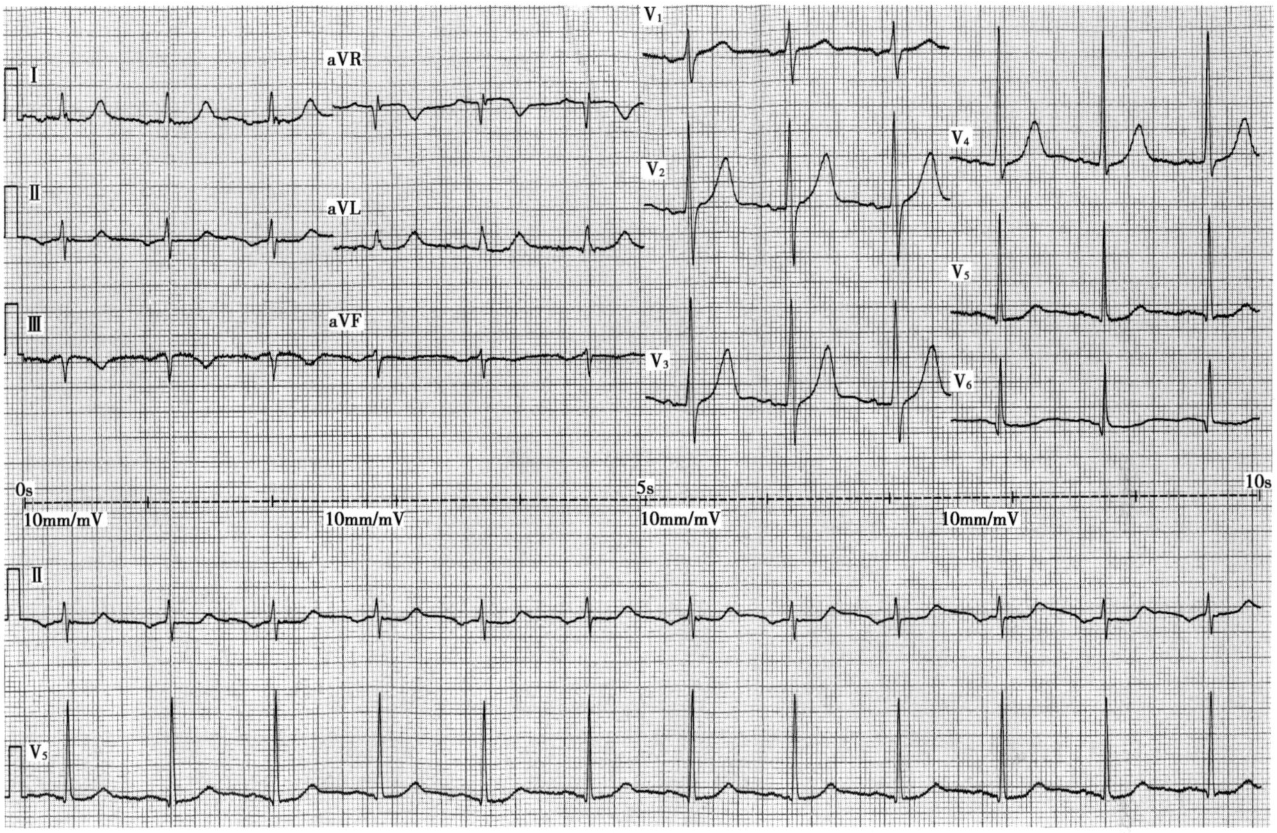

图 25-2 加速房性心律

临床资料:患者,男性,69 岁。发作性胸闷痛 1 周加重 21 小时,由急诊入院。有高血压病史。胸片显示:两肺纹理重,未见实变。左室圆隆心胸比 0.52。超声心动图示:左室下后壁运动幅度减低。出院诊断:冠心病、急性下壁心肌梗死。**心电图特征:**P 波 Ⅱ、Ⅲ、aVF 倒置、aVR 直立,PR 间期大于 0.19s,频率 71 次/分,QRS 波时限 0.11s,QT 间期 0.46s。Ⅰ导联 R 型,Ⅲ导联 QS 型,电轴左偏-18 度,ST Ⅱ、Ⅲ、aVL 水平压低 0.05mV,Ⅲ、aVR 略抬高 T_{V_6} 低平。根据 P 波形态和 PR 间期,考虑起搏点在低位心房。**心电图诊断:**加速性房性心律。**鉴别诊断:**加速性交界性心律。**讨论:**此患者心脏病较重,收入 CCU 病房,临床上极少见到加速性房性心律。

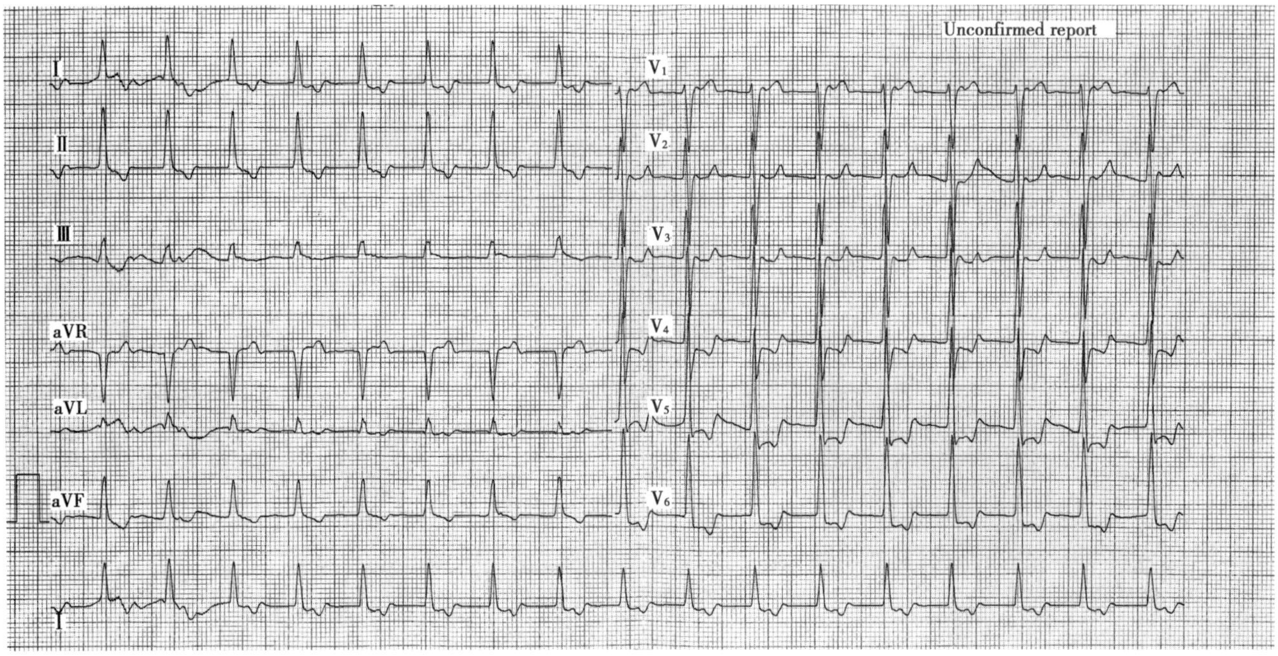

图 25-3 加速性交界性心律

临床资料：患者，女性，58 岁。反复胸闷 18 年，夜间阵发性呼吸困难 2 年，神志清晰，呼吸音清晰，胸片诊断：风湿性心脏病，二尖瓣损害为主。超声心动图示：二尖瓣闭锁不全。**心电图特征：**QRS 波前无 P 波，QRS 间期 0.08s，心室频率 104 次/分，各导联 QRS 波形态正常，QT 间期 0.32s，ST 段Ⅰ、aVF 下斜型压低，并可见 P 波，V_3～V_6 均有不同程度压低，V_5 压低达 0.4mV，T 波Ⅰ、Ⅱ、aVF 倒置，Ⅲ低平，aVL、V_4、V_5 双向。**心电图诊断：**加速性交界性心律，ST-T 改变。**鉴别诊断：**加速性房性心律。**讨论：**此患者由于风湿性心脏病引起的心律失常。

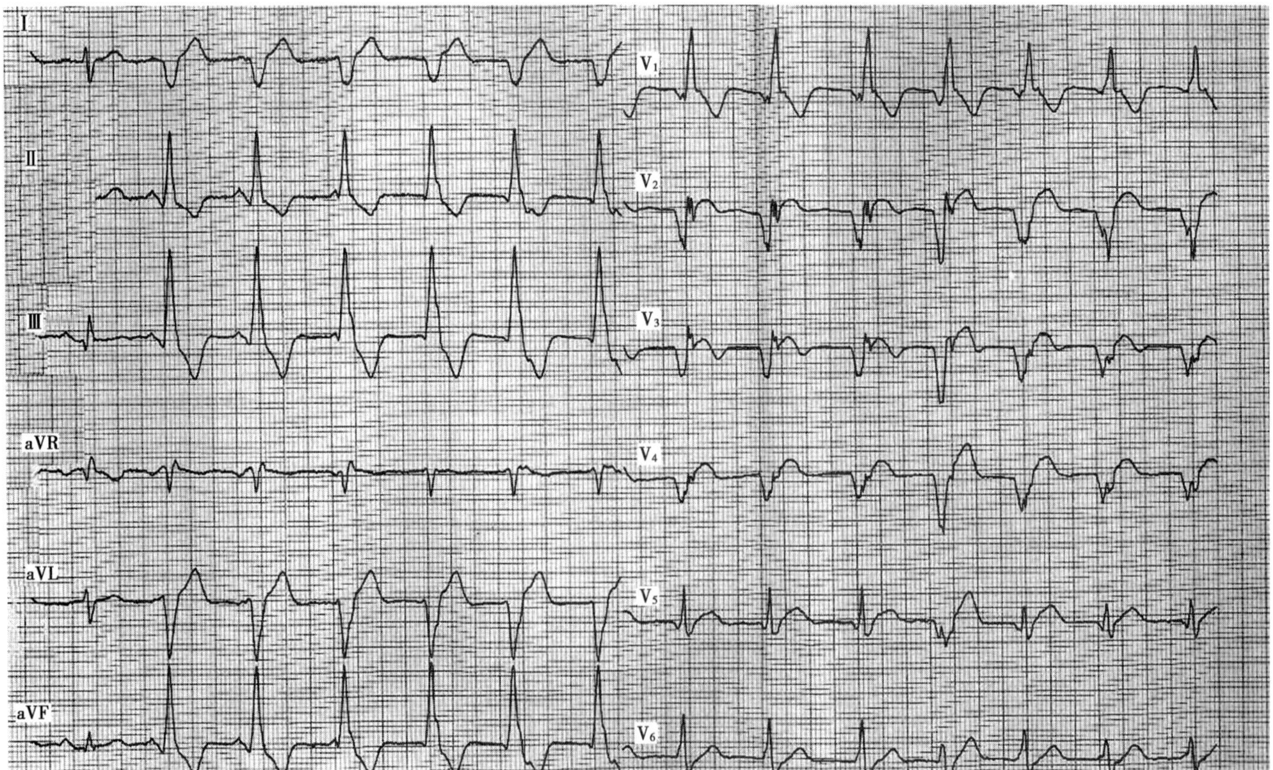

图 25-4 加速性室性心律

临床资料:患者,男性,49 岁。发作性心悸胸闷 20 日,症状持续不缓解。当地医院心电图诊断为“室上性心动过速”。给予毛花苷 C 静脉推注后效果欠佳。后就诊于阜外医院急诊室。胸片:两肺纹理大致正常。超声心动图示:心内结构及功能未见明显异常。实验室检查诊断为高脂血症。**心电图特征**:肢体导联第一个 P-QRS-T 波群为正常窦性心搏,其余宽大畸形的 QRS 波前无 P 波,偶见窦性 P 波但与 QRS 波无传导关系,QRS 间期 0.16s,QT 间期 0.40s,各导联 QRS 波形以单形性为主,T 波与主波方向相反,电轴右偏 108 度,V_1 为 qR 型,考虑起搏点在左室,心室频率为 79 次/分。**心电图诊断**:加速性室性心律,干扰性房室脱节。**讨论**:经心内电生理检查证实为左室特发性室性心动过速。

第三节 病 例 思 考

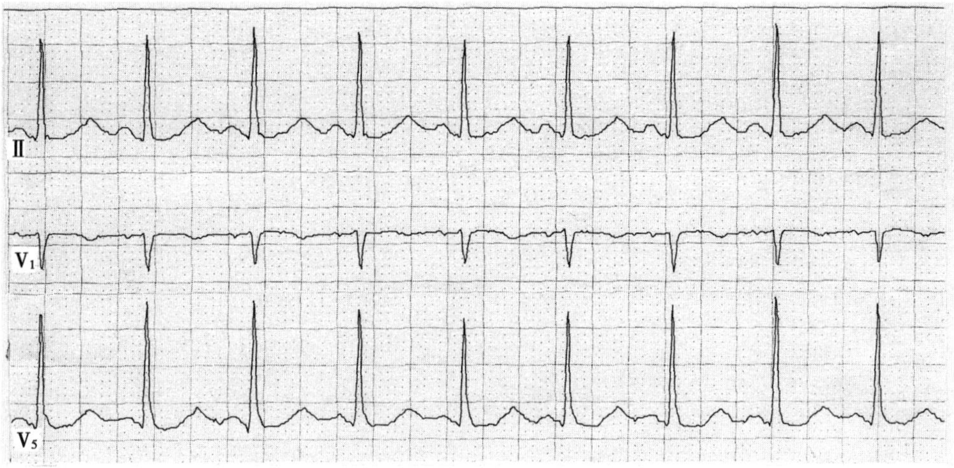

C25-1 此图为患者睡眠时的动态心电图记录

心电图特征:P 波顺序出现,大小形态相同,频率 103 次/分,PR 间期固定,为 0.16s,PP 间期相差小于 0.12s,下传的 QRS-T 波群形态正常,为窦性心律,窦性心动过速。**心电图诊断**:窦性心律,不适当窦性心动过速。

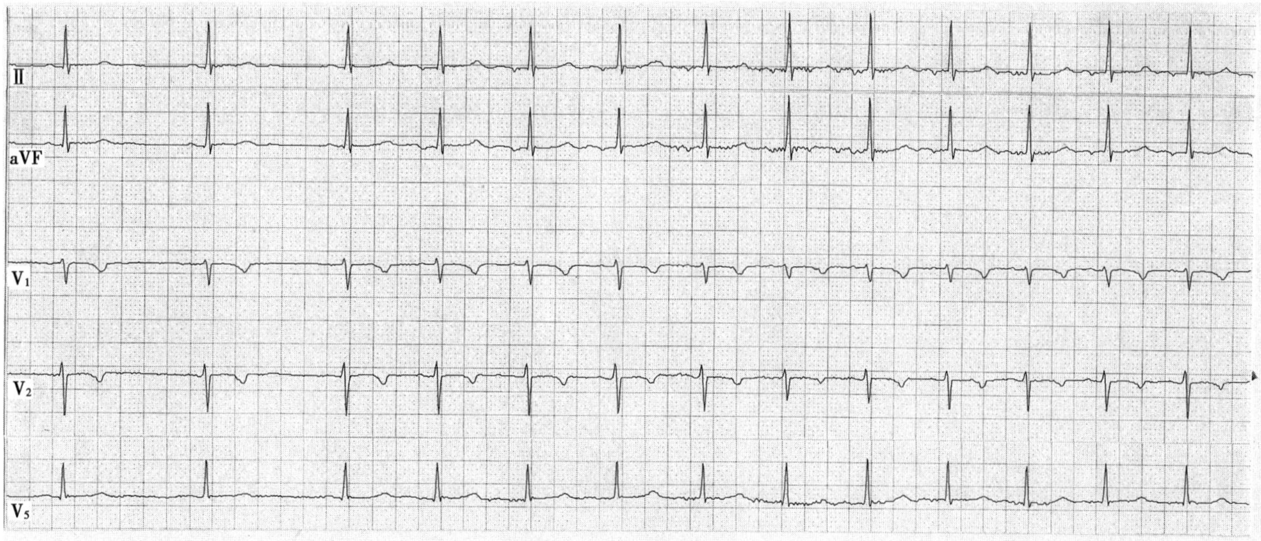

C25-2 加速性房性心律

心电图特征:第 1、2、3 个心搏 P 波规则出现,大小形态相同,频率 48 次/分,PP 间期互差小于 0.12s,下传的 QRS-T 波群形态正常,为窦性心律,窦性心动加速;第 4～13 个心搏连续提前出现,P 波形态与窦性不同,

QRS-T 波群与窦性相同，频率为 75 次/分，为加速性房性心律。**心电图诊断：**窦性心律，窦性心动过缓，加速性房性心律。

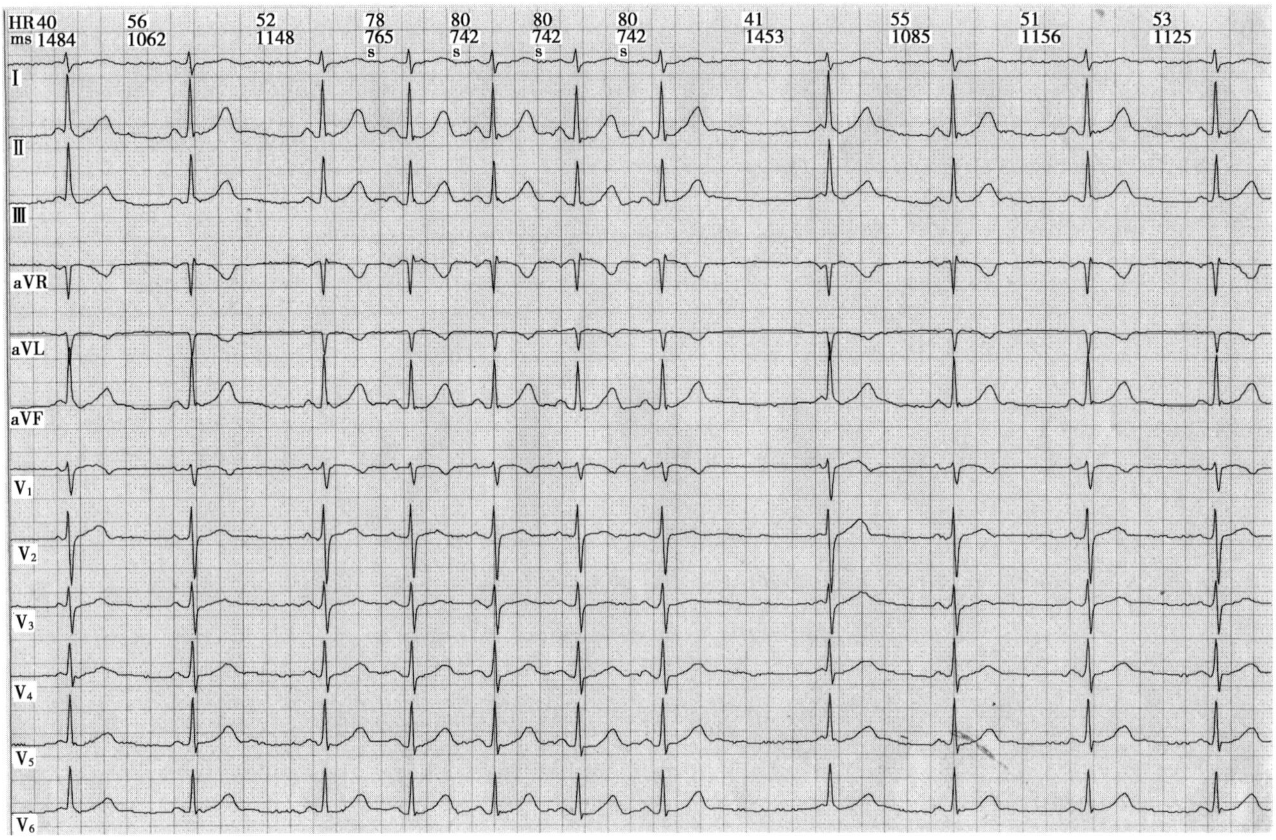

C25-3 加速性房性心律

心电图特征：第 1、2、3、9、10、11 个心搏 P 波规则出现，大小形态相同，频率 53 次/分，PP 间期相差小于 0.12s，下传的 QRS-T 波群形态正常，为窦性心律，第 4～7 个心搏连续提前出现，P 波形态与窦性不同，QRS-T 波群与窦性相同，频率为 80 次/分，为加速性房性心律；第 9 个心搏延迟出现，QRS-T 波群与窦性相同，提前可见窦性 P 波，PR 间期为 0.08s，无下传关系，为交界性逸搏。**心电图诊断：**窦性心律，窦性心动过缓，加速性房性心律，交界性逸搏。

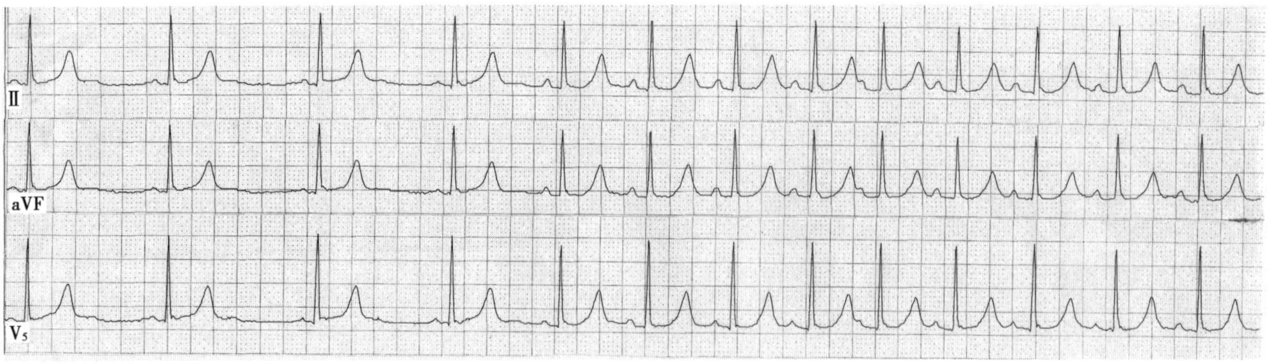

C25-4 加速性房性心律

心电图特征：第 1、2、3、4 个心搏 P 波规则出现，形态相同，频率 47 次/分，PP 间期相互差小于 0.12s，下传的 QRS-T 波群形态正常，为窦性心律，第 5～13 个心搏连续提前出现，P 波形态与窦性不同，

QRS-T 波群与窦性相同，频率为 85 次/分，为加速性房性心律。**心电图诊断：**窦性心律，窦性心动过缓，加速性房性心律。

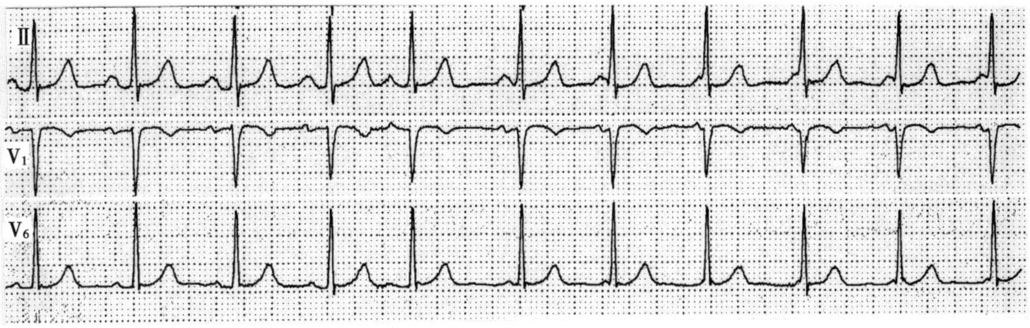

C25-5　加速性交界性心律伴不完全性干扰性房室脱节

心电图特征：P 波顺序出现，大小形态相同，频率 94 次/分，PR 间期固定，为 0.15s，下传的 QRS-T 波群形态正常，为窦性心律；第 5 个心搏提前出现，P 波与窦性形态不同，QRS-T 波群形态正常，为房性期前收缩；第 6～11 个心搏 QRS-T 波群形态正常，其前可见窦性 P 波，PR 间期小于 0.12s，二者无相关性，频率为 80 次/分，室率大于房率为干扰性房室脱节。**心电图诊断：**窦性心律，房性期前收缩，加速性交界性心律伴不完全性干扰性房室脱节。

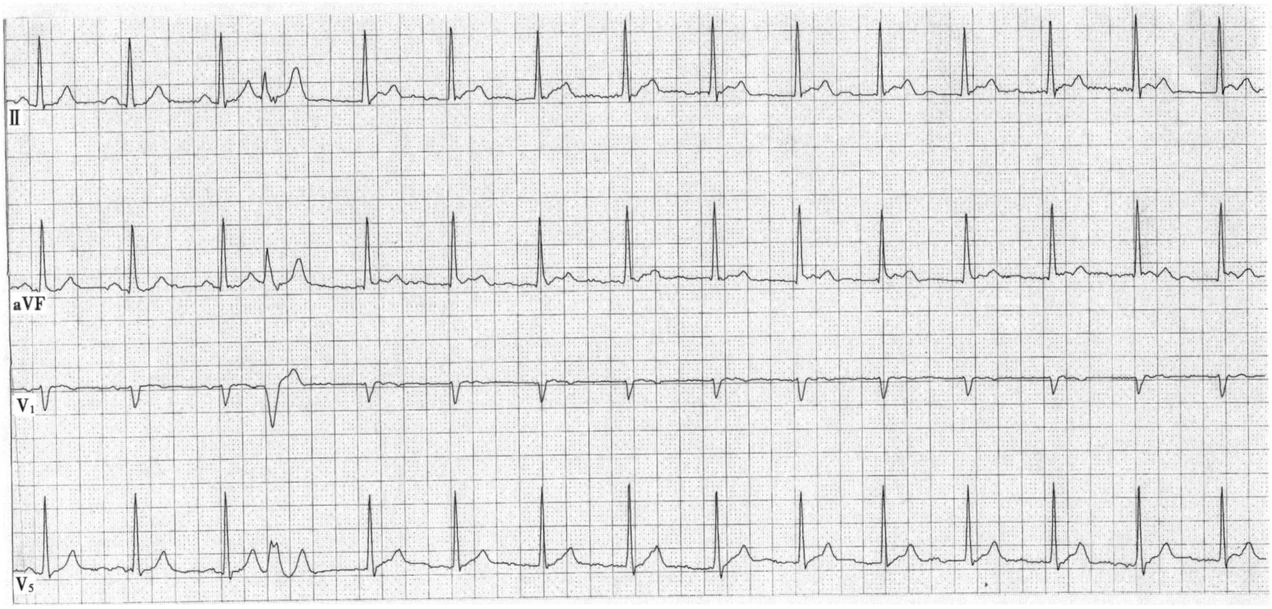

C25-6　加速性交界性心律伴不完全性干扰性房室脱节

心电图特征：第 1～3 个心搏 P 波规则出现，大小形态相同，频率 76 次/分，PP 间期互差小于 0.12s，下传的 QRS-T 波群形态正常，为窦性心律；第 4 个心搏提前出现，QRS 波群宽大畸形，时限大于 0.12s，T 波与主波方向相反，为室性期前收缩；第 5～15 个心搏 QRS-T 波群形态正常，其前无相关 P 波，其后可见窦性 P 波，落于 T 波升支上，二者无相关性，频率为 80 次/分。**心电图诊断：**窦性心律，室性期前收缩，加速性交界性心律伴房室脱节。

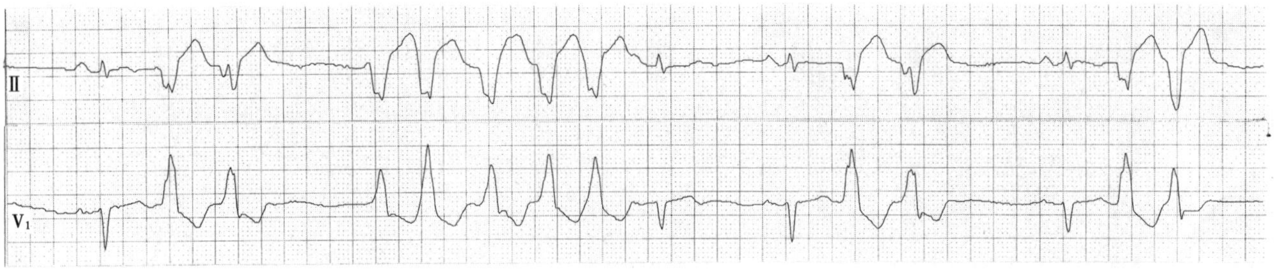

C25-7　加速性室性心律

心电图特征:第 1、9、10、13 个心搏为窦性心搏,第 11、12、14、15 个心搏连续提前出现,QRS 波群宽大畸形,时限大于 0.12s,T 波与主波方向相反,为成对室性期前收缩,第 2～8 个心搏为连发室性期前收缩,频率为 120 次/分,为加速性室性心律,第 9 个心搏为心室夺获。**心电图诊断:**窦性心律,室性期前收缩,加速性室性心律。

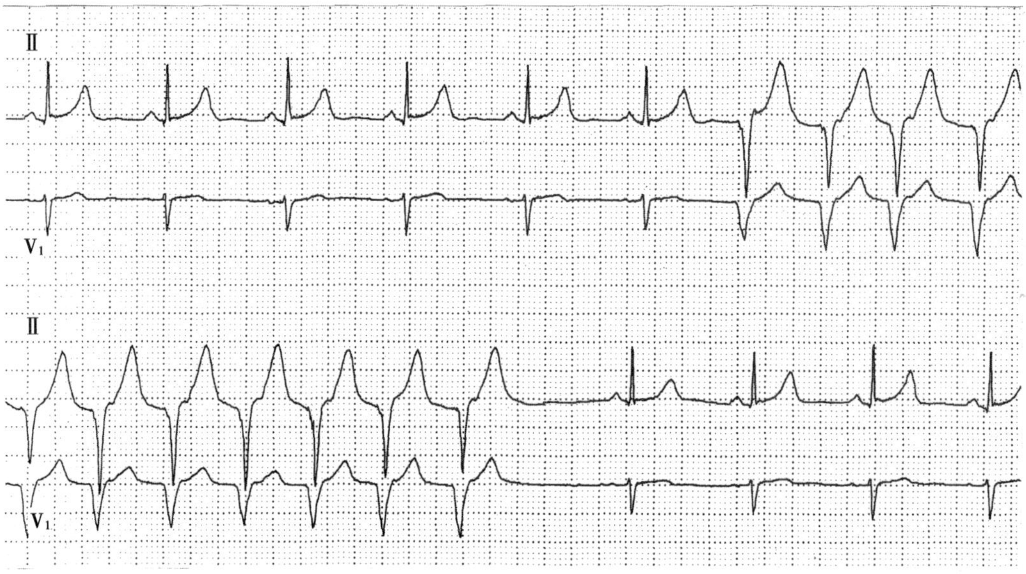

C25-8　加速性室性心律

心电图特征:第 1～6、18～21 个心搏为窦性心搏,第 7～17 个心搏连续提前出现,QRS 波群宽大畸形,时限大于 0.12s,T 波与主波方向相反,频率为 108 次/分,为加速性室性期前收缩。**心电图诊断:**窦性心律,加速性室性心律。

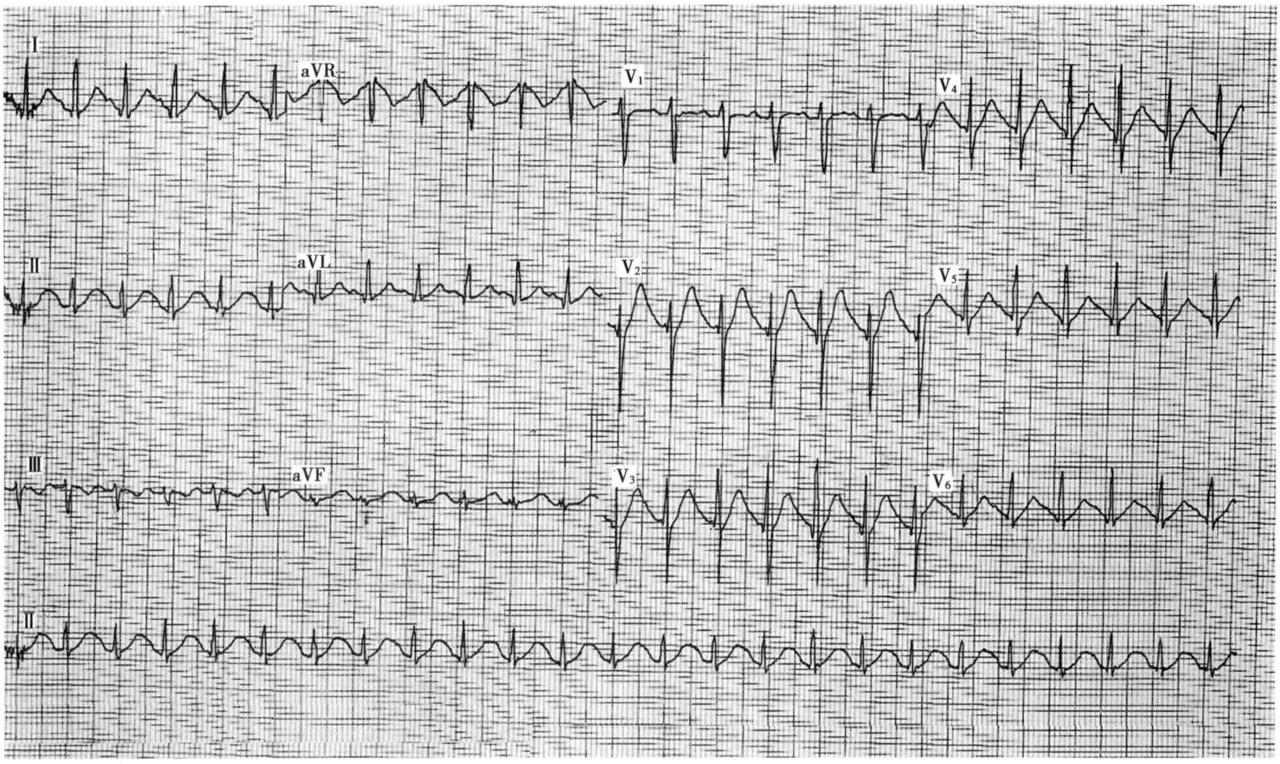

C25-9 不适当的窦性心动过速

临床资料:患者,女性,17岁。反复心悸11个月,活动后出现心悸伴胸闷,无胸痛,无发热及其他不适,经休息症状缓解,但之后经常于活动后出现上述症状。曾到当地医院查心肌酶不高。排除心肌炎。入院后查体正常,胸片及超声未见明显异常。**心电图特征:**Ⅱ Ⅲ aVF导联P波直立,aVR倒置,频率150次/分,形态为窦性P波。PR间期0.14s,QRS波时限0.08s,QT间期0.27s,各导联QRS波形态正常,ST-T未见异常。**心电图诊断:**窦性心动过速。**鉴别诊断:**窦房折返性心动过速。**讨论:**患者反复发生心悸,尤以活动后更重,并排除心肌炎。此图是患者未活动的状态下,P波形态为窦性,频率逐渐增快,逐渐减慢,排除房性心动过速可能。

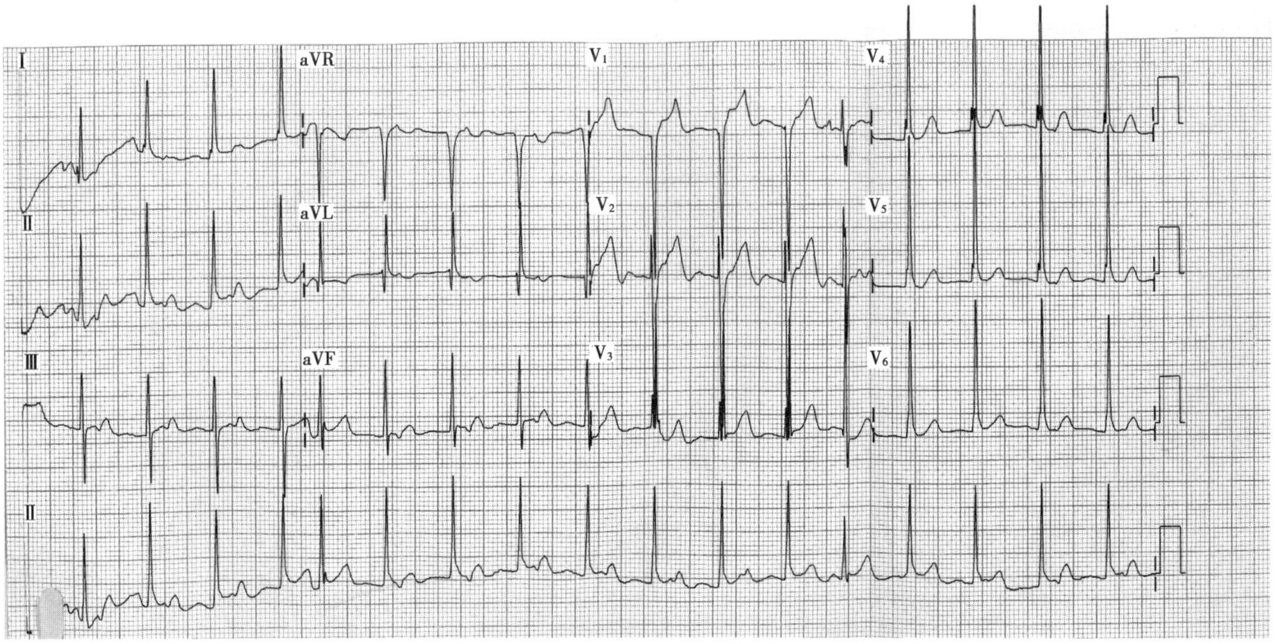

C25-10 加速性交界性心律

临床资料:患者,女性,14 岁。发现心脏杂音 1 年余。入院检查于胸骨左缘可闻及/6 级收缩期杂音。X 线诊断报告:左向右分流性先心病,间隔缺损。超声心动图示:室间隔缺损。于 2007 年 11 月行左室、升主动脉+左、右心导管检查+室间隔缺损封堵术。**心电图特征:**QRS 波前无 P 波,QRS 波后Ⅱ、Ⅲ、aVL、aVF 可见逆行 P 波,aVR 为直立,QRS 间期 0.08s,QT 间期 0.34s,心室率 102 次/分,各导联 QRS 波群形态正常,ST-T 未见异常。改变长Ⅱ导联连续记录中偶见窦性夺获的 QRS 波群。**心电图诊断:**加速性交界性心律。**鉴别诊断:**加速性房性心律。

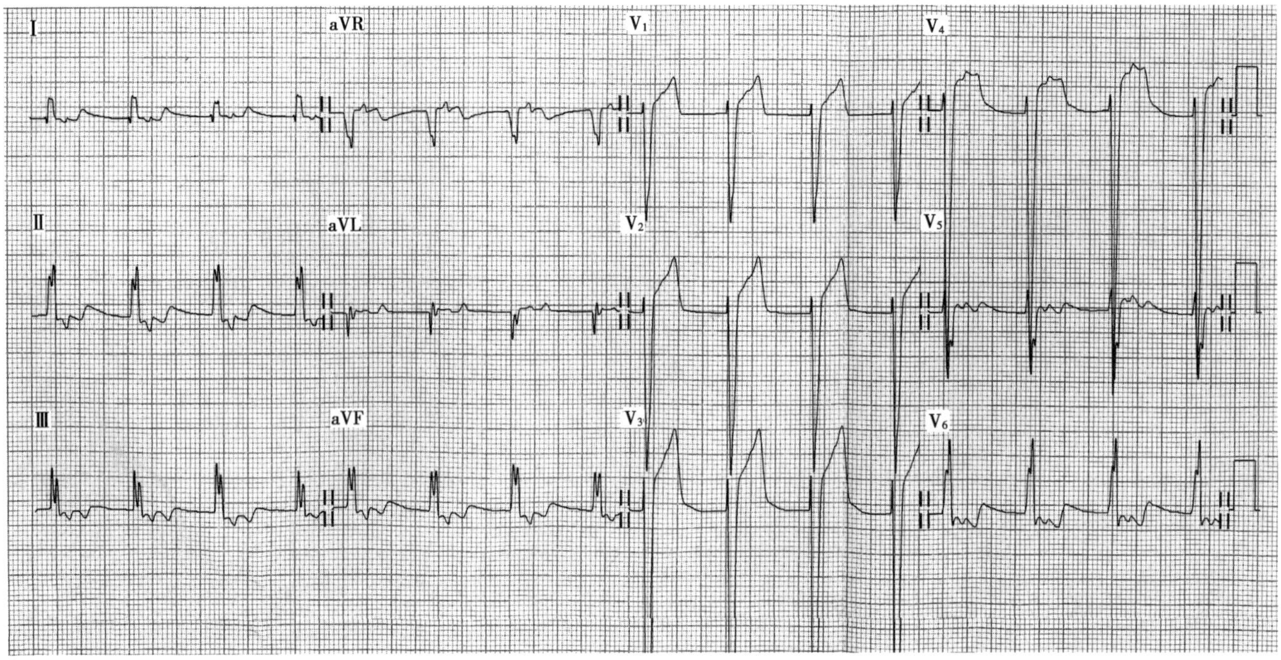

C25-11　加速性室性心律

临床资料:患者,男性,1 岁。出生后发现心脏杂音,无发绀,生长发育较同龄儿童落后。胸片诊断为:室间隔缺损伴肺动脉高压。超声心动图示:室间隔缺损,室水平左向右分流,肺动脉压力偏高。**心电图特征:**宽大畸形的 QRS 波前无 P 波,在Ⅱ、Ⅲ、aVF 导联 QRS 波群后可见逆行 P 波,aVR 导联为直立,考虑为室房传导所致。心室频率为 92 次/分,QRS 间期 0.11s,QT 间期 0.42s,各导联 QRS 波以单形性为主,T 波与主波方向相反。**心电图诊断:**加速性室性心律。**讨论:**此患儿为室间隔缺损术后发生的一过性加速性室性心律,估计与术后心肌损伤有关。

(王红宇　李 晶　方丕华)

第二十六章

房性心律失常

本章内容提要：

第一节　心电图概论

一、自律性异位房性心动过速

（一）定义

系心房内异位起搏点自律性增高引起的心动过速，可以是短暂、反复、持续或无休止的。

（二）机制

由于心房肌细胞舒张期自动除极加快或有病变，心房肌部分除极或舒张期震荡电位所致，有报告部分病例为后电位触发性激动引起。

（三）分型

自律性异位房性心动过速可以是短暂阵发性的、持续性或无休止的。阵发性指持续时间短，同时其频率较低，当心动过速持续时间大于30s时称为持续性，无休止指心电图或动态心电图完全是或基本上是异位的房性心律或偶有窦性心律出现。

（四）心电图表现和诊断要点（图26-1）

1. 连续3个或3个以上的与窦性P波不同的异常P′波，始终形态不变，心房率一般在100～180次/分。

2. P′P′间期常不规则，心动过速前几个周期呈进行性缩短的温醒现象，直至稳定状态。

3. 房性心动过速无须期前收缩诱发，如有期前收缩插入，不能使心动过速终止，反而频率加快。

(五) 主要鉴别诊断

1. 折返性房性心动过速　与折返性房性心动过速相反，自律性房性心动过速启动的房性期前收缩的PR间期一般无延长，心动过速发作后前几个心动周期进行性缩短(温醒现象)，一旦PP间期稳定后，波动一般很少大于50ms。心动过速的频率受各种调节自主神经张力的生理因素影响。单纯的心电图鉴别诊断很难，确切地鉴别诊断有赖于心内电生理检查，自律性心动过速的诱发不依赖期前刺激的偶联间期和传导延迟。

2. 阵发性室上性心动过速　尤其是慢旁路参与的房室折返性心动过速和慢慢型房室结折返性心动过速，其确切地鉴别诊断依赖于心内电生理检查。

二、折返性房性心动过速

(一) 定义

折返性房性心动过速是由于房内存在着两条传导速度和不应期的长短均不相同的径路，由这两条径路形成的折返运动。

(二) 机制

由于激动在心房内围绕瘢痕或其他的解剖传导障碍区的环形折返而产生，折返环通常是由各种原因例如手术中插管造成的瘢痕或为了闭合各种缺损而使用的补片、大静脉的开口以及房室瓣环，形成环路的缓慢传导支，这些传导障碍区保护折返激动在缓慢传导区内不受其他部位激动地影响，从而使折返激动持续下去，形成折返性房性心动过速。

(三) 心电图表现和诊断要点(图26-2)

1. 有先心病病史，心外科手术史。

2. 在复杂的心外科手术后，且心外科术前无类似心动过速史。

3. 过速为突发突止，P′波与窦性P波形态不同，节律无温醒现象，频率快而齐，可达250次/分以上。

4. 心动过速反复发作，P′波整齐规律，多次发作时频率可变化，发作时有时可伴有房性P′波心室脱漏。

5. 心动过速可用心脏程序刺激，反复诱发和终止，有拖带现象。

(四) 主要鉴别诊断

1. 自律性异位房性心动过速　单纯体表心电图鉴别诊断是很困难的，心内电生理检查可以鉴别二者，折返性房性心动过速可被程序刺激诱发。

2. 阵发性室上性心动过速　折返性房性心动过速与某些阵发性室上性心动过速不容易鉴别，如慢旁路参与的房室折返性心动过速和慢慢型房室结折返性心动过速，RP均可大于1/2RR，如果有QRS脱漏有助于前者的诊断，但其确切地鉴别诊断依赖于心内电生理检查。

三、多源性或紊乱性房性心动过速

(一) 定义

亦称紊乱性房性心动过速或多源性房性心律失常。以重症慢性肺部疾患多见。是由于心房内存在多个起源点所致的房性心动过速。

(二) 机制

此型房性心动过速无明确的特定发生机制，可由心房内多个起源点交替发放冲动形成的心动过速，也可因房内传导系统缺血，心房不应期长短不一，兴奋的传导不同，激动在房内折返并相互干扰、融合而形成的房性心动过速。

(三) 心电图表现和诊断要点(图26-3)

1. 同一导联有两种或更多形态各异的 P′波。

2. 心房率常为 100～130 次/分，但也可高达 250 次/分。

3. P′P′间期有等电位线，有别于心房扑动、心房颤动。

4. 无固定规律的基本心律，P′P′、P′R 和 RR 间期多变。

5. 可出现 P′波未下传心室，心室率常为 100～150 次/分，由于心室脱漏，室率可慢至 60 次/分左右。

6. 紊乱性房性心动过速中可出现室内差异性传导，近似室性心动过速图形，节律不规整时，图形与心房颤动相似。

四、房性并行心律

（一）定义

由心房内的异位起搏点与窦房结起搏点各自发出激动引起的心律，为房性并行心律。

（二）机制

由于房内起源点周围存在着完全性传入阻滞，对房内起源点形成了保护，而不会受窦性激动和其他异位起源点的影响，被保护的房内起源点激动外传时，若心房肌处于有效不应期，则心电图上无所表现，而遇到心房肌处于非不应期时，激动才能使之除极产生 P′波，形成独立的心律，与窦性心律并行存在，形成了双重心律。

（三）心电图表现与诊断要点（图 26-4）

1. 在窦性基本心律中可见异常慢频率 P′波，并可下传心室，P′波的频率为 33～56 次/分。

2. 异位 P′波形态与窦性 P 波略不相同，异位 P′波的联律间期显著不等，但是异位 P′波的形态相同。

3. 异位 P′波之间有最小公倍数或能测量出倍数关系。

4. 可见窦性 P 波与异位 P′波重叠所形成的房性融合波。

（四）鉴别诊断

1. 与单源性房性期前收缩的鉴别点是形态相同，配对间期相等。

2. 多源性房性期前收缩的鉴别点是形态不同，而且配对间期不等。

五、心 房 分 离

（一）定义

亦称心房脱节、房间脱节、完全性心房内阻滞。是严重的心脏病或临终几小时前患者的心电图表现之一。系指心房的某一部分与窦房结控制的心房部分分别独立的、互不干扰的使心房除极，房内异位起源点的激动则不能下传心室。

（二）机制

当心肌发生缺血、缺氧、代谢障碍、心肌梗死或洋地黄等药物中毒时，心房的异位起搏点自律性增高，因而在心房内有两个或更多的并行的兴奋点产生激动，而兴奋的起源点周围又存在着传入与传出阻滞，传入阻滞使窦性或其他基本节律的激动在其异位起搏点周围被阻而不受干扰，保持着自己的节律；传出阻滞使其异位起搏点发出的激动不能传出，不论起搏点周围的心肌是否脱离不应期，均不能产生除极，并且异位起搏点与窦性或其他节律不会产生互相的干扰。

（三）分型

1. 单侧缓慢的异位心房节律型　心电图上呈现两种独立的心房 P′波，一种是基本节律，与 QRS 波群有固定传导关系，多为窦房结下传心房（也可以是异位的）；另一种是形态、频率均有别于基本心律的异位 P′波，与基本节律互不干扰，也不能下传心室（图 27-4）。

2. 单侧心房颤动型　心电图中，基本节律为规则的窦性，与 QRS 波群有固定传导关系，并与心房颤动波同时存在，互不干扰影响（图 26-5）。

3. 单侧心房扑动型　基本节律为窦性，与心房扑动互不干扰的同时并存。

4. 单侧心房心动过速型　此型少见，基本节律的窦性心律与异位的心房节律并存。

（四）心电图表现与诊断要点

1. 基本节律多表现为规则的窦性心律，窦性P波与QRS波群有固定传导关系。

2. 图中可见异位的P′波同时存在，不能下传心室，P′波有时与窦性P波重叠。

3. 异位P′波频率通常在30～50次/分。

（五）主要鉴别诊断

主要需与干扰伪差鉴别，各种伪差如：电极松脱或接触不良、周围节律性的电干扰和肌电干扰、呼吸干扰等，要反复对照、核实鉴别，认真测量、观察，并密切结合临床患者状况。

六、心房静止

（一）定义

又称为“房性静止”。系心房肌丧失兴奋性而不能对窦性或房性激动产生激动和反应。是既无心房点活动也无机械收缩的一种少见的心律失常。

（二）机制

心房静止可发生于病态窦房结综合征、药物、高血钾症、迷走神经作用、心脏外科手术等。心房静止可因特发性心房扩大的病理改变，产生心房除极异常，也可因高血钾症使心房肌的传导性完全丧失，使心房肌不能传导激动，故不产生心房除极波，这也是心房肌丧失兴奋性的表现。

（三）分型

心房静止可分为：一过性、持续性和永久性。

（四）心电图表现与诊断要点（图26-6）

1. 心电图各导联均未见P波。

2. QRS波群为室上性，较规则，为交界性逸搏图形。

3. 超声心动及心腔内压力监测均能证实心房无收缩功能。

4. 对心房起搏无反应。

（五）鉴别诊断

心电图上无P波，仅有室上性的QRS波群或宽大QRS波群，仅凭心电图通常难以确立诊断，如：窦-室传导、三度窦房阻滞或持久的窦性停搏等。

第二节 图 谱

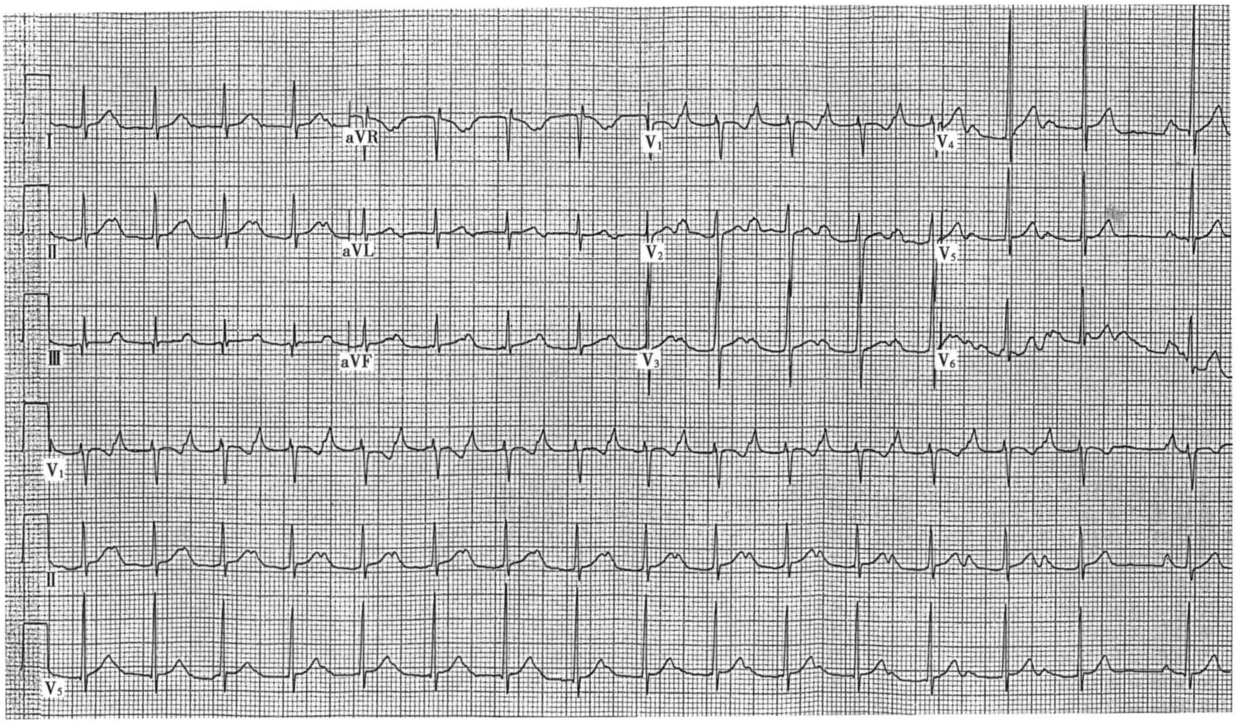

图 26-1 自律性房性心动过速

临床资料：患者，男性，56 岁，因经常心悸到医院就诊。**心电图特征：**心动过速时的心率 105 次/分，QRS 波群正常，PR 间期延长达 0.34s，图中最后一次 P-QRS-T 波群 PR 间期恢复至 0.18s，P 波形态与前略有不同。**心电图诊断：**①异位心律，偶见窦性心搏；②一度房室阻滞；③自律性房性心动过速。**鉴别诊断：**窦性心动过速伴一度房室阻滞。**讨论：**心电图中的最后一个心搏与其他的 P 波形态略有不同，PR 间期较前明显缩短，PP 间期延长是明确的不完全代偿间期，因此可支持其前 PR 间期延长，频率大于 100 次/分的心动过速为自律性房性心动过速。

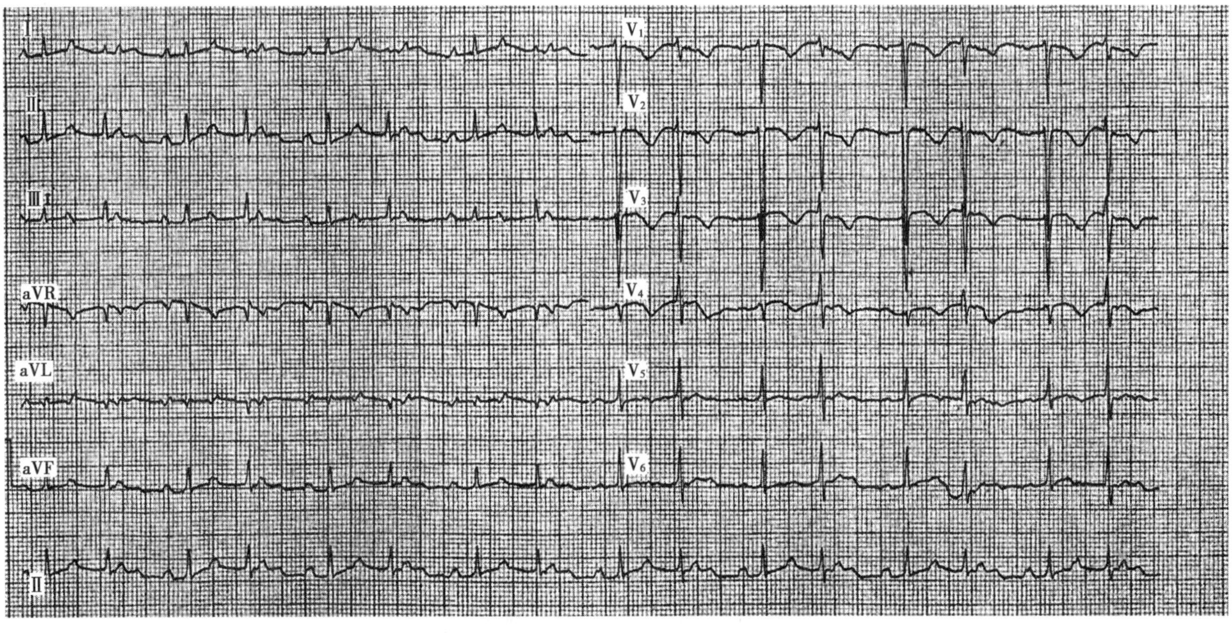

图 26-2 折返性房性心动过速伴 3∶2 房室传导

临床资料:患者,男性,21 岁,房间隔缺损心房修补术后,反复心悸于门诊就诊。**心电图特征:**PP 频率 150 次/分,PR 间期呈文氏递增性延长至 QRS 波群脱漏,呈二度房室阻滞图形。**心电图诊断:**①异位心律;②折返性房性心动过速伴 3∶2 房室传导。

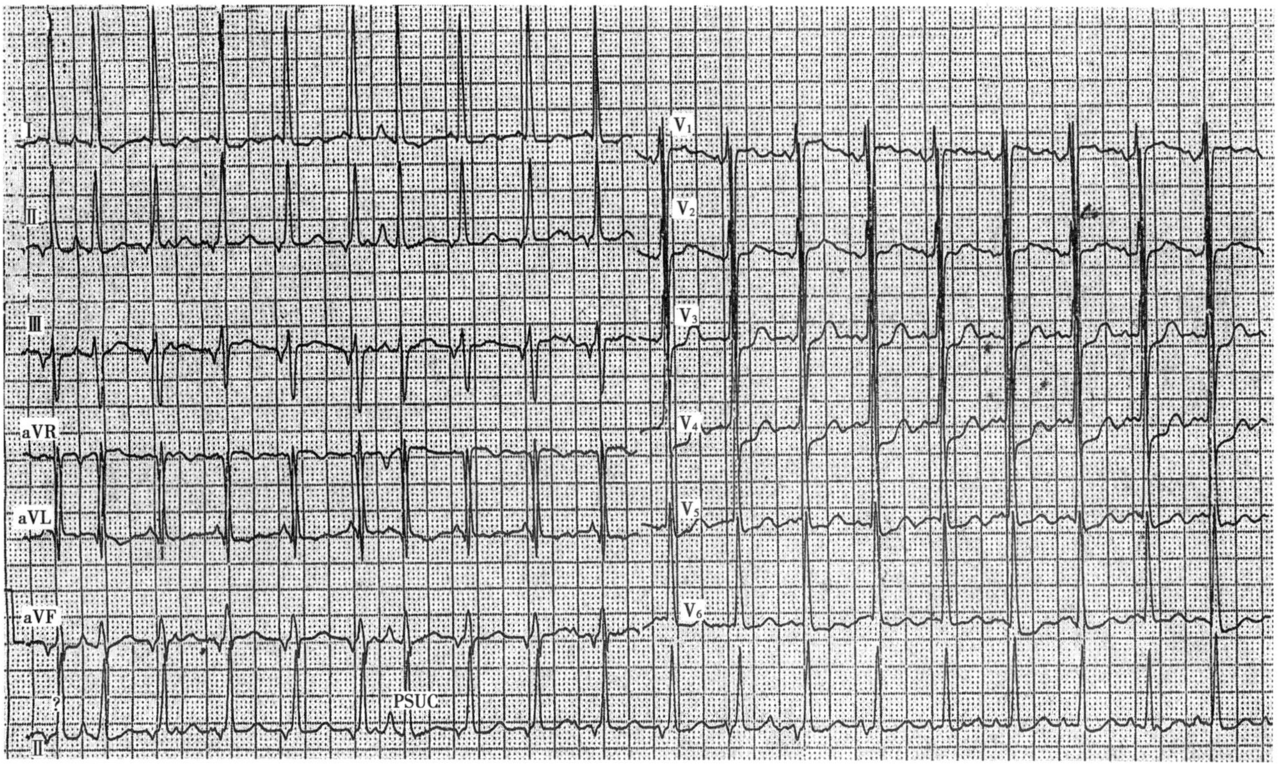

图 26-3 紊乱性房性心动过速

临床资料:患者,男性,72 岁,患肺气肿 20 余年,心悸、胸闷反复发作。既往有主动脉关闭不全,待住院行主动脉换瓣术。**心电图特征:**在同一导联图中,P 波有直立,但振幅不一,有正负双向,PR 间期大于 0.12s;也有 PR 间期小于 0.12s 的,P 波在Ⅱ、Ⅲ、aVF 倒置,P_{aVR}形态不十分明确,不除外起博点在交界区,心房率 117 次/分。**心电图诊断:**异位心律,紊乱性房性心动过速,交界性心动过速,不除外心房分离。**鉴别诊断:**①窦房结至交界区游走心率;②房性期前收缩。**讨论:**心电图中 P 波清楚可见,但形态呈两种以上,在同一导联中,没有一种 P 波的波形可以被认为是主要的基本心律。另外,在第 3、6、9、12、15、18、21 的 QRS 波群后均可见到一个规律的 P 波,频率为 40 次/分,均未下传心室,不除外心房分离的可能性。

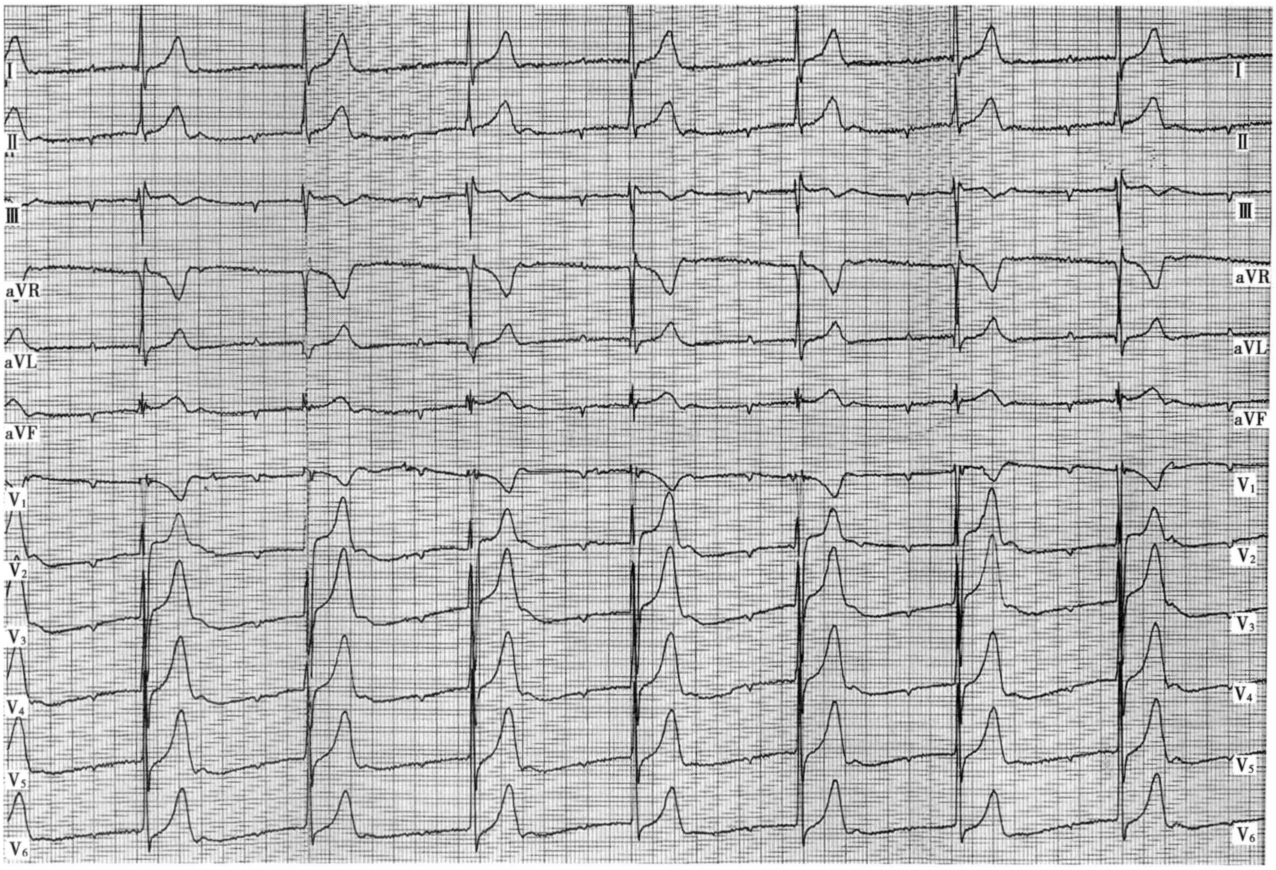

图 26-4 房性逸搏心律伴心房分离

临床资料:患者,男性,58 岁,乏力、头晕、胸闷、气短、反复发生晕厥到医院就诊。**心电图特征:**图中可见两种独立的房性 P′波,其 P′P′间期各自匀齐,基本节律的 P′波在Ⅱ、Ⅲ、aVF、V_1～V_6 导联倒置,Ⅰ、aVL、aVR 导联直立,频率为 45 次/分,P′R 间期固定延长,时限 0.46s,另一种 P′波振幅较低,以 V_1 明显,频率 35 次/分,其后均未继以 QRS 波群,QRS 电压增高,R_{V6} 3.0mV。**心电图诊断:**房性逸搏心律,心房分离,左心室高电压。**鉴别诊断:**①房性并行心律;②房性融合波;③心脏移植的双心房节律。**讨论:**心房分离所致异位心房除极仅局限于心房某一固定区域,不能外传,因而无心房夺获,房性融合波及心室夺获。而房性并行心律常可见上述情况发生,结合本例临床表现及心电图特点,支持心房分离诊断。

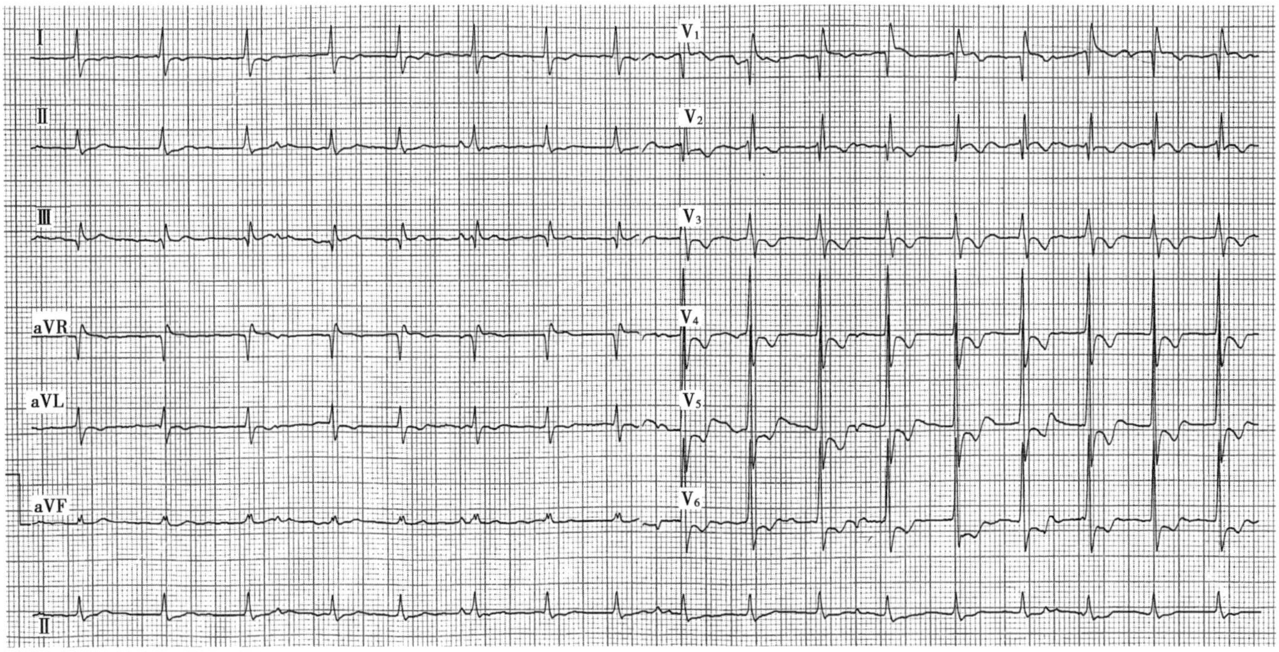

图 26-5　心房颤动伴心房分离

临床资料：患者，男性，68 岁，既往有冠心病、糖尿病史，心功能Ⅳ级。**心电图特征：**QRS 波群 RR 不匀齐，其前无 P 波，但在连续Ⅱ导联中可见频率 40 次/分左右孤立的 P 波，均与 QRS 波群无关；TI、aVL、负正双向，$V_3 \sim V_6$ 倒置。**心电图诊断：**异位心律，心房颤动，心房分离，ST-T 改变。**鉴别诊断：**加速性交界性心律。**讨论：**该图为心房颤动，但在连续的Ⅱ导联中可见到明确的基本规律的 P 波，频率 40 次/分，均未下传心室，符合心房分离诊断。

A

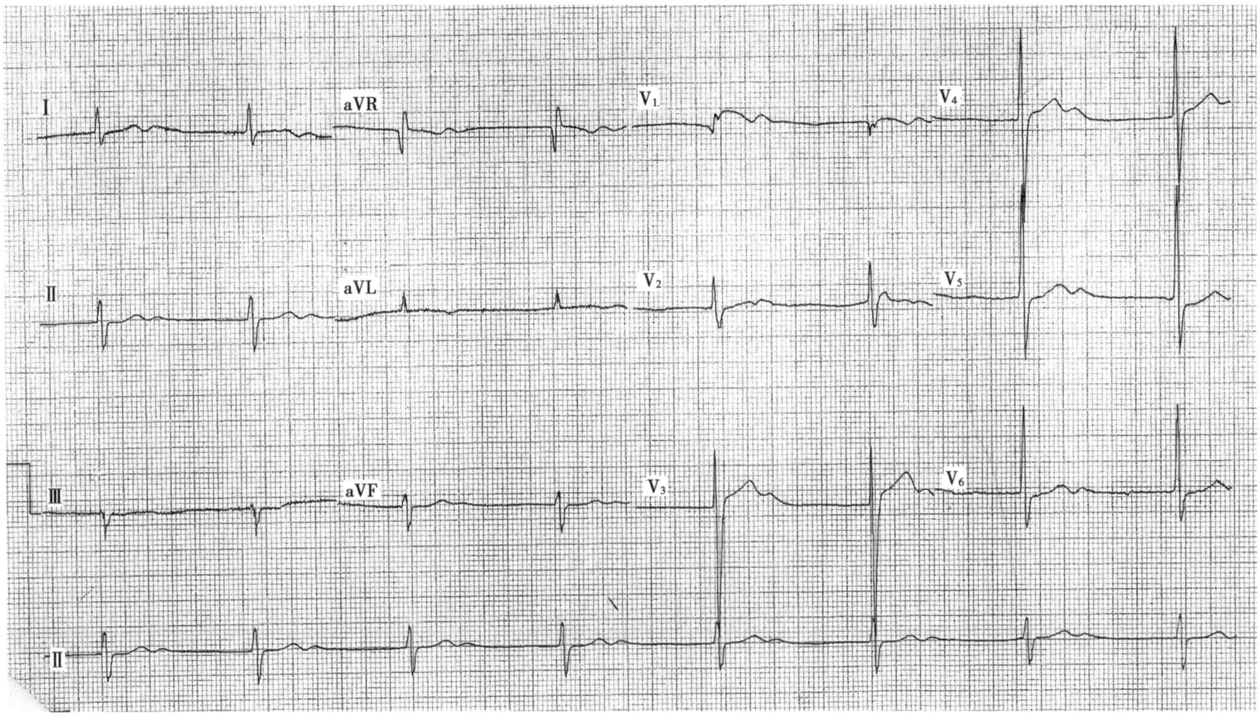

B

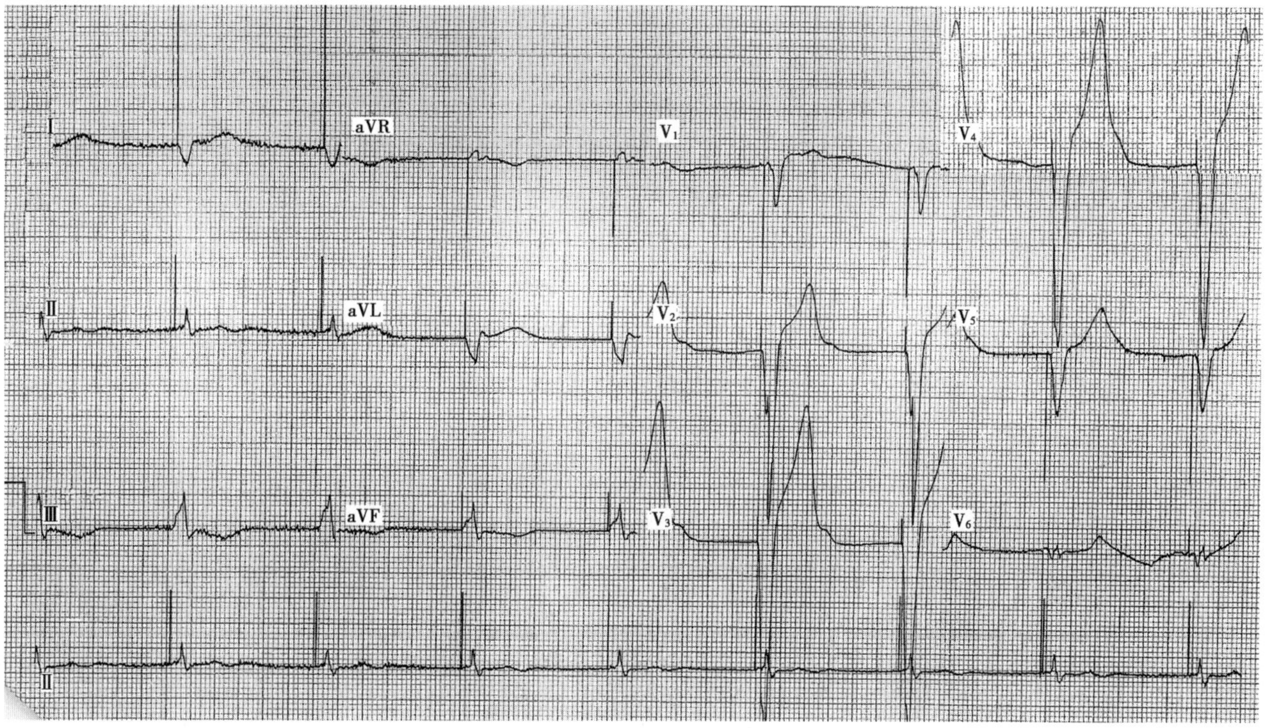

图 26-6　心房静止的体表心电图

临床资料：患者，男性，26 岁，临床诊断为右室心肌病。**心电图特征：**A 图只看到缓慢的交界区逸搏心律，无任何心房电活动；B 图行心房起搏既不能起搏也无心房电活动，此为置入 VVI 起搏器后的心电图。**心电图诊断：**结合二者诊断心房静止。

第三节　病 例 思 考

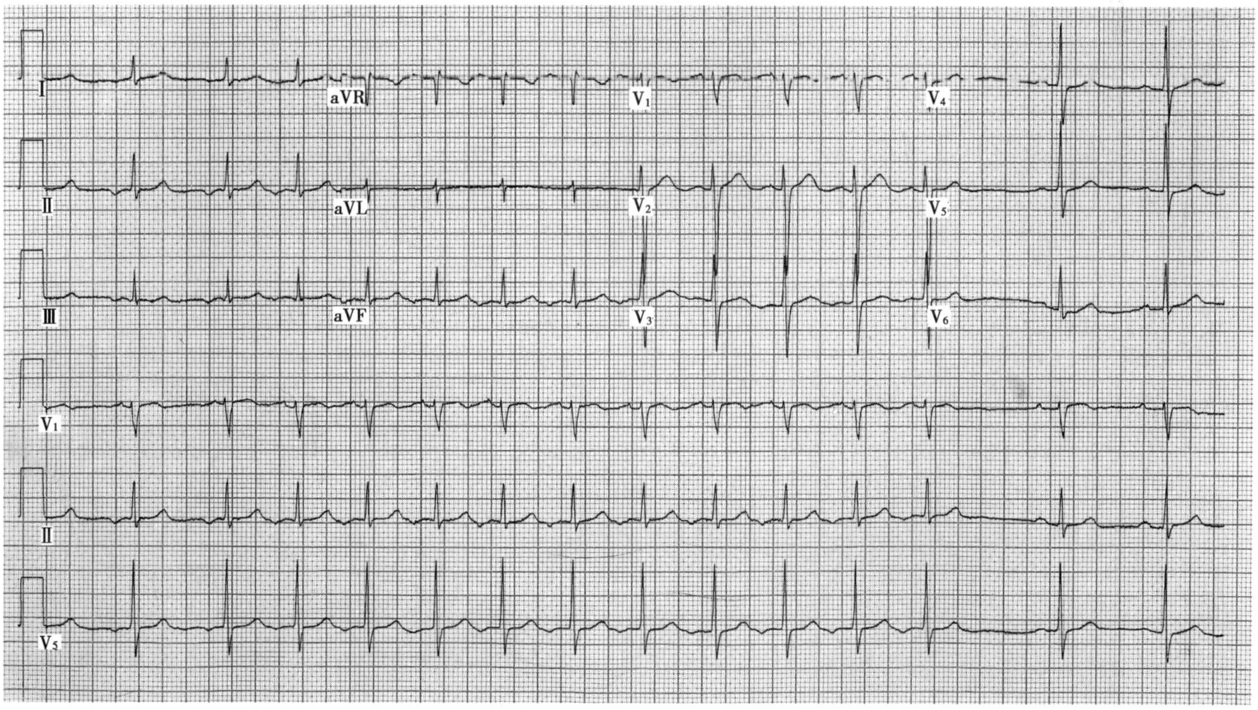

C26-1　自律性房性心动过速

临床资料:患者,女,58 岁,有高血压、糖尿病史,超声心电图正常。**心电图特征:**异位心动过速的 PP 不规则,有温醒现象,平均心率 100 次/分,PⅡ、Ⅲ、aVF 倒置,PR 间期 0.20s,终止后的窦性心律 70 次/分。**心电图诊断:**窦性心律,自律性房性心动过速。**鉴别诊断:**加速性交界性心律。**讨论:**图中可见 PⅠ、aVR、aVL 平坦,PⅡ、Ⅲ、aVF 倒置,但 PR 间期均大于 0.12s 以上,则不考虑交界性心律,起搏点应在低位心房,可见 PP 频率由慢而快,呈温醒现象,终止时为不完全代偿,而恢复窦性心律。

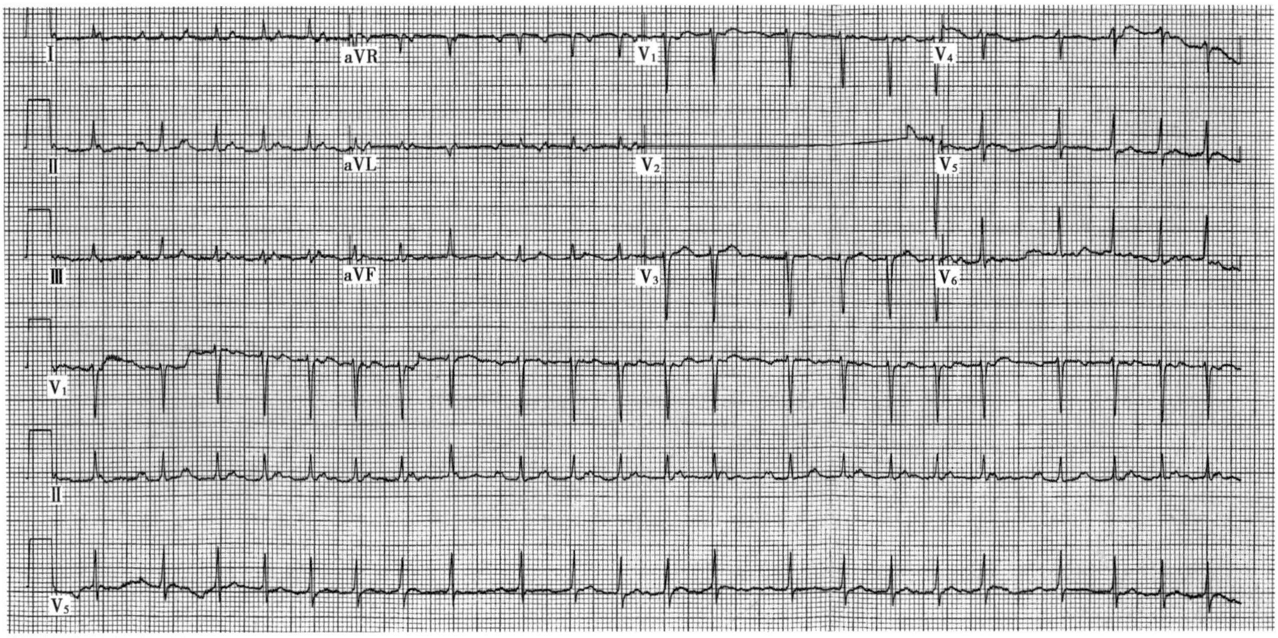

C26-2　折返性房性心动过速

临床资料:患者,男性,17 岁,先心病房缺修补术后。**心电图特征:**PP 均齐,频率 160 次/分,PR 间期呈文氏递增性延长后 QRS 波群脱漏,呈二度Ⅰ型房室阻滞图形。**心电图诊断:**异位心律,折返性房性心动过速。**鉴别诊断:**①窦性心动过速伴一度房室阻滞;②不完全性干扰性房室分离;③心房扑动。**讨论:**患者既往有先心病手术史,PP 快而齐,PⅡ、V_5 直立,PaVR 倒置,下传心室的 PR 间期 0.20s 至 0.30s,PR 间期呈文氏延长,并可见 QRS 波群脱漏,符合折返性房性心动过速诊断。

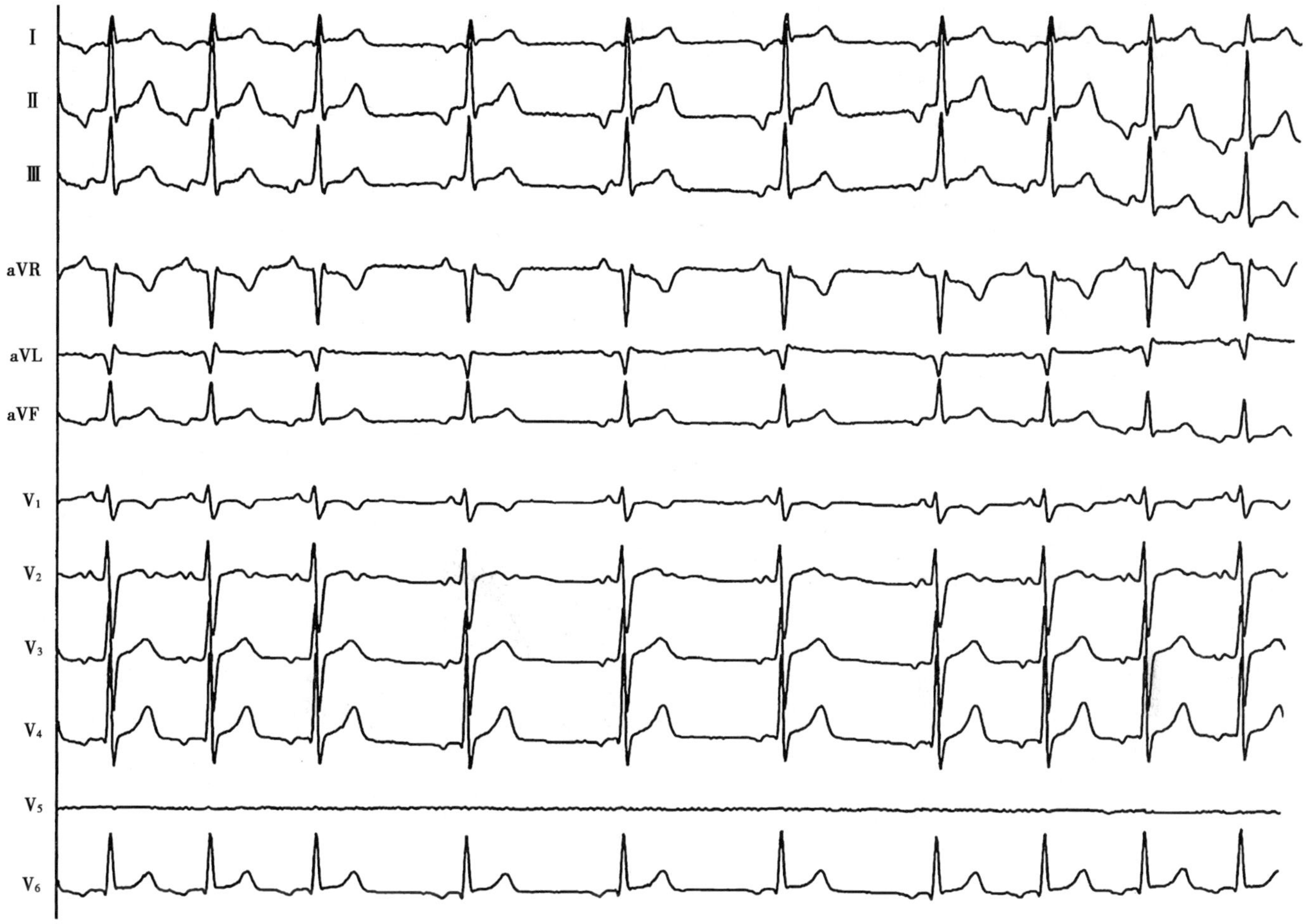

C26-3　自律性房性心动过速的体表心电图

临床资料：患者，男性，13 岁，**心电图特征：**体表心电图为房性心动过速，心动过速时心房频率受迷走神经影响减慢，而心动过速不终止。**心电图诊断：**自律性房性心动过速。

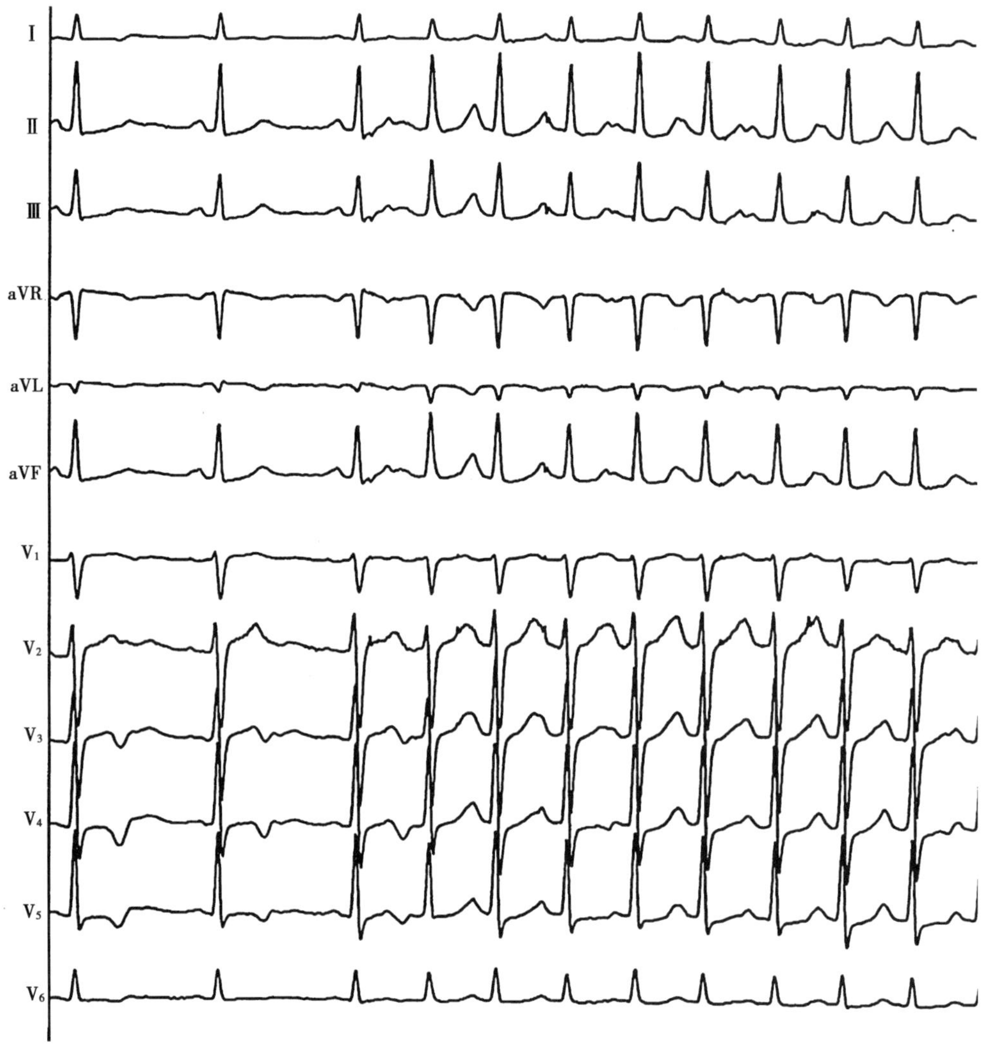

C26-4　折返性房性心动过速的体表心电图

临床资料:患者,女性,31 岁,阵发性心动过速 2 年。**心电图特征:**心动过速由一个房性期前收缩诱发,心动过速时的 P 波与房性期前收缩的 P 波相同。**心电图诊断:**折返性房性心动过速。

(尹彦琳　施 露　梁迎春　楚建民)

第二十七章

心房扑动/颤动

本章内容提要：

第一节 心电图概论

一、心房扑动

（一）定义

心房扑动（心房扑动）是心房肌连续不断地进行快速有规律的除极和复极的一种较常见的快速房性心律失常。心房激动表现为形态、方向、幅度完全相同的、近似锯齿或波浪样的扑动波，也称为F波，波与波之间的间期均齐，相差<0.02s，频率通常在250～400次/分之间，其间无等电位线。

（二）机制

房内折返是心房扑动的发生基础，认识比较清楚的心房扑动是右房内围绕三尖瓣环经过“峡部”的大折返，又称为“峡部依赖性心房扑动”或典型心房扑动；而其他折返不经过“峡部”的心房扑动，都称为“非峡部依赖性心房扑动”或不典型心房扑动。

（三）分型

心房扑动根据临床上是否常见分为常见型心房扑动（common）和少见型心房扑动（uncommon）；根据心房扑动波是否典型又分为典型心房扑动（typical）和不典型心房扑动（atypical）。其中，典型心房扑动又可分为逆钟向折返型心房扑动和顺钟向折返型心房扑动。1979年，Wells提出将心房扑动分为Ⅰ型和Ⅱ型，Ⅰ型心房扑动的特征是扑动波的频率为240～340次/分，可被快速心房起博终止，包括典型心房扑动和心脏手术后的瘢痕性心房扑动；Ⅱ型心房扑动的扑动波频率为340～430次/分，快速心房起博不能终止。1997年，Olgin将心房扑动分为典型心房扑动（逆钟向和顺钟向），非典型心房扑动和手术切口型心房扑动。2001年，Scheinman在22届NASPE（波士顿）会议上提出根据心房扑动的发生机制和部位可以将心房扑动分为峡部依赖性心房扑动、非峡部依赖性心房扑动和左房心房扑动。峡部依赖性心房扑动又可分为双环心房扑动、低环心房扑动，因为这类心房扑动的折返径路都要经过三尖瓣环和下腔静脉之间的峡部(CTI)，所以这类心房扑动称为峡部依赖性心房扑动，行常规峡部的线性射频消融可治愈此类心房扑动。非峡部依赖性心房扑动又可分为上环(upper loop)、瘢痕性和界嵴性心房扑动；左房心房扑动又可分为瘢痕性、肺静脉、二尖瓣和卵圆窝心房扑动。

1. 典型心房扑动　F波频率250～350次/分，各导联F波形态固定，频率均齐，根据部分导联F波形态又分为两型。其中一种心电图表现为Ⅱ、Ⅲ、aVF导联的锯齿波锐角尖端向下(负向)，较常见，称为常见型；另一种心电图表现为Ⅱ、Ⅲ、aVF导联的锯齿波较圆钝，凸面向上(正向)，称为少见型。典型心房扑动经快速心房刺激可以转复为窦性心律(图27-1,27-2,27-3)。

2. 不典型心房扑动　F波频率一般超过340次/分，形态没有明显规律。不典型心房扑动经快速心房刺激不能转复为窦性心律。它作为一组不同的房性心律失常，涉及多个折返环路、局部的心房颤动或二者均有。在右房上部快速调搏以终止Ⅰ型心房扑动时，有时会出现Ⅱ型心房扑动，说明这两型虽有区别，但又相互密切联系(图27-4)。

(四) 重要概念

右房峡部：是指下腔静脉和三尖瓣之间的解剖部位(图27-5)。

(五) 心电图表现和诊断要点

1. P波消失代之以连续、规则、快速、宽大的心房扑动波(F波)，F波是一种形态、方向及大小基本一致，间隔相等，围绕在等电位线上下有规律的锯齿状波动。

2. F波频率250～400次/分，典型心房扑动在250～350次/分之间，通常为300次/分，超过350次/分一般是不典型心房扑动。

3. F波多数在Ⅱ、Ⅲ、aVF、V_1导联清晰，其他导联不甚清晰，在Ⅰ导联甚至辨别不到明确的F波。

4. 在无其他异常心电现象时QRS时限、形态正常。

5. 心室律多数是规则的。当心房率为300次/分时，心室率通常为150次/分(2∶1房室传导)；使用抗心律失常药物，心房率可减慢至200次/分以下，房室传导比例可恢复1∶1。不规则的心室律系由于传导比例发生变化，如2∶1与4∶1房室传导交替所致。

6. 部分F波重叠在QRS中、ST段上或T波中不易识别，特别是1∶1和2∶1房室传导时，容易引起误诊，应特别注意鉴别。

(六) 主要鉴别诊断

1. 窦性心动过速　窦性心动过速时心率在120～180次/分，与2∶1传导的心房扑动相似。窦性心动过速时心率呈动态变化，而心房扑动时则保持相对恒定；窦性心动过速时刺激迷走神经心率逐渐下降，但在心房扑动时心率无变化或由于房室阻滞程度增加，心室率可有暂时减慢；绝大多数心房扑动可见到扑动波。

2. 房性心动过速(房性心动过速)　房性心动过速的房率为160～250次/分，而心房扑动的房率为250～400次/分，两者的心房率有部分重叠，因此依据房率鉴别须谨慎。虽然心房扑动的房率较快，但心室率却较慢，因为心房扑动大多数为2∶1房室传导，而房性心动过速常为1∶1房室传导；心房扑动的F波宽大异常，而房性心动过速的P′波相对较小；心房扑动时多数等电位线消失，因而有无等电位线是鉴别心房扑动和房性心动过速的重要指标之一(图27-1,27-2,27-3,27-4)。

3. 心房颤动　心房扑动伴房室传导变化时，由于其心室率不规则，与心房颤动十分相似。在大多数情况下仔细辨认测量心房f波的形态和频率可区分二者，心房颤动时f波大小不同，高低不等，但一些患者可表现为心房扑动-颤动或不纯心房扑动。

4. 室性期前收缩和室性心动过速　2∶1和4∶1房室传导交替出现时，容易发生室内差异性传导，形成二联律，酷似室性期前收缩二联律，长的间歇类似期前收缩后的代偿间歇；心房扑动时发生连续性室内差异性传导或心房扑动时存在束支或室内阻滞，QRS波群可呈宽大畸形，需与室性心动过速鉴别。前者的QRS

波起始向量与室上性相同，且比较锐利，束支阻滞图形较多见；而后者的 QRS 波起始向量与室上性可不同（图 27-6）。

二、心房颤动

（一）定义

心房颤动（房颤）为心房的不规则、紊乱的电活动，是一种室上性心律失常。表现为心电图上的 P 波被大小、形态、时限不等的快速震荡波或纤维颤动波（即 f 波）所取代，f 波频率为 450～600 次/分。

（二）机制

心房颤动的电生理机制一直存在两种假说：异位兴奋灶和折返激动理论。90 年代后有资料表明，许多阵发性心房颤动由激动方式恒定的单个或多个房性期前收缩所诱发，呈现局灶触发或局灶驱动两种方式，源于肺静脉口附近的房性期前收缩引发的心房颤动经成功消融，房性期前收缩后心房颤动不再发生，有学者认为这部分心房颤动为肌袖性心房颤动，已基本得到国际公认。心房颤动的持续时间与心房不应期的离散度呈正相关。心房肌电重构与心房颤动的发生密切相关，其离子通道基础是 Ito 与 Ica 通道的数量与电流密度下降。

（三）分型

1. 初发心房颤动　有症状或无症状（首次发现），发生时间不明（首次发现），可复发也可不复发，不用抗心律失常药物治疗（图 27-7）。

2. 阵发性心房颤动　持续时间＜ 7 天，能自行终止，最常见＜48 小时，多有自限性，反复发作，根据病情选用药物预防发作或行射频消融手术可以治愈（图 27-8）。

3. 持续性心房颤动　持续时间＞7 天或以前转复过，非自限性，治疗方法包括控制心室率，抗凝、预防复发可应用抗心律失常药物或射频消融术治疗（图 27-9，27-10）。

4. 永久性心房颤动　心房颤动不能终止，终止后又复发，没有转复希望，治疗多选择控制心室率和抗凝（图 27-11）。

（四）重要概念

心房颤动伴室内差异性传导及蝉联现象：心房颤动的室上性激动传至束支时，一侧束支正处于不应期，发生阻滞，激动经另一侧束支下传心室，再由该侧心肌传向另一侧心肌，便产生室内差异传导；如果该激动再逆传回原阻滞支，使原阻滞支又处于新的不应期，使下一次激动仍不能下传，如此反复循环称为蝉联现象，需要与室性心动过速鉴别。

（五）心电图表现和诊断要点

1. P 波消失，代之以一系列连续、快速、不规则的心房激动波，称为心房颤动波（f 波）。在同一导联上 f 波形态不同，大小不等，间隔不均，连续不断使等电位线消失。

2. R-R 间期绝对不等，而在心房颤动伴三度房室阻滞时 R-R 间期相等，但心室率缓慢。

3. 根据 f 波振幅的大小可分为粗颤和细颤，f 波振幅的大小与病因、心房颤动持续时间、心房大小及用药等因素有关。风湿性心脏病粗颤多，冠心病细颤多，心房颤动持续时间越长 f 波越细小，心房明显增大者往往为粗颤，用洋地黄后 f 波变细，用Ⅰ类和Ⅲ类抗心律失常药后 f 波变粗。

4. f 波频率通常为 450～600 次/分。

5. 在有些情况下，f 波振幅过小而难以辨认，QRS 波群及 T 波之间近似等电位线，往往只能根据病史和不规则的心室律或 P 波消失作为诊断心房颤动的依据（图 27-10，27-12）。

6. 若在同一导联上呈现交替出现锯齿样扑动波（F 波）和大小不等、形态各异的颤动波（f 波），称为心房扑动-颤动（图 27-13）。

7. 心房颤动伴高度或完全性房室阻滞时，绝大多数或者所有 f 波不能下传至心室，心电图表现为心房颤动伴缓慢而均齐的心室律，心室律为交界性或室性逸搏心律（图 27-14，27-15）。

（六）主要鉴别诊断

1. 心房扑动　见心房扑动一节的鉴别诊断

2. 室性期前收缩或室性心动过速　心房颤动时由于心房率极快而不规则，心房激动下传时可落在心室相对不应期，使室内传导途径发生改变，产生宽大、畸形的QRS波，需与室性期前收缩相鉴别（见表27-1），如果室内差异性传导连续发生（蝉联现象）需与室性心动过速鉴别；心房颤动伴束支阻滞、预激综合征合并心房颤动时其QRS波均宽大畸形，要与室性心动过速鉴别较为困难，此时应结合既往心电图及临床表现分析诊断（见表27-2）（图27-16，27-17，27-18）。

表27-1　心房颤动伴室内差异传导与心房颤动合并室性期前收缩的鉴别

	心房颤动伴室内差异传导	心房颤动合并室性期前收缩
联律间期	不固定	固定
QRS波形态	多不固定，多呈RBBB型	常固定，多呈单相或双相，LBBB型略多
QRS波起始向量	不固定，多同室上性	常与室上性不同
畸形QRS波前R-R间期	较长	长短不定
类代偿间歇	常无	常有
联律间期	少见	常见
平均心室率	多较快	多不快
临床意义	常为洋地黄不足	常为洋地黄过量

表27-2　心房颤动伴宽QRS波鉴别

	心房颤动伴BBB	心房颤动伴W-P-W	心房颤动伴室内差异性传导	心房颤动伴室性心动过速
平均心室率	快慢不一	常极快（180次/分左右）	常较快（>100次/分）	常较快（>150次/分）
联律间期	不固定	不固定	不固定	固定
类代偿间歇	常无	常无	常无	有
QRS波形态	呈束支阻滞型	多有预激波	多呈右束支阻滞型	多呈单相型
QRS波易变性	多不变	易变性最大，可呈“手风琴”现象	可宽大	较固定
血液动力学改变	较轻	较重	较轻	较重

第二节　图　　谱

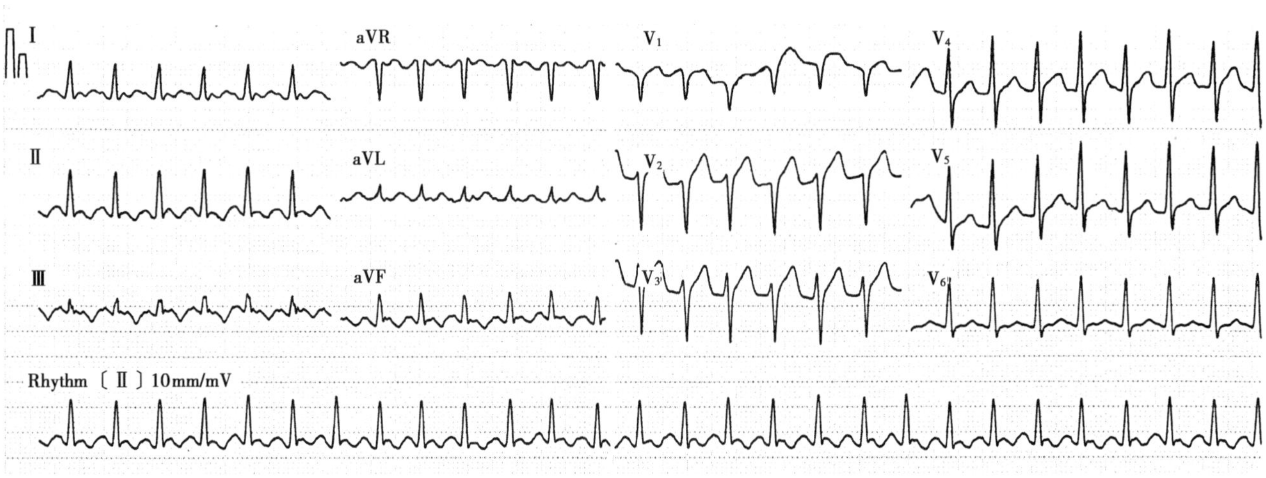

图27-1　常见型典型心房扑动的体表心电图

临床资料:患者,男性,52 岁,因心悸 1 月余,加重 2 天于 2007 年 1 月 12 日入院。心悸每次持续数分钟至数小时不等,自行终止,2 天前症状加重,不能自行终止。入院后,超声心动图及化验检查无明显异常。行电生理检查和射频消融术,证实为峡部依赖的典型心房扑动。**心电图特征:**图示为窄 QRS 波心动过速,心室率 167 次/分,电轴不偏,RR 间期均齐,Ⅱ、Ⅲ和 aVF 导联上可见 F 波,起始部分向下(负向),尖锐,呈锯齿样。V_1 导联上可见锯齿状 F 波,正向,呈 2∶1 房室传导。**心电图诊断:**异位心律;心房扑动。**鉴别诊断:**房性心动过速;房室折返性心动过速;房室结折返性心动过速。**讨论:**患者反复发作心悸,有时可自行终止的临床表现及心电图大部分导联锯齿波不明确,需要与阵发性室上性心动过速鉴别。本例心电图仔细分辨下壁导联可见 F 波,应用兴奋迷走神经等方法改变房室传导比例,可显露清晰 F 波,必要时行食道心电图记录或心内电生理检查。

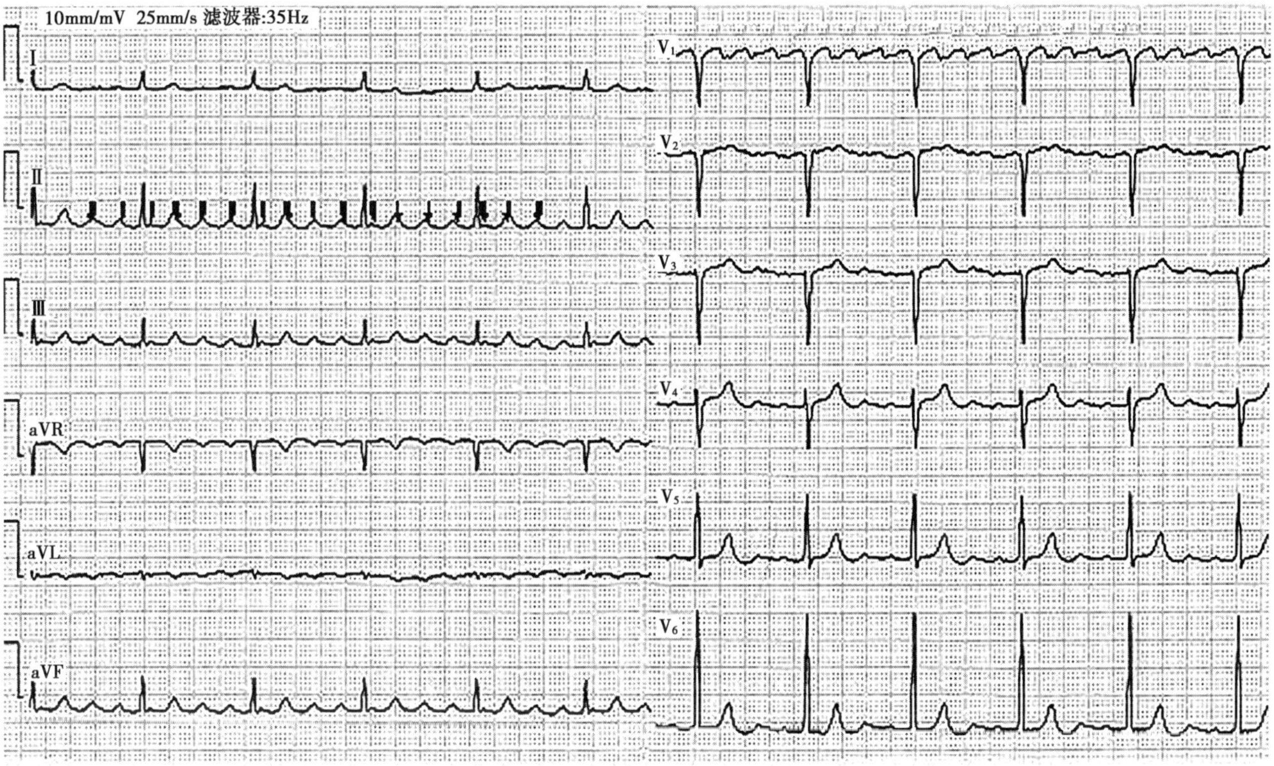

图 27-2 少见型典型心房扑动的体表心电图

临床资料:患者,男性,48 岁,因心慌、胸闷 2 个月,加重 4 小时于 2007 年 3 月 12 日入院。症状每次持续数分钟至数小时不等,可逐渐缓解,4 小时前症状加重。入院后查体正常,超声心动图及化验检查无明显异常。入院后行电生理检查和射频消融术,证实为峡部依赖的典型心房扑动。既往有高血压病史,最高 180/100mmHg。**心电图特征:**心房率 275 次/分,心室率 68 次/分,电轴不偏,RR 间期均齐,Ⅱ、Ⅲ、aVF 导联 F 波清晰起始部分向上(正向),凸面向上,呈波浪状,如图中箭头所示,V_1 导联上可见清晰锯齿波 F 波,方向向下,呈 4∶1 房室传导。**心电图诊断:**异位心律,心房扑动。**鉴别诊断:**房性心动过速。**讨论:**此图锯齿波明显,但部分导联锯齿波可见等电位线,需与房性心动过速鉴别,心房率近 280 次/分支持心房扑动房室呈 4∶1 传导诊断,当心房率变慢时需进一步行心电生理检查。

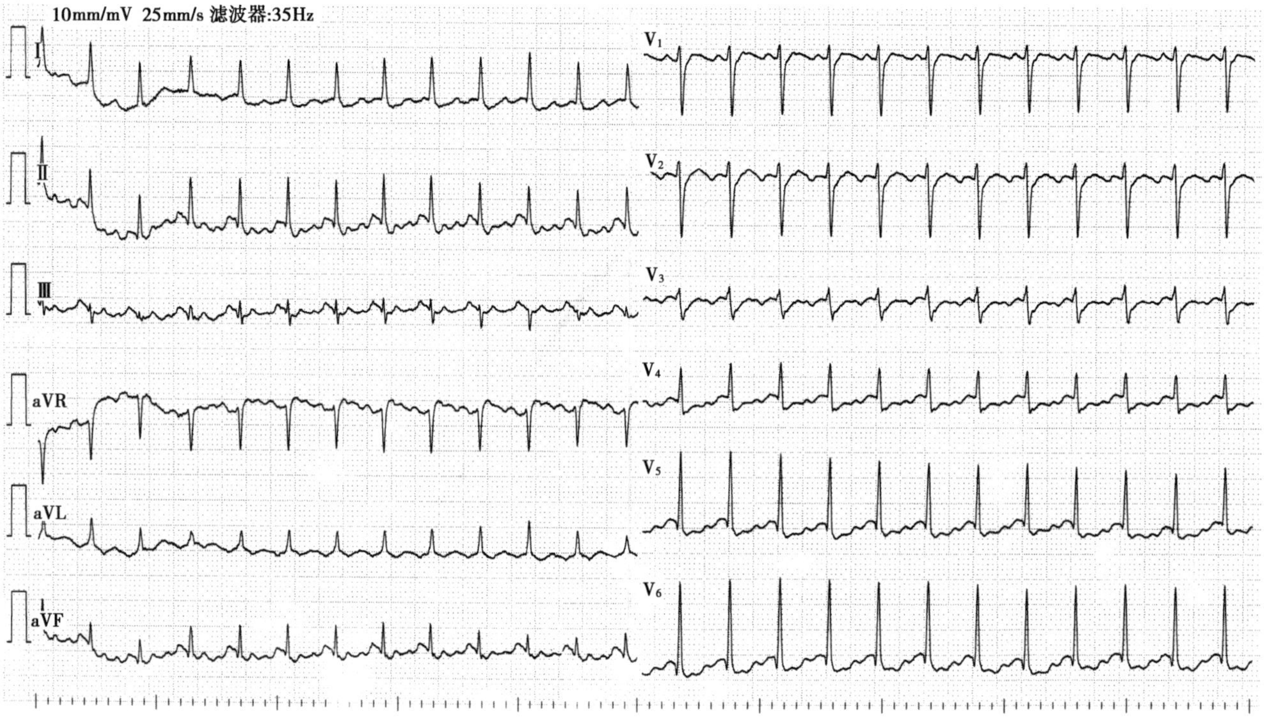

图 27-3 少见型典型心房扑动的体表心电图

临床资料：患者，男性，62 岁，心悸约 5 小时来院就诊。既往有高血压病史。平时心电图示左心室肥厚、劳损改变。患者于 5 小时前开始出现心慌、头晕，能自行终止。入院后，超声心动图示心室壁肥厚，化验检查无明显异常。**心电图特征：**图示为窄 QRS 波心动过速，心室率 150 次/分，电轴不偏，RR 间期均齐，在 V_1 导联 QRS 波群前可见心房波，似乎可见等电位线，而在Ⅱ、Ⅲ、aVF 导联和可见 F 波，凸面向上，V_1 导联 F 波呈负向，频率为 300 次/分左右，远大于房性心动过速的频率，此时房室呈 2∶1 传导，符合心房扑动特点，故此房波为 F 波。**心电图诊断：**异位心律，心房扑动 2∶1 传导。**鉴别诊断：**房室折返性心动过速；房室结折返性心动过速；房性心动过速。**讨论：**患者发作心悸，能自行终止的临床特点及心电图一系列特征支持心房扑动诊断。但各导联的扑动波均不明显，并出现等电位现象，需与房性心动过速及其他室上性心动过速鉴别，必要时需行食道调搏或心电生理检查。

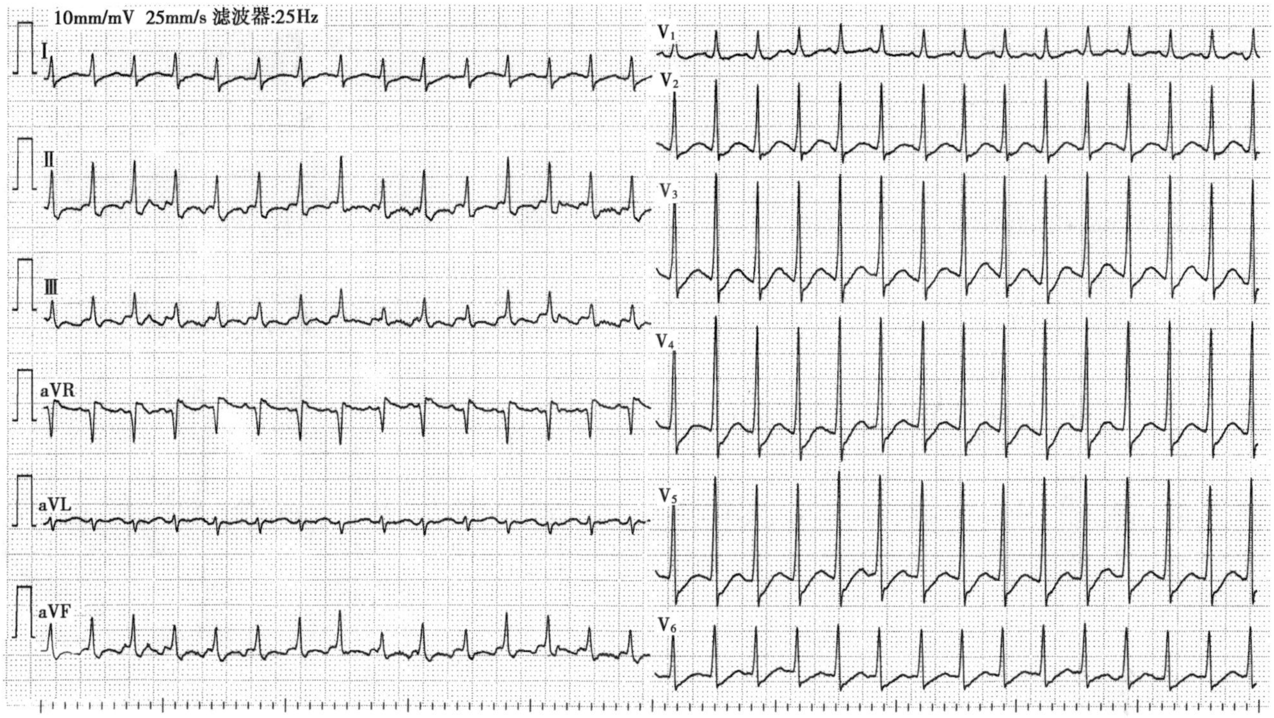

图 27-4 不典型心房扑动的体表心电图

临床资料:患者,男性,56 岁,因心慌、气短 1 年余,加重 1 小时入院。每次持续数分钟至数小时不等,服用心律平等抗心律失常药物后症状可好转。入院后,超声心动图及化验检查无明显异常。入院后行电生理检查和射频消融术,证实为非峡部依赖的不典型心房扑动。既往高血压病史 2 年,无家族病史。**心电图特征:**图示为窄 QRS 波心动过速,心室率 177 次/分,电轴不偏,V_1、V_2 导联上没有清晰的 F 波,Ⅱ、Ⅲ和 aVF 导联可见较小的 F 波,与心室呈 2∶1 传导,融合于 T 波与 QRS 波群内,F 波频率为 354 次/分。房室传导比例规则。**心电图诊断:**心房扑动 2∶1 房室传导。**鉴别诊断:**窦性心动过速,房性心动过速。**讨论:**本图扑动波因融合于 T 波与 QRS 波内,致使 F 波形态不一致,R-R 间期相等,心室率 177 次/分,F 波的频率支持心房扑动的诊断,并可与窦性心动过速、房性心动过速相鉴别,心电生理检查明确诊断。

本图为右前斜位观右心房解剖模式图,图中显示峡部依赖性心房扑动在右房内大折返的激动顺序,逆钟向顺序(间断粗箭头)或顺钟向顺序(连续细箭头)。

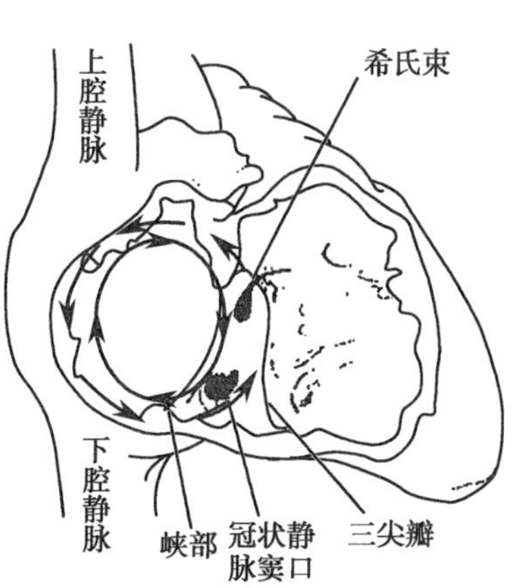

图 27-5 右前斜位观右心房解剖模式图

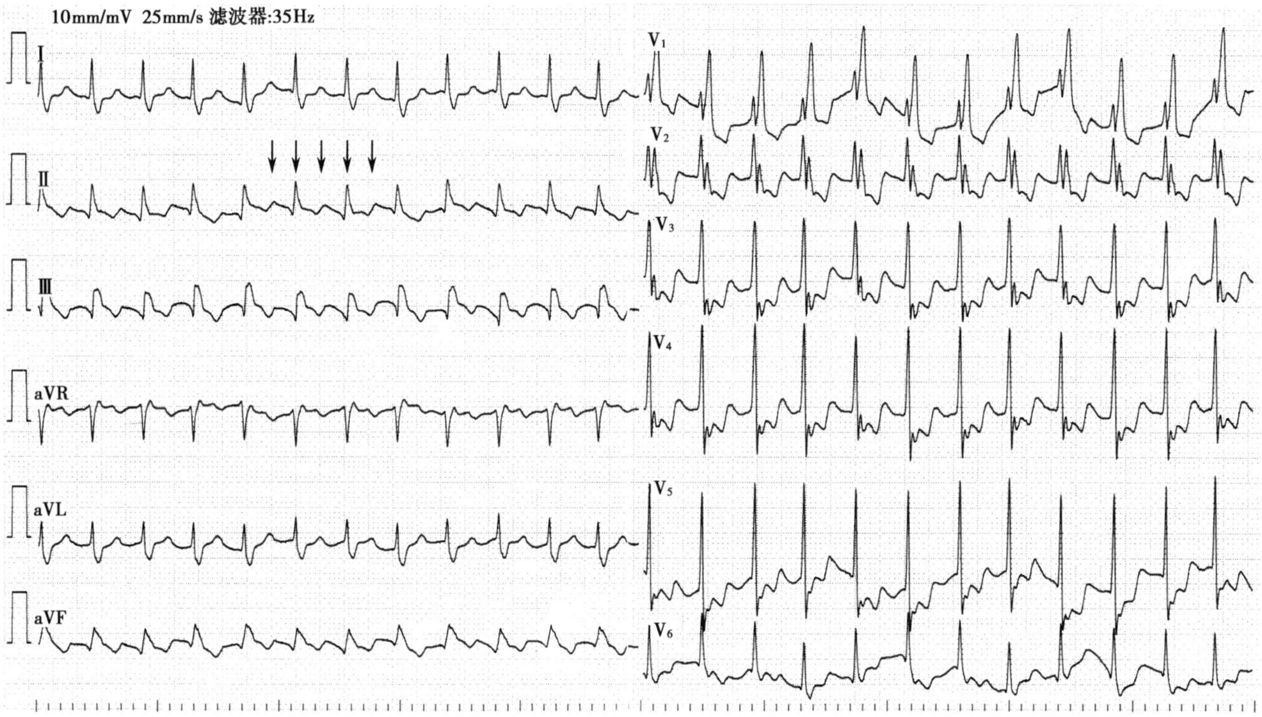

图 27-6 心房扑动伴完全性右束支阻滞(CRBBB)的体表心电图

临床资料:患者,男性,65 岁,因胸闷、气短 2 年,加重 1 小时入院。每次持续数分钟至数小时不等,休息后可自行缓解。1 小时前因为情绪激动再次发作心慌气短,且症状较前加重,休息后不能好转。入院后,超声心动图及化验检查无明显异常。入院后行食道调搏检查,并予以终止,证实为典型心房扑动伴 CRBBB。既往高血压病史 5 年。**心电图特征:**图示为宽 QRS 型心动过速,心室率 143 次/分,电轴不偏,RR 间期基本均齐,V_1 导联呈典型右束支 rsR′三相波形,其他导联终末支粗钝,Ⅱ、Ⅲ和 aVF 导联上可见锯齿状 F 波,融合于 QRS 与 T 波内,呈 2∶1 房室传导。**心电图诊断:**异位心律,心房扑动 2∶1 房室传导伴 CRBBB。**鉴别诊断:**室性心动过速;房室折返性心动过速、房室结折返性心动过速等其他室上性心动过速伴差异性传导。**讨论:**患者发作心悸时,心电图均支持心房扑动伴右束支阻滞。如 F 波不能清晰可见时,需要与室性心动过速或其他室上性心动过速伴差异性传导相鉴别,需行食道调搏或心电生理检查。

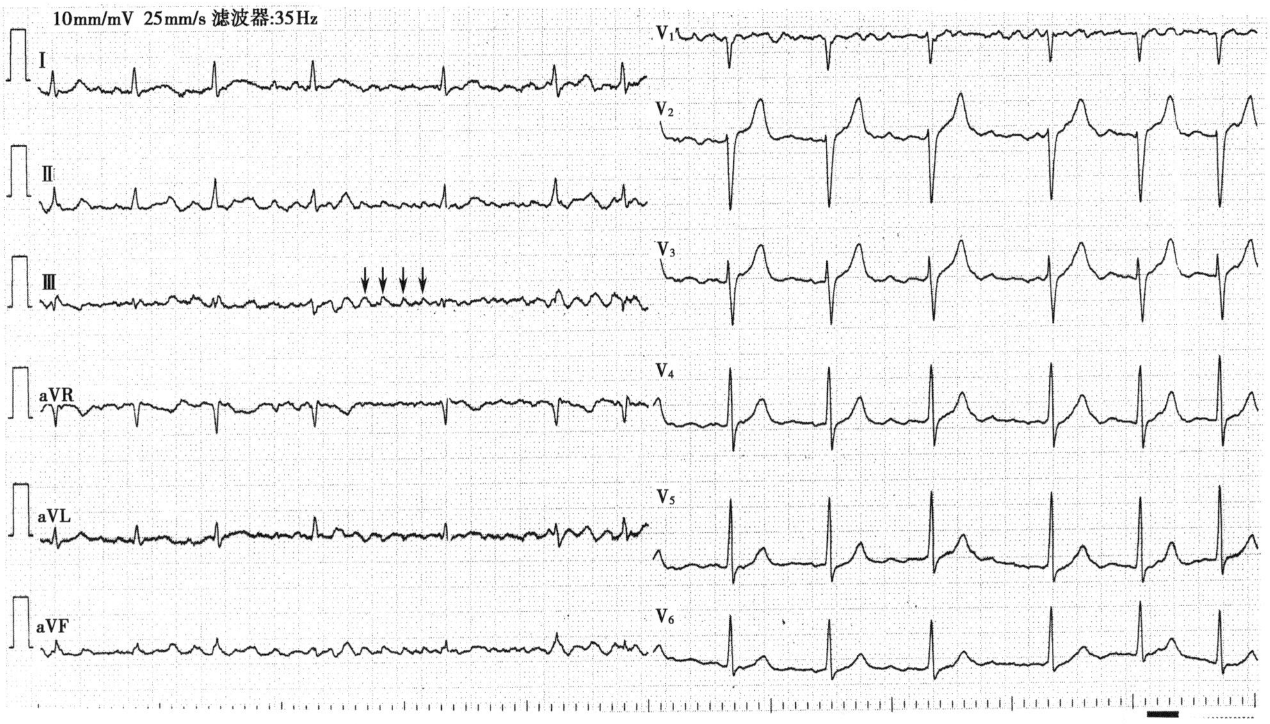

图 27-7　粗颤型心房颤动的体表心电图

临床资料:患者,男性,35 岁。无症状,健康体检诊断为心房颤动。既往体健,无家族病史,超声及化验检查基本正常。**心电图特征:**本图示 P 波消失,代之以大小、形态不等的 f 波,RR 间期绝对不等,心室率 70 次/分。**心电图诊断:**异位心律,心房颤动。**鉴别诊断:**房性心动过速。**讨论:**因患者平时无症状,只在健康体检发现有心房颤动,可诊断为初发心房颤动(粗颤型)。与房性心动过速的鉴别点为是否有明确的"P",和 RR 是否有规律。

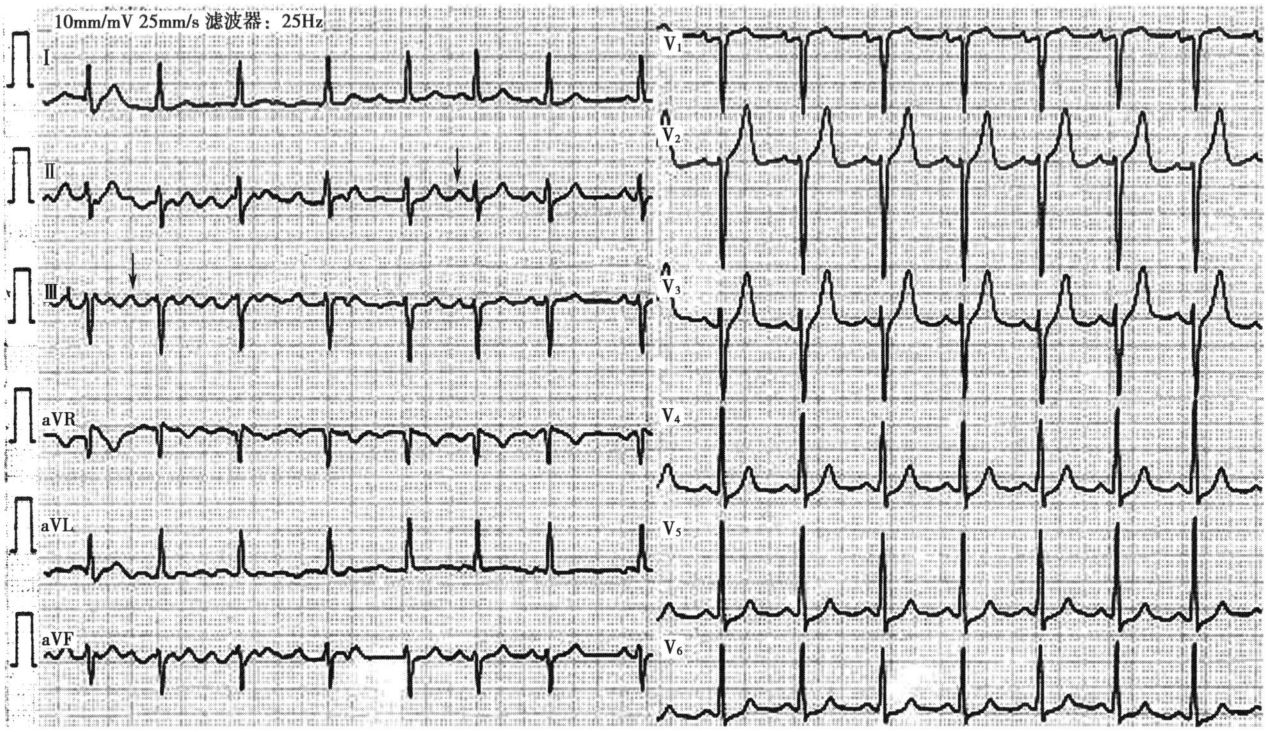

图 27-8　阵发性心房颤动的体表心电图

临床资料:患者,男性,36 岁,以心悸 10 天为主诉入院就诊,心悸发作无明显诱因,休息后可好转。入院后,超声心动图及化验检查无明显异常。无既往病史,其父有心房颤动病史。**心电图特征:**本图起始部分出现一段 P 波消失代之以频率为 375 次/分左右的 f 波(细箭头部分),RR 间期不等,从第 6 个心动周期后可见窦性 P-QRS-T 波群(粗箭头),RR 间期相等。**心电图诊断:**窦性心律,心电轴左偏－30°,阵发性心房颤动。**鉴别诊断:**心房扑动,房性心动过速。**讨论:**f 波频率＞370 次/分,大小不等,RR 波绝对不规则,符合心房颤动诊断,恢复后的窦性心律 83 次/分。

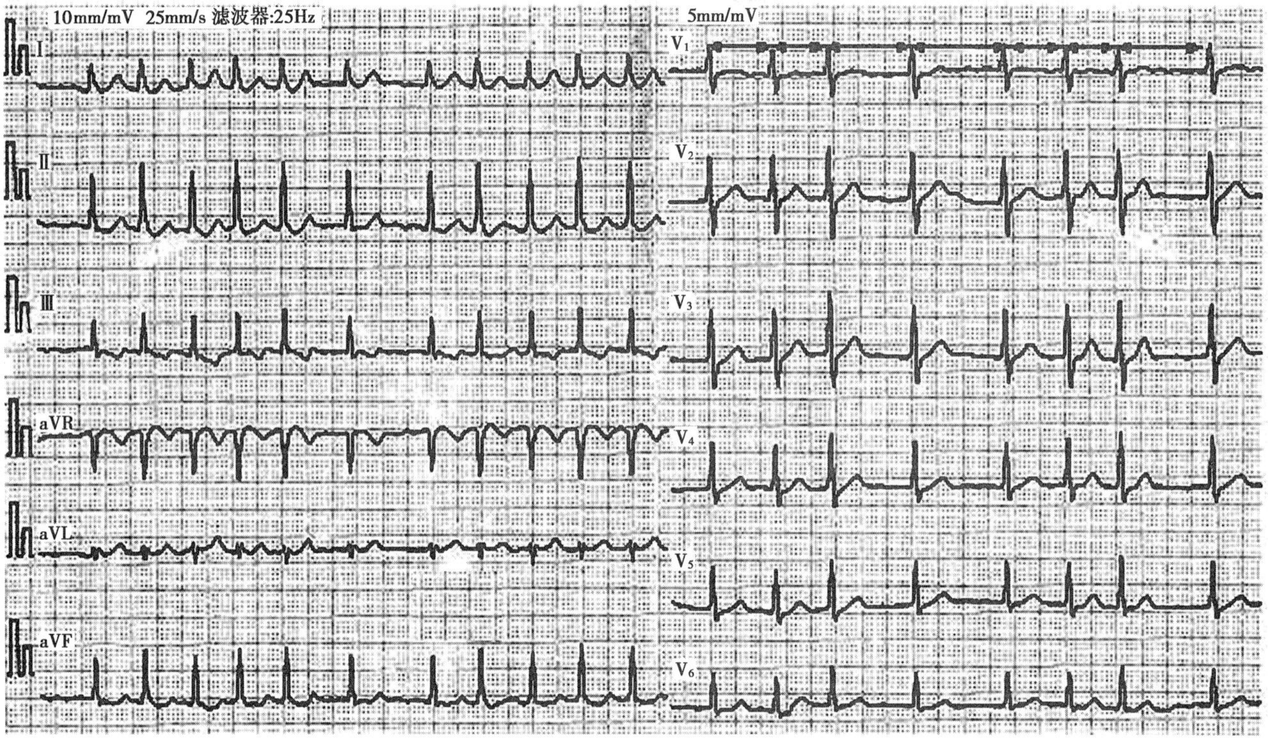

图 27-9 持续性心房颤动的体表心电图

临床资料:患者,男性,52 岁,以心悸 2 年,加重 3 天就诊。入院后,超声心动图及化验检查无明显异常。**心电图特征:**本图示 P 波消失,代之以大小形态不等的 f 波,R-R 间期绝对不等(见图中横向箭头),心室率 122 次/分。**心电图诊断:**异位心律;心房颤动。**鉴别诊断:**频发房性期前收缩;房性心动过速。**讨论:**心房颤动有时心率快则出现心慌症状,而心率慢时则症状消失或减轻。本例临床症状持续时间长可诊断持续性心房颤动。

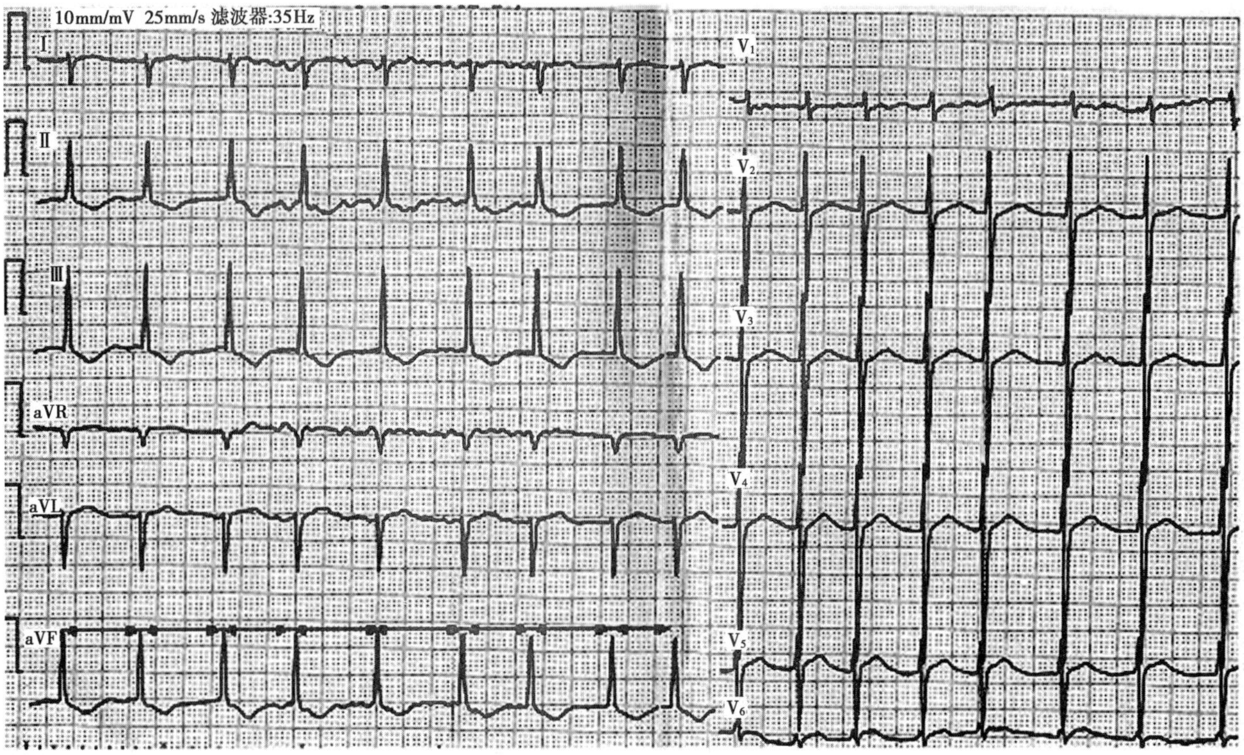

图 27-10　细颤型心房颤动的体表心电图

临床资料:患者,女性,75 岁,头晕、胸闷、气短 2 年入院。多次做心电图均为心房颤动,给予地高辛、β 受体阻滞剂控制心室率、华法林抗凝治疗。入院后,超声心动图示二尖瓣轻度狭窄及反流,主动脉瓣轻度狭窄,化验检查基本正常。高血压病病史 10 年。**心电图特征**:本图示 P 波消失,代之以 f 波,RR 间期绝对不等,心室率 90 次/分,本图中 f 波较细小,为细颤型。**心电图诊断**:异位心律,心房颤动;心电轴右偏。**鉴别诊断**:频发房性期前收缩;房性心动过速伴不规则房室传导。**讨论**:本例心房颤动波细小,在第 4～7 个心动周期中可见明确的"f"波,且 R-R 间期绝对不整齐,结合以往的心电图表现符合持续性心房颤动诊断。

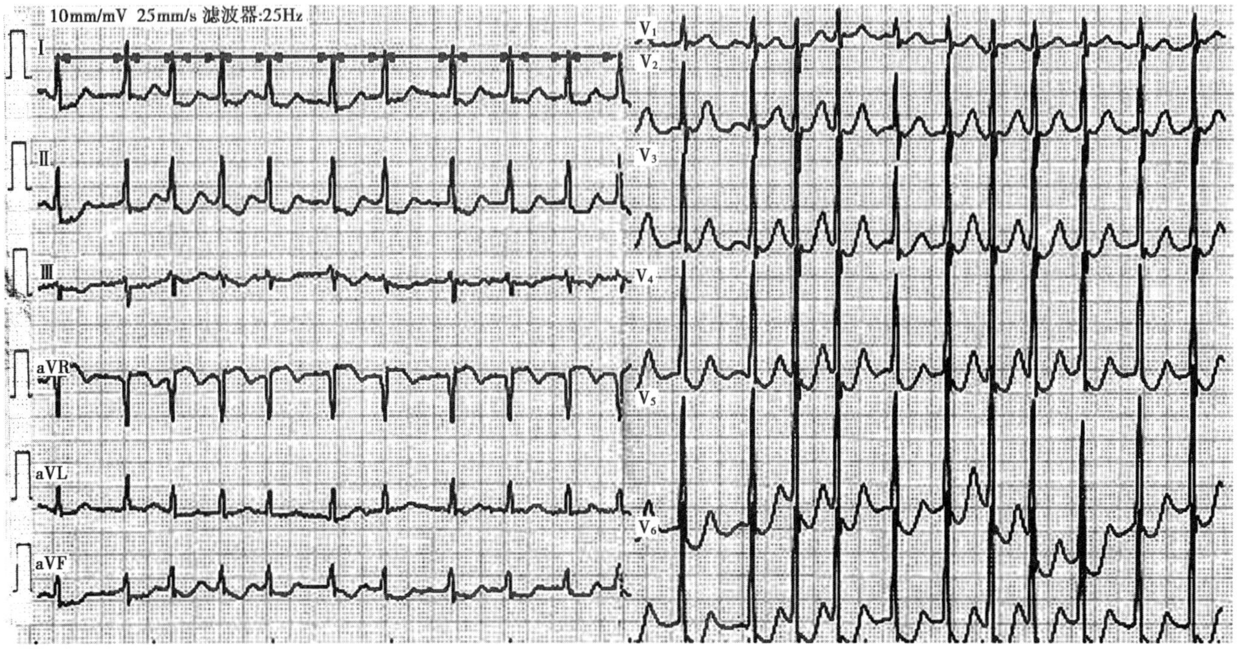

图 27-11　永久性心房颤动的体表心电图

临床资料:患者,男性,82 岁,心慌、气短 10 余年,加重 2 天入院,10 年来多次做心电图均为心房颤动,予地高辛控制心室率、华法林抗凝治疗。高血压病史 20 年,无家族病史。多次动态心电图检查均为心房颤动。心脏彩超示:心室肥厚;化验检查:空腹血糖 8.5mmol/L。**心电图特征**:本图示 P 波消失,代之以大小形态不等的 f 波,RR 间期绝对不等(见图中横向箭头),心室率 125 次/分,$R_{V_5}>2.5mV$。**心电图诊断**:窦性心律,心电轴不偏,左心室肥厚,ST-T 改变。**鉴别诊断**:①频发多源房性期前收缩;②房性心动过速。**讨论**:本例 10 年前心慌时心电图示为心房颤动,10 年来多次治疗均为心房颤动,长期用药控制心室率与抗凝治疗,故临床可诊断永久性心房颤动。

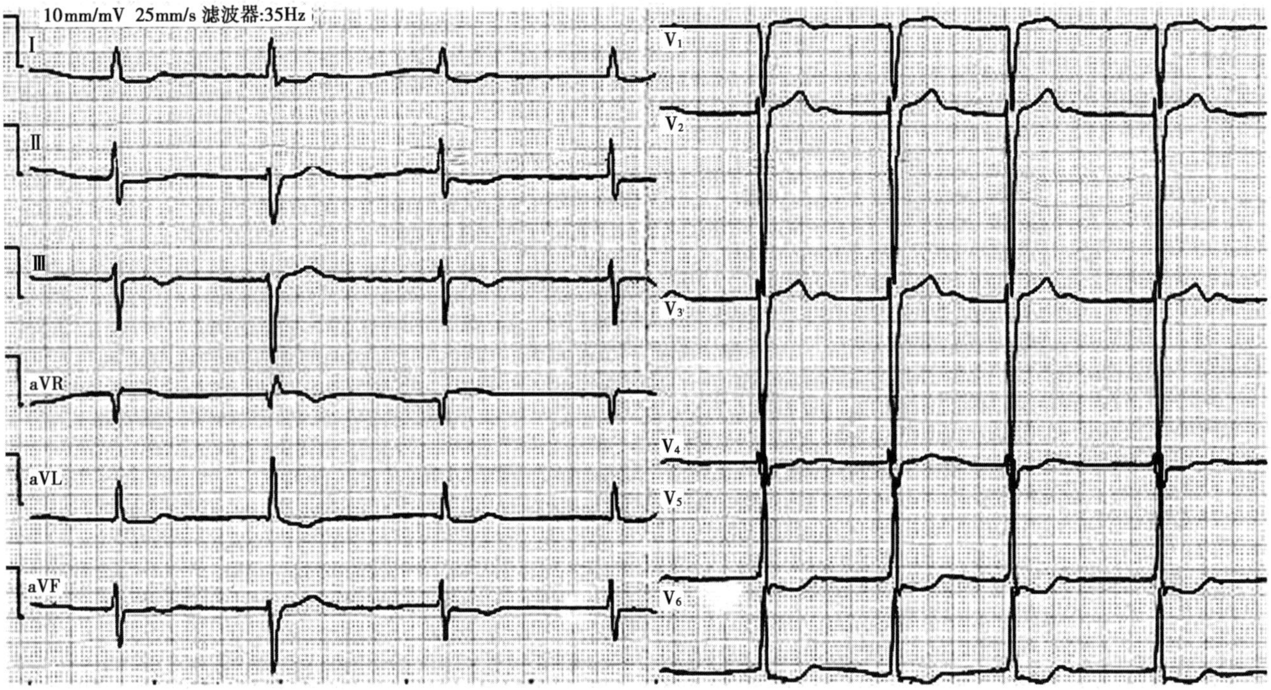

图 27-12 f 波不明显的心房颤动的体表心电图

临床资料:患者,男性,55 岁,心慌、胸闷 1 个月入院。1 月前无明显诱因出现心慌、胸闷症状,做心电图示心房颤动,予胺碘酮口服转律治疗。入院后,超声心动图及化验检查基本正常。高血压病史 4 年。**心电图特征**:本图示 P 波消失,未见明显 f 波,RR 间期绝对不等,心室率 50 次/分。QRS 波群时限≥0.12s,$R_{V_4}<R_{V_3}$;第二个 QRS 波群较基本心律的 QRS 波群宽大畸形。**心电图诊断**:异位心律,心房颤动,心电轴左偏,偶见心室异位搏动,室内阻滞,ST-T 改变。**鉴别诊断**:心房静止伴交界性逸搏心律。**讨论**:本图见不到 P 波,但 R-R 间期绝对不齐,可用放大电压或食道电图等方法显示 f 波;如果患者以往明确诊断为心房颤动,由于服药等原因导致 f 波不明显,也可根据病史或不规则的心室率作出判断,系细颤型心房颤动,图中 $R_{V_4}<R_{V_3}$,系 R 波递增不良。

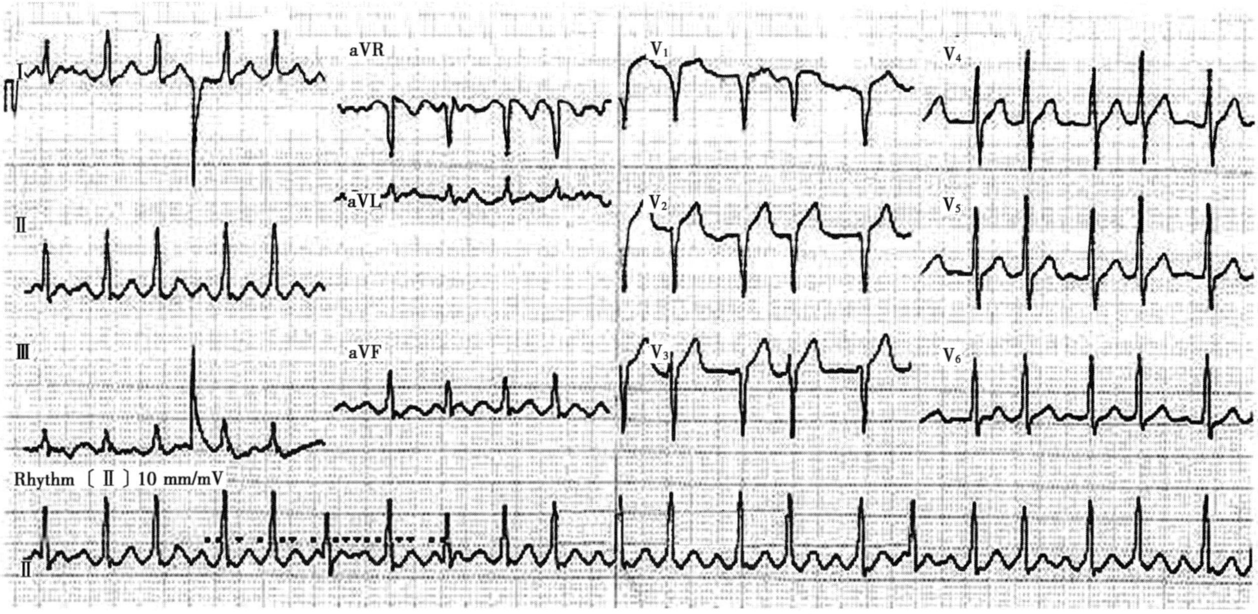

图 27-13　心房扑动-颤动(不纯心房扑动)的体表心电图

临床资料:患者,男性,58 岁,心慌、胸闷 1 个月加重两天来作者所在医院就诊。无器质性心脏病史。**心电图特征:**本图示 P 波消失,代之以 F 波,频率 300 次/分,由于常融合于 QRS 和 T 波中,RR 间期不均齐,心室率 129 次/分,F 波形态略不一致。**心电图诊断:**异位心律,不纯性心房扑动(或扑动-颤动)。**鉴别诊断:**频发房性期前收缩,房性心动过速。**讨论:**图中心房波为波浪状的"F"波,房率 300 次/分,规则,基本符合心房扑动,但与 QRS 波群和 T 波融合影响"F"波形态一致性,部分 RR 间期略有不规则,故诊断为不纯心房扑动更适宜。

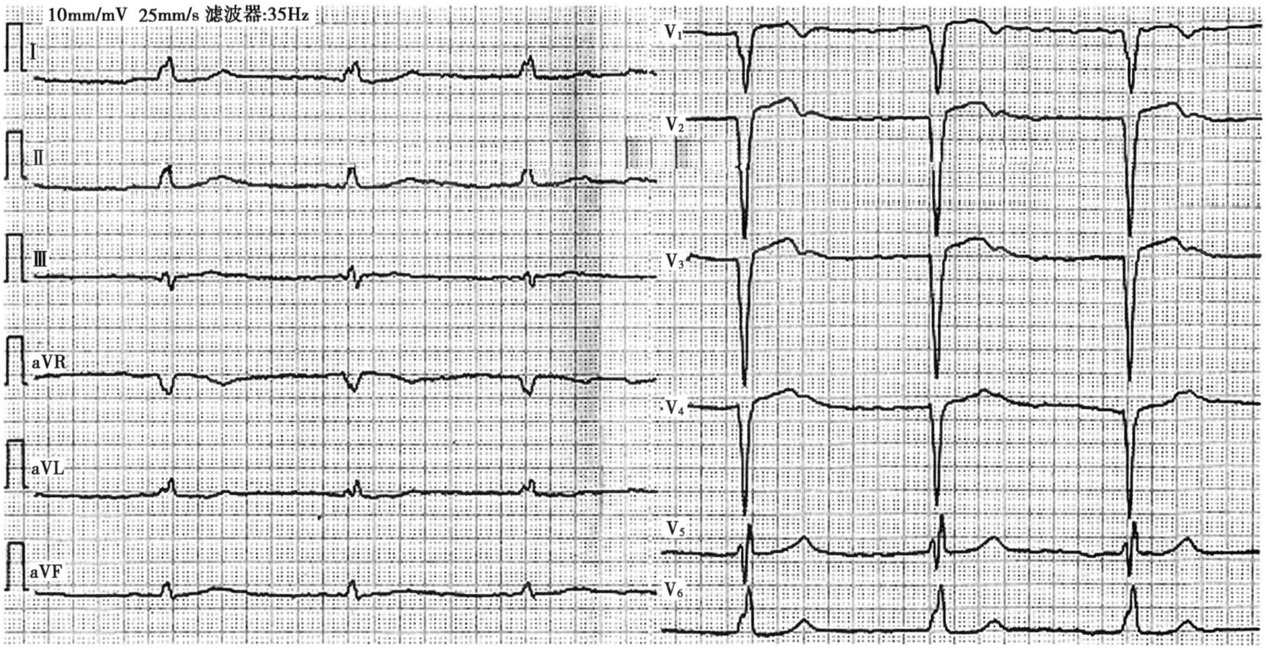

图 27-14　心房颤动的体表心电图

临床资料:女性,62 岁,头晕、胸闷、气短 1 个月,加重 5 天入院。入院后,超声心动图及化验检查基本正常。10 余年前曾诊为"心肌炎",无家族病史。**心电图特征:**本图示 P 波消失,代之以 f 波,心室率 39 次/分,QRS 波宽大,表现为左束支阻滞图形,V_1～V_3 呈 QS 型,V_4 呈 rS,V_5 呈 rsR′型,RR 间期略有不齐,V_5、V_6 导联 T 波直立。**心电图诊断:**异位心律,心房颤动伴高度 AVB,不除外室性逸搏心律,前壁心肌梗死不除外。**鉴别**

诊断:窦性心动过缓,心房颤动伴三度房室阻滞。**讨论**:P 波消失,代之以大小形态不等的 f 波,符合心房颤动诊断,心室率缓慢略有不齐,不除外室性逸搏心律,根据胸导的 QRS 波形,也不能排除前壁心肌梗死的可能性。

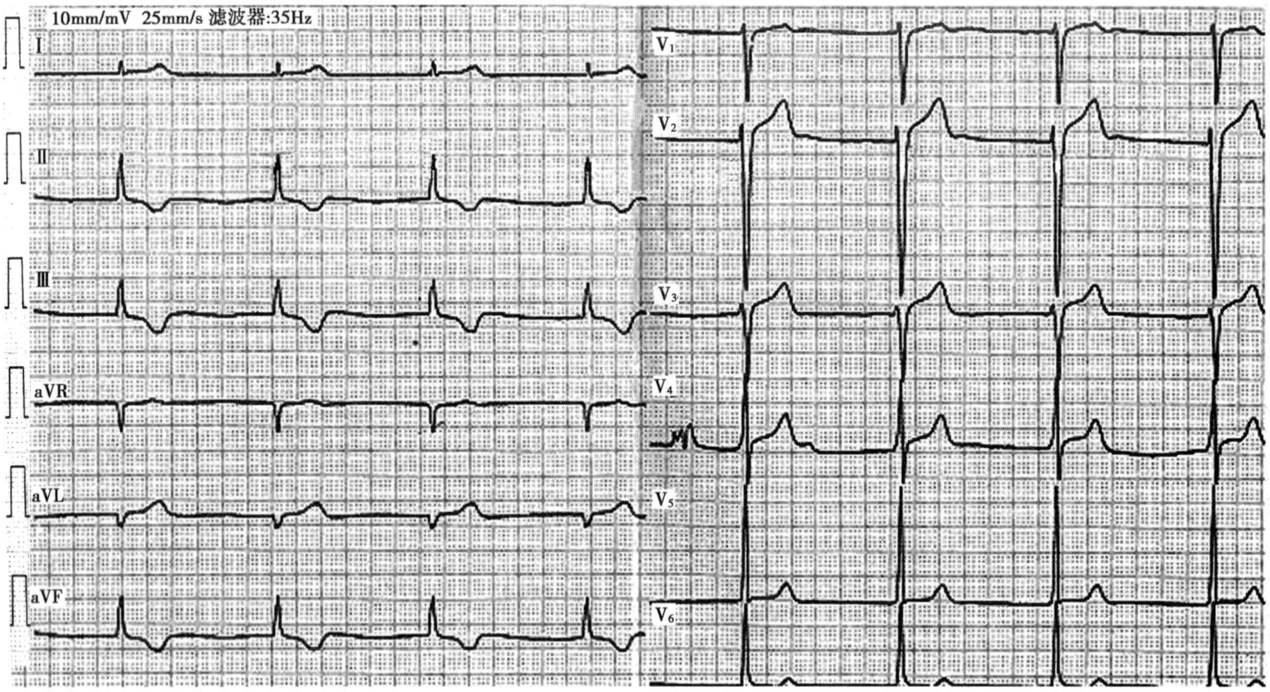

A

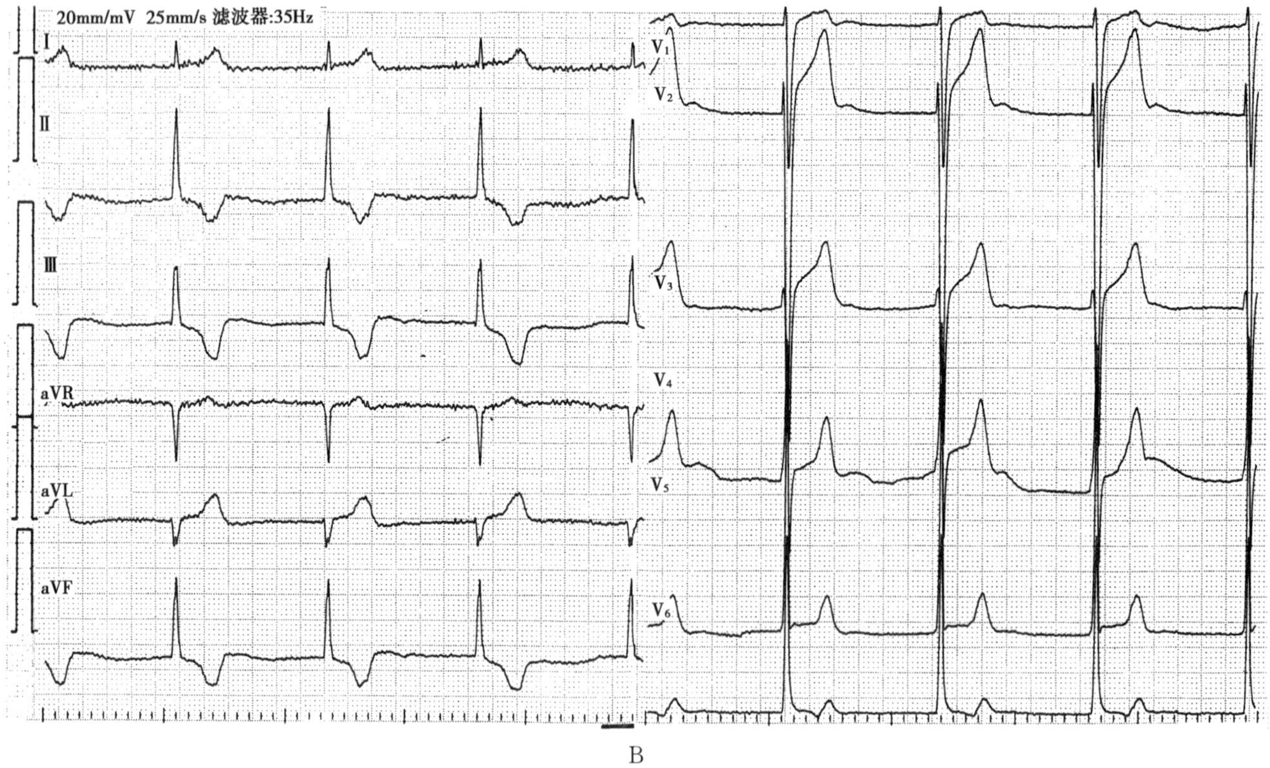

B

图 27-15 心房颤动(细颤型)伴三度房室阻滞的体表心电图

临床资料:患者,男性,65 岁,胸闷,气短,四肢无力 3 个月,加重 2 天入院;晕厥一次,持续 30s。入院后,超声心动图示二尖瓣轻度狭窄,主动脉瓣轻度钙化,化验检查基本正常。既往阵发心房颤动病史 2 年,高血压病史 10 年。**心电图特征:**A、B 图为连续记录的两份图,A 图为正常电压,B 图加大电压为 2.0mV/10mm,A 图各导联均看不到明显的 P 波或 f 波,B 图加大电压后仍看不到 F 波,但在 V_1、V_3、V_4,导联可见到不明确细小的、不规则的 f 波,QRS 时限为 0.11s,R-R 间期为 1.26s,基本均齐,频率为 47 次/分;QT 间期 470ms;Ⅱ、Ⅲ、aVF 导联 T 波倒置。**心电图诊断:**异位心律;心房颤动(细颤)伴Ⅲ度房室阻滞;交界性逸搏心律;T 波改变。**鉴别诊断:**窦性心动过缓或心房静止,交界性逸搏或室性逸搏,心房颤动伴高度房室阻滞。**讨论:**由于永久性心房颤动导致心房肌严重纤维化,心电图上表现为心房颤动波不明显;在心房颤动时下传心室的 QRS 波群的间隔是不等的,如果相等且缓慢则发生了完全性房室阻滞,此时 QRS 形态、时限基本正常且频率在 40～60 次/分,提示心室由交界区起搏点控制,反之 QRS 形态宽大畸形,时限大于正常范围,且频率在 40 次/分以下,提示心室由希氏束以下起搏点控制或是交界区伴束支阻滞图形。

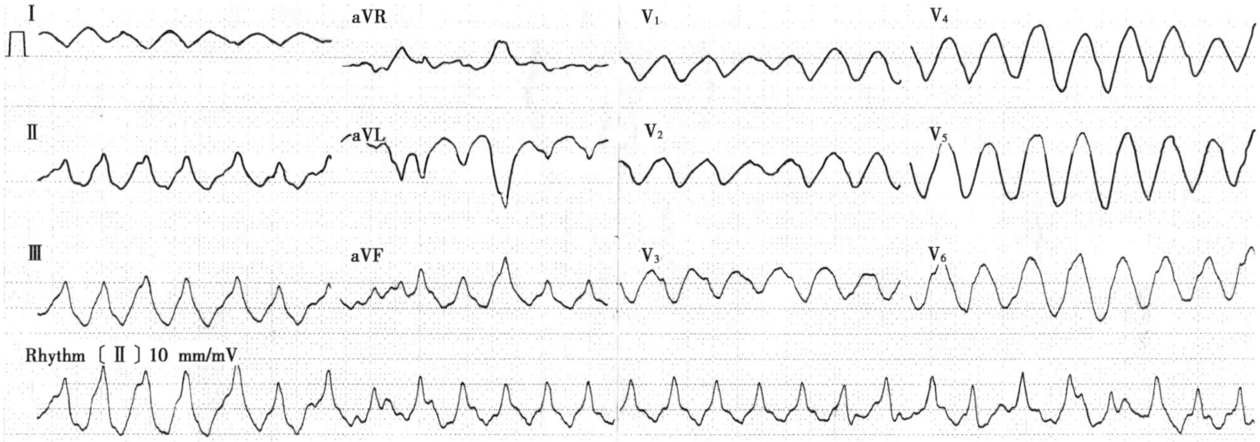

图 27-16 预激综合征伴心房颤动的体表心电图

临床资料:男性,32 岁,头晕、心慌、气短 2 小时入院。入院后,超声心动图及化验检查基本正常。**心电图特征:**本图示 P 波消失,代之以 f 波,RR 间期绝对不等,心室率 159 次/分,QRS 波宽大畸形,R 波上似有顿挫,QRS 形态及时限略有变化。**心电图诊断:**预激综合征伴心房颤动。**鉴别诊断:**室性心动过速,室上性心动过速不规则房室传导伴差异性传导。**讨论:**预激综合征伴心房颤动的心电图及临床表现需与室性心动过速鉴别,可根据患者既往预激病史及 QRS 形态及时限的变化程度加以区分,具体鉴别要点参见表 27-2。

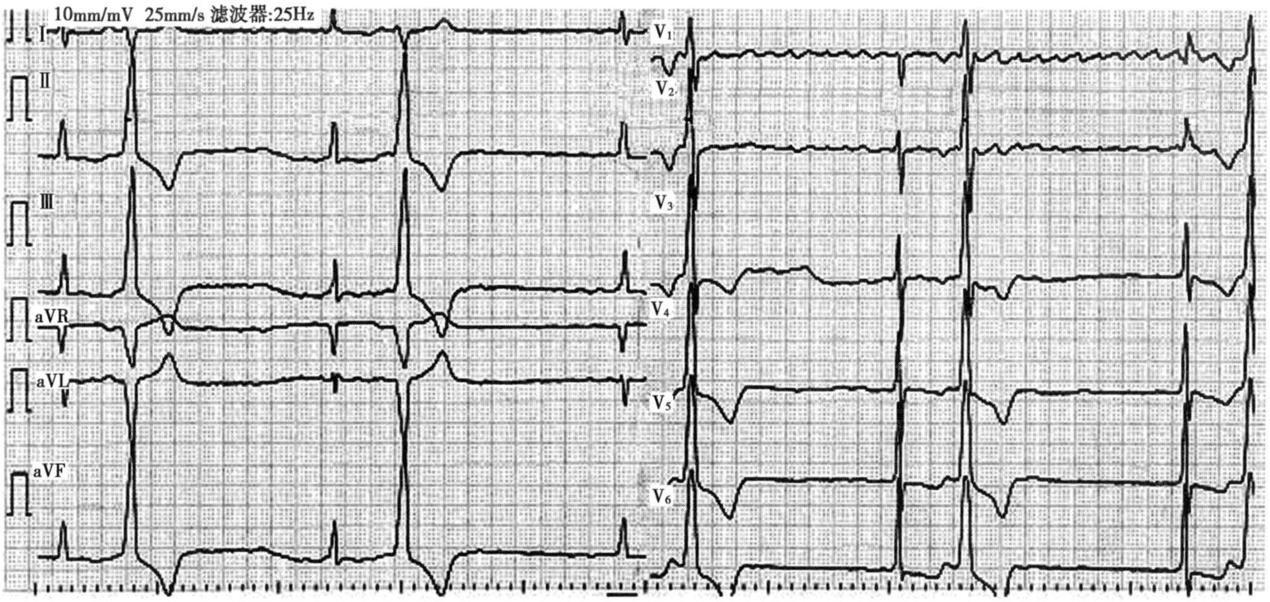

图 27-17 本图为心房颤动伴室性期前收缩二联律的体表心电图

临床资料:患者,女性,72 岁,风心病病史 20 年,既往心电图为心房颤动,一直口服地戈辛 0.125mg/d 控制心室律,一月前感觉心慌偶尔不能平卧自行增加地戈辛用量 0.25mg/d,近日出现头晕、胸闷、黄视等症状,于 2007 年 1 月 5 日住院。此图为入院时心电图。**心电图特征:**本图示 P 波消失,代之以 f 波,平均心室率 35 次/分,QRS 呈两种形态,一种形态正常,另一种宽大畸形,宽大畸形 QRS 波群与窄 QRS 波群之间形成比较恒定的联律间期,有明显的代偿间歇。**心电图诊断:**心房颤动;室性期前收缩二联律。**鉴别诊断:**单纯室性期前收缩二联律;心房颤动伴三度房室阻滞。**讨论:**结合病史考虑存在洋地黄过量,心室率 35 次/分,但室性期前收缩后的代偿间期长短不一,说明 RR 间期不均齐,故不支持心房颤动伴高度或Ⅲ度房室阻滞。

第三节 病例思考

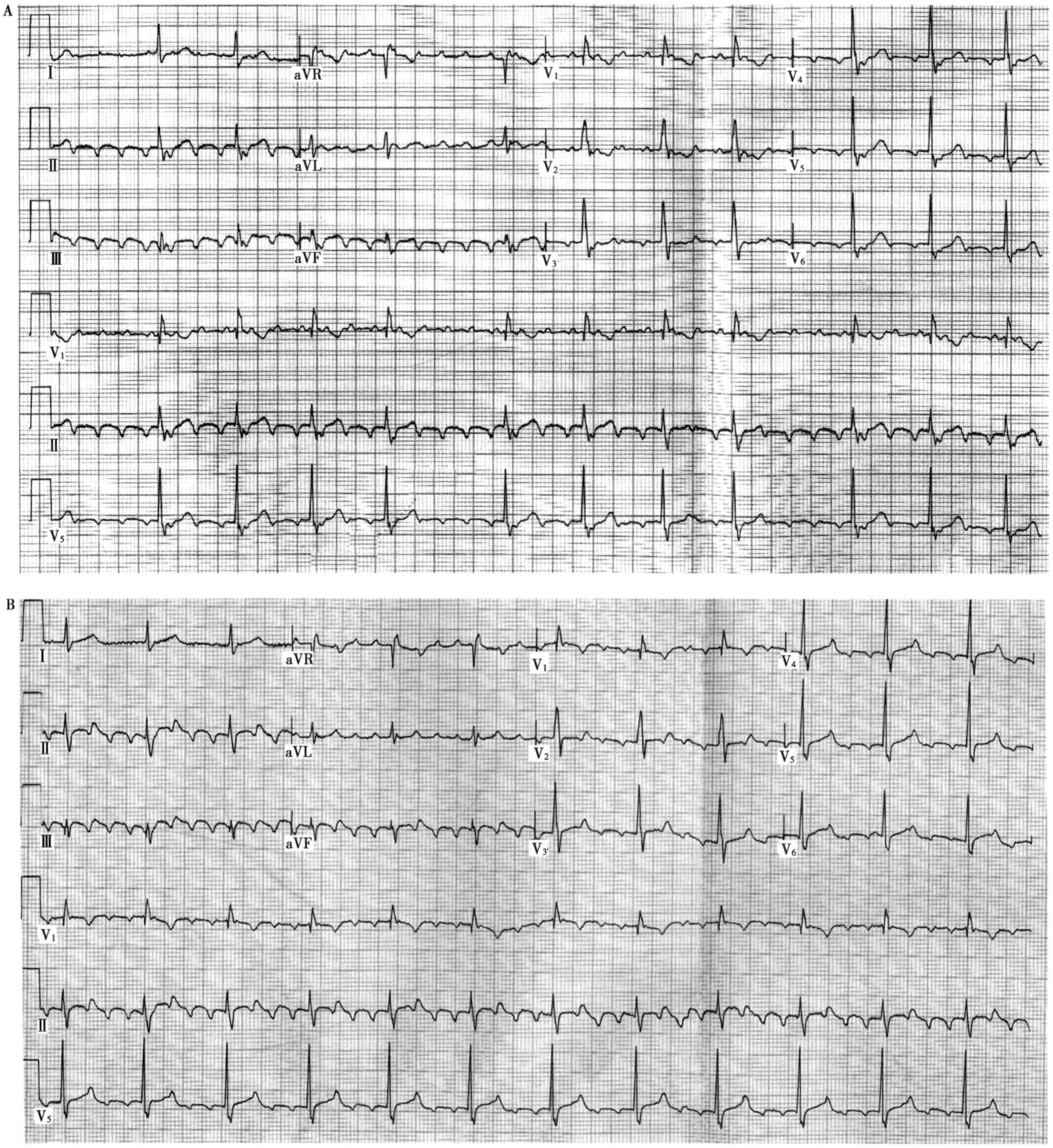

C27-1 典型心房扑动和非典型心房扑动

临床资料:患者,女性,57 岁。因反复心悸,胸闷 1 年,加重一天入院。入院后查胸片,超声心动图正常。**心电图特征**:图 A. p 波消失,代以规则的 F 波。Ⅱ、Ⅲ、aVF 导联上 F 波向下,F 波之间无等电位线。V_1 导联上 F 向上,可见等电位线,F 波频率 206 次/分。呈 3∶1 或 5∶1 房室传导。QRS 波 V_1 导联上呈 qR 型,QRS 间期 0.12s 呈不完全右束支阻滞图形。图 B:同一患者在另一天发生的心悸时描记的心电图。Ⅱ、Ⅲ、aVF 导联上 F 波的形态与图 A 相似,频率相同,但 V_1 导联上 F 波负向。**心电图诊断**:图 A:典型心房扑动;图 B:非典型心房扑动。**讨论**:图 A 的 F 波形态符合呈逆钟向绕三尖瓣环折返的典型心房扑动。图 B 呈Ⅱ、Ⅲ、aVF 导联的 F 波形态亦符合典型心房扑动,但 V_1 导联呈负向,说明是不同于图 A 的非典型心房扑动。经心内电生理检查和射频消融证实,患者是一个双环折返的心房扑动。一个折返环绕三尖瓣环呈逆钟向折返。另一个折返环是绕下腔静脉呈顺钟向折返(从心脏底部看),F 波的形态变化取决于这两个折返环折返的各自速度。如以第一种折返环为主则表现为典型心房扑动;如以第二种折返为主,则表现为不典型心房扑动。

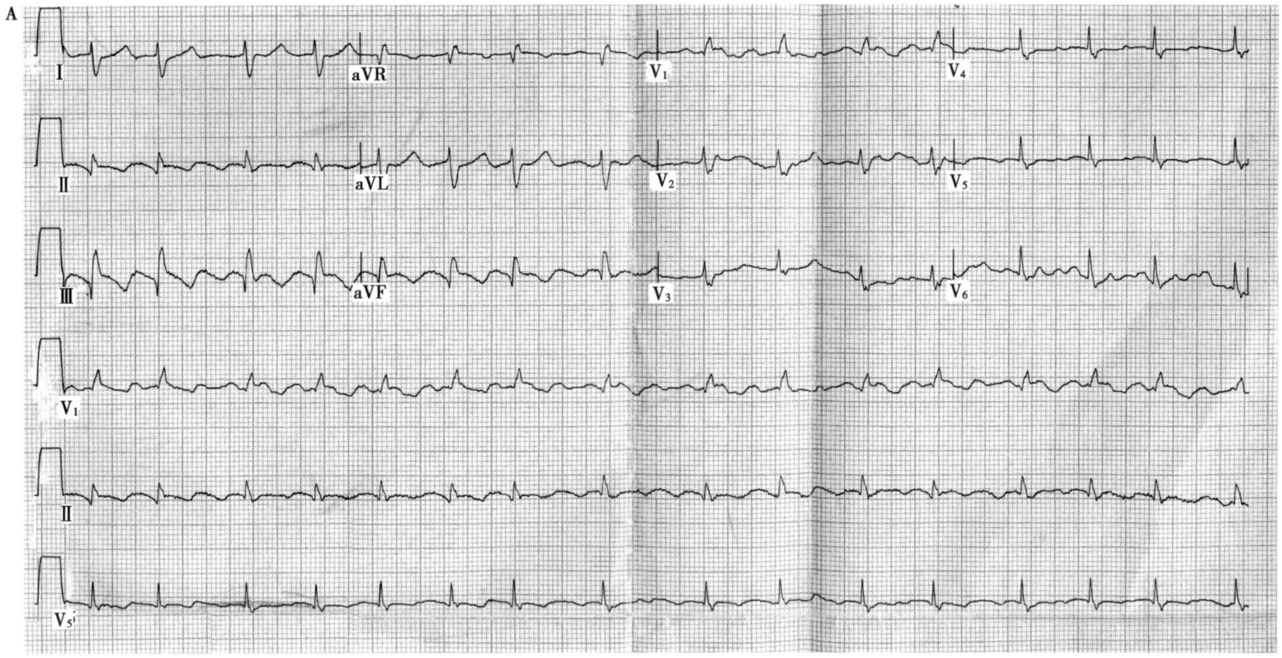

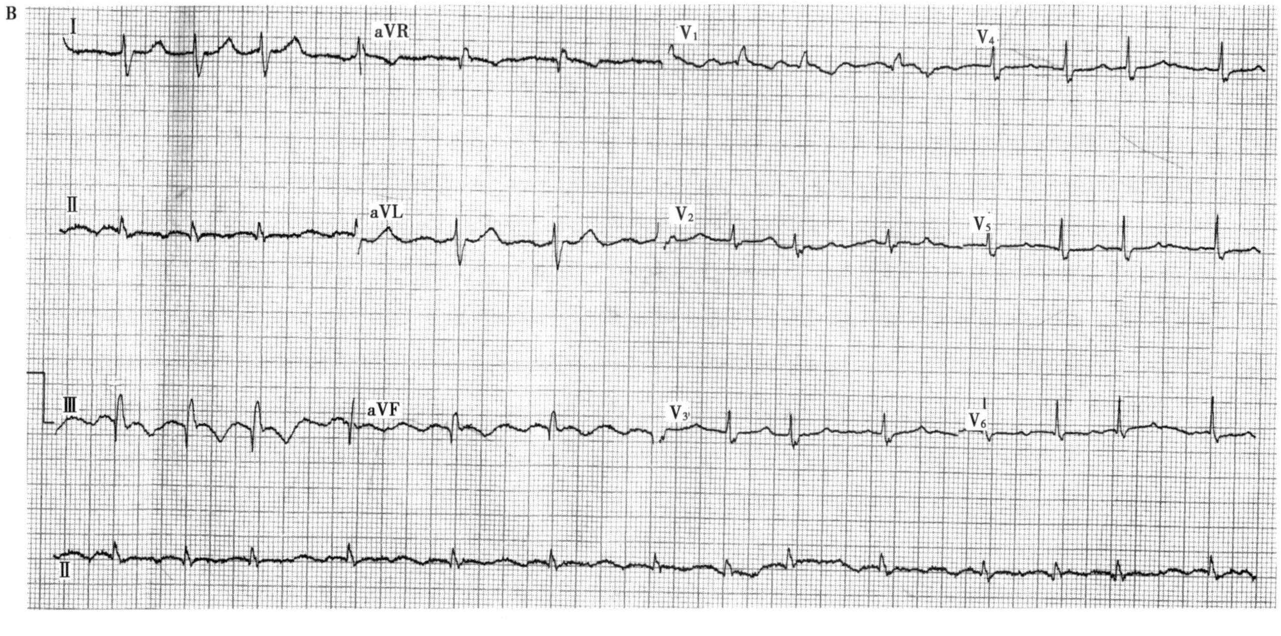

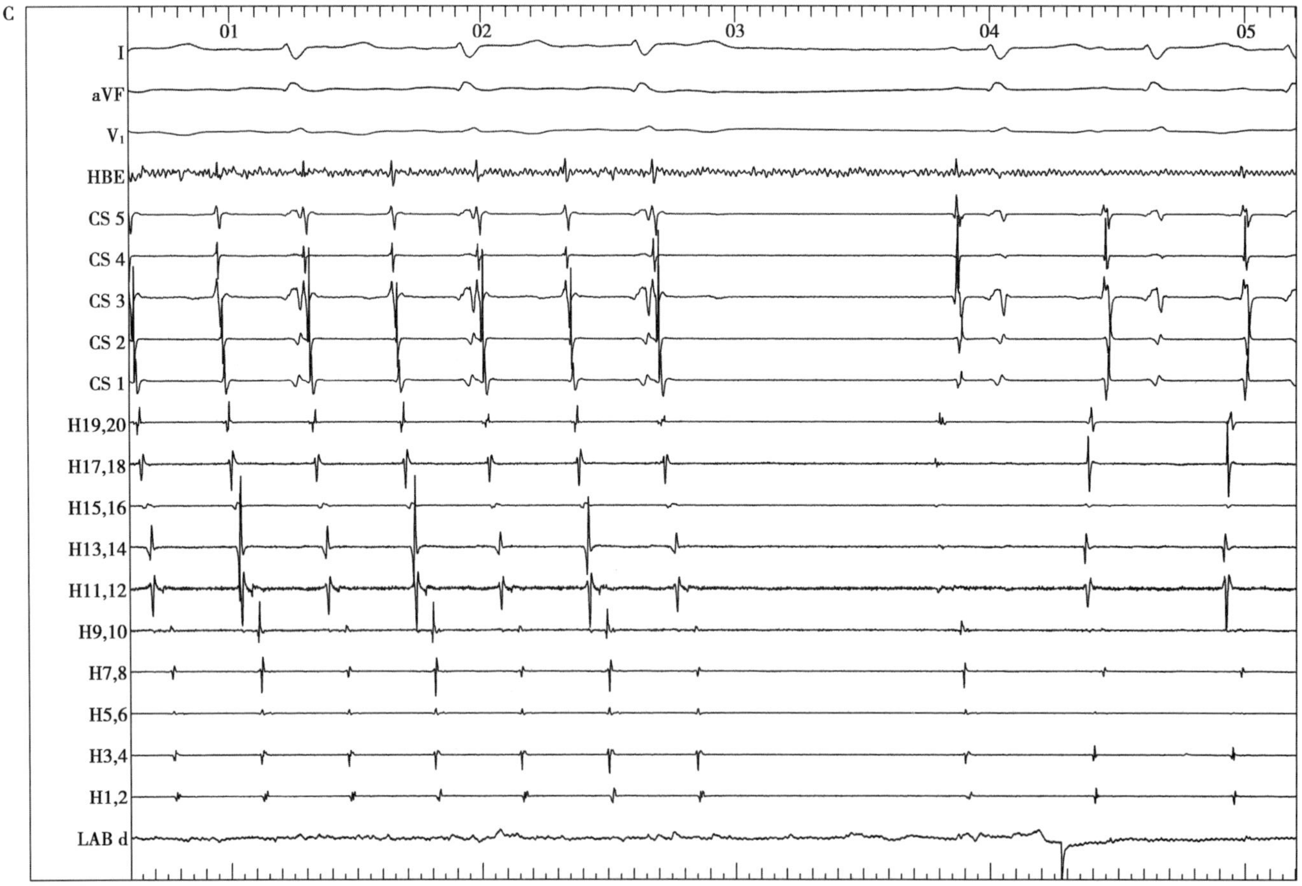

C27-2　先心病，房间隔缺损修补术后心房扑动

临床资料：患者，男性。30 年前因房间隔缺损行修补术，6 年前行三尖瓣下移畸形成形术。半年前开始出现持续性心悸，在当地医院就诊，诊为"心房颤动"、"心房扑动"。**心电图特征：**图 A：心电图上 p 波消失，代之以 F 波，在Ⅱ、Ⅲ、aVF 导联上 F 波负向，下降支平缓，上升支陡直。符合一般典型心房扑动波的特征，但 V_1 导联上 F 波不甚清晰，似乎向上。F 波的频率 240 次/分，PR 间期不规整，一般以 2∶1 或 3∶1 房室传导。图 B：Ⅲ和 aVF 导联上仍可见 F 波，频率相似，Ⅱ导联上 F 波不明显。R-R 间期更不规整。从 0.48s 至 0.80s 不等，貌似心房颤动。图 C：同一患者在行电生理检查和射频消融时记录的心内电图。从沿三尖瓣环放置的 Halo 电极记录的心房扑动激动顺序，符合逆钟向折返的特征，但行 carto 标测发现除绕三尖瓣折返环的折返路径外，心房扑动激动还同时环绕右房外侧的手术瘢痕呈顺钟向折返，在三尖瓣峡部和手术瘢痕和下腔静脉之间行线性消融后心房扑动终止。**心电图诊断：**手术瘢痕相关性心房扑动。**讨论：**该例患者的心房扑动是与房间隔缺损修补术后瘢痕相关的心房扑动，特点是有两个折返环，因体表心电图上 F 波也是出现两种不同 F 波形态的心房扑动，F 波的形态取决于占主导地位的折返环。另外，由于行修补术后，右房外侧形成瘢痕，心房电活动消失，因而也促使发生典型的逆钟向折返性心房扑动时，体表心电图亦不典型。

（潘晓杰　李晓枫　林治湖）

第二十八章

房室交界性心律失常

本章内容提要：

第一节　心电图概论

房室交界性心律失常可起源于交界区任何部位，其机制多为折返，少数是自律性增高。多为主动性心律失常，少数为被动性心律失常。

一、冠状窦心律

冠状窦心律即过去认为起源于冠状窦的心律，它已被异位房性心律（低位房性心律或左房心律）或房室交界性心律所代替。心电图特点是Ⅱ、Ⅲ、aVF 导联 P 波倒置，PR 间期正常（图 28-1）。

二、被动性房室交界性心律失常

（一）房室交界性逸搏

1. 定义　当窦房结自律性降低、窦房阻滞、房室阻滞、过早搏动后的代偿间期过长时，交界区起搏点发出的冲动得以下传，使心室搏动，称为交界性逸搏，这是避免心脏过长停搏的一种保护机制。

2. 发生机制　当窦房结的激动频率低于交界区起搏点的频率或出现房室阻滞时，即可发生交界区逸搏。因此，凡能导致窦性或心室节律减慢的因素都可引起交界区逸搏。常见的原因：①窦房结自律性降低；②窦房阻滞；③房室阻滞；④过早搏动。

3. 心电图表现（图 28-2）

(1) 在一个较长间歇后延迟出现的 QRS 波群。

(2) QRS 波群形态与窦性下传的 QRS 波大致相同或仅有很小变化。

(3) QRS 波群前无窦性 P 波，如果有窦性 P 波，P′R 间期小于 0.10s。

(4) 在 QRS 波群前后可有逆行 P′波，P′R 间期小于 0.12s，RP′间期小于 0.16s。

(二) 房室交界性逸搏心律

1. 定义　房室交界性逸搏连续出现三次或三次以上时，称为房室交界性逸搏心律。

2. 发生机制　继发于持续时间较长的窦性心动过缓、窦性停搏、高度或完全性房室阻滞。

3. 心电图表现(图 28-3)

(1) 无窦性 P 波，或虽有窦性 P 波，但同时伴有高度或完全性房室阻滞，出现三次或三次以上的交界性逸搏。

(2) 心室律在 40～60 次/分。

(3) PR 间期均齐，相差通常小于 0.04s。

4. 鉴别诊断

(1) 与室性心律鉴别：在交界性逸搏心律合并有室内传导阻滞时(右束支、左束支)QRS 波增宽，这时应与窦性心律时的心电图对照，可与室性心律相鉴别。

(2) 与窦性心律鉴别：交界性逸搏心律时的 QRS 波群可紧接于窦性 P 波之后出现，此时易误诊为窦性搏动，但仔细测量其 PR 间期，以鉴别 P 波与 QRS 波群有无下传关系，PR 间期是否＜0.12s。

三、主动性房室交界性心律失常与房室分离

(一) 定义

由于房室交界区内某个节奏点的自律性持续增高，超过窦房结自律性，在较长时间内取代窦房结，而呈加速性交界性心律。当心脏中同时有两个起搏点各自产生激动，在房室结相互之间连续发生干扰现象，造成心房和心室的节律各自独立并存，称房室分离。

(二) 发生机制

1. 由于窦房结的自律性下降或由于交界区的自律性上升，以致窦房结的心率低于房室交界区，房室交界区便不再受窦房结的抑制而自行控制心室。

2. 房室交界区内的激动由于单向阻滞而不能上传，窦房结便以较慢的频率控制心房。

3. 由于房室交界区激动正处在不应期，窦房结激动不能下传心室。

房室分离多见于房室交界区。其原因除阻滞外主要由于干扰所引起。表现形式有持续性与间歇性；完全性和不完全性(主要根据是否伴有心室或心房夺获而定)。

(三) 心电图表现(图 28-4)

1. 交界性激动控制心室，窦房结控制心房，房率≤室率，P 与 QRS 无关系，但 PP 和 RR 间期均固定。

2. 不完全房室分离时，由于心房冲动到达交界区时，正逢交界区未处于不应期，所以激动能下传心室，而产生心室夺获，因此表现出在均齐的 R-R 间期时可见提前出现的 QRS 波群。

3. 窦性心律与加速性交界性心律可交替出现。

(四) 鉴别诊断

与房性异位节律的鉴别要点：房性异位节律时，每一个 QRS 波前均有不同于窦性的 P 波，PR 间期＞0.12s 且不存在房室分离。

四、反复心律

(一) 定义

是由折返运动引起的心律失常。当一个冲动激动心房或心室后，在通过房室结的过程中又重新折返回来再次激动同一心房或心室，也就是说同一心房或心室受同一冲动激动 2 次或 2 次以上，称为反复搏动或回波，

如果连续折返引起一系列反复搏动则形成反复心律或心动过速。

反复搏动依据激动起始部位可分为窦房结或心房起始的反复搏动，房室交界区起始的反复搏动和心室起始的反复搏动三种类型。

（二）发生机制

解剖或功能上不同径路具有不同程度的不应性或存在单向阻滞，这是产生反复搏动的基础，反复搏动最常见部位是房室交界区，由于房室结内传导速度较慢，细胞群之间的不应期也有很大差异，当过早的激动传入房室结上部时，在不应期较长的细胞群受阻（单向阻滞），而在不应期较短且已部分恢复应激性的房室结纤维中通过。

由交界区起搏点发出的激动一方面下传心室，引起一个 QRS 波，另一方面激动缓慢的通过抑制较轻的交界区逆传到心房，产生逆行 P 波。在逆行上传通过交界区的过程中激动又折返回来，通过受抑制较重的交界区（单向阻滞区），再次激动心室，引起第二个 QRS 波，这一组搏动即为交界区反复搏动。同理可推论窦性、房性和室性反复搏动。

（三）心电图表现

1. 心房起源的反复搏动表现为 P-QRS-P 图形，第一个 P 波是房性期前收缩而 PR 间期延长，第二个 P 波为心房回波为逆传的，后面可能出现一个心室回波，也可能诱发反复性的心动过速。

2. 交界区的反复激动心电图表现为 QRS-P-QRS 形式，第一个 QRS 是交界性激动，P 波为逆传的心房回波，在Ⅱ、Ⅲ、aVF 导联 P 波倒置，RP 间期>0.20s，第二个 QRS 是反复心律，从逆行 P 到 QRS 波的 PR 间期常延长，QRS 波与正常的 QRS 波基本相同，有时会出现室内差异性传导（图 28-5）。

3. 心室起源的反复激动的心电图表现为 QRS-P-QRS 形式，第一个 QRS 是室性激动因此 QRS 增宽，P 波来自逆行的心房夺获且 RP 间期延长，第二个 QRS 是反复心律，QRS 波形态正常，除非有室内差异性传导。

（四）诊断要点

诊断反复心律要注意在两个 QRS 波之间的 P 波是否是逆传的，这个 P 波发生的时间与窦性 P 波的节律不同。

五、逸搏-夺获性搏动

（一）定义

逸搏性 QRS 之后接踵出现的窦性激动，在窦性搏动与逸搏的关系中，交界性逸搏后的激动下传的 QRS 波群较逸搏周期提前出现，称为逸搏——夺获性搏动。

（二）发生机制

1. 引起逸搏夺获的常见原因有高度房室阻滞或窦房阻滞、3∶2 房室阻滞或 3∶2 窦房阻滞，以及下传的房性期前收缩等。

2. 上述情况在一个交界性逸搏后，窦性激动传导到心房产生正常的窦性 P 波并能下传心室，引起 QRS 波群。

（三）心电图表现

1. 在两个逸搏中夹有一个提前出现 P-QRS-T。

2. PR 间期>0.12s。

3. PP 间隔与窦性周期一致。

（四）鉴别诊断

主要与反复搏动鉴别。

1. 逸搏夺获二联律中两个 QRS 波之间的 P 波为直立的窦性 P 波，而非倒置的逆传性 P 波，PP 间隔与窦的 PP 间隔一致。

2. 在反复搏动中，两个 QRS 波中间为倒置的逆行 P 波，该逆行 P 波与其前后 PP 间隔的形态不同。

第二节 图　谱

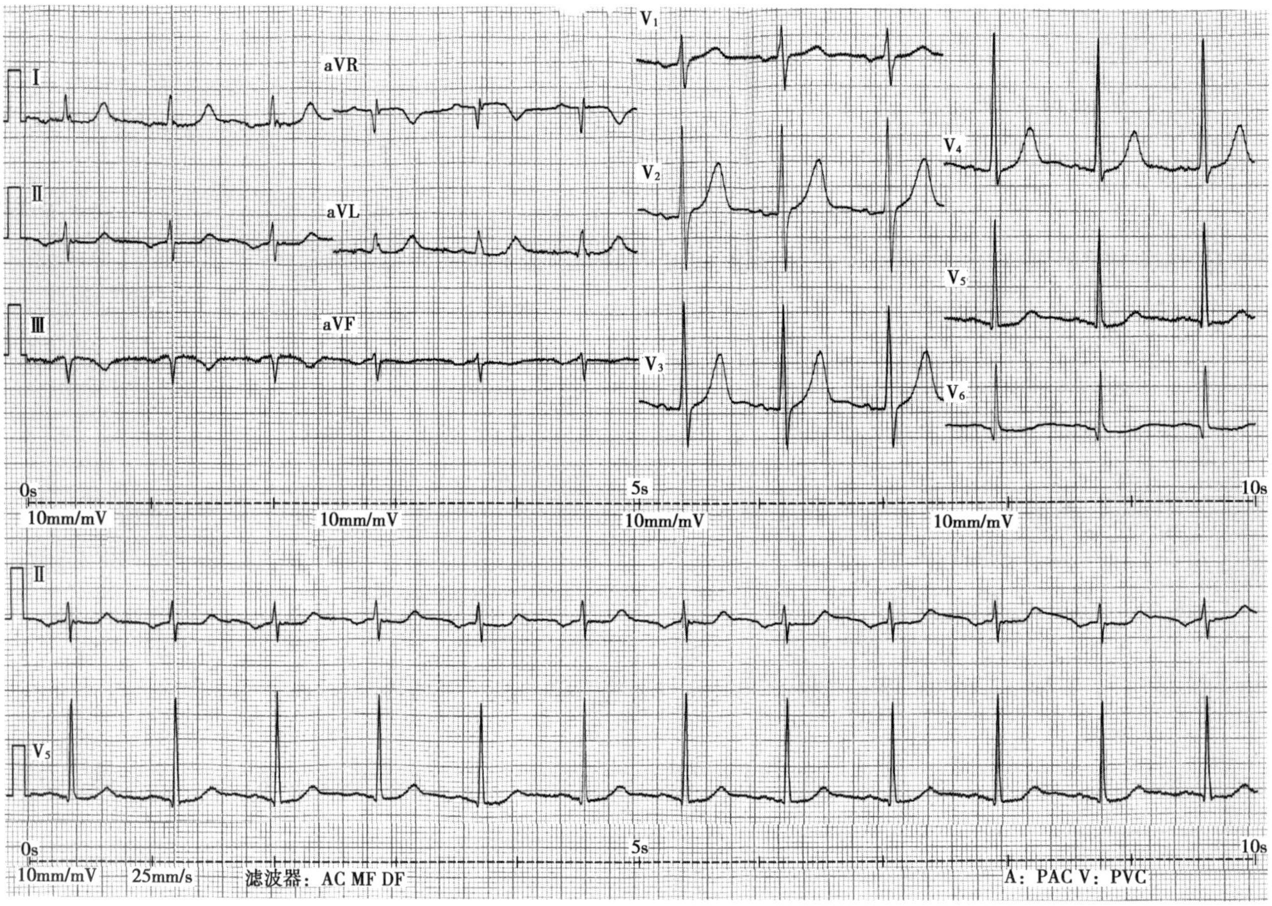

图 28-1　加速性房性心律

临床资料：患者，男性，41 岁，血压 169/90 mmHg。正常体检，一般情况佳，心率 60 次/分，未闻及病理杂音，心脏 X 线及超声检查结果正常。**心电图特征：**P′波Ⅰ、Ⅱ、Ⅲ、AVF 呈倒置，V_1 呈正负双向，AVR 呈正向，P′P′间期为 0.84s，频率为 71 次/分，P′R 间期 0.18s，QRS 波形态正常，ST 段 V_5V_6 略压低，T 波 V_6 低平。**心电图诊断：**①异位心律；②加速性房性心律；③ST-T 改变。**鉴别诊断：**与窦-房游走性心律鉴别。窦-房游走性心律的起搏点在窦房结与心房间游走，心电图表现为窦性 P 波逐渐过渡到房性 P′波，之后又从房性 P′波逐渐转为窦性 P 波。窦性 P 波频率较快，而房性 P′波频率较慢。**讨论：**此图的患者为中年男性，身体状况良好，图中只表现为加速性房性心律，未见窦性搏动，说明窦房结自律性降低。这种图形部分见于器质性心脏病，如冠心病，病态窦房结综合征等，部分则无器质性心脏病，ST-T 的轻度改变考虑为高血压所致。

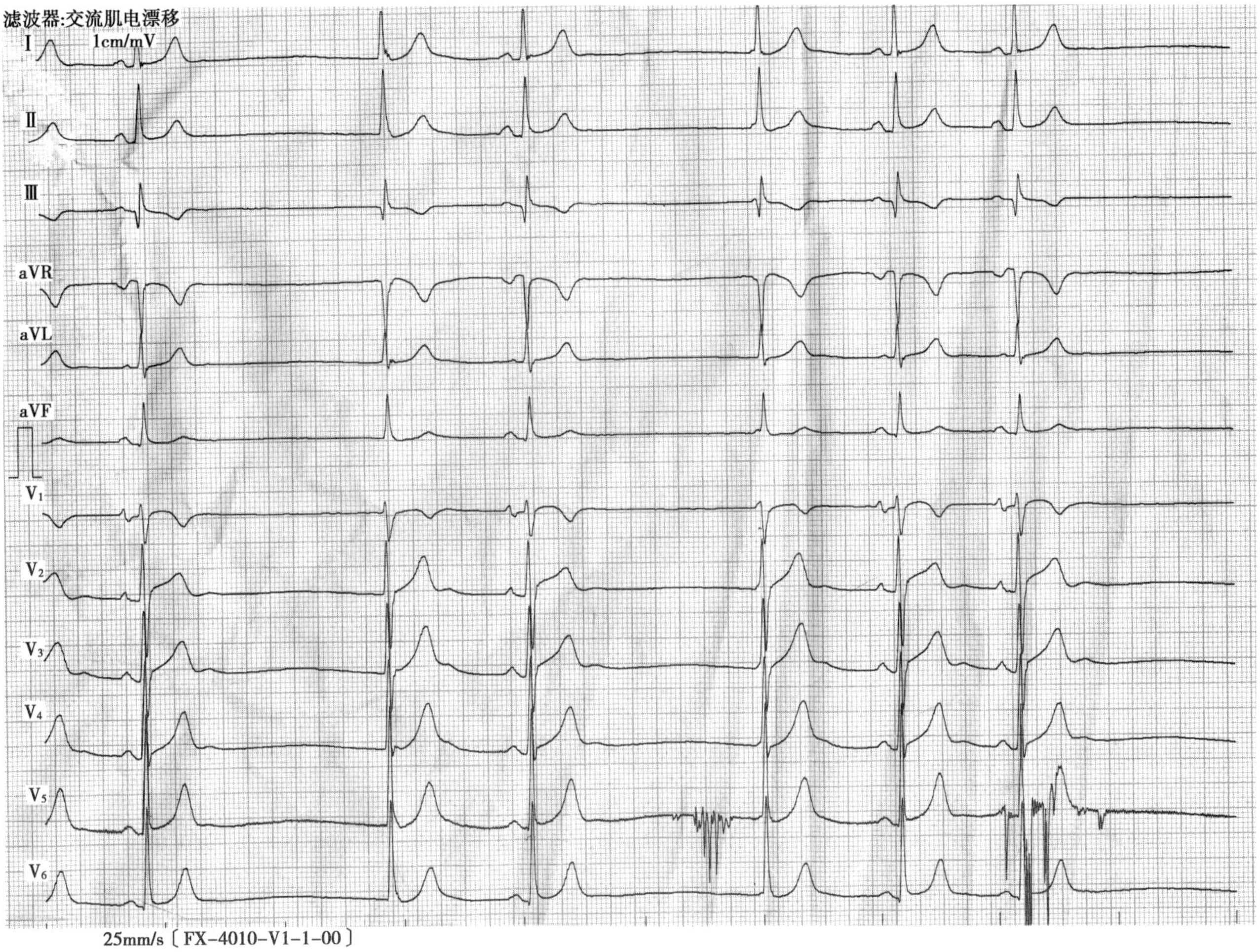

图 28-2　窦性心律，Ⅱ度Ⅱ型窦房阻滞，交界性逸搏

临床资料：患者，男性，70 岁，临床诊断为冠心病，糖尿病。**心电图特征：**图中基本 PP 间期为 1.0s，频率为 60 次/分，P_2，P_4 延迟出现，长 PP(P_1P_2)，(P_3P_4)间期为 2.0s，为基本 PP 间期的 2 倍，R_2，R_4 延迟出现，QRS 波形态正常，QRS 中有窦 P 重叠，延迟出现的周期(R_1R_2)，(R_3R_4)为 2.0s。**心电图诊断：**窦性心律，二度Ⅱ型窦房阻滞，交界性逸搏。**鉴别诊断：**交界性逸搏的 QRS 波当合并有室内差异传导或伴有左或右束支阻滞时，QRS 波形态增宽或畸形，应与室性逸搏鉴别；二度Ⅱ型窦房阻滞应与窦性停搏，窦性心动过缓伴不齐鉴别。**讨论：**本例 长 PP 间期是窦性基本周期的 2 倍，属二度Ⅱ型窦房阻滞。是由于窦房交界区的绝对不应期病理性延长所致，R_2，R_4 延迟出现，QRS 中虽有 P 波显现，但与 QRS 基本重叠，表明 P 与 QRS 无关，为房室交界性逸搏。

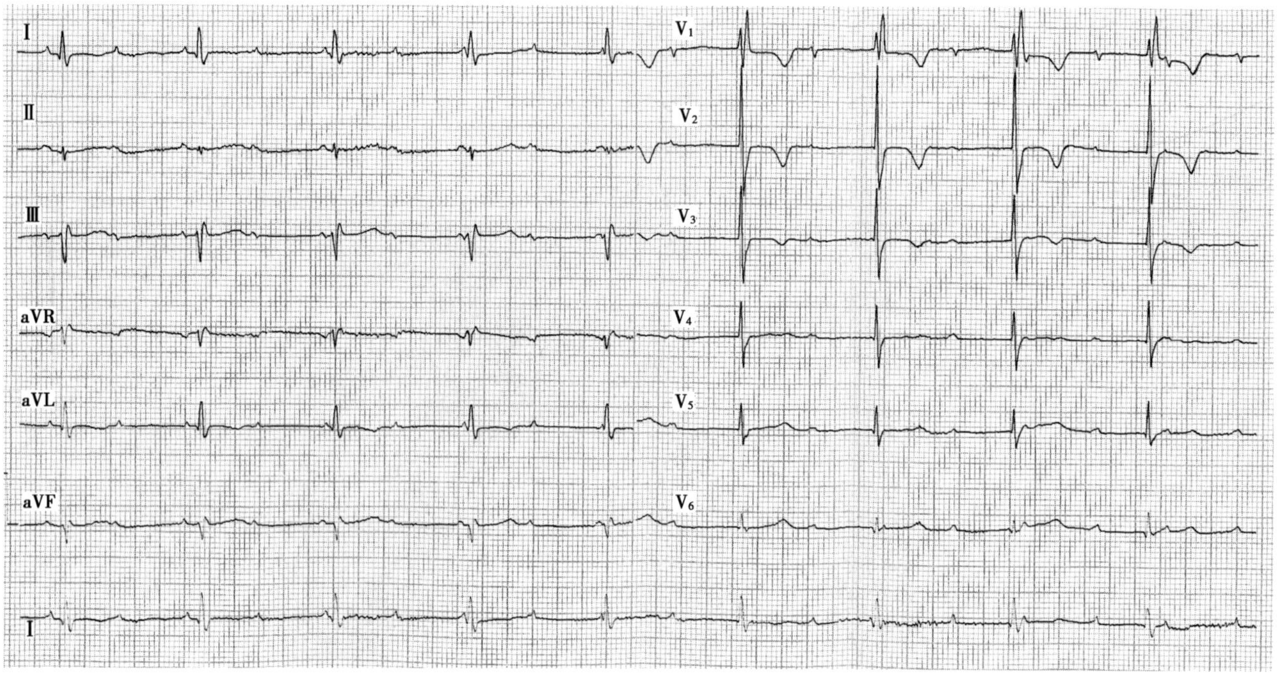

图 28-3　Ⅲ度房室阻滞，交界性逸搏伴不完全右束支阻滞

临床资料：患者，女性，16 岁，临床诊断为心肌炎。**心电图特征：**PP 齐，RR 均齐，P 与 R 无传导关系，PP 频率大于 RR 频率。PP 为 104 次/分，RR 频率为 54 次/分，QRS 波终末部粗钝，V_1 呈 rsR′型，QRS 时限≤0.12s。**心电图诊断：**①窦性心律＋异位心律；②Ⅲ度房室阻滞；③交界性逸搏心律；④不完全右束支阻滞。**讨论：**Ⅲ度房室阻滞是指室上性激动不能下传心室，房室传导完全分离，心室激动来自阻滞部位以下的房室交界区或心室，心室率通常在 40 次/分左右，阻滞区位于房室结内，逸搏性心律通常起源于房室结下部或希氏束上段，心室率 40～55 次/分，QRS 波群呈右束支阻滞图形，但时限≤0.12s，所以考虑心室律为交界性逸搏伴不完全性右束支传导阻滞，而不是室性逸搏心律。

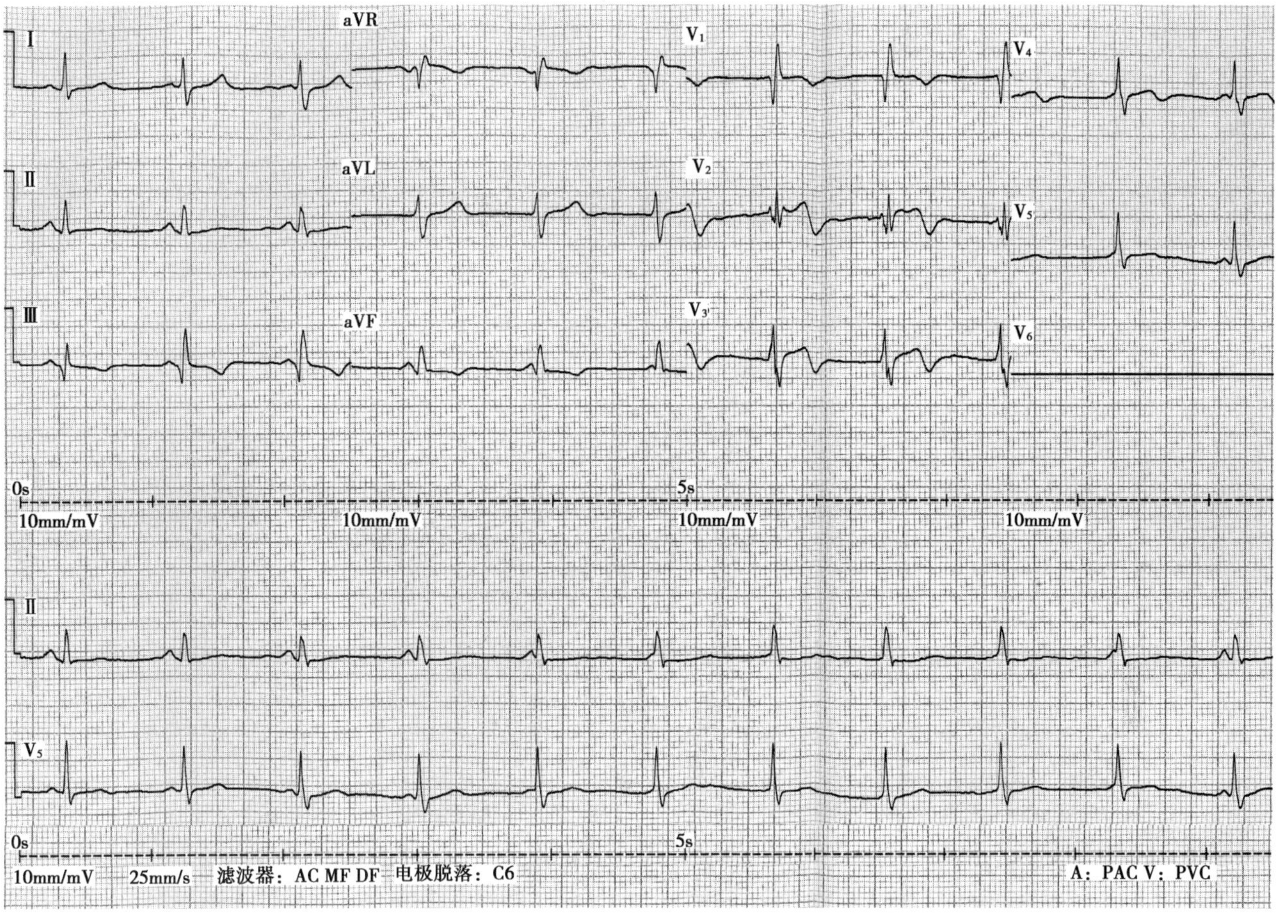

图 28-4 加速性交界性心动过速，急性前壁心肌梗死

临床资料：患者，男性，42 岁，活动后心悸半年，症状加重并伴有胸疼，憋气 5 天，急诊以冠心病，急性前壁心肌梗死，心律失常，高血压病收入院。**心电图特征：**窦性 P 波规则发生，频率 70 次/分，PP 略有不齐，RR 均齐，心室频率 71 次/分，部分 QRS 波群与 P 波无传导关系，PR 间期逐渐缩短直到 P 与 QRS 重叠，QRS 在 V_1 呈 QR 型，V_2 呈 rsRs′r′型，r 波纤细，ST 段在 V_1～V_4 抬高，T 波在Ⅱ、V_5 低平，Ⅲ、aVF、V_1～V_3 倒置。**心电图诊断：**①窦性心律；②急性前壁心肌梗死；③加速性交界性心动过速；④不完全性右束支阻滞。**鉴别诊断：**与加速性房性逸搏心律鉴别，加速性房性逸搏心律时，每个 QRS 前均有房性 P′波，且不存在房室分离。**讨论：**本例是由于心肌缺血所引起的心律失常，ST 段在 V_1～V_4 抬高表明心肌正处于前壁心肌梗死的急性缺血期，因此只是 V_1 出现了病理性 Q 波而 V_2～V_4 还未出现，本例图中当窦性频率加快后，加速性房室交界性心律被抑制，加速性交界性心动过速频率加快后，窦性节律被抑制。两个起搏点呈竞争心律，等率时则形成不完全性干扰性房室脱节，前壁心肌梗死患者出现加速性房室交界性心律或交界性心动过速时，提示预后不良。另外，V_1 呈 qR 型，各导联终末支呈粗钝，QRS 波群<0.12s，考虑为不完全性右束支阻滞。

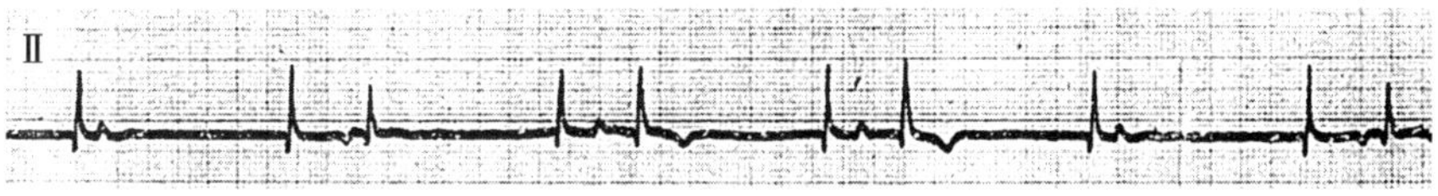

图 28-5 交界性逸搏伴反复搏动，逸搏夺获

临床资料：患者，男性，67 岁，临床诊断为病态窦房结综合征。**心电图特征：**为描记的Ⅱ导联，P 波有两种形态，一种直立，一种为倒置(P_2、P_6)，直立的 P 为窦 P，PP 间隔为 1.48s，P_3、P_4 下传心室 PR 间期 0.22s 略延长为交界区干扰引起，P_1、P_5 在 QRS 之后与 QRS 无关系。倒置的 P_2、P_6 后出现 QRS 波，而形成 QRS-P′-QRS

序列，RP′为 0.40s。**心电图诊断：**①窦性心动过缓；②交界性逸搏及逸搏夺获；③交界性反复搏动。**鉴别诊断：**与反复搏动鉴别。**讨论：**此图中既有逸搏窦性夺获，也有交界性反复搏动，该图中直立的 P 波，都是窦性心动过缓的窦性 P 波，但 $P_{2、6}$ 的 P 波都是倒置，并不下传心室，这是交界区反复搏动，由折返激动引起的。两者不同之处，在于夹在两个 QRS 波群之间的 P 波，直立的为逸搏夺获，倒置的为交界性反复搏动，并非逆传。

第三节 病例思考

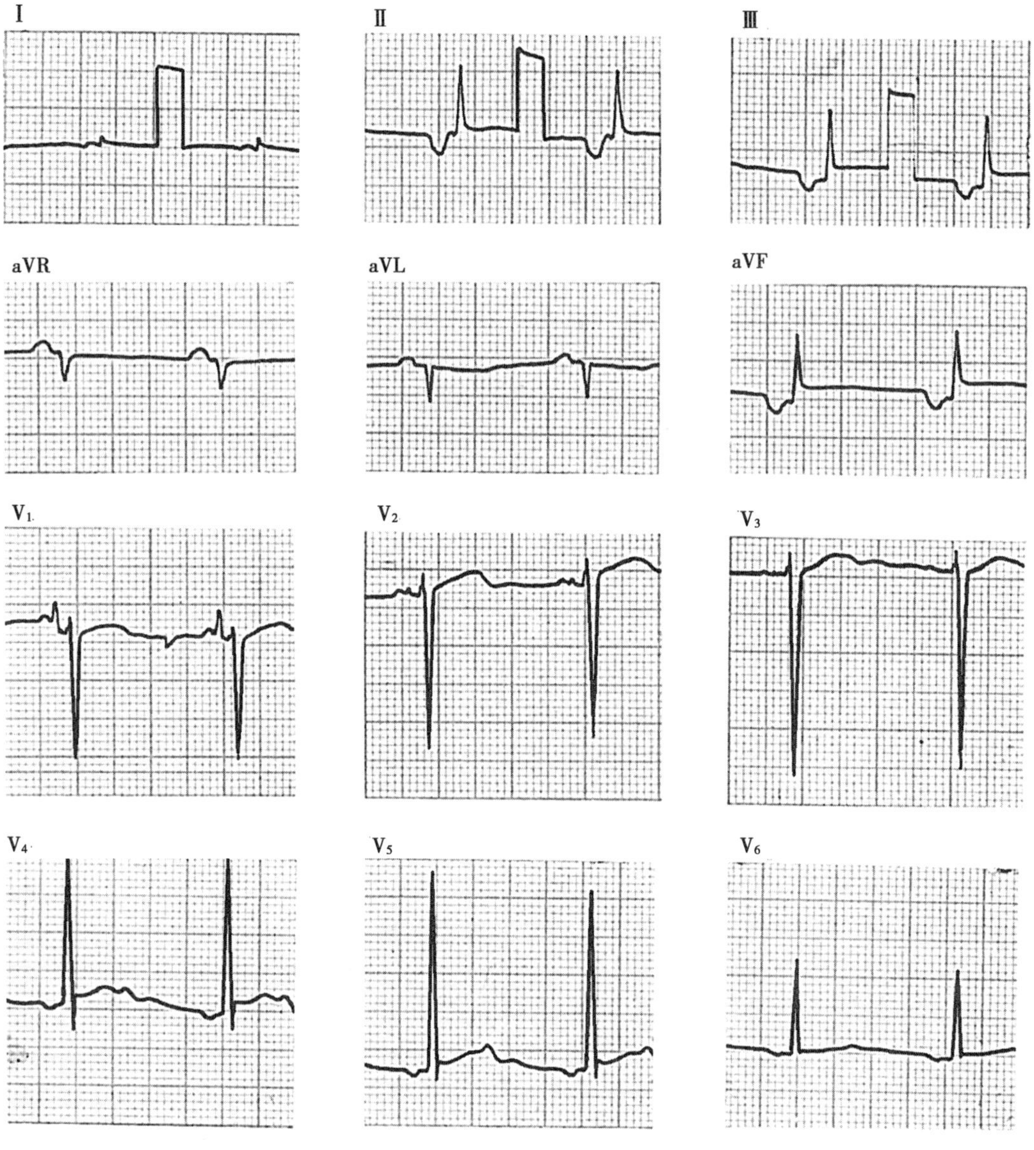

C28-1 房性心律

临床资料：患者，男性，78 岁，既往有高血压病史 10 年。一直服用降压药，临床诊断高血压病。**心电图特征：**P′波Ⅱ、Ⅲ、AVF 倒置，AVR 直立，V_1 呈圆顶角型，P′R 间期 0.16s，P′P′间期为 0.84s，频率为 71 次/分，QRS 波群形态正常，S_{V_1} 振幅 1.6mV，R_{V_5} 振幅 2.5mV，$S_{V_1}+R_{V_5}=4.1mV$，T 波 V_6 低平。**心电图诊断：**①窦性心律；②加速性房性心律；③左室肥厚；④T 波改变。**鉴别诊断：**与窦-房游走性心律鉴别。窦-房游走性心律的起搏点在窦房结与心房间游走，窦性 P 波频率较快，而房性 P′波频率较慢。**讨论：**此图为加速性房性心律，未见窦性搏动，说明窦房结自律性降低。多数患者表现为偶然发生，且持续时间很短，极少患者表现为频繁持续性发生，患者可有心脏病，也可无心脏病。

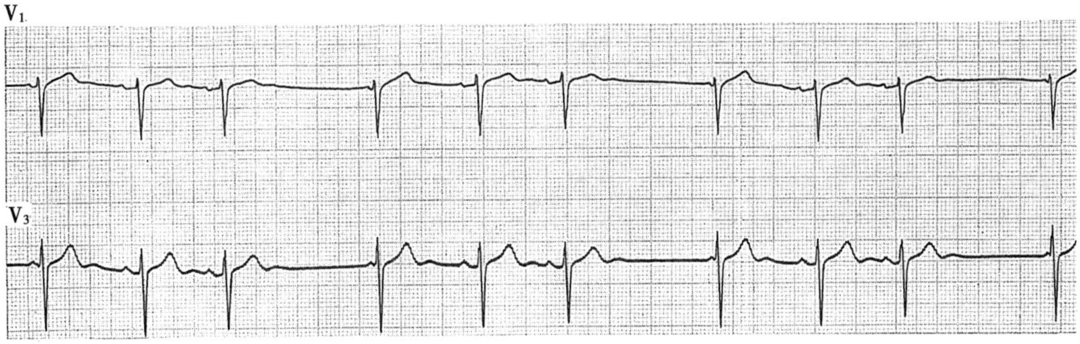

C28-2　窦性心律,二度Ⅰ型窦房阻滞,交界性逸搏

临床资料:患者,女性,26岁,临床诊断为病毒性心肌炎。**心电图特征:**P为窦性形态,频率为60次/分,图自左到右有三组,变化特点见PP逐渐缩短,后出现长PP间期(第一个PP为0.94s,第二个PP为0.80s,第三个长PP为1.56s),长PP间期小于短PP(0.80s)的2倍,PR间期为0.16s,延迟出现的P波PR间期为0.06～0.10s,QRS波形态正常,P波与QRS波群无传导关系。**心电图诊断:**①窦性心律;②二度Ⅰ型窦房阻滞;③交界性逸搏。**鉴别诊断:**交界性逸搏的QRS波当合并有室内差异传导或伴有左或右束支阻滞时,QRS波形态增宽或畸形,应与室性逸搏鉴别,二度Ⅱ型窦房阻滞与窦性停搏,窦性心动过缓伴不齐鉴别。**讨论:**图中为二度Ⅰ型窦房阻滞,窦房传导时间是逐步延长的,直至一次窦性激动不能传入心房,引起一次P-QRS-T波脱落,然后又逐步出现窦房传导延长,以至脱落,周而复始,但因心电图上看不到窦性激动的活动,因而仅能依靠窦到心房传导时间逐次减少来判断。图中延迟出现的QRS波前虽有P波,但PR间期太短,表明P与QRS无传导关系,为房室交界性逸搏。交界性逸搏的QRS波当合并有室内差异性传导或伴有左或右束支阻滞时,QRS形态增宽或畸形,应与室性逸搏鉴别。

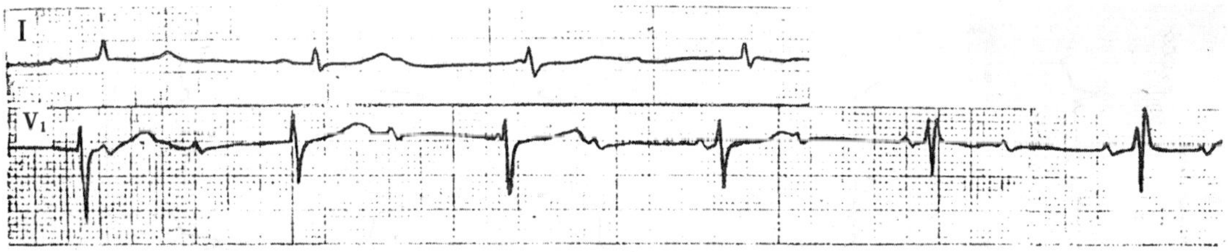

C28-3　三度房室阻滞,交界性逸搏伴右束支阻滞

临床资料:患者,男性,70岁,间歇性头晕,胸闷,心悸,加重2天,临床诊断为高血压。心率失常。**心电图特征:**Ⅰ及V_1导联,P波顺序发生。PP略有不齐,R-R均齐,频率为43次/分,PR间期不恒定,P波与R波无传导关系,PP频率大于R-R频率。Ⅰ导联中R_1呈'r'型,$R_{2\sim4}$呈rs型,其S波呈窄-宽-窄变化,V_1导联中$R_{1\sim4}$呈rS型,S波宽度无变化而深浅略有差异,R_5呈'M'型,R_6呈rsR′型,这种逐渐演变的过程显示了右束支的不应期呈文氏延长。**心电图诊断:**①窦性心律;②三度房室阻滞;③交界性逸搏伴右束支阻滞呈文氏现象。**讨论:**Ⅲ度房室阻滞时,通常难以诊断室内传导阻滞,如自搏心律为宽QRS者,心室率<40次/分,即诊断为室性心律。本例图中,虽然QRS波形态宽窄有明显变化,但R-R频率恒定,证明来源于交界区,交界区自主心律下传心室时,右束支阻滞图形呈文氏现象。

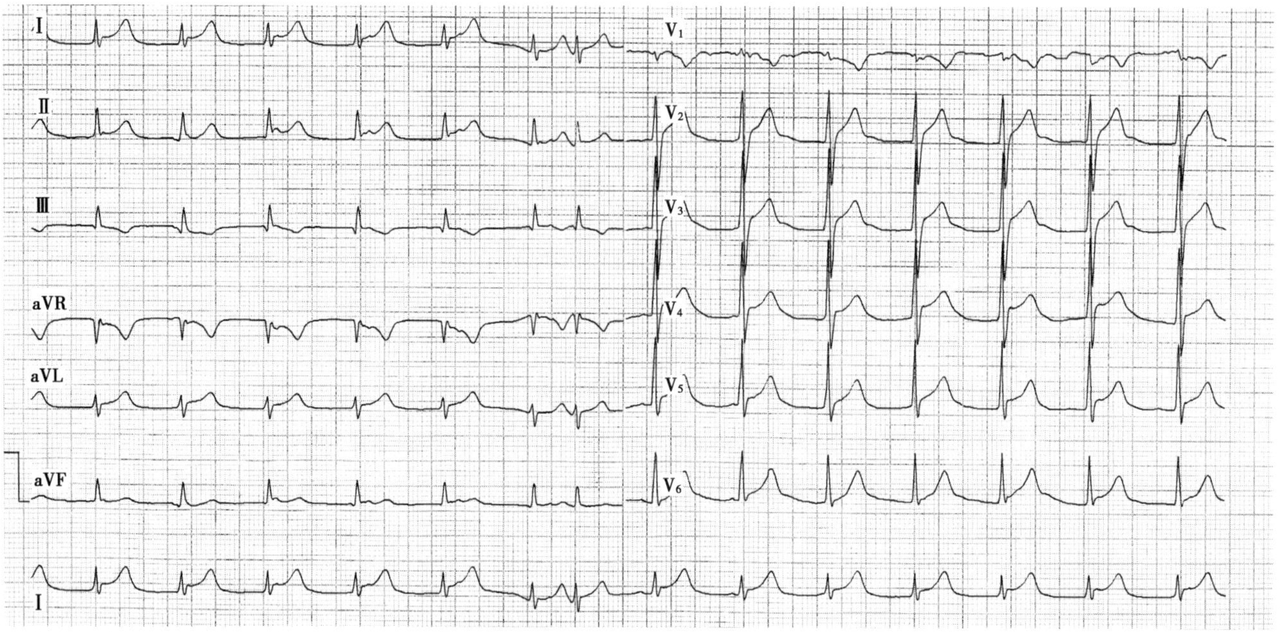

C28-4　加速性房室交界性心律伴干扰性房室脱节

临床资料:患者,女性,23 岁,临床诊断为心肌炎。**心电图特征**:窦性 P 波规则发生,频率 80 次/分,PP 齐,QRS 形态正常,R-R 略有不齐,频率 81 次/分,QRS 与 P 波几乎无传导关系。在肢体导联偶见一窦性 P 下传心室,PR 间期为 0.22s,与 QRS 无关的 P 波落在 QRS 前、后或与 QRS 重合。**心电图诊断**:窦性心律,加速性房室交界性心律伴不完全性干扰性房室分离。**鉴别诊断**:与加速性房性逸搏心律鉴别,加速性房性逸搏心律时,每个 QRS 前均有 P′波,且不存在房室分离。**讨论**:发生加速房室交界性心动过速的机制系房室交界区的起搏细胞自律性轻度增高,超过窦房结和心房异位起搏点自律性而引起。本例图中心室率略快于窦性心律的频率,二者接近,因此出现心房率和心室率双重节律,一种为窦性心律,另一种为加速交界性心动过速,两个起搏点呈现竞争心律,互相干扰,这种情况如持续存在,称为完全性干扰现象。肢导联出现的 P-QRS-T,是由于当窦性激动到达房室结,恰逢交界区已过了不应期,窦性激动能传到心室,产生心室夺获。

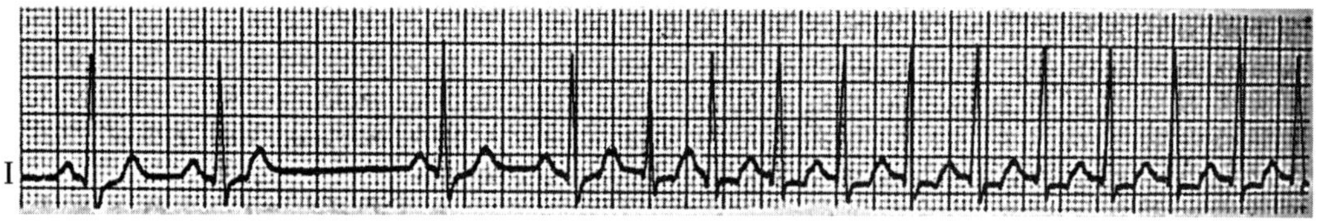

C28-5　房性期前收缩诱发顺向型房室折返性心动过速

临床资料:患者,男性,26 岁,反复心慌,此为一次心慌时的心电图记录。**心电图特征**:C28-5 为连续记录的Ⅰ导联图,第 1～4 个心搏为窦性节律,PR 间期为 0.14s,QRS 形态正常,在第 2 个 QRS 波后见逆传的 P′,为心房回搏,第 4 个心搏的 T 波顶峰上有一个 P′波,其 P′-R 间期无明显延长,同时诱发室上性心动过速,频率为 200 次/分,R-P′间期为 0.13s,QRS 形态正常。**心电图诊断**:①窦性心律;②房性期前收缩诱发顺向型房室折返性心动过速。提示房室间具有左侧传导附加束。**鉴别诊断**:主要是反复搏动与逸搏夺获的鉴别,反复搏动时两 RR 间的 P 波为逆传的,而逸搏夺获时两 RR 间的 P 波为窦性 P 波。**讨论**:顺向型房室折返性心动过速,常为期前收缩诱发,房性期前收缩诱发时 P′-R 间期无明显延长,频率发生在 150～250 次/分,逆传的 P′波大多数可在 QRS 波群后清楚见到,本例图根据发作时Ⅰ导联 P 波的形态及其他特点,符合顺向型房室折返性心动过速。这类阵发性室上性心动过速,患者存在隐匿性附加传导束,这些传导束只能自心室逆传激动至心房,心房激动不能由此下传心室，这是它与预激综合征截然不同之处。所以在窦性心律时，QRS 又不能出现⊿波，只有当室上性心动过速发作时，才出现房室间折返机制。此类折返性心动过速多见于无器质性心脏病的青年患者心动过速时，如Ⅰ导联 P 波倒置，提示传导束位于左侧房室之间。

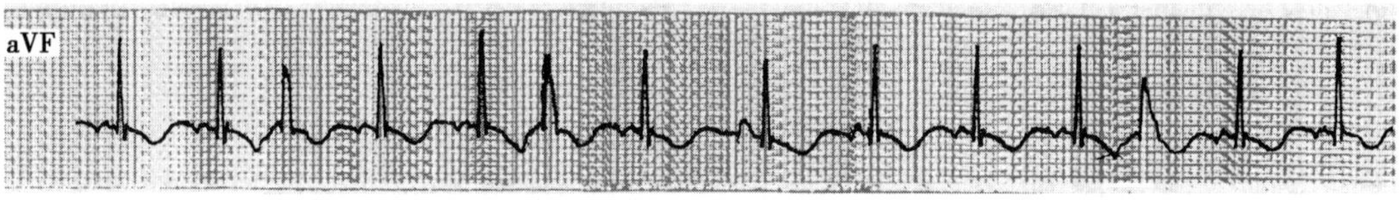

C28-6 加速房室交界性心律伴反复搏动

临床资料：患者，男性，68 岁。因肺心病，肺部感染并发心衰。入院抗心衰治疗，用洋地黄 4 天共 0.825mg，出现心律不齐，描记心电图。**心电图特征**：本图为 aVF 导联，多数 QRS 前有 P′，PR 为 0.11s，基本心律为交界性，偶发直立的 P，PR 为 0.13s，并下传心室。QRS 波可见 3 个略宽变形。其余部分形态正常，RR 间期为 0.34～0.60s，3 个短 R-R 间期为 0.34s，两 QRS 之间可见逆传 P′波，且不在其他 P′序列周期上，RP′大于 0.20s，而形成 QRS-P′-QRS 激动序列，属反复搏动。**心电图诊断**：窦性停搏，加速房室交界性心律伴反复搏动同时伴室内差异性传导。**讨论**：本例的反复搏动是由于洋地黄所引起，这种情况并不少见，洋地黄可加速交界区的自律性，并延长其传导时间，有利于反复心搏的形成。

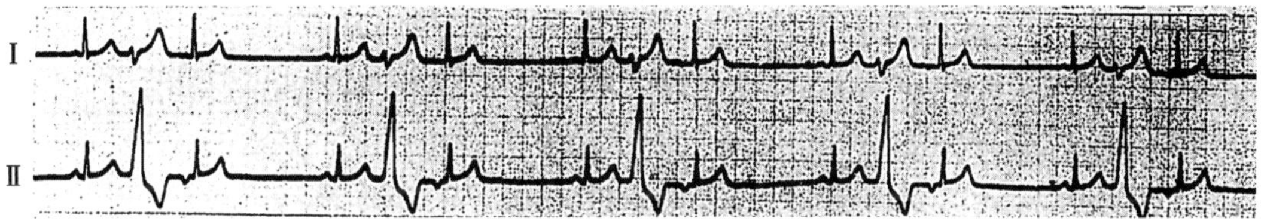

C28-7 室性期前收缩引起的反复搏动

临床资料：患者，女性，65 岁，临床诊断为心律失常，频发室性期前收缩。**心电图特征**：本图记录的Ⅰ、Ⅱ导联，可见窦 P 下传的 QRS 波，PR 间期为 0.14s，PⅠ、Ⅱ直立，QRS 形态正常，同时可见提前出现宽大畸形的 QRS 波，QRS 时间为 0.12s，宽大畸形的 QRS 波后出现一逆传 P′，在Ⅱ导联中呈倒置，之后出现 P′下传的 QRS 波形态正常，而形成 QRS-P′-QRS 激动序列，间隔为 2.2s 左右，窦性 PP 延长。**心电图诊断**：窦性心动过缓，频发室性期前收缩伴反复搏动。**鉴别诊断**：与间位性室性期前收缩鉴别，间位室性期前收缩为室性期前收缩后出现的 P 波为窦性 P 波，而不是逆传 P′波。**讨论**：室性反复搏动是异位心室激动在使心室除极之后，又逆行传入心房，在逆行传导途径中，又通过房室交界区的另一条传导径路折返回来，再次激动心室，引起 QRS-P′-QRS 激动序列，故第一个 QRS 宽大畸形，本例中室性期前收缩逆传 P′出现的时间比窦性 P 波早，而影响了窦性 P 波的发生。

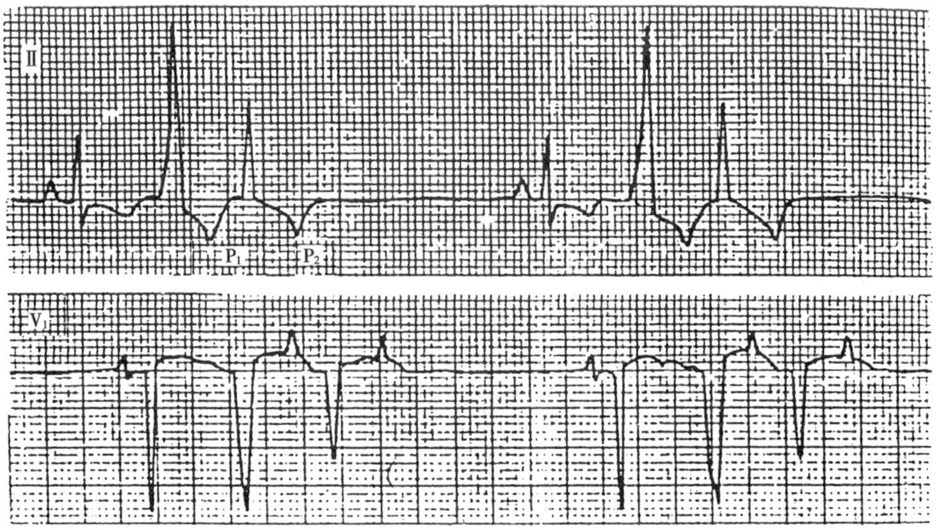

C28-8　室性期前收缩引起的反复搏动

临床资料:患者,男性,80岁,临床诊断为肺心病。**心电图特征:**记录的Ⅱ、V_1导联,可见窦P下传的QRS波,PR间期为0.16s,PⅡ直立,电压为0.35mV,P-QRS-T顺序传导,T波浅倒,为窦性搏动。R_2和R_5宽大畸形,其后见逆行P′波,P′后又跟随着一个呈略变形的QRS波,时限0.10s,随后又有一次心房回波P′2,而形成QRS-P′-QRS-P′的序列,V_1导联与Ⅱ导联一样,V_1的QRS呈QS型。**心电图诊断:**窦性心律,心房扩大,频发室性期前收缩及反复搏动三联律,ST-T改变。**鉴别诊断:**与间位性室性期前收缩鉴别,间位室性期前收缩为室性期前收缩后出现的P波为窦性P波,而不是逆传P′波。**讨论:**室性反复搏动是异位心室激动在使心室除极之后,由于室房逆传,又通过房室交界区的另一条传导径路折返回来,再次激动心室,引起QRS-P′-QRS激动序列,故第一个QRS宽大畸形,本例中室性期前收缩逆传P′出现的时间比窦性P波早,而影响了窦性P波的发生。

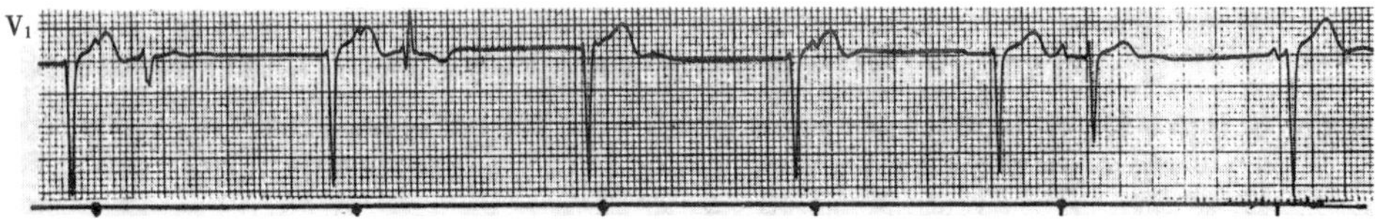

C28-9　交界性逸搏窦夺获

临床资料:患者,女性,40岁,临床诊断为心肌炎后遗症。**心电图特征:**C28-9为V_1导联,PP间隔相差≥0.12s,平均心房率为44次/分,可见3个窦下传的QRS波,PR间期分别为0.28s,0.30s,0.18s,QRS略变形并有差异,其他P波均与QRS无关,P波可在QRS前、后或重合,QRS波形态正常。**心电图诊断:**①窦性心动过缓伴不齐;②交界性逸搏伴窦夺获伴室内差异传导;③干扰性房室脱节。**鉴别诊断:**与反复搏动鉴别。**讨论:**本例图的PR间期与窦夺获及传导的关系可看到第7个QRS的PR间期为0.40s,窦夺获后PR间期正常为0.18s,下传心室的QRS波群正常;第一个QRS的R-P间期为0.20s,窦夺获后下传激动落在交界区相对不应期,PR间期延长为0.28s,下传的QRS波群稍有改变;第三个QRS的R-P间期为0.18s,窦夺获后在交界区传导时间进一步延长为0.30s,下传激动落在右束支相对不应期。QRS波群呈不完全右束支传导阻滞,图形系室内差异性传导。从上述心电图三组所示的传导时间分析,可推论出:R-P间期<0.18s,交界区处于绝对不应期,窦性P波就不能下传心室,反之R-P间期>0.18s,窦性P波就能下传心室。

(孙配玲　侯煜　方丕华)

第二十九章

室上性心动过速

本章内容提要：

第一节　心电图概论

一、房室结折返性心动过速

（一）定义

由于房室结存在两条或两条以上的传导径路，电激动在两条传导径路之间形成折返而导致的室上性心动过速。

（二）机制

房室结存在两条或两条以上的传导径路，即一条快径和一条慢径或多条慢径，激动在两条传导径路之间形成折返，从而形成室上性心动过速。

（三）分型

1. 慢-快型(S-F)　心动过速时，激动由慢径前传、快径逆传形成折返，形成典型的慢-快型房室结折返性心动过速。心动过速时心电图上呈 RP′<P′R 间期(图 29-1A，图 29-2B)。

2. 快-慢型(F-S)　心动过速时，激动由快径前传、慢快径逆传形成折返，形成快-慢型房室结折返性心动过速。心动过速时心电图上呈 RP′>P′R 间期(图 29-1B，图 29-3)。

3. 慢-慢型(S-S)　患者有两条或两条以上慢径，心动过速时，激动由一条慢径前传、由另一条慢径逆传，形成慢-慢型房室结折返性心动过速。这型临床很少见，心动过速时心电图特征与快-慢型一样，呈 RP′>P′R 间期。只有行电生理检查才能鉴别快-慢型和慢-慢型(图 29-1C，图 29-4)。

（四）重要概念

1. 快径　在房室结折返性心动过速的患者，房室交界区中传导速度较快、有效不应期长的径路称为快径。

2. 慢径　在房室结折返性心动过速的患者，房室交界区中传导速度较慢、有效不应期短的径路称为慢径。

3. 功能性束支阻滞　左右束支本身并无病变，但在室上性心动过速时，由于室上性心动过速时心率较快，室上性搏动传至相关束支时，刚好遇到该束支的不应期，从而出现该束支阻滞的心电图图形，这种因心率变化而引起的束支阻滞的心电图变化称之为功能性束支阻滞。

4. 逆传 P′波　心动过速时，心室激动经过正常的房室传导系统或异常的房室旁路，逆向传导至心房，使心房激动而产生心房波称之为逆传 P′波。

5. 假 q 波、假 s 波和假 r 波　房室结折返性心动过速时，由于其折返环位于交界区内，心房和心室的激动并无先后的顺序关系，因而，逆传 P′波可位于 QRS 波群之前、之中或之后。如心动过速时逆传 P′波位于 QRS 波群之前，则使窦性心律时并无 q 波的 QRS 波群前面出现"q"波(多见于下壁导联)，如逆传 P′波位于 QRS 波群之后，则使窦性心律时并无 r 波的 QRS 波群之后出现"r"波(多见于 V_1 导联)或使窦性心律时并无 s 波的 QRS 波群之后出现"s"波(多见于下壁导联)，这种心动过速时逆传 P′波所致的"q"波、"s"波和"r"波称为假 q 波、假 s 波和假 r 波(图 29-5)。这是诊断房室结折返性心动过速的重要的心电图特征。

(五) 心电图表现和诊断要点

1. 心率 135～230 次/分；

2. 心动过速时 QRS 波群形态呈室上性；

3. P′波可位于 QRS 波群之前或之后，出现假 q 波、假 S 波或假 r 波；P′波也可位于 QRS 波群之中，心动过速时见不到逆传 P′波。

(六) 主要鉴别诊断

1. 房室折返性心动过速　房室折返性心动过速也是典型的室上性心动过速之一，两者在心电图上的主要区别是房室结折返性心动过速的 RP′间期较短，＜70ms，V_1 导联有假 r′或 Ⅱ、Ⅲ 导联有假 q 波或假 s 波。而房室折返性心动过速的 RP′间期较长，＞70ms(图 29-6)。

2. 房性心动过速　与典型的房室结折返性心动过速(慢-快型)不同，房性心动过速的 RP′＞P′R 间期，但不典型的房室结折返性心动过速(快-慢型或慢-慢型)也表现为 RP′＞P′R 间期，两者只能靠电生理检查才能准确鉴别(图 29-7)。

3. 永久性交界性心动过速　永久性交界性心动过速和房性心动过速一样，RP′＞P′R 间期，与典型的房室结折返性心动过速不难鉴别。但与不典型的房室结折返性心动过速的鉴别也需要电生理检查(图 29-8)。

二、房室折返性心动过速

(一) 定义

由正常房室传导系统和房室旁路折返形成的心动过速，称为房室折返性心动过速。

(二) 机制

由正常房室传导系统和房室旁路形成折返途径，心房和心室均为折返环的一部分。一般来说，旁路的传导速度较房室结快。心动过速常常由房性期前收缩或室性期前收缩引起，期前收缩时，如恰遇折返径路中的一支正处于不应期，该期前收缩的冲动不能通过该径路下传，由另一侧径路缓慢传导，当时间延长到该径路脱离不应期，激动便沿该径路逆向传导，从而诱发折返性心动过速。

(三) 分型

1. 顺传型房室折返性心动过速　指激动由正常传导系统前传，由旁路逆传形成的室上性心动过速，一般为窄 QRS 波群心动过速(图 29-9)。

2. 逆传型房室折返性心动过速　指激动由旁路前传，由正常传导系统逆传形成的室上性心动过速，一般为宽 QRS 波群心动过速(图 29-10)。

3. 持续性交界区折返性心动过速　是一种特殊的房室折返性心动过速，多发生于儿童及青少年，心动过速常持续发作。旁路多位于后间隔，一般只有逆传功能，具有房室结样递减传导特性。

4. 房束旁路(Mahaim 纤维)参与的心动过速　是另一种特殊的房室折返性心动过速，此种旁路主要是房束旁路纤维，起于右心房，经三尖瓣环，终止于右心室右束支远端和(或)其周围的心室肌。旁路具有类房室结样特性，传导缓慢，呈递减性传导，只有前传功能而没有逆传功能。

(四) 重要概念

1. 隐匿性旁路　仅有逆向传导功能，无前向传导的旁路称为隐匿性旁路，临床上只有在房室折返性心动过速时才能证明其存在。

2. 显性旁路　指具有前向传导功能，在体表心电图上显示预激波的旁路。一般旁路具有双向传导功能，所以同一旁路在临床上可出现顺传型和逆传型房室折返性心动过速。少数显性旁路也可无逆传功能。

3. 隐型预激　平时心电图正常，只是在一定条件下才显示出预激图形，旁路有前向传导功能。该类旁路的不应期往往比房室结不应期长，只有当房室结受各种原因影响使传导减慢或旁路传导加速时，旁路的前传功能才显现出来。

4. 多条旁路　指相距 2cm 以上、数目多于两条的旁路。

(五) 心电图表现和诊断要点

1. 顺传型房室折返性心动过速的心电图表现和诊断要点：

(1) QRS 波群正常，频率 150～250 次/分；

(2) RP′间期>70ms，且 RP′间期常<P′R 间期；

(3) 心动过速伴有功能性束支阻滞时，若 R-R 间期较正常 QRS 波群延长 35ms 以上，提示旁路位于束支阻滞同侧(图 29-11)。

2. 逆传型房室折返性心动过速：

(1) 频率 150～250 次/分；

(2) QRS 波群宽大畸形呈完全预激图形，δ 波方向和 QRS 波群形态与窦性心律时预激心电图相似；但心动过速时，激动完全通过旁路前传，所以预激表现最充分，预激波和 QRS 波群比窦性心律时更明显和更宽大。

(3) P′R 间期常很短，RP′间期>P′R 间期；

3. 持续性交界区折返性心动过速：

(1) 窦性心律时心电图正常；

(2) 心动过速频率 100～200 次/分；

(3) 心动过速时呈窄 QRS 波群，与短阵性窦性心律交替出现，且反复发作；

(4) 心动过速时Ⅱ、Ⅲ、aVF、V_4～V_6 导联逆传 P′波呈负向；

(5) RP′间期>P′R 间期；

4. 房束旁路(Mahaim 纤维)参与的心动过速：

(1) 窦性心律时，QRS 波群呈频率依赖性左束支传导阻滞图形：V_1 导联 QRS 波群呈 rS 型，电轴左偏，胸前导联移行慢；

(2) PR 间期正常或延长；

(3) 心动过速时呈左束支阻滞图形的宽 QRS 心动过速；

(六) 主要鉴别诊断

1. 房室结折返性心动过速　V_1 导联有假 r 波或Ⅱ、Ⅲ导联有假 q 波或假 s 波，RP′一般<70ms，支持房室结折返性心动过速。顺传型房室折返性心动过速一般 RP′间期>70ms，且 RP′间期常<P′R 间期。

2. 室性心动过速　逆向型房室折返性心动过速呈宽 QRS 波群心动过速，需要和室性心动过速鉴别。逆向型房室折返性心动过速在窦性心律时心电图一般有预激波图形。室性心动过速时可见房室分离、室性融合波，胸前 V_1～V_6 导联 QRS 波群主波均为正向波或负向波。

第二节 图 谱

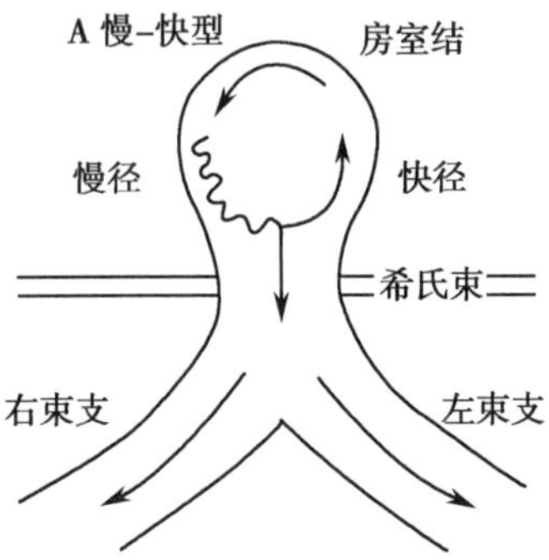

图 29-1 各型房室结折返性心动过速的分类示意图

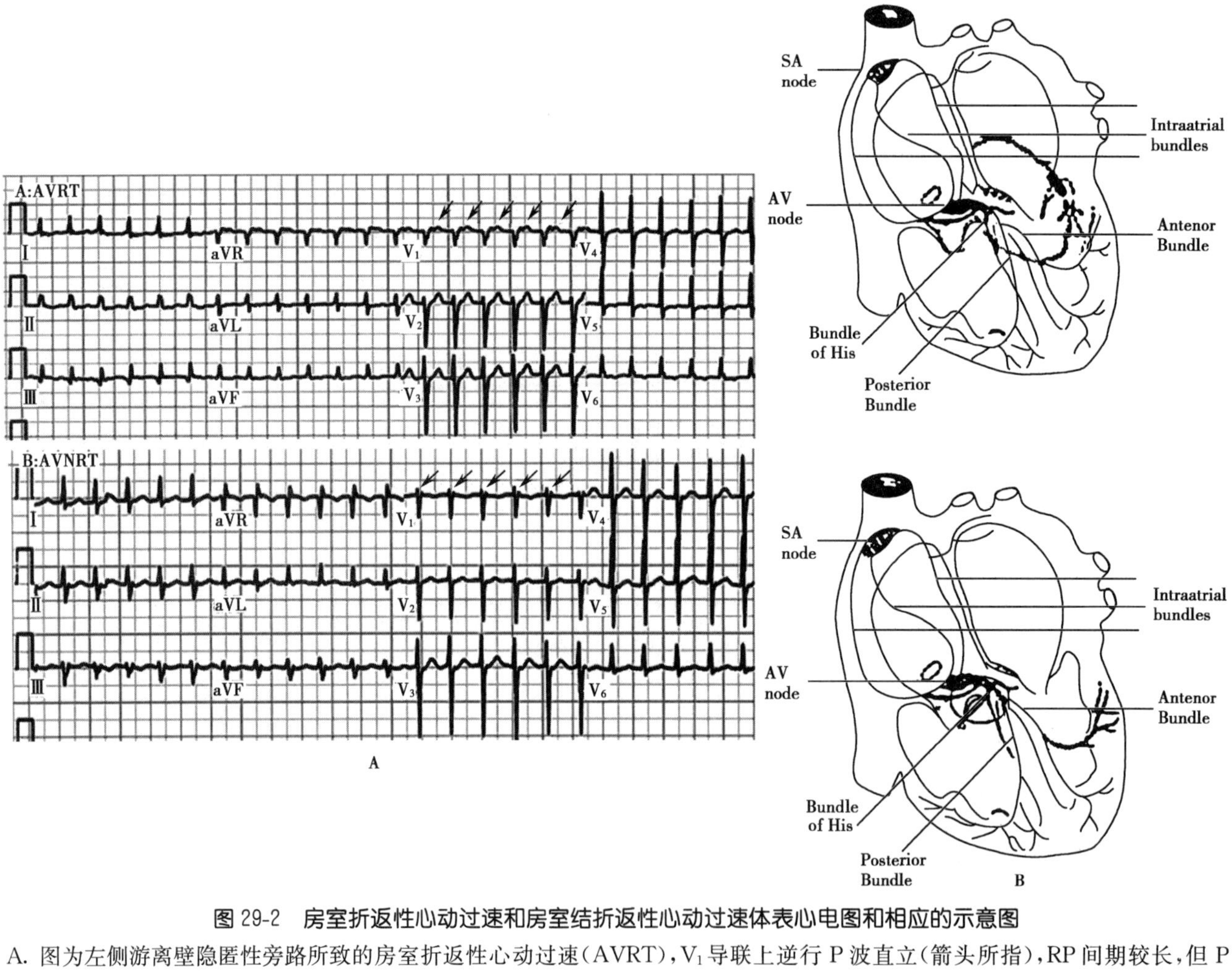

图 29-2 房室折返性心动过速和房室结折返性心动过速体表心电图和相应的示意图

A. 图为左侧游离壁隐匿性旁路所致的房室折返性心动过速(AVRT),V_1导联上逆行P波直立(箭头所指),RP间期较长,但P波准确起始处难以判定;B. 图为房室结双径路所致的房室结折返性心动过速(S-F型 AVNRT),逆行P波位于QRS波群的终末处,在V_1导联上形成假r波。如果不仔细辨别体表心电图上逆行P波和RP间期的长短,则只能笼统地诊断为室上性心动过速。右面两个示意图分别表示两种室上性心动过速的折返径路

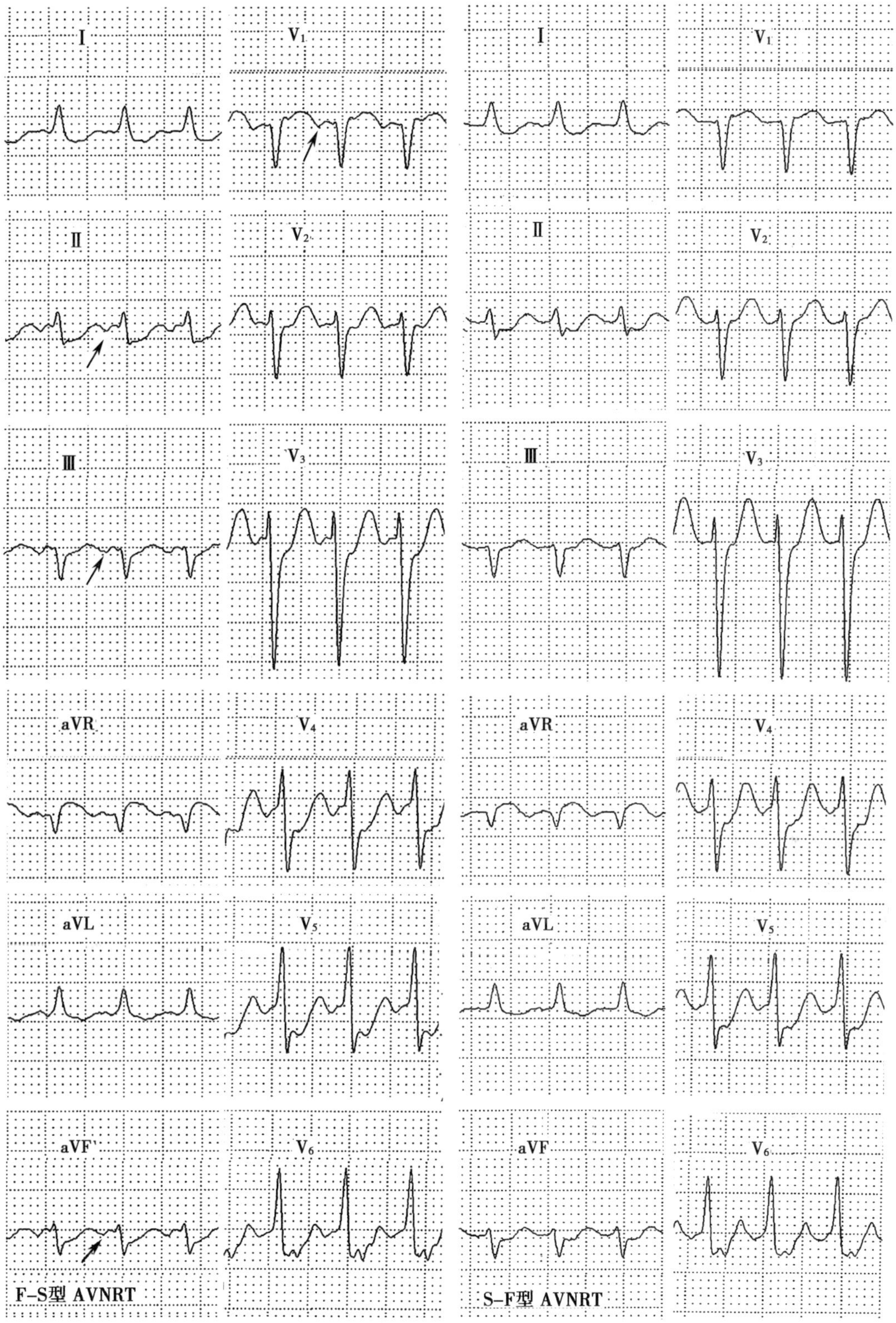

图 29-3　同一患者有两种类型的 AVNRT

左面的 12 导 ECG 为不典型的 F-S 型 AVNRT。在Ⅱ、Ⅲ、aVF、V_1导联上可见逆传 P 波，RP>PR，需与房性心动过速鉴别。右面的 12 导 ECG 为典型的 S-F 型 AVNRT。在Ⅱ、Ⅲ、aVF、V_1导联上可见逆传 P 波，RP<PR

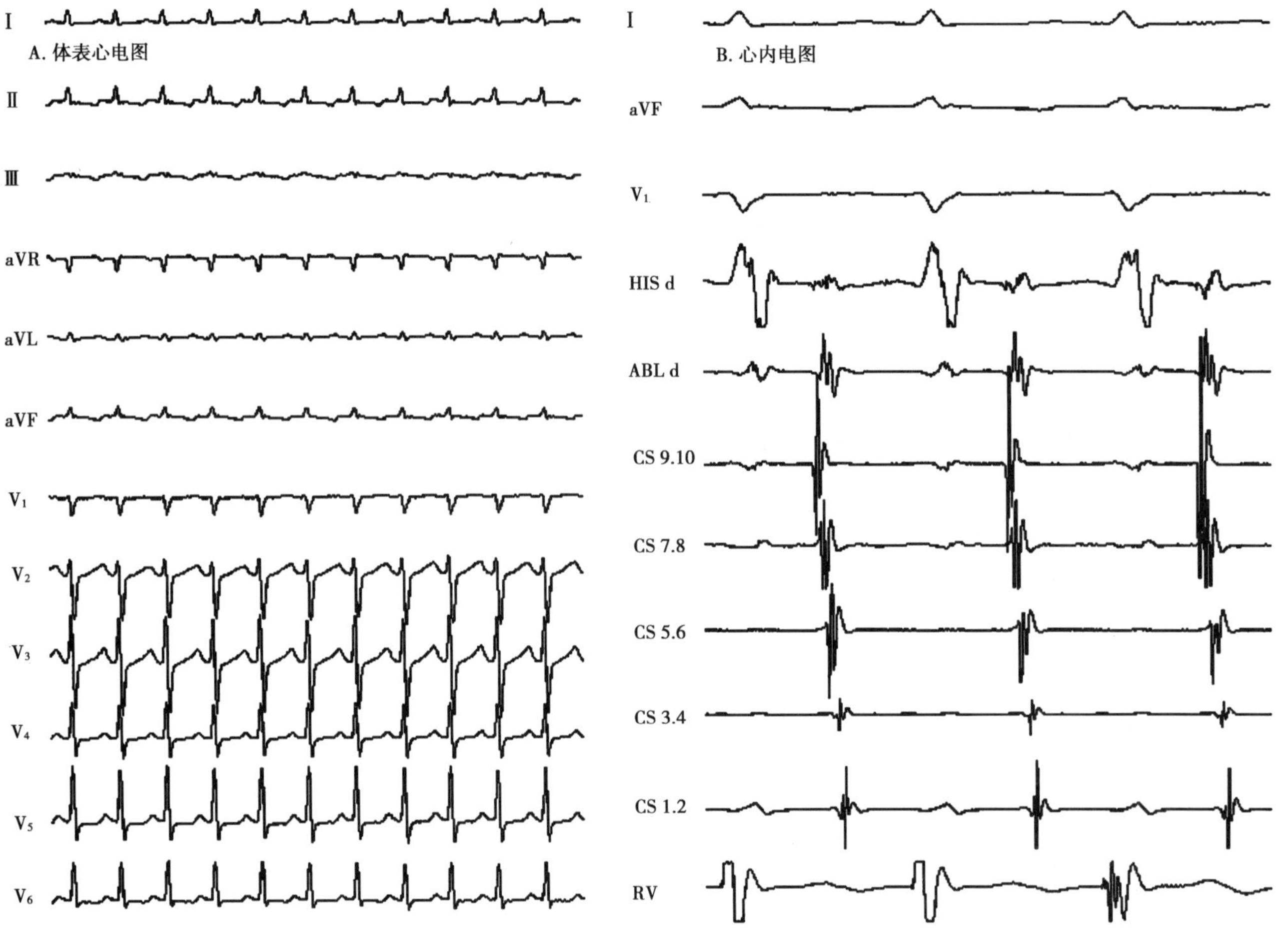

图 29-4 慢-慢型 AVNRT 的体表心电图和心内电图

A. 图示慢-慢型 AVNRT 的体表心电图。P′波位于 T 波起始处，不易辨认，但电生理检查时证实为慢-慢型 AVNRT；B. 图示慢-慢型 AVNRT 的心内电图。前传经慢径，故 AH 较长，逆传 A 波在 $CS_{9,10}$ 早，提示逆传经过另一条慢径，形成慢-慢型 AVNRT

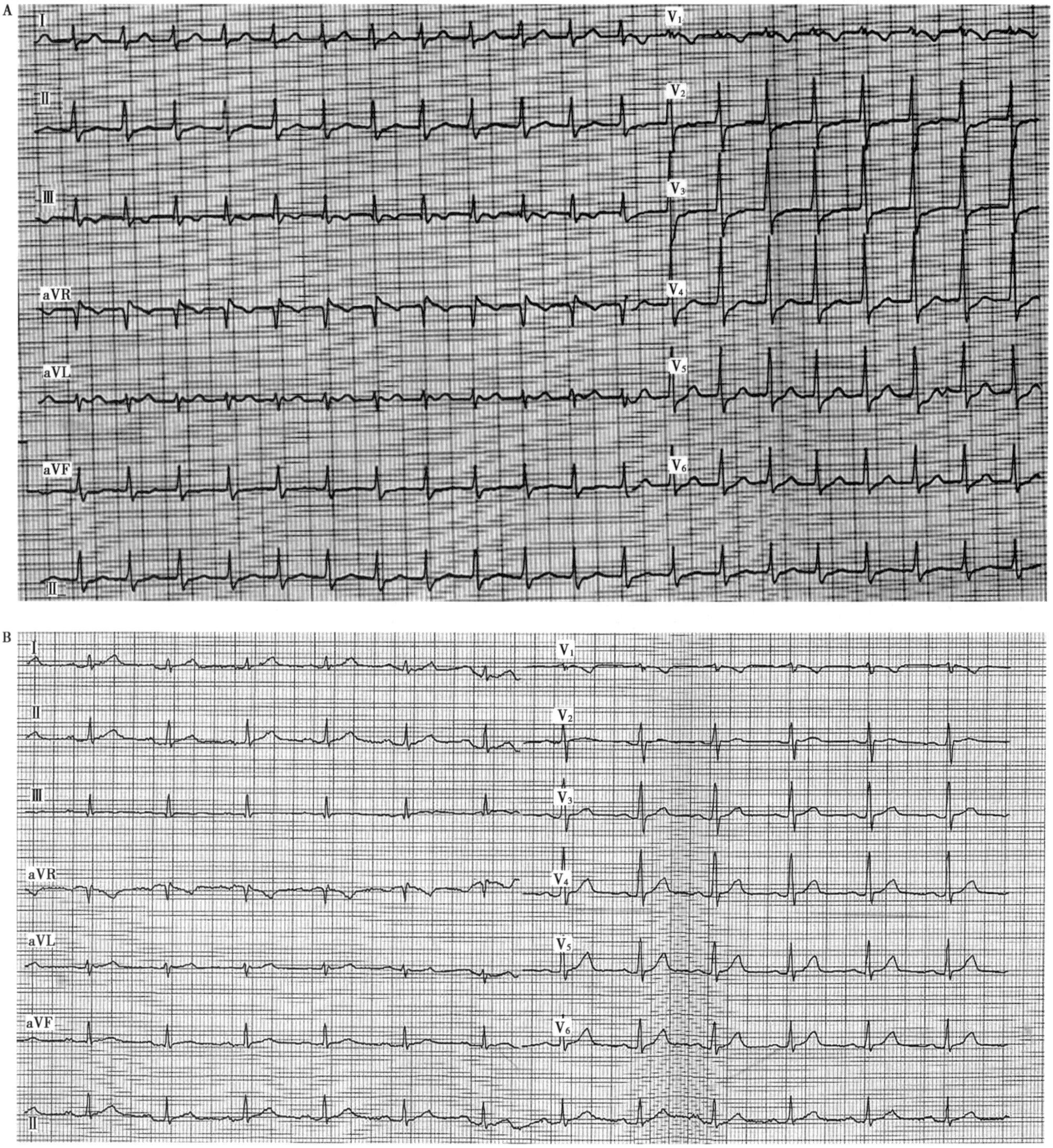

图 29-5

A. 室上性心动过速假 s 波；B. 窦性心律对比图

临床资料：患者，女性，40 岁，主因阵发性心悸 1 年入院。诊断：心律失常，室上性心动过速。行心内电生理检查，证实房室结折返性心动过速。下位法消融慢径，心动过速不能再诱发。**心电图特征：**窄 QRS 波群心动过速和窦性心律时比较，Ⅱ、Ⅲ、aVF 导联可见逆传 P′波类似 s 波，V_1 导联可见假 r 波，QRS 波群时限 0.1s，频率 136 次/分。**心电图诊断：**室上性心动过速。**鉴别诊断：**房室折返性心动过速。**讨论：**窄 QRS 波群心动过速应鉴别房室结折返性心动过速和房室折返性心动过速，房室结折返性心动过速折返环路较短，R P′间期较短，<70ms，在Ⅱ、Ⅲ、aVF 导联形成假 S 波，V_1 导联形成假 r 波。

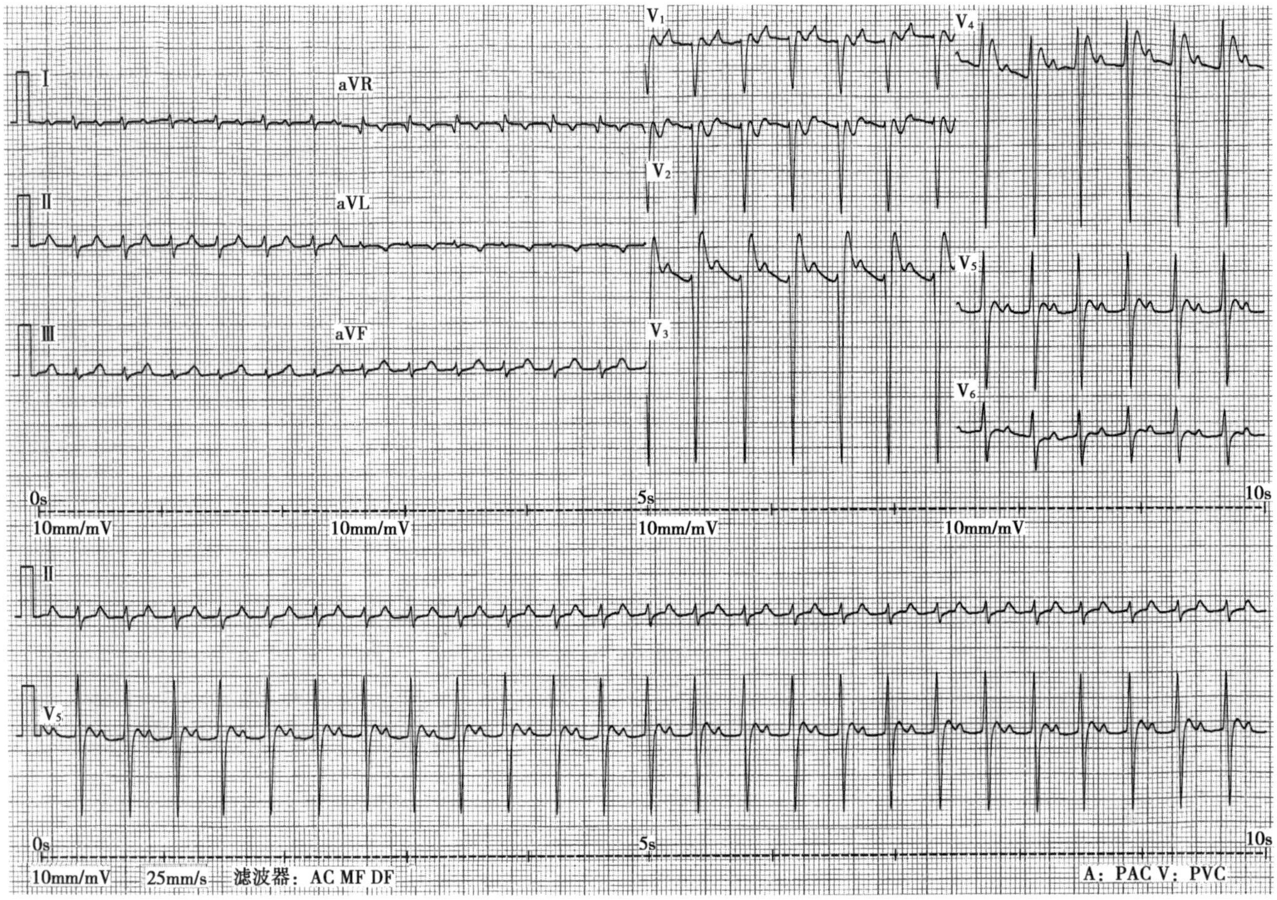

图 29-6　房室折返性心动过速

临床资料：患者，男，52 岁，主因阵发性心悸 20 年，加重 2 年入院。诊断：心律失常，室上性心动过速。行心内电生理检查，证实左侧隐匿性旁路参与的室上性心动过速。左前斜 45 度二尖瓣环约 3 点位置标测到最早心房激动，放电消融，心动过速不能再诱发。**心电图特征：**窄 QRS 波群心动过速，Ⅱ、Ⅲ、aVF、V_1 导联可见直立的逆传 P′波，RP′间期＞70ms，QRS 波群时限 0.10s，频率 150 次/分。**心电图诊断：**室上性心动过速。**鉴别诊断：**房室结折返性心动过速。**讨论：**窄 QRS 波群心动过速应鉴别房室结折返性心动过速和房室折返性心动过速，房室结折返性心动过速的 RP′间期较短，＜70ms，在Ⅱ、Ⅲ、aVF 导联形成假 S 波，V_1 导联形成假 r 波。而房室折返性心动过速的 RP′间期较长，＞70ms。

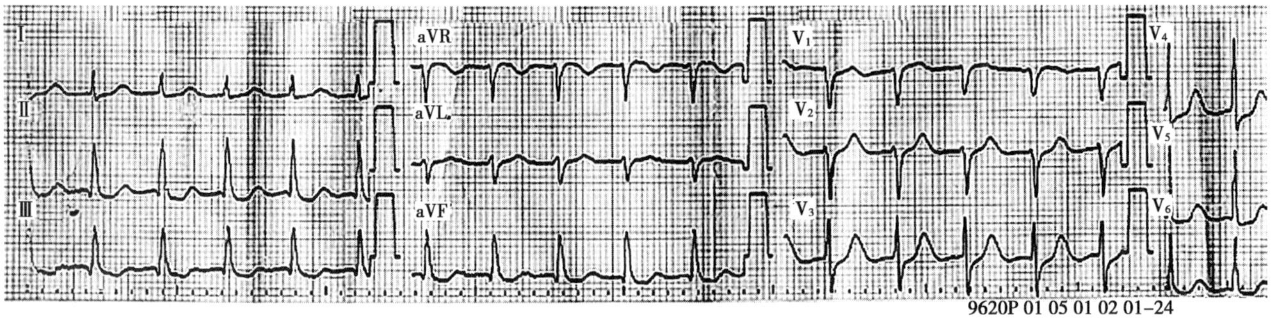

图 29-7　房性心动过速

临床资料：患者，男，49 岁，因阵发性心悸 1 年，加重半年入院。诊断：心律失常，室上性心动过速。行心内电生理检查，证实右房房性心动过速。**心电图特征：**窄 QRS 波群心动过速，Ⅱ、Ⅲ、aVF 可见倒置的 P′波，RP′间期＞70ms，QRS 波群时限 0.10s，频率 135 次/分。**心电图诊断：**房性心动过速。**鉴别诊断：**①房室结折返性心动过速；②房室折返性心动过速。**讨论：**房性心动过速应和房室结折返性心动过速和房室折返性心动过速相鉴别。房性心动过速的 RP′>P′R 间期，但不典型的房室结折返性心动过速（快-慢型或慢-慢型）也表现为 RP′>P′R 间期，心电图上很难区别两者只能靠临床发作特征和电生理检查才能鉴别。

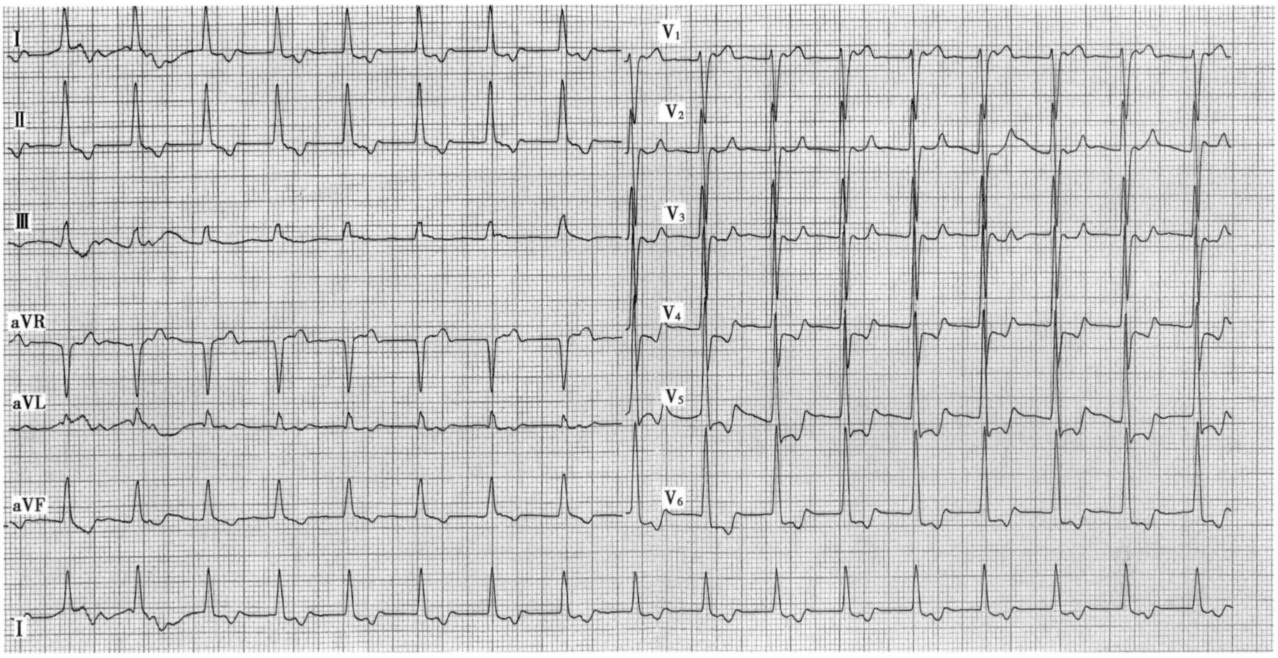

图 29-8　交界性心动过速

临床资料：患者，女，12 岁，因阵发性心悸 1 年入院。既往发现先心病，完全大血管转位 12 年。诊断：先心病，完全大血管转位，心律失常，交界性心动过速。**心电图特征：**QRS 波群后可见逆传 P′波，电轴+47°，QRS 波群时限 0.13s，频率 104 次/分。**心电图诊断：**交界性心动过速。**鉴别诊断：**①房室结折返性心动过速。②房室折返性心动过速。**讨论：**永久性交界性心动过速 RP′>P′R 间期，与典型的房室结折返性心动过速不难鉴别。但不典型的房室结折返性心动过速（快-慢型或慢-慢型）也表现为 RP′>P′R 间期，两者只能靠电生理检查才能鉴别。

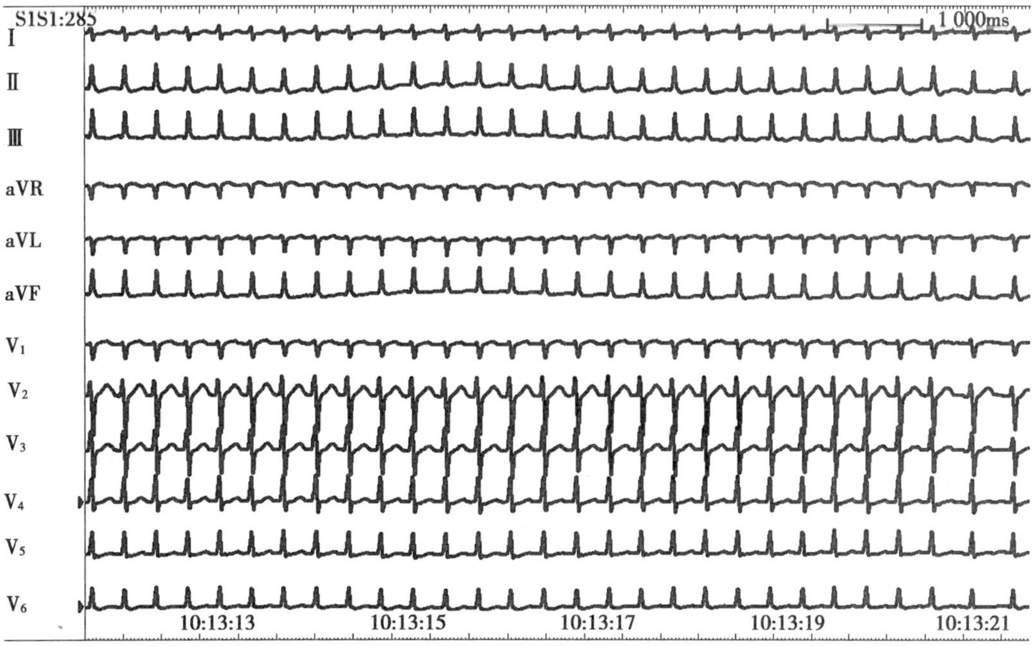

图 29-9　顺传型的房室折返性心动过速

临床资料：患者，男，35 岁，主因阵发性心悸 2 年入院。诊断：心律失常，室上性心动过速。行心内电生理检查，证实为左侧隐匿性旁路参与的心动过速。左前斜 45 度二尖瓣环约 2 点位置标测最早心房激动，放电消融，心动过速不能再诱发。**心电图特征：**窄 QRS 波群心动过速，Ⅱ、Ⅲ、aVF 导联可见直立的逆传 P′波，RP′间期＞70ms，QRS 波群时限 0.10s，频率 135 次/分。**心电图诊断：**室上性心动过速 。**鉴别诊断：**房室结折返性心动过速。**讨论：**房室折返性心动过速的 RP′间期较长，＞70ms。本图符合上述特点，心动过速表现为窄 QRS 波群心动过速，经心内电生理检查经房室结前传，旁路逆传，故心动过速时体表心电图表现窄 QRS 波群。

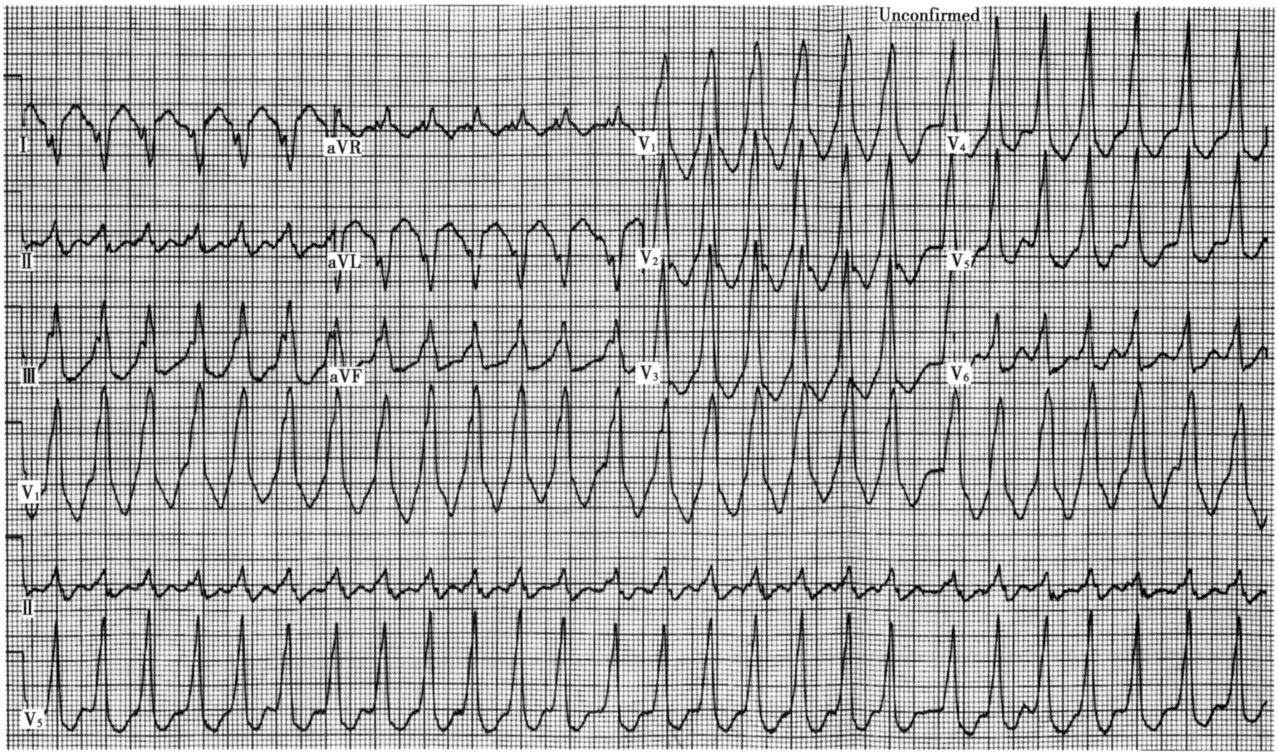

图 29-10　逆传型房室折返性心动过速

临床资料：患者，女，69 岁，主因阵发性心悸 30 年入院。诊断：心律失常，预激综合征，室上性心动过速。行心内电生理检查，证实左侧显性旁路参与的心动过速。左前斜 45 度二尖瓣环约 2：30 点位置标测到最早心室激动，放电消融，心动过速不能再诱发。**心电图特征：**宽 QRS 波群心动过速，右束支阻滞图形，QRS 波群前可见 δ 波，胸前导联 δ 波向上，Ⅱ、Ⅲ、aVF 导联 δ 波也向上。频率 150 次/分。**心电图诊断：**预激综合征，室上性心动过速。**鉴别诊断：**房室结折返性心动过速；室性心动过速。**讨论：**本图心动过速时表现宽 QRS 波群心动过速，考虑激动由旁路前传，由房室结传导逆行形成的心动过速，应和室性心动过速相鉴别。

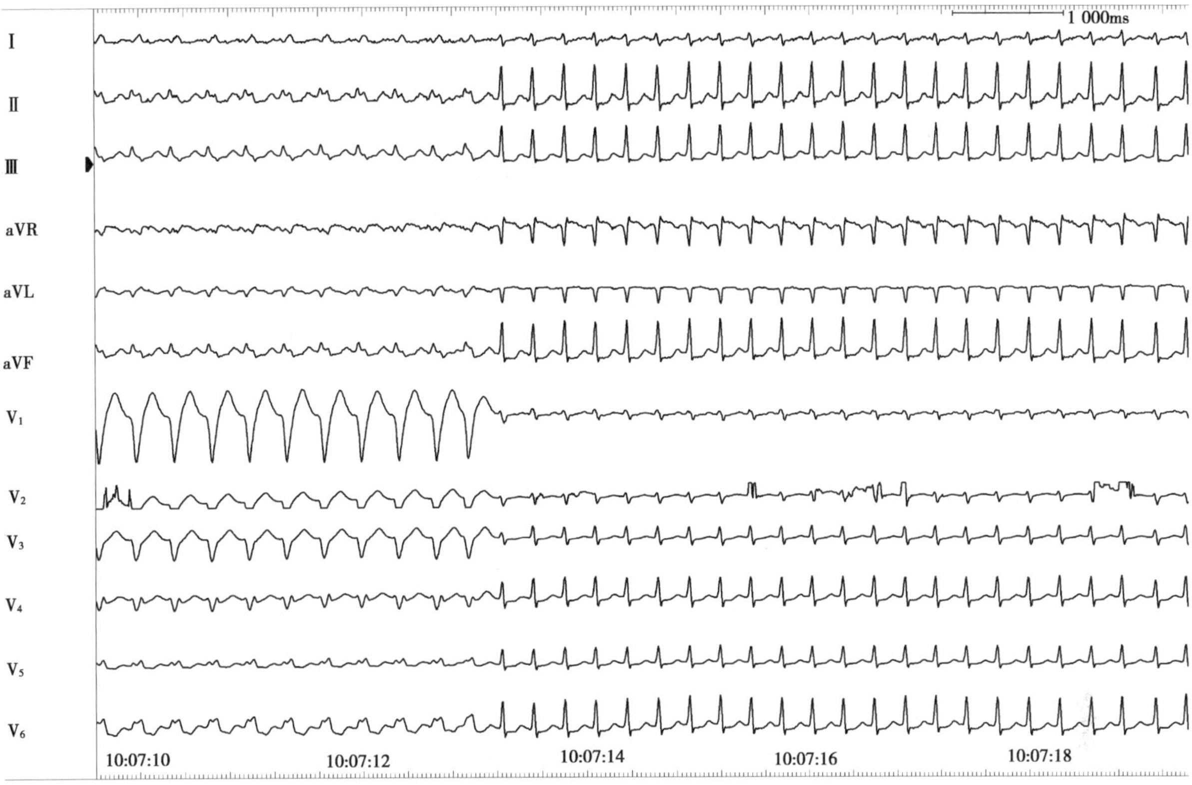

图 29-11　房室折返性心动过速伴左束支阻滞

临床资料:患者,男,37 岁,主因阵发性心悸 4 年,加重半年入院。诊断:心律失常,室上性心动过速。行心内电生理检查,诱发心动过速,表现左束支阻滞图形和正常 QRS 波图形两种心动过速,证实左侧隐匿性旁路参与的心动过速。左前斜 45 度二尖瓣环约 2 点位置标测最早心房激动,放电消融,心动过速不能再诱发。**心电图特征:**前段表现左束支阻滞图形心动过速,RR 间期约 410ms,频率 146 次/分。后段表现为正常 QRS 波图形心动过速,RR 间期约 350ms,频率 170 次/分。**心电图诊断:**室上性心动过速。**鉴别诊断:**房室结折返性心动过速。**讨论:**本图表现两种 QRS 波图形心动过速,左束支阻滞图形心动过速较正常 QRS 波图形心动过速 RR 间期长 60ms,提示旁路位于束支阻滞同侧。心内电生理检查也证实为左侧旁路参与的心动过速。

第三节　病 例 思 考

A

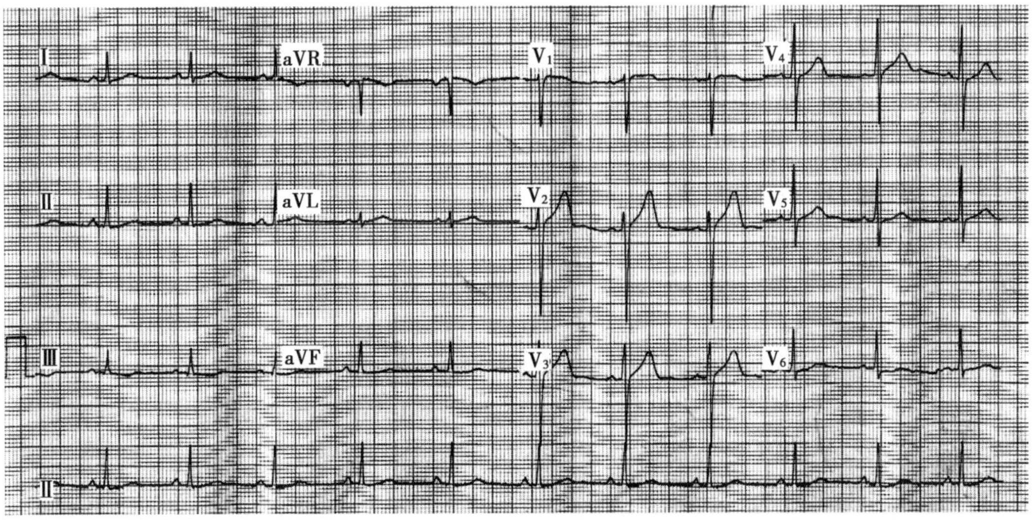

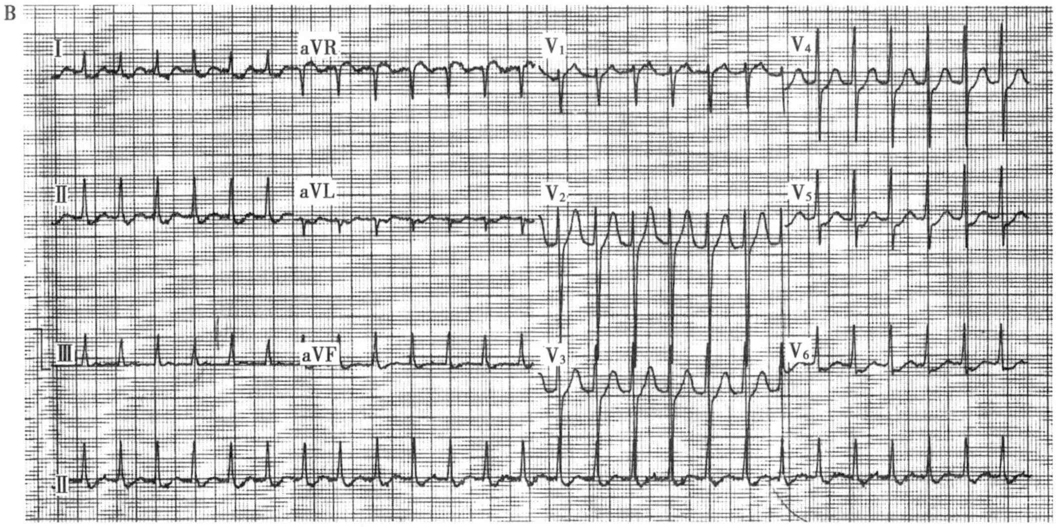

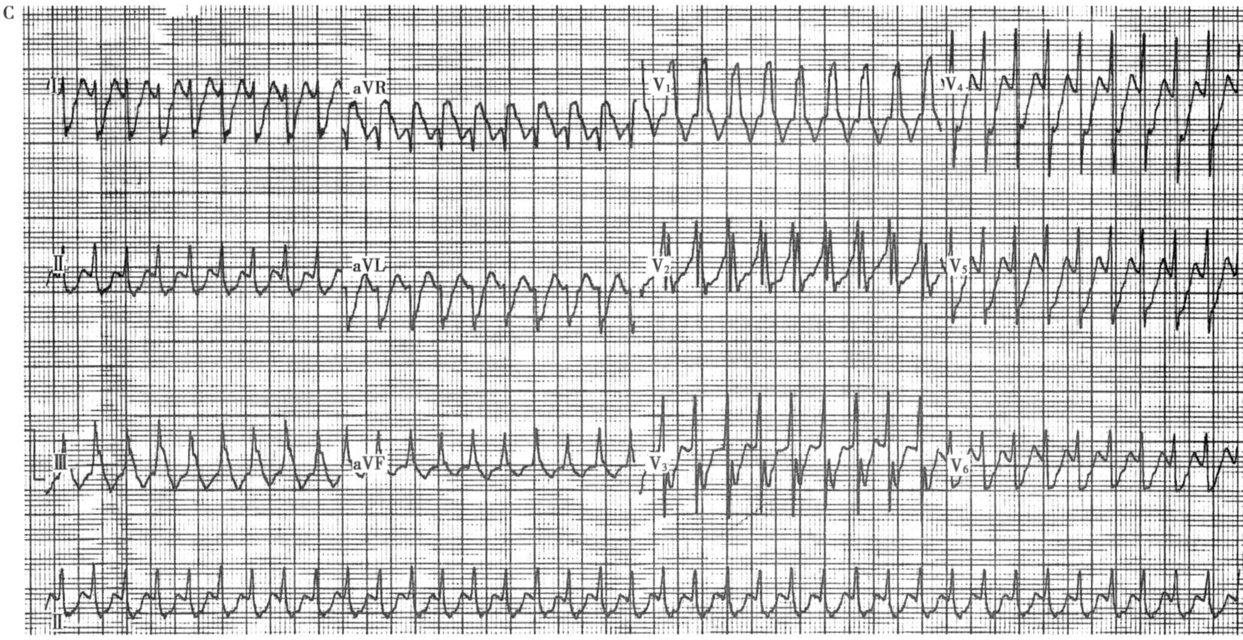

C29-1　室上性心动过速伴功能性右束支阻滞

病例资料：患者，男性，50岁。因阵发性心悸10余年入院。**心电图特征**：图A：窦性心律，除Ⅲ、aVF、V_6导联T波稍低平外，无明显其他异常。图B：心动过速时，QRS呈室上性，时限0.08s，频率150次/分，V_1导联ST段和T波升支上可见明显的逆行P′波，P′波直立，RP′间期>80ms。Ⅰ、aVL、导联P′倒置。图C：心动过速时QRS宽大，时限0.12s，V_1导联呈QRS波呈R型，V_5，V_6呈RS，S波宽大。Ⅱ导联上可见明显的逆P′，RP′间期>80ms，RP′> PR。**心电图诊断**：图B：左侧旁路参与的房室折返性心动过速。图C：室上性心动过速伴功能性右束支阻滞。**讨论**：图B：室上性心动过速的诊断很明确，通过观察P′波的形态极性和RP′间期可以判断室上性心动过速是由隐匿性房室旁路参与的房室折返性心动过速。因P′在V_1上呈正向，Ⅰ、aVL上呈负向，故可判断出旁路位于左侧。图C呈宽QRS波心动过速，应与室性心动过速相鉴别。心动过速时的QRS在V_1和V_5、V_6导联上的形态及心电轴右偏等符合右束支阻滞的心电图特征。V_3～V_6导联上呈RS波，但RS间期只有45ms，进而可以排除室性心动过速(室性心动过速的RS间期一般>100ms)。因窦性心律时无右束支阻滞，故考虑心动过速时的右束支阻滞是因心动过速引起的功能性右束支阻滞。同时宽QRS心动过速时频率快于窄QRS波心动过速时频率，也支持旁路位于左侧。如果旁路位于右侧，即旁路位于束支阻滞的同侧时，因折返时间的延长将导致心动过速的周长延长，一般大于 35～55ms。

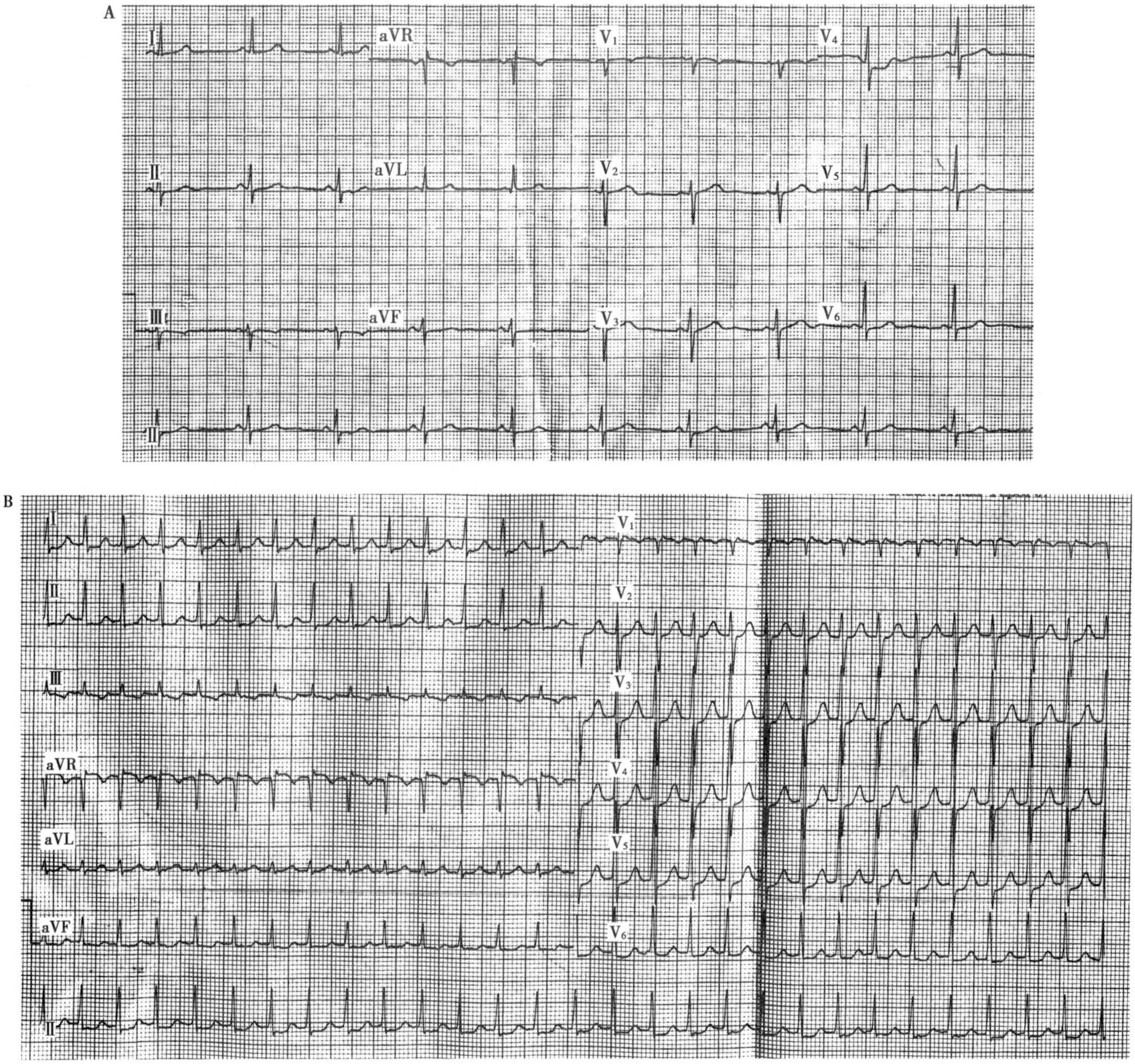

C29-2　房室结折返性心动过速

临床资料：患者，女性，58 岁。因反复阵发性心悸 3 年入院。**心电图特征：**图 A：窦性心律，Ⅲ导联呈 rS，T 波倒置。心电轴轻度左偏，无其他异常。图 B：心动过速时 QRS 呈室上性，频率 169 次/分。与室性心律失常相比，Ⅱ、Ⅲ、aVF 导联上 S 波变浅，但 V_1 导联上 QRS 波的终末部有小"r"波，呈 rSr′。r′实际上是逆传的 P′波，RP′间期为 50ms。**心电图诊断：**室上性心动过速，房室结折返性心动过速。**讨论：**室上性心动过速时应注意在心电图上寻找逆传的 P′波。在Ⅱ、Ⅲ、aVF 上常有假 S 波，V_1 导联上表现为假 r 波，RP′间期＜70ms 为房室结折返性心动过速。＞70ms 则为旁路参与的房室折返性心动过速。

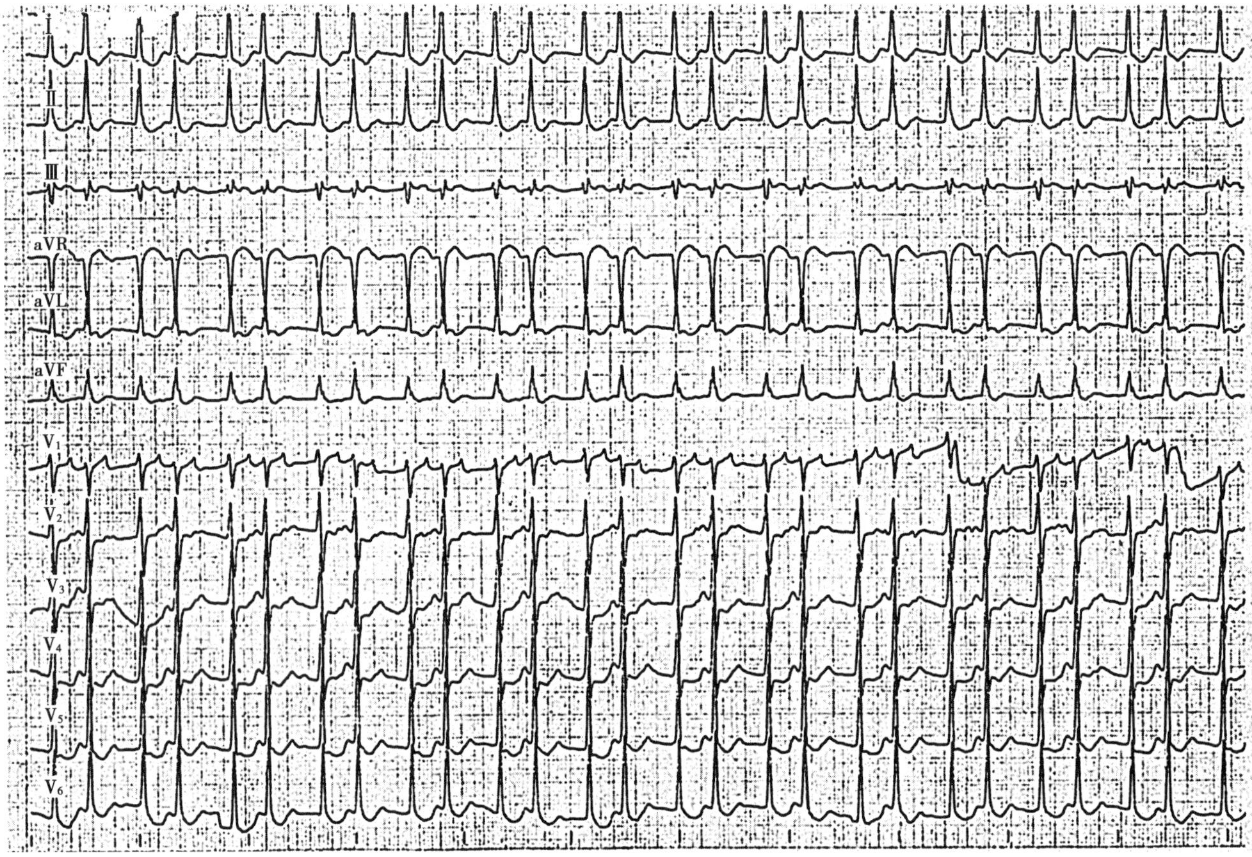

C29-3　房室折返性心动过速伴房室结快慢径交替传导

临床资料：患者，男性，25 岁。反复阵发性心悸 5 年。**心电图特征：**心动过速时，心率不匀齐，平均心率 156 次/分，QRS 呈室上性，时限 0.08s，RR 间期长短交替，长 RR 间期 0.48s。短 RR 间期 0.32s，在Ⅰ、aVL 导联上可见逆传 P′波，呈负向。V_1 导联上逆传 P′波呈正向。RP′间期为 0.19s，在长、短 RR 间期时均固定不变，但 PR 在长、短 RR 间期时明显不同。长 RR 间期 0.14s。**心电图诊断：**室上性心动过速，房室折返性心动过速伴房室结快、慢径交替传导。**讨论：**该病例粗看时心室率不规整，似乎像心房扑动或快速心房颤动，呈不同比例下传。但仔细分析，每个 R 波之后都有 P′波，且 RP′间期固定，但 P′-R 长短交替，结合 P′在Ⅰ、aVL 导联上倒置，V_1 导联上直立，可以判断是左侧隐匿性旁路参与的房室折返性心动过速。折返环的逆传经左侧隐匿性旁路，前传分别经房室结的快径和慢径交替传导。因而就形成了 PR 长短交替的室上性心动过速，该病例经心内电生理检查和射频消融已经证实，临床上曾被误诊为“心房颤动”。

（方丕华　任振芳）

第三十章

室性心律失常

本章内容提要：

第一节　心电图概论

一、单形性室性心动过速(阵发性室性心动过速)

(一) 定义

由3个或3个以上快速持续的室性异位激动组成，QRS波群形态单一的心动过速，称之单形性室性心动过速。偶发的短阵单形性室性心动过速危险性较低，而持续性、频率较快的单形性室性心动过速危险性高。

(二) 机制

单形性室性心动过速的产生机制多数与折返有关，包括束支折返和心肌内折返，所有类型折返的维持均要满足以下条件：激动传导的双径路，一条径路单向阻滞，另一条径路存在缓慢传导；由折返引起的单形性室性心动过速能被程序刺激诱发和终止，程序刺激能够引起周期重整和拖带现象。此外早期后除极及延迟后除极等均可能参与了室性心动过速的形成。

(三) 分型

1. 单形性非持续性室性心动过速　指连续3个或3个以上的室性QRS波群，且QRS波群形态一致，但持续时间短于30s的室性心动过速(图30-1)。

2. 单形性持续性室性心动过速　指每一阵发作时连续的室性QRS波群形一致，持续时间＞30s，或虽未达到 30s，但患者已意识丧失需立即进行电复律的室性心动过速。

心肌梗死、扩张性心肌病是常见的病因。也可见于无器质性病变的患者，即特发性室性心动过速(图 30-2)。

3. 束支折返性单形性室性心动过速　是一种单形性持续性室性心动过速，折返环路包括左、右束支及心室肌，心电图形态多为左束支阻滞型 QRS 波群(激动由右束支下传、从左束支逆传)，也有呈右束支阻滞型(激动由左束支下传、从右束支逆传)，需要依靠电生理检查确诊。

(四) 重要概念

1. 单向阻滞　正常的心肌细胞可以双向传导，而病理情况下，由于心肌组织的病变程度不同，致使该部位组织只能允许一个方向来的激动通过，而相反方向来的激动则不能通过。

2. 折返　指心脏的一次激动遇到单向阻滞后，又从另一个途径逆向传回原处，再次引起该部分心肌激动的现象。

3. 易损期　心房肌和心室肌在相对不应期刚开始时，有一很短的心电不稳定期，称之为易损期。心电图上心房易损期在 QRS 波群终末和 ST 段起始处 10～30ms 的时间段内，心室易损期在 T 波升支到达波峰前 20～30ms 的时间段内。

4. 周期重整　心脏各部位起搏点缺乏传入性保护，所以自律性最高的起搏点(通常是窦房结)激动，可以在其他自律性较低的起搏点发出激动前进入，使之提前发生激动，此后这些起搏点再重新开始自动除极，使这些起搏点的自律活动发生了重新安排，称为周期重整。

5. 房室分离　指心房与心室同时分别由两个起搏点控制，即窦房结或房性异位起搏点控制心房，室性起搏点控制心室，两者互不相关。

6. 心室内差异性传导　由于提前出现或心动周期长度的改变，使室上性激动传导至心室内传导系统尚处于生理不应期的部位，结果不均一的传导至心室肌各部分，产生类似于室内传导阻滞的宽大畸形的 QRS 波群，称为心室内差异性传导。

(五) 心电图表现和诊断要点

1. 持续 3 个或 3 个以上的室性过早搏动；
2. 频率在 150～200 次/分，节律整齐或略不整齐；
3. QRS 波群宽大畸形，时限通常＞0.12s；
4. 心动过速常由室性期前收缩诱发，特别是成对室性期前收缩；
5. 单个室性期前收缩波形与室性心动过速的 QRS 波群形完全相同，说明两者起源相同；
6. QRS 波群前无相关 P 波，如有 P 波，其频率慢于 QRS 波群频率，PR 间期不固定；
7. 室性心动过速自行发作，自行终止；
8. 可有心室夺获或室性融合波；
9. 心肌缺血诱发的室性心动过速的特点是心动过速随 ST 段呈缺血型下降而出现，ST 段抬高时伴发的室性心动过速可恶化为心室颤动；肾上腺素依赖型室性心动过速常发生于运动心率加快时。

(六) 主要鉴别诊断

1. 室性心动过速与室上性心动过速伴室内差异性传导　Brugada 总结了以前鉴别宽 QRS 波群性心动过速的经验，提出了鉴别诊断室性心动过速和室上性心动过速伴差异传导的诊断标准(图 30-3)，其步骤如下：

第一步：所有胸前导联是否无 RS 波形

室性心动过速←是 ↓ 否(敏感性 21%，特异性 100%)

第二步：任一胸导联的 R-S 间期是否＞100ms

室性心动过速←是 ↓ 否(敏感性 82%，特异性 98%)

第三步：是否存在房室分离(QRS 波群多于 P 波)

室性心动过速←是 ↓ 否(敏感性 82%，特异性 98%)

第四步：V_1 和(或)V_6 是否符合室性心动过速的图形

室性心动过速←是↓否(敏感性 98.7%,特异性 96.5%)

室上性心动过速伴室内差异性传导

2. 室性心动过速与经旁路顺传的室上性心动过速　经过上述 4 步诊断为室性心动过速后还应和室上性心动过速经旁路顺传相鉴别,所以 Brugada 又另行设计了三步法对两者进行鉴别,其敏感性为 75%,特异性为 100%,其步骤如下:

第一步:V_4～V_6 有无明显的负性 QRS 波群

室性心动过速←是↓否

第二步:V_2～V_6 中有一个或多个导联呈 QR 型

室性心动过速←是↓否

第三步:有无房室分离

室性心动过速←是↓否

室上性心动过速经旁路顺传

3. 室性心动过速与心室预激伴心房颤动的鉴别(表 30-1)

表 30-1　室性心动过速与预激综合征伴心房颤动的鉴别

	室性心动过速	心室预激伴心房颤动
病史	多有器质性心脏病史	多有心动过速史
心率	一般<200 次/分(多形性室性心动过速除外)	180～360 次/分,常>200 次/分
窦性 P 波	有时可见,与 QRS 波群无固定关系	消失
f 波	无	有
预激波	无	存在
QRS 波群形态	规则或略不同	多变
QRS 波群节律	基本规整	不规整
R-R 间期	相互差别≤0.03s	相互差别>0.10s
房室分离	有	无
发作前后心电图	可见与室性心动过速同一波形的室性期前收缩	可见预激波形

4. Wellens 提出的宽 QRS 波群性心动过速鉴别诊断要点:

(1) 心动过速时心电图有房室分离,体征有第一心音强弱不等,颈静脉间有强烈的搏动,有力支持室性心动过速。

(2) 心动过速时出现心室夺获或室性融合波,对室性心动过速的诊断可以确定,但发生率甚低。

(3) QRS 波群呈"右束支阻滞"图形而心室率快于 170 次/分,不利于室性心动过速的诊断。

(4) QRS 波群节律显著不匀齐者,应考虑心房颤动伴室内差异性传导,以及房室旁路下传。

(5) 如果过去心电图无束支阻滞,患者近期未用抗心律失常药物,发生心动过速的 QRS 波群宽度大于 0.14s 者,高度提示室性心动过速。

(6) 宽 QRS 波群心动过速的额面电轴左偏,有利于室性心动过速的诊断,电轴不偏有利于室上性心动过速的诊断,电轴右偏对鉴别诊断帮助不大。

(7) 宽 QRS 波群心动过速呈"右束支传导阻滞"图形者,V_1 导联的 QRS 波群呈单相的 R 波或呈双相的 qR、QR、RS 波形者,高度提示室性心动过速。V_1 导联的 QRS 波群呈三相波者,室上性心动过速和室性心动过速都可见。V_1 的三相波呈 rSR′或 M 型者,室上性心动过速机会大。若 V_1 呈三相波,而导联Ⅰ和 V_6 的 QRS 波群有初始的 q 波(提示正常的室间隔激动),也提示室上性心动过速的机会大。另外,V_1 呈三相波,若伴有电轴左偏和 V_6 的 R/S 比例<1,则提示为室性心动过速(若窦性心律时 QRS 波群电轴已是左偏,则心动过速时电轴左偏就没有判断意义)。V_1 导联 QRS 波群呈"兔耳"型(宽大的 QRS 波群顶峰有明显切迹)者仅见于室性心动过速。

(8) 宽 QRS 波群心动过速呈“左束支阻滞”图形者，只有 V_6 导联有助于诊断，V_6 的 QRS 波群呈 QR 或 QS 型，提示室性心动过速。

(9) 如果 $V_1 \sim V_6$ 的 QRS 波群一致性的向上，或向下，高度提示室性心动过速。

5. Marriots 宽 QRS 波群性心动过速鉴别诊断流程：

(1) 观察颈静脉，进行心脏听诊，了解是否存在房室分离体征；

(2) 描记 12 导联心电图，观察 QRS 波群形态及是否存在融合波；

(3) 刺激迷走神经，节律减慢或终止时支持室上性心动过速，若节律变化不明显时支持室性心动过速；

(4) 给予腺苷，以鉴别室上性心动过速；

(5) 给予普鲁卡因胺，如果心动过速是室性的，那么这一处理是正确的；

(6) 可以做胸前 S_5、食道或心内导联心电图；

(7) 永远不用钙拮抗剂；

(8) 如果患者病情不稳定，给予同步直流电复律；

(9) 如果有电生理研究的设备并且临床状态允许这一操作，可以准确的鉴别宽 QRS 波群性心动过速。

6. 2007 年 Vereckei 等提出适用于节律规整的宽 QRS 波群心动过速诊断的新四步法：

第一步：是否存在房室分离

室性心动过速←是 ↓ 否(正确率 100%)

第二步：aVR 导联 QRS 波群初始是否为 R 型

室性心动过速←是 ↓ 否(正确率 97.6%)

第三步：QRS 波群是否不符合束支阻滞或分支阻滞图形

室性心动过速←是 ↓ 否(正确率 89.1%)

第四步：心室起始激动速度(Vi)与终末激动速度(Vt)之比是否≤1

室性心动过速←是 ↓ 否(正确率 82.2%)

室上性心动过速

二、室性逸搏和室性自主心律

(一) 定义

当窦房结、心房与房室交界区自律性受损或希氏束远端阻滞时，使室上性起搏点处于抑制状态，此时室性起搏点被动产生激动，引起心室除极和复极，称为室性逸搏。三个或多个连续的室性逸搏称为室性自主心律。

(二) 机制

自律性异常是室性逸搏和室性自主心律的主要机制，当室上性激动的频率慢于室性异位激动点的频率时，室性逸搏就会发生。室性逸搏多见于下列三种情况：①显著的窦性心动过缓、窦性停搏时，窦房结和房室结起搏点的自律性低于心室起搏点的自律性；②房室阻滞时窦房结发出的激动不能下传到心室；③某些期前收缩后，室上性起搏点暂时受到抑制而延迟发出激动。当室上性起搏点被高度抑制时，心脏起搏点下移至希氏束或普肯耶纤维区，产生室性自主心律。

(三) 重要概念

1. 阈电位　静息电位降到一定水平，并激发细胞兴奋的临界膜电位的数值，就称为阈电位，它是细胞兴奋性的重要参数。

2. 自律性　心脏起搏传导系统的心肌细胞，在无外来刺激的条件下，能够自动地，有节律地发生兴奋，称为自律性。舒张期自动除极是自律性形成的基础。

3. 心室夺获　指在干扰性房室脱节时，若窦性激动下传至房室交界区时，恰逢该区已脱离不应期，因而窦性激动能够下传到心室，使心室获得了窦性激动而发生除极。

4. 室性融合波　当心室被起源于两个不同起搏点的激动同时兴奋时，两者各自兴奋不同区域的心肌，导致整个心室的除极波由两者激动融合而成，即为室性融合波。

5. 干扰性室内脱节　两个起搏点在心室内连续发生3次或3次以上的干扰（连续三个以上室性融合波），称为干扰性室内脱节。造成脱节的两个起搏点的频率必须接近，产生干扰性室内脱节的两个起搏点最多见的是一个室性，一个室上性，少数两个起搏点均为室性，最常见于室性加速性自主心律。

（四）心电图表现和诊断要点

1. 室性逸搏的心电图特点

（1）在窦性周期长间歇后，出现一个宽大畸形的QRS波群，时限多数>0.12s；

（2）QRS波群前无相关P波；

（3）T波与QRS波群主波方向相反；

2. 室性自主心律的心电图特点

（1）连续三个或多个的室性逸搏，QRS-T符合室性逸搏特点；

（2）心室率缓慢，频率一般为20～40次/分；

（3）QRS波群呈左束支阻滞图形，提示逸搏起源于右束支系统；QRS波群呈右束支阻滞图形，提示逸搏起源于左束支系统；而起源于室间隔的逸搏宽度和图形可近乎正常。

（五）主要鉴别诊断

1. 加速性室性自主心律　当室性异位起搏点的自律性轻度增高而略超过窦性频率并控制心室时，称为加速性室性自主心律，又称非阵发性室性心动过速，当心室率为20～40次/分时为室性自主心律，当心室率超过正常的室性逸搏频率，在60～100次/分范围内时，称为加速性室性自主心律（图30-4）。

2. 房室交界区逸搏心律伴室内阻滞　室性自主心律与伴室内阻滞的房室交界区逸搏心律相似，体表心电图上两者的鉴别非常重要，心室夺获和室性融合波支持室性自主心律的诊断。

三、特发性室性心动过速

（一）定义

特发性室性心动过速多发生于中青年患者，用目前的检查手段未发现明显器质性心脏病，心脏结构及QT间期正常，为原因不明的室性心动过速。

（二）机制

特发性室性心动过速的机制目前尚不清楚，部分患者心肌活检可见轻度纤维化或脂肪组织浸润，其可能与折返和触发活动有关，交感神经的激活也可能诱发室性心动过速的发生，另外有学者认为，分子水平的疾病，如离子通道病，也可能导致特发性室性心动过速的发生。

（三）分型

特发性室性心动过速占全部室性心动过速的10%左右，其分类的方法较多。

1. 按症状分类

（1）反复性单形性室性心动过速：窦性心律反复发作的非持续性室性心动过速并存。常可见频发室性期前收缩，通常无症状偶然发现，QRS波群常为左束支阻滞并电轴正常或右偏。室性心动过速可被运动抑制，通常不能被心室程序刺激所诱发，部分患者可见提示自律性抑制的温醒现象，预后较好。

（2）阵发性持续性单形性室性心动过速：与反复性单形性室性心动过速相似，但持续时间较长，此型室性心动过速可被程序心室刺激所诱发，且静点异丙肾上腺素时更容易发生。

2. 按发生部位分类

（1）特发性右室室性心动过速：是常见的类型，占70%左右，起源点多位于右室流出道，其机制可能为环磷酸腺苷介导的触发活动，心电图表现为左束支传导阻滞图形，心电轴向下或右偏，常为运动诱发，对儿茶酚胺敏感（图30-5）。

（2）特发性左室室性心动过速：相对少见，主要见于年轻人，多为持续性室性心动过速，右束支传导阻滞伴电轴左偏提示心尖下部起源，右束支传导阻滞伴电轴右偏提示心尖前上部起源（图30-6），当起源点起自或靠近左后分支时，室性心动过速可为左束支传导阻滞图形。

3. 按药物反应分类

(1) 维拉帕米敏感型室性心动过速：该型室性心动过速具有折返性和触发性心律失常两种特性，不稳定的依赖外源性儿茶酚胺诱发，以及注射腺苷终止。

(2) 儿茶酚胺或运动敏感型室性心动过速：多为类似左束支传导阻滞的图形，该型特发性室性心动过速至少有两种可能的机制：①室性心动过速发作不伴心动周期变化最常见，电轴多向下，提示起源于流出道，可能与继发于延迟后除极的触发活动有关。②室性心动过速发作时，可见长短周期变化，常为非持续性，电轴多向上，可能与早期后除极有关。

(3) 腺苷敏感型室性心动过速：多数起源于右室流出道，此型室性心动过速为腺苷介导的触发活动引起，可被腺苷终止。

(四) 重要概念

1. 程序刺激　应用程序心房刺激器，在整个心脏舒张期中给予不同联律间期的心房提前刺激，观察提前收缩后不同的代偿间期。该法可以用于诱发和终止心动过速。

2. 触发活动　是指由于后除极化的振荡电位振幅足够大并达到阈电位水平而产生的一个、多个或持续的除极活动。根据时相不同可以分为早期后除极和延迟除极。

3. 早期后除极　由于复极电流相对减少而影响了复极相，使动作电位曲线停滞于平台期，因这时膜电位较小，钠通道尚处于失活状态，而慢通道活化，Ca^{2+}内流，从而在复极结束前引起第二次激动。

4. 延迟除极　出现于动作电位的4相，即复极完成或终末时所触发的除极活动，延迟后除极如在阈电位以下，可无任何表现，而当其幅度一旦增大到阈电位水平，即可触发激动，引起期前收缩或心动过速。

5. R on T 现象　室性期前收缩出现在前一个心动周期的T波之上，即落在T波波峰前30ms之内(易损期)，称为R on T现象，容易诱发室性心动过速和心室颤动。

(五) 心电图表现和诊断要点

1. 心动过速频率大于150次/分；
2. 符合室性心动过速QRS波群形态；
3. 患者多为中青年，排除器质性心脏病；
4. 心内标测可以确定特发性室性心动过速的起源位置。

(六) 主要鉴别诊断

单形性室性心动过速：特发性室性心动过速通常为单形性，两者心电图无差异，单形性室性心动过速排除器质性心脏病后，即属于特发性室性心动过速。

四、左室与右室室性心动过速

(一) 定义

室性心动过速可以起自心室的各个部位，包括室间隔、左室和右室，现以特发性左室和右室室性心动过速为例，阐述不同起源的室性心动过速。

(二) 机制

特发性右室室性心动过速的机制主要为触发活动和自律性增高，特发性左室室性心动过速的机制主要为触发活动和折返。心室不同部位的异位起搏点发出激动后，心脏正常的激动顺序改变，不再沿正常的房室传导通路传导，导致QRS波群向量环发生相应变化，形成形态各异的QRS波群，并且可以根据波群形态变化，确定异位起搏点的位置，一般而言，右室的异位激动点产生左束支阻滞样QRS波群，左室的异位激动点产生右束支阻滞样QRS波群。

(三) 分型

1. 特发性右室室性心动过速　主要起源于右室流出道，少数患者起源于右室游离壁，心电图表现为左束支阻滞合并电轴右偏图形，对儿茶酚胺敏感。按临床表现形式分为两类：

(1) 反复单形性室性心动过速：其机制可能与折返、触发激动及电解质紊乱有关，该型室性心动过速可被心室刺激、儿茶酚胺诱发，用维拉帕米有效，故认为可能与折返有关，且在折返环路中某一微小区域存在着钙通道介导的慢反应电位组织(图 30-7)。

(2) 持续性室性心动过速：产生机制与前者相似，多数为腺苷敏感型，产生机制为儿茶酚胺介导的 cAMP 依赖性延迟后除极和触发活动。但也可能与折返激动有关，程序刺激可诱发和终止室性心动过速，对腺苷、维拉帕米和普罗帕酮均不敏感。

2. 特发性左室室性心动过速　主要起源于左心室左后分支或左前分支，心电图表现为右束支传导阻滞并心电轴左偏的图形，根据其发生机制、部位和对药物的不同反应性可分为三种类型：

(1) 分支内折返性室性心动过速：最常见，也称为维拉帕米敏感型折返性室性心动过速，多起源于左后分支靠近左室中后间隔区域，心动过速发作时 QRS 波呈右束支传导阻滞图形，心电轴偏向左下。其机制可能与局灶性微折返有关，能够被心室程序刺激诱发，并能被快速心室起搏拖带，对腺苷不敏感(图 30-8)。

(2) 左室流出道性室性心动过速：又称维拉帕米、腺苷敏感型室性心动过速，起源于室间隔深处，激动由间隔左侧发出，其机制可能是由于 cAMP 介导的细胞内钙超负荷而引起的触发活动，该型室性心动过速不能被心室拖带，对腺苷、维拉帕米和迷走神经兴奋剂都敏感(图 30-9)。

(3) 自律性室性心动过速：该型对普萘洛尔敏感，又称普萘洛尔敏感型室性心动过速，其机制可能与自律性增高有关，静滴儿茶酚胺诱发，持续刺激既不能诱发也不能终止，维拉帕米无效，但可被腺苷一过性抑制。

(四) 重要概念

1. 慢反应电位　即慢反应动作电位，某些细胞的细胞膜上只有慢通道而无快通道，其特点是 0 相除极化主要由慢钙内流形成，对钙离子拮抗剂敏感。

2. 拖带现象　以略快于心动过速的频率进行超速起搏，能够造成对心动过速的夺获，当停止起搏后，原有心动过速迅速恢复。可能为折返性心动过速独有电生理现象，临床上可以用于环路很小的折返性心动过速的诊断。

3. 室性心动过速的标测术　是指在室性心动过速发作时，在心内膜或体表不同部位的多个探查电极同步记录心电活动，寻找心动过速的激动点，是射频消融手术术前的一种电生理检查。

(五) 心电图表现和诊断要点

1. 特发性右室室性心动过速

(1) 心动过速频率大于 150 次/分；

(2) QRS 波群类似左束支阻滞图形；

(3) QRS 波群电轴正常或右偏，即室性心动过速时Ⅱ、Ⅲ、aVF 导联 QRS 波群主波向上，Ⅰ、aVL 导联多呈 R、rS 或 QS 型，呈 R 型者，提示室性心动过速起自右室流出道游离壁(图 30-10)；呈 QS 型或主波向下者，提示室性心动过速起源于右室流出道的间隔部(图 30-11)；

(4) 伴Ⅰ导联和 V_6 导联 q 波提示室性心动过速起源于右室前壁或后间壁，若此时电轴向上则提示起源于右室前间隔上部；

(5) 伴Ⅰ、V_2、V_3 和 V_6 导联呈 R 型提示室性心动过速起源于右室后壁；

(6) 电轴向下并右偏提示室性心动过速起源于右室前上间隔；

(7) 室性心动过速多于运动时发作。

2. 特发性左室室性心动过速

(1) 心动过速频率大于 150 次/分；

(2) 室性心动过速的 QRS 波群形态：V_1 类似右束支传导阻滞图形，QRS 波群主波向上，V_5、V_6 导联多呈 RS 或 rS 型；

(3) 肢体导联 QRS 波群电轴显著左偏，或Ⅰ、Ⅱ、Ⅲ导联均呈 rS 型，QRS 波群电轴指向 $-90°$ 至 $-180°$ 之间；

(4) 伴Ⅰ导联和 V_6 导联 q 波提示室性心动过速起源于左室前壁或后间壁；

(5) Ⅰ、V_1、V_2 导联 QRS 波群呈 R 型提示室性心动过速起源于左室后壁；

(6) 心内标测发现，室性心动过速时左后分支的心肌最先激动。

(六) 主要鉴别诊断

1. 特发性右室室性心动过速和特发性左室室性心动过速的鉴别见表 30-2。

表 30-2　特发性右室和左室室性心动过速的特征

	特发性右室性心动过速	特发性左室性心动过速
发源处	多在右室流出道	多在左室间隔下部
性别	女多于男	男多于女
机制	触发活动，异常自律性	触发活动，折返
诱发方式		
运动	50%～70%	20%～50%
程序刺激	25%	75%
程序刺激+异丙肾上腺素	50%	90%
室性心动过速类型	多非持续性	多持续性
心室除极方向	自上而下，自左向右	由左后分支至右束支及左前分支
QRS 波群	类似左束支阻滞图形	类似右束支阻滞图形
V_1 主波方向	多为负相	多为正相
预后	好	好
治疗		
药物	异搏定	异搏定，β 阻滞剂
	Ⅲ类抗心律失常药物	Ⅲ类抗心律失常药物
射频消融	90%成功	95%成功

2. 左室室性心动过速与室上性心动过速伴右束支阻滞　尽管两者的心电图在 V_1 导联上均呈右束支传导阻滞图形(R 波)，但是室上性心动过速伴右束支阻滞时电轴右偏，而且 V_5、V_6 导联上 R/S>1，这与左室室性心动过速不同(图 30-12)。

五、室性并行心律

(一) 定义

具有传入阻滞保护的室内异位起搏点，不受基础心率及其他异位节律的影响，在周围的心肌脱离不应期后，可以传出冲动形成室性 QRS 波群，它和基础心率并行的发出冲动控制心脏，称为室性并行心律。

(二) 机制

主导节律与异位受保护的室性异位起搏点并存形成的双节律，称为室性并行心律。一般情况下，主导节律的激动不能进入阻滞区重整异位节律起搏点的周期，有时并行心律出现传出阻滞或遇到心肌有效不应期不能传出。故异位搏动之间有一个公约数。

(三) 分型

1. 联律间期固定的室性并行心律　联律间期不等是诊断室性并行心律的重要标准，但少数情况下也可以出现联律间期固定不变的并行心律，其原因可能为：①并行心律和基础心律的周期存在简单的倍数关系；②逆配对现象；③只在超常期发放；④电紧张调制效应；⑤某些间歇性并行心律也可以有固定的联律间期。

2. 室性并行心律伴传出阻滞　该种类型较为常见，如果异位激动落在心肌绝对不应期上，则被认为是干扰性传出中断，而在相对不应期上，则被认为是 3 相阻滞，这时可能包括不同数量的没有显现的冲动，心电图表现为室性并行心律的异位搏动联律不固定，但可以寻找一个公约数揭示出并行心律的周期。

3. 间歇性室性并行心律　室性并行心律的传入阻滞消失时，导致外界激动进入并重整异位起搏点，就出现间歇性室性并行心律，心电图长记录经常发现因异位搏动脱漏而形成的时间间隔，并且不能用不应期的出现来解释，间歇性室性并行心律的发生与3相和4相阻滞有关。

4. 室性并行心律性心动过速　如果室性并行心律的自律性增强，超过或接近基础心律，而且又无传出阻滞连续出现时，就可以形成特殊形式的心动过速。频率最快可以达到400次/分，但多在70～200次/分，心动过速起始于联律间期不等的同源性过早搏动，间歇时间是心动过速间期的整数倍，常出现室性融合波。

5. 多重性室性并行心律　指室性并行心律存在多个起源点，QRS波群形态各异，其中以双重性室性并行心律最常见。

（四）重要概念

1. 传入阻滞　亦称为“保护性传导阻滞”，指主导心律的激动不能侵入某一异位起搏点而使其发生节律重整的现象，该异位起搏点可以独立持续的形成激动，实际上是一种单向阻滞，是心脏保护的机制之一。

2. 传出阻滞　任一起搏点发出的激动，当其不能通过该起搏点与周围心肌的连接处而传导至心房或心室时，使规整的心律突然出现漏搏的现象，也属于单向阻滞。

3. 3相阻滞　又称快频率依赖性阻滞，即传导障碍发生于心肌细胞动作电位的3相，正常动作电位的3相是不应期，大致相当于心肌兴奋性的全部相对不应期和部分绝对不应期，此时复极不全，因此除极速度和幅度均小。

4. 4相阻滞　膜电位可随4相除极化而下降，当膜电位下降至－70mV以下时，就会发生传导阻滞，这种由4相除极化引起的传导阻滞就称为4相阻滞，又称慢频率依赖性阻滞。

5. 超速抑制　快频率的刺激不断进入频率相对较慢的自律起搏点，使其周期不断重整，在快速刺激停止后，自律起搏点的自律性受到抑制，其恢复时间明显大于自律起搏点的原始周期，这种现象称为超速抑制。

6. 电紧张调制　在一些并行心律中，基础心动虽然不能进入并行起搏点，但是可以通过电紧张机制越过阻滞区，而影响并行心律的周期，即为电紧张调制。

7. 逆配对现象　并行心律使基础心律的周期发生重整，使基础心律“主动”与并行心律保持相等的联律间期，如果基础心律规整，并行心律就会和基础心律有相等的距离，故称为逆配对现象。

（五）心电图表现和诊断要点

1. 异位搏动具有室性搏动的特性，QRS波宽大畸形，无相关P波；
2. 室性异位搏动与前一个心搏无固定的配对间期；
3. 各异位搏动之间间期相等或存在一个最大公约数(图30-13)；
4. 可见室性融合波。

（六）主要鉴别诊断

1. 折返性室性期前收缩　联律间期固定的室性并行心律需要与折返性室性期前收缩相鉴别，相对比较困难，只有在心律变化的过程中才能识别。

2. 伴有不完全性干扰性窦-室脱节的加速性室性心律　室性并行心律的室性融合波相对较少，一般窦性频率比室性频率快，窦性心律从来不引起室性节律周期重整；而不完全性干扰性窦-室脱节的加速性室性心律时室性融合波相对较多，可成串出现，一般窦性频率与室性频率甚为接近，窦性夺获可引起室性节律周期重整。

3. 加速性室性心动过速与室性并行心律性心动过速　在心动过速呈短阵发作时较为容易，前者的第一搏动以期前收缩形式出现，联律间期不等，而后者心动过速间歇可能与心动过速周期之间存在倍数关系，第一搏动总以室性逸搏形式出现，联律间期相等，常为融合波。后者频率必须与窦性接近。

六、恶性室性心律失常

（一）尖端扭转性室性心动过速

尖端扭转性室性心动过速(Tdp)是多形性室性心动过速的一种。多形性室性心动过速以是否合并QT间期延长分类，合并长 QT 间期者称为扭转性室性心动过速，不合并长 QT 间期者称为多形性室性心动过速。Tdp 的发生机制和处理原则与其他室性心动过速有很大不同。Tdp 一般认为是早期后除极造成的触发激动所致，是长 QT 间期综合征常伴发的一种恶性心律失常。

心电图诊断要点为：①基础心律时有 QT 间期的延长（图 30-14）；②心动过速发作为多形性室性心动过速，QRS 具有尖端扭转的特点，可呈“梭形”改变（图 30-15）。其中 QT 间期延长为先决条件。

长 QT 综合征分为先天和获得性两种，前者为遗传性基因异常所致。根据基因异常不同，现已发现超过 10 种不同的先天性长 QT 综合征。其中最常见的是长 QT 1、2、和 3 型，发作往往与交感神经兴奋有关。获得性长 QT 目前也认为与编码细胞膜钾通道（I_{kr}）的基因有关。患者平时心电图并无长 QT，由于某些特殊情况下对 I_{kr}的抑制，才出现 QT 间期延长。最常见的原因有电解质紊乱（低钾，低镁），严重心动过缓，药物所致等。

扭转性室性心动过速的发作有两种情况。一种是在 QT 间期延长的基础上有所谓“间歇依赖现象”，即室性心动过速发作前有短-长-短间歇的交替（图 30-16）。造成这种间歇依赖现象的最常见的原因是频发的室性期前收缩。室性期前收缩的代偿间歇造成长间歇，而每一次长间歇后又会出现十分异常的 Q-U 波，最终导致扭转性室性心动过速的发作。另一种是没有这种间歇依赖现象，在 QT 延长的基础上直接发生扭转性室性心动过速，发作前往往有基础心率加快的现象。间歇依赖性扭转性室性心动过速更多见于获得性长 QT 综合征，但也可见于少数先天性者。非间歇依赖的扭转性室性心动过速只见于先天性者。

扭转性室性心动过速的发作多数具有自限性，发作数秒至数十秒可自行终止。但有频繁反复发作的特点。少数可进展为心室颤动或单形室性心动过速。

扭转性室性心动过速主要和多形性室性心动过速鉴别。二者的鉴别十分重要，因为其处理原则和用药完全不同。根本区别为是否合并 QT 间期延长。多形性室性心动过速虽然发作的图形可以很像扭转性室性心动过速，但只要没有合并长 QT，就不能诊断扭转性室性心动过速。

（二）心室颤动

心室颤动（室颤）是最严重的心律失常，由于心室肌的无序蠕动，心脏实际停止了射血。若不及时进行心肺复苏和电除颤，患者将很快死亡。

心室颤动的心电图特点为正常 P-QRS-T 波消失，代之以振幅、频率极其不一致的快速无序的心室颤动波形。虽然曾经根据颤动波的高低及快慢分为所谓“粗颤”和“细颤”，但根据目前的指南，从抢救的角度讲二者并无太大区别，因此不需要对心室颤动再进行分类。

心室颤动可以在室性期前收缩的诱发下直接发生，也可由其他类型的室性心律失常诱发（如持续单形室性心动过速，多形室性心动过速，扭转性室性心动过速等）。少数情况还可由心房颤动诱发（如预激综合征等）。

心室颤动要和心室停搏进行鉴别。二者的血流动力学状态是一样的。后者的心电图表现为无电活动（直线）或一些极其缓慢的电活动。心室颤动发生时一般不可能行 12 导联心电图检查，多数被床边心电监测或除颤器发现。此种监测大多使用单极导联，振幅不一定标准化（振幅调节过低），因此有可能被误诊为心脏停搏。更换导联或提高振幅可以明确诊断。

第二节 图 谱

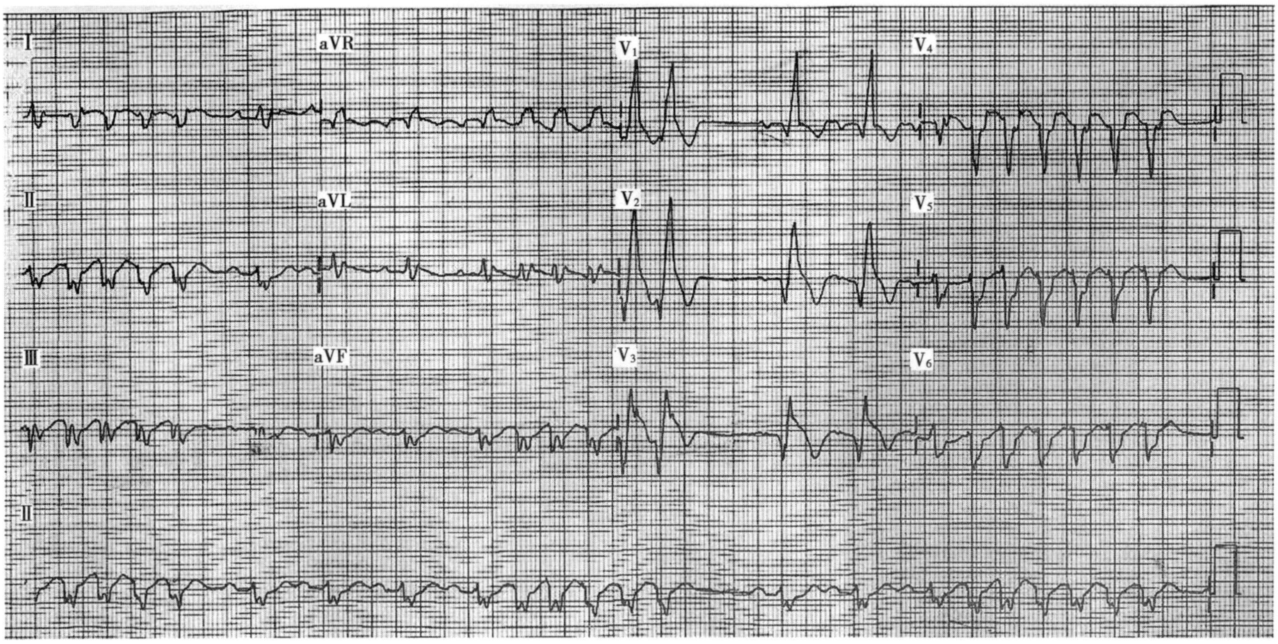

图 30-1 单形性非持续性室性心动过速

临床资料：男性，51 岁，主因上腹部不适 40 天，伴胸闷、气短 1 月入院。诊断：①冠心病，陈旧性前壁、侧壁心肌梗死，室性心动过速，完全右束支阻滞，心功能Ⅲ级。②高血压病。③糖尿病。行冠状动脉造影示：三支病变。因反复室性心动过速多次电除颤，药物治疗效果不佳，安装 ICD 治疗。**心电图特征：**窦性心律时 PR 间期 0.20s，QT 间期 0.40s，QRS 波群时限 0.18s，呈完全右束支阻滞图形，并可见 3 组 4～6 个连续的宽 QRS 波群，频率 250 次/分，其前无相关 P 波。V_1 导联呈 qR 型。**心电图诊断：**窦性心律，一度房室阻滞，阵发性室性心动过速，完全右束支阻滞，异常 Q 波。**鉴别诊断：**①室上性心动过速伴差异性传导；②经旁路前传的室上性心动过速。**讨论：**见图 30-2。

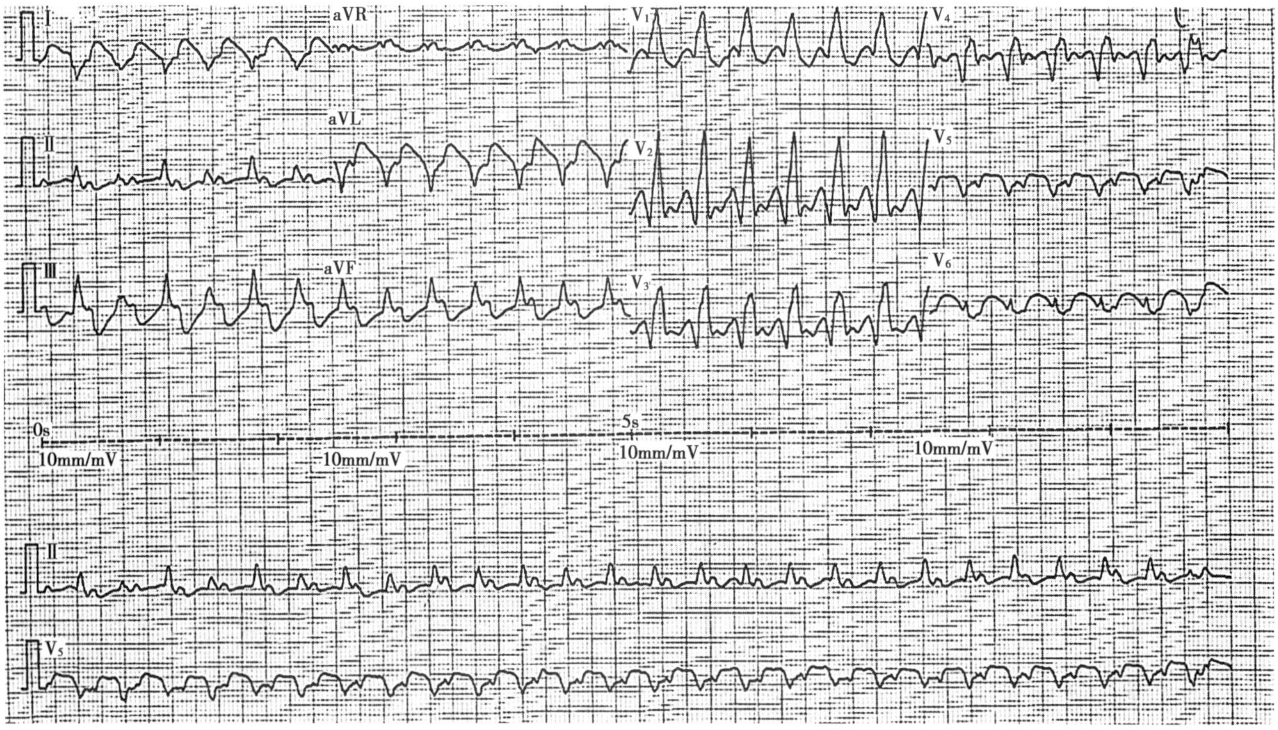

图 30-2　单形性持续性室性心动过速

临床资料:同图 30-1。**心电图特征**:可见连续的宽 QRS 波群,QRS 波群时限 0.18s,呈完全右束支阻滞图形,频率 157 次/分,其前无相关 P 波。**心电图诊断**:室性心动过速。**鉴别诊断**:①室上性心动过速伴差异性传导;②经旁路前传的室上性心动过速。**讨论**:患者冠心病、陈旧性心肌梗死,有形成室性心动过速的病理基础。结合图 30-1 和图 30-2 心电图的特点,支持室性心动过速的诊断。宽 QRS 波心动过速要和室上性心动过速伴差异性传导等相鉴别。

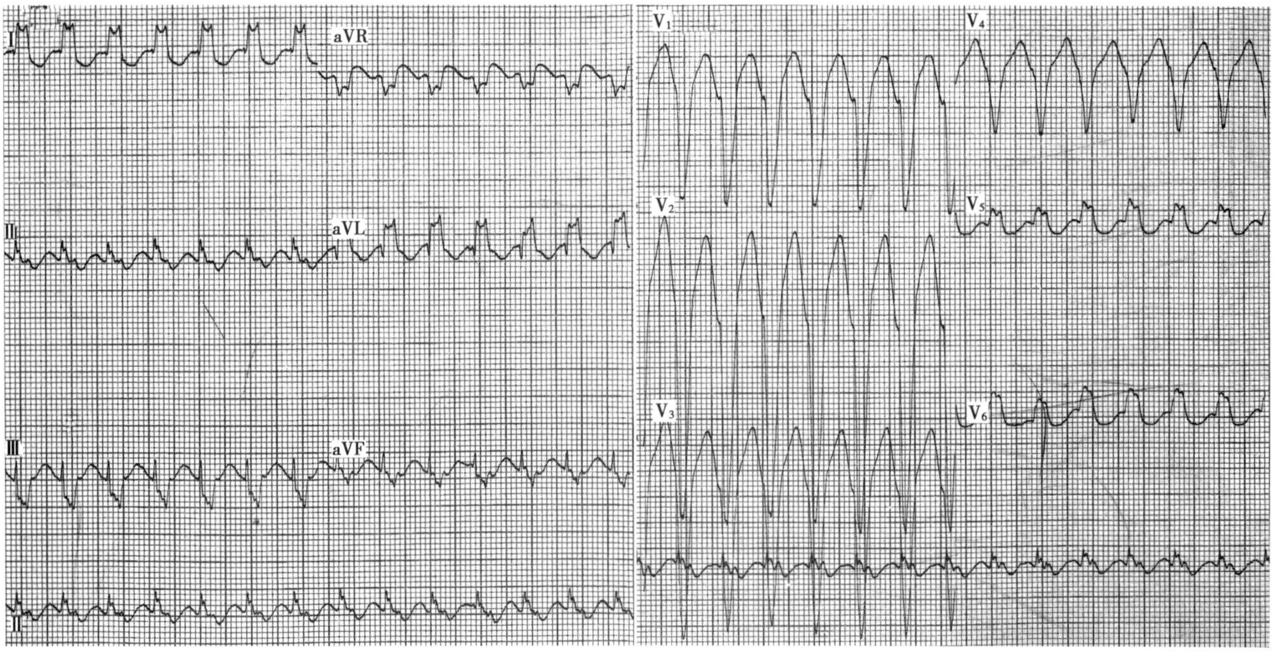

图 30-3　室上性心动过速伴差异性传导

临床资料:男性,47 岁,主因发作性心悸 2 年入院。患者 2 年前出现阵发心悸,持续 1 秒～1 分钟自行缓解,当地医院 Holter 示:室性心动过速。近 2 月发作频繁,持续 3～5 分钟。查体未见异常。临床诊断:室上性心动过速。胸片、心脏彩色超声均未见异常。行心内电生理检查,证实左后间隔有隐匿性旁道参与室上性心动过速,在左前斜 45 度约 5 点半放电消融成功,心动过速不能再诱发。**心电图特征**:宽 QRS 波心动过速,Ⅱ、Ⅲ、aVF 导联可见逆传 P′波呈负向,RP′>70ms,QRS 波群时限 0.17s,频率 163 次/分。V_1 是 rS 波,V_5、V_6 导联呈 R 形。**心电图诊断**:室上性心动过速伴差异性传导。**鉴别诊断**:室性心动过速,经旁路前传的室上性心动过速。**讨论**:宽 QRS 波心动过速应鉴别室上性心动过速和室性心动过速,本图中Ⅱ、Ⅲ、aVF 导联可见逆传 P′波呈负向,RP′>70ms,V_1 呈 rS 波,rS 间期<100ms,V_5、V_6 导联呈 R 形,无房室分离,均提示为室上性心动过速。

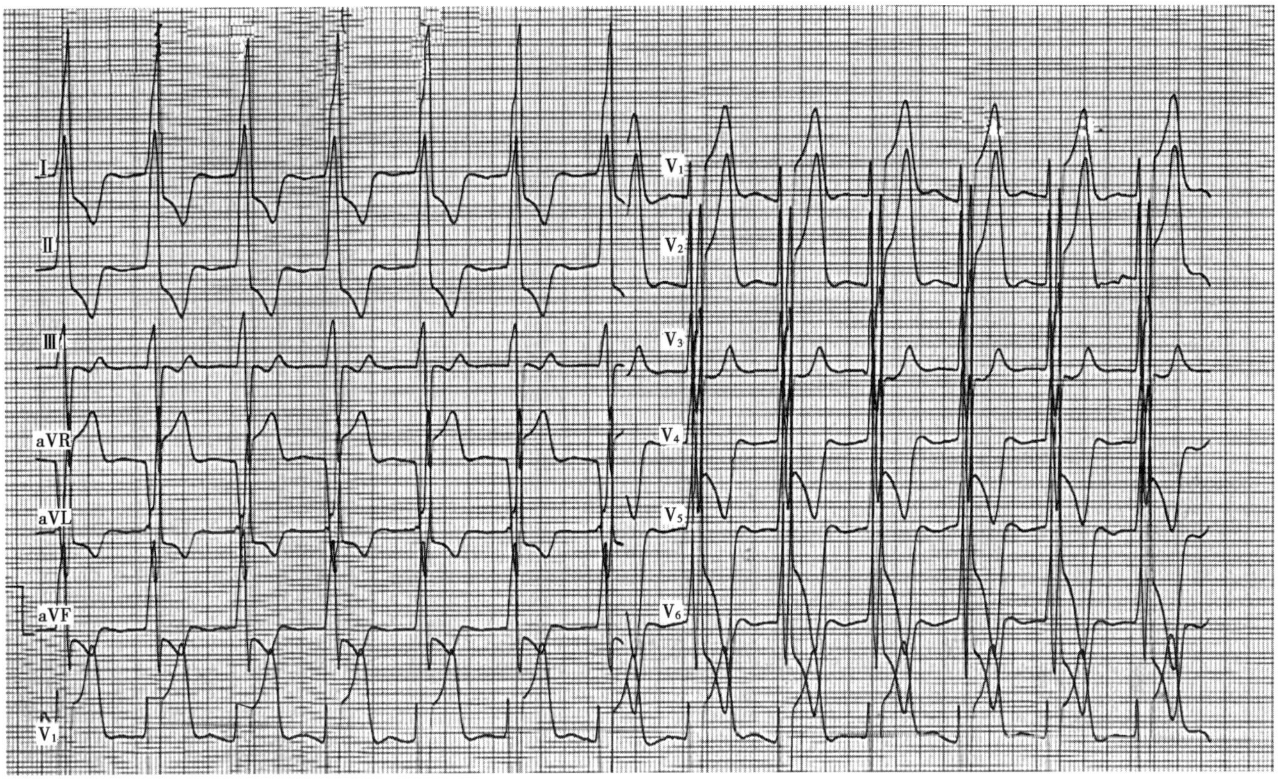

图 30-4 加速性室性自主心律

临床资料:男性,40 岁,主因阵发性心悸、胸闷 3 年入院。查体胸骨左缘 3～4 肋间和心尖区可闻及 3/6 级收缩期杂音。心脏彩色多普勒、心脏磁共振均提示肥厚梗阻性心肌病。入院诊断:肥厚梗阻性心肌病,心律失常,加速性室性自主心律。**心电图特征**:可见宽的 QRS 波群,QRS 波群时限 0.16s,QT 间期 0.45s,未见相关的 P 波,电轴+15°,频率 78 次/分。各导联 QRS 波群振幅异常增大。Ⅰ导联呈 R 形,V_1 导联呈 rS 形,V_5 导联呈 R 形。ST 段压低,T 波倒置。**心电图诊断**:加速性室性自主心律,左室高电压,ST-T 改变。**鉴别诊断**:室性逸搏心律。**讨论**:心电图表现宽的 QRS 波群,QRS 波群时限 0.16s,未见相关的 P 波,频率 78 次/分,提示加速性室性自主心律。室性逸搏心律一般频率在 20～40 次/分。根据频率两者可相互鉴别。Ⅰ导联呈 R 形,V_1 导联呈 rS 形,V_5 导联呈 R 形,提示左心室高电压。

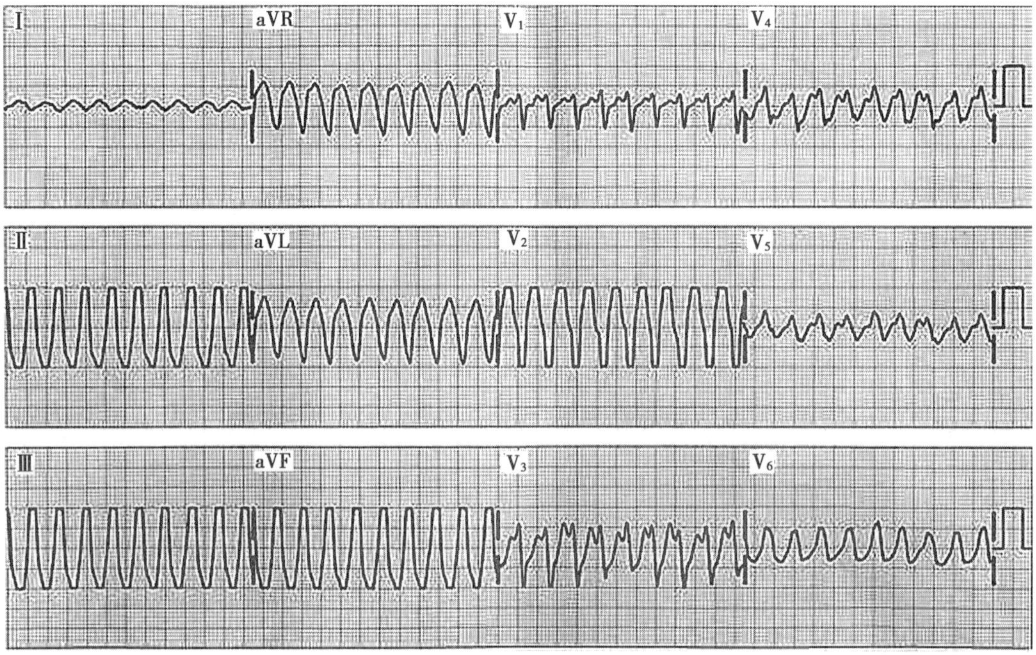

图 30-5　右室流出道室性心动过速

临床资料：女性，25 岁，主因阵发性心悸 9 月入院。查体未见异常。胸片、心脏彩色超声均未见异常。**诊断：**心律失常，特发性室性心动过速。行心内电生理检查，诱发室性心动过速，证实为起源于右室流出道室性心动过速，在右室流出道标测到领先体表 QRS 波群的电位，起搏标测和体表 12 导联心电图的 QRS 波形相似，在该处行射频消融，室性心动过速不能再诱发。**心电图特征：**宽 QRS 波心动过速，呈左束支阻滞图形，Ⅱ、Ⅲ、aVF 导联呈 R 形，Ⅰ导联呈低幅多相，胸前导联 QRS 移行慢，在 V_5 导联未见相关 P 波。频率 250 次/分。**心电图诊断：**右室流出道室性心动过速。**鉴别诊断：**①右室游离壁室性心动过速。②左室流出道室性心动过速。**讨论：**特发性右室室性心动过速多起源于右室流出道，无器质性心脏病。心电图表现为左束支阻滞图形，说明室性心动过速起源于右心室。Ⅱ、Ⅲ、aVF 导联呈 R 波形，说明室性心动过速起源的位置较高。

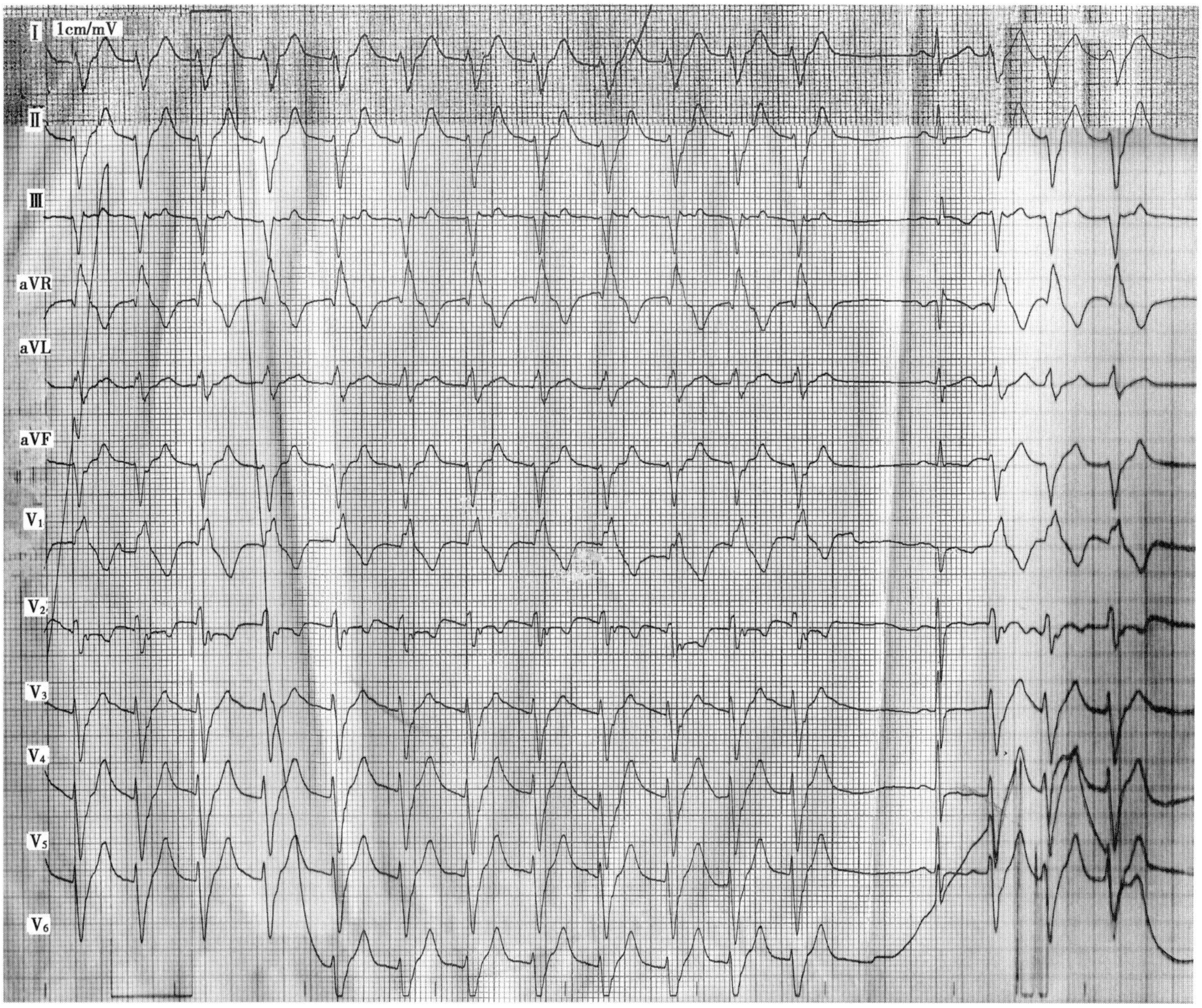

图 30-6　左室特发性室性心动过速

临床资料:女性,15 岁,主因发作性心悸 3 年入院。**诊断**:心律失常,特发性室性心动过速。胸片、心脏彩色超声均未见异常。行心内电生理检查,证实左室特发性室性心动过速,在左后分支位置标测到 P 电位,该处行射频消融,室性心动过速不能再诱发。**心电图特征**:宽 QRS 波心动过速,呈完全右束支阻滞+左前分支阻滞图形,QRS 波群时限 0.16s,频率 120 次/分,其前无相关 P 波。**心电图诊断**:窦性心律,左室室性心动过速。**鉴别诊断**:①右室特发性室性心动过速;②左室流出道室性心动过速。**讨论**:特发性室性心动过速多见于青年人,无器质性心脏病,左室特发性室性心动过速多起源于左室间隔部。心电图符合室性心动过速的诊断标准,QRS 波群表现为右束支阻滞图形和左前分支阻滞图形即可以诊断。

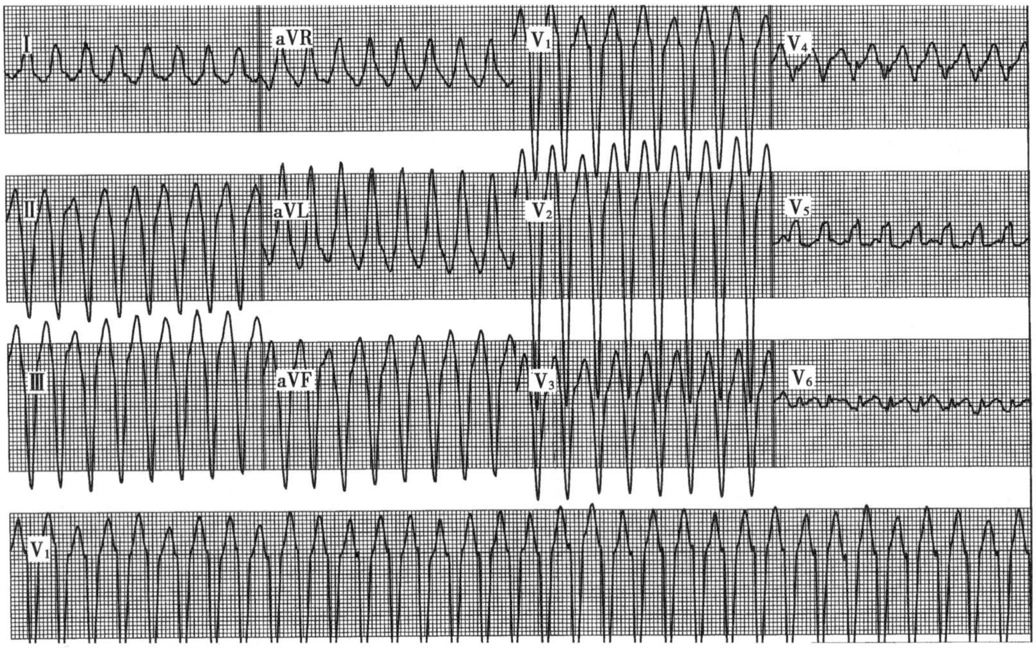

图 30-7 右室室性心动过速

临床资料:女性,26 岁,主因反复晕厥 1 年余入院。曾行 Holter 示:频发室性期前收缩,短阵室性心动过速。查体未见异常。胸片、心脏彩色超声均未见异常。诊断:心律失常,右室室性心动过速。行心内电生理检查,诱发室性心动过速,证实为起源于右室的室性心动过速,在右室游离壁近心尖部标测到领先体表 QRS 波群的电位,起搏标测和体表 12 导联心电图的 QRS 波形相似,在该处行射频消融,室性心动过速不能再诱发。**心电图特征:**宽 QRS 波群心动过速,呈左束支阻滞图形,Ⅱ、Ⅲ、aVF 导联呈 QS 型,Ⅰ导联呈 R 型。未见相关 P 波。胸前导联 QRS 波群移行慢,在 V_5 导联呈 R 型。频率 204 次/分。**心电图诊断:**右室室性心动过速。**鉴别诊断:**①左室游离壁室性心动过速;②右室流出道室性心动过速。**讨论:**右室室性心动过速可起源于流出道、流入道、前壁、心尖部。心电图表现为左束支阻滞图形,说明室性心动过速起源于右心室。Ⅱ、Ⅲ、aVF 导联呈 QS 波形,说明室性心动过速起源的位置在心尖部。aVR 导联呈 R 形,胸前导联 QRS 移行慢,在 V_5 导联呈 R 型,提示起源靠近心尖部。

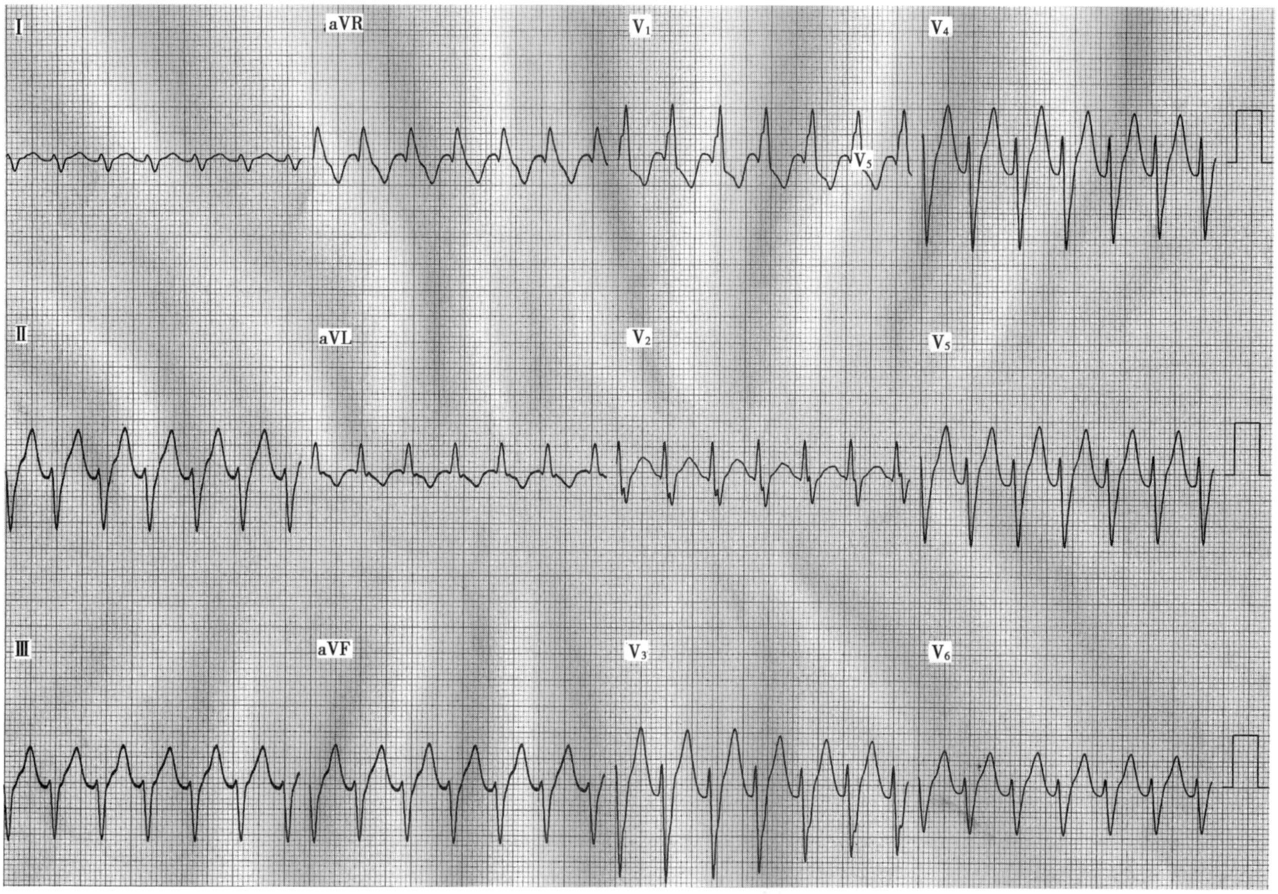

图 30-8　左室室性心动过速

临床资料：女性，20 岁，主因发作性心悸 2 年入院。查体未见异常。胸片、心脏彩色超声均未见异常。临床诊断：心律失常，左室特发性室性心动过速。行心内电生理检查，证实左室特发性室性心动过速，在左后分支位置标测到 P 电位，该处行射频消融，室性心动过速不能再诱发。**心电图特征：**宽 QRS 波心动过速，呈完全右束支阻滞＋左前分支阻滞图形，QRS 波群时限 0.12s，频率 159 次/分，其前无相关 P 波。**心电图诊断：**左室室性心动过速（左后分支）。**鉴别诊断：**①右室特发性室性心动过速；②左室流出道室性心动过速。**讨论：**特发性室性心动过速多见于青年人，无器质性心脏病，左室特发性室性心动过速多起源于左室间隔部。心电图符合室性心动过速的诊断标准，QRS 波群表现为右束支阻滞图形和左前分支阻滞图形即可以诊断。

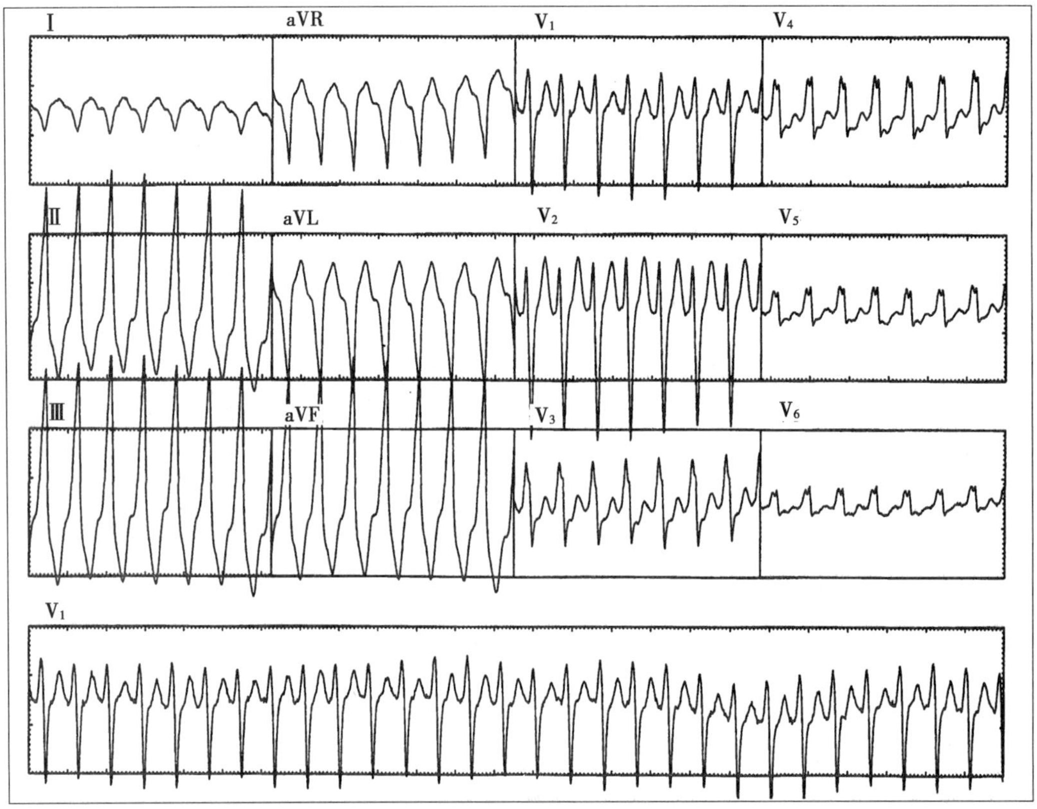

图 30-9 左室流出道室性心动过速

临床资料：女性，49 岁，主因阵发性心悸 12 年，加重伴出汗、黑朦 10 个月入院。患者于 12 年前活动时出现心悸，无胸闷、头晕、黑朦等，曾在当地医院诊断：心律失常、频发室性期前收缩，口服美西律等药物期前收缩减少，停药后再发。10 月前上述症状发作频繁，伴黑朦、晕厥一次，行 Holter 示：频发室性期前收缩，短阵室性心动过速。查体未见异常。入院诊断：心律失常，左室室性心动过速。胸片未见异常，心脏彩色超声示：左室舒张功能减低。行心内电生理检查，诱发室性心动过速，证实为起源于左室流出道室性心动过速，在左室流出道标测到领先体表 QRS 波群 23ms 的电位，起搏标测和体表 12 导联心电图的 QRS 波形相似，在该处行射频消融，室性心动过速不能再诱发。**心电图特征**：宽 QRS 波心动过速，Ⅱ、Ⅲ、aVF 导联呈 R 形，V_1 导联呈 rS 型，Ⅰ导联呈 rS 形。QRS 波群时限 0.13s，频率 170 次/分。**心电图诊断**：左室流出道室性心动过速。**鉴别诊断**：①左室游离壁室性心动过速；②右室流出道室性心动过速。**讨论**：特发性左室室性心动过速可见于左室流出道，无器质性心脏病。心电图Ⅱ、Ⅲ、aVF 导联呈 R 波形，说明室性心动过速起源的位置较高。V_1 导联呈 rS 型，Ⅰ导联呈 rS 形，即呈右束支阻滞图形，提示室性心动过速起源于左室。

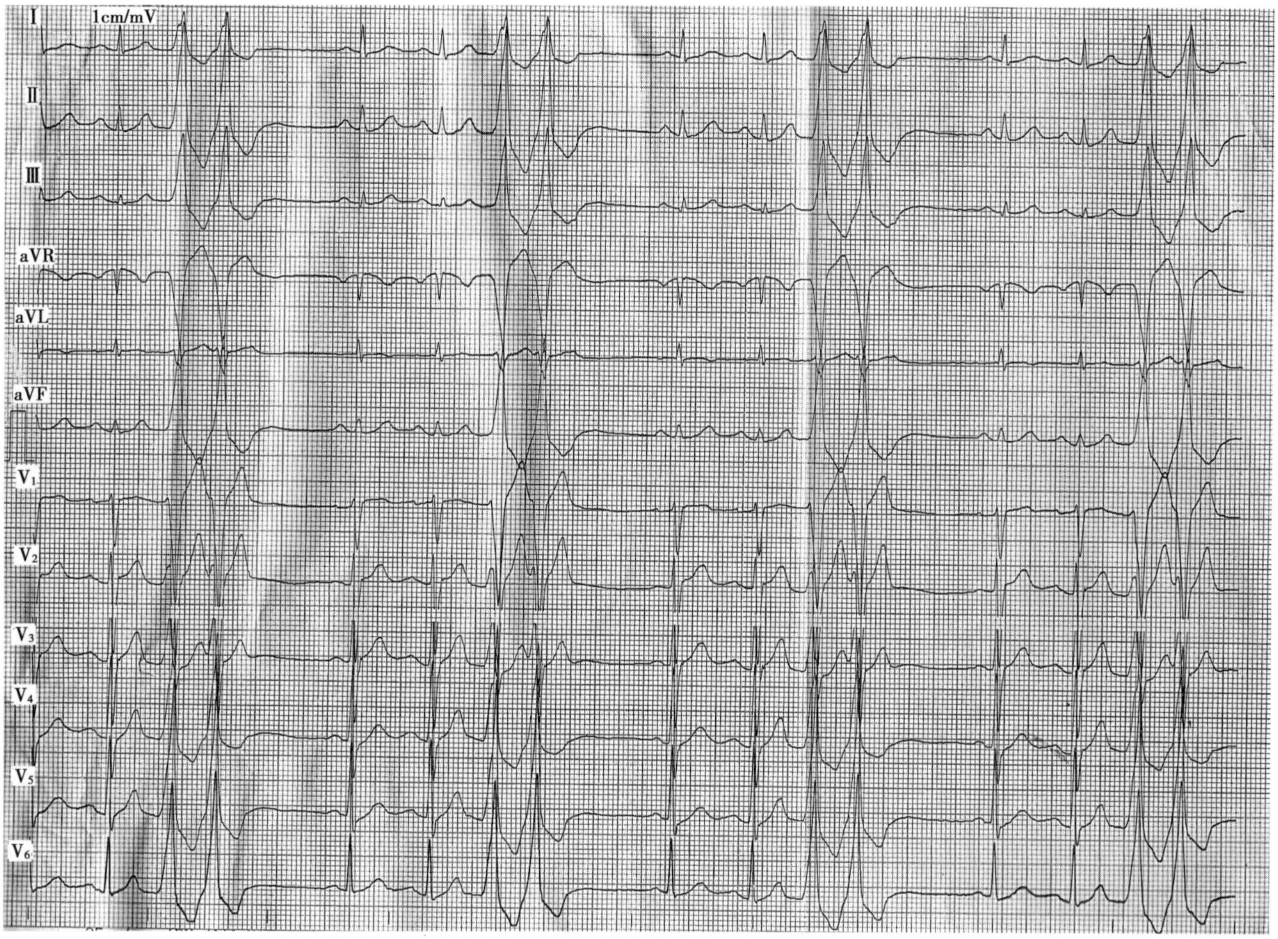

图 30-10　右室流出道室性心动过速(游离壁)

临床资料:男性,40 岁,主因阵发性胸闷 6 个月入院。入院诊断:心律失常,频发室性期前收缩,阵发性室性心动过速。胸片、心脏彩色超声均未见异常。行心内电生理检查,诱发室性心动过速,证实为起源于右室流出道室性心动过速,在右室流出道游离壁标测到领先体表 QRS 波群的电位,起搏标测和体表 12 导联心电图的 QRS 波形相似,在该处行射频消融,室性心动过速不能再诱发。**心电图特征:**宽 QRS 波心动过速,呈左束支阻滞图形,Ⅱ、Ⅲ、aVF 导联呈 R 形,Ⅰ导联呈 R 形,在 V_3 导联呈 RS 型。QRS 波群时限 0.16s,频率 160 次/分。**心电图诊断:**右室流出道室性心动过速。**鉴别诊断:**①右室游离壁室性心动过速;②左室流出道室性心动过速。**讨论:**特发性右室室性心动过速多起源于右室流出道,无器质性心脏病。心电图表现为左束支阻滞图形,说明室性心动过速起源于右心室。Ⅱ、Ⅲ、aVF 导联呈 R 波形,说明室性心动过速起源的位置较高。Ⅰ导联呈 R 形,在 V_3 导联呈 RS 型,提示室性心动过速靠近游离壁。

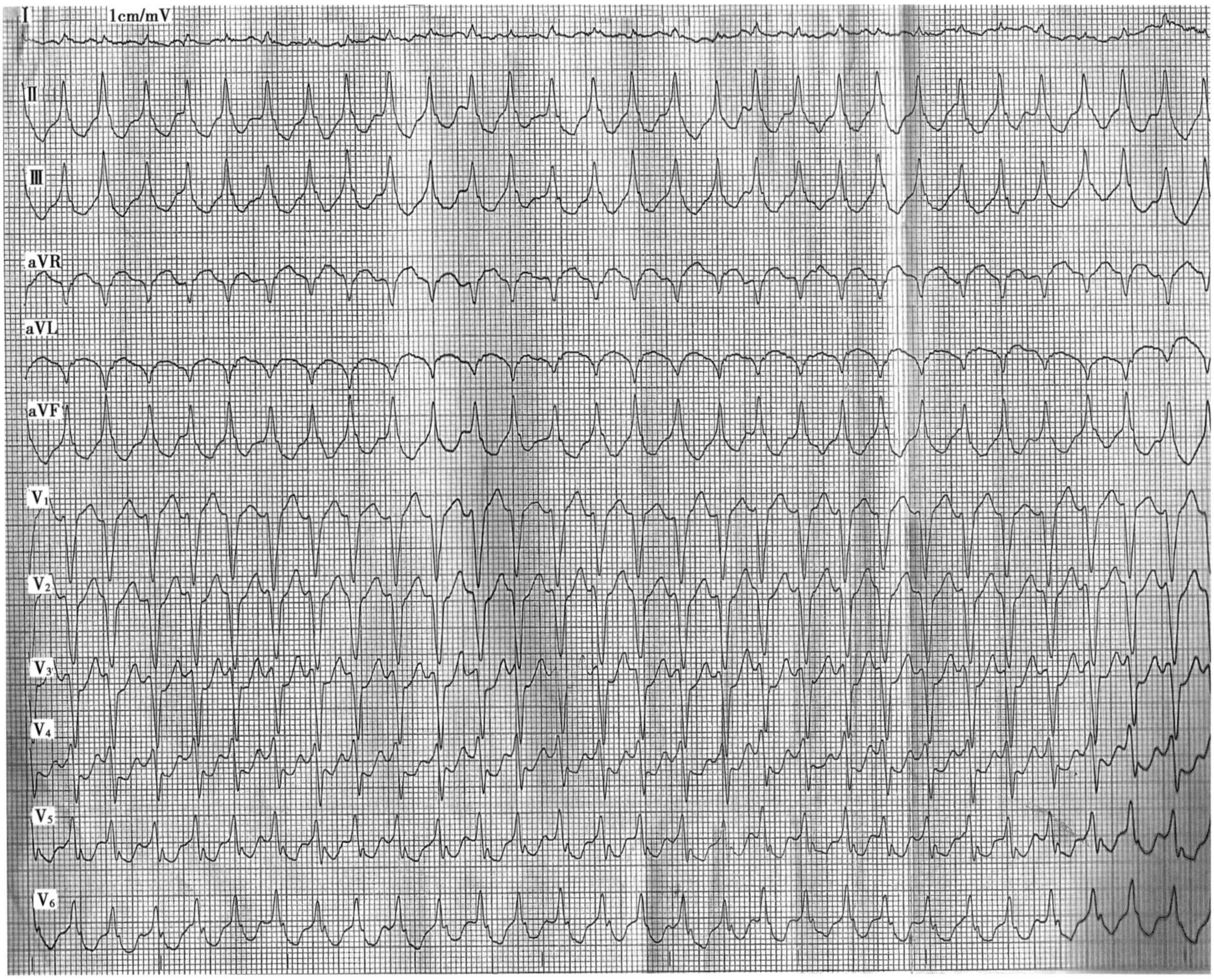

图 30-11　右室流出道室性心动过速(间隔部)

临床资料:女,34 岁,主因阵发性心悸 1 年余入院。患者 1 年前无诱因出现心悸,偶伴黑朦,晕厥一次,每次持续 5～10 分钟自行缓解。查体未见异常。入院诊断:心律失常;特发性室性心动过速。胸片、心脏彩色超声均未见异常。行心内电生理检查,诱发室性心动过速,证实为起源于右室流出道的室性心动过速,在右室流出道间隔前侧标测到领先体表 QRS 波群 40ms 的电位,起搏标测和体表 12 导联心电图的 QRS 波形相似,在该处行射频消融,室性心动过速不能再诱发。**心电图特征:**宽 QRS 波心动过速,呈左束支阻滞图形,Ⅱ、Ⅲ、aVF 导联呈 R 形,Ⅰ导联呈低幅多相,胸前导联 QRS 移行慢,在 V_4 导联呈 RS 型。QRS 波群时限 0.12s,频率 187 次/分。**心电图诊断:**右室流出道室性心动过速;**鉴别诊断:**①右室游离壁室性心动过速;②左室流出道室性心动过速。**讨论:**特发性右室室性心动过速多起源于右室流出道,无器质性心脏病。心电图表现为左束支阻滞图形,说明室性心动过速起源于右心室。Ⅱ、Ⅲ、aVF 导联呈 R 波形,说明室性心动过速起源的位置较高。Ⅰ导联呈低幅多相,胸前导联 QRS 移行慢,提示室性心动过速靠近间隔部。

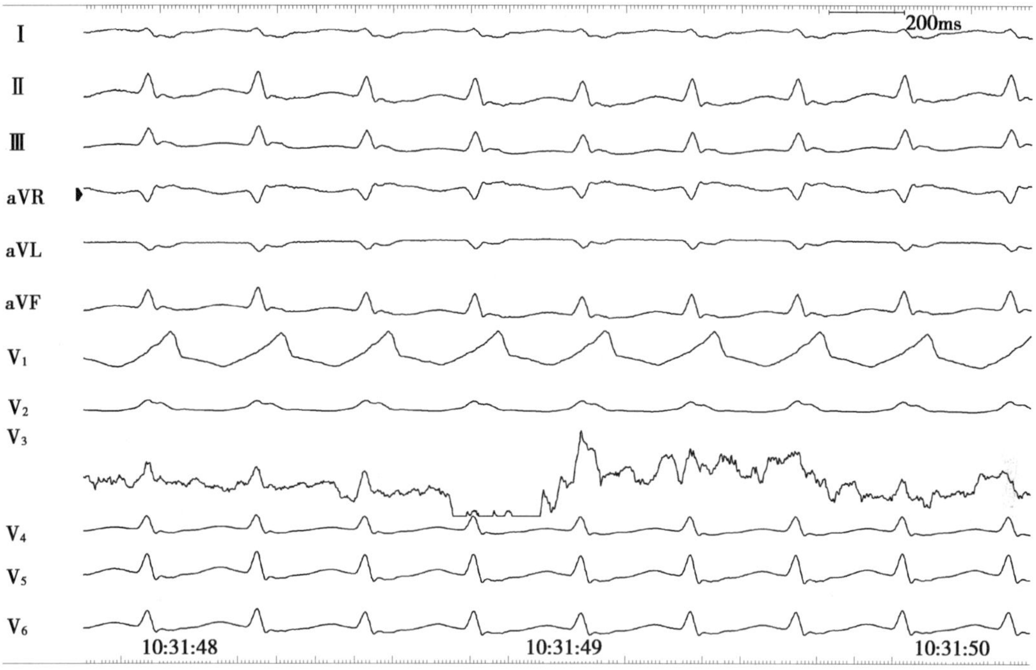

图 30-12　房室折返性心动过速伴右束支阻滞

临床资料:女性,34 岁,主因阵发性心悸 3 年入院。查体未见异常。胸片、心脏彩色超声未见异常。诊断:心律失常;室上性心动过速。行心内电生理检查,诱发心动过速,证实为起源于左侧旁路参与的房室折返性心动过速。**心电图特征:**呈右束支阻滞图形,QRS 波群后可见逆传的 P′波,Ⅱ、Ⅲ、aVF、V_1 导联 P′波直立,V_5、V_6 导联上 R/S>1,QRS 波群时限 0.10s,频率 170 次/分。**心电图诊断:**房室折返性心动过速伴右束支阻滞。**鉴别诊断:**左室室性心动过速。**讨论:**左室性心动过速也呈右束支阻滞图形。左室室性心动过速可见房室分离,而本图中可见明显的逆行 P′波,不支持房室折返性心动过速,支持室上性心动过速。另外本图中 V_5、V_6 导联上 R/S>1,也支持房室折返性心动过速。

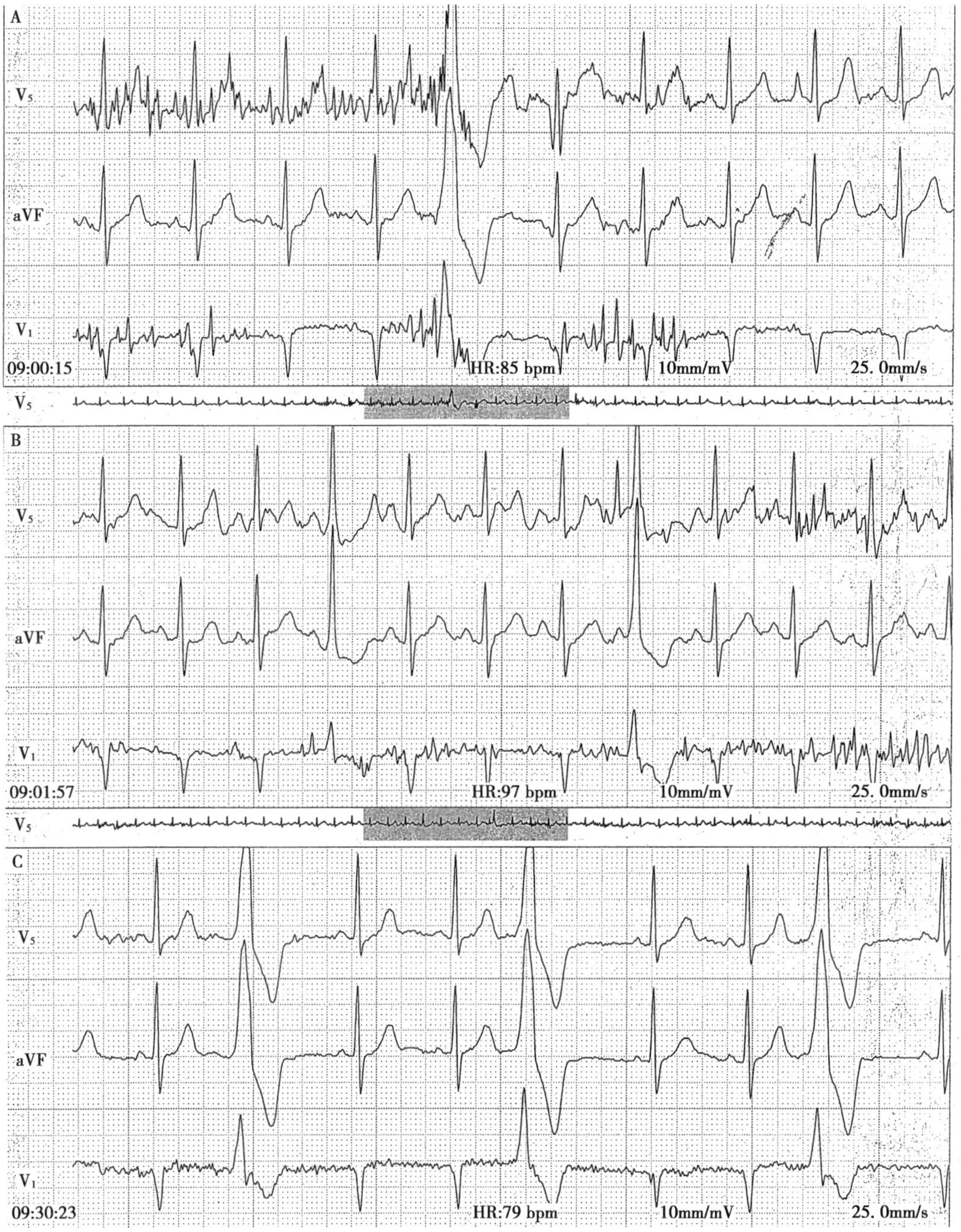

图 30-13　室性并行心律

临床资料:男性,53 岁,主因间断心悸 9 月入院。查体未见异常。胸片、心脏彩超未见异常。**诊断:**心律失常;频发室性期前收缩。**心电图特征:**图 30-13B 示:窦性心律,心率 97 次/分,可见两个室性融合波。图 30-13C 示:窦性心律,PR 间期:0. 18s,QT 间期 0. 43s,频率 79 次/分。可见提前出现宽大畸形的 QRS 波群,ST 段下移,T 波倒置。下面小图中连续的三个异位期前收缩搏动之间间期相等,且和前一个异位期前收缩成倍数关系。**心电图诊断:**心律失常;室性并行心搏。**鉴别诊断:**折返性室性期前收缩。**讨论:**室性并行心律的异位搏动具有室性搏动的特性,QRS 波群宽大畸形,无相关 P 波,各异位搏动之间间期相等或存在一个最大公约数,可见室性融合波。一般折返性室性期前收缩联律间期固定。

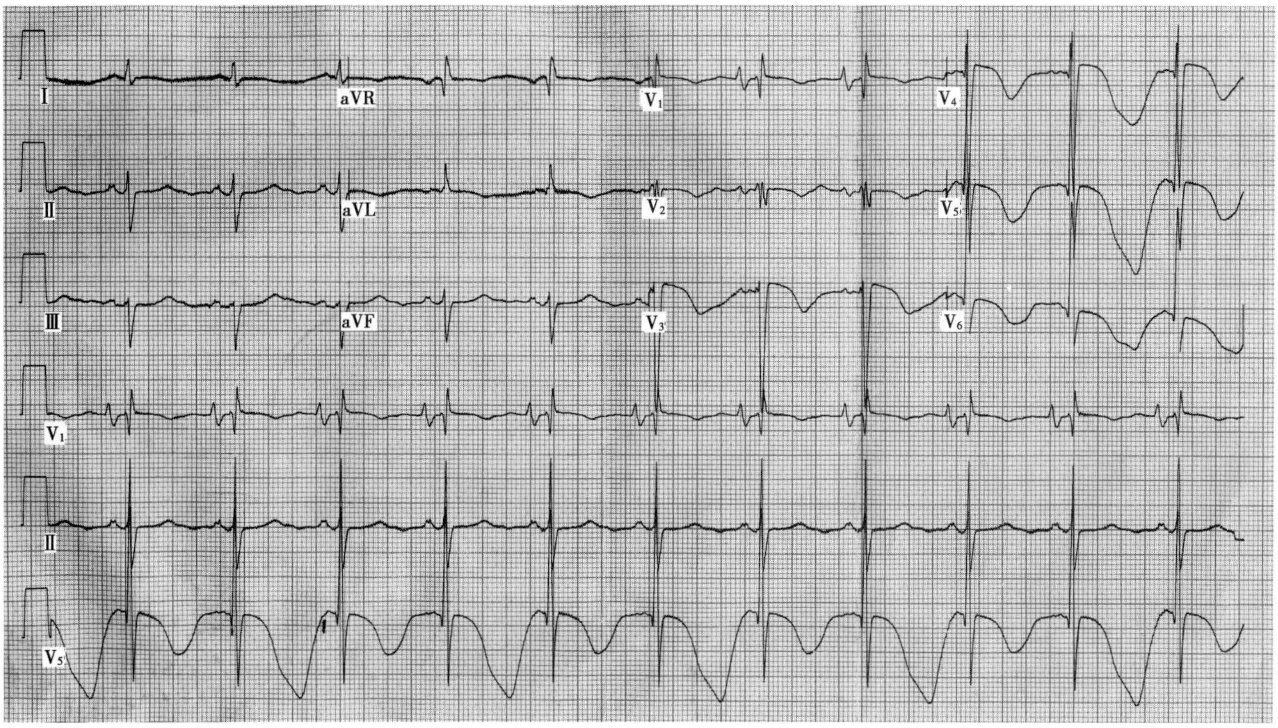

图 30-14　基础心律 QT 间期延长

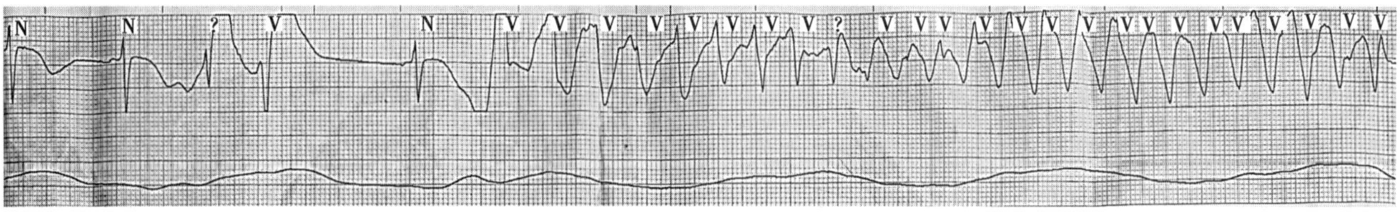

图 30-15　尖端扭转性室性心动过速(Tdp)QRS 尖端扭转

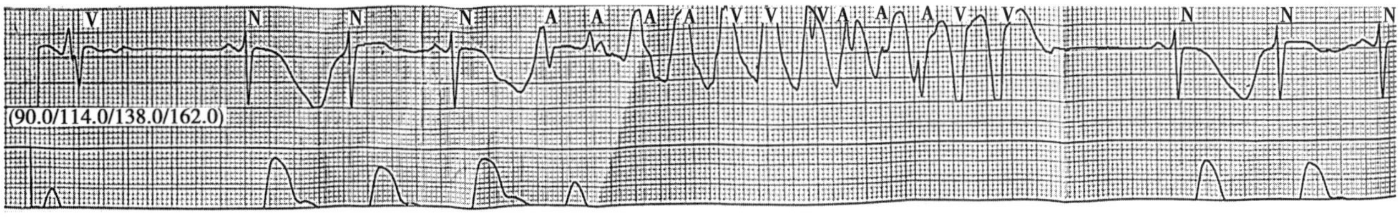

图 30-16　尖端扭转性室性心动过速(Tdp)QT 间期短-长-短间歇交替

第三节 病例思考

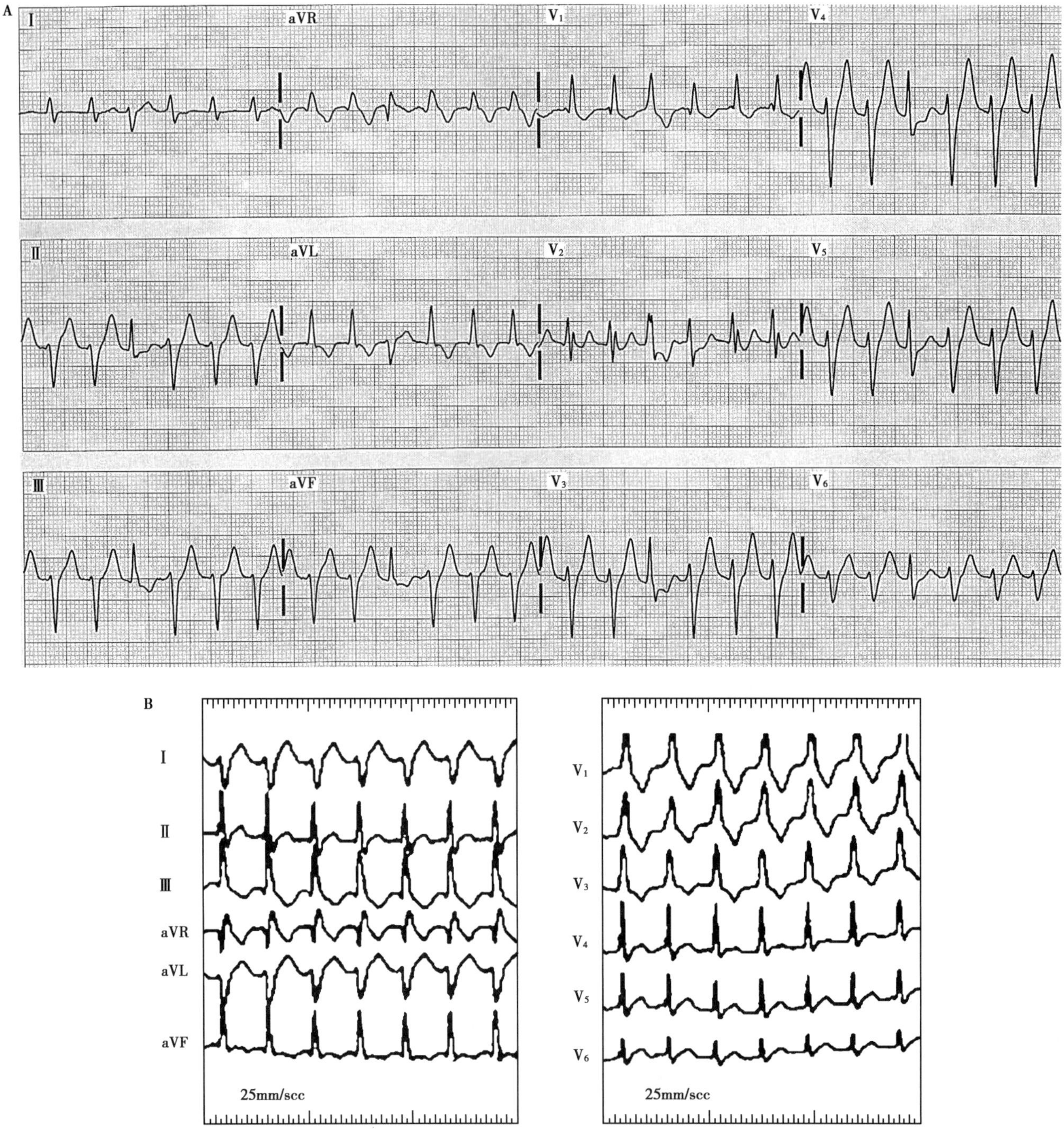

C30-1 左室特发性室性心动过速

A. 左室特发性室性心动过速；B. 室上性心动过速伴功能性右束支阻滞

临床资料：患者，男性，52 岁。阵发性心悸 30 年，加重 2 个月于 2004 年 6 月 11 日入院。患者 30 年前某天坐车时突感心悸，自测脉率约 200 次/分，持续约 3 小时后自行缓解。此后未再发生类似症状，直到 10 年前复发。发作时感心悸，头晕，乏力，有一过性黑矇，脉率 200 次/分，在北京一社区医院就诊，诊为“室上性心动过速”。尔后每年冬天均要发作 1～2 次，入院前 2 个月发作更频繁。因先后服用多种抗心律失常药物后仍不能完全控制发作而来阜外医院就医。行常规心电图，胸片，超声心动图和 MRI 检查均未发现心脏器质性病变。

图 B 患者，女性，60 岁，阵发性心悸 5 年入院。**心电图特征**：图 A 示，心动过速时 QRS 波群呈完全性右束支阻滞图形，但电轴左偏，而且 V_5 和 V_6 导联上 S 波很深，明显大于 R 波，致使 R/S 比小于 1，支持室性心动过速。图 B 示 V_1 导联上 QRS 波呈 R 波，V_5、V_6 导联上呈 Rs 波，S 波较宽钝，电轴右偏，符合典型右束支阻滞图形。**心电图诊断**：图 A：左室特发性室性心动过速。图 B：室上性心动过速伴功能性右束支阻滞。**讨论**：图 A 和图 B 两例患者均行电生理检查，行射频消融。证实分别为左室特发性室性心动过速和室上性心动过速伴功能性右束支阻滞。图 A 患者在左心室中后间隔处标测到理想的靶点后行射频消融术成功，随访一年余，无复发。特发性室性心动过速的临床特征包括：①患者没有器质性心脏病；②多为 15～40 岁的年轻人，很少超过 55 岁；③多见于男性，男∶女之比为 3∶1；④心动过速发作呈阵发性，持续时间从数分钟到数小时，少见情况下可持续数天；⑤心动过速时 QRS 波形呈完全性右束支阻滞图形伴电轴左偏，V_5、V_6 导联上 R/S 比小于 1；⑥维拉帕米（异搏定）治疗有效；⑦这种心动过速一般预后良好，随着时间推移，心动过速有可能发作频率减少或消失。

A

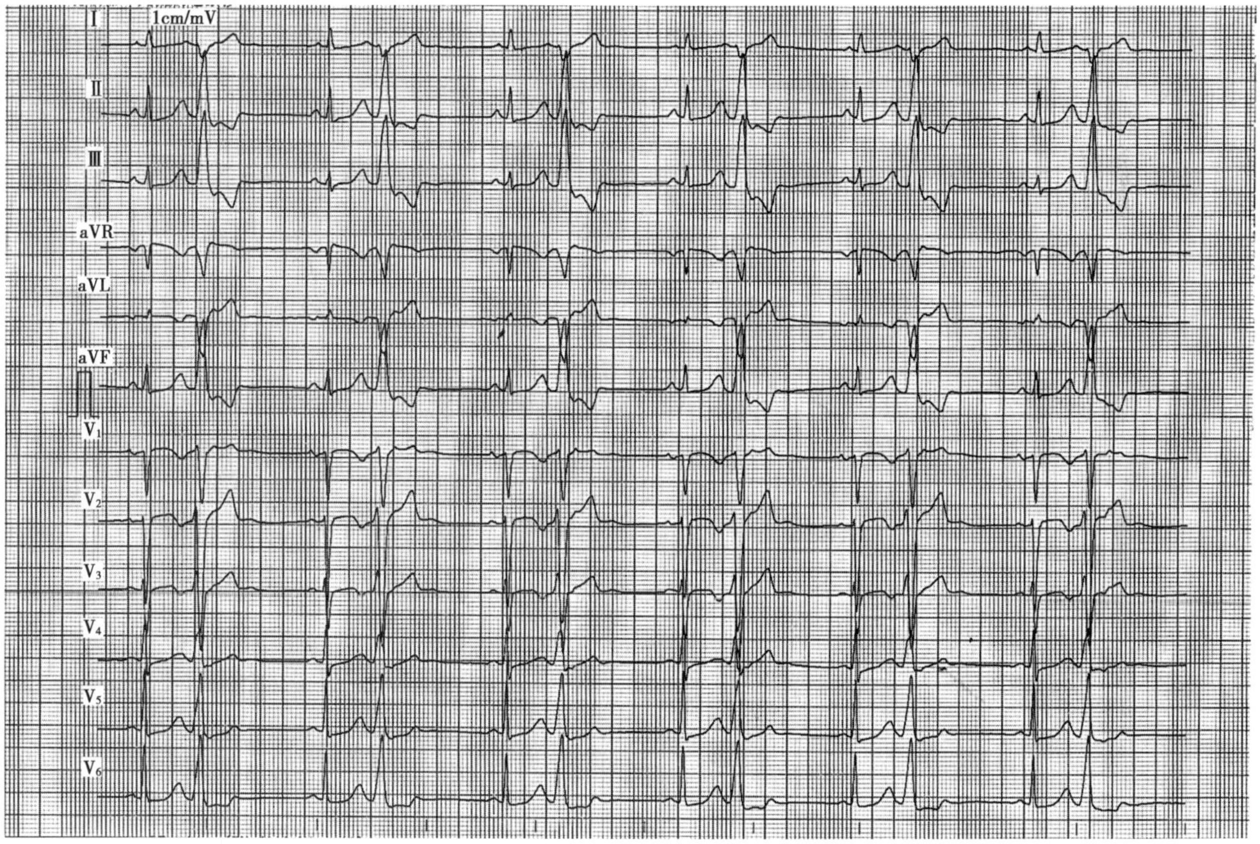

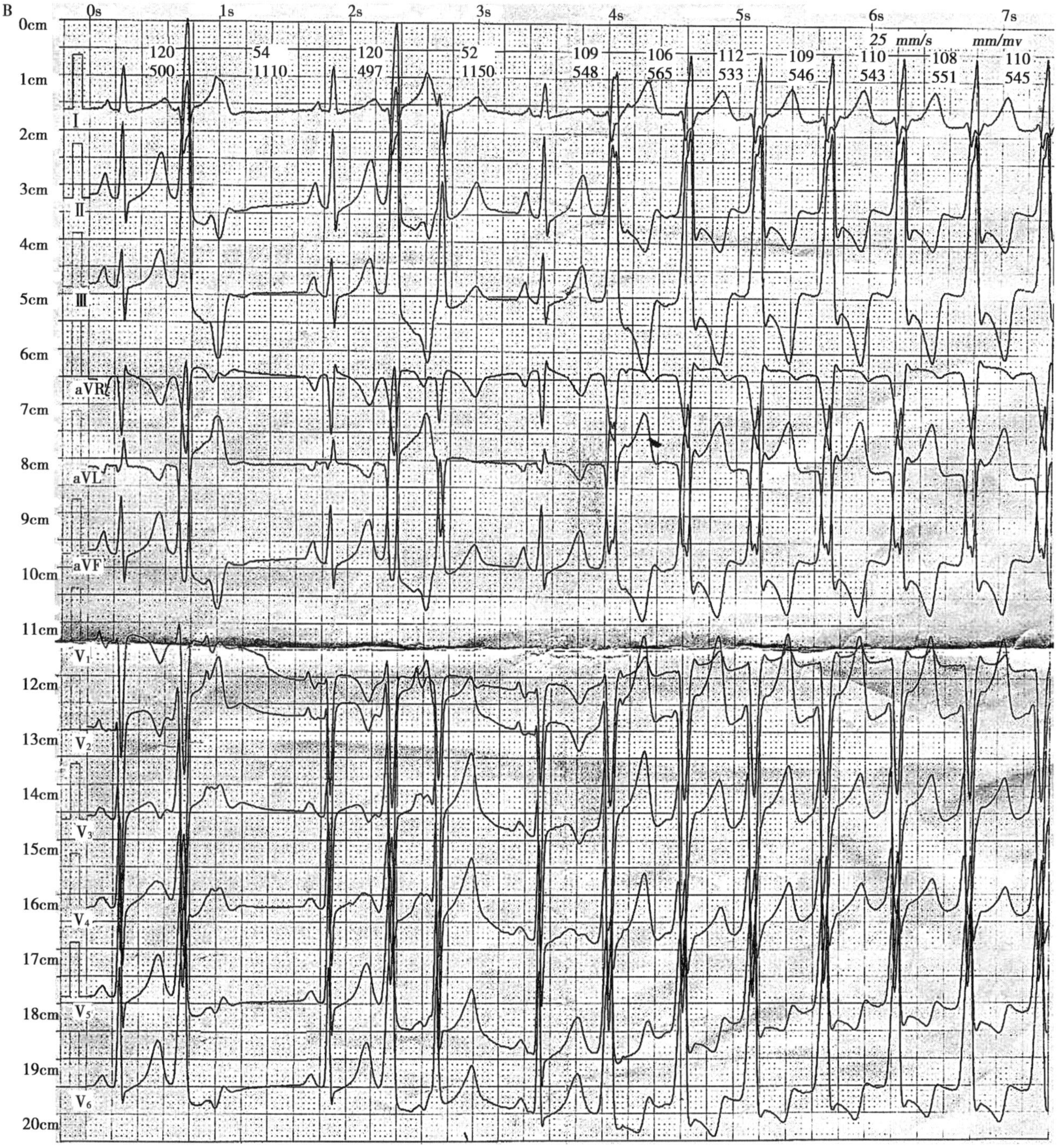

C30-2 右室流出道室性心动过速

临床资料:患者,女性,46 岁。反复间歇性心悸 20 余年,加重 1 个月入院。经胸片、超声心动图检查未发现其他器质性心脏病。**心电图特征:**图 A:第 1、3、5、7、9、11 为窦性心搏。第 2、4、6、8、10、12 为室性期前收缩,呈二联律。Ⅱ、Ⅲ、aVF 导联上 QRS 波群呈高 R 波形,Ⅰ、aVL 呈 QS 波,V_1 呈 rs 波。胸前导联 QRS 波移行区正常。图 B 为 12 导联 Holter 所示心电图。第 2、4、5 为室性期前收缩,QRS 形态与图 A 相同。自第 7 个心搏开始为室性心动过速,频率为 107 次/分,QRS 形态与室性期前收缩相同。24 小时室性期前收缩 55 000 次,占总心搏的 50%。出现短阵室性心动过速 30 余次,每次持续 10～30s。**心电图诊断:**右室流出道单行性室性期前收缩和室性心动过速。**讨论:**这例患者的室性期前收缩和室性心动过速时QRS形态相同。说明两者起源点相同。QRS形态是典型的起源于右室流出道的室性期前收缩和室性心动过速的形态。这种频发室性期前收缩伴短阵室性心动过速的患者,临床上以往称为反复单形性室性心动过速(RMVT),多见于无器质性心脏病的年轻患者,但这种患者应注意排除右室发育不良型心肌病。

(魏经汉　任振芳　朱 俊　方丕华)

第三十一章

宽 QRS 波群心动过速的鉴别诊断

本章内容提要:

第一节 心电图概论

宽 QRS 波群心动过速通常定义为 QRS 波群时限≥0.12s,其频率>100 次/分。由于该心动过速包括不同的类型,且不同类型心动过速的危害性和处理方法有很大不同,因此宽 QRS 波群心动过速的鉴别诊断具有重要的临床意义。

一、QRS 波群心动过速的主要类型

1. 室性心动过速(室速)。
2. 室上性心动过速(室上速)伴功能性束支阻滞(心室内差异性传导)。
3. 室上性心动过速伴原来存在束支阻滞或室内传导延迟。
4. 室上性心律失常(房性心动过速、心房扑动或心房颤动)经房室旁路前传。
5. 经房室旁路(包括 Mahaim 纤维)前传的房室折返性心动过速。

临床上,宽 QRS 波群心动过速最常见的类型是室性心动过速,约占宽 QRS 波群心动过速的 80%,其次是室上性心动过速伴功能性束支阻滞。

二、宽 QRS 波群心动过速的一般鉴别方法

在对宽 QRS 波群心动过速进行鉴别时，最重要的是了解提示室性心动过速的某些心电图特征。

1. 房室分离、心室夺获和室性融合波　三种心电图表现都强烈支持室性心动过速的诊断。如果发现宽 QRS 心动过速存在房室分离，且心室频率快于心房频率，可明确诊断为室性心动过速。需要注意的是，房室分离现象在室性心动过速时的出现率仅 20％～50％，因此，未发现房室分离不能排除室性心动过速。

2. QRS 波群的宽度　宽 QRS 波群心动过速时，QRS 波群呈右束支阻滞形态(指 V_1 导联 QRS 波群主波向上)，QRS 波群时限＞0.14s，或 QRS 波群呈左束支阻滞形态(指 V_1 导联 QRS 波群主波向下)，QRS 波群时限＞0.16s，提示室性心动过速的可能性较大。但少数情况下，室性心动过速的 QRS 波群也可以不很宽(120～140ms)，主要见于左室特发性室性心动过速。

3. 额面 QRS 电轴　如果心动过速时额面 QRS 电轴处在无人区电轴范围(位于－90°～－180°)，大多数情况下是室性心动过速。

4. 胸导联 QRS 波群同向性　心动过速时的胸导联 QRS 波群主波均为正向或负向时，称为同向性(precordial concordance)。如果胸导联 QRS 波群呈负向同向性，可以肯定为室性心动过速(图 32-1A)；如果呈正向同向性，绝大多数是室性心动过速(图 31-1B)，但需排除经左侧房室旁路前传的心动过速。

5. 节律的规整性　对于节律完全不规整的宽 QRS 波群心动过速或心动过速的频率＞200 次/分，首先要考虑预激综合征合并心房颤动可能。预激综合征患者发生心房颤动时，快速不规整的心房激动可从房室旁路下传，引起心室率很快的宽大畸形 QRS 波群心动过速，心房颤动也可以从房室结下传或同时从旁路和房室结下传激动心室，导致 QRS 波群形态和宽度多变。

三、Brugada 分步诊断法

1991 年，Brugada 等提出了用于鉴别室性心动过速与室上性心动过速伴功能性束支阻滞的分步诊断流程，是近年来应用较广的鉴别方法之一。其流程图见图 32-2。

应用 Brugada 分步诊断法应注意以下几点：

1. 胸导联呈 RS 图形应是真正的 RS 波，凡 QR，QRS，R 或 rsR′都不能作为 RS 波。

2. QRS 波群时限是指 R 波起点至 S 波最低点的间期，而不是 S 波的终点。

3. 胸导联 V_1(或 V_2)及 V_6 表现为室性心动过速的图形包括：①右束支阻滞形态(图 32-3)：V_1(或 V_2)呈 R 波或 RS 波，一般无 r 波；V_6 呈 QR 或 QS 波，或 R/S＜1；②左束支阻滞形态(图 32-4)：V_1(或 V_2)的 R 波时限＞30ms，或 RS 时限＞70ms；V_6 有 Q 波，呈 QR 或 QS 型。

需要注意的是，宽 QRS 波群心动过速鉴别诊断所描述的束支阻滞形态主要是根据 V_1 导联 QRS 波群图形分为右束支阻滞形态(正向波为主)和左束支阻滞形态(负向波为主)，并不完全等同于窦性心律时的束支阻滞形态。一般室上性心动过速伴功能性束支阻滞或室上性心动过速伴原来存在束支阻滞，常常呈现典型的右束支或左束支阻滞图形。

为了鉴别室性心动过速与室上性心动过速经旁路前传引起的宽 QRS 波群心动过速，Brugada 等又作了进一步的补充，其流程图见(图 32-5)。

四、Vereckei 分步诊断法

2007 年，Vereckei 等又提出一种新的分步诊断法，其流程图见(图 32-6)。该方法适用于节律规整的宽 QRS 心动过速的鉴别诊断。

应用 Vereckei 分步诊断法应注意以下几点：

1. Vi/Vt 比值

(1) 定义：Vi 是指心室初始除极 40ms 时的振幅值(mV)，而 Vt 是指心室终末除极前 40ms 时的振幅值(mV)。

(2) 条件：①采用多导联同步记录心电图；②选择 QRS 波群起点与终点清晰可认的导联。同步多导联心电图，可选 QRS 波群起点及终点明确的某一导联，从此点划直线以确定多导联的起始及终末点；③选择 QRS 波群呈双相或多相波的导联，其 R 波要高，S 波要深。以选择胸导为主，多先选用 V_3 导联，次选 V_5 导联，再次选为 V_2 导联。个别也可选用肢体导联；④Vi 和 Vt 值取绝对值，不分正负。

(3) 测量方法：①选择好导联后，从 QRS 波群始点后移 40ms 处测其电压绝对值为 Vi；②从 QRS 波群终点前移 40ms 处测其电压绝对值为 Vt；③Vi/Vt＞1 为室上性心动过速，Vi/Vt≤1 为室性心动过速。

2. Vi/Vt 比值鉴别室性心动过速与室上性心动过速的电生理机制　室上性心动过速伴束支阻滞时，其心室初始激动是通过希浦系统进行的，除极速度较快，故 Vi 值大，束支阻滞主要在心室中段与终末除极速度较慢，故 Vt 较小，因此 Vi/Vt＞1 常提示为室上性心动过速。相反，起源于心室的激动其初始除极是通过传导速度较慢的心室肌传导，故 Vi 值小，而当心室除极到达希浦系统，其激动传导加快，故 Vt 值较大，因此 Vi/Vt≤1 常提示室性心动过速。

3. Vereckei 分步诊断法的局限性　①宽 QRS 心动过速的心室率快，有时 QRS 波群的起点与终点不易确定，任意武断确定会发生判断失误；②该方法不适用于束支折返性心动过速、分支型室性心动过速及房束旁路引发的心动过速等；③侵害心肌的某些疾病（例如心肌梗死等）可能会改变 Vi 或 Vt 值，从而影响正确诊断。

五、食管心房起搏鉴别宽 QRS 波群心动过速

1. 心动过速时，体表心电图常不能清楚辨认 P 波，无法了解 P 波与 QRS 波群间的关系。此时食管导联心电图有重要诊断价值。在食管导联上大多能清楚辨认出 P 波，如有房室分离，且心室率＞心房率，则室性心动过速即可确诊。

2. 宽 QRS 波群心动过速如随着心房起搏周期逐渐缩短，产生 1∶1 下传的心室夺获，即宽 QRS 波群被较快心房激动下传出现的窄 QRS 波群所代替，则此心动过速应考虑为室性心动过速。如果心房起搏使心率增快，但无 QRS 波形态改变，仍为宽 QRS 波群时，应考虑室上性心动过速伴功能性束支阻滞。

3. 宽 QRS 波群心动过速在食管心电图显示 2∶1 室房逆传时，可排除房室折返性心动过速（AVRT），但不能排除房室结折返性心动过速（AVNRT）伴室内传导阻滞及室性心动过速，需结合其他条件进行鉴别。

六、特发性室性心动过速

在对宽 QRS 波群心动过速进行鉴别诊断时，准确识别出特发性室性心动过速非常重要。这类室性心动过速相对常见，具有特征性的心电图表现，还可通过射频消融术进行根治。

1. 右室流出道室性心动过速　这是最常见的一类特发性室性心动过速。其心电图表现为：①胸导联 QRS 波群呈现左束支阻滞形态；②下壁导联Ⅱ、Ⅲ、aVF 呈高振幅 R 波。

2. 左室特发性室性心动过速　通常指起源于左心室间隔面的左后分支分布区域的心动过速。其心电图表现为：①胸导联 QRS 波群呈右束支阻滞形态；②肢体导联 QRS 波群呈左前分支阻滞形态；③V_5 和 V_6 导联绝大多数呈 rS 型(R/S＜1)；④由于室性心动过速起源于心室的间隔部位，故 QRS 波群一般不宽，时限在 0.12s 左右，易误诊为室上性心动过速。

需要说明的是，右心室流出道和左心室间隔面的左后分支分布区域仅是特发性室性心动过速最常见的两个起源部位，特发性室性心动过速亦可发生在左、右心室的其他部位。

总之，宽 QRS 波群心动过速的鉴别是临床心电图诊断的难点之一。在大多数情况下，通过仔细分析体表心电图特征即可做出判断。少数情况需要借助于食管导联心电图或者结合患者的病史和临床表现做出判断，必要时进行心电生理检查。

第二节 图　谱

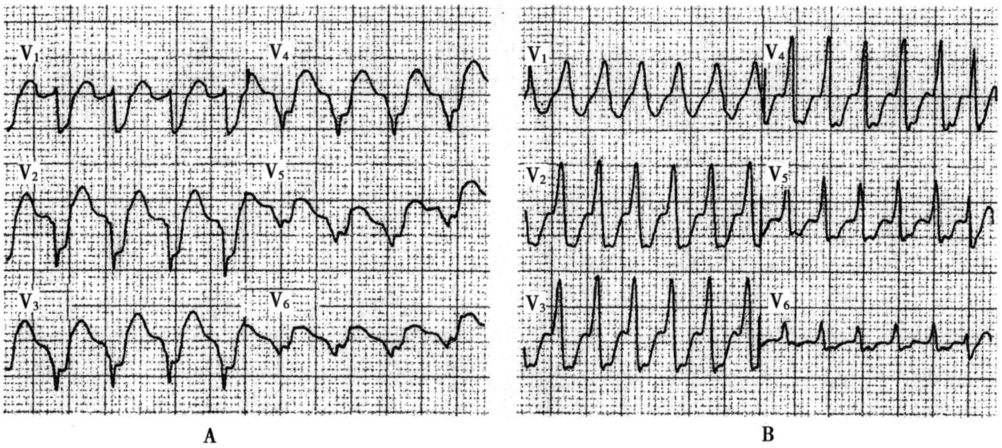

图 31-1　室性心动过速

A. 胸导联 QRS 波群呈负向同向性；B. 胸导联 QRS 波群呈正向同向性

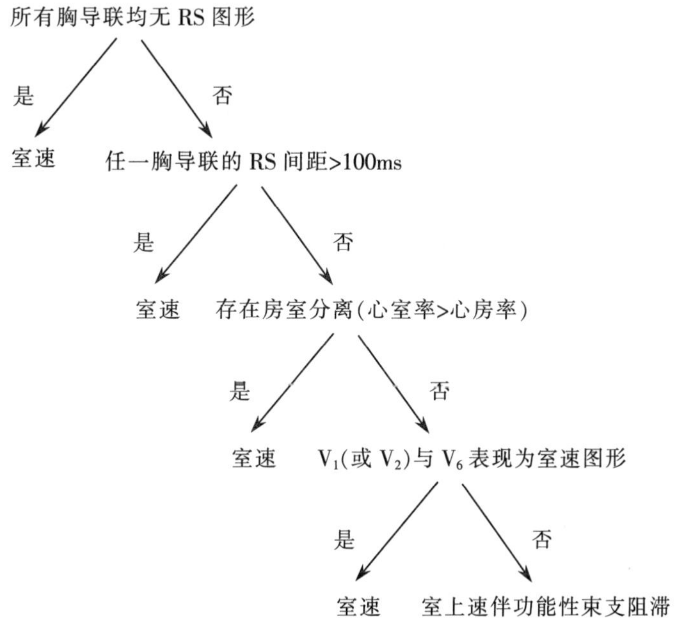

图 31-2　Brugada 诊断室性心动过速与室上性心动过速伴功能性束支阻滞流程图

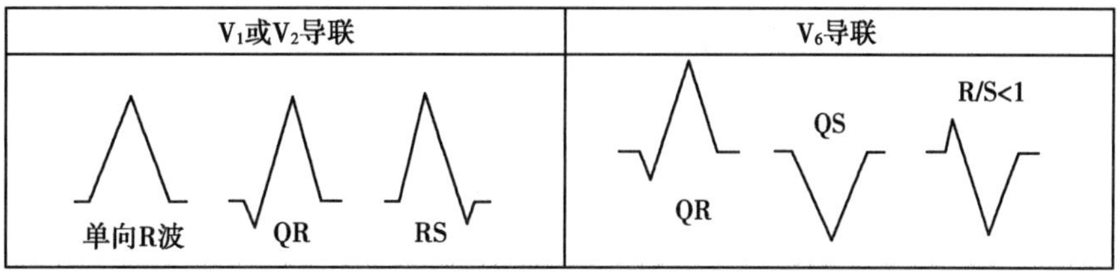

图 31-3　呈右束支阻滞型的室性心动过速特征

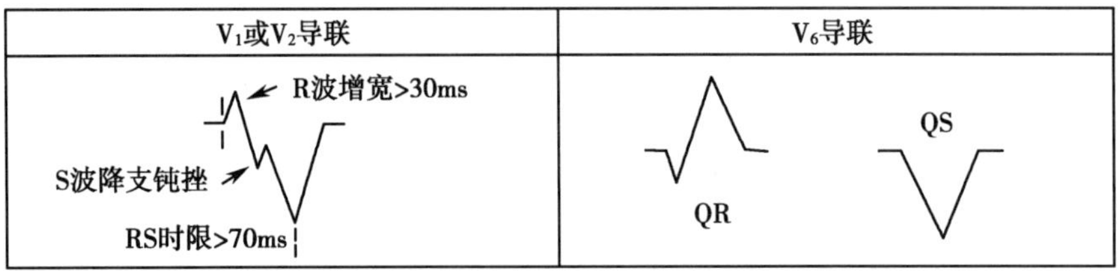

图 31-4 呈左束支阻滞型的室性心动过速特征

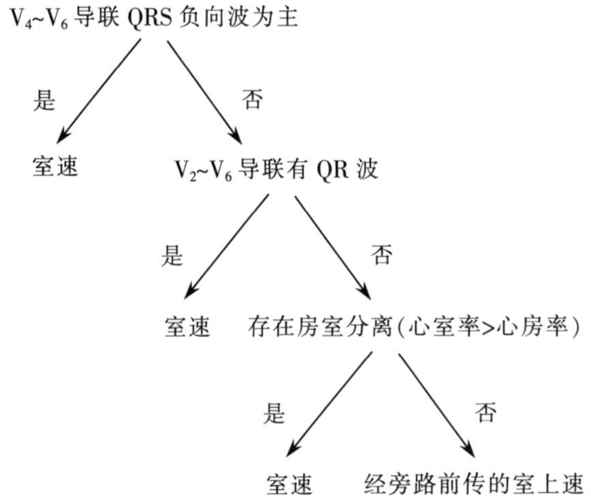

图 31-5 Brugada 诊断室性心动过速与经旁路前传室上性心动过速流程图

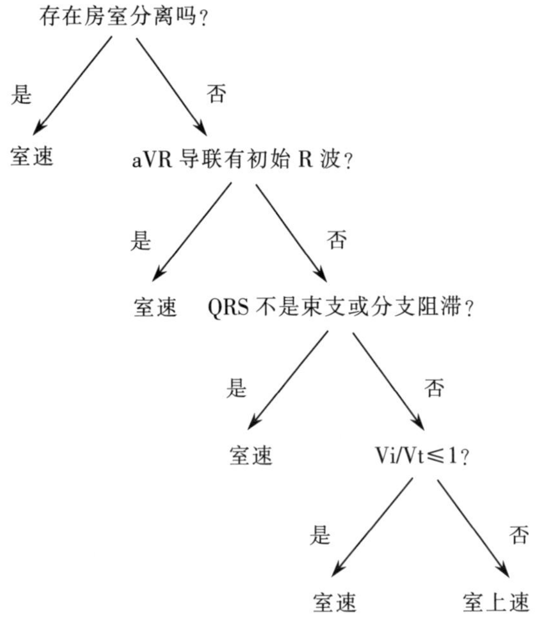

图 31-6 Vereckei 诊断室性心动过速与室上性心动过速流程图

第三节 病例思考

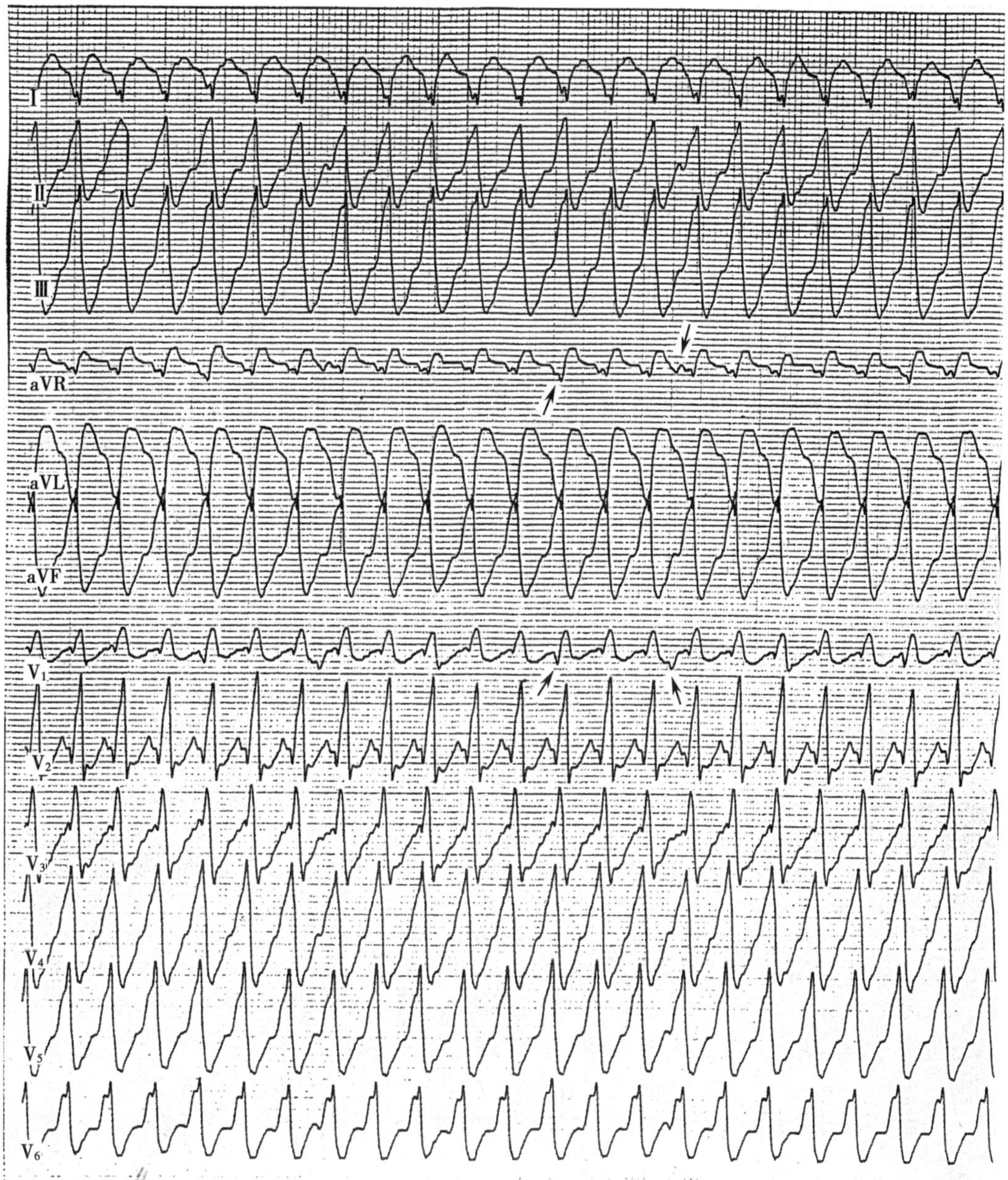

C31-1 室性心动过速

患者为8岁女孩，先天性心脏病，法洛四联症。图示术后发生宽QRS波群心动过速，QRS波群呈RBBB图形。心室率200次/分，QRS时限0.16s。12导联同步心电图 V_1 及aVR导联相同部位可见P波(见箭头)，V_1 及aVR导联PP规则，PR无固定关系，心室率>心房率，符合室性心动过速诊断。另外，V_1～V_6 导联QRS波群呈正向同向性，亦支持室性心动过速诊断。室性心动过速时窦性P波常仅见于某些导联，因此，采用12导联同步心电图记录对于发现和正确地判断P波，以及判断是否存在房室分离具有重要价值，本图即是一个很好的例子。

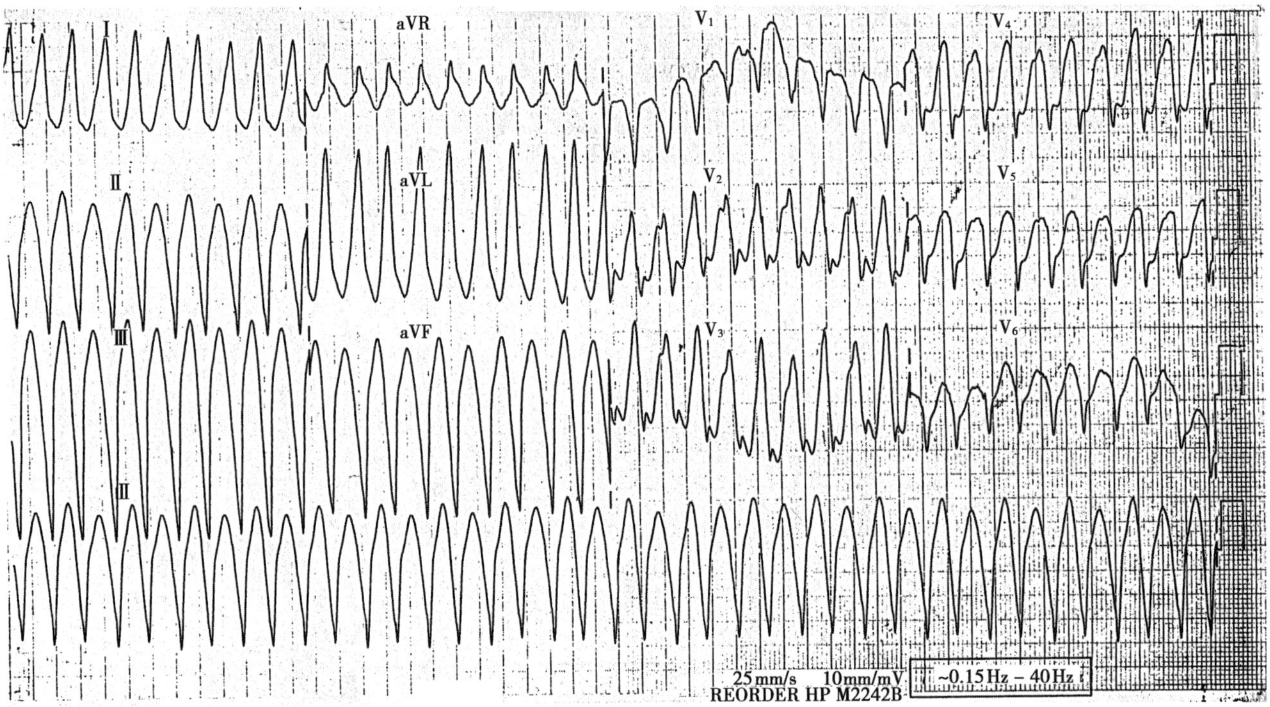

C31-2A 室性心动过速

患者，男性，24 岁。反复发作心慌、胸闷多年。其兄弟也有频发心动过速病史。12 导联心电图显示宽 QRS 波群心动过速。心室率达 250 次/分，QRS 波群呈 LBBB 图形。V_1 导联呈 QS 型，下行支可见挫折，V_2 导联 RS 时限＞70ms，V_6 导联呈 QS 型，这些特征均支持室性心动过速的诊断。Ⅱ、Ⅲ、aVF 导联呈 QS 型，aVR 和 aVL 导联呈 R 型，室性心动过速可能起源于右室心尖部近间隔处。

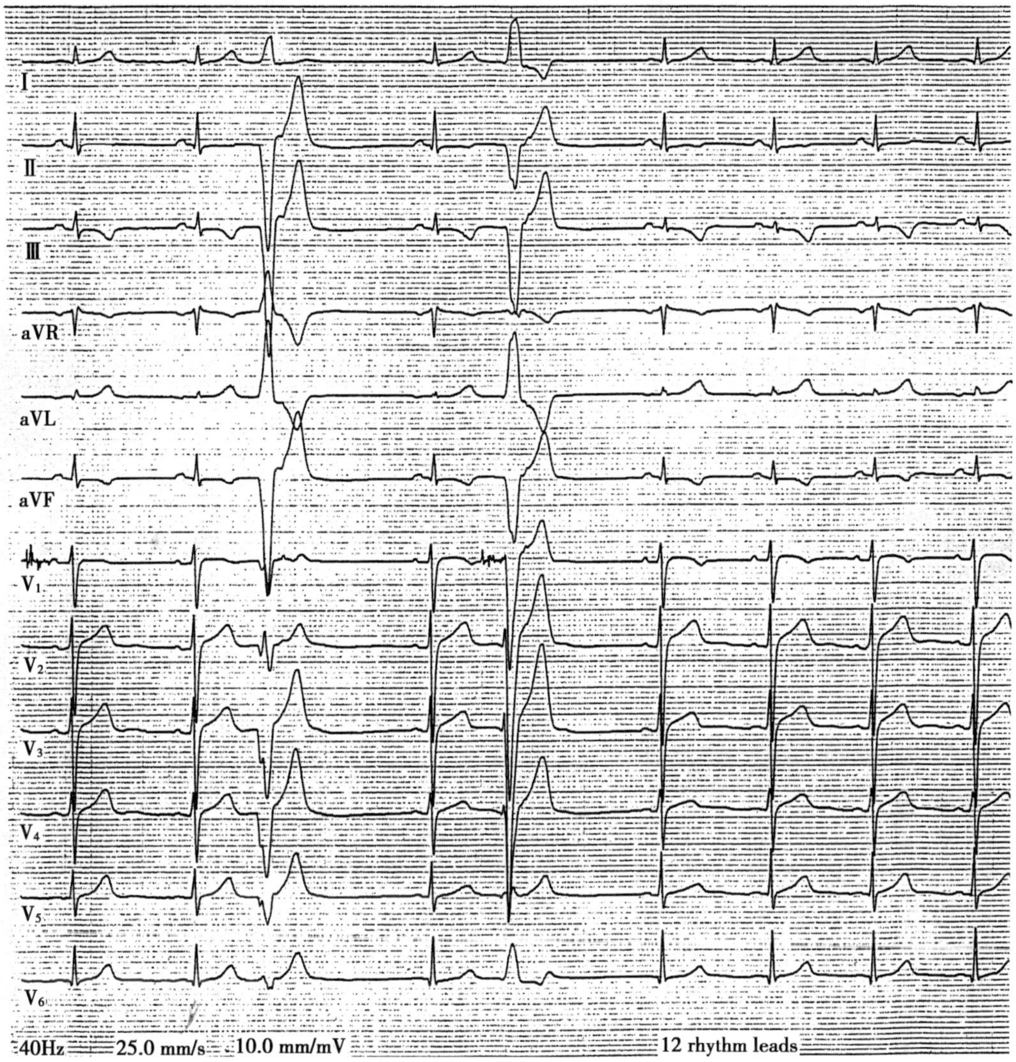

C31-2B 室性心动过速

患者12导联同步心电图可见多源室性期前收缩，且其中一种室性期前收缩的QRS波群形态与宽QRS波群心动过速类似，进一步证实前面频率较快的宽QRS波群心动过速为室性心动过速。住院后，结合家族史对患者做了进一步检查，心室晚电位呈强阳性（可见Epsilon波），经MRI确诊为：致心律失常性右室心肌病。

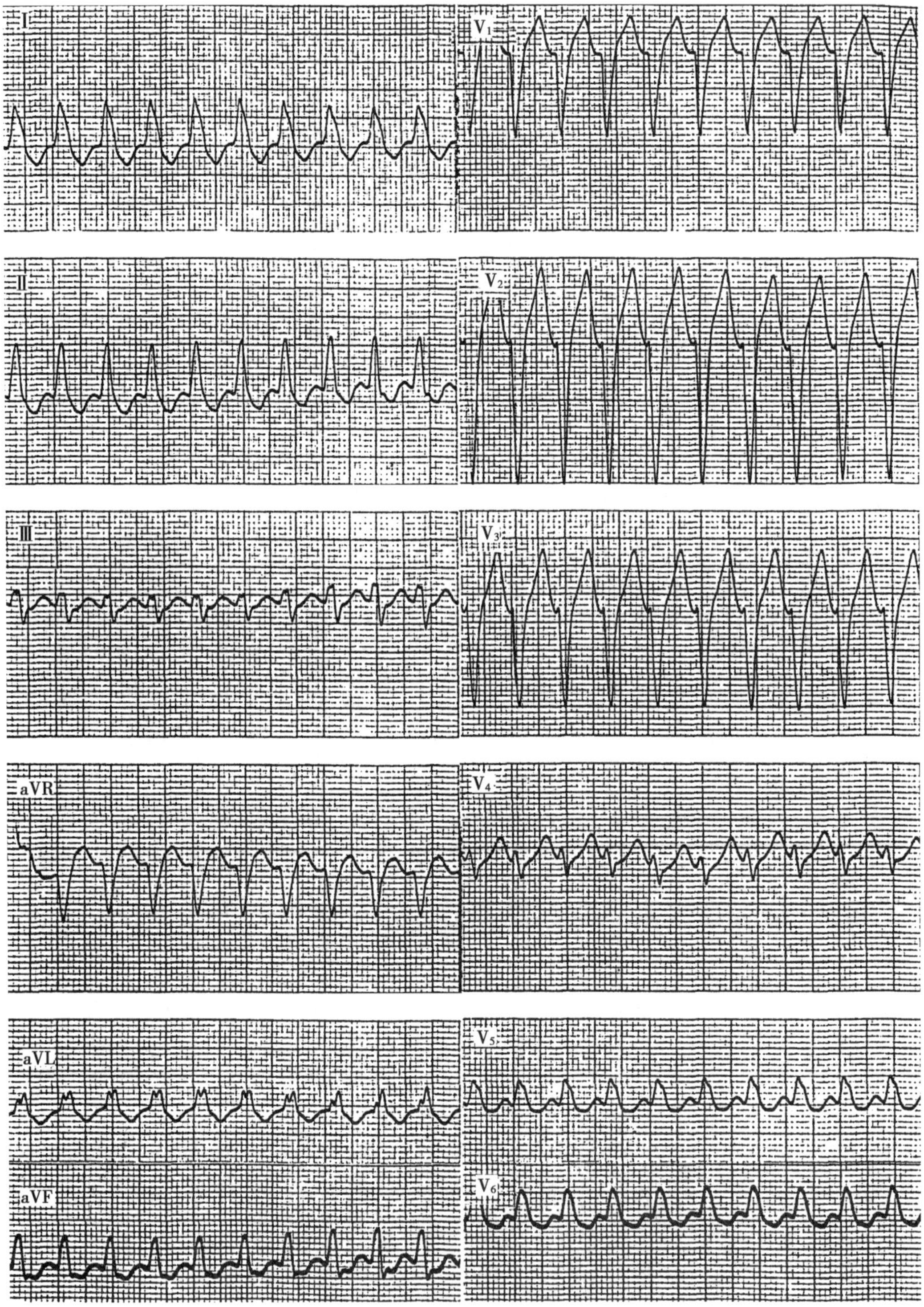

C31-3A　房室折返性心动过速伴功能性左束支阻滞

患者，男性，35岁，因反复心慌住院诊治。图示心动过速发作时12导联心电图，心率184次/分，QRS时限0.12s，电轴左偏，QRS波群呈典型LBBB图形，提示室上性心动过速。各导联均未见明显P波。

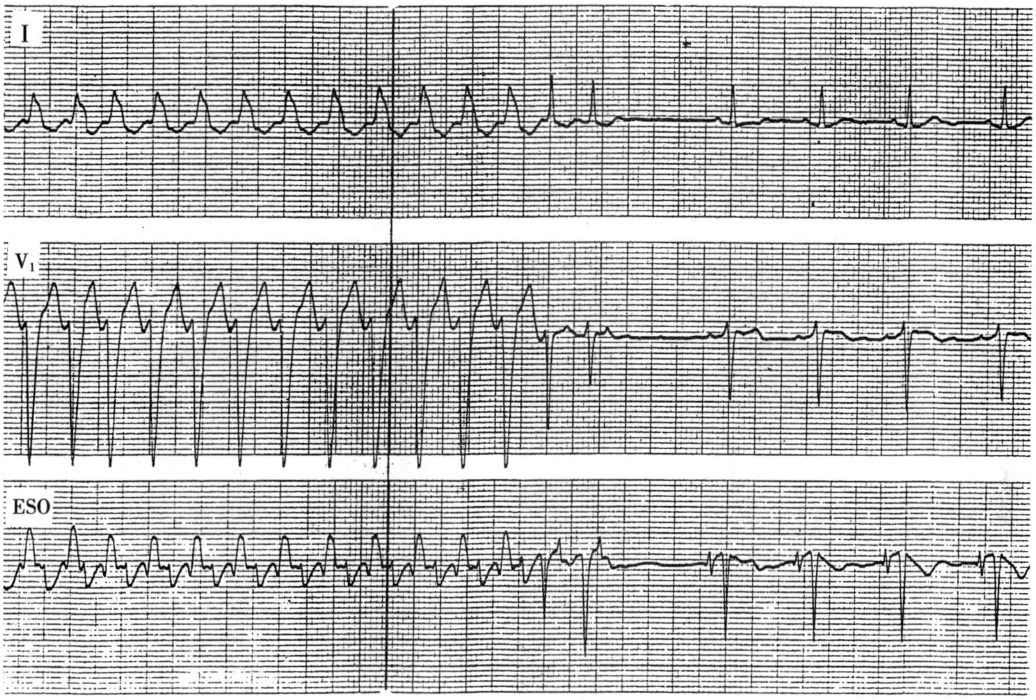

C31-3B 房室折返性心动过速伴功能性左束支阻滞

本图为心动过速终止时的情况。Ⅰ、V_1 导联与食管导联(ESO)心电图同步描记,前半部分为宽 QRS 波群心动过速,第 13 个 QRS 波突然变成窄 QRS 波群,第 14 个 QRS 波群形态与其后恢复窦性心律时的 QRS 波群形态一致,第 13 个 QRS 波群形态介于宽 QRS 波群与窦性心搏之间。从食管导联可见宽 QRS 波群心动过速时逆行 P′波位于 QRS 波群之后,RP′时间为 0.14s。以此同步观察,可见 V_1 导联 T 波顶峰尖锐,似埋有 P′波,且 V_1 导联 RP′长于食管导联 RP′,提示左侧旁路。在食管导联中,第 13 及 14 个窄 QRS 波群 RP′时间缩短为 0.12s,进一步证实旁路位于左束支阻滞同侧。本病例经心脏电生理检查与射频消融手术确诊为房室折返性心动过速。

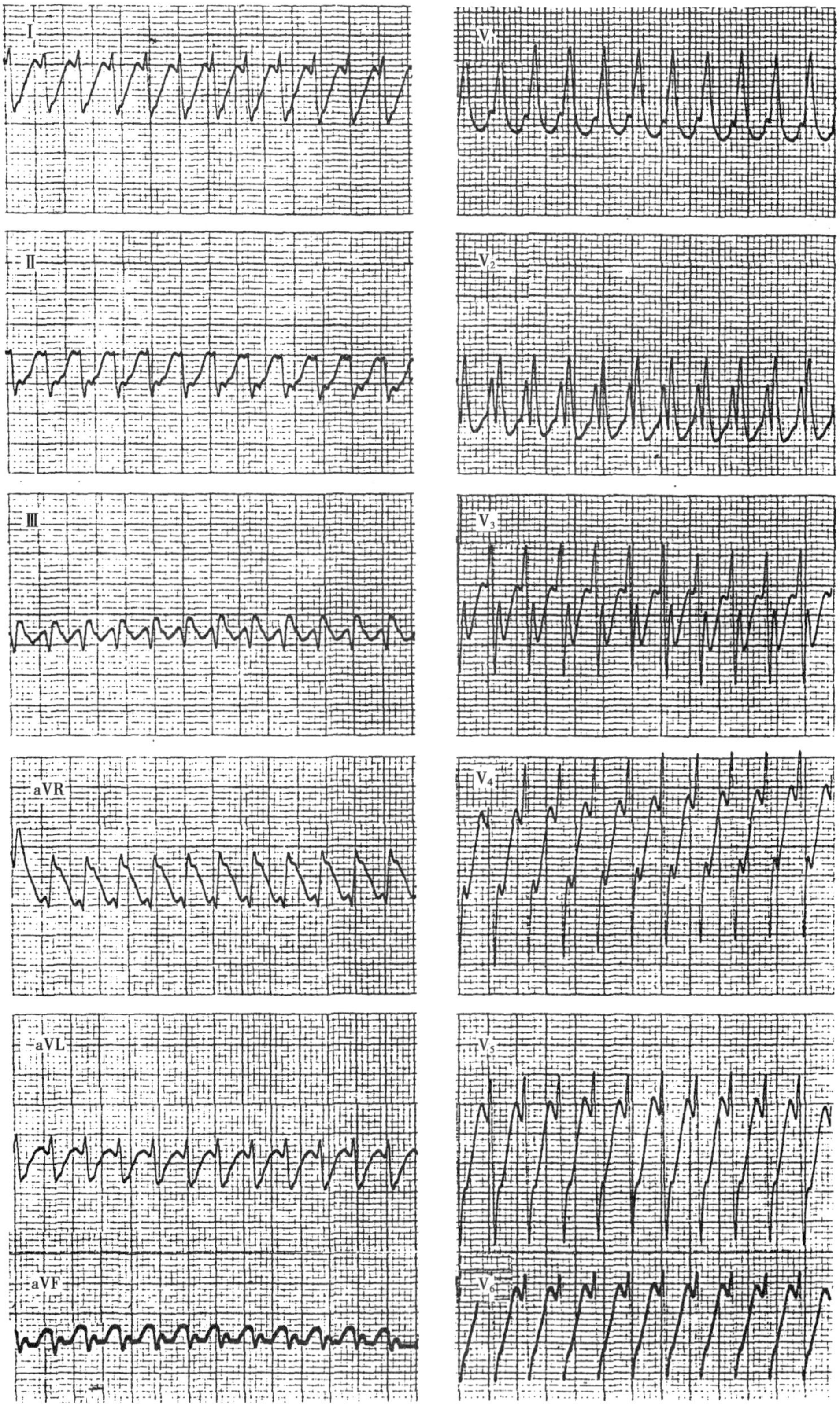

C31-4A 房室折返性心动过速伴功能性右束支阻滞

患者，女性，50 岁，有阵发性心慌史多年。图示心动过速发作时 12 导联心电图。RR 规则，心率达 260 次/分，QRS 波群呈典型 RBBB 图形，提示为室上性心动过速。普遍导联 ST 段下移。各导联 P 波难以辨认。

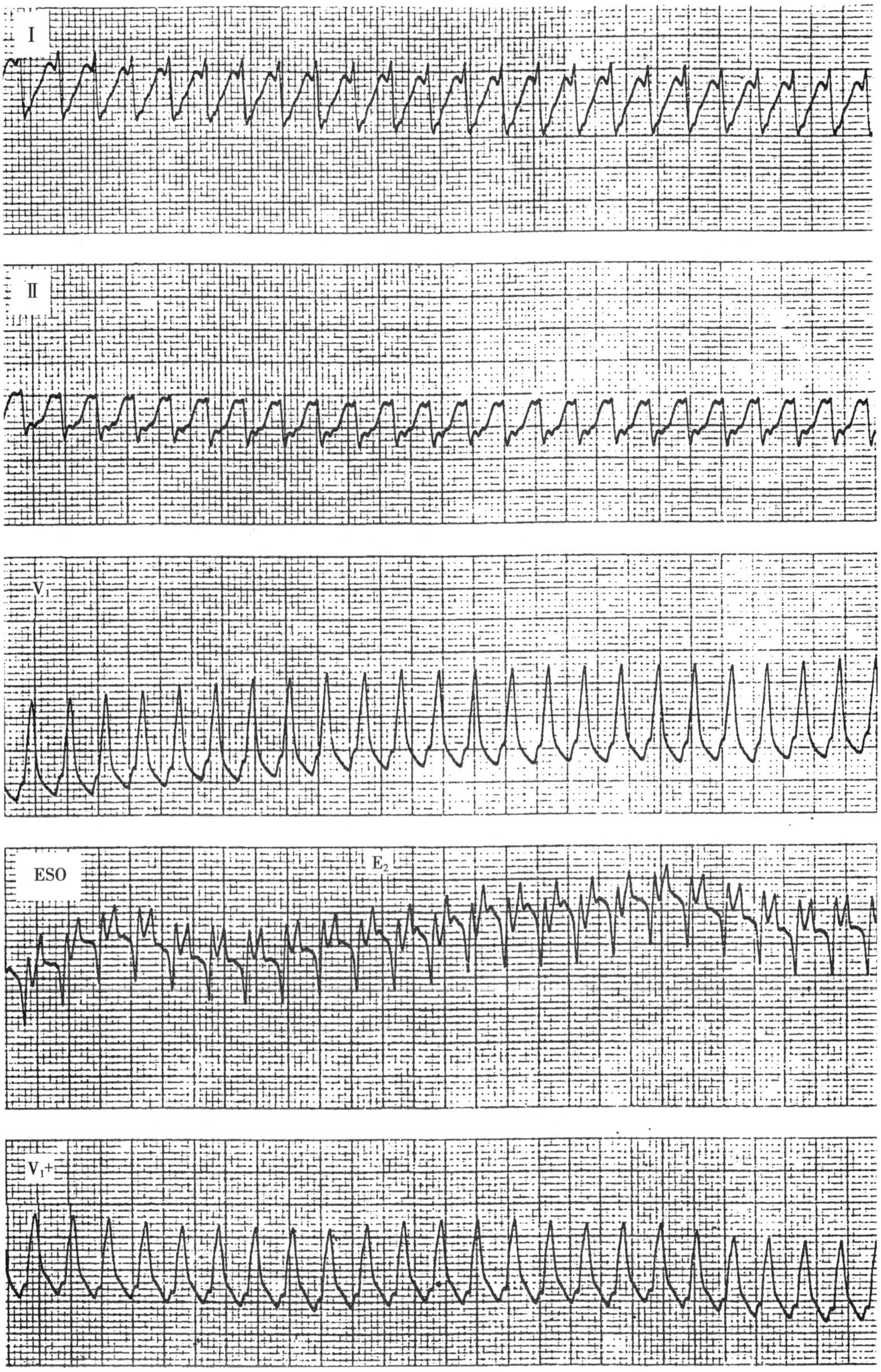

C31-4B　房室折返性心动过速伴功能性右束支阻滞

图示心动过速时体表导联与食管导联(ESO)同步记录。注意:食管导联 QRS 波群后部的一个小正向波为逆传 P′波,RP′时间为 120ms,且 P′波比 V_1 上一肋导联($+V_1$)的 P′明显提前,提示为左侧旁路参与的房室折返性心动过速。本病例诊断经心脏电生理检查和射频消融手术证实。

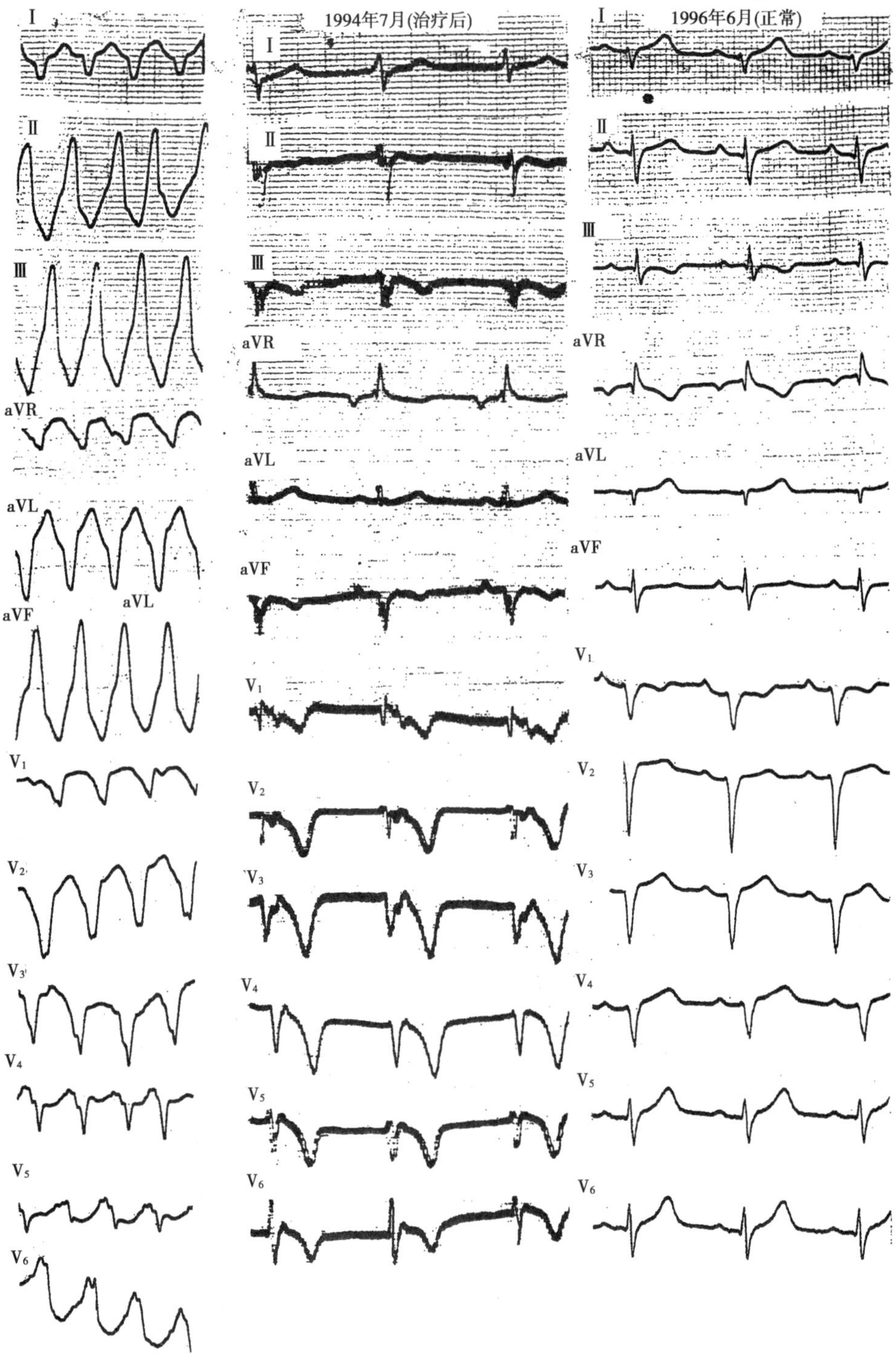

C31-5　右室流出道室性心动过速

患者,男性,25 岁,反复发作心悸 10 年,心悸与体力活动有关。左图:心动过速发作时 12 导联心电图。胸导联 QRS 波群呈 LBBB 图形,下壁导联Ⅱ、Ⅲ、aVF 呈高 R 波,aVR 与 aVL 导联 QRS 主波向下,提示为起源于右室流出道的室性心动过速。中图:窦性心律时的心电图示电轴右偏,胸导联 T 波明显倒置,胸导联 QRS 波群终末部可见 Epsilon 波。入院体检心界扩大,超声心动图检查示右室腔明显扩大,活动较弱,左室正常,诊断为致心律失常性右室心肌病。右图:患者用胺碘酮等药物治疗一年后复查的心电图,胸导联 T 波由倒置恢复为直立。注意:起源于右室流出道的室性心动过速亦可见于器质性心脏病患者。

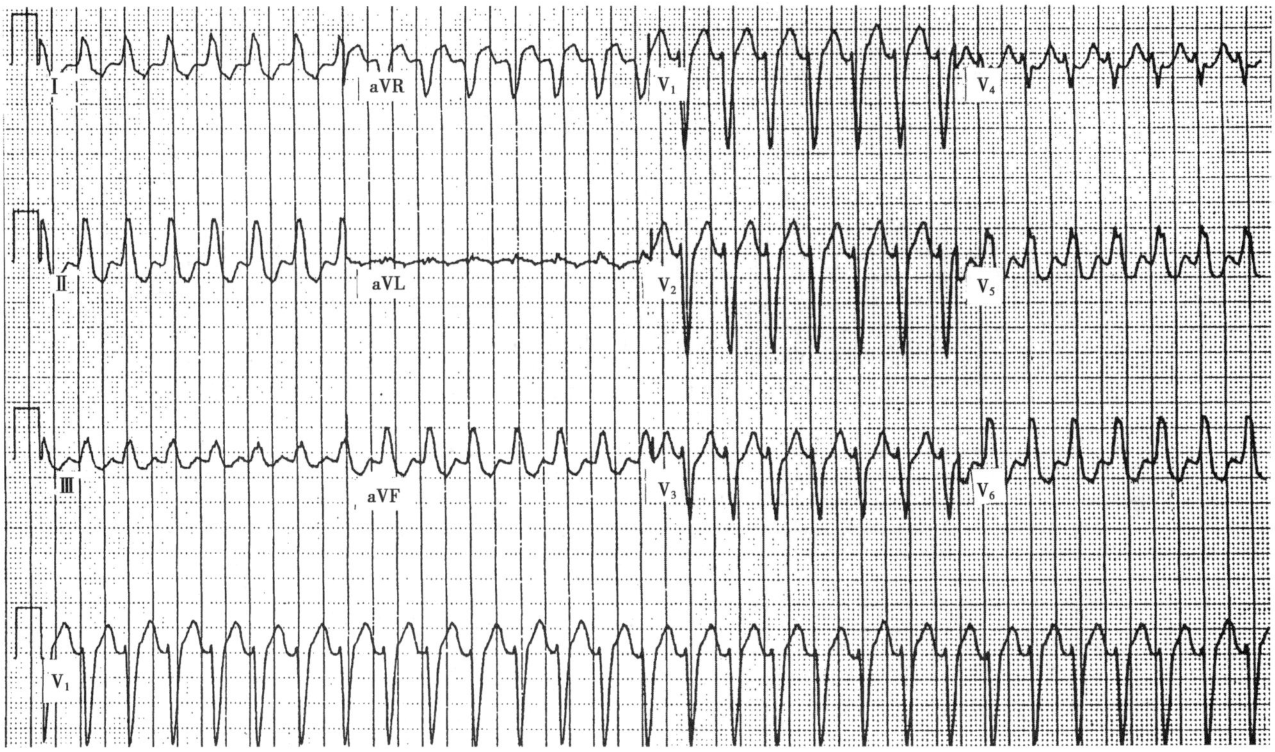

C31-6A　房室折返性心动过速伴原来存在左束支阻滞

患者，男性，26 岁，反复心悸数年，无器质性心脏病。图示宽 QRS 波群心动过速，RR 规则，QRS 波群呈典型的 LBBB 图形，提示为室上性心动过速。仔细观察Ⅰ、Ⅱ、aVL 和 aVF 导联 T 波波峰上有 P′波，RP′时间为 200ms，Ⅰ导联 P′波倒置，高度提示为左侧旁路参与的房室折返性心动过速。鉴别诊断包括房性心动过速伴心室内差异性传导。

上

下

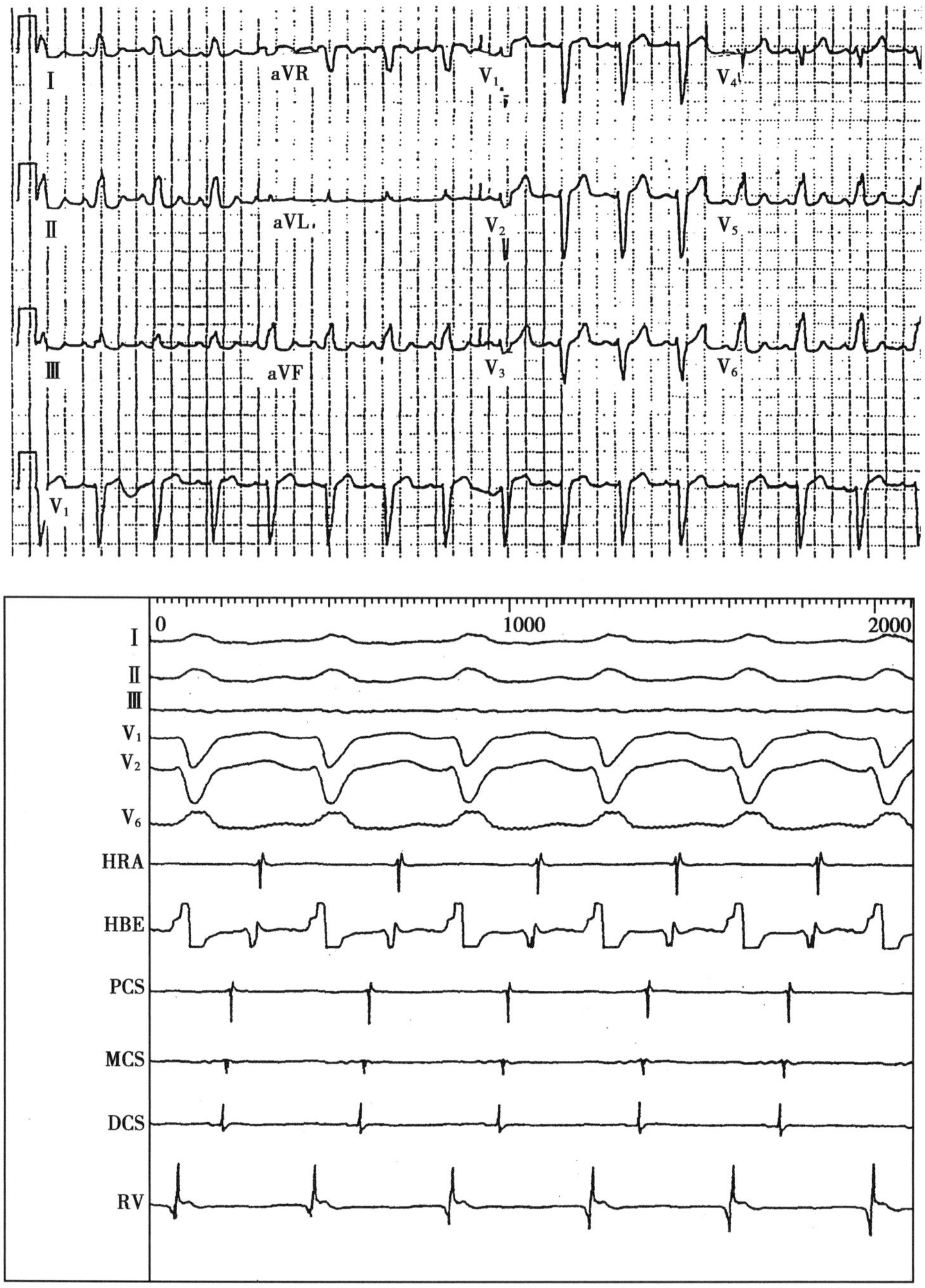

C31-6B　房室折返性心动过速

上图：为窦性心律时心电图，呈 LBBB。下图：为心动过速时心内电生理记录。心房激动呈偏心性，冠状窦电极远端（DCS）A 波最早，证实宽 QRS 波群心动过速为左侧旁路参与的房室折返性心动过速。

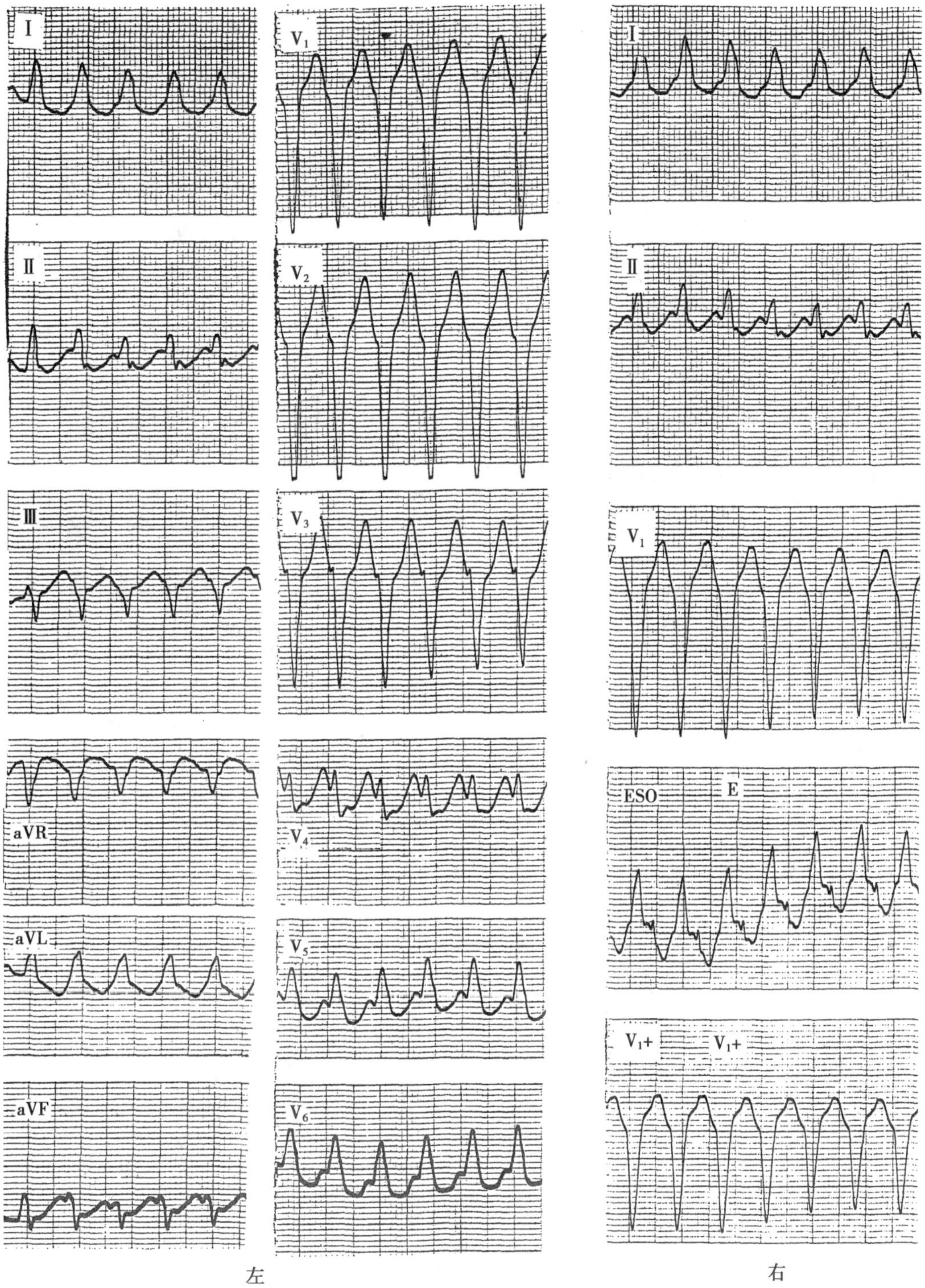

C31-7A　房室折返性心动过速伴功能性左束支阻滞

患者，男性，74 岁，有阵发性心慌史多年。左图：为心动过速发作时 12 导联心电图。QRS 时限 0.12s，呈典型 LBBB 图形，提示为室上性心动过速。各导联未见明显 P′波。右图：为体表导联与食管导联(ESO)同步记录，食管导联可见 QRS 波群后有一明显 P′波，RP′间期 0.16s，与 QRS 波群有固定关系。V_1 导联与 V_1+导联(V_1 上肋间)的 T 波顶峰上似可见 P′波，但 P 波出现时间较食管导联稍后，提示心动过速可能为左侧旁路参与的房室折返性心动过速。

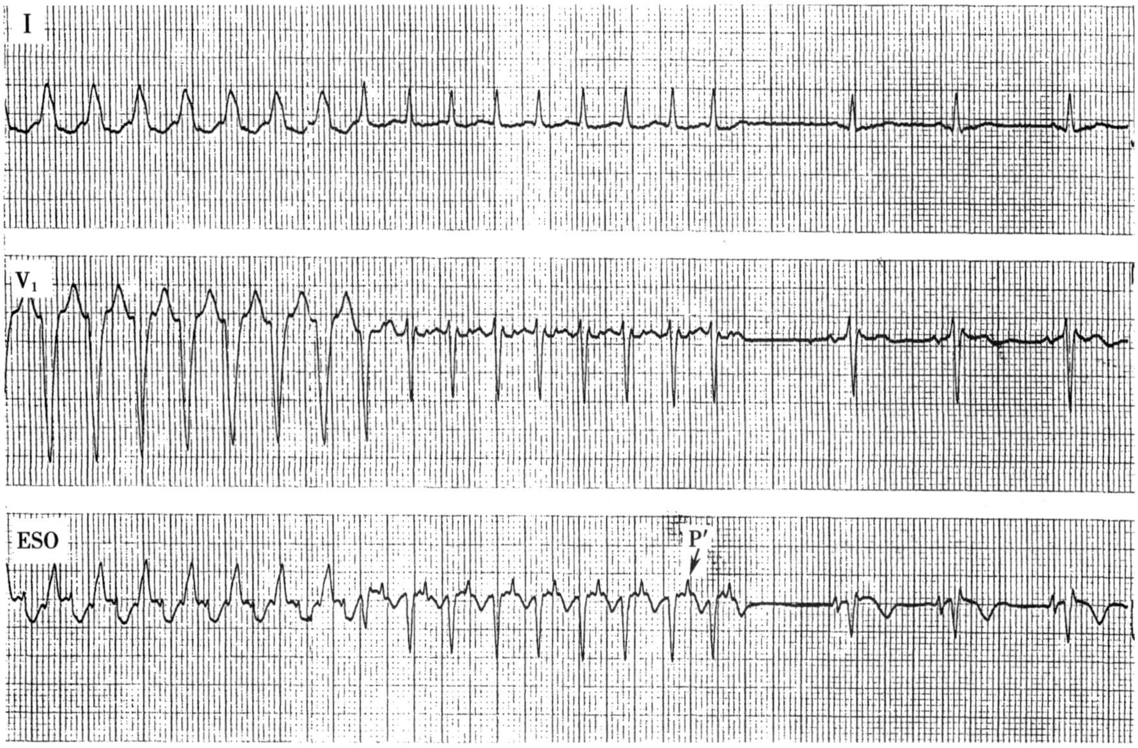

C31-7B 房室折返性心动过速伴功能性左束支阻滞

图示同步连续记录三种不同心律的心电图，左侧第一部分为宽 QRS 波群心动过速，至第八个心动后突然成为窄 QRS 波群形，窄 QRS 波群心动过速心室率反而增快，支持束支阻滞同侧旁路参与的房室折返性心动过速。V_1 和食管导联(ESO)的 QRS 波群后有清楚的逆传 P′波。第 16 个 QRS 波群后仍有逆传 P′波，但该 P′波未下传心室，从而心动过速终止。本例诊断为顺向型房室折返性心动过速伴功能性 LBBB。

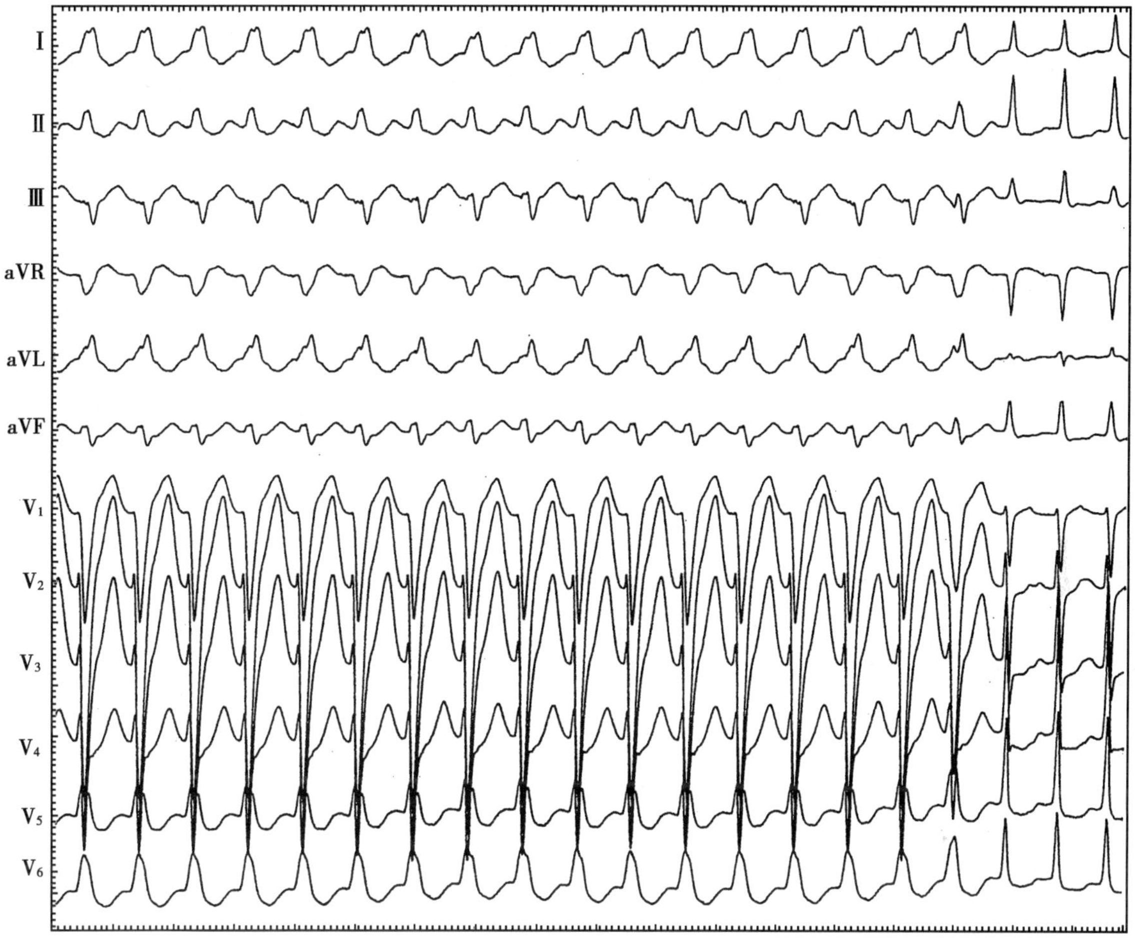

C31-8 房室折返性心动过速伴功能性左束支阻滞

患者，女性，45岁，反复发作心悸数年，无器质性心脏病。图示心动过速发作时的12导联同步心电图。心电图前面大半部分为宽QRS波群心动过速，QRS波群时限0.14s，呈典型LBBB图形，未见明显P′波。后半部最后几个QRS波群突然变窄，QRS波群时限0.08s。LBBB图形时的RR间期较窄QRS波群RR间期长0.025s。本病例经心电生理检查证实为左侧旁路参与的房室折返性心动过速。心动过速伴束支阻滞时心率减慢，绝大多数为束支阻滞同侧旁路参与的房室折返性心动过速，极少数可能是一种心动过速诱发另一种类型的心动过速。

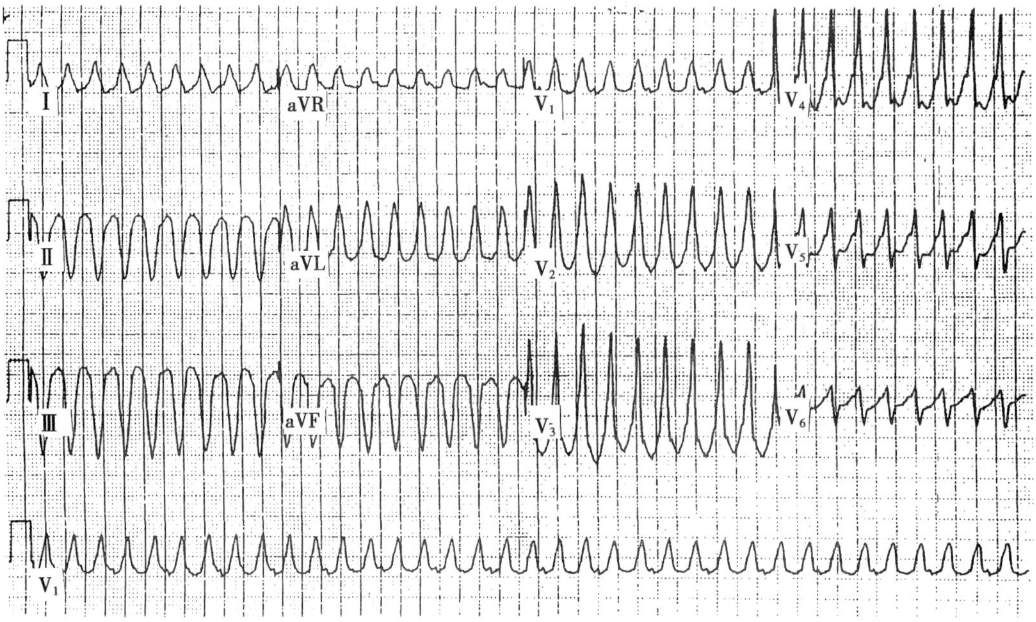

C31-9A　室性心动过速伴 2∶1 室房逆传

患者反复发作心慌多年，并有晕厥病史，因再次发作心慌就诊。心电图为宽 QRS 波群心动过速，心率达 220 次/分，呈 RBBB 图形，但电轴明显左偏，V_6 导联 R/S<1，aVR 导联有初始 R 波，V_3～V_4 导联 Vi/Vt≤1，这些特征均支持室性心动过速的诊断。图下方 V_1 导联 QRS 波群后可见 P 波间隔出现，与 QRS 波群似有固定关系。

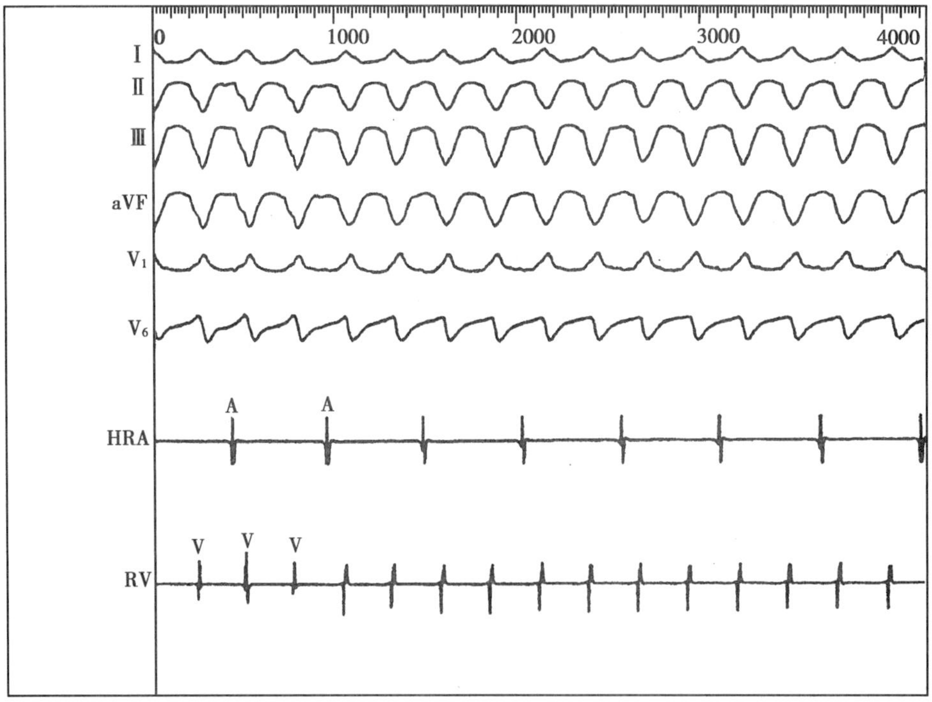

C31-9B　室性心动过速伴 2∶1 室房逆传

图示心动过速时心内电生理记录。体表心电图 QRS 波呈 RBBB 图形，心内电图 HRA 及 RV 显示有 2∶1 室房逆向传导，从而证实体表心电图 V_1 导联 QRS 波群后确是 P 波，且 QRS 波群与 P′波之比也为 2∶1。由于逆向型房室折返性心动过速的室房逆传应为 1∶1，故可以被排除。少数室性心动过速可以呈 1∶1 或 2∶1 室房逆传。

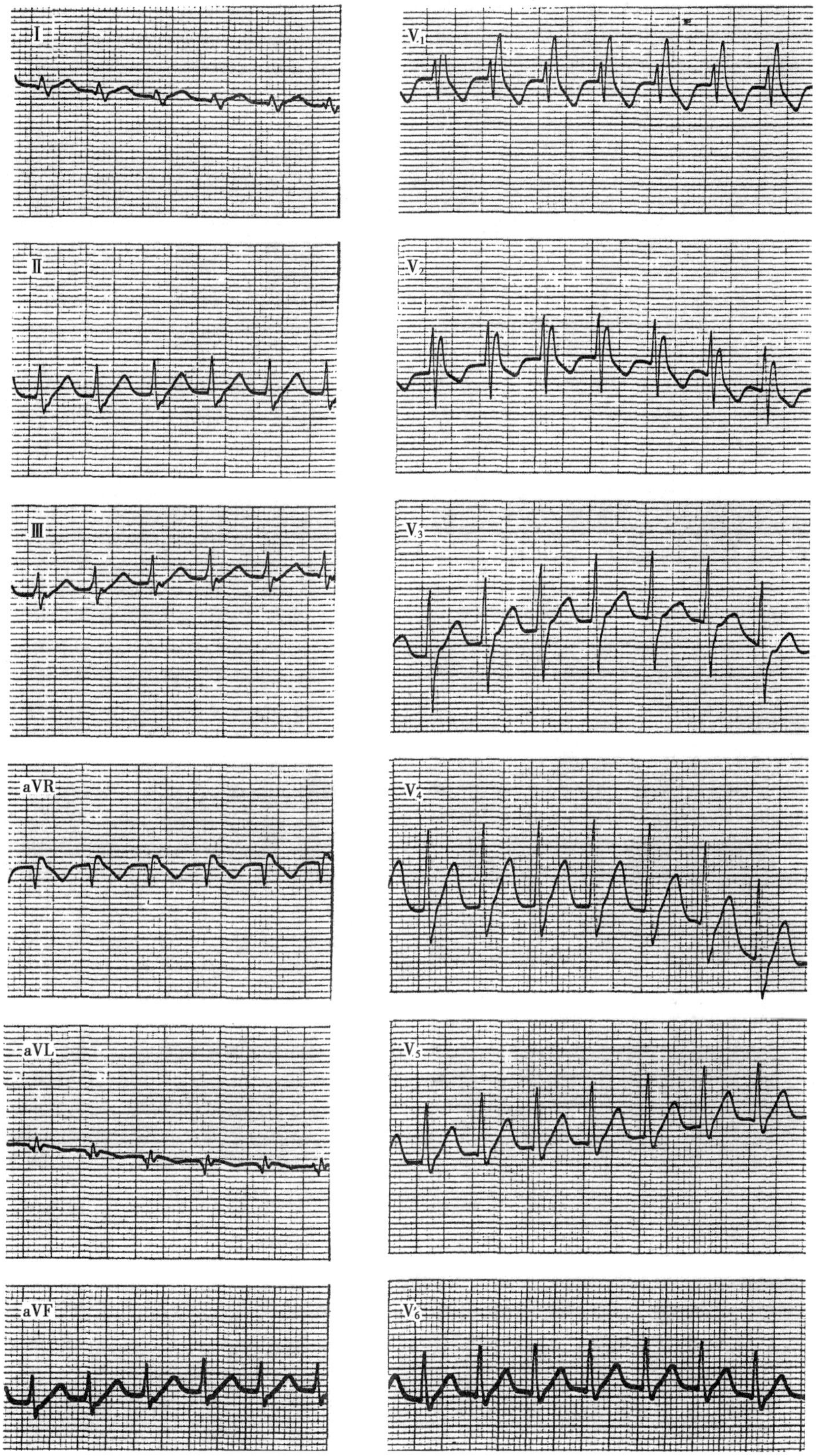

C31-10A　房室结折返性心动过速伴原来存在右束支阻滞

患者，男性，64岁，有反复发作心慌病史。图示心动过速发作时12导联心电图。心率150次/分，QRS时限0.12s，呈典型RBBB图形，提示为室上性心动过速。除了V_1导联外，V_2导联也呈rSR′图形，各导联未见明显P′波。

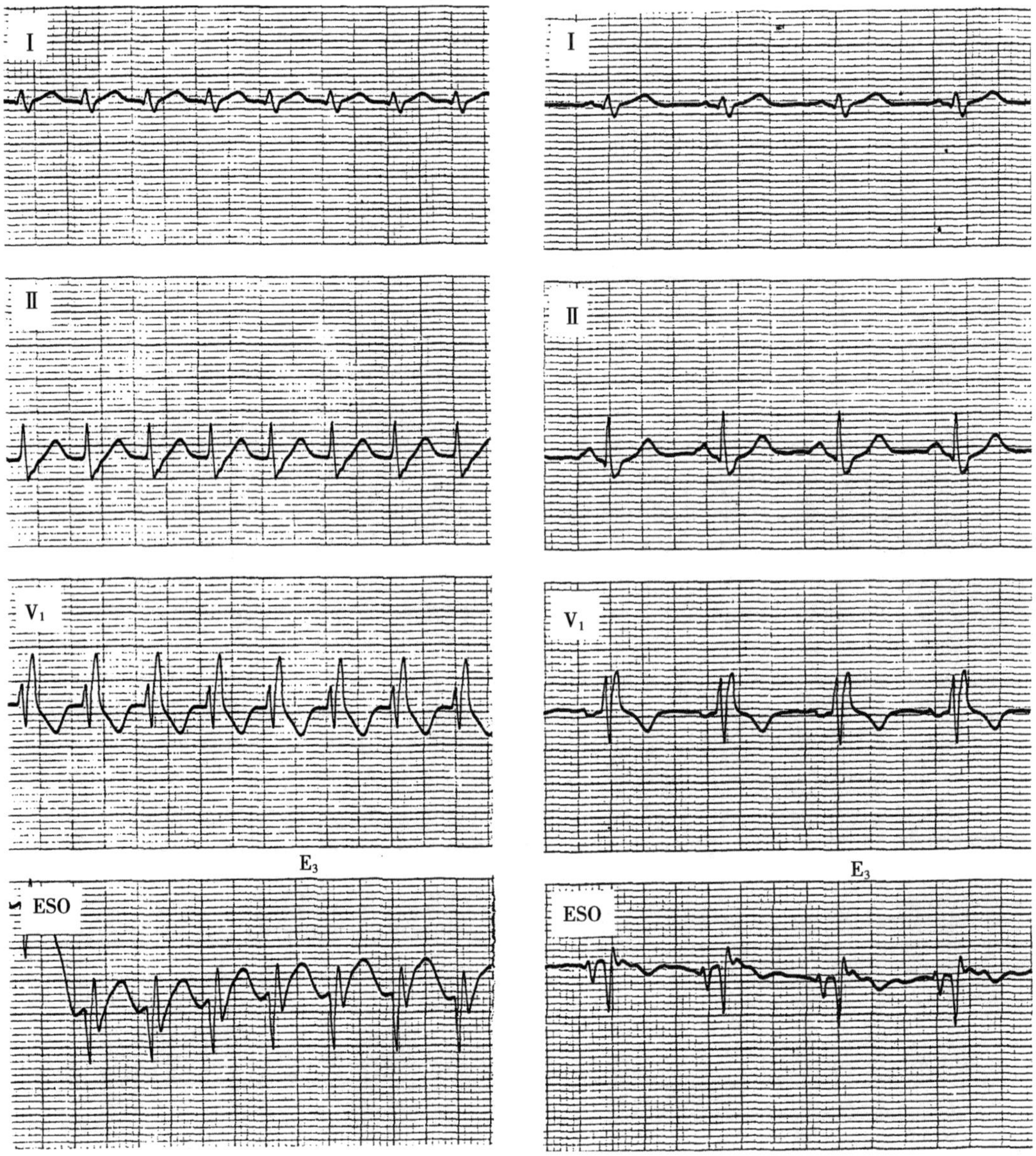

C31-10B　房室结折返性心动过速伴原来存在右束支阻滞

图示体表导联与食管导联（ESO）同步描记。左图为心动过速发作时记录，右图为恢复窦性心律时记录。对比发现在 V_1 导联中二者均呈 rSR′型，因此 RBBB 原来即存在。此外，心动过速时食管导联 QRS 波终末部有一较高大的正向 r 波，其后还有一负向波，而窦性心律时食管导联 QRS 波群 r 波较小，其后无负向波，证实心动过速时食管导联 QRS 波终末部的正负双向波实为逆传 P′波，且 RP′时间为 70ms，提示为房室结折返性心动过速。

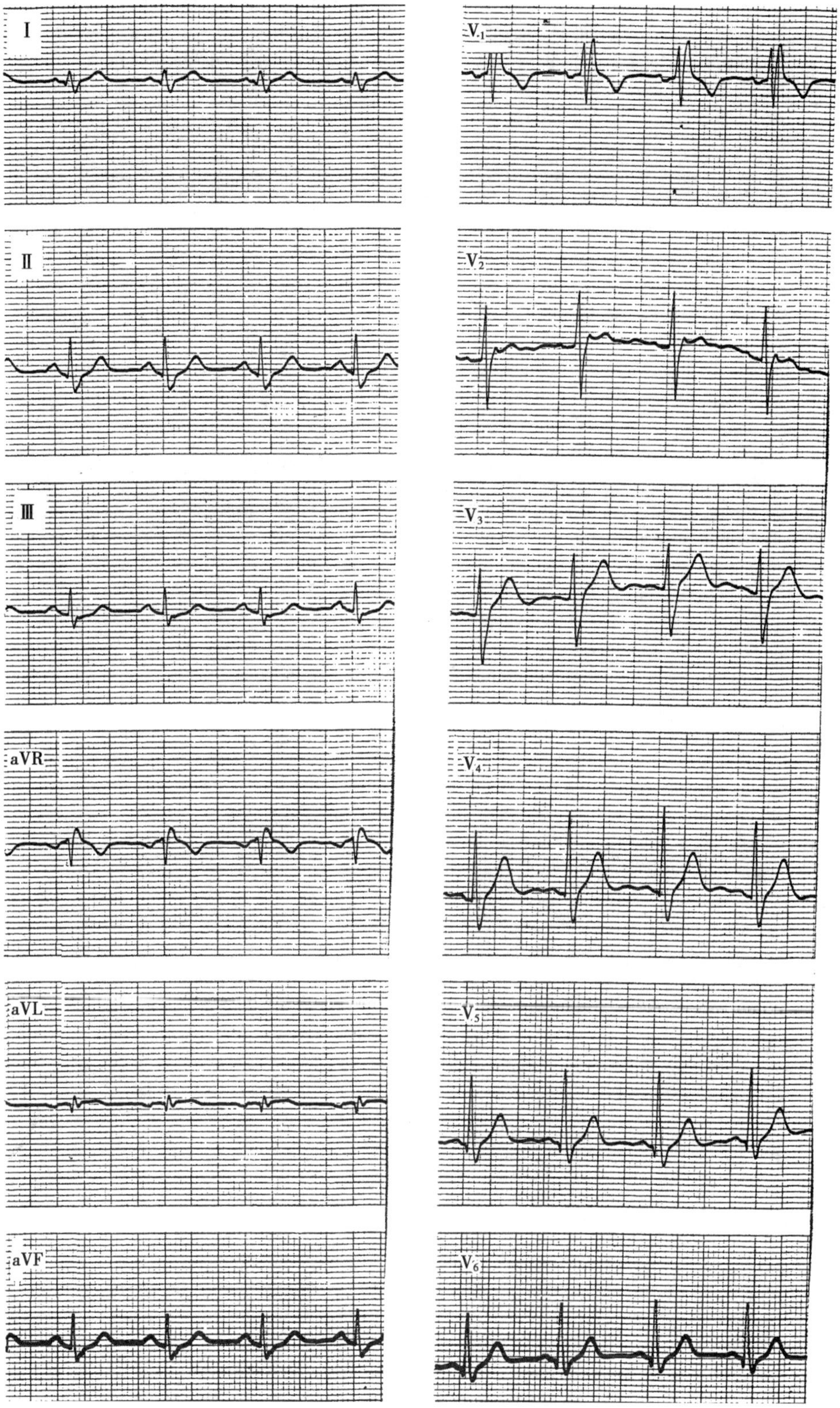

C31-10C　房室结折返性心动过速伴原来存在右束支阻滞

图示窦性心律时 12 导联心电图。QRS 时限 0.12s，呈 RBBB。注意：与心动过速时 V_2 导联心电图比较，窦性心律时的 V_2 导联呈 RS 型，S 波后并无正向"R′波"，从而证明心动过速时 V_2 导联 QRS 波群终末部的正向波实为逆传 P′波，而不是 R′波。经心电生理检查和射频消融手术证实为房室结折返性心动过速。

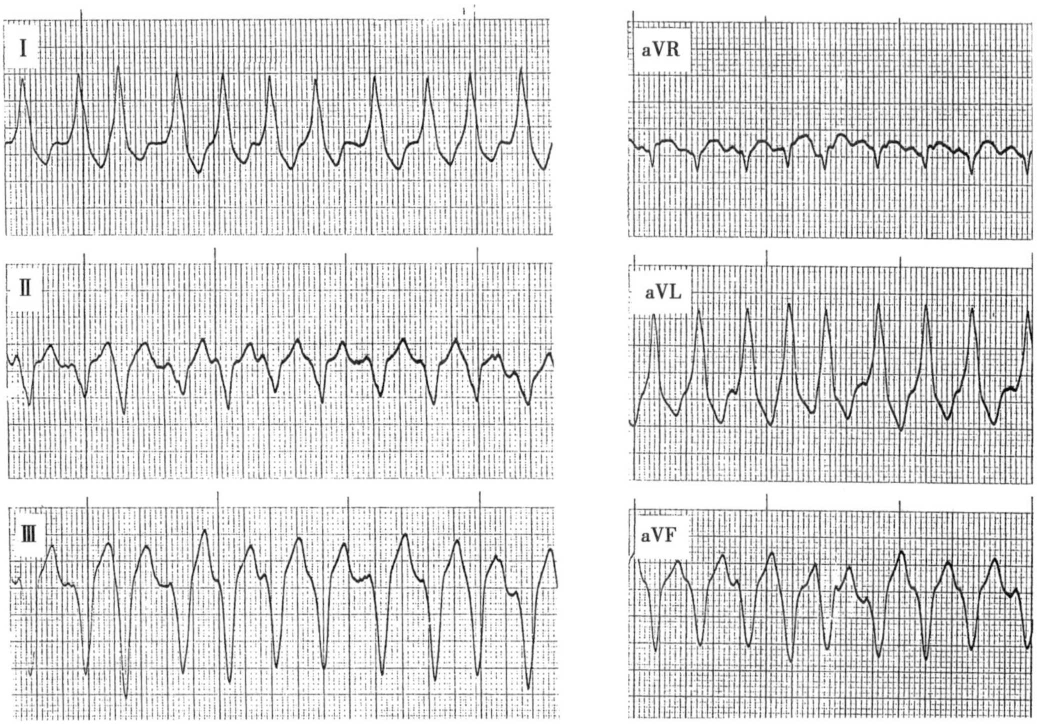

C31-11A 心房颤动经房室旁路前传

患者,男性,36 岁。因突发心慌、胸闷、头晕 1 小时,被送至急诊室诊治。心电图为宽 QRS 波群心动过速。图示心动过速发作时肢体导联心电图记录。

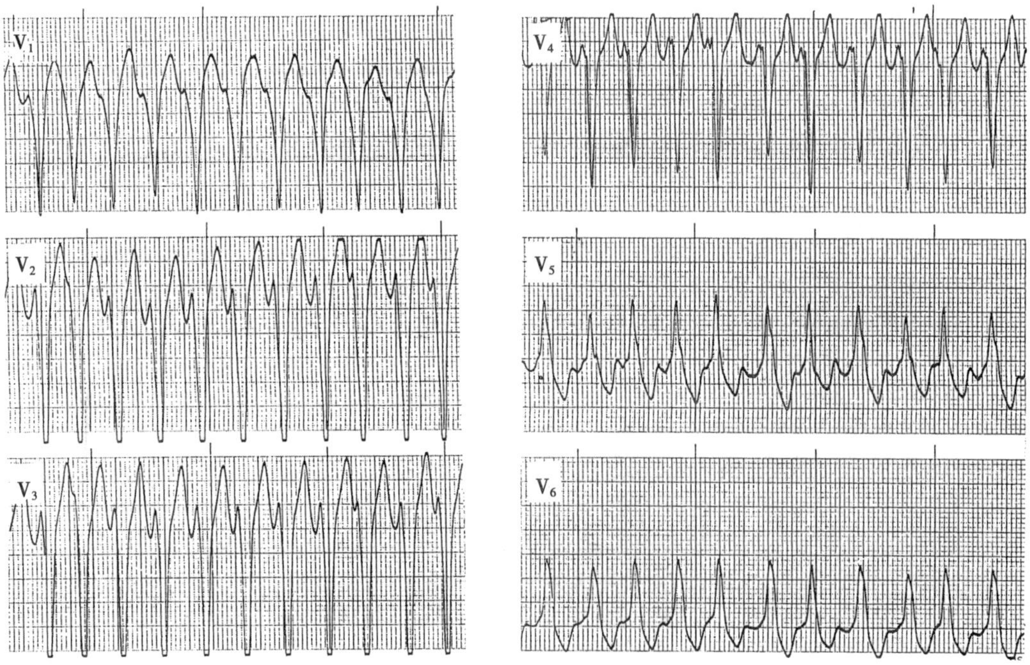

C31-11B 心房颤动经房室旁路前传

图示心动过速发作时胸导联心电图记录。QRS 波群时限 0.14s,呈 LBBB 图形,未见 P 波。V_1 呈 QS 型,V_2～V_4 呈 rS 型,V_5、V_6 呈 R 型。此外,发现 RR 间期不等,平均心率约 165 次/分。对心室律快速且不规则的心动过速,通常要考虑心房颤动合并预激的可能。但少数室性心动过速亦可表现心室律不规则,应注意鉴别。

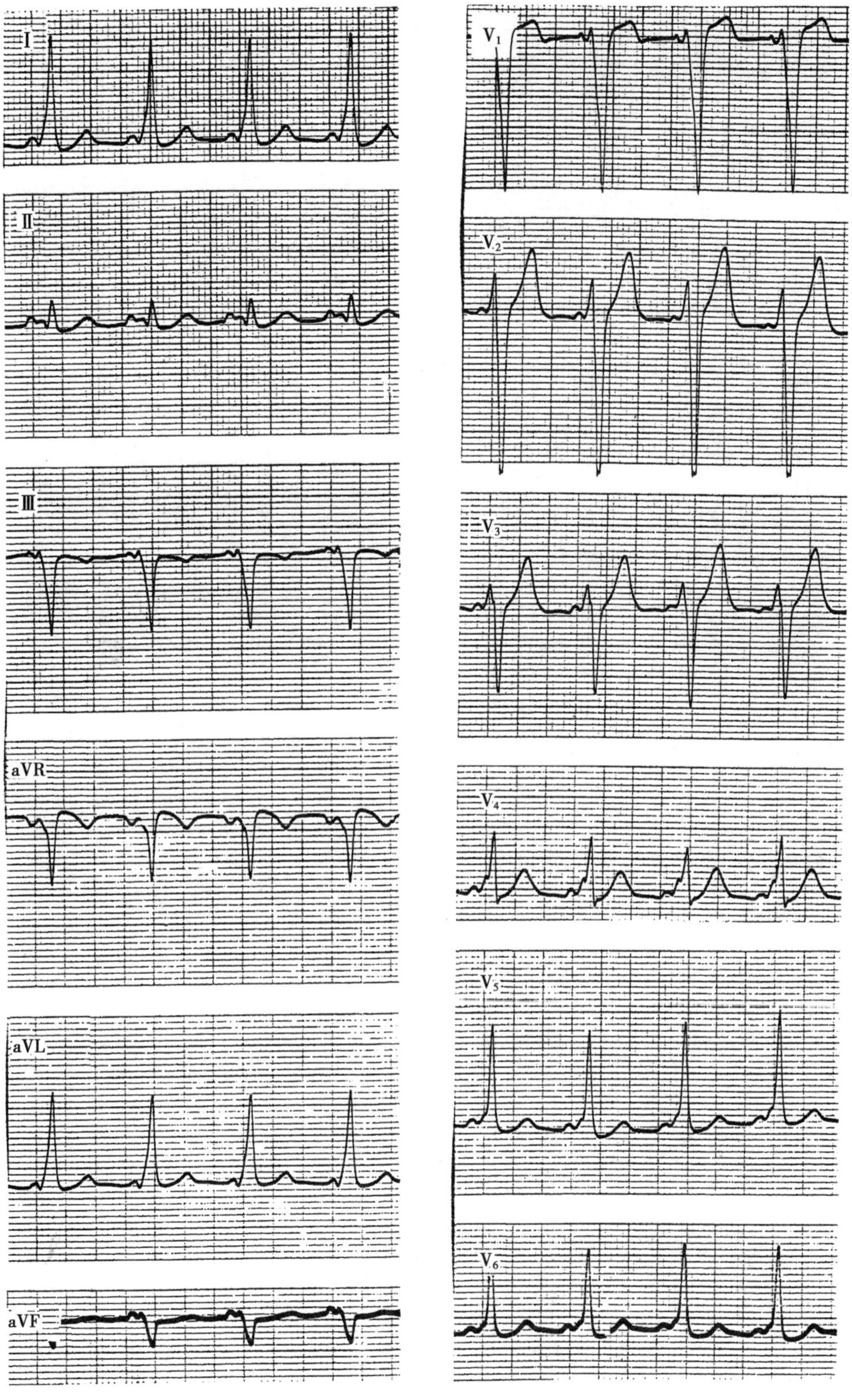

C31-11C　心房颤动经房室旁路前传

图示患者恢复窦性心律时的 12 导联心电图。心电图呈典型预激图形，且 QRS 波群形态同心动过速发作时相似，从而证实宽 QRS 波群心动过速为心房颤动经房室旁路前向传导所致。根据 V_1～V_3 导联 QRS 波群形态可定位为右侧壁房室旁路。本图例表明：病史特点及既往窦性心律的心电图对诊断有重要价值。

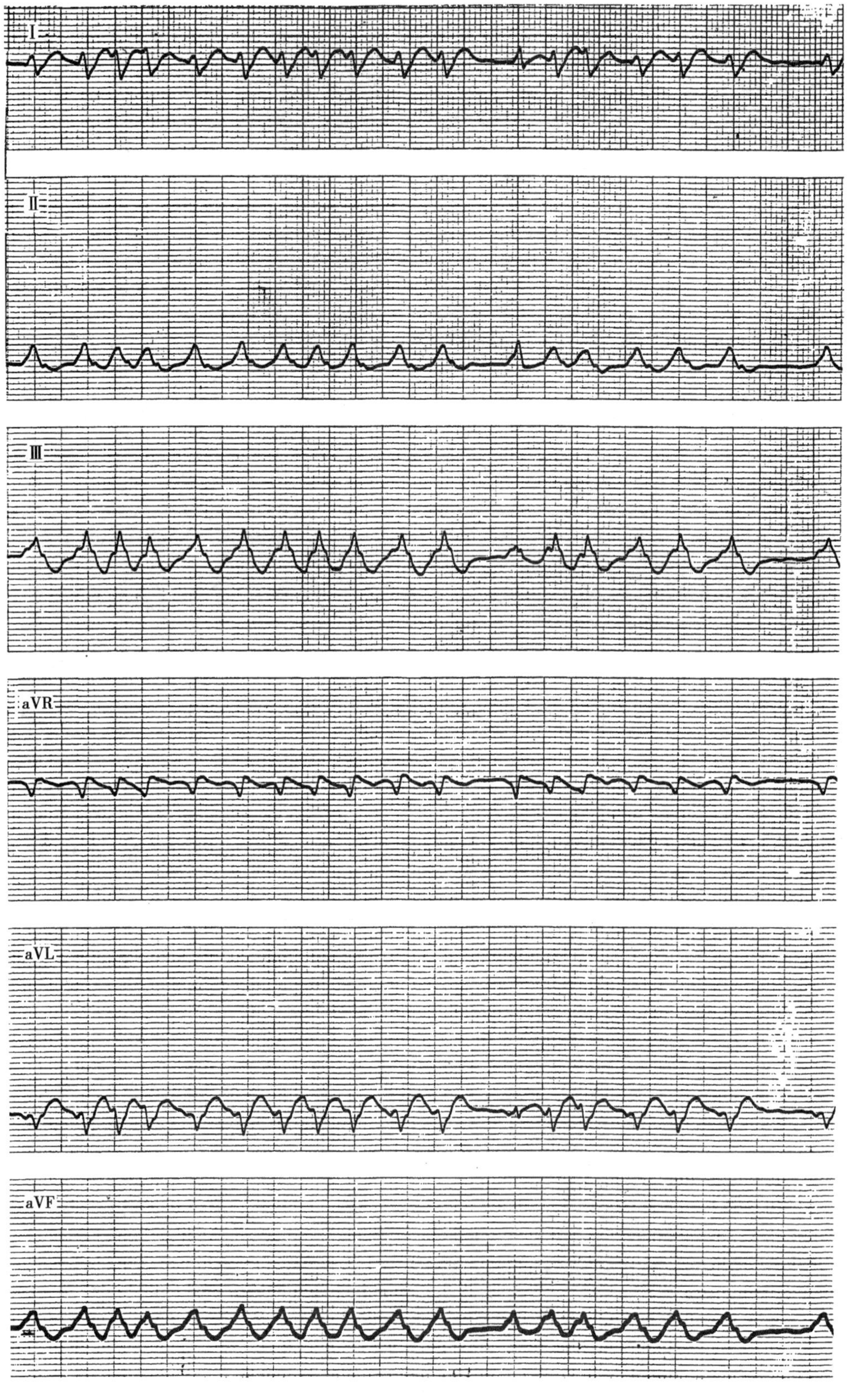

C31-12A　心房颤动经房室旁路前传

患者，男性，32 岁，发作反复心慌。心慌时心电图为宽 QRS 波群心动过速。图示心动过速发作时肢体导联心电图记录。

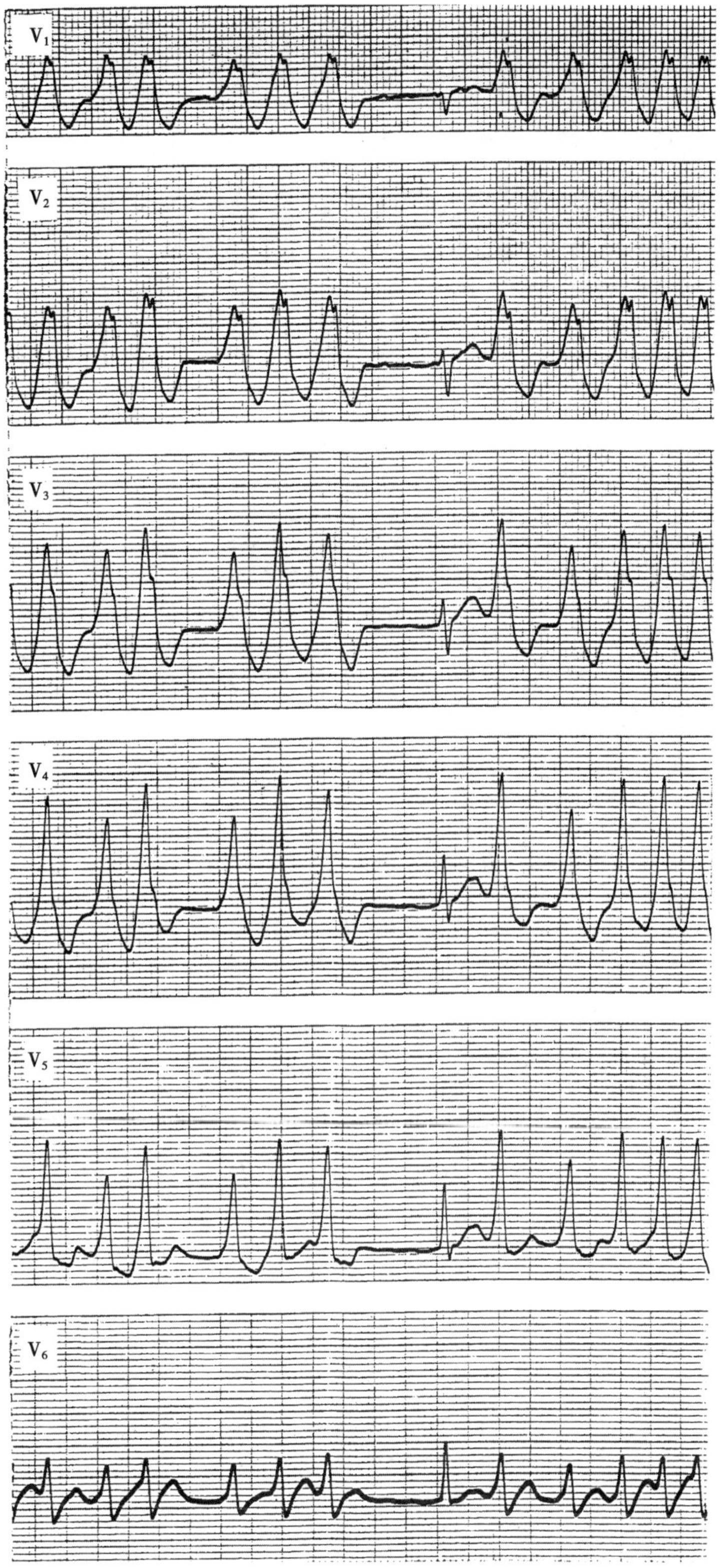

C31-12B　心房颤动经房室旁路前传

图示心动过速发作时胸导联心电图记录。V_1～V_6 导联均呈 R 型，胸导联 QRS 波群主波均为正向，提示可能为室性心动过速，但需排除经左侧房室旁路前传的室上性心动过速。根据 RR 间期完全不等，同一导联中 QRS 波群形态多变，高度提示心房颤动合并预激。

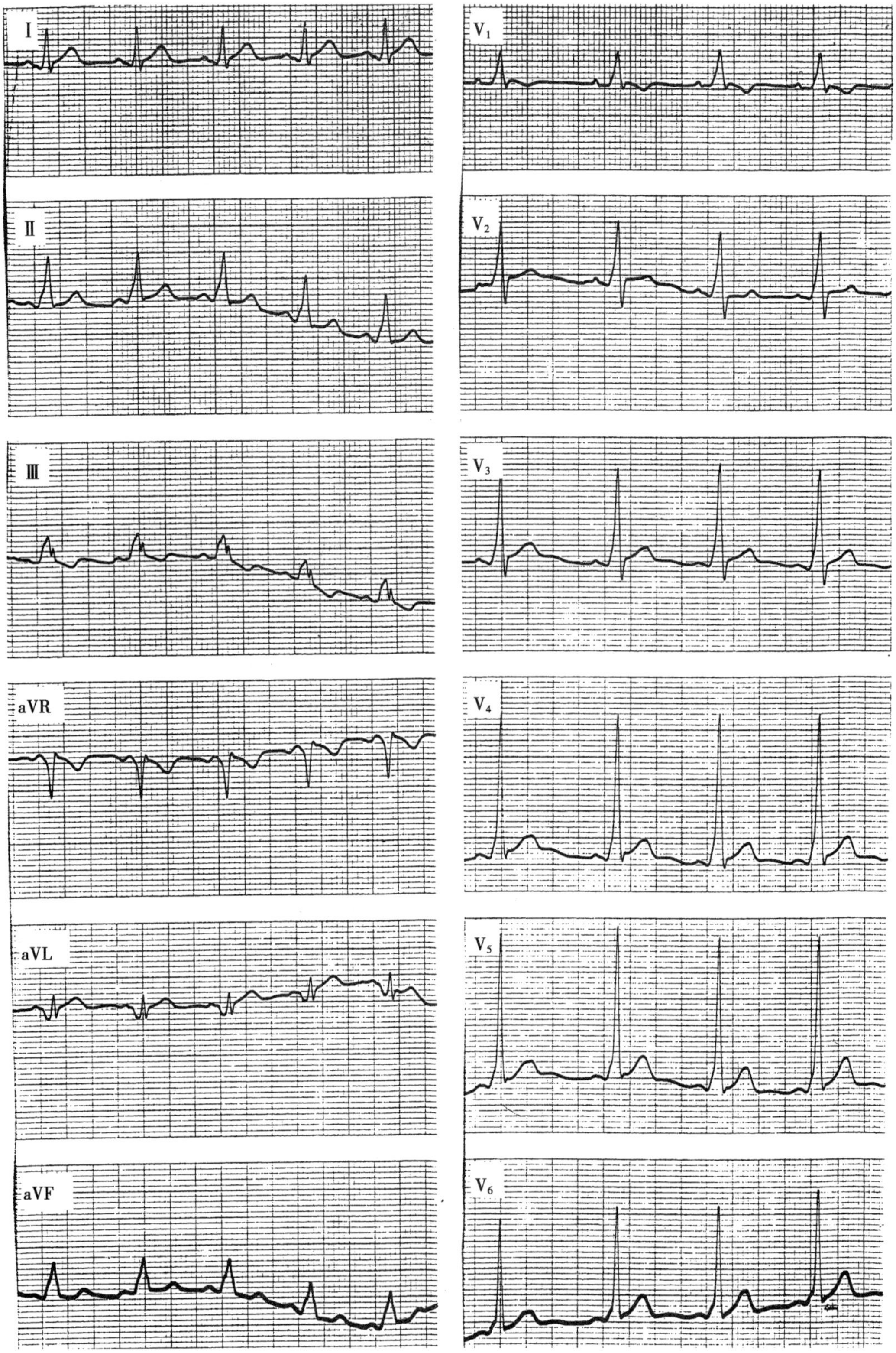

C31-12C　心房颤动经房室旁路前传

图示患者恢复窦性心律时的 12 导联心电图。心电图呈典型预激图形，V_1 导联 QRS 波群形态可定位为左侧旁路。另外，QRS 波群形态同心动过速发作时相似，证实宽 QRS 波群心动过速为心房颤动经左侧房室旁路前向传导所致。

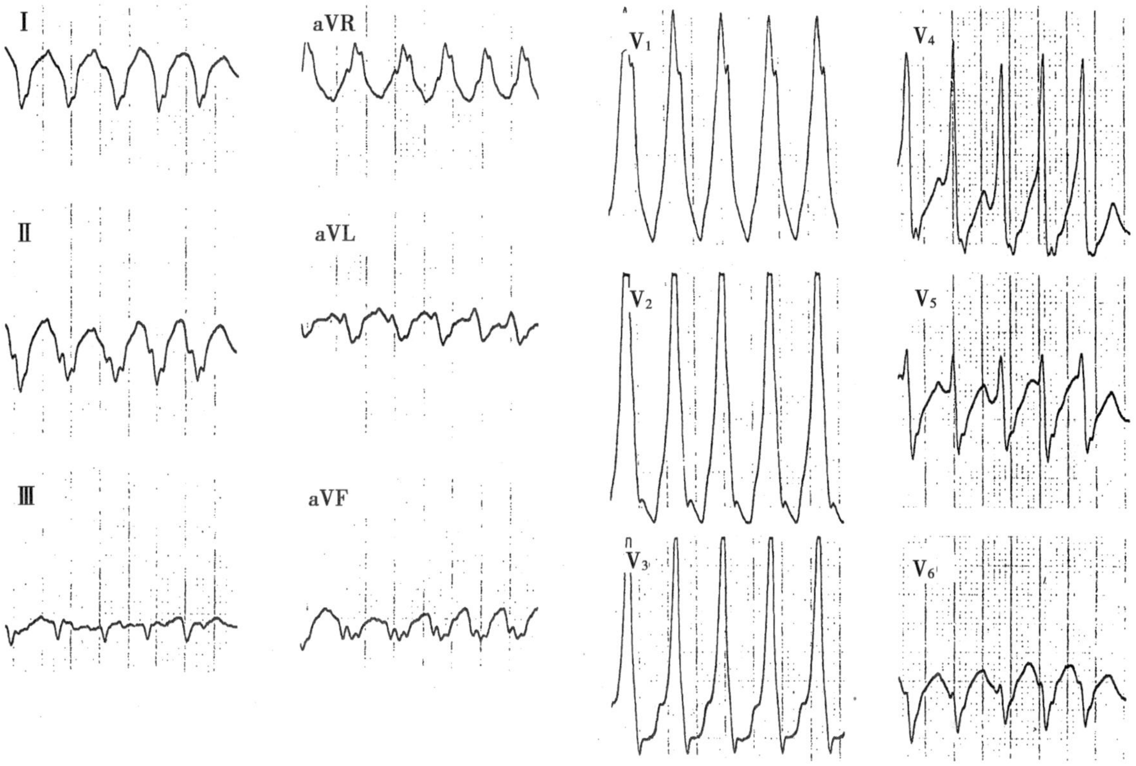

C31-13A　逆向型房室折返性心动过速

患者，男性，45岁，有阵发心动过速病史10余年。图示心动过速发作时12导联心电图。心律规则，QRS波群宽大，时限为0.14s。额面QRS电轴位于无人区电轴范围，V_1～V_3导联呈R型，V_6导联呈rS型(R/S<1)，各导联未见明显P波，心电图特征提示为室性心动过速。

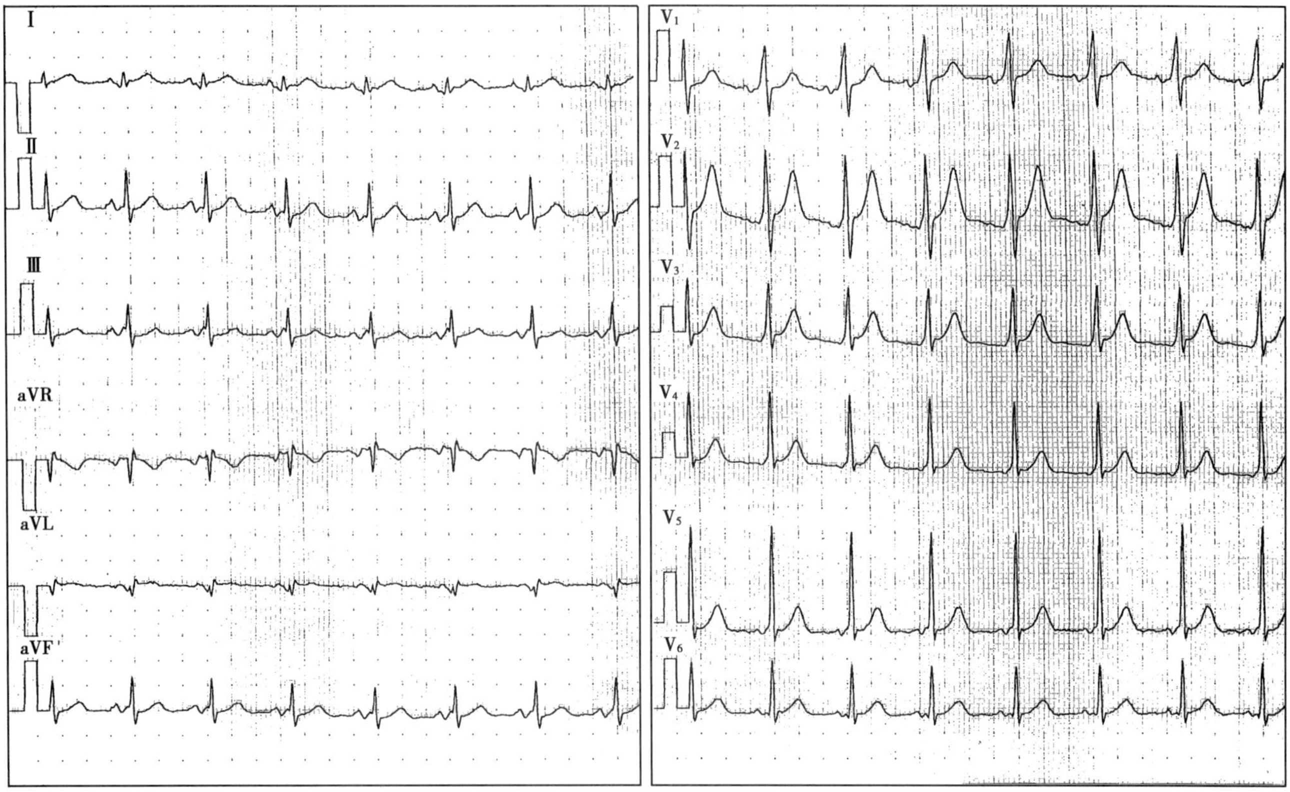

C31-13B 逆向型房室折返性心动过速

图示恢复窦性心律时的 12 导联心电图。QRS 波群时限 0.11s，QRS 波群形态与心动过速发作时完全不同，但各个导联 QRS 波群起始部可见 delta 波，需要进一步鉴别心动过速是否与旁路有关。

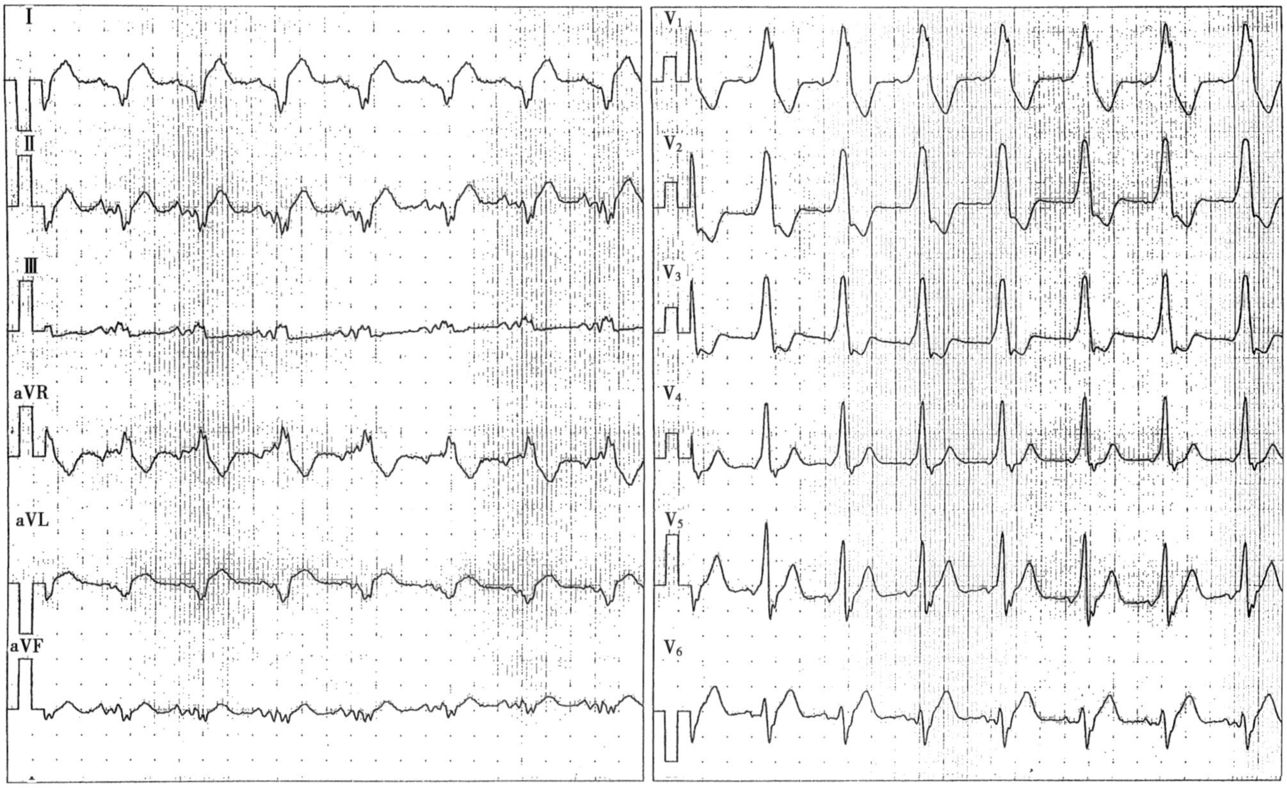

C31-13C **逆向型房室折返性心动过速**

为证实宽QRS波群心动过速是否为逆向型房室折返性心动过速，采用药物试验进行鉴别。图示快速静脉注射ATP后即时记录的12导联心电图，QRS波立即呈现宽大图形，与心动过速发作时形态一致。ATP试验可阻断房室结传导，使心房激动全部经房室旁路下传，从而证实了该宽QRS波群心动过速为逆向型房室折返性心动过速。该病例说明室性心动过速与逆向型房室折返性心动过速在体表心电图上有时难以区分，需要结合病史特点、食管导联心电图及既往窦性心律心电图是否有预激等来鉴别。

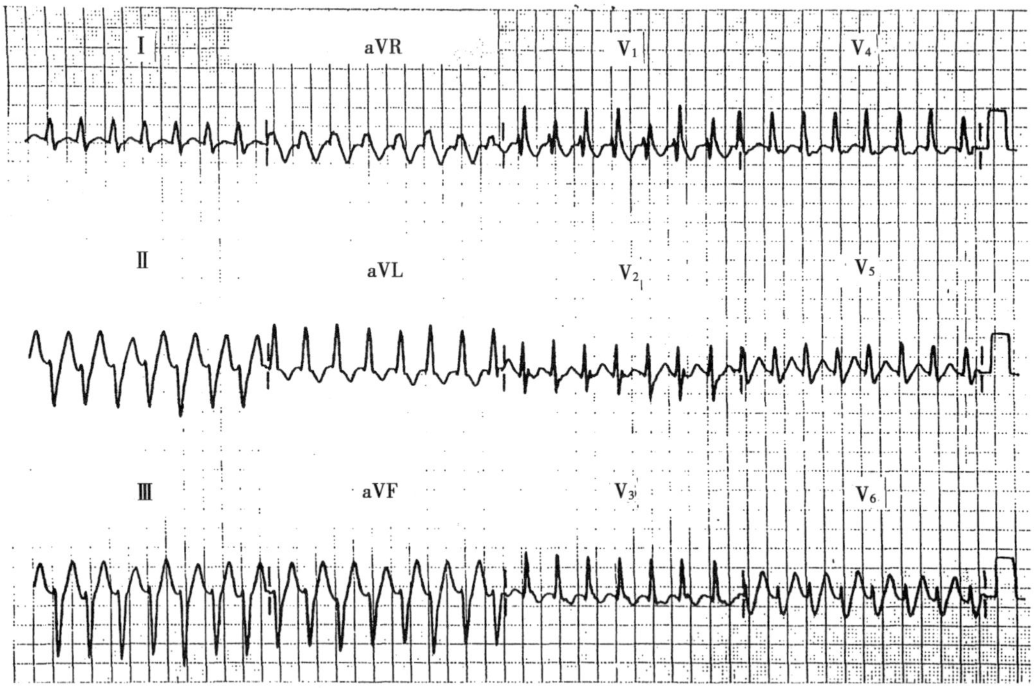

C31-14A　左室特发性室性心动过速

患者，男性，27 岁，有多年阵发性心动过速病史，无器质性心脏病。发作时多次急诊就诊，每次用维拉帕米静脉注射可终止心动过速。图示心动过速发作时 12 导联心电图。QRS 时限 120ms，V_1 导联呈 RBBB 图形，V_6 导联呈 rS 型（R/S<1），肢体导联 QRS 波群呈左前分支阻滞，支持左室特发性室性心动过速诊断。此外，V_3 导联可较清楚见到房室分离。这种心动过速通常起源于左心室间隔面的左后分支分布区域。注意：左室特发性室性心动过速的 QRS 波群一般不宽，时限在 0.12s 左右，易误诊为室上性心动过速。

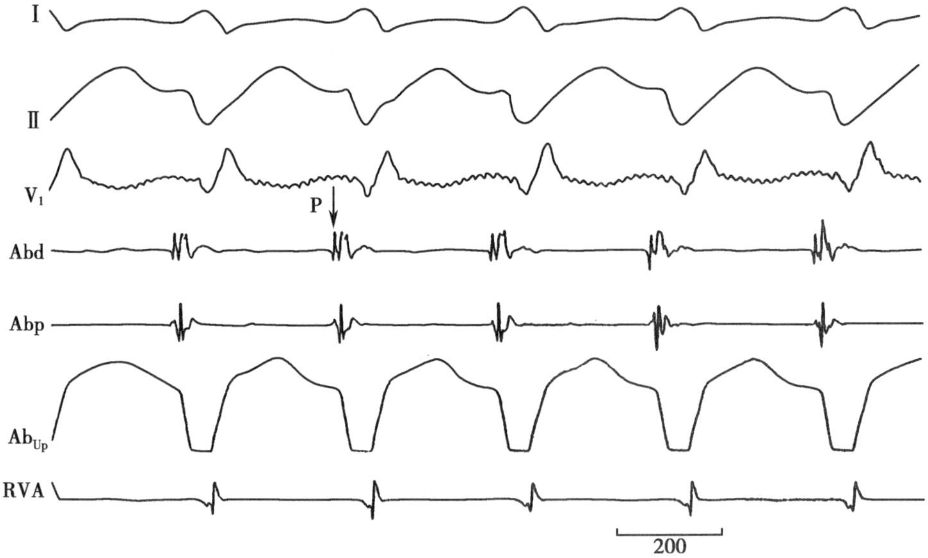

C31-14B　左室特发性室性心动过速

图示心内电生理检查记录。心动过速时消融导管远端电极（Abd）记录到典型的 P 电位（如箭头所示）。P 电位出现在 QRS 波群之前，这是心室消融的靶点。患者经射频消融手术后，未再发作心动过速。

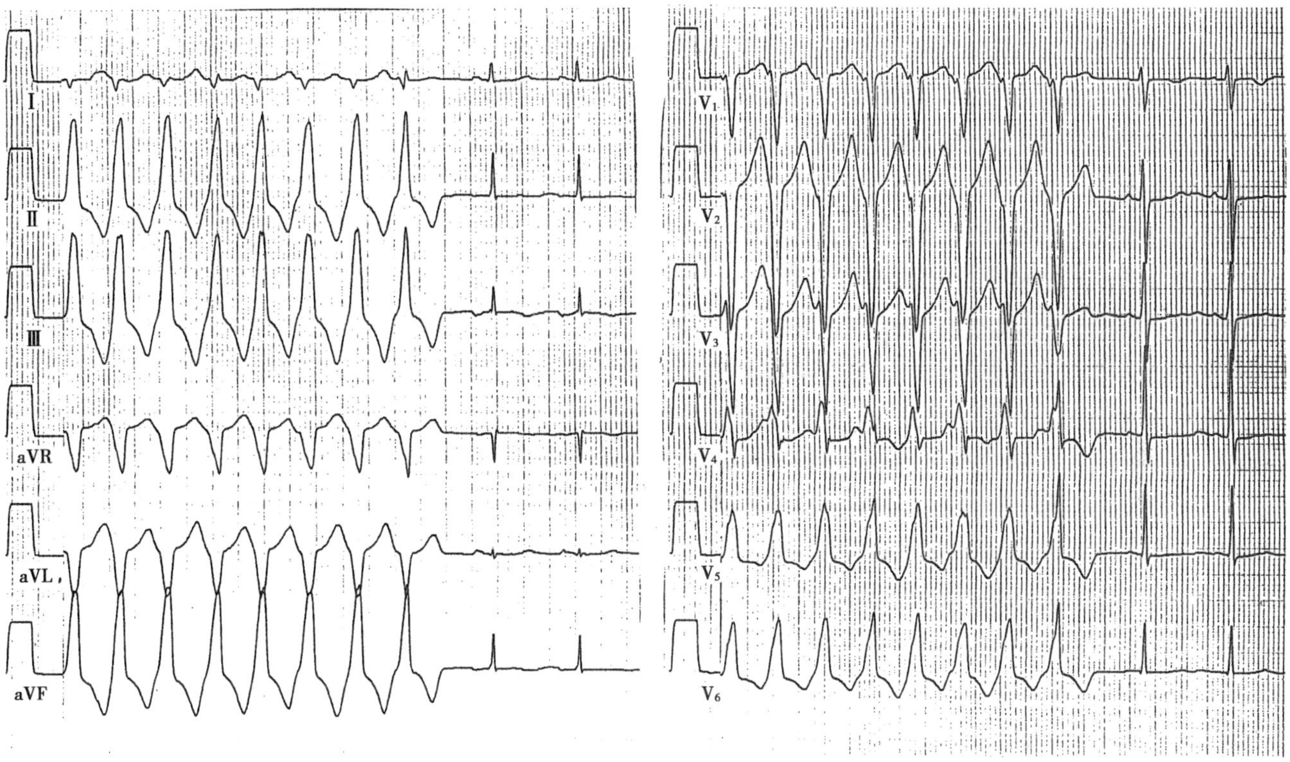

C31-15　**右室流出道室性心动过速**

患者，男性，43 岁，无器质性心脏病，多年来反复发作阵发性心悸。图示心动过速发作时 12 导联心电图。V_1 导联呈 LBBB 图形，Ⅰ导联 QRS 波群振幅较低，Ⅱ、Ⅲ、aVF 导联呈高振幅 R 波，aVR 与 aVL 导联 QRS 波群主波向下，特征性的心电图表现提示异位心律起源于右室流出道。心电生理检查和射频消融术证实该宽 QRS 波群心动过速为起源于右室流出道的室性心动过速。

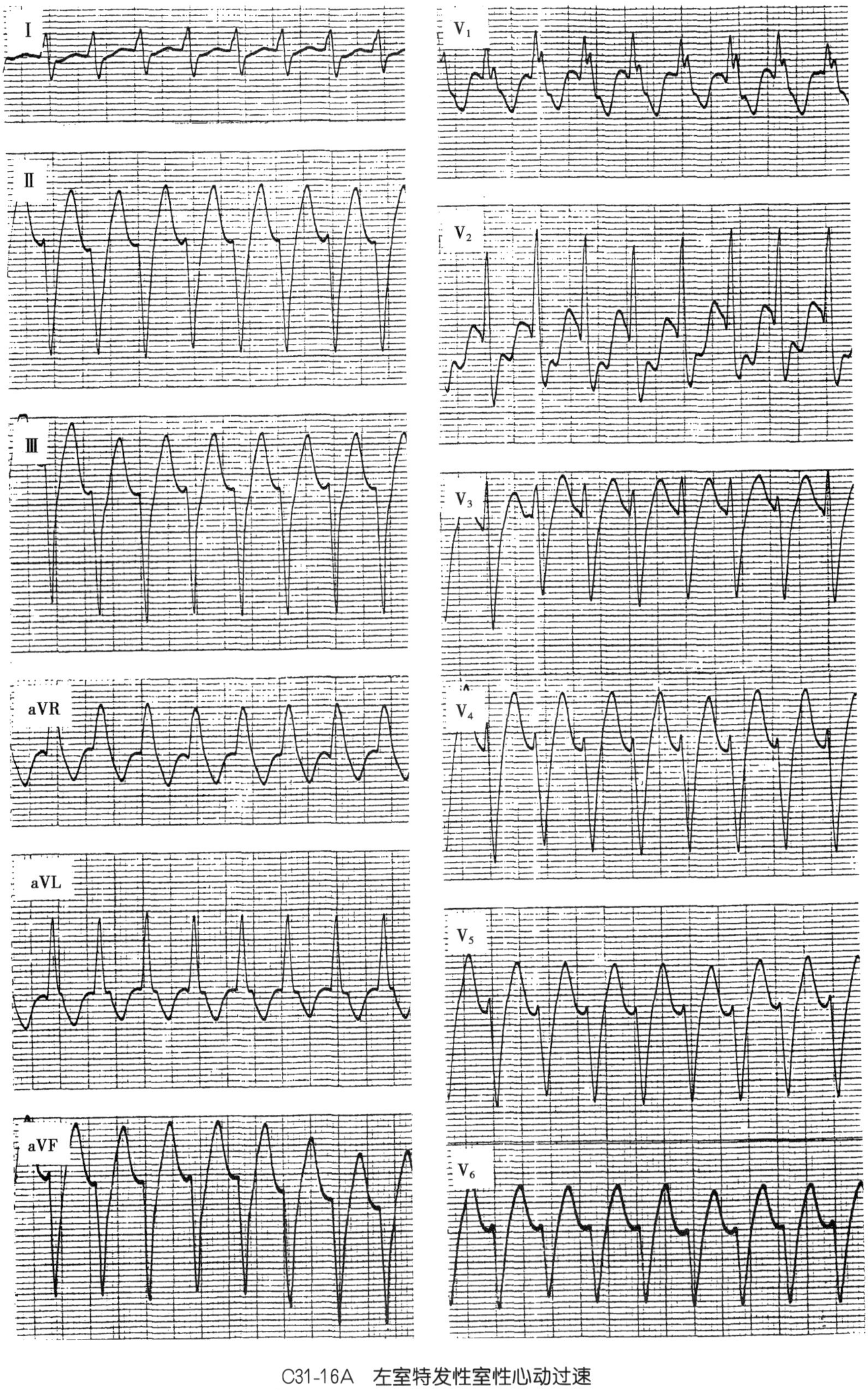

C31-16A　左室特发性室性心动过速

患者，男性，22 岁，无器质性心脏病史。近 2 年反复发作心慌伴胸闷、气促，心慌缓解后一切正常。图示心动过速发作时 12 导联心电图。QRS 时限 0.12s，V_1 导联呈 RBBB 图形，V_6 导联呈 rS 型（R/S＜1），肢体导联 QRS 波群呈左前分支阻滞，支持左室特发性室性心动过速诊断。

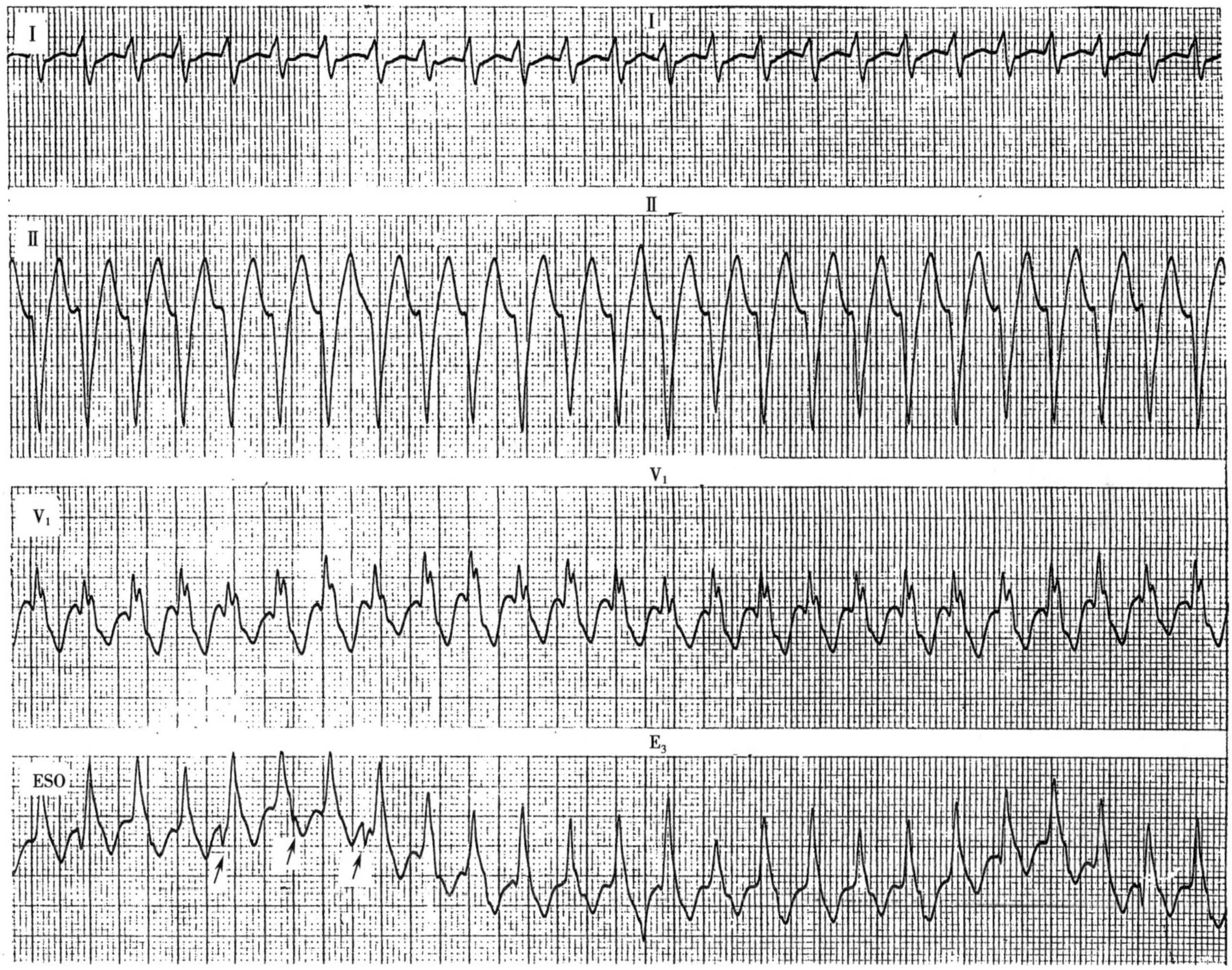

C31-16B　**左室特发性室性心动过速**

图示心动过速发作时体表导联与食管导联(ESO)同步描记。食管导联可发现窦性 P 波埋于宽 QRS 波群之中(见箭头),P 波频率＜QRS 波群频率,PR 不固定,呈房室分离,从而确诊为室性心动过速。

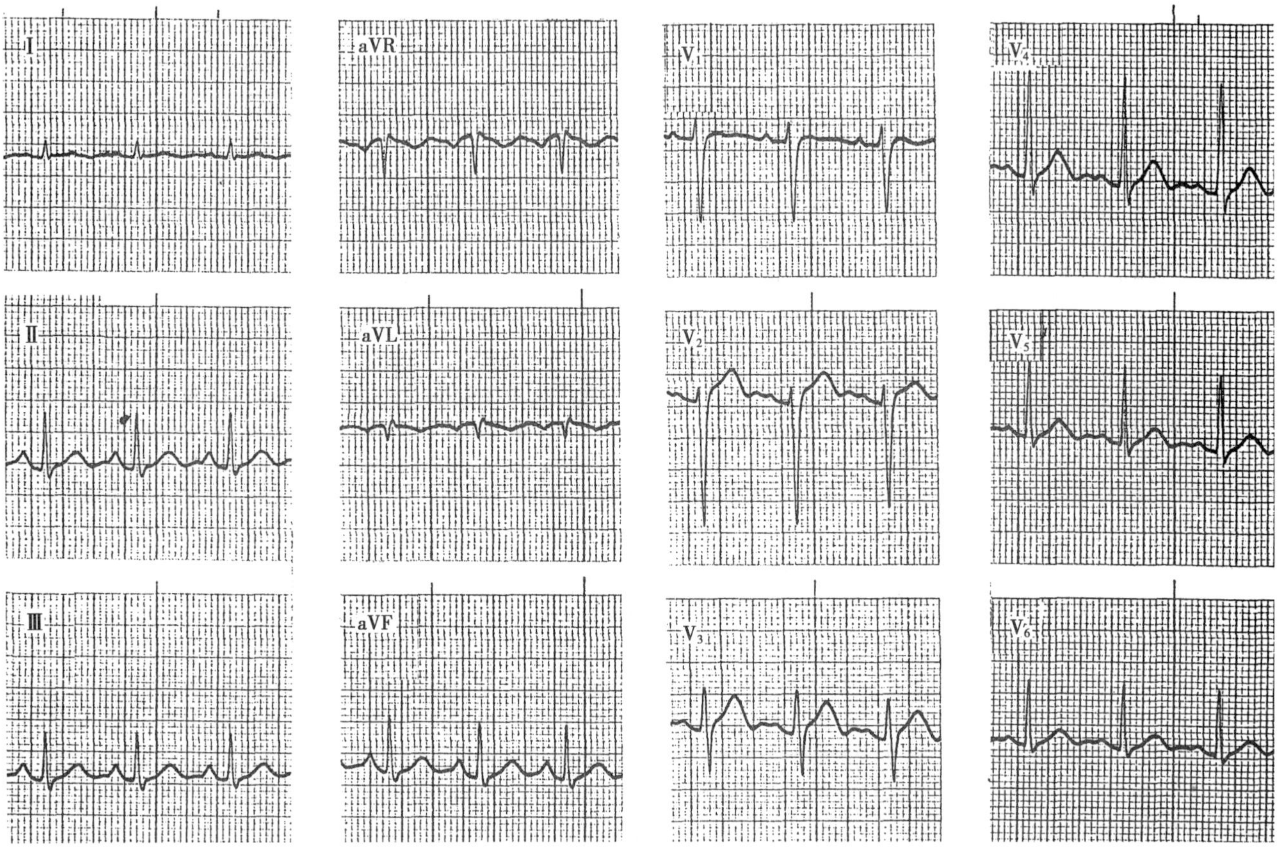

C31-16C 左室特发性室性心动过速

图示恢复为窦性心律的 12 导联心电图，QRS 电轴正常，为正常心电图。患者经射频消融手术后，未再发作心动过速。

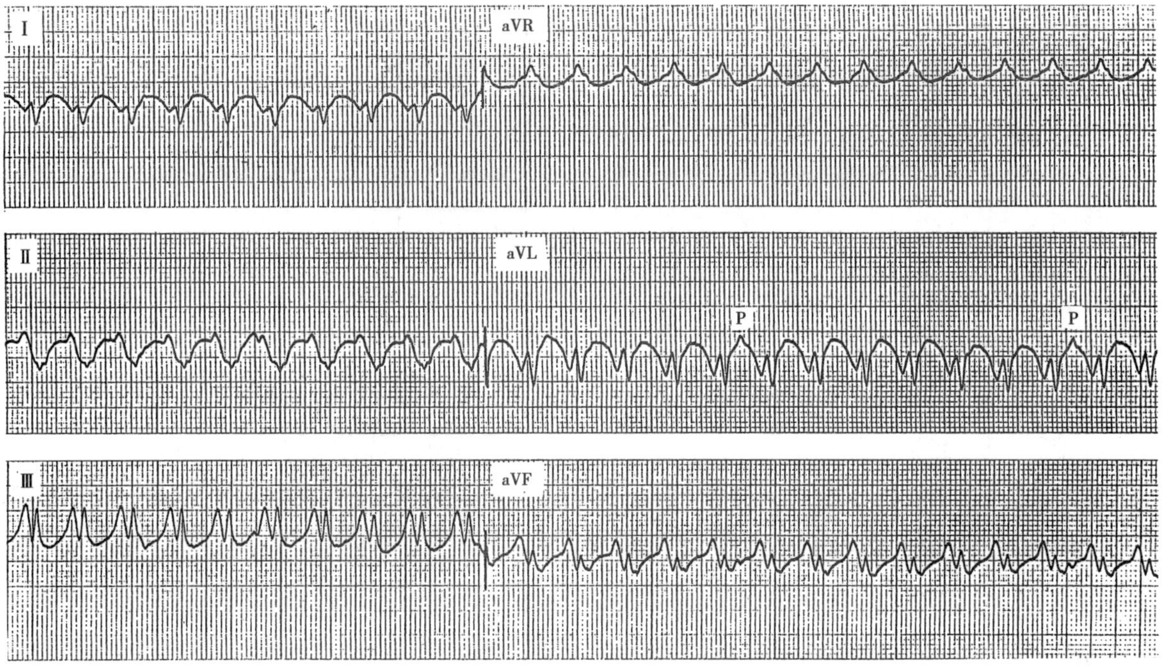

C31-17A 室性心动过速

患者,女性,34 岁。反复发作心慌二年,因再次发作心慌伴胸闷入院。图示心动过速发作时肢体导联心电图。QRS 波群宽大畸形,时限达 0.16s,心室率为 155 次/分,aVR 导联有初始 R 波,Ⅲ、aVL、aVF 导联似可见 P 波,但不能确定。

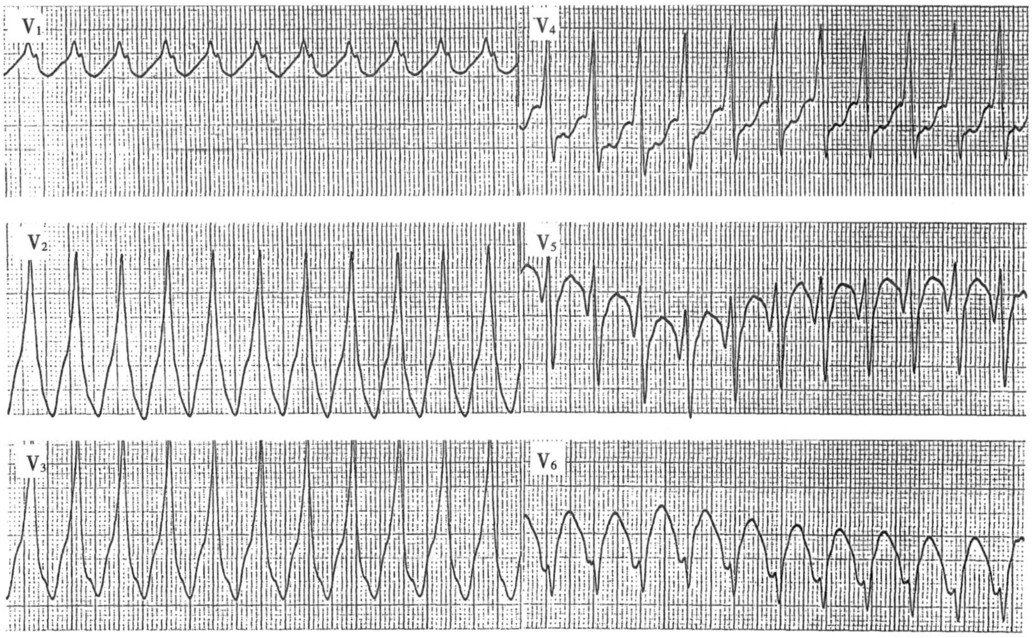

C31-17B 室性心动过速

图示心动过速发作时的胸导联心电图。V_1 导联呈 RBBB 图形,V_5 导联呈 qRS 图形,V_6 导联呈 rS 型(R/S<1)。心电图特征支持室性心动过速的诊断。

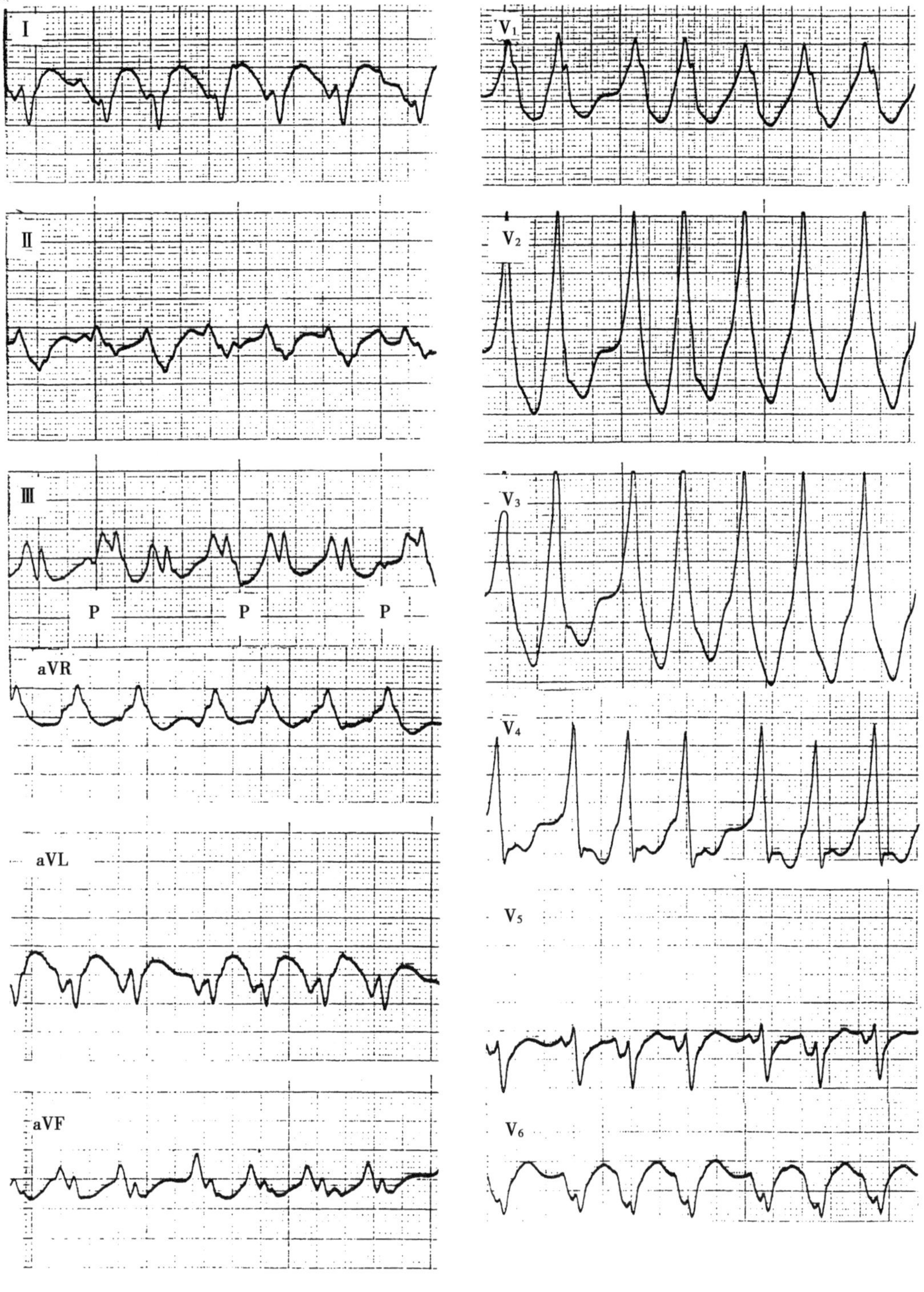

C31-17C　室性心动过速

图示注射普鲁帕酮 70mg 后的 12 导联心电图。用药后心室率减慢为 135 次/分，RR 间期稍不规则，QRS 波群形态仍同前，Ⅱ、Ⅱ、Ⅲ导联同步记录可见明显 P 波，呈房室分离，心房率为 60 次/分，心房率＜心室率，故可确诊为室性心动过速。

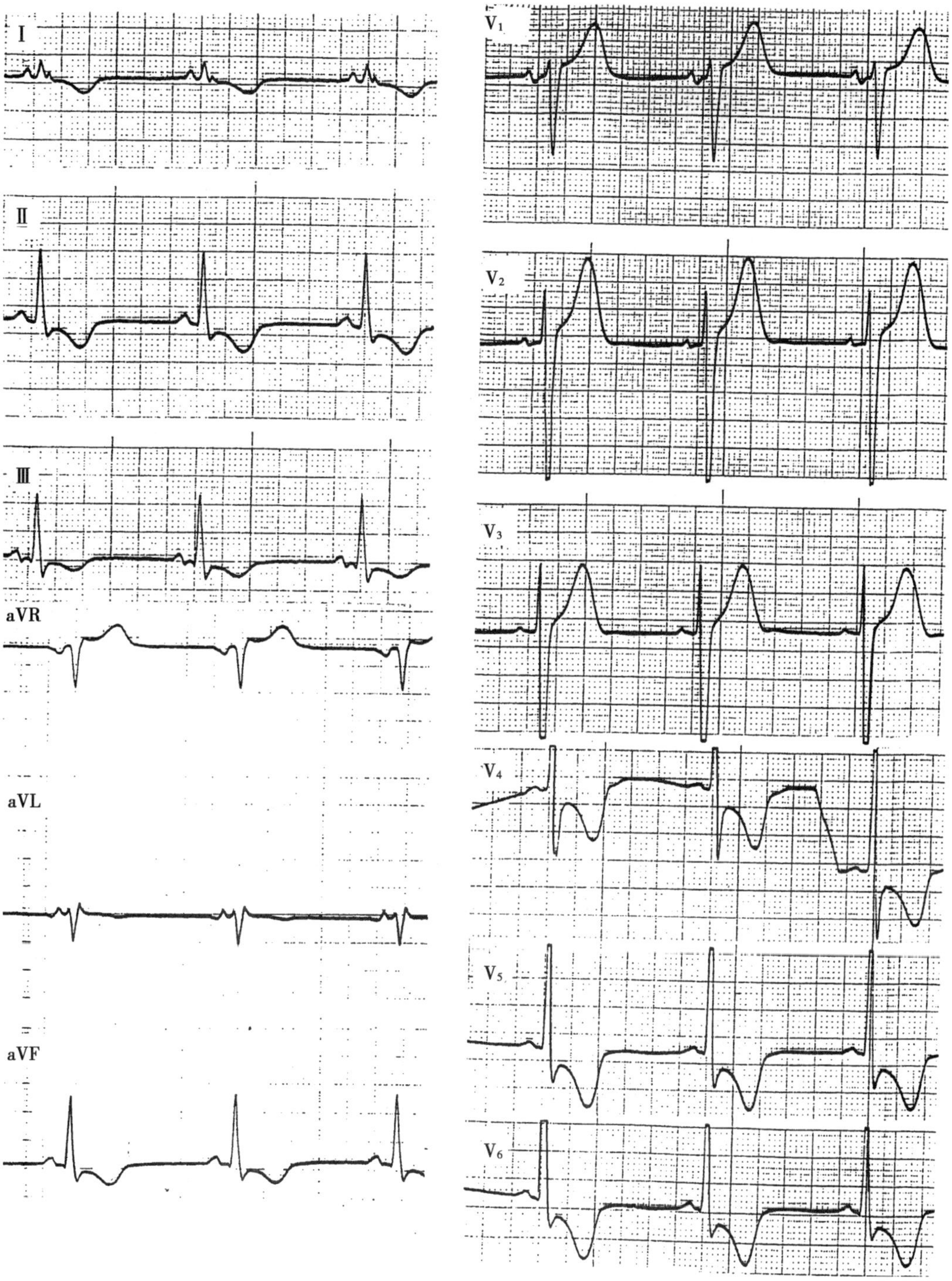

C31-17D　室性心动过速

图示恢复窦性心律后的12导联心电图。下壁及 V_4～V_6 导联T波倒置。结合超声心动图，临床确诊为心肌病。

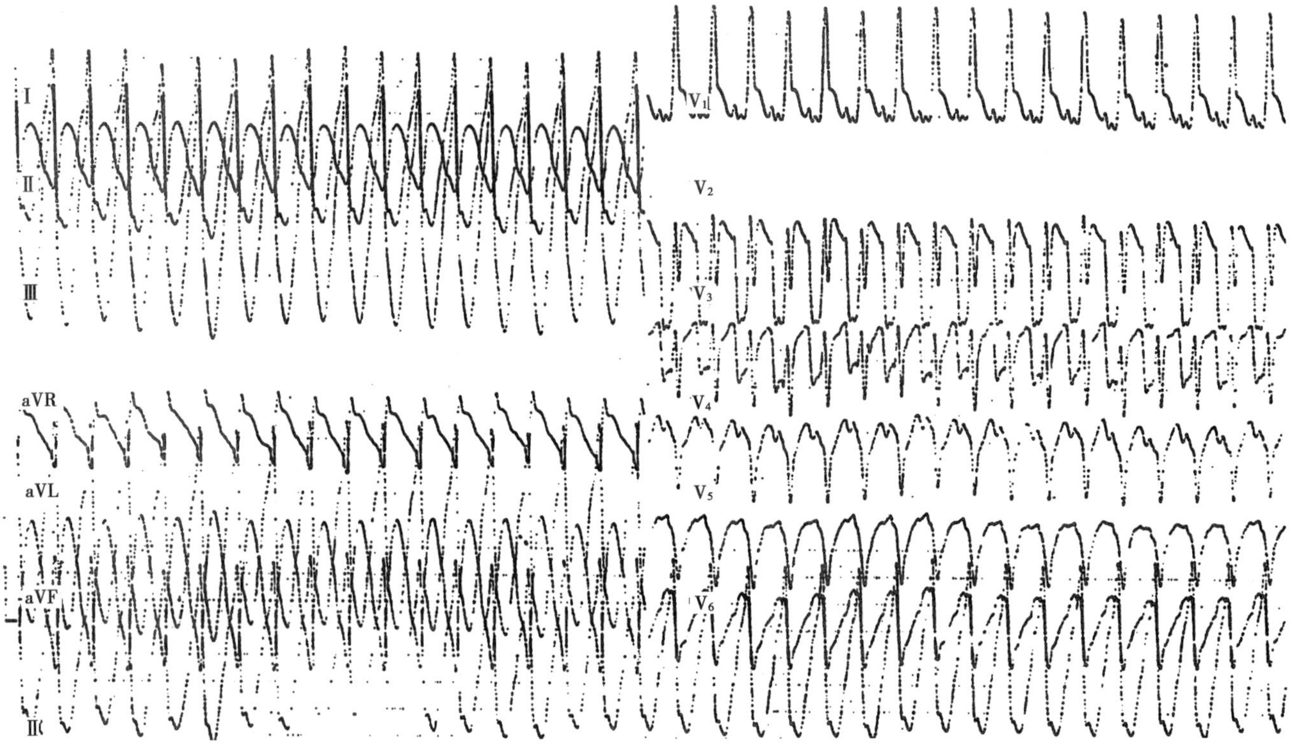
I
II
III
aVR
aVL
aVF
II
V1
V2
V3
V4
V5
V6

A

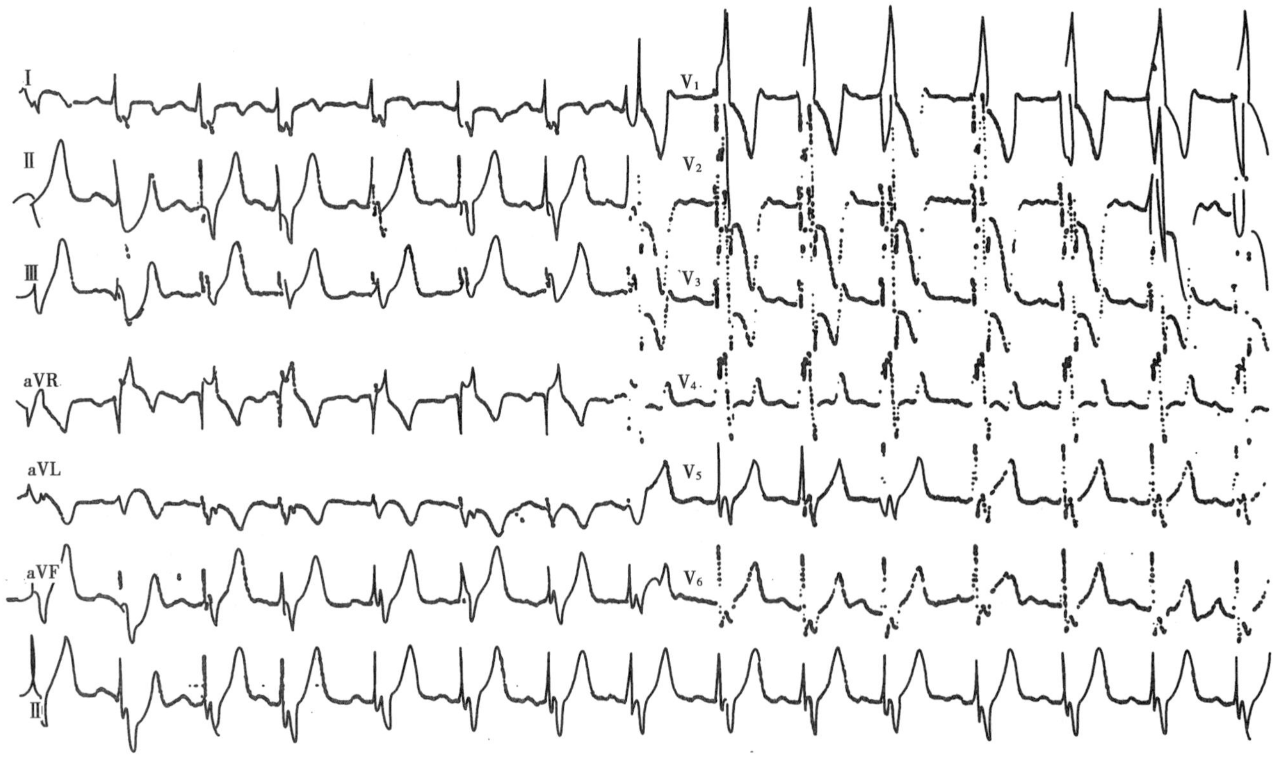
I
II
III
aVR
aVL
aVF
II
V1
V2
V3
V4
V5
V6

B

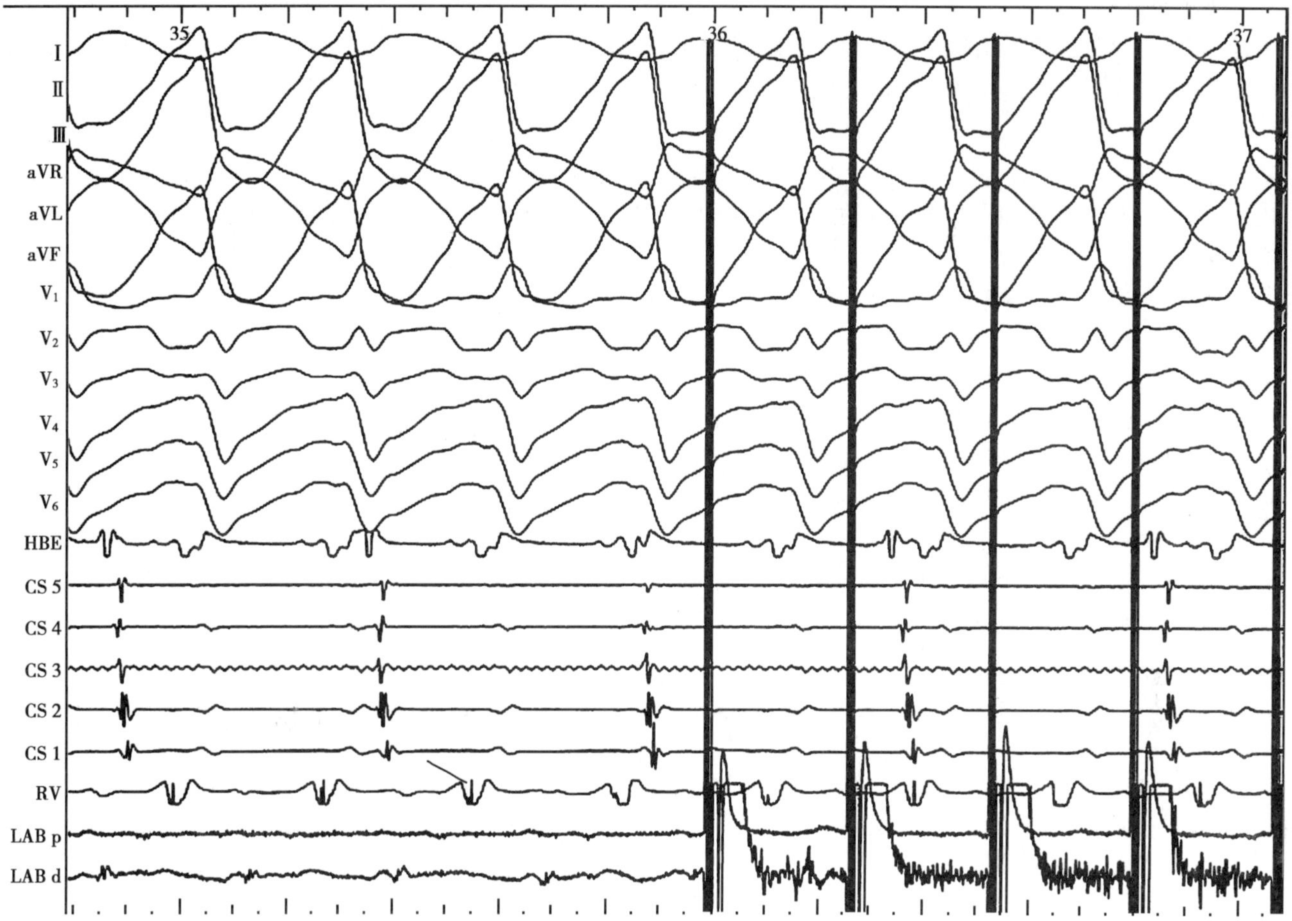

C

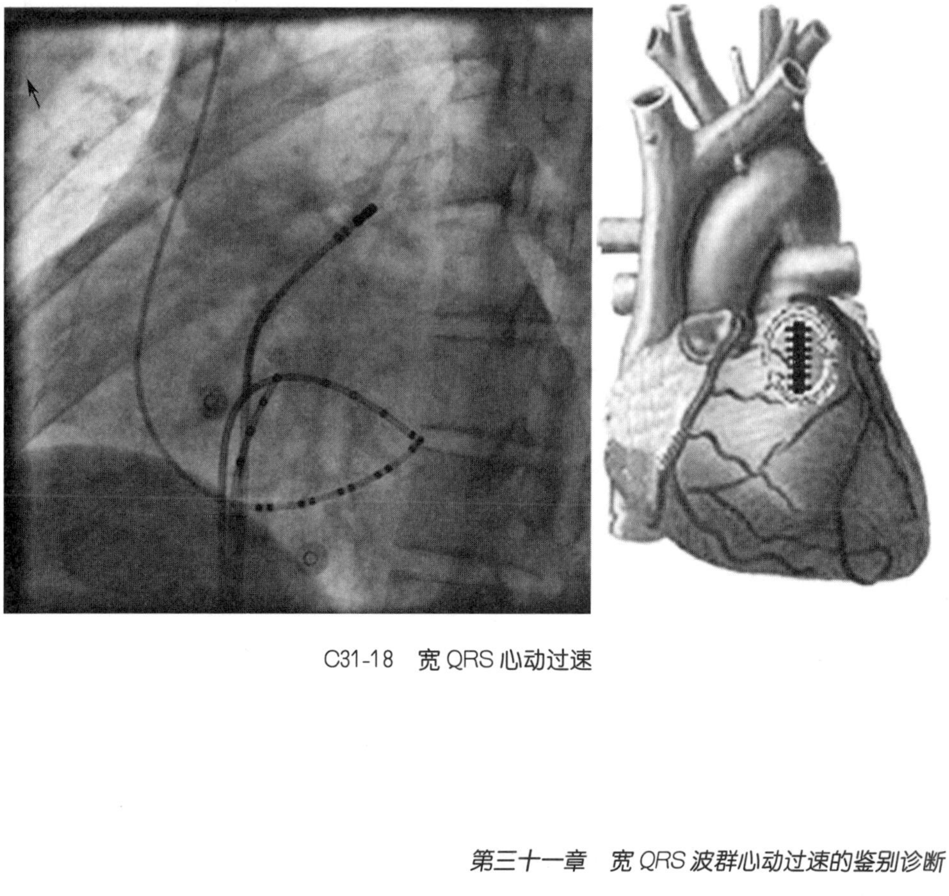

D

C31-18　宽 QRS 心动过速

临床资料:患者,男,33 岁。2007 年 10 月 15 日开货车时出现心悸、胸闷、憋气,持续 12 小时不缓解,间歇伴有恶心、呕吐,无晕厥、黑矇。到当地市医院就诊,心电图呈宽 QRS 心动过速,经直流电复律。后又反复类似发作 2 次,因诊断不明来作者所在医院就诊,20 年前曾行"法洛四联症手术"。**心电图特征**:图 A:心动过速呈宽 QRS 波,时限为 0.20s。Ⅰ、aVL 导联呈 QS 波,Ⅱ、Ⅲ、aVF 导联呈高 R 波,V_1 导联呈高 R 波,呈右束支阻滞图形。图 B:窦性心律,V_1 导联呈 rSR′型,类似右束支阻滞图形。Ⅰ、Ⅱ、Ⅲ、aVF、V_5、V_6 均有顿挫宽大的 S 波。图 C:电生理检查时诱发室性心动过速,QRS 形态与临床发生的室性心动过速相同。图 D:示射频消融成功的导管所在的靶点位置和室性心动过速部位示意图。**心电图诊断**:手术瘢痕相关性折返性室性心动过速。**讨论**:该病例患者经心内电生理检查和射频消融证实为手术瘢痕相关的室性心动过速(右室流出道手术切口瘢痕处)。心动过速时 QRS 异常宽大,V_5,V_6 导联呈 rS,接近 QS 波形,符合室性心动过速,但呈右束支阻滞。Ⅰ、aVL 导联上 QRS 波呈 QS 波形,似乎该 VT 应来自于左室,但该患者的病理基础应在右室。经电生理检查和射频消融证实,室性心动过速起源于右室流出道,与手术切口瘢痕有关,为绕瘢痕折返性室性心动过速。右室流出道室性心动过速呈右束支阻滞图形,是法洛四联症患者发生手术瘢痕相关性室性心动过速的一个心电图特征,临床上应予重视,射频消融成功率高。

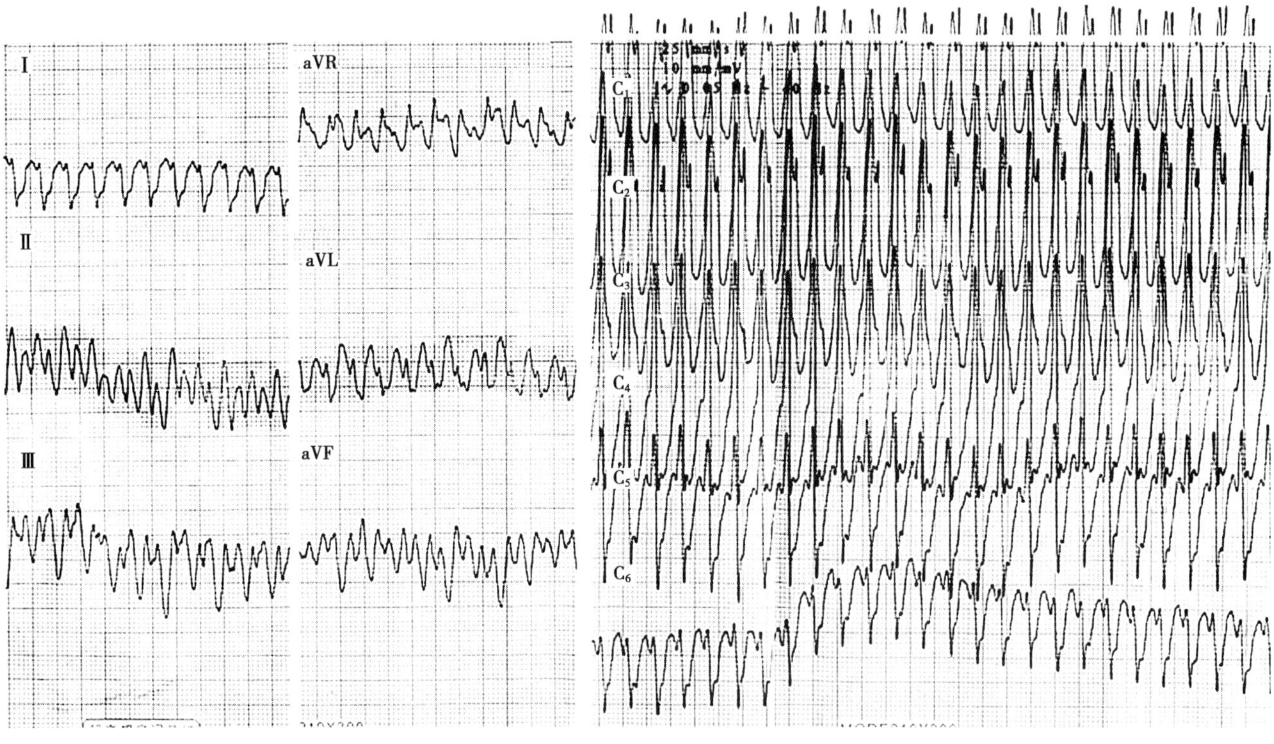

A

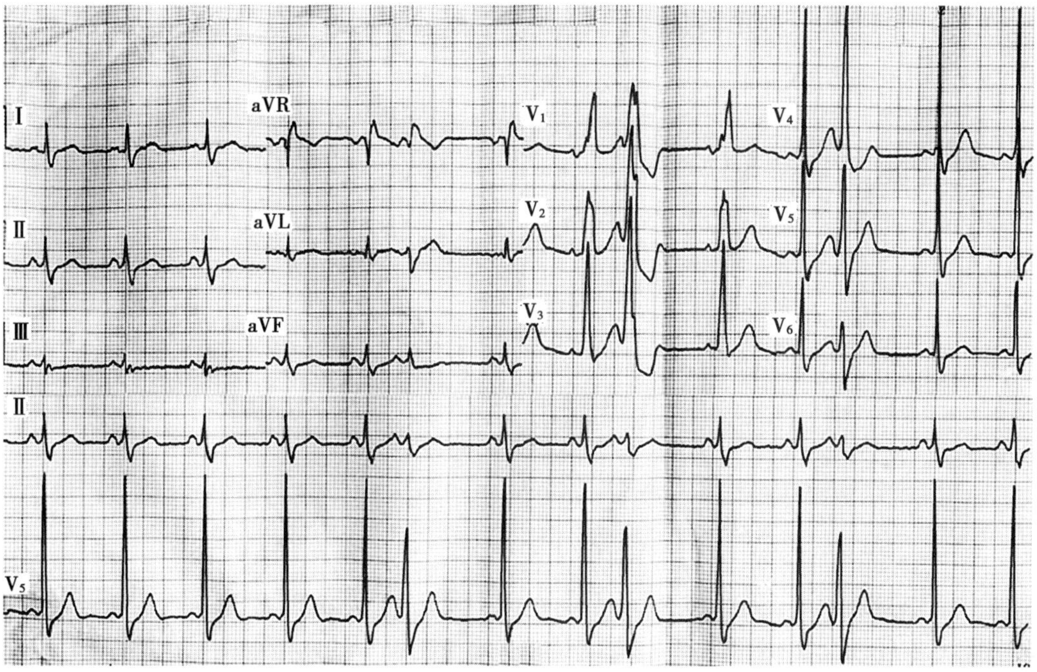
I
aVR
V1
V4
II
aVL
V2
V5
III
aVF
V3
V6
II
V5

B

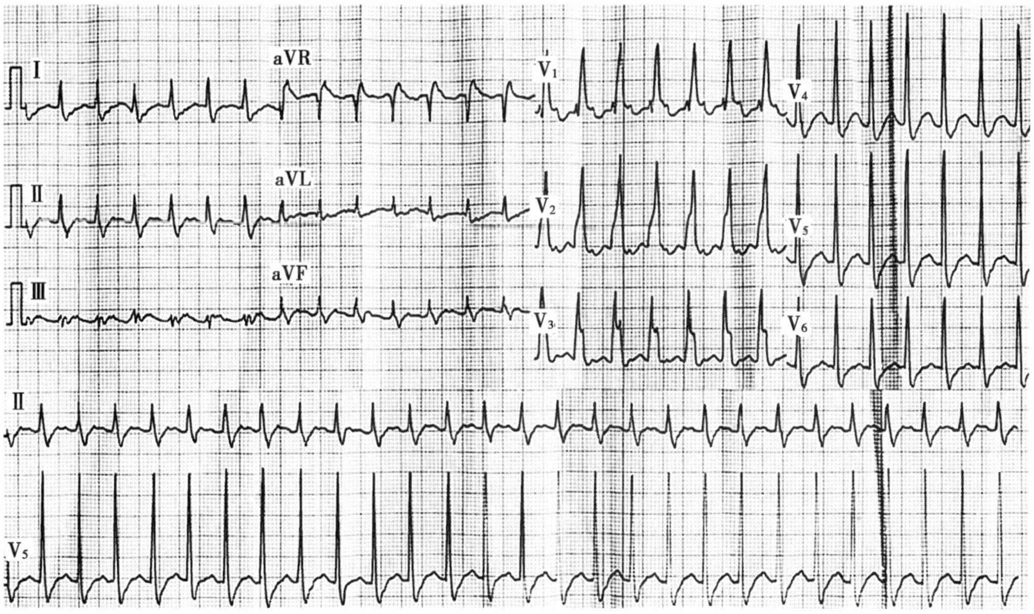
I
aVR
V1
V4
II
aVL
V2
V5
III
aVF
V3
V6
II
V5

C

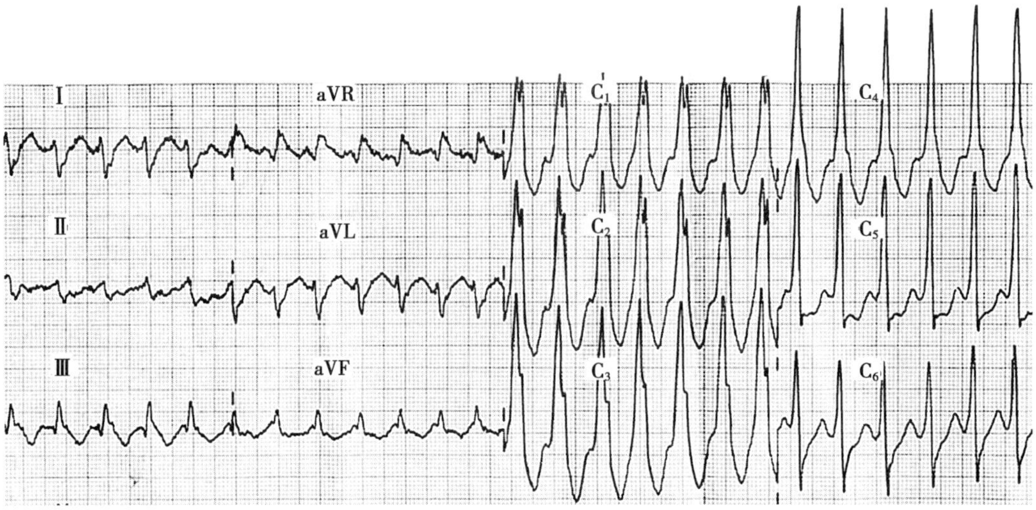

D

C31-19 宽 QRS 心动过速

临床资料:患者,男性 47 岁。因发作性心悸 10 年,再发 2 天于 2007 年 12 月 7 日入院。患者无明显诱因近 10 年来经常出现发作性心悸,呈突发突止,每次持续半小时左右,可自行缓解,上述症状平均每年发作 3～4 次,未行进一步诊治。2007-12-05 晚 10 点左右症状再发,伴头晕、乏力,呕吐,无黑朦及晕厥,外院查心电图提示宽 QRS 心动过速,最快心室率 223 次/分,给予维拉帕米 10mg 静脉注射后血压下降至 60/40mmHg,给予 120J 同步直流电复律后转为窦性心律,给予胺碘酮 450mg 静脉滴注及 0.2 次/日口服。化验发现 ALT 1 876 IU/L,AST 2 716IU/L,CR 166μmol/L,K 5.8mmol/L,因症状频发为求进一步诊治患者前来作者所在医院急诊科。**心电图特征:**图 A:宽 QRS 心动过速,频率 260 次/分。V_1 导联 QRS 呈 M 型高 R 波。V_5,V_6 呈 RS 波,Ⅰ,aVL 导联呈 Rs 型。图 B:窦性心律时,V_1 呈 QRS 右兔耳型 M 形高 R 波;频发房性期前收缩,其 QRS 异常宽大,与窦性心搏的 QRS 相比,QRS 呈左兔耳型 M 形高 R 波,其形态与图 A 相似。图 C:宽 QRS 心动过速,频率 167 次/分,V_1 导联呈右兔耳型 M 形高 R 波。V_5,V_6 导联呈 QRS 波,S 波宽大迟钝。Ⅰ导联上在 QRS 结束部位可见逆传 P′波。图 D:宽 QRS 心动过速,频率 150 次/分,V_1 导联上 QRS 呈左兔耳型 M 形高 R 波,V_6 导联呈 RS 波,Ⅰ,aVL 导联 rS 波,与图 A 相似。**心电图诊断:**图 A:心房扑动或快速心房颤动伴预激前传。图 B:窦性心律,完全性右束支阻滞,频发房性期前收缩伴预激前传。图 C:顺传型房室折返性心动过速。图 D:逆传型房室折返性心动过速。**讨论:**该患者诊断的难点是患者刚就诊时心率极快的宽 QRS 心动过速。需要鉴别是室性心动过速还是室上性心动过速伴差异性传导或预激前传,心率高达 260 次/分以上往往是心房扑动 1∶1 下传或快速心房颤动所致。所以图 A 可能是 1∶1 心房扑动伴预激前传。图 B 有两种 QRS 形态,一种是窦性心律时的右兔耳型 M 形高 R 波,是真正的右束支阻滞图形。因有预激存在,所以 PR 间期较短。房性期前收缩时 QRS 呈左兔耳型 M 形高波是经旁路前传所致。图 C 是逆传经旁路,前传经房室结形成顺传型室上性心动过速。QRS 呈完全性右束支阻滞图形。图 D 与图 C 相反。逆传经房室结,前传经旁路。形成逆传型房室折返性心动过速,QRS 呈完全预激图形。

(吴 杰 杨晓云 方丕华)

第三十二章

起搏心电图

本章内容提要：

第一节　心电图概论

起搏心电图是了解起搏器工作状态、发现起搏器工作异常的最简便和较准确的方法。随着对心律失常机制认识不断加深以及起搏工程技术进步，心脏起搏治疗适应证不断发展，起搏器类型和工作方式不断增多，功能日趋自动化、生理化。除了对明确的病态窦房结综合征和房室阻滞有肯定的治疗效果外，一些非心动过缓型疾病如充血性心力衰竭，肥厚性梗阻型心肌病甚至阵发性心房颤动等也开始列入临床起搏治疗适应证范围。除了常规的起搏部位外，一些选择性的起搏部位如房间隔及室间隔起搏也应用于临床，尤其是双心室起搏治疗慢性充血性心力衰竭广泛用于临床并取得了满意的治疗效果。因此，起搏心电图也越来越复杂。如果对上述这些新的功能和方式不了解，就无法理解和正确分析起搏心电图。

一、正常的起搏心电图

（一）单腔起搏心电图

单腔起搏系统是指一根起搏导线置入心房或心室，根据需要起搏或感知的心腔又分为单腔心房起搏和单腔心室起搏。

1. 单腔心房起搏心电图　起搏的心房波由刺激信号和其后的心房反应（P 波）组成（图 32-1 为单极起搏心电图，图 32-2 为双极起搏心电图）。如果是 1∶1 房室传导，则每个起搏的 P 波后跟随一个 QRS 波；如果房室传导比例不是 1∶1，则起搏的 P 波中有部分下传，部分脱落，无 QRS 波跟随。因心房起搏电极放置的位置不同，起搏 P 波形态与窦性心律有差异。于右心房上部起搏，起搏 P 波和窦性 P 波相近，而于右心房下部、房间隔或左房起搏，则起搏的 P 波与窦性 P 波迥异。

2. 单腔心室起搏心电图　起搏的心室波由刺激信号和其后的心室反应(QRS-T)组成。QRS宽大，T波方向与主波方向相反。QRS波形态取决于心室起搏的部位。常规右心室心尖部起搏的心电图特点为左束支传导阻滞(LBBB)型改变，电轴左偏，胸前导联起搏QRS形态常见以下两种：V_5、V_6导联宽大畸形，以R波为主；V_5、V_6导联宽大畸形，以S波为主(图33-3)。

3. 单腔右心室流出道起搏心电图　由于右心室心尖部的起搏位点可导致心室内异常的激动顺序，从而影响心室功能，因此目前常用的选择性心室起搏位点为右心室流出道起搏，尤其是右心室流出道间隔部起搏，从理论上优于右心室心尖部的起搏。流出道起搏的心电图特点为：

(1) 右心室流出道间隔部起搏的心电图：特点为左束支传导阻滞(LBBB)型改变，电轴右偏，Ⅱ、Ⅲ、aVF导联主波向上，Ⅰ导联低平或主波向下，QRS宽度较窄。(图32-4)

(2) 右心室流出道游离壁起搏的心电图：特点为左束支传导阻滞(LBBB)型改变，电轴正常，Ⅱ、Ⅲ、aVF导联主波向上，Ⅰ导联主波向上，QRS宽大畸形。(图32-5)

(二) 双腔起搏心电图

双腔起搏系统是指心房和心室均置入起搏导线。按NBG代码，双腔起搏方式又称DDD方式，按照自身窦性心律、房室传导与起搏器设定的低限频率和感知、起搏的房室间期的不同，DDD方式又可以表现为以下几种工作方式：

1. DVI方式　窦性心律慢、房室阻滞(图32-6，图32-7)，见于窦房结和房室结均有功能异常者。

2. AAI方式　窦性心律慢、房室传导正常，见于窦房结功能异常而房室结功能正常者。

3. VAT方式　窦性心律正常、房室阻滞(图32-8)，见于窦房结功能正常而房室结功能异常的患者，常见为三度房室阻滞的患者。

4. ODO方式　窦性心律正常、房室传导正常。见于间歇性的窦房结或房室结功能异常的患者，心电图为正常P波和QRS-T波，无刺激信号。

(三) 心脏再同步治疗的起搏心电图

心脏再同步治疗(cardiac resynchronization therapy，CRT)已成为心力衰竭的有效治疗手段。CRT通过在传统右心房、右心室双心腔起搏基础上增加左心室起搏，遵照一定的房室间期和室间间期顺序发放刺激，能够恢复心脏运动同步性，从而改善心脏功能。大量临床试验证实CRT除改善心功能、提高生活质量之外，还可降低住院率和死亡率。对于射血分数降低(LVEF≤35%)合并心脏不同步(QRS时限≥120ms)的窦性心律患者在充分药物治疗后仍有症状(NYHA心功能分级Ⅲ～Ⅳ级)时，CRT可作为一线治疗，以改善症状、降低住院率和死亡率。左心室起搏的心电图：特点为右束支传导阻滞(RBBB)型改变，其额面电轴取决于电极导线顶端的位置，电极导线朝向心尖，则电轴左偏。否则，可以不偏或右偏。左心室导线常见放置位置是心脏侧静脉、侧后静脉及后静脉。图32-9为双心室起搏和左心室起搏的心电图表现，其中Ⅰ导主波向下。

(四) 频率适应性起搏器的心电图

频率适应性(也称频率调节 rate adaptive)起搏器是指当窦房结不能提供适当的频率时，起搏器能给患者提供改变心率的能力。频率适应性起搏适用于患病时功能不良的患者(在活动时心率不能达到适当的水平或满足其他新陈代谢的要求)及患慢性心房颤动并且心室率缓慢的患者(VVIR)。通俗地讲，起搏频率能随着患者新陈代谢(主要指活动)的需要而改变(图32-10)。

(五) 抗心房颤动功能的起搏器心电图

部分具有抗心房颤动功能的起搏器，通过快速心房起搏达到超速起搏抑制房性期前收缩的作用，从而减少心房颤动发作。以圣犹达公司的双腔起搏器举例，起搏器以稍高于心房自身心率的频率起搏，达到超速抑制心房异位活动，预防房性心律失常的目的，起搏频率动态变化。起搏器持续监测心房的自身活动，在16个起搏的心动周期内监测到两个提早的自身P波，心房的起搏频率即加快。图34-11为一例置入抗心房颤动功能起搏器患者的心电图。

二、异常的起搏心电图

（一）感知异常

1. 感知不足　起搏器对于不应期之外的自身心电信号不能确切的感知。感知不足包括心房感知不足和心室感知不足。感知不足的心电图表现为出现了自身P波或QRS波，但起搏器仍发放心房（A）脉冲或心室（V）脉冲。若此脉冲落在心房肌或心室肌不应期内，则不起搏，为功能性失夺获；若落在不应期外，则起搏心房或心室，类似于期前收缩样改变。图32-12为心房感知不足的心电图表现，图32-13为心室感知不足的心电图表现。

2. 感知过度　起搏器对不应被感知的信号进行感知，包括心房感知过度和心室感知过度。感知过度的心电图表现为起搏信号被不规则抑制。心室感知过度表现为心室刺激信号不规则抑制，信号间期大于程控的起搏间期，若此时无自身QRS波，可引起心率减慢；若为起搏器依赖的患者，可造成起搏器抑制，导致心脏停搏，患者出现晕厥（图32-14）。但在DDD起搏时，若心房感知过度，而无心室感知过度，则表现为不规则的心室率增快，为心室跟踪心房所致（图32-15）。此时表现为心率增快，而不是减慢。

（二）起搏异常

1. 失夺获　也称不起搏。包括心房失夺获和心室失夺获。按出现时间分持续性失夺获和间歇性失夺获。心电图表现为有刺激信号，其后无相应的心房波或心室波。图32-16为心房不起搏的心电图表现，图32-17，32-18为心室不起搏的心电图表现。

2. 输出　无输出信号，包括心房无输出（图32-19）和心室无输出（图32-20）。心电图表现为心率慢，无起搏脉冲信号，间歇性无输出的心电图表现需与感知过度鉴别，常常需程控检查以确定。

（三）起搏器电池耗竭

起搏器电池耗竭的心电图表现主要为起搏频率降低、起搏方式改变及起搏感知功能障碍。起搏方式改变包括VVI方式变为VOO方式（图32-21）、AAI方式变为AOO方式、DDD方式变为DOO方式以及部分DDD起搏器变为VVI方式。起搏功能异常包括持续性或间歇性不起搏及无输出信号。感知异常主要为感知不足。当出现上述心电图变化时需怀疑电池耗竭。另外，电池重置时也可以出现DDD方式变为VVI方式，此时需结合病史及程控检查以明确诊断。

三、起搏器现代功能的心电图分析

（一）自动模式转换功能

自动模式转换，依各厂家的专利注册分别称之为AMS（automatic mode switching，AMS），AMC（automatic mode convert，AMC）等。自动模式转换功能工作原理为当患者发作阵发性房性快速心律失常时，起搏器从心房跟踪方式（DDD或DDDR）自动转换成非心房跟踪方式（VVI、VVIR或DVI、DDI、DDIR），而当心律失常终止后又自动恢复成跟踪方式（DDD或DDDR）。

病例一、男性患者，因慢快综合征置入DDD起搏器（Medtronic，SD203），术后发生心房颤动，心电图显示起搏频率逐渐减慢（图32-22）。此为AMS起作用的表现，当发生心房颤动时，起搏器由快速VAT跟踪的方式自动转换为非跟踪的方式，心电图上可见频率逐渐减慢至基础频率或出现自身心律。

病例二、男性患者，因慢快综合征置入DDD起搏器（Biotronic公司，Actros D），心房颤动时，心电图可见心房和心室脉冲信号（图32-23）。临床怀疑模式转换未打开或心房感知不足。程控显示模式转换已打开，心房感知敏感度为1.0mV，测试P波高度为3.2mV。此型号起搏器心房颤动时发生模式转换为DVI方式，因此图32-23显示起搏器工作正常，但如果不了解此特点，就可能误以为模式转换未打开，或心房感知不足。

病例三、男性患者，因陈旧性前壁心肌梗死、慢快综合征置入DDD起搏器（Pacesetter，Affinity 5230 DDD），术后第2天出现心动过速，心电图显示为宽QRS波心动过速，频率为130次/分。临床首先怀疑室性心动过速，给予静脉胺碘酮治疗，心动过速未终止。又给予静脉利多卡因治疗，仍未终止。仔细观察此图，为起搏器参与的心动过速，每个QRS前有一短小的脉冲信号。起搏器程控显示为房性心律失常快速跟踪，打开AMS

功能后，心率减慢，心电图显示为心房扑动（图 32-24）。此患者置入起搏器的心室导线为双极导线，因此脉冲信号较小，如果不仔细辨认，容易忽视。因此要求临床应采用 12 导联同步记录的心电图，有助于对起搏信号的辨认。

（二）抗起搏器介导性心动过速功能

起搏器介导性心动过速（pacemaker-mediated tachycardia，PMT）是指置入双腔起搏器后，由于室房逆传而产生的一种由起搏器参与的环形运动性心动过速。这是双腔起搏器的一种特有并发症。其产生的条件是心脏有完好的室房（VA）逆传，而诱发条件是有房室分离存在，最常见的是室性期前收缩（PVC）。PMT 的心电图特征是①宽 QRS 心动过速，无房室分离；②如果 P 波能被识别则如同 VAT 工作方式，如果不能看到 P 波，则如同起搏器频率奔放的心电图；③心动过速频率一般是起搏器的上限频率，也可低于上限频率。

病例四、女性患者，因病态窦房结综合征置入 DDD 起搏器（Pacesetter，Trilogy，2318），术后 3 个月门诊随访时诉活动右上肢（擦桌子，扫地等）反复出现阵发性心悸，屏气能终止。嘱患者活动右上肢（作右上肢内收动作）后连续记录心电图，诱发了起搏器参与的心动过速，患者屏气后心动过速终止（图 32-25）。**诊断：**心房感知过度，感知肌电位诱发 PMT。

（三）对室性期前收缩（PVC）的反应

如前所述，PMT 最常见的诱因为 PVC，当置入双腔起搏器的患者发生一个 PVC 后，激动经房室传导系统逆传至心房，起搏器的心房通路感知到这个逆传的心房活动，启动一个房室（AV）间期产生一个起搏的心室激动。该心室激动经房室传导系统逆传至心房再次启动一个 AV 间期，如此反复形成心动过速。因此，为了预防 PMT，设计了起搏器对 PVC 的反应，即感知 PVC 后，起搏器延长其 PVARP，目的是使逆传的 P 波落在 PVARP 内，不再被心室腔所感知。

病例五、男性患者，因二度 II 型 AVB 置入 DDD 起搏器（Biotronic，Actros D），低限频率为 60 次/分，置入起搏器前就有室性期前收缩，置入后发现室性期前收缩后有＞1s 的长间歇，心率为 55 次/分左右（图 32-26）。此为起搏器对 PVC 的反应，当感知到一个 PVC 后，起搏器重新开始一个心动周期，重新开始一个心房不应期，目的是使逆传 P 波落在不应期内，预防 PMT 发生（图 32-27）。因此患者起搏器频率减慢是由于 PVC 引起的起搏器的正常反应，而非感知过度等异常情况。

（四）交叉感知和心室安全起搏

交叉感知是感知由非本心腔传导而来的刺激信号，从而造成起搏器抑制反应，是双腔起搏器特有的。对于起搏器依赖的患者，一旦出现交叉感知可能危及生命，因此，为了解决这一问题，研制了心室安全起搏这一功能。所谓心室安全起搏是指在一个心房起搏事件后，会开始一个心室安全起搏间期，如果在安全起搏窗口发生一个心室感知，一个起搏脉冲会在缩短的间期内（110ms）发送，从而保证心室不被抑制。尽管心室安全起搏的设计初衷是为了解决交叉感知问题，但在心房感知不足、交界区心律和室性加速性心律时也会出现。尤其在心房感知不足时常见。

病例六、男性患者，因三度房室阻滞置入 DDD 起搏器，基础频率 70 次/分，AV 间期 180ms，术后常规 Holter 检查，发现有两种心率及 AV 间期，一种为设置值 70 次/分/180ms，另一种为 76 次/分/110ms（图 32-28），诊断为交叉感知所致心室安全起搏。

第二节　图　　谱

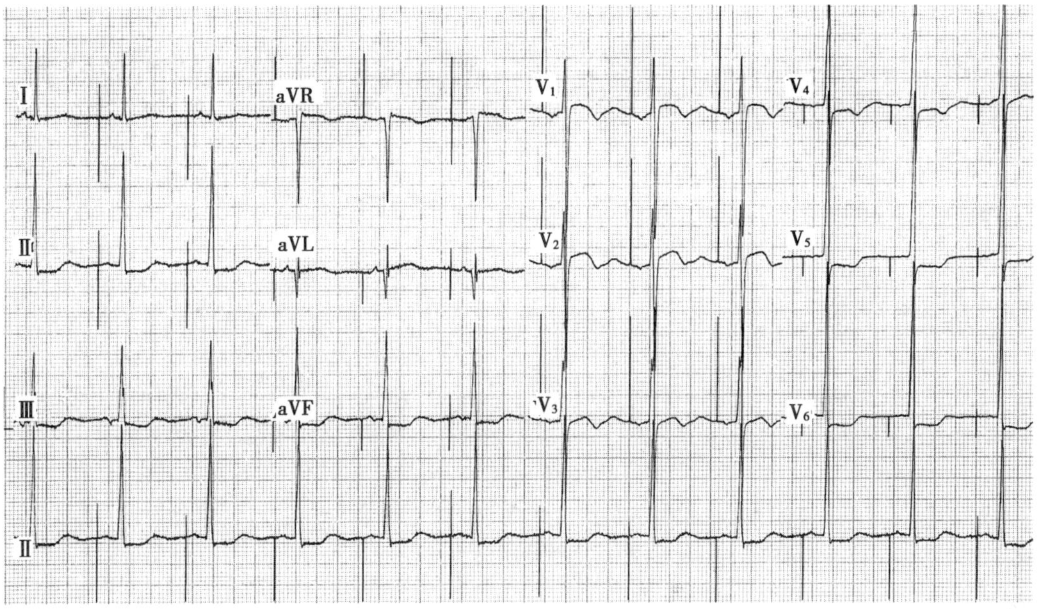

图 32-1　心房单极起搏的 12 导联心电图

如图刺激信号后跟随 P 波，此患者为右心耳起搏，起搏的 P 波形态与窦性 P 波不同。刺激信号的振幅与两个电极间的距离呈正比关系；此患者为单极起搏，故刺激信号较大。

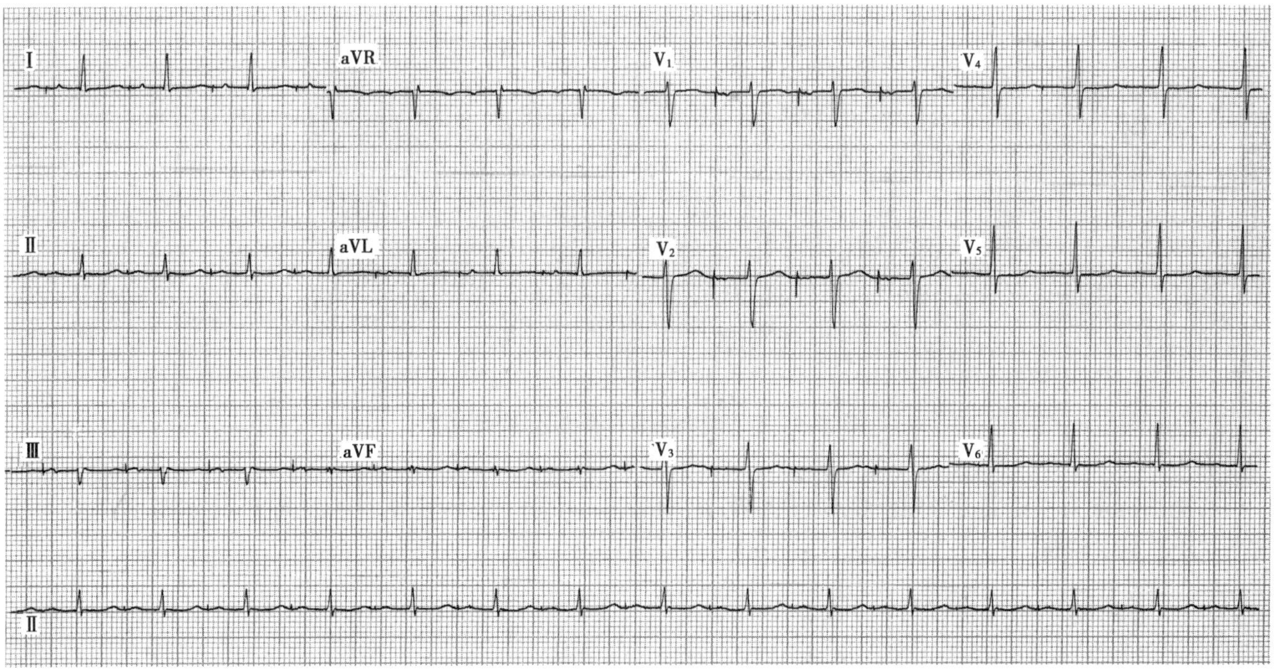

图 32-2　心房双极起搏的 12 导联心电图

如图刺激信号后跟随 P 波，为双极起搏，故刺激信号较小，某些导联上的刺激信号尤其小，需仔细辨认，12 导联心电图有助于辨认。

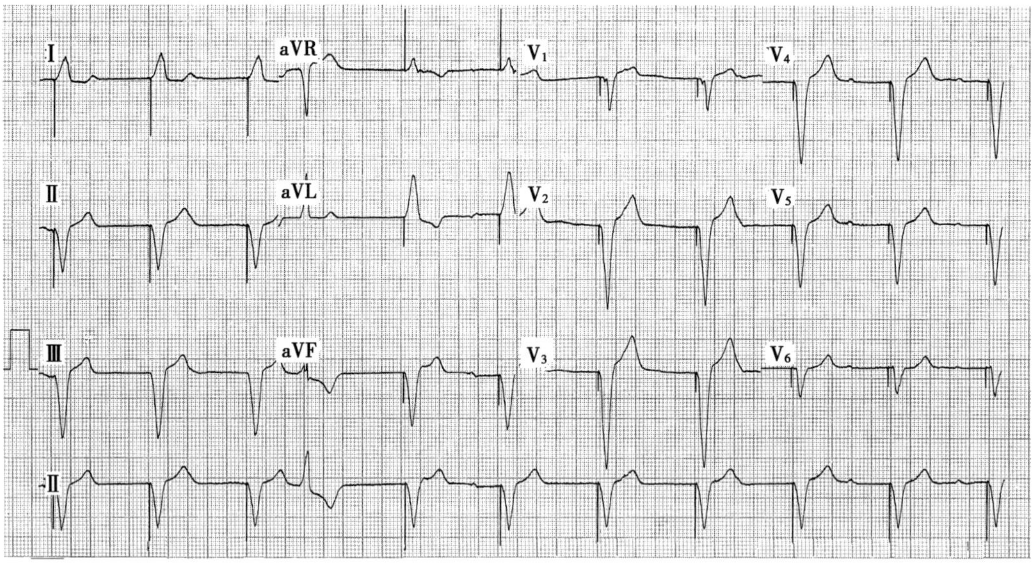

图 32-3　心室起搏的 12 导联心电图

如图刺激信号后跟随 QRS-T 波群，起搏位点为右心室心尖部，LBBB 样改变，电轴左偏，V_1～V_6 导联主波向下。

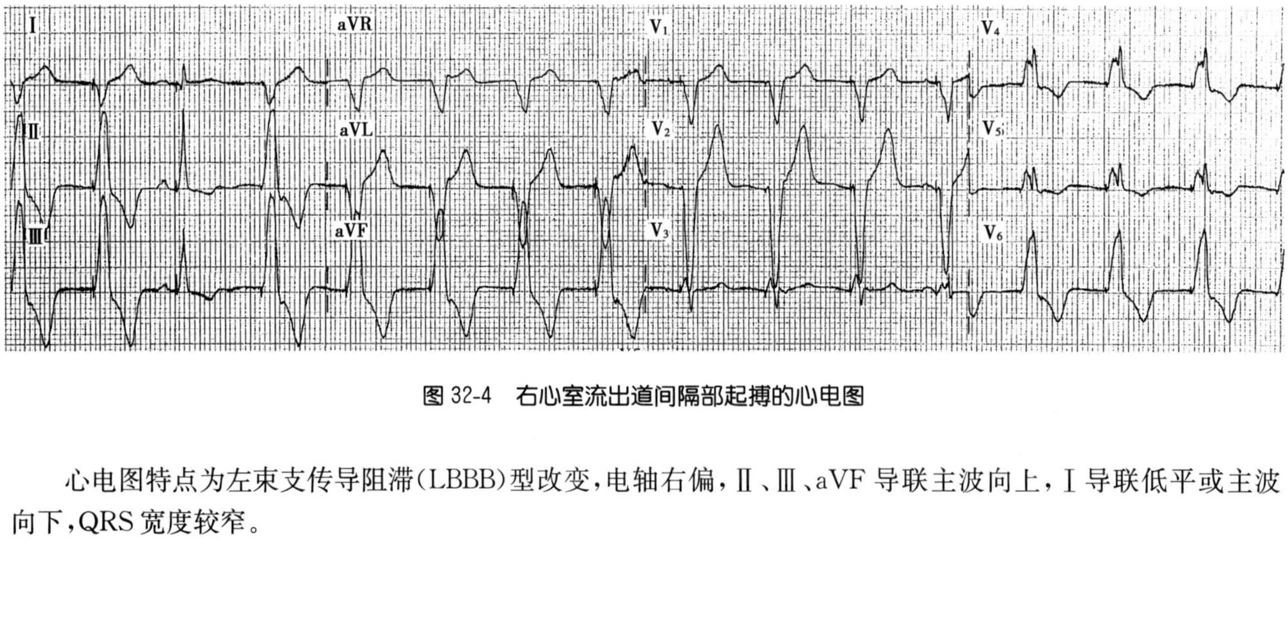

图 32-4　右心室流出道间隔部起搏的心电图

心电图特点为左束支传导阻滞(LBBB)型改变，电轴右偏，Ⅱ、Ⅲ、aVF 导联主波向上，Ⅰ导联低平或主波向下，QRS 宽度较窄。

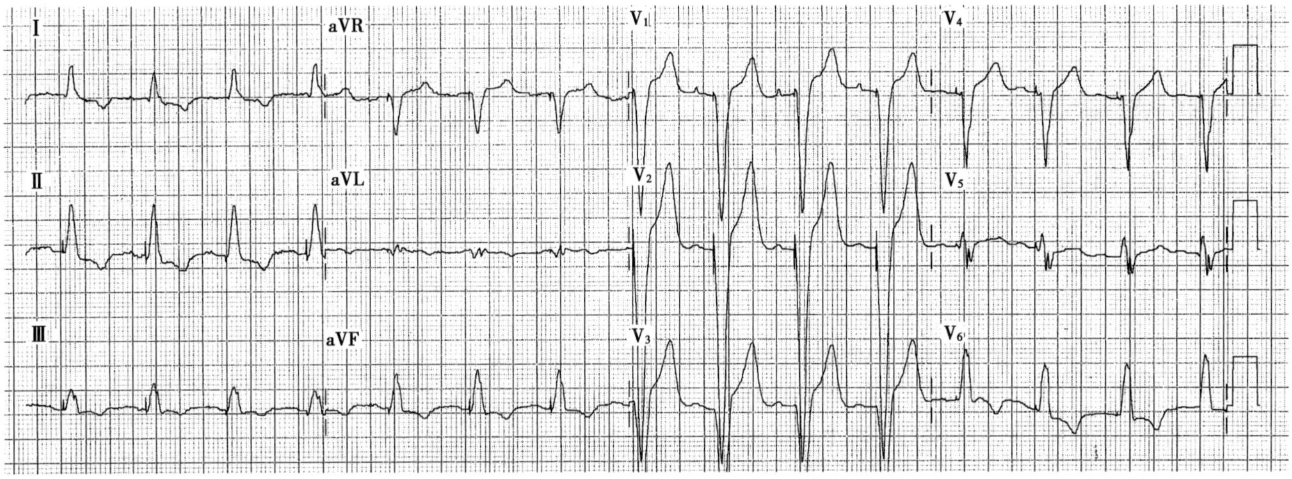

图 32-5　右心室流出道游离壁起搏的心电图

心电图特点为左束支传导阻滞(LBBB)型改变，电轴正常，Ⅱ、Ⅲ、aVF 导联主波向上，Ⅰ导联主波向上，QRS 宽大畸形。

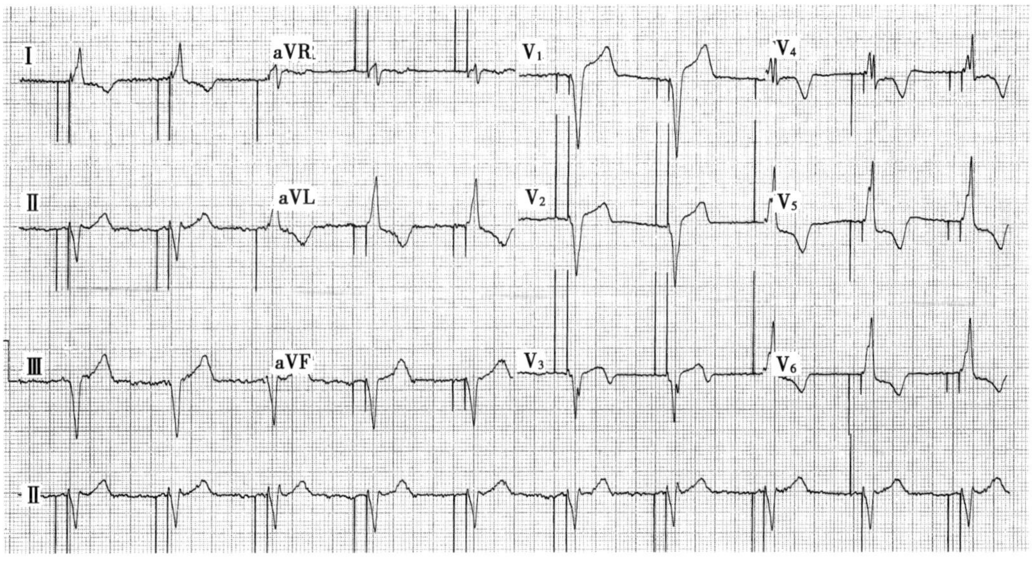

图 32-6　双腔起搏的 12 导联心电图，DVI 方式

心房、心室均为单极起搏，刺激信号振幅大；心室起搏心电图为 LBBB 样改变，电轴左偏，$V_1 \sim V_3$ 导联主波向下，而 $V_5 \sim V_6$ 导联主波向上，为右心室心尖部起搏后的心电图表现。

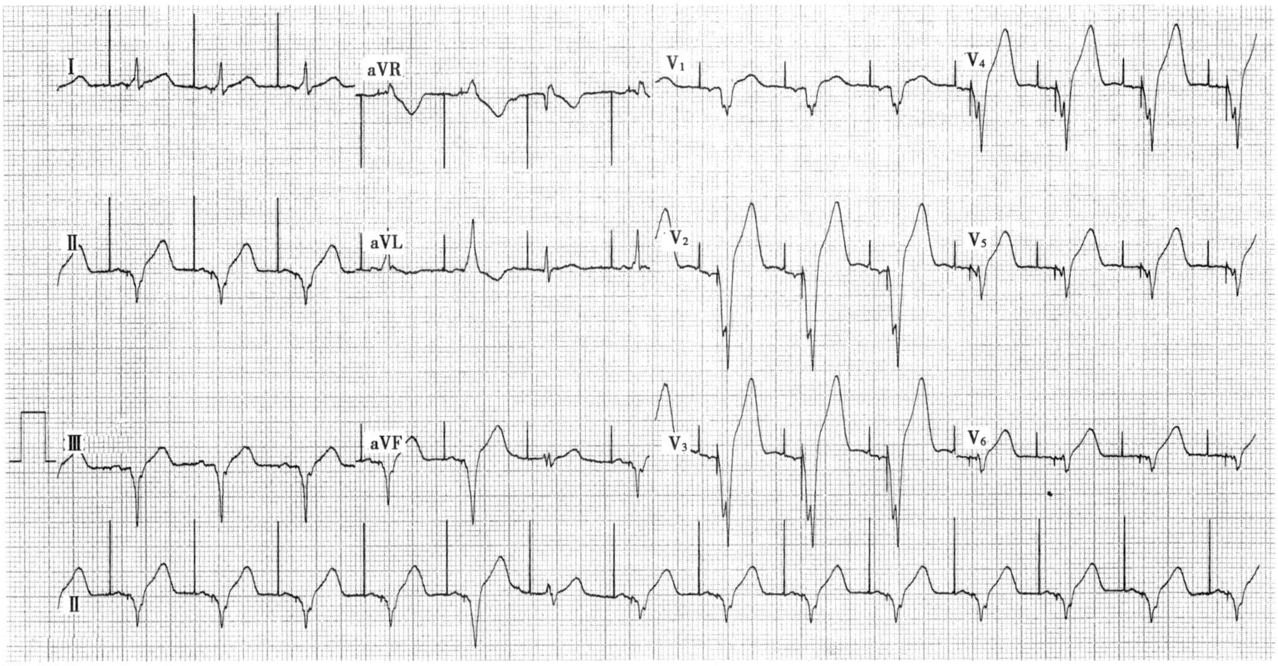

图 32-7　双腔起搏的 12 导联心电图，DVI 方式

起搏心电图为心房单极起搏、心室双极起搏，故心室刺激信号振幅较小，心室起搏心电图为 LBBB 样改变，电轴左偏，V_1～V_6 导联主波向下。同样为右心室心尖部起搏后的心电图表现。

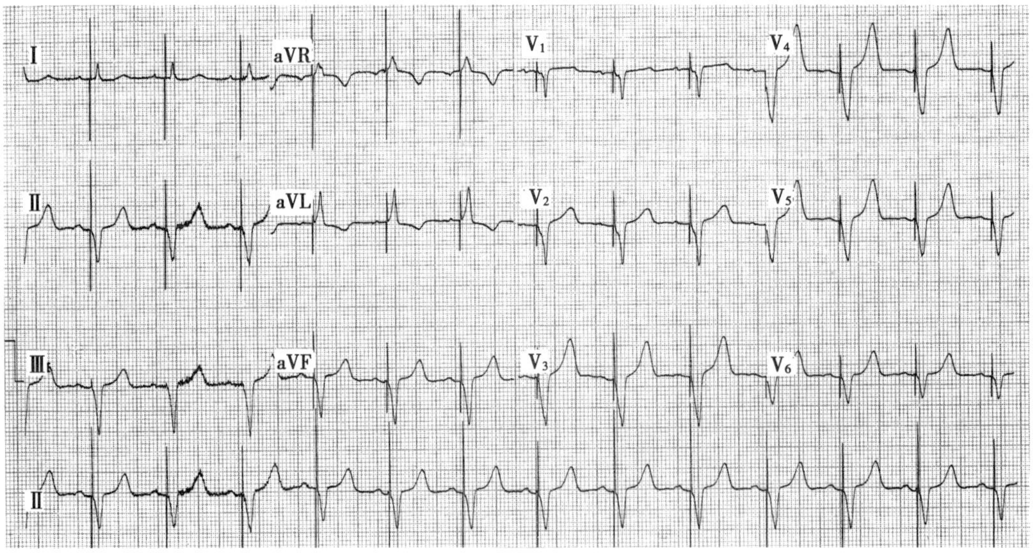

图 32-8　双腔起搏的 12 导联心电图，VAT 方式

起搏心电图心房为自身 P 波，起搏器感知心房后触发心室刺激脉冲（单极起搏）发放，紧随起搏的心室波；心室起搏心电图为 LBBB 样改变，电轴左偏，V_1～V_6 导联主波向下。

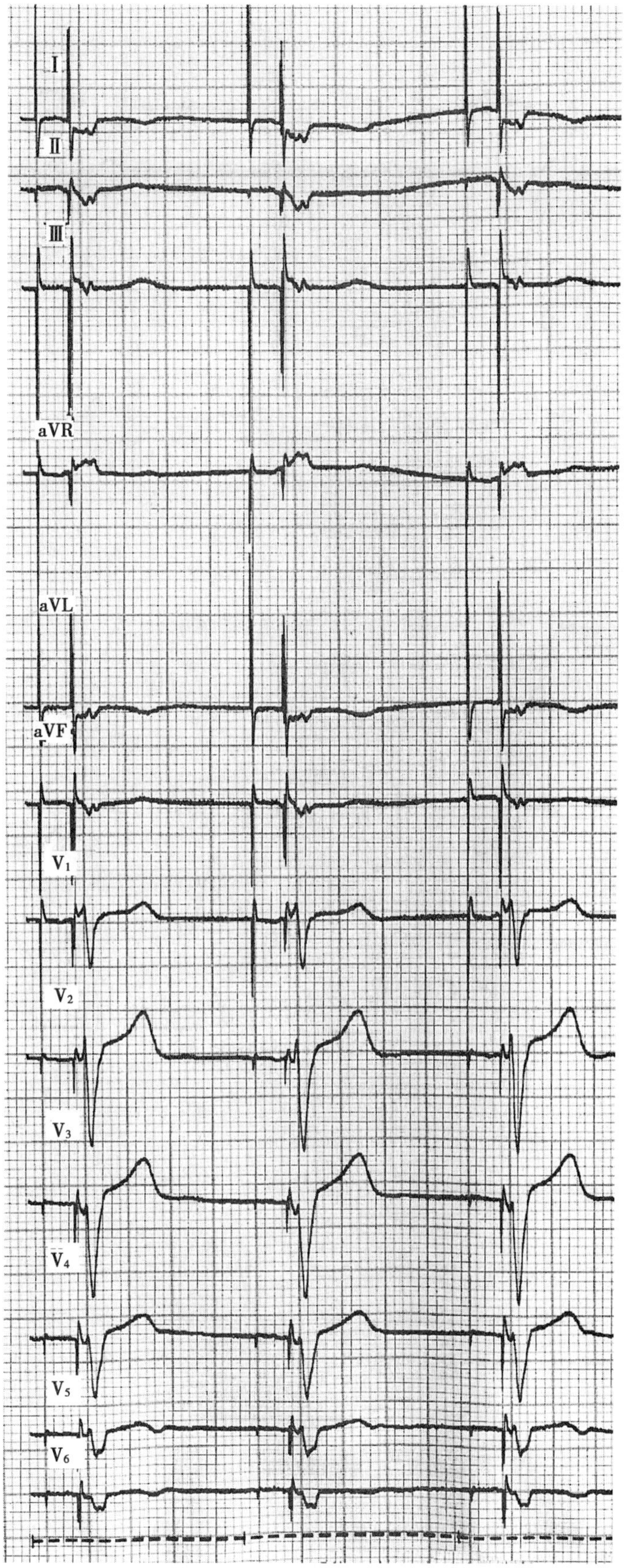

A

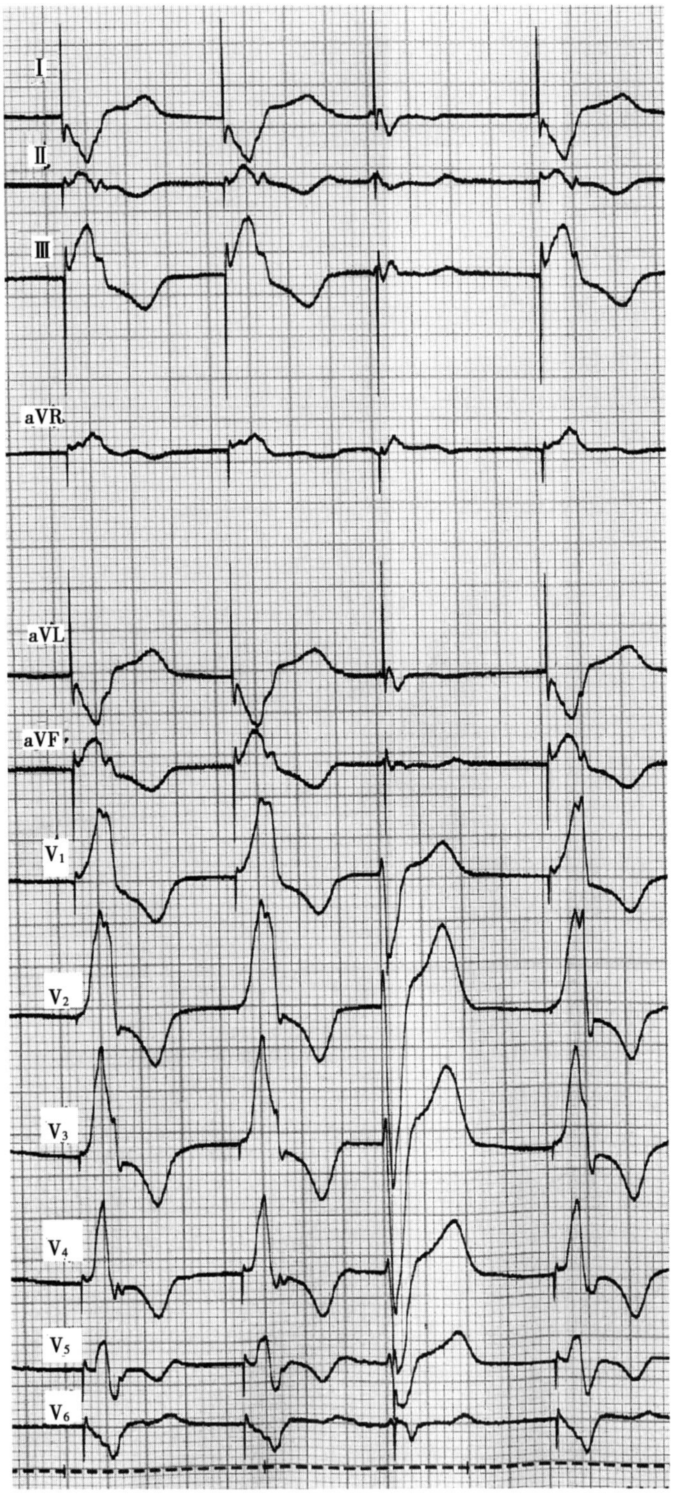

B

图 32-9 心脏再同步治疗的心电图

起搏心电图 A 为双心室起搏的心电图，QRS 宽度较窄，Ⅰ导主波向下，B 为同一患者单纯左心室起搏的心电图表现，RBBB 样改变，电轴右偏，Ⅰ导 S 波为主。

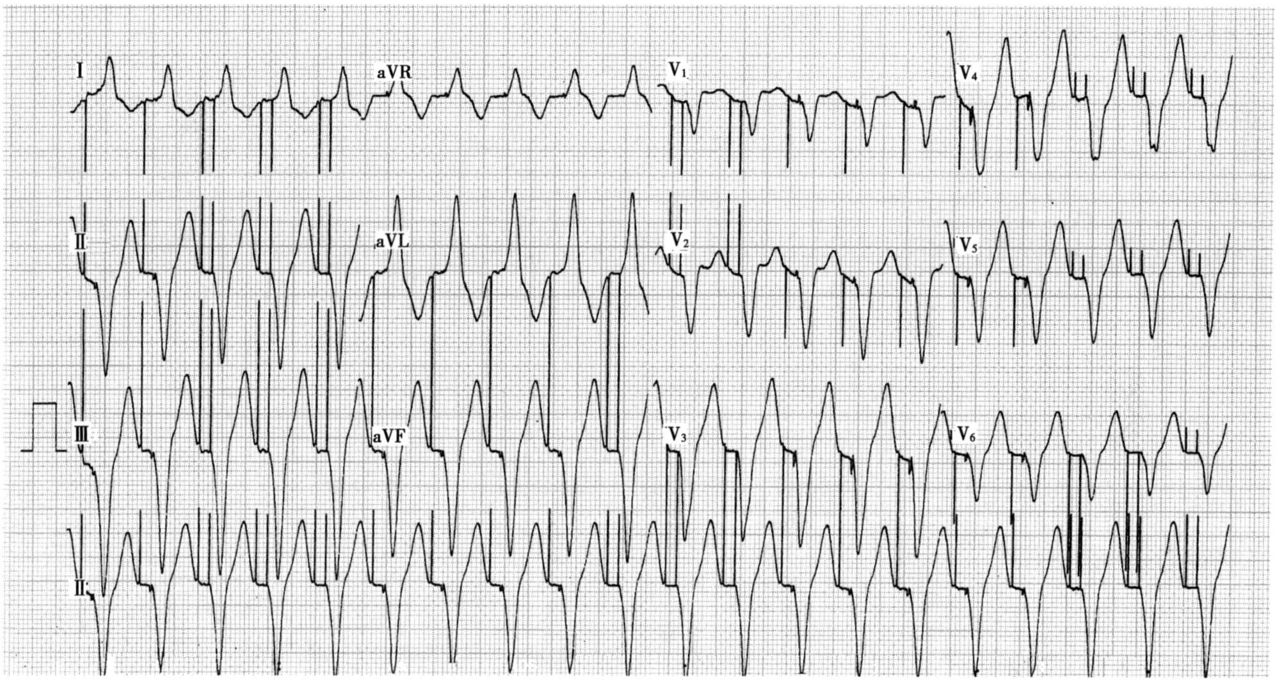

图 32-10 频率适应性起搏的 12 导联心电图

患者置入了 DDDR 起搏器，基础频率 60 次/分，活动后频率增加至 120 次/分。

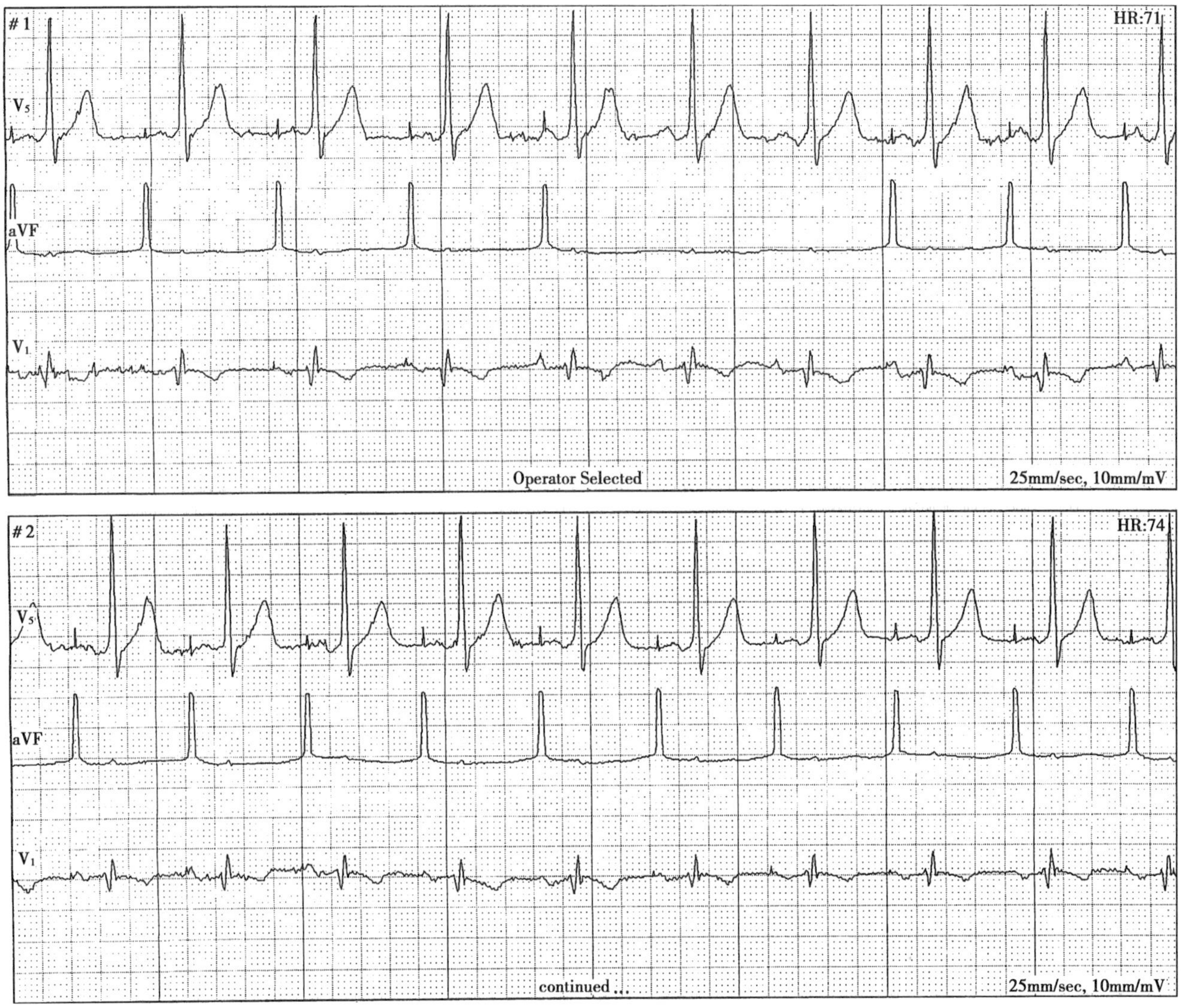

#1
HR:71
V5
aVF
V1
Operator Selected
25mm/sec, 10mm/mV
#2
HR:74
V5
aVF
V1
continued ...
25mm/sec, 10mm/mV

A

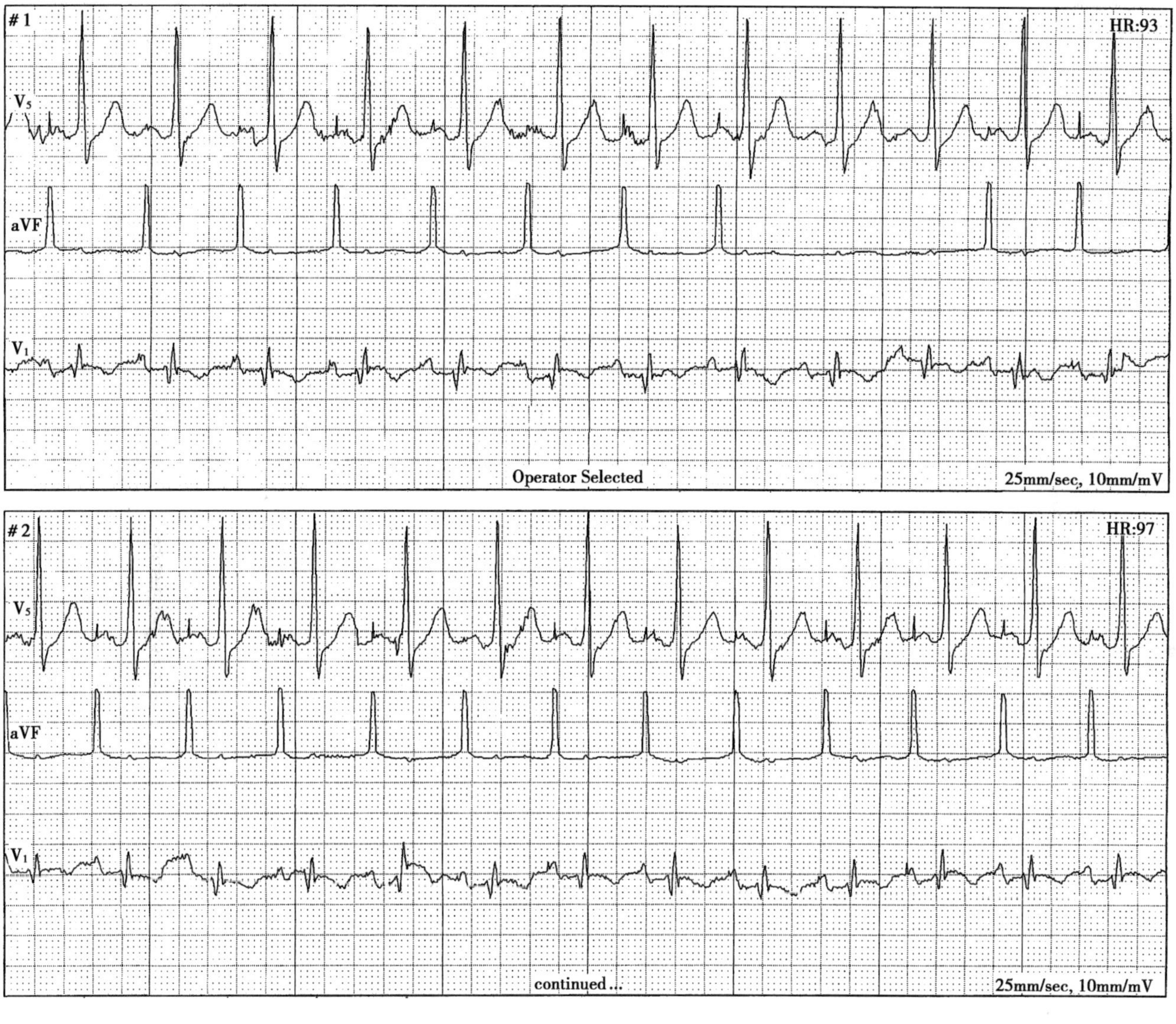

B

图 32-11　抗心房颤动功能起搏器的心电图表现

抗心房颤动功能起搏器的心电图表现，动态心房超速起搏：A 图和 B 图是同一患者检查连续记录的心电图，其基本起搏频率为 60 次/分，A 图示出现 2 个自身 P 波后，起搏频率由 71 次/分增加至 74 次/分。B 图示又出现 2 个自身 P 波后，起搏频率由 93 次/分增加至 97 次/分。此图需与频率应答的起搏心电图鉴别，频率应答起搏频率是随活动而增加，而抗心房颤动功能起搏器的起搏频率增加与运动无关，出现自身心率后，起搏频率增加。

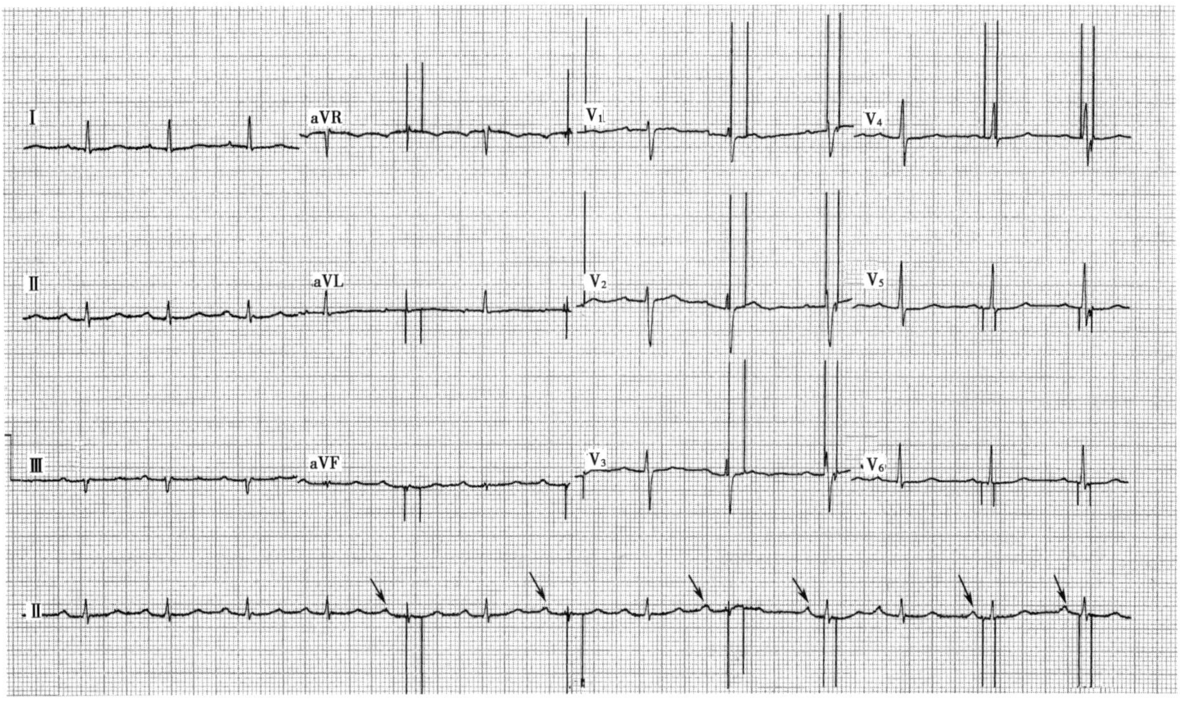

图 32-12 心房感知不足

心房感知不足的心电图表现：箭头所示为部分心房感知不足，出现自身 P 波后，起搏器未感知，仍发放 A 脉冲；其中箭头 4、5、6 所示 AV 间期缩短为 110ms，短于程控的 AV 间期，为心房感知不足，导致心室安全起搏。

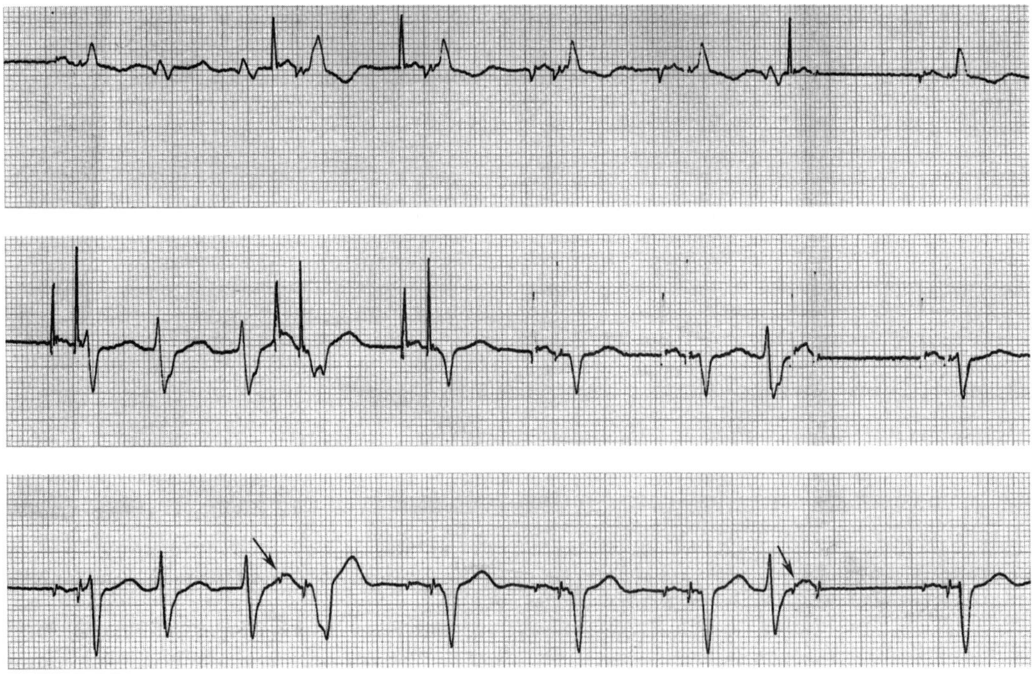

图 32-13 心室感知不足

心室感知不足的心电图表现：图中出现了自身心室 QRS 波，但起搏器未感知，仍发放 V 脉冲；第 1 个箭头所示为心室感知不足，起搏器顺序发放 A、V 脉冲，起搏心房和心室。第 2 个箭头为心室感知不足，心室刺激信号落在心室肌不应期，故 V 脉冲后无跟随的 QRS 波，为心室功能性失夺获。

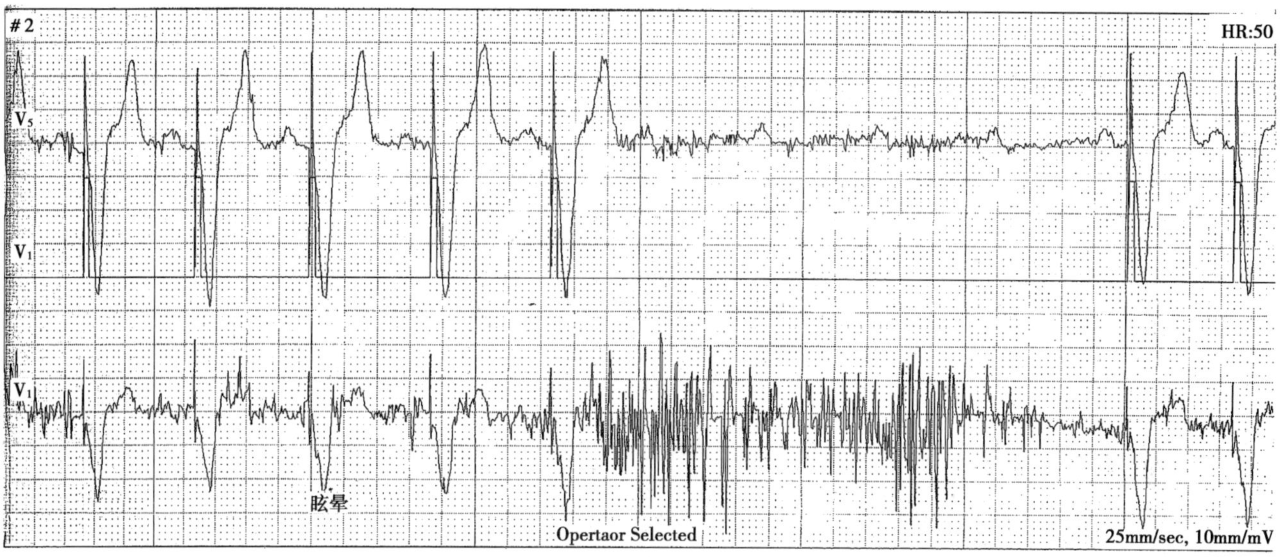

图 32-14　心室感知过度

心室感知过度心电图：患者为三度房室阻滞，活动时出现头晕，Holter 记录为心室感知过度，感知肌电位后抑制心室发放刺激脉冲，引起心室停搏。

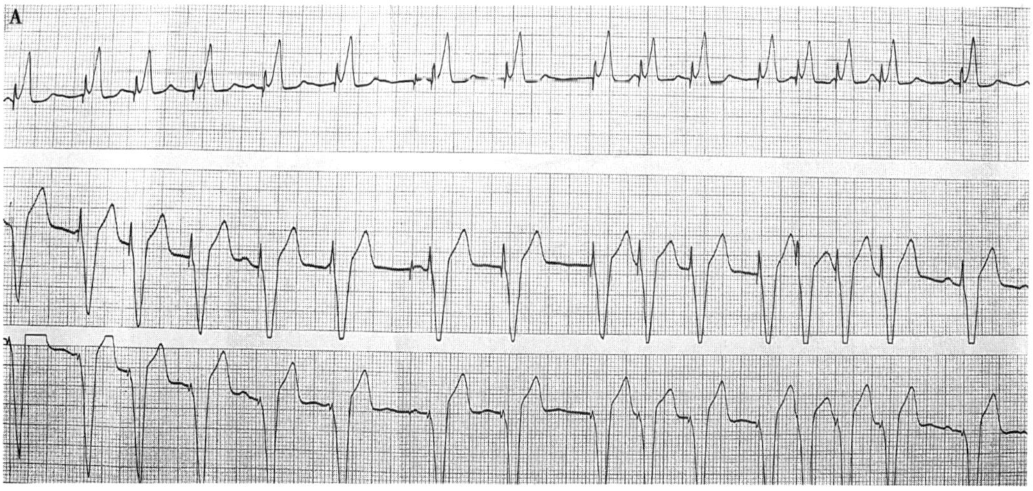

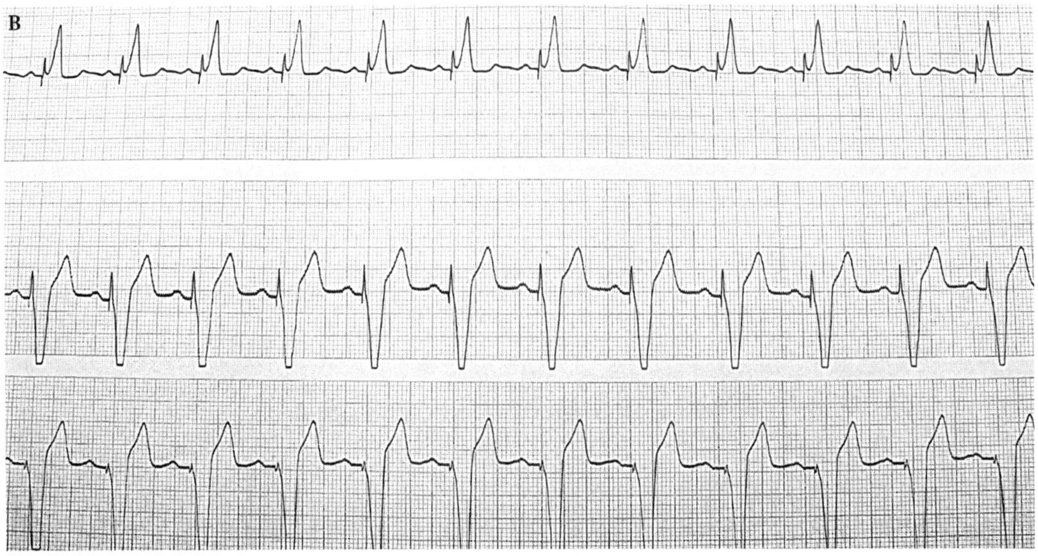

图 32-15 心房感知过度

心房感知过度的起搏心电图:置入 DDD 起搏器的患者,囊袋位于右侧;术后出现活动右上肢后心悸,自觉心率增快。A、B 为同一患者的心电图,A 图为患者活动后心电图,表现为心室率不规则增快。为心房感知过度,感知肌电位后,触发心室发放脉冲信号,导致心室率不规则增快。B 图为降低心房感知敏感度后记录的心电图,活动右上肢后心率不变,无心房感知过度现象。

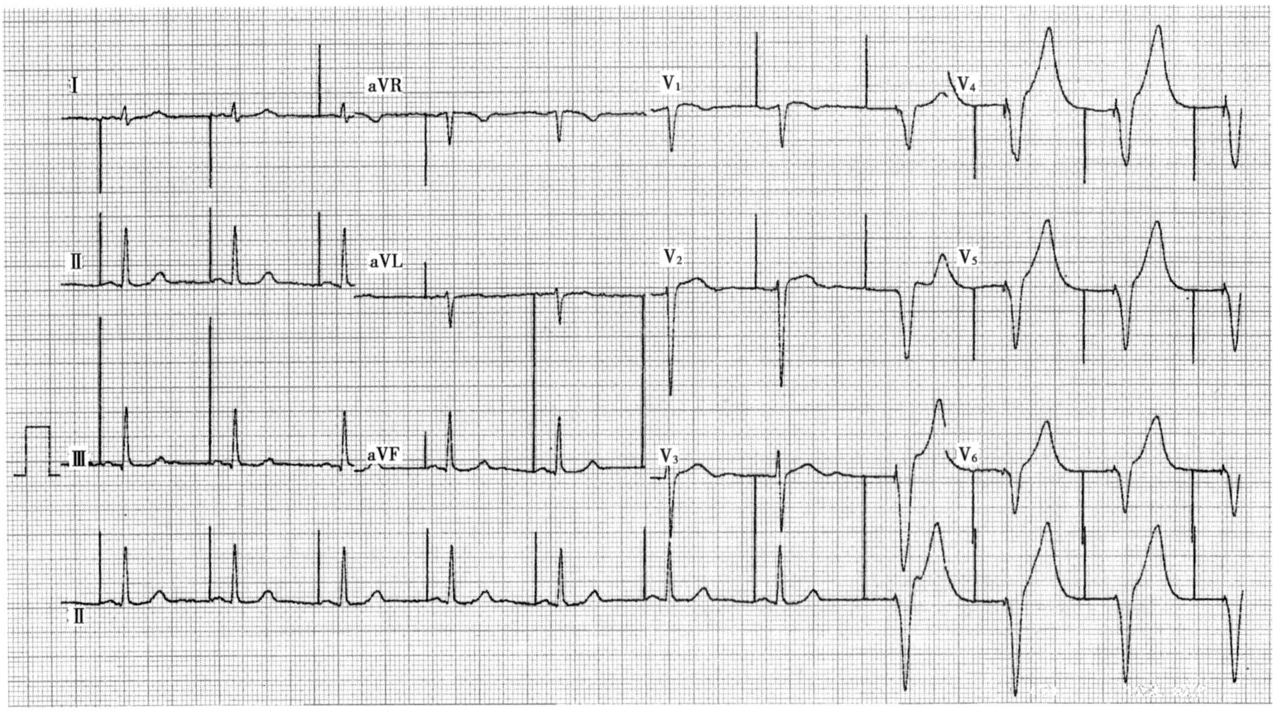

图 32-16 心房间歇性不起搏心电图

心房间歇性不起搏的心电图表现:从左到右,前 7 个心房刺激脉冲后跟随 P 波,QRS 自身下传。后 4 个心房刺激脉冲后,无跟随的 P 波,心室为起搏的 QRS 波群。

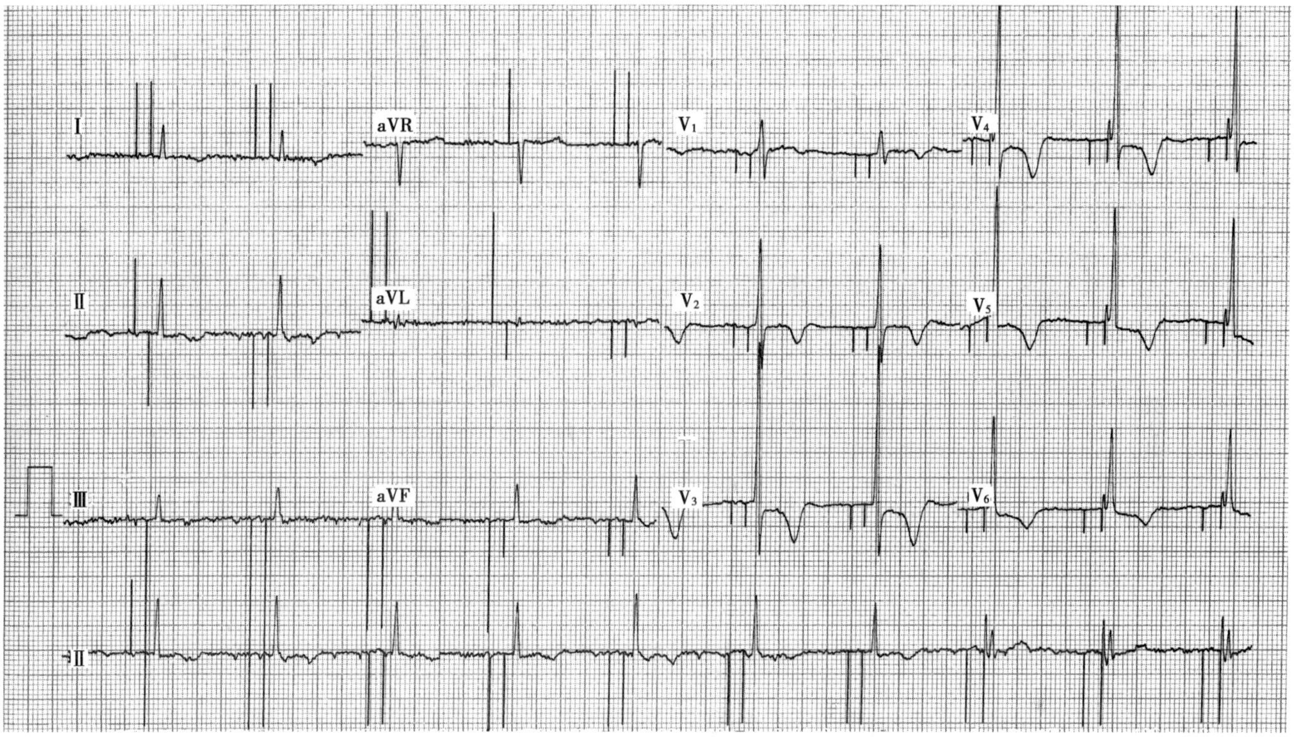

图 32-17　心室不起搏心电图

病态窦房结综合征患者心室不起搏的心电图表现：患者为病态窦房结综合征置入 DDD 起搏器，心电图表现为心室刺激信号后无起搏的 QRS，图中 QRS 为自身的 QRS 波。心电图诊断为心室不起搏。Ⅱ导联前 7 个为不起搏，后 3 个为部分起搏。

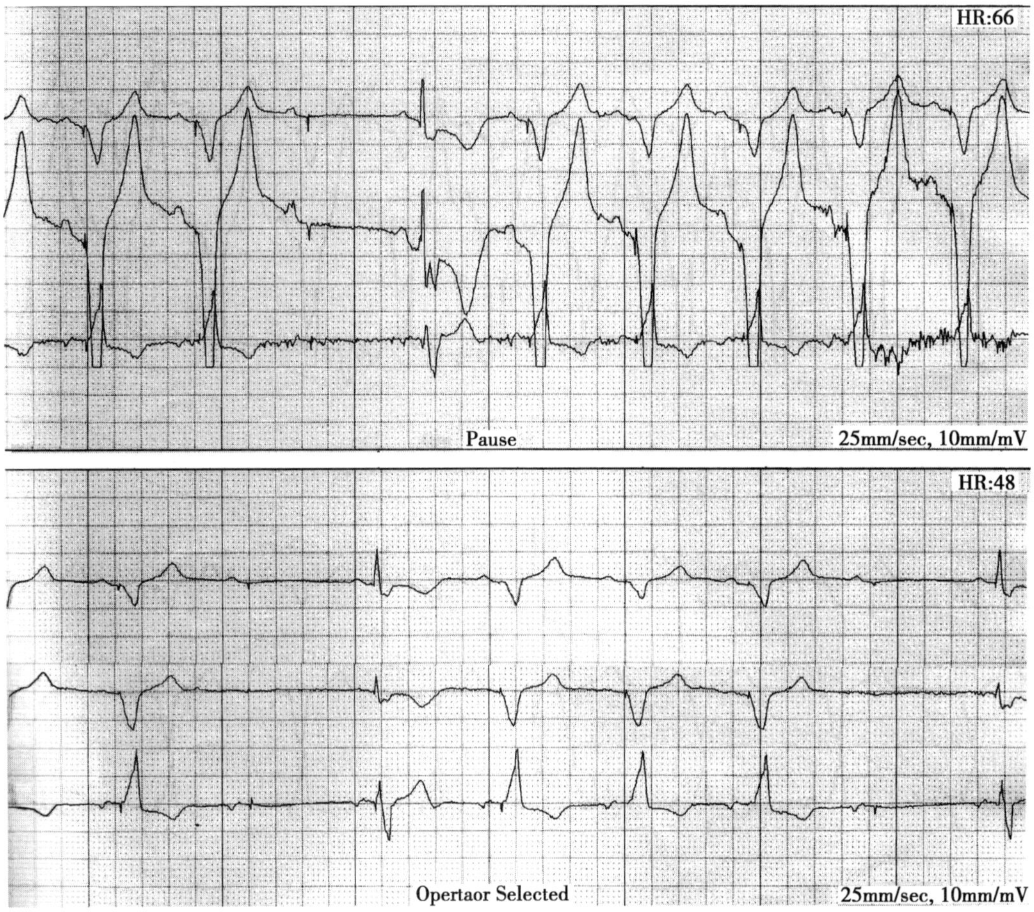

图 32-18　心室不起搏心电图

房室阻滞患者心室不起搏的心电图表现：患者为三度房室阻滞，置入 DDD 起搏器后 2 天出现心跳间歇，Holter 检查示间歇性心室不起搏，箭头所示为心室刺激信号，其后无跟随的心室波。

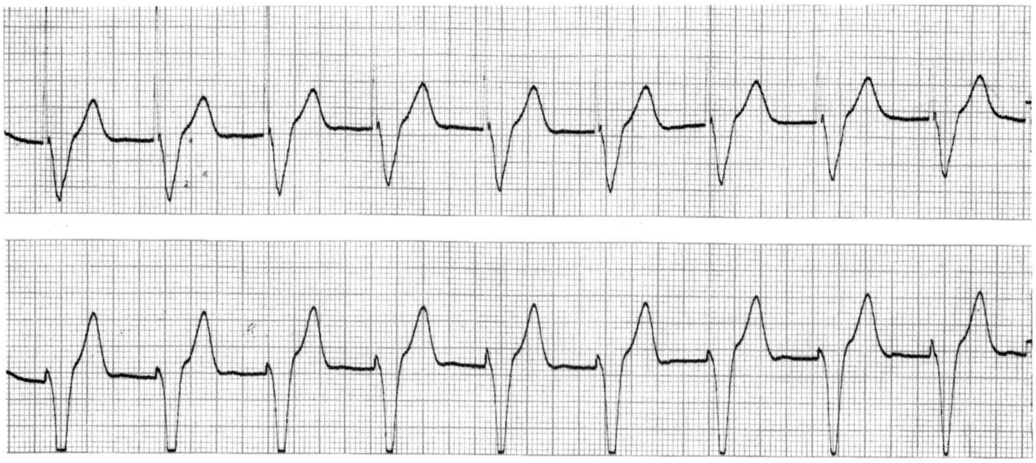

图 32-19　心房无输出

心房无输出的心电图表现：男性患者，因“SSS＋一度 AVB”置入 DDD 起搏器。术后患者感胸闷不适，于置入后一个月来行起搏器程控检查。心电图显示为 VVI 起搏方式，未见心房刺激信号，程控测试显示，心房无输出，阻抗＞3 000Ω。

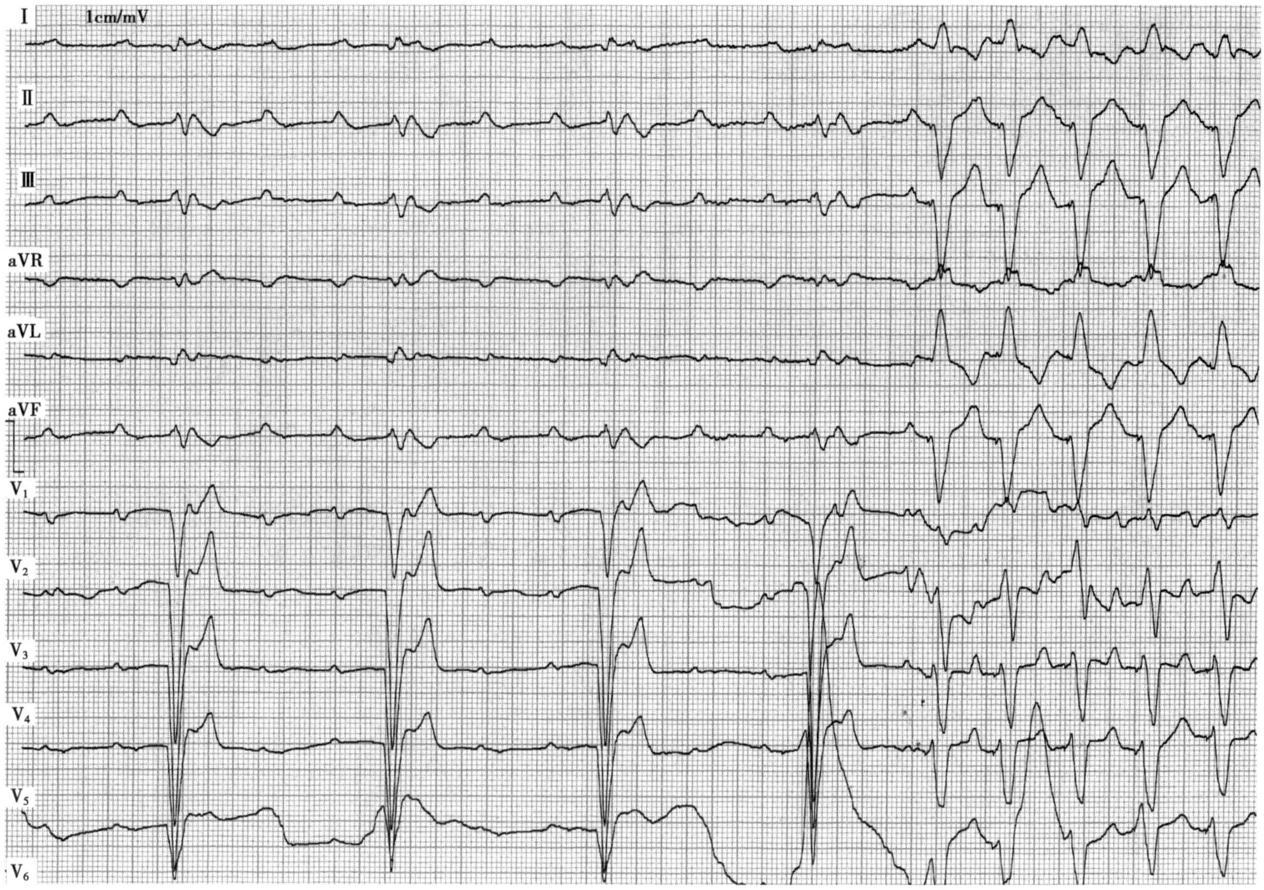

图 32-20 心室无输出心电图

心室无输出的心电图表现：患者为三度房室阻滞，置入 DDD 起搏器后 3 年出现反复头晕、黑朦，严重时晕厥，以站立及活动时常见。门诊心电图检查安静平卧时正常，嘱患者起立后出现头晕、心电图示三度房室阻滞，未见心室刺激信号。立即平卧后心电图恢复正常。程控显示心室阻抗>2 500Ω，胸片检查为心室双极导线不完全断裂。

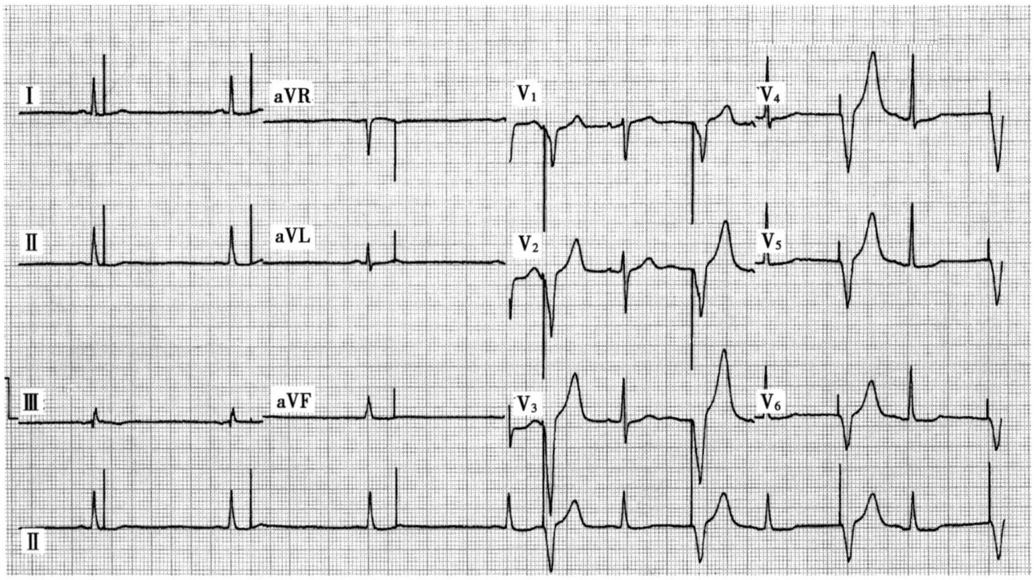

图 32-21　起搏器电池耗竭

起搏器电池耗竭的心电图表现：患者因病态窦房结综合征置入 DDD 起搏器 7 年，近 1 月感胸闷不适，心率变慢且不规则。门诊心电图检查为 VOO 工作方式，起搏频率为 40 次/分，起搏器无感知功能，固定发放心室刺激脉冲，图中从左到右，第 1、2、3 个心室刺激脉冲落在心室 QRS 波后，在心室肌的不应期内，故心室未起搏，为功能性失夺获。第 4、5、6、7 个心室刺激信号夺获心室，与自身的 QRS 竞争。

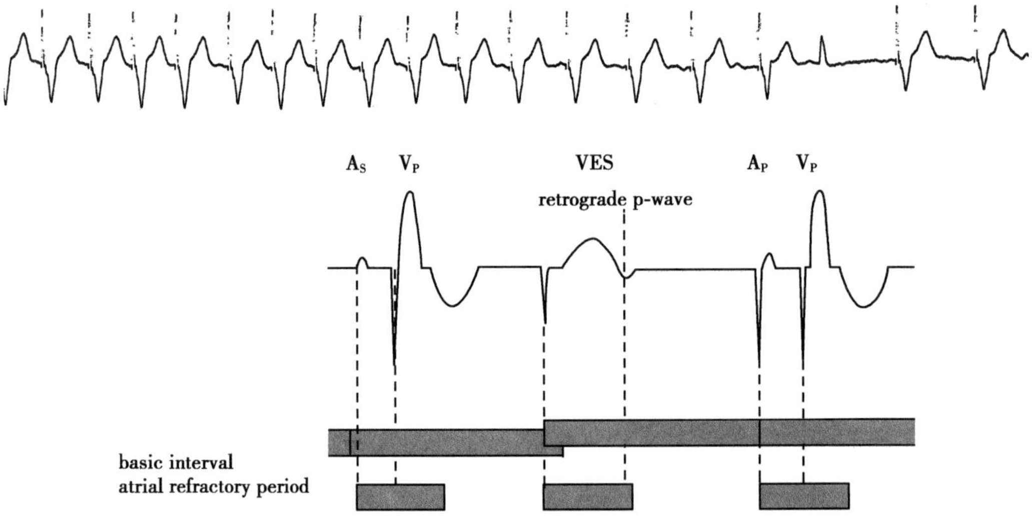

图 32-22　DDD 起搏器，发生模式转换的心电图

患者，男，因 SSS 置入 DDD 起搏器(Medtronic Sigma SD203)，术后出现心房颤动，起搏器发生自动起搏方式转换。

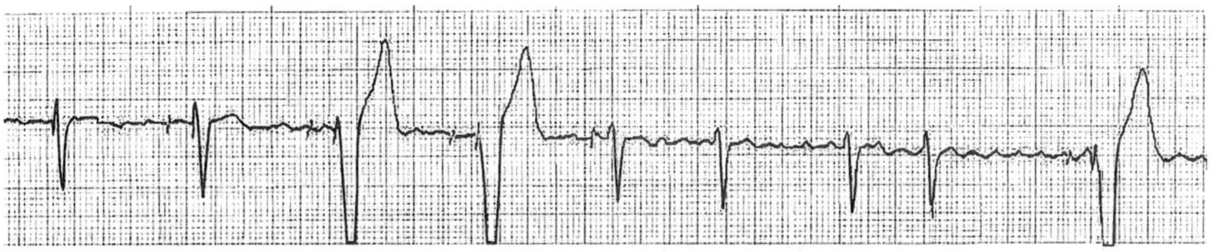

图 32-23　DDD 起搏器,发生模式转换的心电图

慢快综合征患者置入 DDD 起搏器(Biotronic 公司,Actros D),心房颤动时发生模式转换为 DVI 方式,起搏器正常工作。

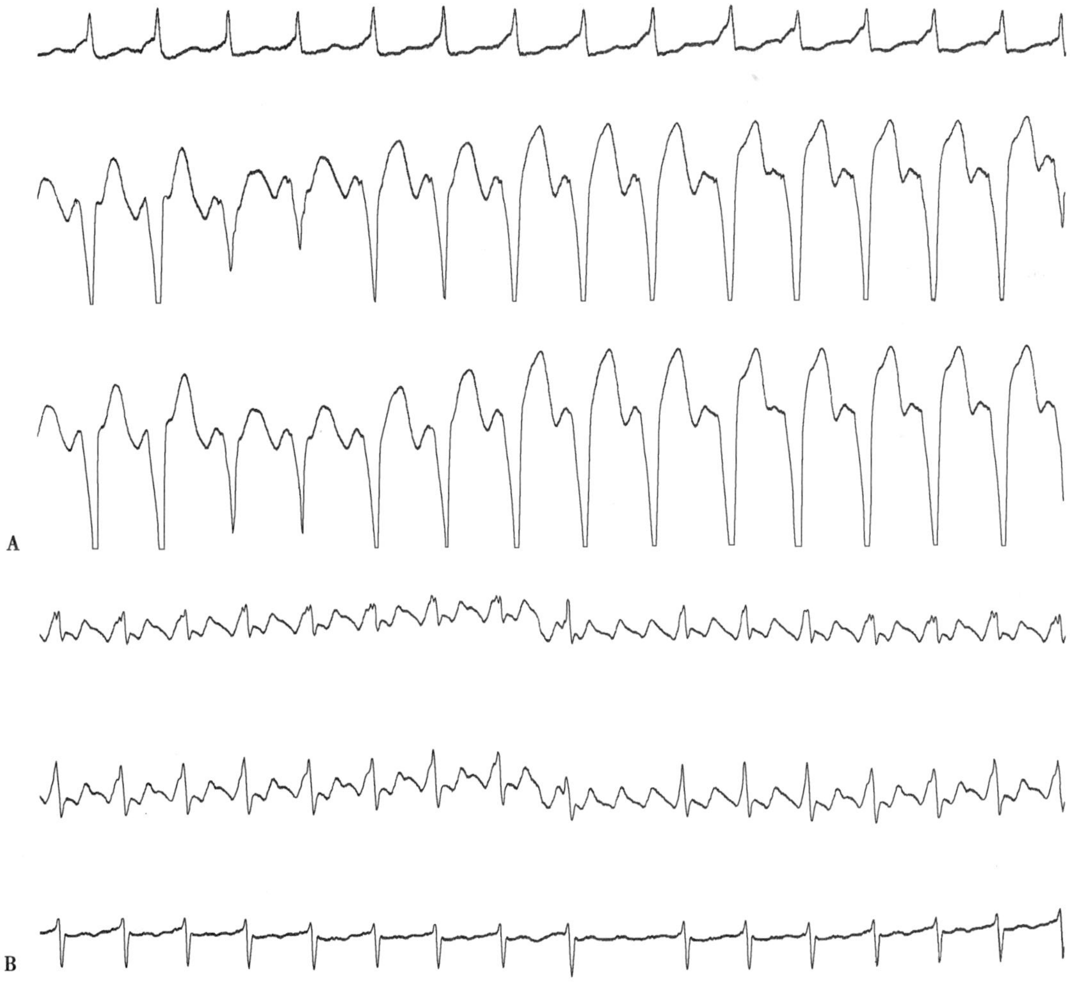

图 32-24　DDD 起搏器,发生模式转换的心电图

患者,男性,因 SSS 置入起搏器(Pacesetter,Affinity 5230 DDD),术后第 2 天出现心动过速,图 A 显示为宽 QRS 波心动过速,频率为 130 次/分(A)。图 B 为打开自动模式转换后,心电图显示为心房扑动。

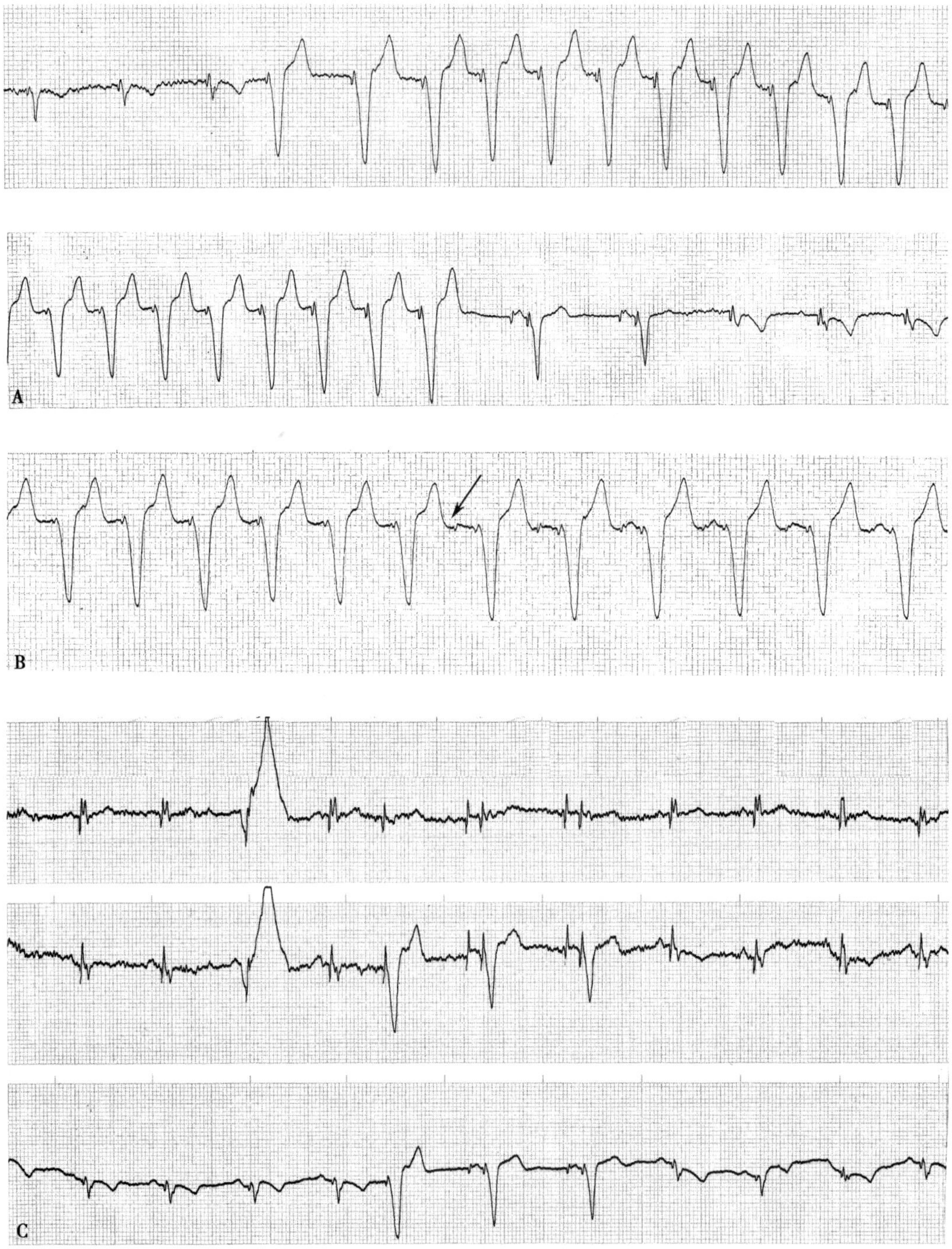

图 32-25　起搏器介导性心动过速

图 A，活动右上肢诱发心动过速，屏气后心动过速终止。图 B，活动右上肢后再次诱发心动过速，放置磁铁后心动过速终止(箭头所示)，表现为磁铁频率。图 C，测试 P 波高度为 4mV，将心房感知敏感度由 0.5mV 程控为 1.5mV，PVARP 由 275ms 程控为 350ms，反复活动右上肢不再诱发心动过速。

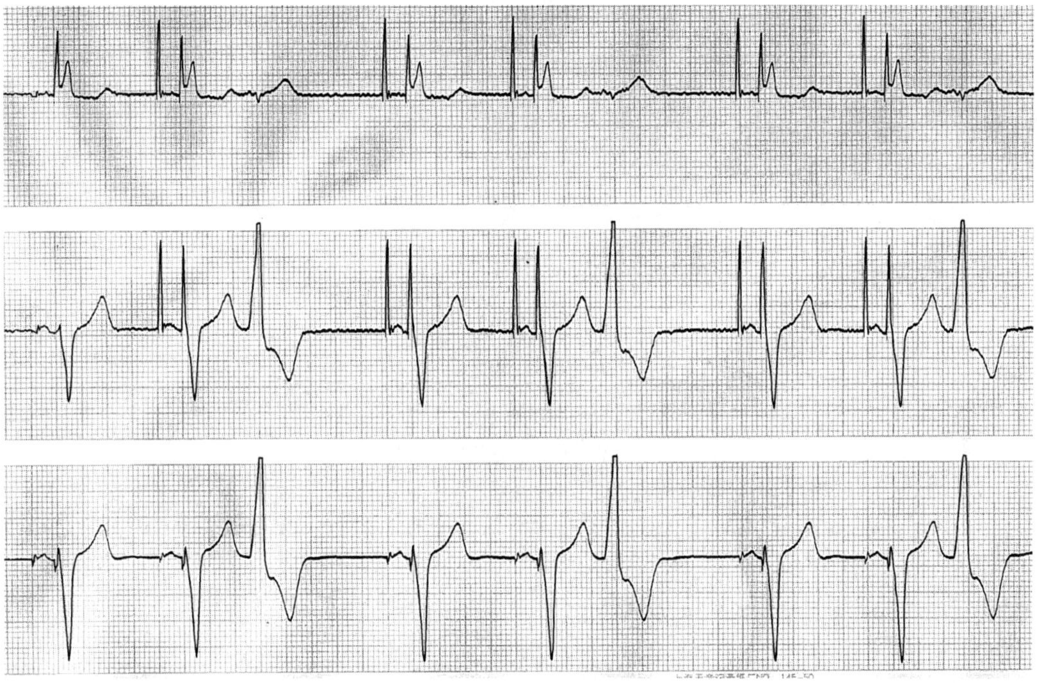

图 32-26　室性期前收缩反应

置入 Actros D 双腔起搏器后，频发 PVC，起搏频率减慢。PVC 至下一个心房脉冲信号之间为 1 000ms。为起搏器对 PVC 的正常反应。

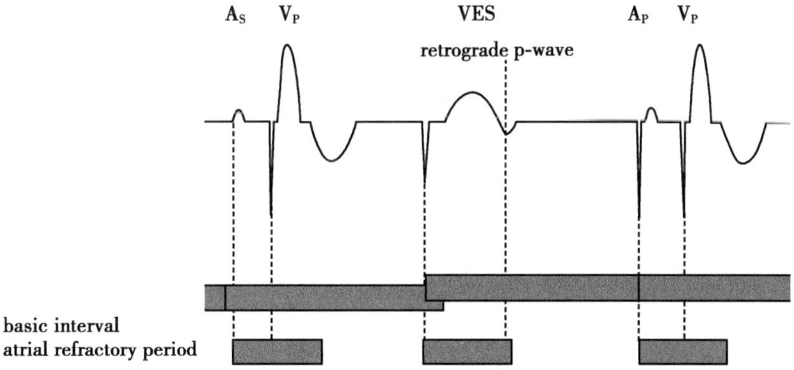

图 32-27　室性期前收缩的图例

Actros D 起搏器对 PVC 反应示意图：室性期前收缩后，起搏器重整周期。

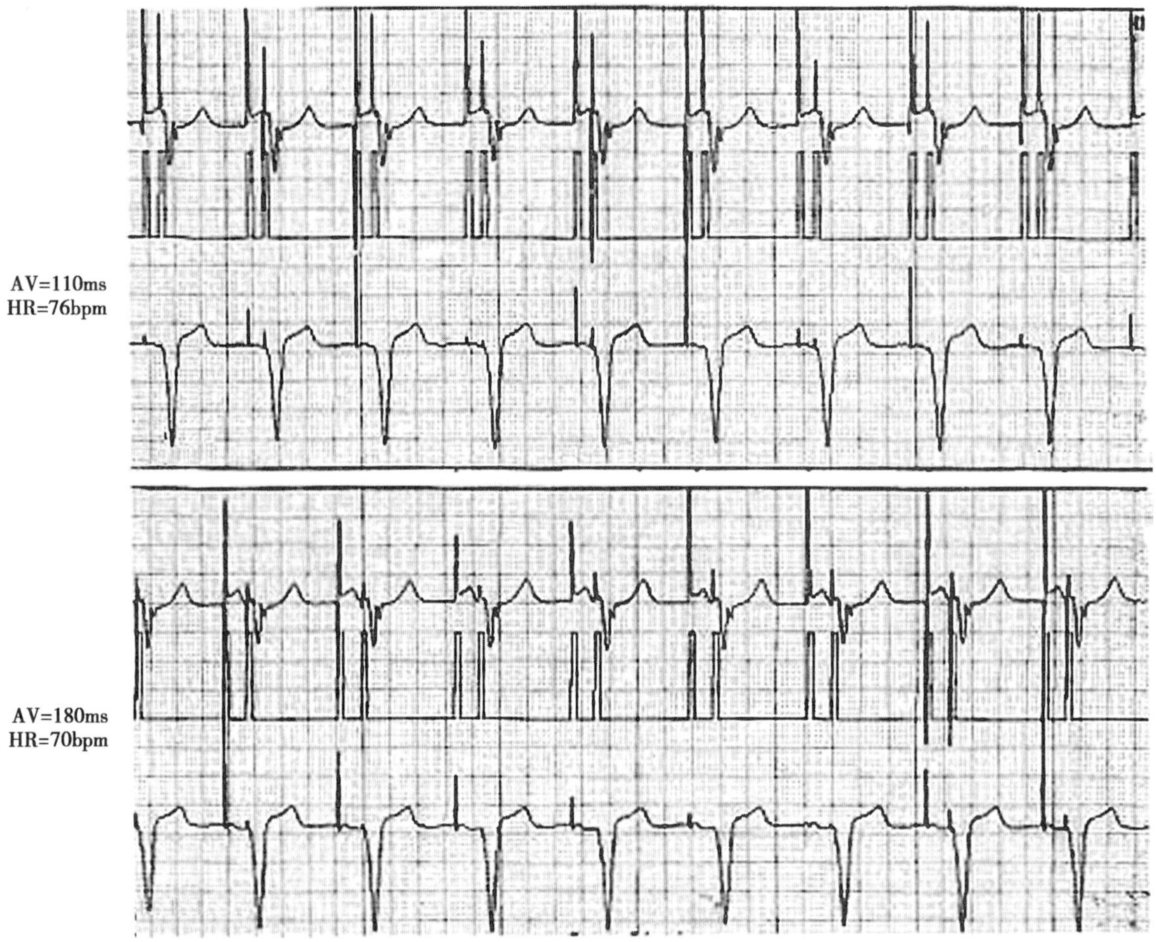

图 32-28　交叉感知心电图

交叉感知的心电图表现,图示为置入 DDD 起搏器患者的 Holter 检查结果,为连续记录。可见由于交叉感知导致心室安全起搏,使 AV 间期缩短为 110ms,起搏频率增加至 76 次/分。

第三节 病例思考

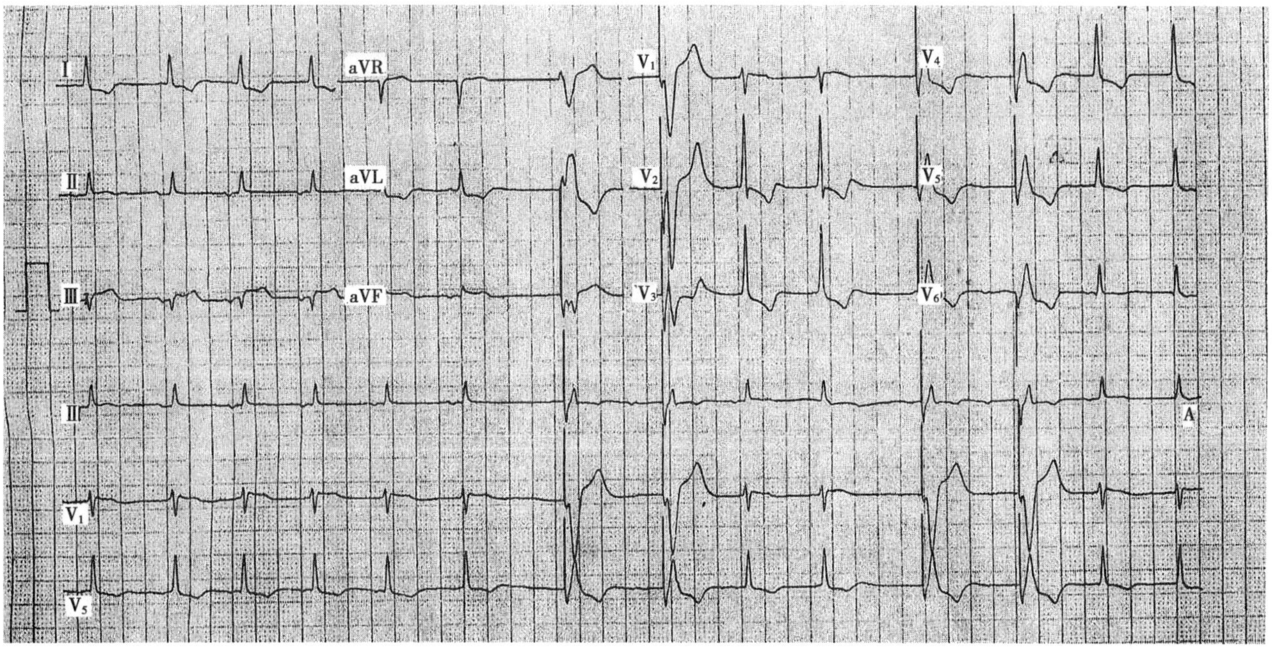

C32-1 单极电极导线的脉冲信号

心电图特征:$P_{II、III、aVF}$正负双向 $P_{I、aVL}$直立,PR 间期≥0.12s,PR 间期略有不齐,图中可见心室起搏图形,起搏频率 60 次/分,钉样标记振幅高大,起搏器的工作方式 VVI。**心电图诊断**:①自身心律+起搏心律;②起搏器起搏功能良好;③起搏器感知功能良好。**讨论**:双极起搏,电极导线的顶端为负极,离顶端 1cm 处为正极,两极回路电流小,局限于单心腔内,故在心电图上显示的起搏脉冲信号较小;而单极的负极在导线的顶端,正极是起搏器的金属外壳,两极电流回路大,故起搏脉冲显示较大。

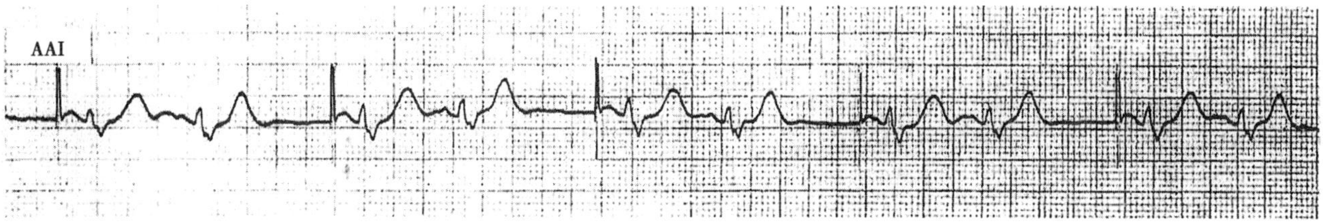

C32-2 起搏器工作方式 AAI

心电图特征:起搏的和自身的 P 波均直立,脉冲起搏的 P 波可自行下传心室,周期重整的周长恒定。**心电图诊断**:起搏器起搏功能和感知功能良好。**讨论**:心房抑制型起搏(AAI):起搏器能感知心房自身激动(P 波),而起搏脉冲进行周期重整,当自身心房电活动频率高于设置的起搏频率时,起搏脉冲则被抑制而不发放。

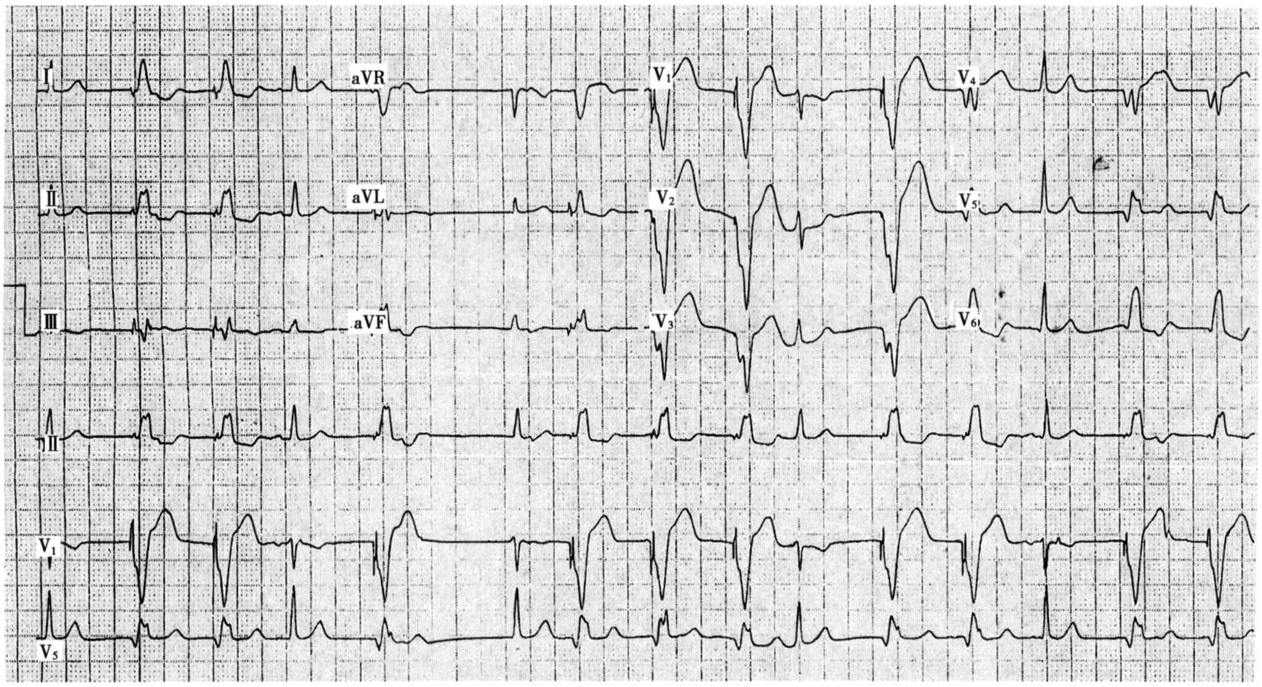

C32-3 **起搏器工作方式** VVI(右室流出道或右室心尖部)

心电图特征:QRS 波群宽大畸形,其前可见矮小的钉样标记。起搏器工作方式 VVI,起搏频率 70 次/分,心电轴正常。**心电图诊断:**①起搏心率,偶见自身心搏;②起搏器起搏功能良好;③起搏器感知功能良好。**讨论:**电极导线的顶端大多置于右室心尖部,心室除极顺序是从右到左,从心尖向心底部,额面电轴出现左偏的图形,即多数表现为肢体导联为左束支阻滞图形,胸导 $V_1 \sim V_6$ QRS 波群主波向下;如果电极导线顶端置入部位在右室流出道,QRS 波群额面电轴多正常。

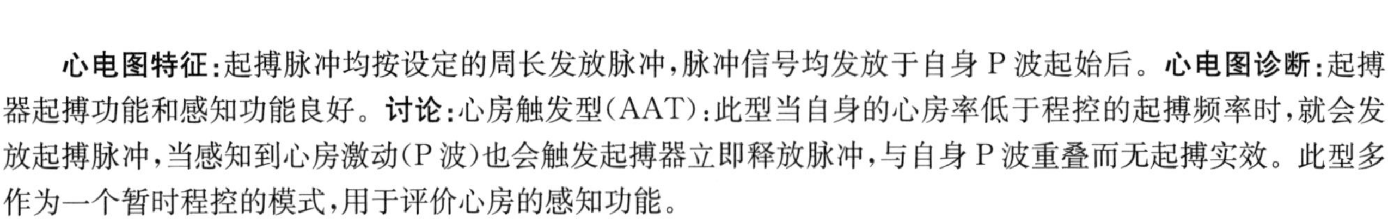

C32-4 **起搏器工作方式** AAT

心电图特征:起搏脉冲均按设定的周长发放脉冲,脉冲信号均发放于自身 P 波起始后。**心电图诊断:**起搏器起搏功能和感知功能良好。**讨论:**心房触发型(AAT):此型当自身的心房率低于程控的起搏频率时,就会发放起搏脉冲,当感知到心房激动(P 波)也会触发起搏器立即释放脉冲,与自身 P 波重叠而无起搏实效。此型多作为一个暂时程控的模式,用于评价心房的感知功能。

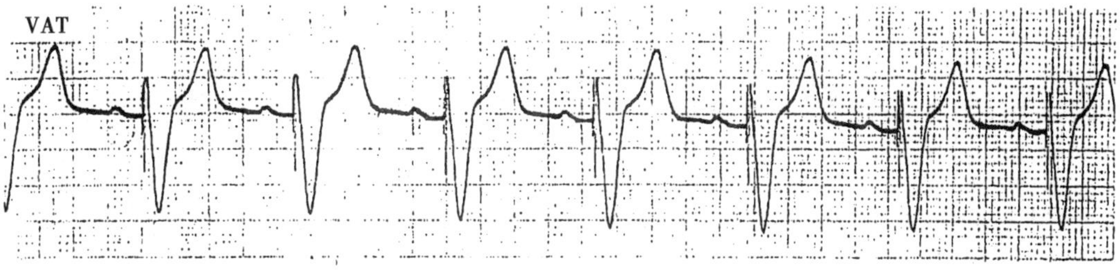

C32-5　**起搏器工作方式 VAT**

心电图特征：图中 QRS 波群宽大，每一个 QRS 波群前均有起搏脉冲和始终恒定的 P 波与 PR 间期。**心电图诊断：**起搏器起搏功能和感知功能良好。**讨论：**心房同步型（VAT）：这种模式是双腔起搏器中的常见模式，起搏器通过心房电极感知自身心房激动（P 波），于程控的房室延迟时间后释放刺激心室的脉冲，使心房和心室的收缩顺序协调，使用于窦性节律正常的房室阻滞的患者。

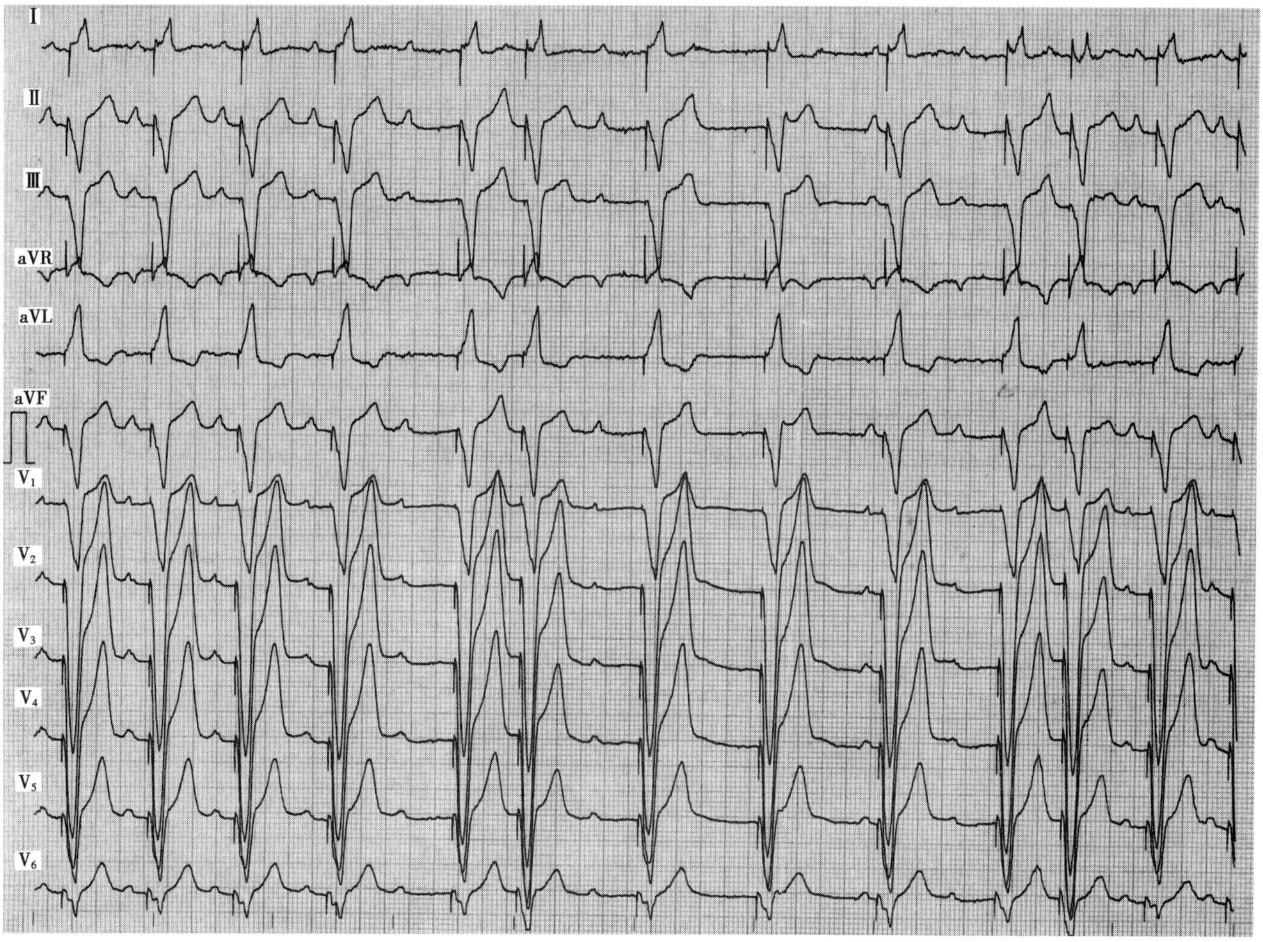

C32-6　**起搏器工作方式 VDD**

心电图特征：图中 QRS 波群前均可见“V”脉冲，部分“V”脉冲前有恒定的 PR 间期，部分则无。**心电图诊断：**起搏器起搏功能和感知功能良好。**讨论：**心房同步心室抑制起搏（VDD）：心房同步模式能感知心房起搏心室，同时还增加心室感知功能。在记录的起搏心电图中可见两种工作方式：即 VAT，VVI。心动过缓时可提供心室按需起搏，当室性期前收缩发生时还有助于预防竞争性的心室起搏，这种模式也适用于房室阻滞，而窦房结功能正常的患者。

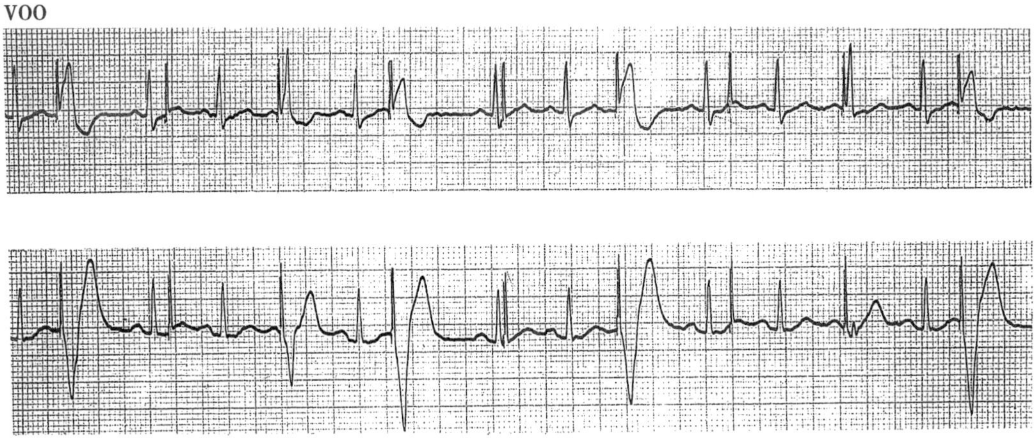

C32-7　**起搏器工作方式 VOO**

心电图特征:起搏频率 70 次/分,间歇性的可见宽大 QRS 波群,为心室起搏图形,起搏脉冲频率规则的发生于自身 QRS 波群前、中、后。**心电图诊断:**图形符合起搏器 VOO 工作方式。**讨论:**心室非同步起搏(VOO)型无感知功能,对自身激动无反应,起搏器按程控的周长或频率发放脉冲,刺激心室起搏。

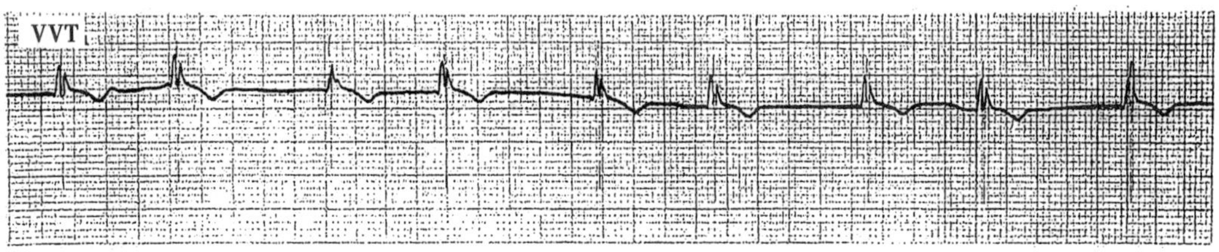

C32-8　**起搏器工作方式 VVT**

心电图特征:图中基本为自身 QRS 波群,未见起搏图形,"V"脉冲均发生于 QRS 波群起始后。**心电图诊断:**图形符合起搏器 VVT 工作方式。**讨论:**心室触发型起搏(VVT):起搏器感知到心室自身激动(QRS 波群),则会触发起搏器立即释放起搏脉冲,与自身 QRS 波群重叠,但心室对起搏脉冲没有应激;但自身的心室低于所程控的固有频率时,起搏器则发放脉冲起搏心室。

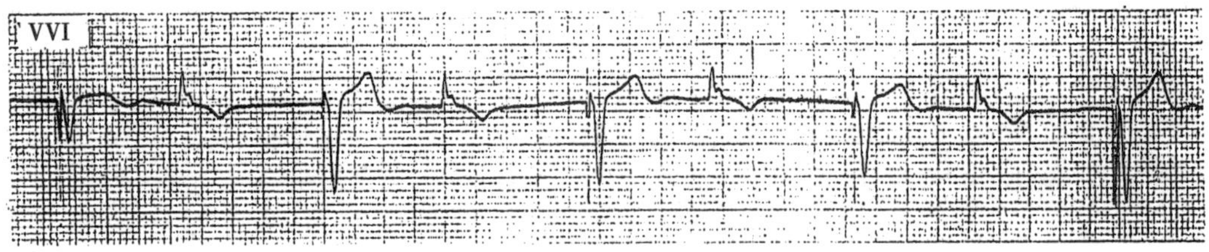

C32-9　**起搏器工作方式 VVI**

心电图特征:图中可见两种 QRS 波群,宽大的 QRS 波群起始可见起搏脉冲信号,为心室起搏图形,另一种为自身 QRS 波群。**心电图诊断:**起搏器起搏功能和感知功能良好。**讨论:**心室抑制型起搏(VVI):如果按程控的频率和周长,无自身 QRS 波群出现,起搏器则会发放脉冲触发心室;如果出现自身心室(QRS 波群)激动,起搏器感知后,起搏脉冲会以感知到的自身 QRS 波重整脉冲发放周期;如自身心室率高于程控的起搏固有频率,起搏器就会抑制起搏脉冲发放。

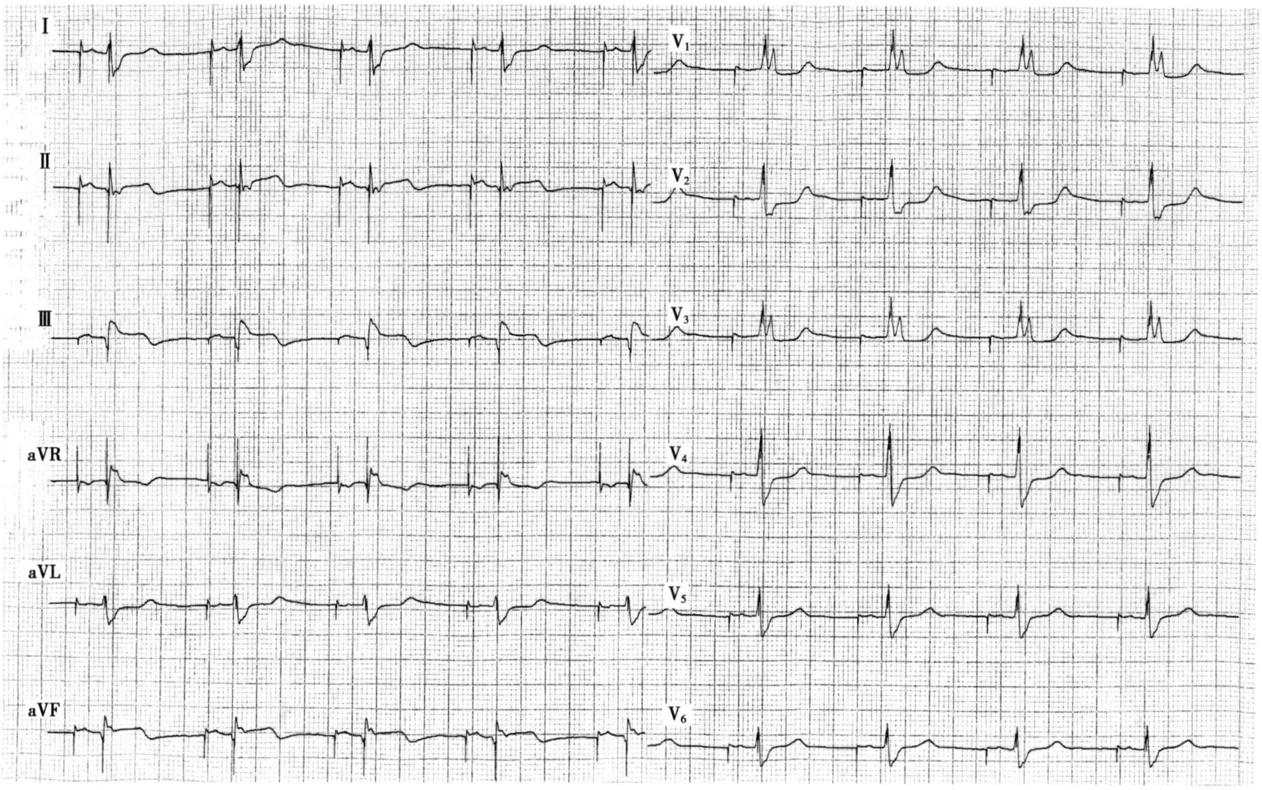

C32-10　**起搏器工作方式** DVI

心电图特征:图中起搏器的"A"脉冲与"V"脉冲成对发生,使心房和心室顺序起搏。**心电图诊断:**起搏心率,起搏器起搏功能良好。**讨论:**房室顺序起搏(DVI):房室顺序起搏的模式是双腔起搏器的一种常规模式,它可起搏心房心室、感知心房心室还能抑制起搏但不触发起搏。如果自身的 QRS 波群的频率高于起搏器所程控的频率,起搏功能就被抑制,如在设置的间期未被感知到自身的 QRS 波群,起搏器就会按房室顺序发放一对起搏脉冲。

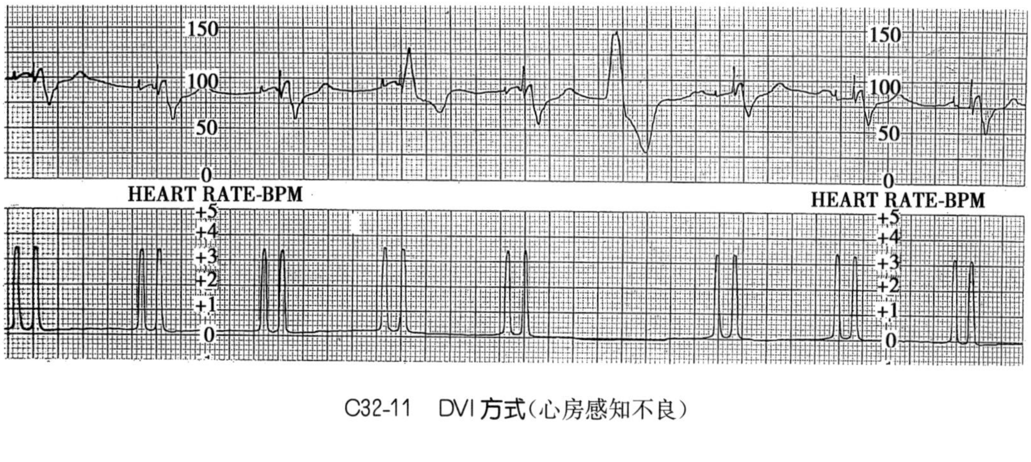

C32-11　DVI **方式**(心房感知不良)

心电图特征:起搏的工作方式为 DVI,但在室性期前收缩后的三对房室顺序起搏脉冲的"A"脉冲均未感知心房而未被抑制。**心电图诊断:**①起搏心率;②起搏器起搏功能良好;③间歇性起搏器感知不良。**讨论:**当自身心搏快于起搏器程控的低限频率时,起搏脉冲应被抑制,本图室性期前收缩代偿后的第 1～3 个窦性 P 波均未被起搏器感知,"A"脉冲仍然发放,为心房感知不良所知。

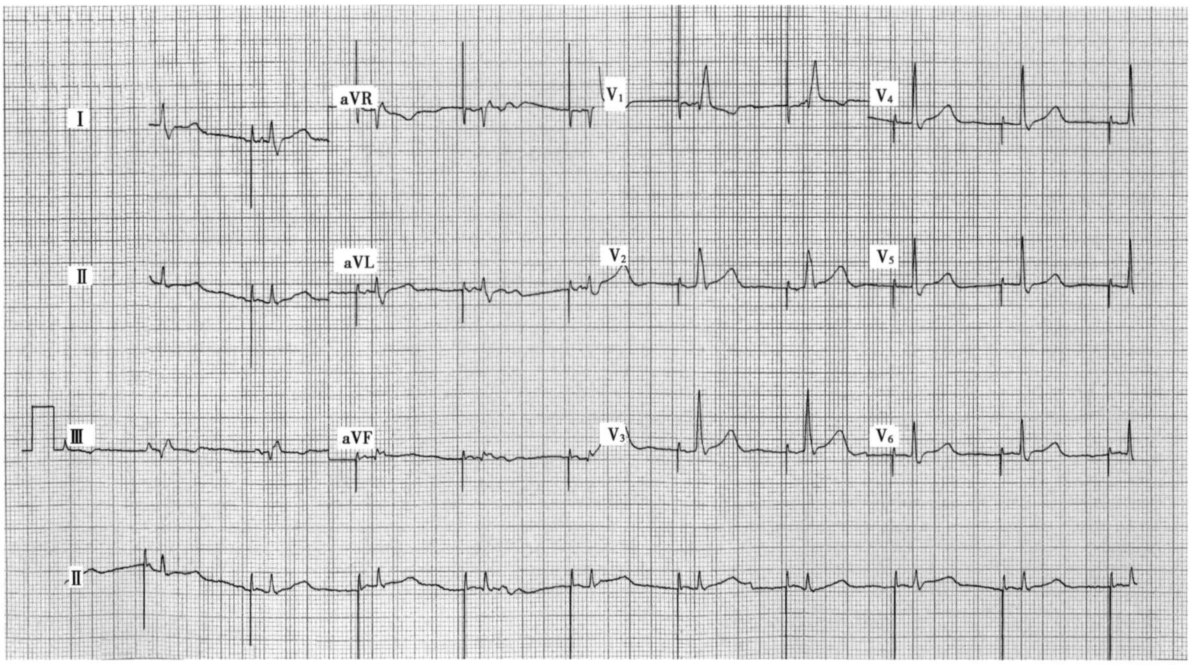

C32-12　DVI(AV 间期长于自身下传的 AR 间期)

心电图特征:图中 P 波前均可见“A”脉冲,QRS 波群为自身下传,V_1 导联的 QRS 波群呈 rsR,其他导联终末支粗钝,心电轴不偏,ST-T 正常。**心电图诊断:**①起搏心率;②起搏器起搏与感知功能良好;③右束支阻滞。**讨论:**患者因病态窦房结综合征置入 DDD 起搏器,但图中心房均为起搏器起搏,始终未见心室起搏图形和心室脉冲,这是由于起搏的 AV 间期长于 P 波下传的“AR”间期。

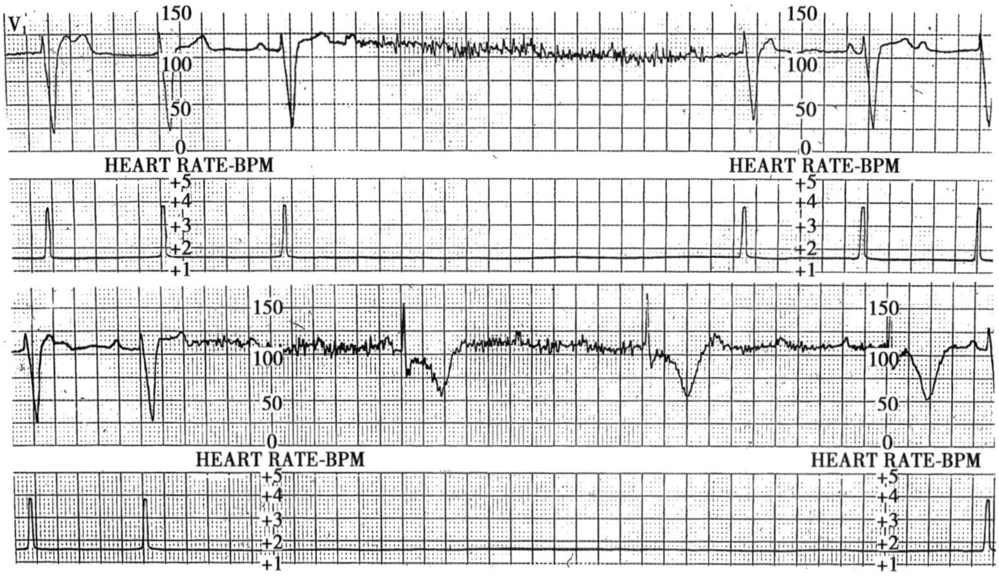

C32-13　**起搏器工作方式 VVI 过度感知**(感知机电所致的长 RR 间期)

心电图特征:PR 间期频率 100 次/分,P 波和 QRS 波群无下传关系。自身心室率 22 次/分。起搏器固有频率 55 次/分。起搏器工作方式 VVI,图中可见长达 4.2s 的长 RR 间期,等电位线可见较大肌电干扰。**心电图诊断:**①起搏心率+自身心率;②起搏器起搏功能良好;③间歇性过度感知;④三度房室阻滞;⑤室性逸搏心律。**讨论:**此图为 VVI 起搏的工作方式。图中长达 4.2s 的长 RR 间期系起搏器过度感知,误感知肌电,致使起搏脉冲受到抑制。

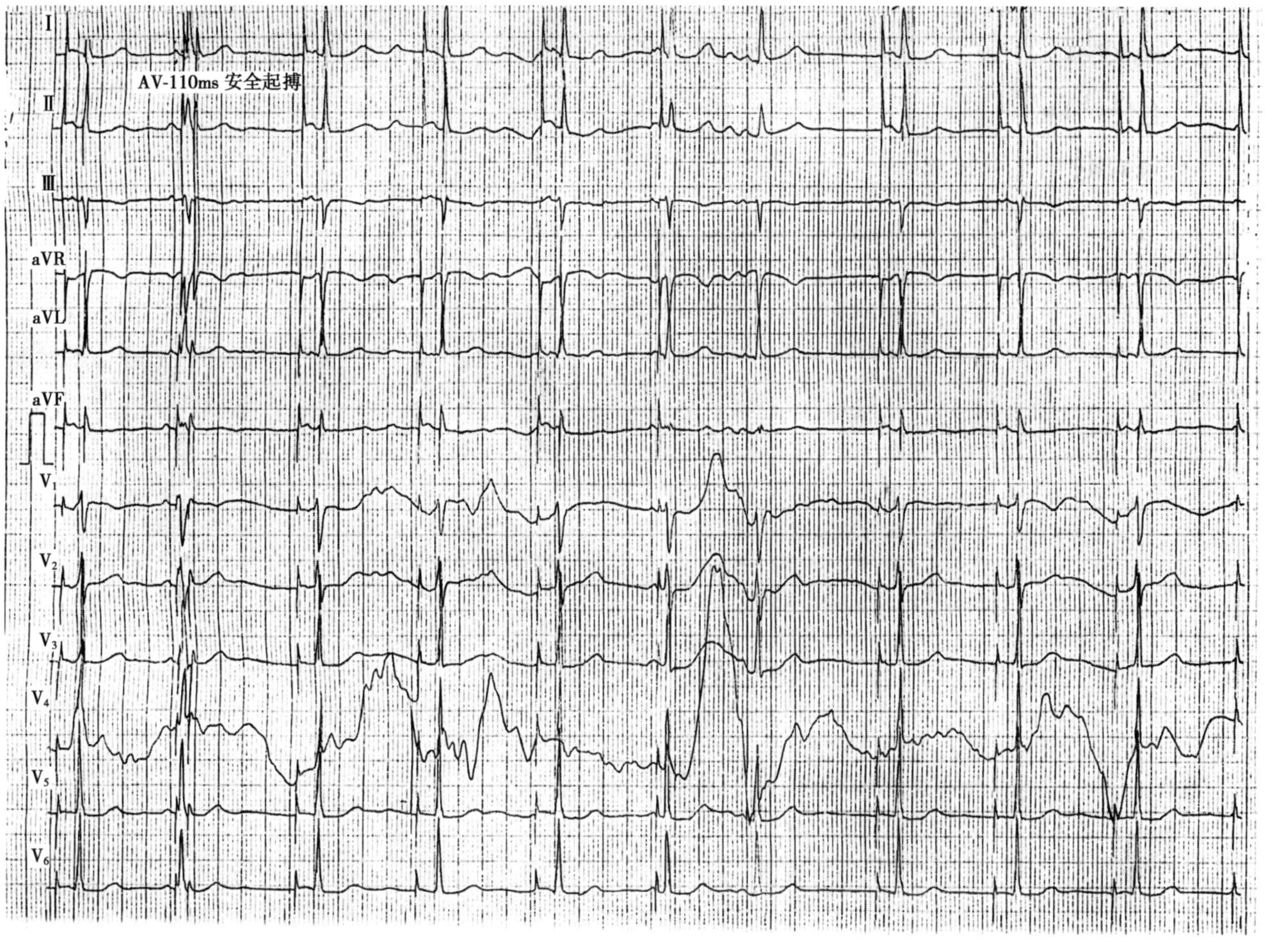

C32-14 **起搏器工作方式 DVI、VAT 间歇性心房感知不良**

心电图特征:本图为房室顺序起搏,起搏频率 65 次/分,AV 间期 180ms,第 2 对脉冲 AV 间期 110ms。第七个 P-QRS-T 波群为自身心搏,第 2、6 两个 A 脉冲发生在自身 P 波后。**心电图诊断:**①起搏心率;②起搏器起搏功能良好;③间歇性心房感知不良。**讨论:**起搏器的工作方式为 DVI,由于心房感知不足,图中可见自身 P 波后起搏脉冲未能抑制,并可见安全起搏。

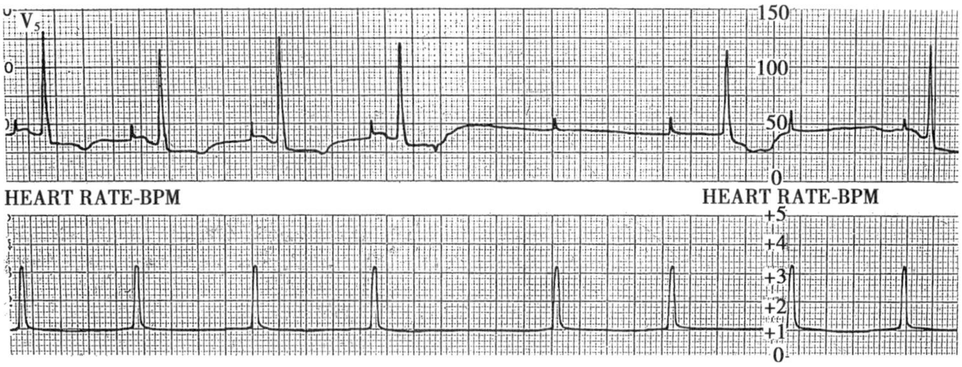

C32-15　**起搏器工作方式 AAI 偶见心房起搏不良**

心电图特征:P 波起始均可见起搏脉冲信号,并由自身下传心室,第 5、6、7 三个脉冲信号后未见夺获心房。第 7 个因落于有效不应期内,故未能产生除极,第 4 个 QRS 波群后的 T 波内不除外 P 波存在。**心电图诊断**:①起搏心率;②起搏器起搏功能良好;③起搏器间歇性心房起搏不良。**讨论**:该图为 AAI 起搏方式,第 5、6 个起搏脉冲未夺获心房,提示起搏器心房起搏不良。

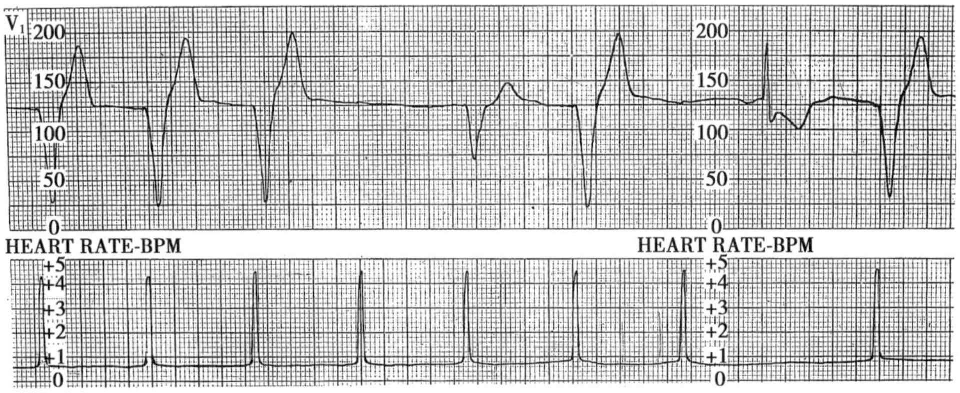

C32-16　**起搏器工作方式 VVI 可见起搏不良**

心电图特征:宽大的 QRS 波群为起搏图形。第 6 个 QRS 波群为自身心搏,第 4、7 两个"V"脉冲未夺获心室。**心电图诊断**:①起搏心率;②起搏器起搏功能良好;③起搏器间歇性起搏功能不良。**讨论**:该图为 VVI 起搏图形,长 RR 间歇为心室起搏不良所致。

(陈柯萍　尹彦琳　华 伟)

第三十三章

少见心电图波形

本章内容提要：

第一节 心电图概论

一、Brugada 波

1. 定义 1991 年，Brugada 兄弟报道了心电图 $V_1 \sim V_3$ 导联出现类右束支阻滞(J 波)、持续 ST 段抬高、T 波倒置伴猝死的原发性心电疾病，后来该征被称为 Brugada 综合征，其单纯心电图特异性三联征的波形称为 Brugada 波。

2. 心电图表现

(1) 分型：典型 Brugada 波分 3 型：①穹窿型 ST 段抬高(1 型)：J 波幅度≥2mm，ST 段下斜形抬高，T 波倒置；②马鞍型 ST 段抬高(2 型)：J 波幅度≥2mm，ST 段抬高幅度≥1mm，T 波直立或双向，呈马鞍型；③混合型 ST 段抬高(低马鞍型或称 3 型)：J 波幅度≥2mm，ST 段抬高幅度<1mm，其后 T 波直立。

(2) Brugada 波的特性：①间歇性：不同时间，该波或有或无；②多变性：不同时间，Brugada 波可呈不同类型改变；③隐匿性：一般情况下该波不出现，只有药物激发试验时才出现(图 33-1)。

3. 临床意义 自发和诱发的 1 型 Brugada 波是诊断 Brugada 综合征的必备条件。

二、Epsilon 波

Epsilon 波是致心律失常性右室心肌病伴发的特征性心电图表现(30％患者普通心电图可记录到)。常用的记录方法包括：①常规体表心电图；②胸前双极导联(Fontaine 导联)心电图等。Epsilon 波在体表心电图 $V_1 \sim V_2$ 导联 QRS 波终末最清楚，呈低振幅的小棘波，可使 QRS 波时限增宽到 110ms 以上。在 Fontaine 导联能更敏感地记录到 Epsilon 波(图 33-2、3)。

三、J 波

1. 定义 J 波是指 J 点从基线明显偏移，形成一定幅度(>0.1mV)，持续一定时间(>20ms)，呈尖峰状或驼峰状，又称 Osborn 波。临床多种情况可出现 J 波，如低温性 J 波，高钙性 J 波，神经源性 J 波，早期复极综合征的 J 波，特发性 J 波，Brugada 综合征的 J 波，以及新近提出的缺血性 J 波。

2. 心电图表现 各种原因所致的 J 波有各自不同的心电图特点，本章仅介绍其中的两种。

(1) 低温性 J 波(图 33-4)：①出现的导联：最常见于左胸导联，也可分布于 $V_1 \sim V_6$ 导联；②各导联 J 波均直立(aVR 导联除外)；③常伴有窦性心动过缓，QT 间期延长，QRS 波增宽，传导阻滞等；④心率加快时，J 波可消失；⑤可合并恶性室性心律失常。

(2) 缺血性 J 波(图 33-5)：冠状动脉因阻塞性病变或功能性痉挛引起心肌急性严重缺血事件发生时，心电图可新出现 J 波或原有 J 波的振幅增高或时限延长。

四、Lambda 波

1. 定义及心电图表现 Lambda 波是心室除极与复极均有异常的心电图波，其出现在下壁(Ⅱ、Ⅲ、aVF)导联，是 QRS 波群与 ST 段形成的复合波，ST 段呈下斜形抬高，并缓慢下降，其后 T 波倒置，组成类似希腊字母“λ”的形态，因而称其为 Lambda(λ)波。

2. 临床意义 有 Lambda(λ)波的患者可伴有室性心动过速或心室颤动，也可表现为原发性心脏骤停而致猝死，有作者认为该征属于变异性 Brugada 综合征(图 33-6)。

五、Niagara 瀑布样 T 波

1. 定义 Niagara 瀑布样 T 波是指心电图巨大倒置 T 波，振幅多数>1mV，部分达 2mV，因其图形酷似马蹄形的“Niagara 瀑布”而得名。

2. 心电图特点　①出现导联：多集中在胸前 $V_3 \sim V_6$ 导联，也可出现在肢体导联，部分导联可呈宽而直立的 T 波；②不伴 ST 段偏移及病理性 Q 波；③QT 间期显著延长；④U 波振幅常>0.15mV；⑤常伴有快速性室性心律失常。Niagara 瀑布样 T 波常持续存在数日后自行消失。

3. 鉴别诊断　常需与其他各种类型的巨大倒置 T 波相鉴别，如心肌缺血、心尖肥厚型心肌病等。

4. 临床常见疾病　①各种颅脑病变；②完全性房室阻滞等患者发生恶性室性心律失常致急性脑缺血综合征及阿斯综合征发作后，常出现 Niagara 瀑布样 T 波（图 33-7、8）。

六、心电图 Wellens 综合征

1. 定义及心电图特点　心电图 Wellens 综合征是指不稳定型心绞痛患者胸痛发作的缓解期，胸前导联（V_2、V_3 导联为主，可扩展至 V_1、$V_4 \sim V_6$ 导联）出现持续数天至数周的 T 波倒置，主要包括两种形态，一种 T 波呈正负双向，另一种 T 波呈深倒置，不伴 ST 段偏移，或伴 ST 段的轻度抬高。

2. 发生机制　短暂心肌缺血所致的心肌电功能顿抑是造成上述特征性、持续性 T 波改变的根本原因，倒置 T 波逐渐变浅的过程表明顿抑心肌的电功能逐渐恢复；患者也可进展为 ST 段抬高型急性心肌梗死，提示顿抑心肌进展为坏死心肌。

3. 临床意义　该征提示冠脉前降支近端狭窄严重（也可合并多支病变），属于高危不稳定型心绞痛，很容易进展为急性心肌梗死（心肌生化标记物正常，而区别于心内膜下心肌梗死），需要紧急行冠脉内介入治疗（图 33-9）。

七、巨型 R 波心电图综合征

1. 定义　巨型 R 波心电图综合征是指急性大面积心肌缺血数秒至数分钟时，面向心肌缺血区的导联，以 R 波时限增宽、振幅增高为主要表现的一组心电图改变，在 ST 段抬高幅度最大的导联尤为明显，也称急性损伤性阻滞。

2. 临床意义　此征常见于急性心肌梗死、运动试验、变异型心绞痛，冠状动脉 PCI 术中球囊扩张阻塞罪犯冠脉时等心肌急性缺血的极早期，并随缺血的缓解或加重而消失。其对于大面积心肌缺血的早期诊断和“罪犯”血管的定位有重要意义（图 33-10）。

八、R 波递增不良

1. 定义　R 波递增不良是指胸前 $V_1 \sim V_5$ 导联 R 波振幅逐渐递增的正常顺序被打乱，出现 $R_{V_1} > R_{V_2}$ 或 $R_{V_2} > R_{V_3}$ 或 $R_{V_3} > R_{V_4}$；或两个连续胸导联 R 波振幅相差≥50%；或同一导联 R 波振幅进行性下降。

2. 临床意义　R 波递增不良的临床意义等同于病理性 Q 波，提示患者该部位存在心肌坏死（图 33-11）。

九、Cabrera 征与 Chapman 征

1. 定义及心电图特点　完全性左束支阻滞或右室心尖部起搏时，$V_3 \sim V_5$ 导联中至少两个导联 S 波或 QS 波出现宽而深的切迹（≥0.04s），称 Cabrera 征；Ⅰ、aVL 和 V_1 导联 R 波出现宽而深的切迹（≥0.04s）称 Chapman 征。

2. 临床意义　Cabrera 征或 Chapman 征，尤其是二者共存时，提示完全性左束支阻滞或右室起搏患者有陈旧性心肌梗死，但 Cabrera 征和 Chapman 征出现的导联与心肌梗死的部位并非呈对应关系（图 33-12）。

十、胚胎性 r 波

1. 定义　胚胎性 r 波是指心肌梗死的 QS 波或病理性 Q 波前尚存在的小 r 波（残余存活心肌细胞除极所致）；或在急性心肌梗死恢复过程中（数天至数周），原有病理性 Q 波的中间“新生”出的基线之下或基线之上的小 r 波。

2. 心电图表现　①胚胎 r 波的时限短（10～20ms）；②振幅低；③可出现在 Q 波的前、中、后部位，使原有

的 Q 波演变为多种形态，如“w”形。

3. 形成机制 ①心肌梗死区残存小灶性存活的心肌细胞除极所致，可随心肌缺血的进一步加重而消失；②短暂心肌缺血再灌注后“新生”的 r 波，是缺血区顿抑心肌恢复除极的标志，需要连续观察心电图改变加以识别。

4. 临床意义 ①坏死区尚存的 r 波，提示缺血坏死区有灶样存活的心肌；②坏死区“新生”的 r 波，提示顿抑心肌功能的逐渐恢复；③V_1～V_3 导联长期存在的线性 r 波(时限＜10ms)，并不代表有效的心肌除极，而等同于病理性 Q 波(图 33-13)。

十一、碎裂的 QRS 波群

1. 定义 碎裂的 QRS 波是指心电图连续两个面向心肌梗死区对应导联上的 QRS 波群形态因出现顿挫或切迹而呈多向波或碎裂波(图 33-14)。

2. 心电图表现 ①QRS 波时限＜0.12s；②QRS 呈 RSR′波(三向波)、多个 R′波(多向波)或呈碎裂波、或 S 波有切迹；③伴或不伴病理性 Q 波。

3. 临床意义 碎裂的 QRS 波是因梗死区心肌坏死瘢痕组织中尚存“岛状”存活的心肌细胞除极所致，出现在胸前导联时此下壁导联对陈旧性心肌梗死的诊断敏感性和特异性更高。尚需排除心肌病或瓣膜病等器质性心脏病存在大量心肌瘢痕组织的情况(图 33-14)。

十二、位置性 Q 波

1. 定义 由于心脏位置变化，正常人在某些导联，如 aVL、Ⅲ、aVF、V_1、V_2 等，可出现超过正常标准的 Q 波，呈 QS 或 QR 型时(时限≥0.03s，振幅≥1/4R)，称为位置性 Q 波。

2. 心电图表现 位置性 Q 波属于心电图正常表现，无病理性意义，但需要与病理性 Q 波鉴别(图 33-15)。

十三、室性期前收缩的丑征

1. 定义 室性期前收缩宽大畸形的 QRS 波中出现持续时间≥0.04s 的顿挫或平段时，称为室性期前收缩的丑征。

2. 临床意义 该征见于器质性心脏病患者，超声心电图可发现局部心肌运动减弱甚至丧失，左室功能减退。患者心肌局部可能存在瘢痕或纤维化，使室内激动时间延长，使室性期前收缩时的 QRS 波变得更宽(图 33-16)。

十四、伪装性右束支阻滞

1. 定义 伪装性右束支阻滞是指存在的左前分支阻滞掩盖右束支阻滞的现象。

2. 心电图表现

(1) 肢体导联伪装性右束支阻滞：①胸前导联仍呈典型右束支阻滞图形；②肢体导联呈左束支阻滞图形，如Ⅱ、Ⅲ导联呈深 S 波，Ⅲ导联无 R′波，Ⅰ导联无 S 波或 S 波非常小，q 波可有可无；③QRS 波的电轴左偏(常在－60°～－75°)。

(2) 胸前导联伪装性右束支阻滞：右胸导联仍呈右束支阻滞图形(如果 R′波消失，提高 1 个肋间或在 V_3R、V_4R 导联仍可记录到 R′波)，Ⅰ、V_5、V_6 导联有终末 s 波而类似左束支阻滞图形。上述两种情况可出现在同一份心电图(图 33-17)。

十五、室上嵴图形

1. 定义 心室正常除极时，室上嵴是心室除极的终末部，其除极向量通常被左室侧后壁基底部向左、向后的除极向量掩盖而不显露。少数情况下，室上嵴远端部位心肌除极出现生理性延迟而显露。

2. 心电图表现 ①V_1 导联 QRS 波群呈 rSr′型；②r 波幅度＞r′波幅度，r 波幅度＜0.8mV；③r′波幅度<0.6mV；④r′/S<1.0；⑤QRS 波时限正常，一般≤0.08s；⑥其他导联无 P 波和 QRS 波异常。

3. 临床意义　室上嵴图形主要应与不完全性右束支阻滞鉴别。室上嵴图形约见于 2.5%的正常人，无病理性意义(图 33-18)。

十六、双室肥厚的 Katz-Wachtel 征

双室肥厚的 Katz-Wachtel 征是指患者心电图左胸和右胸导联出现高 R 波(双室肥厚)，中胸导联(V_3、V_4)或Ⅰ、Ⅱ、Ⅲ导联出现正负或负正双向波，是提示双心室肥厚的特征性心电图表现(图 33-19)。

十七、持续幼稚型 T 波

1. 定义　持续幼稚型 T 波也称“幼年型 T 波”、“童稚型 T 波”或“单纯 T 波倒置综合征”，是指正常成人同时有 2 个或 2 个以上的右胸导联 T 波倒置，其改变类似于正常儿童或青少年。

2. 心电图表现　①T 波倒置仅见于 V_1～V_4 导联，而 V_5、V_6 和肢体导联的 T 波正常；②T 波倒置的深度<0.5mV；③深吸气、口服钾盐可使倒置的 T 波转为直立。

3. 临床意义　持续幼稚型 T 波是一种正常 T 波的变异，需要与致心律失常性右室心肌病鉴别(图 33-20)。

十八、圆顶尖角型 T 波

1. 定义　圆顶尖角型 T 波是指在 12 导联心电图的部分导联(常在右胸 V_1～V_3 或 V_{3R}导联)，T 波呈现特征性的双峰，其前半部呈圆顶型，后半部呈尖角型，该型 T 波仅见于先心病患儿，尤其是室间隔缺损者，又称先天性 T 波。

2. 临床意义　常见于先心病患儿因右室肥厚时，室间隔缺损患者行修补术后，该型 T 波常消失(图 33-21)。

十九、钩形 R 波

心电图表现　继发孔型房间隔缺损患者可有特征性的“钩形 R 波”的心电图表现：①心电图Ⅱ、Ⅲ、aVF 导联(其中一个或数个)的 QRS 波起始 80ms 内，R 波的升支或顶峰出现切迹而呈钩形；②其并不是完全性或不完全性右束支阻滞的一部分，可单独存在，也可与之共存；③该切迹常在房间隔修补术后的早期(10～15 天)消失；④患者还可出现房间隔缺损的其他心电图表现，如额面电轴右偏，右室、右房肥大，一度房室阻滞，房性心律失常等(图 33-22)。两例继发孔型房间隔缺损患者，心电图下壁(Ⅱ、Ⅲ、aVF)导联 R 波顶峰有切迹。A. 患者女、11 岁，伴不完全性右束支阻滞；B. 患者女、44 岁，伴完全性右束支阻滞。

二十、孤立性负性 T

孤立性负性 T 综合征又称心尖现象，是指 V_4 或(和)V_5 导联出现孤立的 T 波倒置，右侧卧位时 T 波又可转变为直立，常见于瘦长型健康青年，属于心电图的正常变异。诊断时应排除器质性心脏病所致的原发性 T 波改变(图 33-23)。

第二节　图　　谱

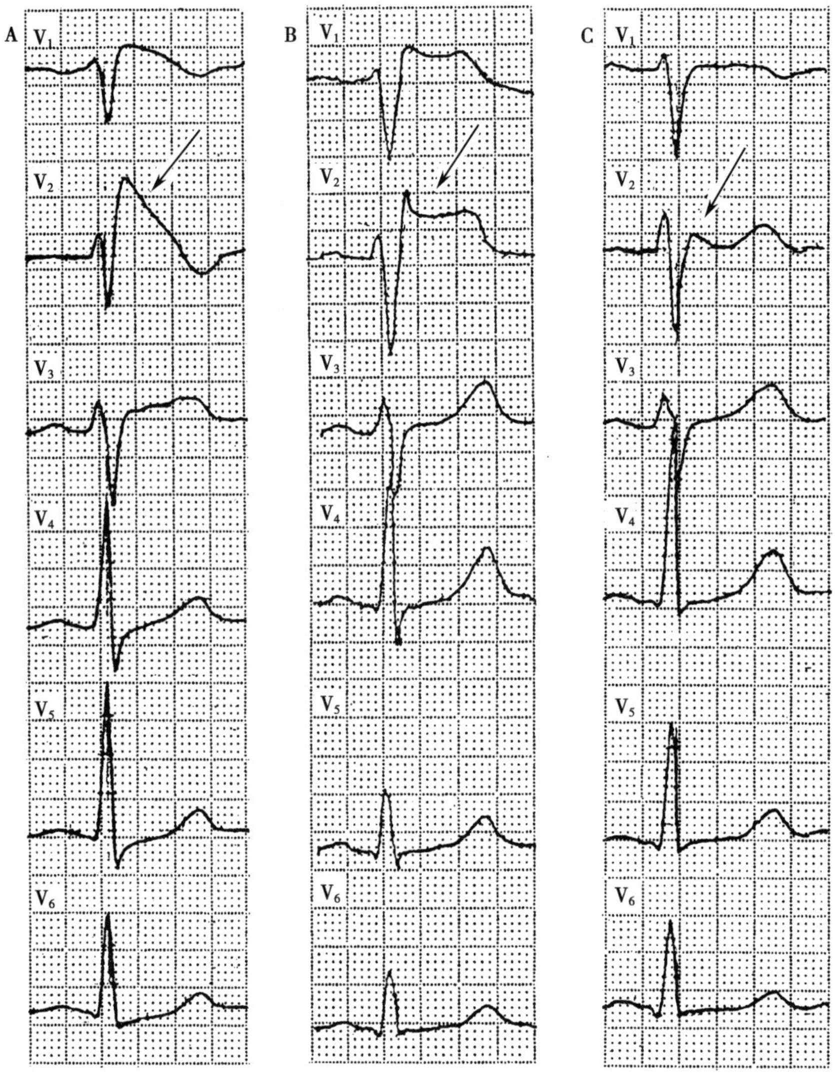

图 33-1　Brugada 波

A. 1 型 Brugada 波；B. 2 型 Brugada 波；C. 3 型 Brugada 波

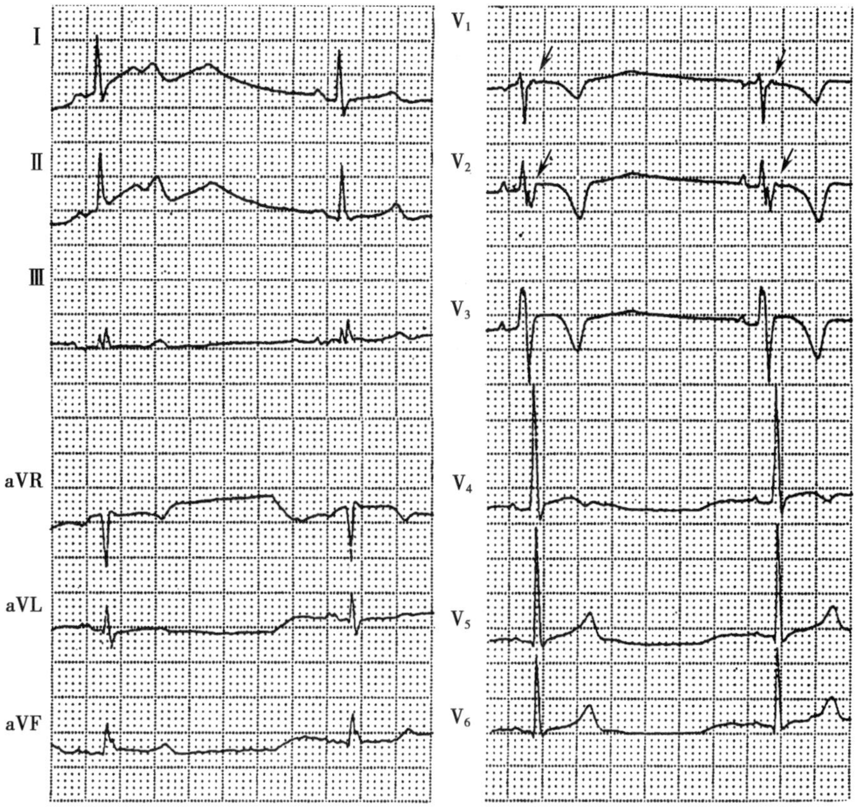

图 33-2　Epsilon 波心电图

在体表心电图 V_1～V_2 导联 QRS 波终末，可见清晰的 Epsilon 波，呈低幅小棘波（箭头所指）

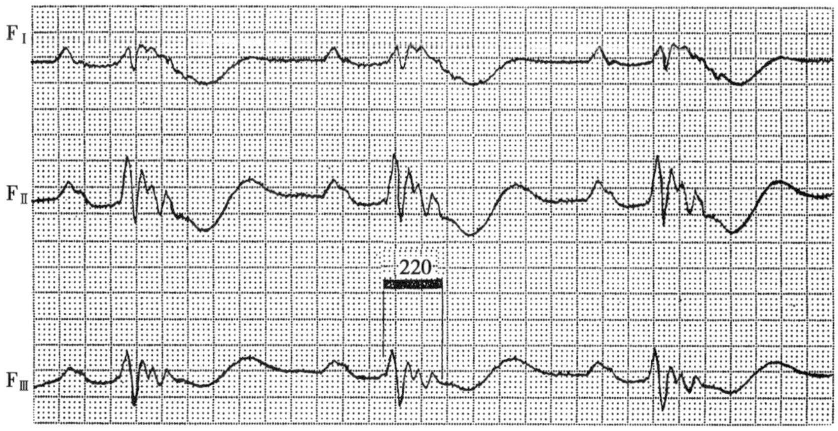

图 33-3　Epsilon 波心电图

Fontaine 导联记录到 Epsilon 波，QRS 波时限达 220ms

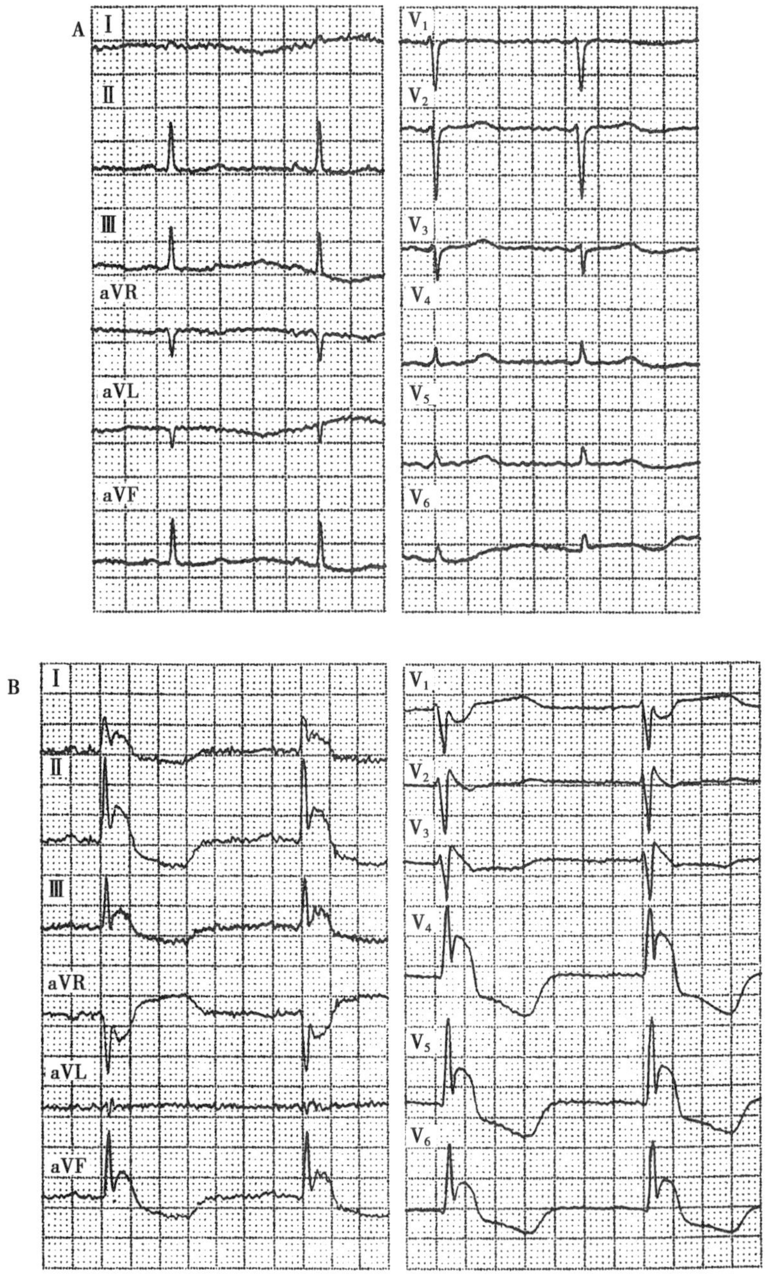

图 33-4　低温性 J 波

A. 体温正常时心电图；B. 体温 35℃时肢体导联（aVL 导联除外）及胸前导联均有显著 J 波

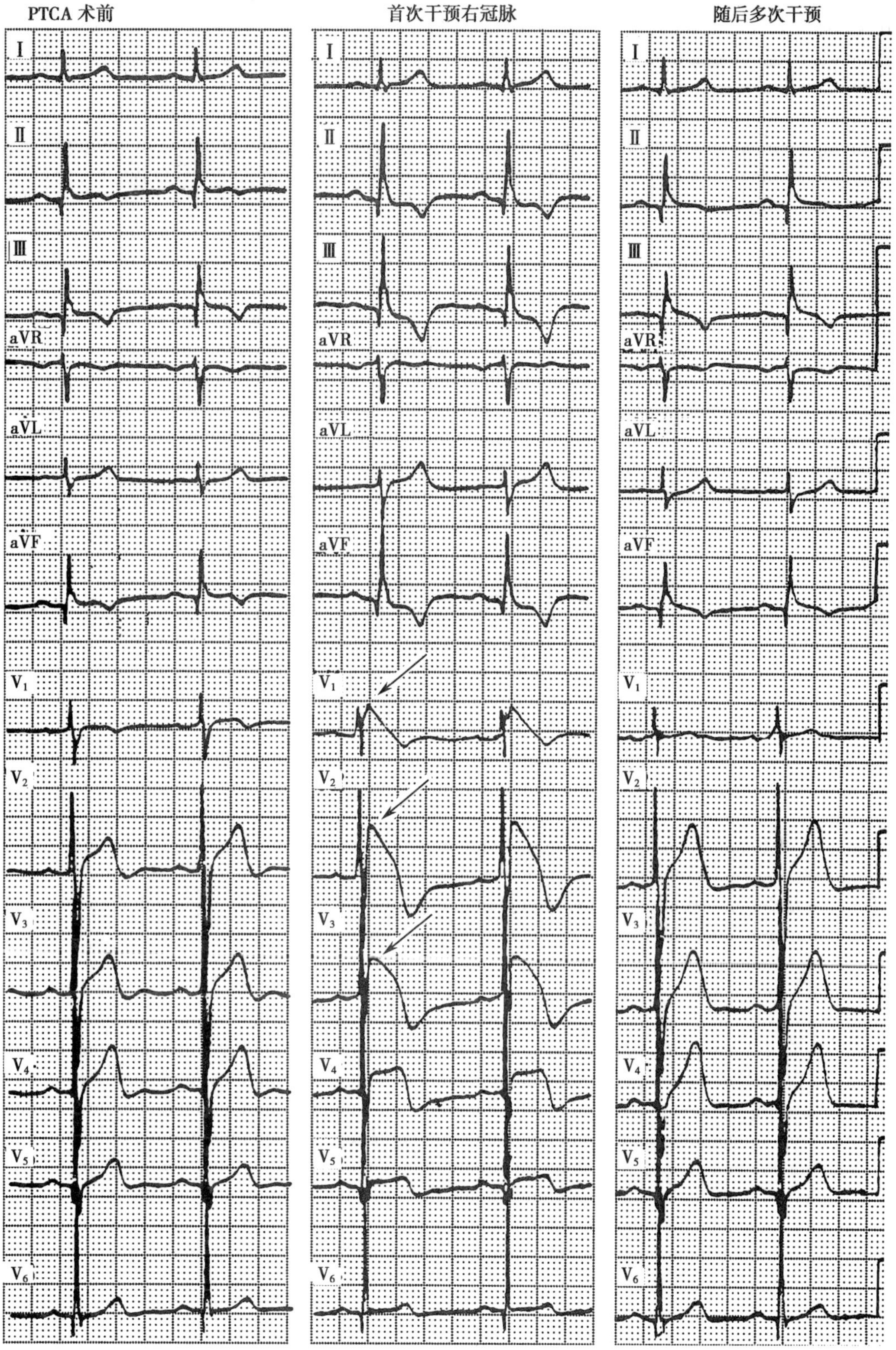

图 33-5　缺血性 J 波

患者，男性，58 岁，诊断为下壁心肌梗死。A. PTCA 术前心电图，Ⅱ、Ⅲ、aVF 导联可见病理性 Q 波；B. PTCA 术中第 1 次球囊扩张右冠脉时 V_1～V_3 导联出现 J 波伴 ST 段下斜形抬高，T 波倒置(箭头所指)

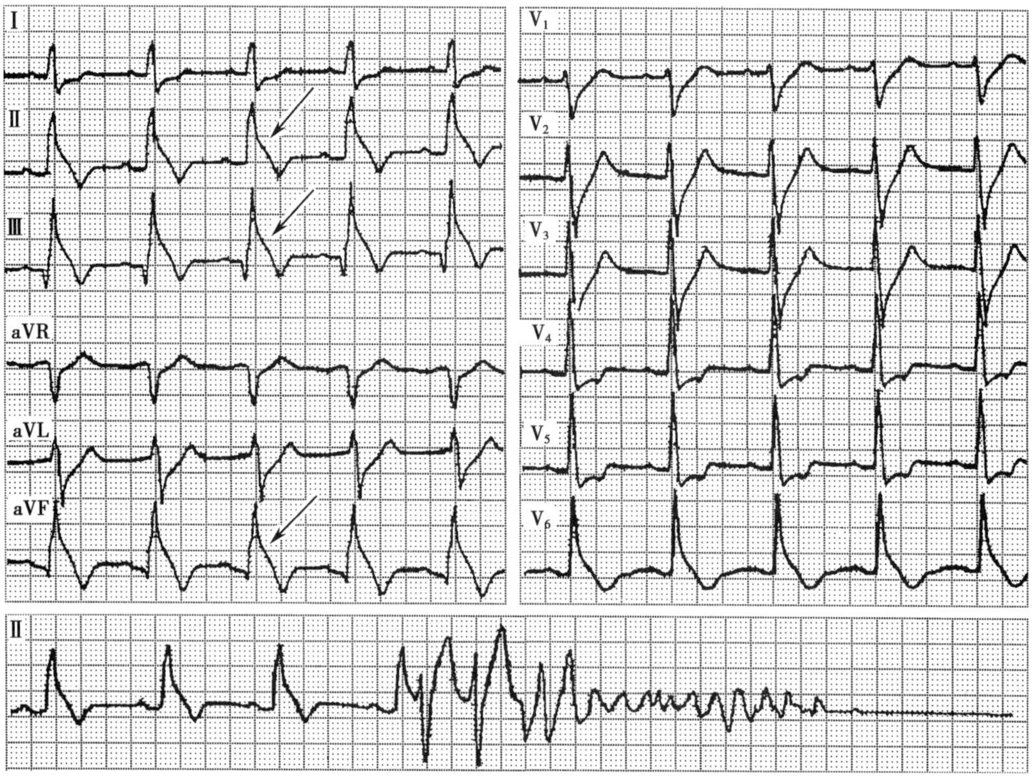

图 33-6　心电图 Lambda 波

Ⅱ、Ⅲ、aVF 导联出现 Lambda(λ)波；及合并的心室颤动及原发性心脏骤停

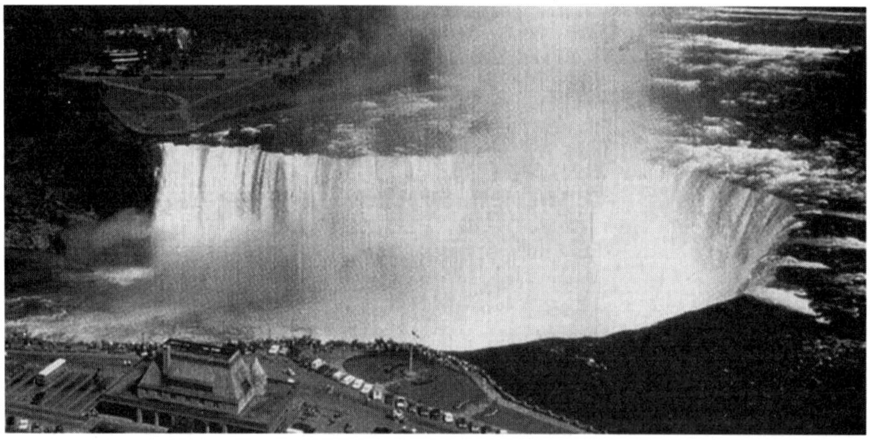

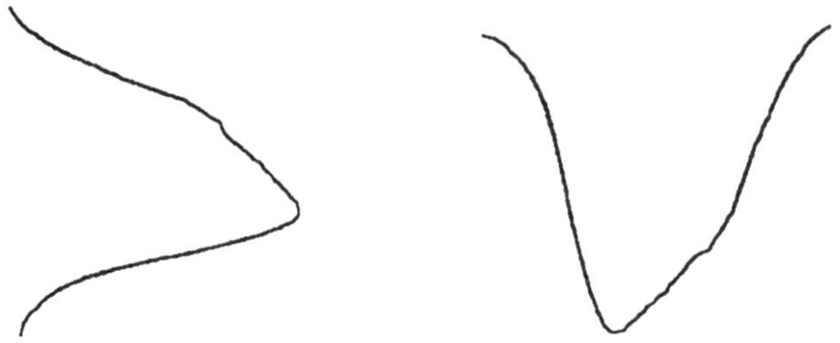

A

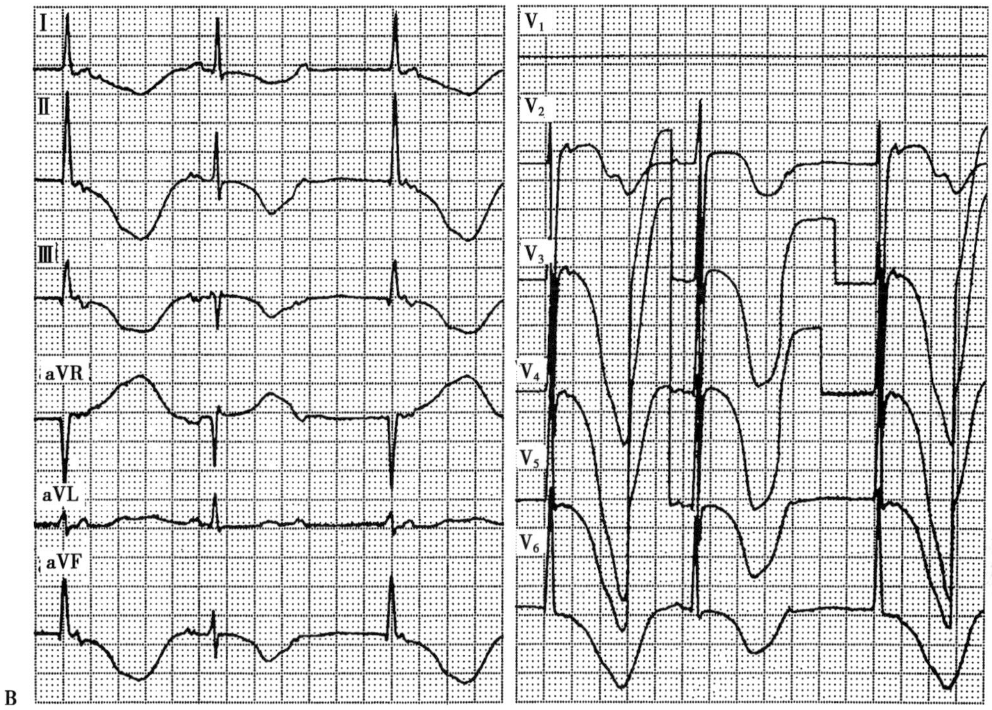

图 33-7 Niagara 瀑布样 T 波（A. 示意图；B. 心电图）

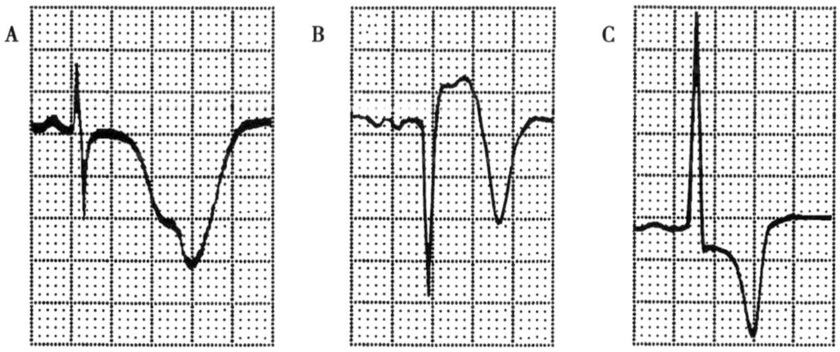

图 33-8 各种巨大倒置 T 波

A. Niagara 瀑布样 T 波；B. 缺血性巨大倒置 T 波，T 波呈冠状 T 波，常伴病理性 Q 波，及 ST 段改变；C. 心尖肥厚型心肌病巨大倒置 T 波

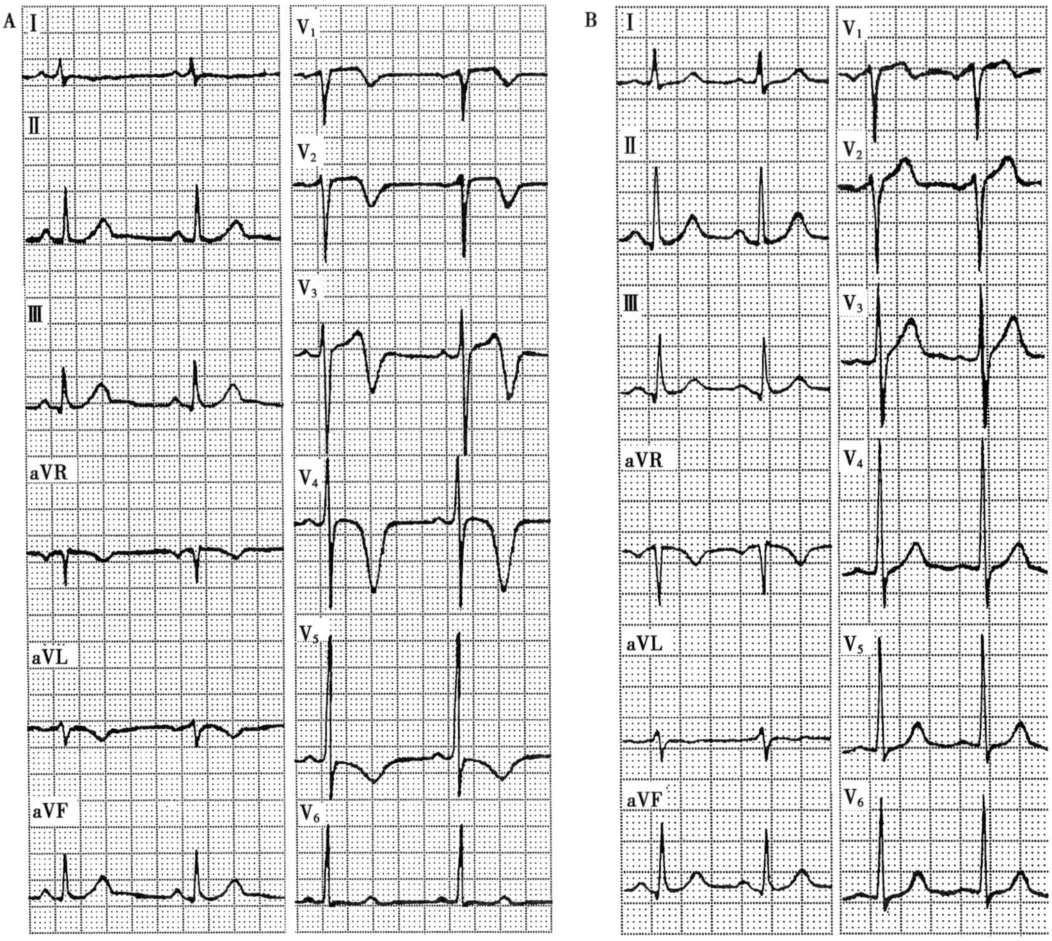
A
I
II
III
aVR
aVL
aVF
V1
V2
V3
V4
V5
V6
B
I
II
III
aVR
aVL
aVF
V1
V2
V3
V4
V5
V6

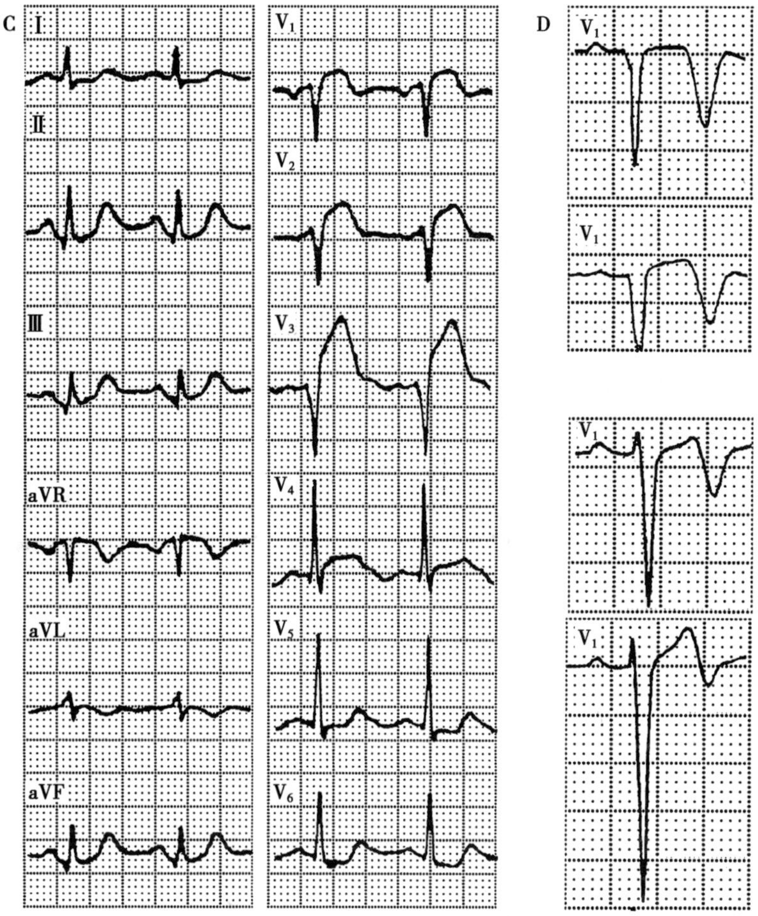

图 33-9　心电图 Wellens 综合征

患者，男性，45 岁，因“发作性胸痛 4 周”入院，心肌坏死生化标记物正常。A. 疼痛缓解后心电图可见 V_3 导联 T 波正负双向、V_4 导联 T 波深倒置，不伴 ST 段偏移，V_1、V_2、V_5 导联 T 波浅倒置；B. 入院第 4 天，心电图大致恢复正常；C. 入院第 9 天，V_1～V_4 导联 ST 段抬高，T 波直立，演变为急性广泛前壁心肌梗死；D. 心电图 Wellens 综合征两种形态的 T 波改变

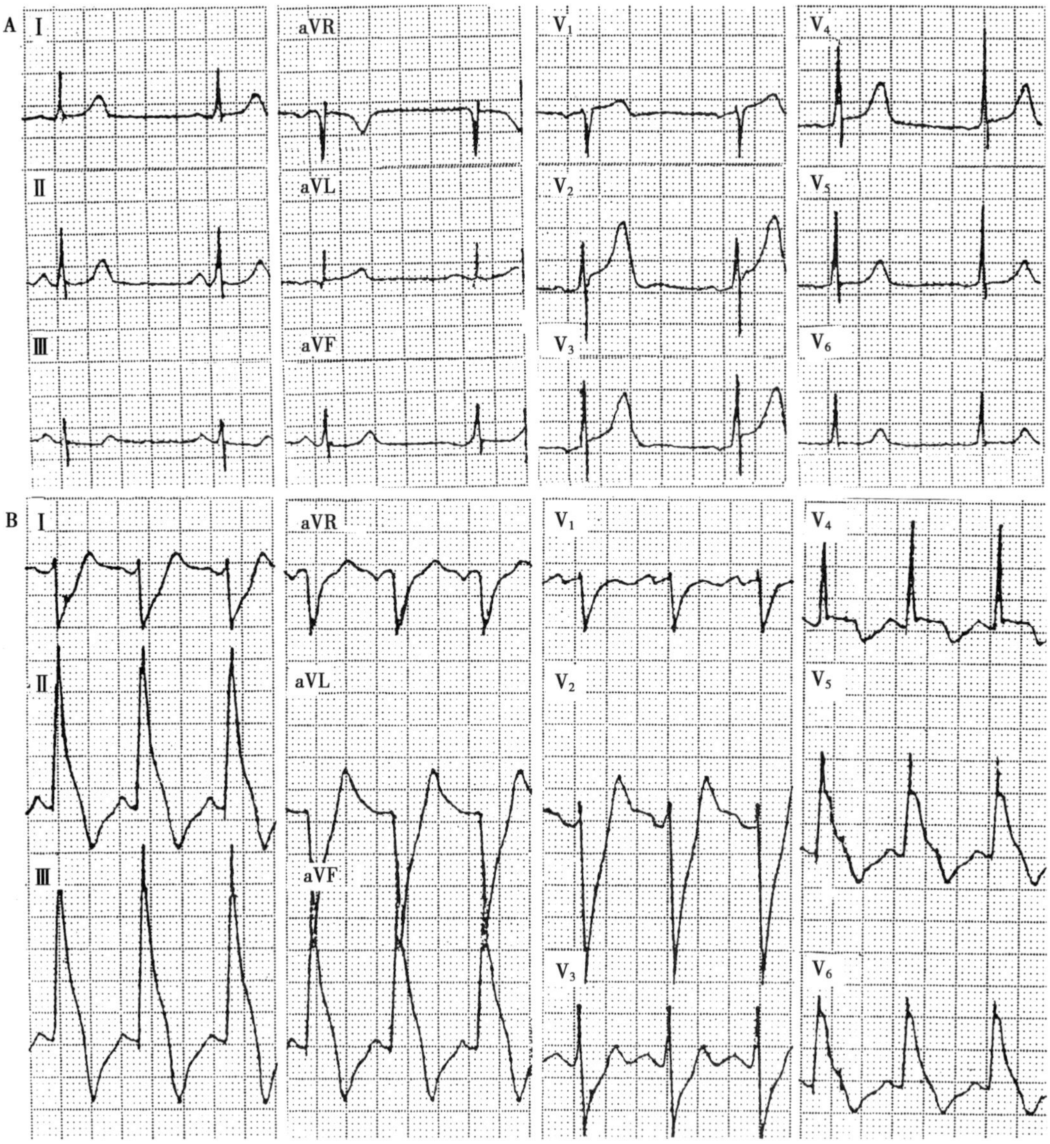

图 33-10 巨型 R 波心电图综合征

A. 正常时，患者的 12 导联心电图；B. 心肌梗死超急期时，面向心肌缺血区的导联（Ⅱ、Ⅲ、aVF 导联）R 波时限增宽、振幅增高，S 波消失，呈"巨型 R 波"

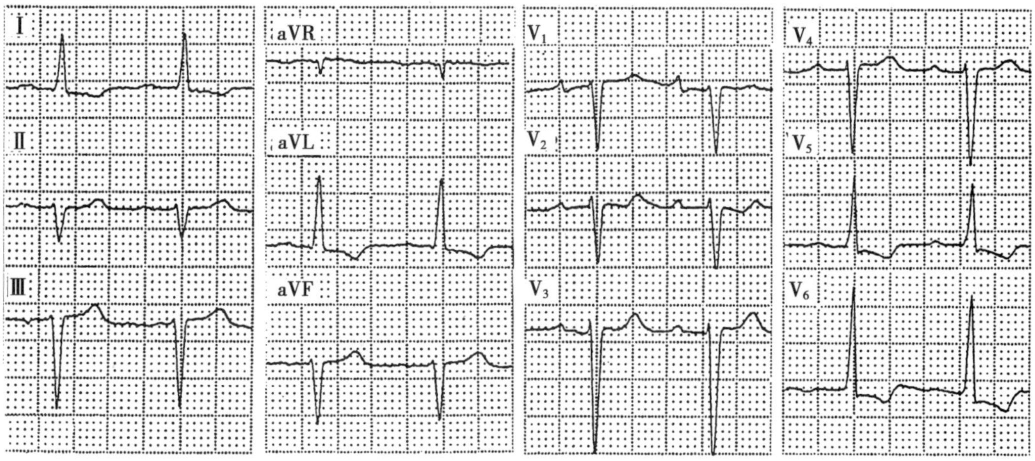

图 33-11　左胸导联 R 波递增不良

QRS 波群在 V_1～V_4 导联呈 rS 型，V_5 导联呈 Rs 型，V_4、V_5 导联的 r 波递增不良

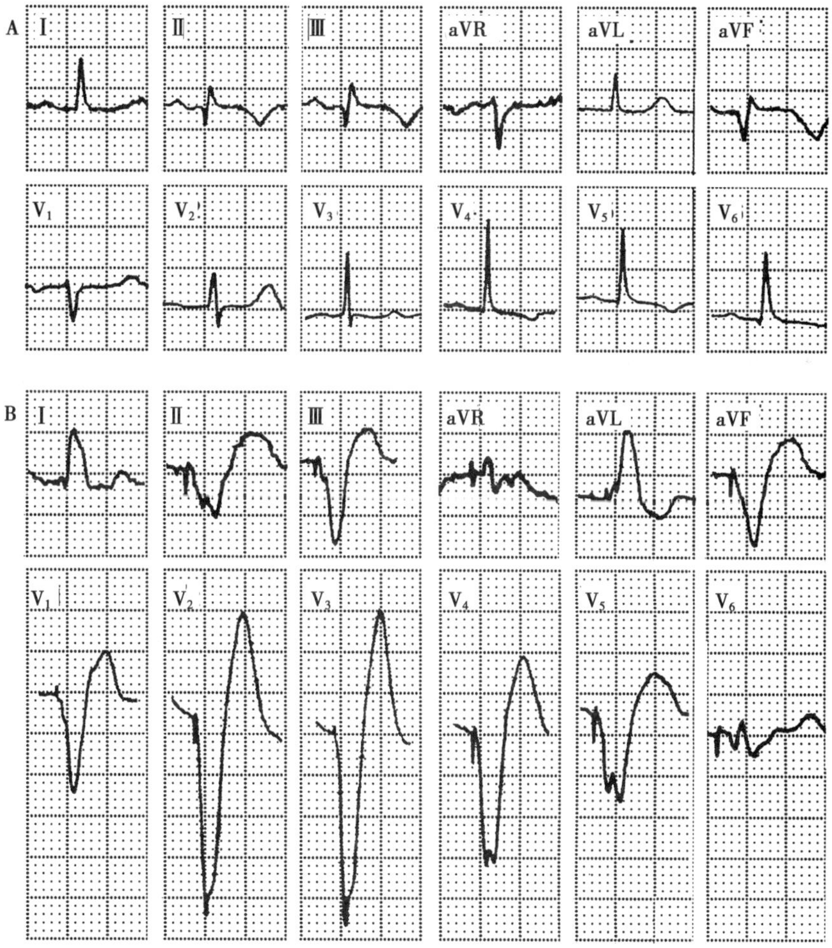

图 33-12　心电图 Cabrera 征

A. 陈旧性下壁心肌梗死患者心电图Ⅱ、Ⅲ、aVF 导联有病理性 Q 波；B. 右室心尖部起搏时，Ⅰ、aVL、V_6 导联 R 波升支切迹（Chapman 征），V_2～V_5 导联 S 波切迹（Cabrera 征），支持患者有陈旧性心肌梗死，但出现 Chapman 征和 Cabrera 征的导联与心肌梗死的部位（下壁心肌梗死）并非对应

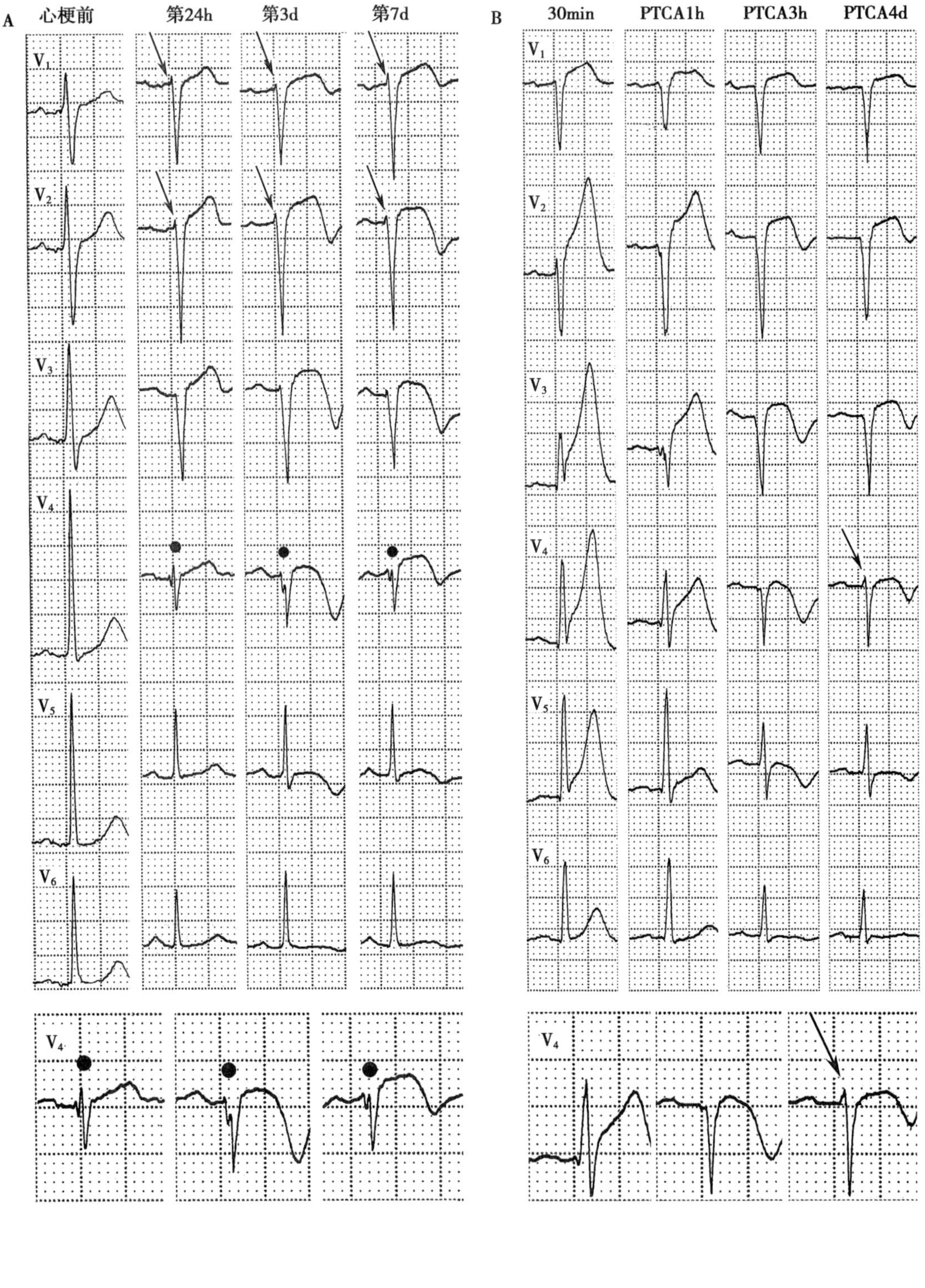
A
心梗前
第24h
第3d
第7d
B
30min
PTCA1h
PTCA3h
PTCA4d
V1
V2
V3
V4
V5
V6
V4
V1
V2
V3
V4
V5
V6
V4

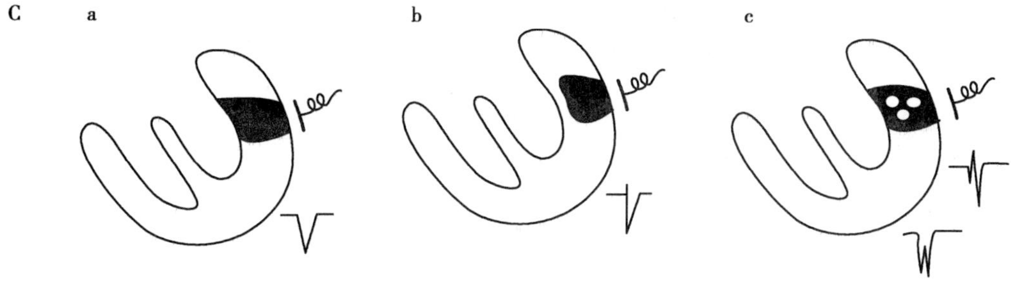

图 33-13　胚胎性 r 波及形成示意图

两例急性广泛前壁心肌梗死患者 V_1～V_6 导联心电图。A. 例 1 患者在心肌梗死第 24 小时出现胚胎性 r 波并持续稳定存在；B. 例 2 患者在 PTCA 术后第 4 天，V_4 导联出现胚胎性 r 波(箭头所指)；放大图示例 1 患者心肌梗死后尚存的胚胎性 r 波。持续稳定存在心肌梗死恢复期“新生的”胚胎性 r 波；C. 胚胎性 r 波形成示意图：a. 透壁性心肌梗死；b. 存活心肌位于心内膜；c. 存活心肌位于梗死区内。与 b、c 相对应的胚胎性 r 波分别出现在 QS 波之前和之中

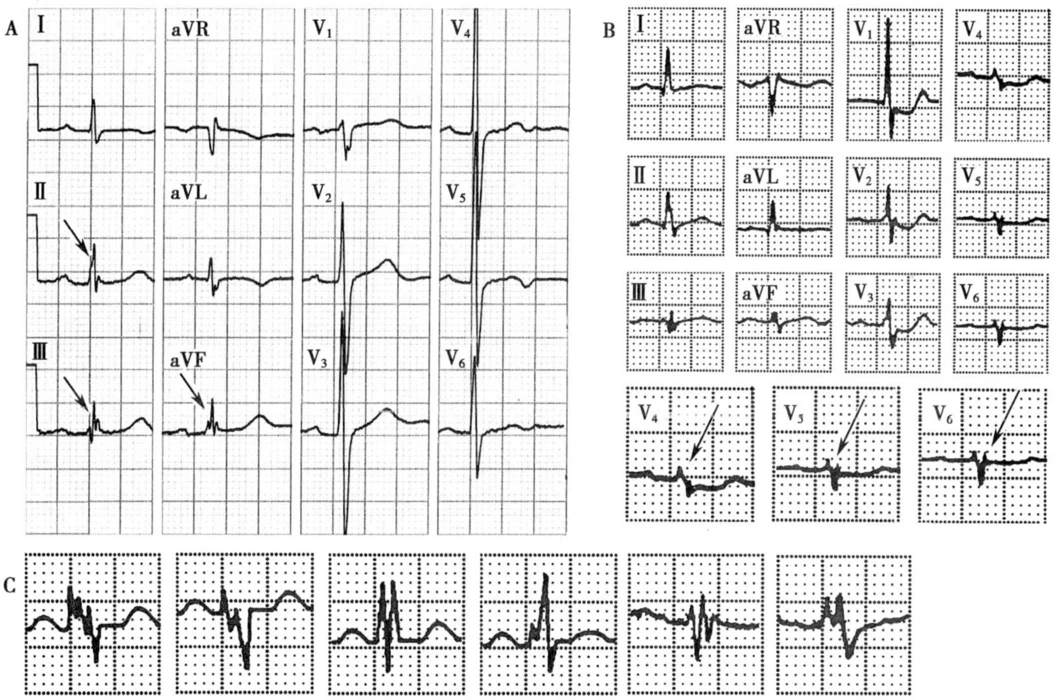

图 33-14　陈旧心肌梗死时的碎裂的 QRS 波群

A. 碎裂的 QRS 波群出现在下壁(Ⅱ、Ⅲ、aVF)导联；B. 碎裂的 QRS 波群出现在下壁和前壁(Ⅱ、Ⅲ、aVF、V_3～V_5)导联；C. 碎裂的 QRS 波群可呈多种形态：碎裂波、S 波切迹、RSR′、多个 R′波等

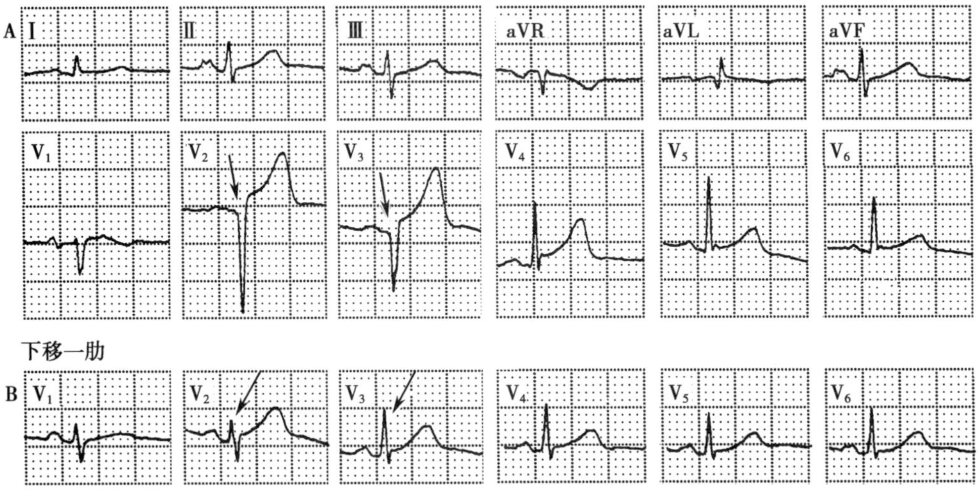

图 33-15　位置性 Q 波

A. 正常肋间描记的 12 导联心电图，V_2、V_3 导联 QRS 波呈 QS 型；B. 下移一肋间描记时出现 R 波，提示 Q 波的出现与体位相关

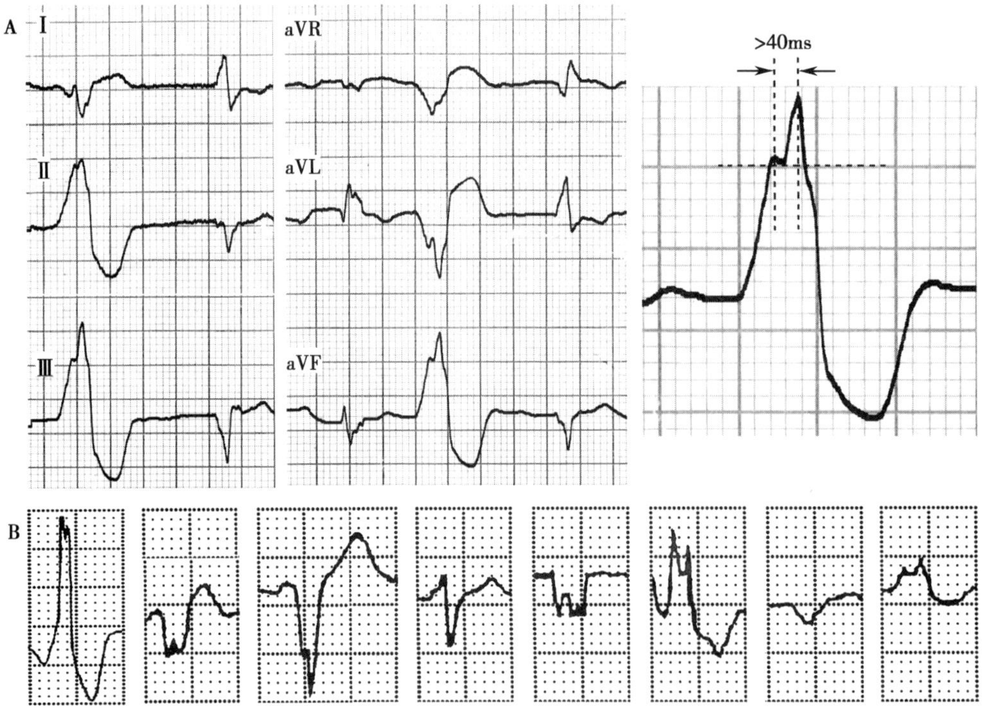

图 33-16　室性期前收缩的丑征

A. 患者，男性，65 岁，扩张型心肌病。肢体导联可见宽大的 QRS 波出现持续 0.06s 的顿挫；B. 多种形态的室性期前收缩的丑征

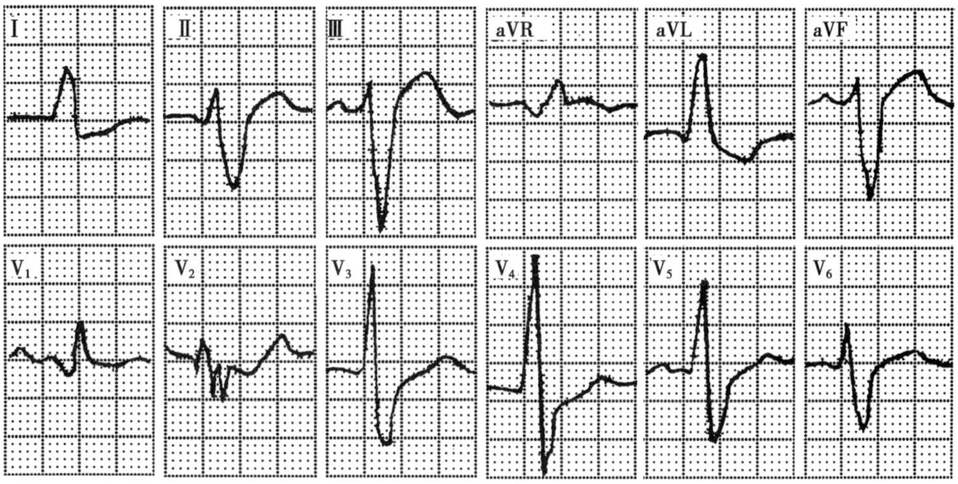

图 33-17　肢体导联伪装性右束支阻滞

V_1、V_2 导联可见 Q 波，提示患者有前间壁心肌梗死。Ⅱ、Ⅲ导联呈 rS 型，心电轴左偏约－75°，符合左前分支阻滞；V_1 导联呈 qR 型，V_5、V_6 导联有深 S 波，QRS 时限 0.16s，提示右束支阻滞，而肢体导联（Ⅰ、aVL）无 S 波，是由于左前分支阻滞掩盖了右束支阻滞，使右束支阻滞图形不典型

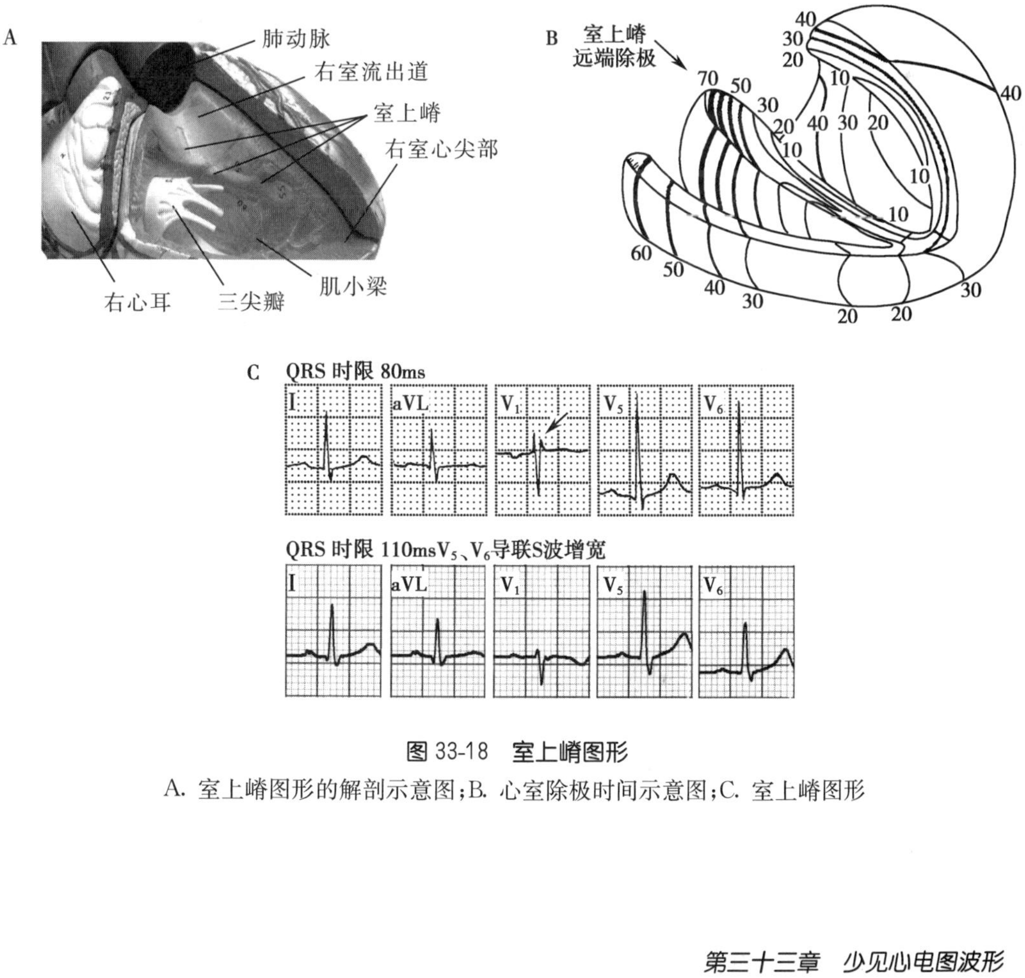

图 33-18　室上嵴图形

A. 室上嵴图形的解剖示意图；B. 心室除极时间示意图；C. 室上嵴图形

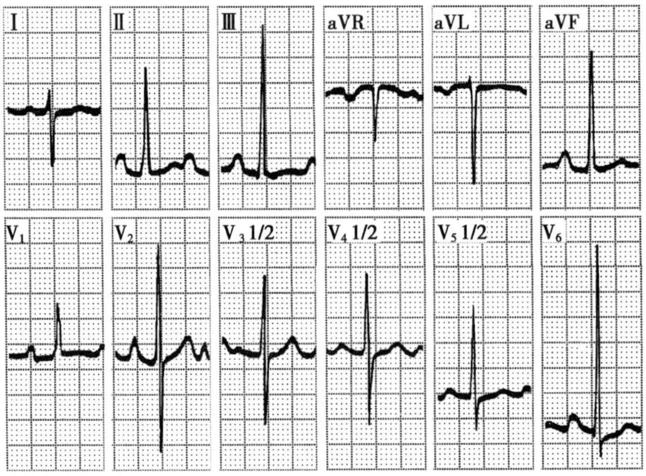

图 33-19　**双室肥厚的 Katz-Wachtel 征**

患者，女性，19 岁，法洛四联症。图中Ⅰ、V_3、V_4 导联 QRS 波正负双向波，提示双室肥厚，Ⅱ、Ⅲ、aVF 导联高大直立的 P 波提示右房肥大

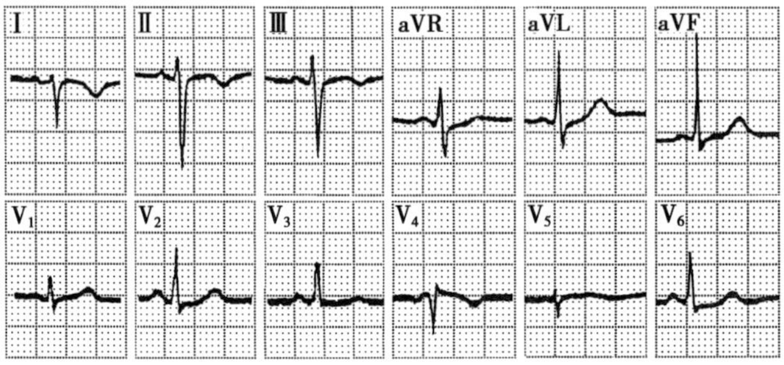

图 33-20　**持续幼稚型 T 波**

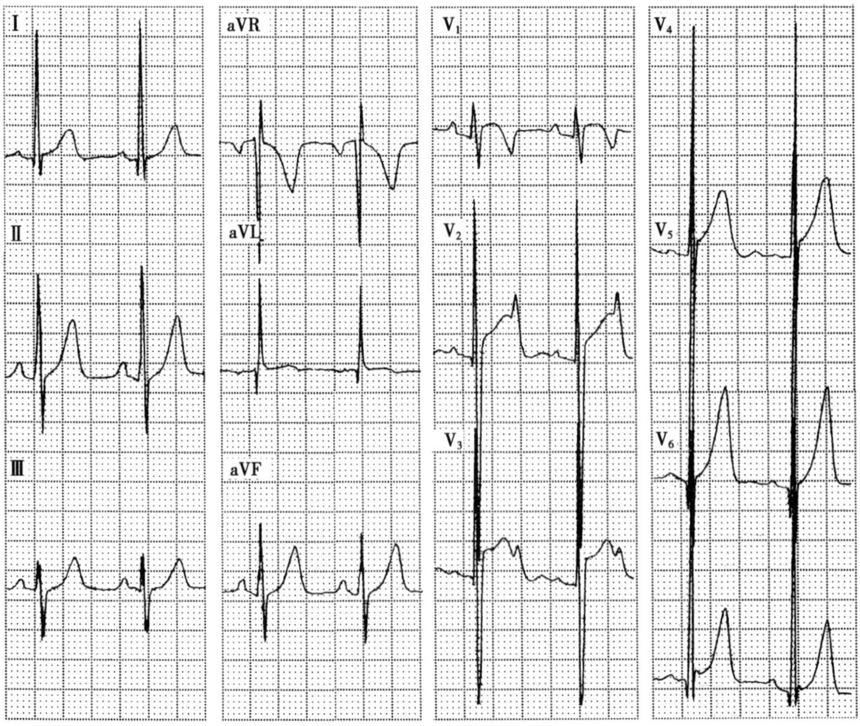

图 33-21　**圆顶尖角型 T 波**

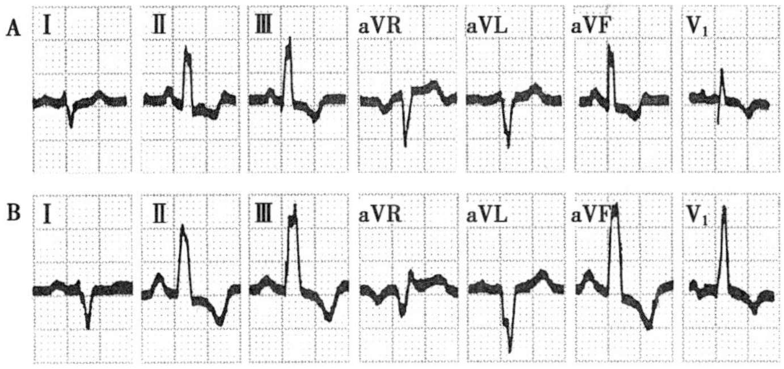

图 33-22　钩形 R 波心电图

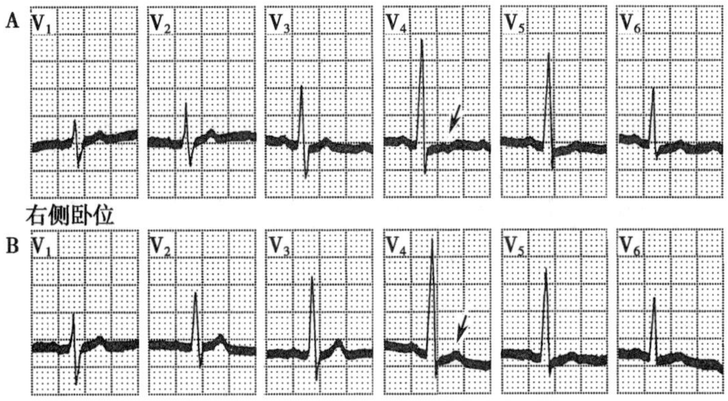

图 33-23　孤立性负性 T

A. 仰卧位时 V_4 导联 T 波倒置；B. 右侧卧位时，V_4 导联 T 波变为直立

（郭继鸿　陈 琪）

第三十四章

导联误接和心电图伪差

本章内容提要：

第一节　心电图概论

导联误接指由于操作不当致使心电图图形发生改变的人工伪差。导联误接包括：电极位置错误和导线错接。由于电极和导线的错误连接造成导线极性改变及导联轴位置变化、电位和不为 0 等，导致心电图图形发生变化；在缺少对比图（图 34-1）的情况下，常使心电图无法解释或导致错误判断。

一、肢体导联误接

（一）左右上肢反接心电图表现及诊断要点（图 34-2）

1. Ⅰ导联图形倒置（P-QRS-T 倒置、电轴右偏）；
2. Ⅱ导联与Ⅲ导联图形互换；
3. aVR 导联与 aVL 导联图形互换；
4. aVF 导联图形不变；
5. 胸壁导联图形不变（可与右位心鉴别）。

（二）左上肢与左下肢反接心电图表现及诊断要点（图 34-3）

1. Ⅰ导联与Ⅱ导联图形互换；
2. Ⅲ导联图形倒置；
3. aVR 导联图形不变；
4. aVL 导联与 aVF 导联互换。

（三）右上肢与左下肢反接心电图表现及诊断要点（图 34-4）

1. Ⅰ导联为Ⅲ导联倒置的图形；

2. Ⅲ导联为Ⅰ导联倒置的图形；

3. Ⅱ、aVR、aVF 导联是实际各自导联的倒置图形；

4. aVL 导联无变化。

(四) 右下肢与右上肢反接心电图表现及诊断要点(图 34-5)

1. Ⅰ导联为Ⅲ导联倒置的图形；

2. Ⅱ导联几乎呈 A 直线；

3. Ⅲ导联图形不变；

4. aVR 导联为 aVF 导联图形,但振幅不同；

5. aVL、aVF 导联图形与其相应的导线连接正确的导联相似,但振幅不同。

(五) 左上肢与右下肢反接心电图表现及诊断要点(图 34-6)

1. Ⅰ导联实际为Ⅱ导联；

2. Ⅱ导联图形不变；

3. Ⅲ导联几乎呈直线。

(六) 左右下肢反接心电图表现及诊断要点(图 34-7)

因为左右下肢电位相等,故与正常图形相比没有变化。

(七) 两上肢与对应的下肢均反接心电图表现及诊断要点(图 34-8)

1. Ⅰ导联几乎呈直线；

2. Ⅱ导联为Ⅲ导联图形倒置；

3. Ⅲ导联为自身图形倒置；

4. aVR 导联与 aVL 导联振幅与极性相同。

二、胸导联误接

正常的胸前导联心电图 V_1～V_2 呈 rs 型,V_5～V_6 呈 qR 型,表现胸前导联 V_1～V_5 R 波逐渐增高,s 波逐渐消失。如出现导联的误接只表现在 QRS 波群形态发生改变(图 34-9)。

三、导联误接的识别

1. 在肢体导联中Ⅰ导联心电图各波群倒置,胸导联又没提示有右位心的改变则提示左右手反连；

2. 任何一个肢体导联几乎呈直线则提示右下肢导联误接到对侧肢体某个导联；

3. aVL 导联呈负向波则提示右上肢误接到左上肢；

4. aVF 导联呈负向波则提示右上肢误接到左下肢；

5. 胸前导联识别看右侧个别导联的 R 波孤立的增高或左侧导联 S 波孤立的增深均有可能电极连错现象。

四、伪　差

1. 定义　凡不是由于心脏激动而发生于心电图上的改变都称为“伪差”。

2. 产生原因　产生的原因有很多,大多由操作不细致所致,也有一部分因其他情况造成,常见伪差有交流电干扰和肌颤干扰(图 34-10,34-11)。

3. 消除干扰　为了心电图的诊断准确,必须重新描记心电图,消除干扰的办法用酒精或导电糊仔细擦净皮肤,消除皮肤阻力,减少极化电压,检查地线连接是否正确,消除病人的紧张状态。

第二节　图　　谱

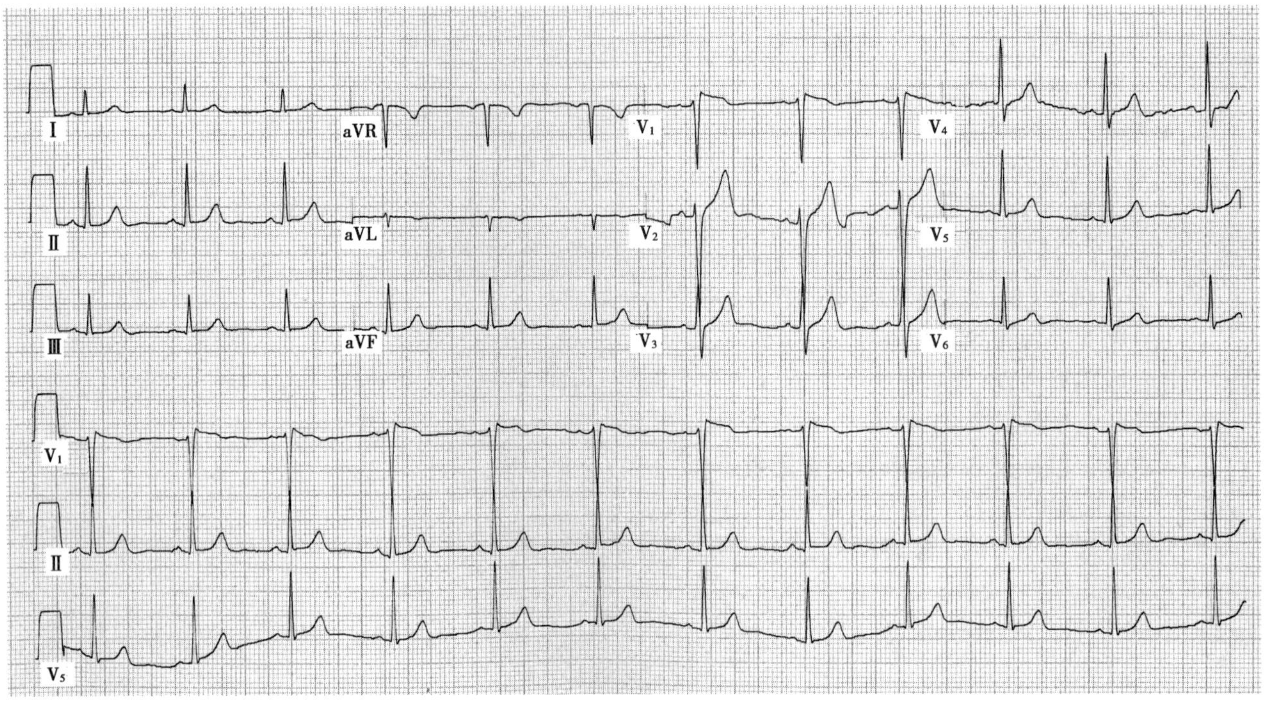

图 34-1　正常心电图

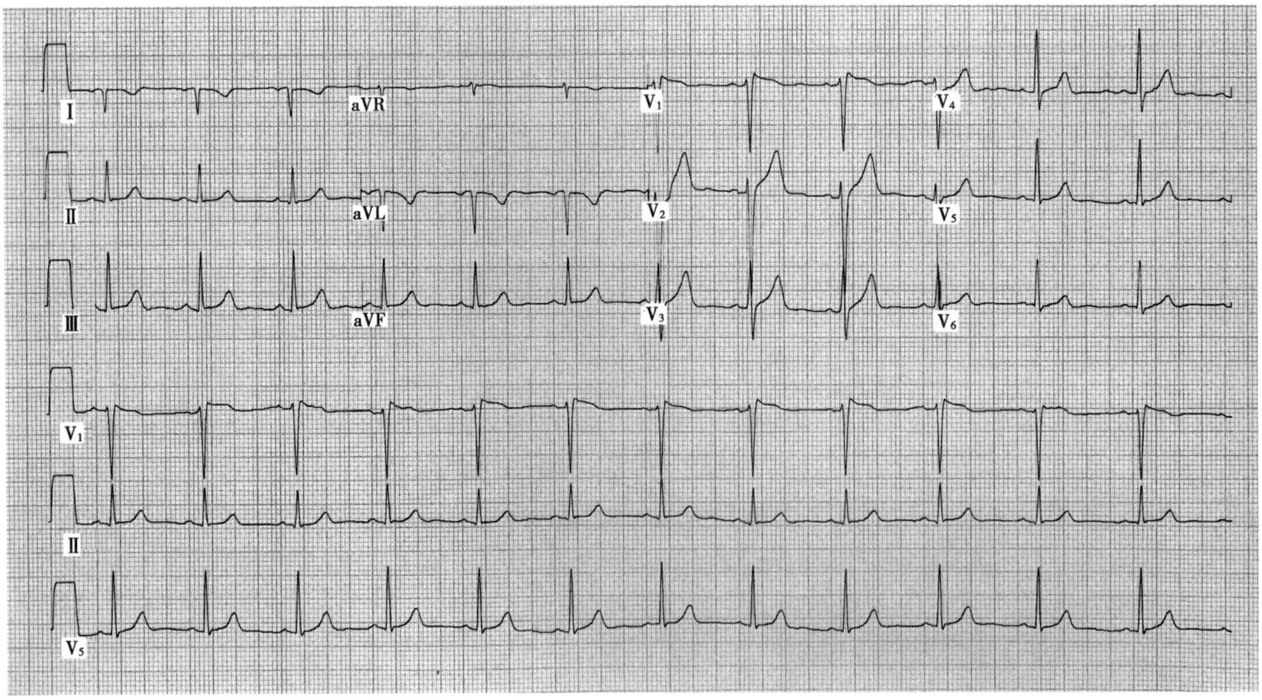

图 34-2　左右上肢反接

本图示左右手导联故意接反，与图 34-1 正常心电图相比可见Ⅰ导联图形倒置，Ⅱ导联与Ⅲ导联图形互换，aVR 导联与 aVL 导联图形互换。

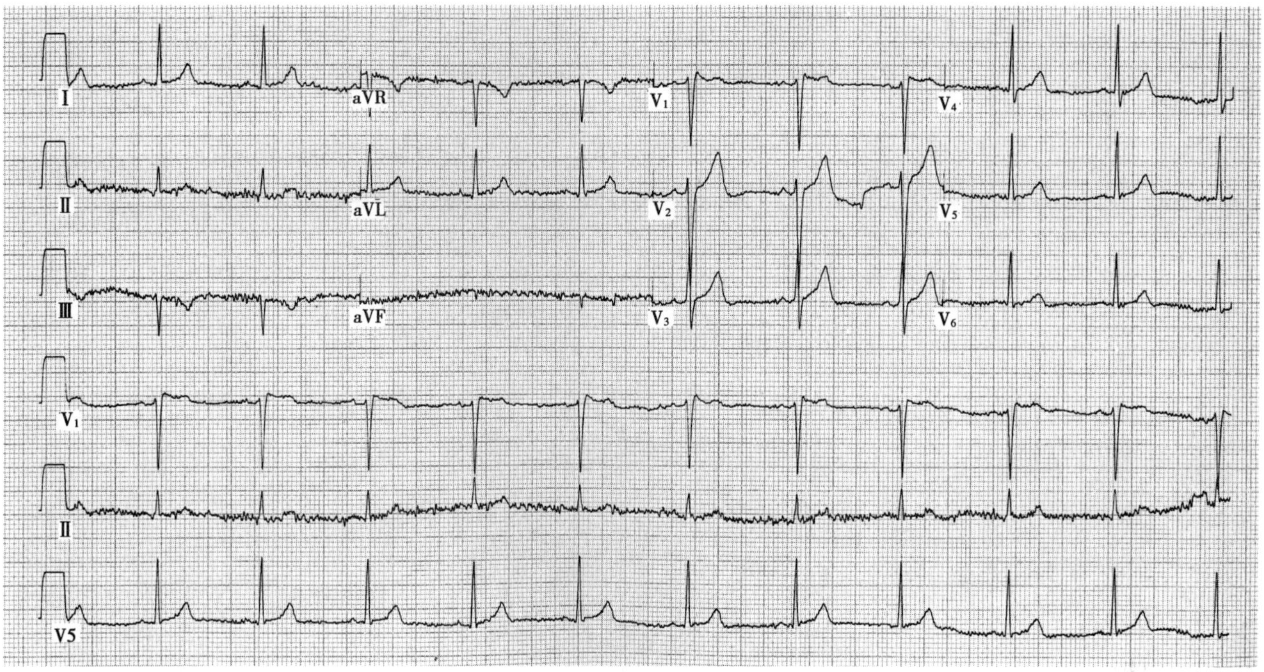

图 34-3　左上肢与左下肢反接

本图示左上肢与左下肢导联故意接反后肢体导联心电图的变化，与 34-1 正常心电图相比可见Ⅰ导联与Ⅱ导联图形互换，Ⅲ导联图形倒置，aVR 导联不变，aVL 导联 aVF 导联图形互换。

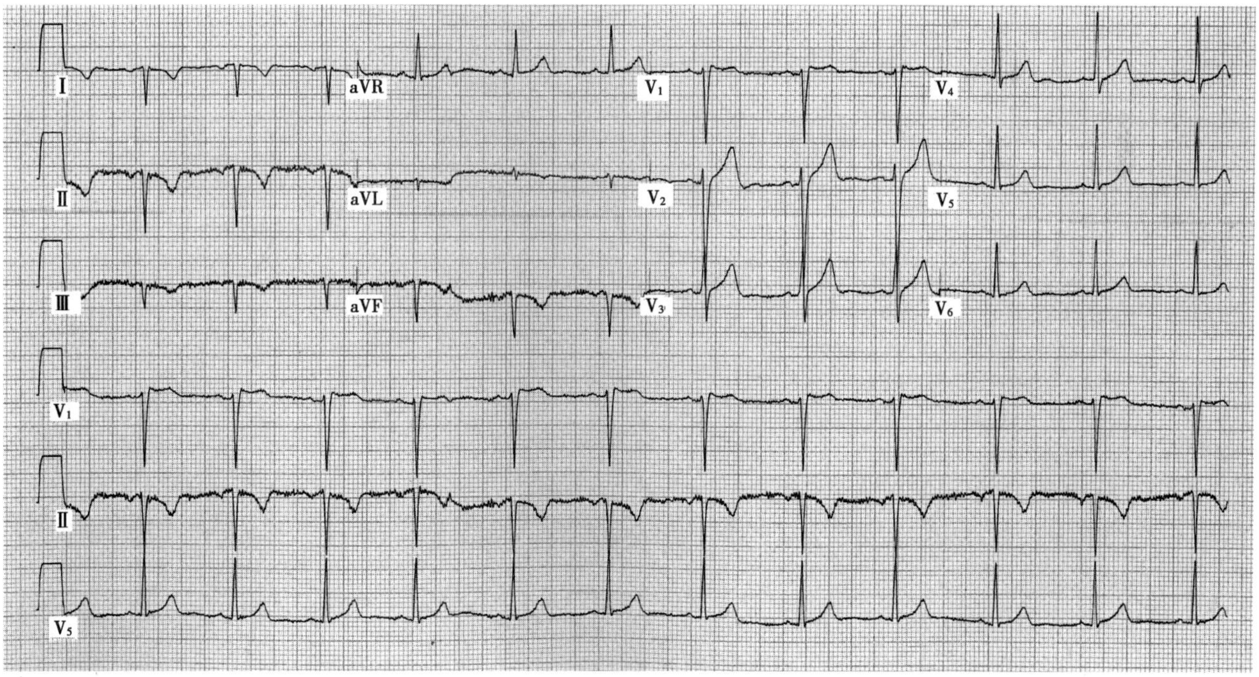

图 34-4　右上肢与左下肢反接

本图示右上肢与左下肢导联故意接反后肢体导联心电图的变化，与图 34-1 正常心电图相比可见 aVR 导联的 P-QRS-T 均直立，提示右上肢导联误接，而下壁导联所有波群均倒置，提示左下肢导联误接，如图所示，Ⅰ导联实际为Ⅲ导联倒置，Ⅲ导联实际为Ⅰ导联倒置，aVL 导联不变。

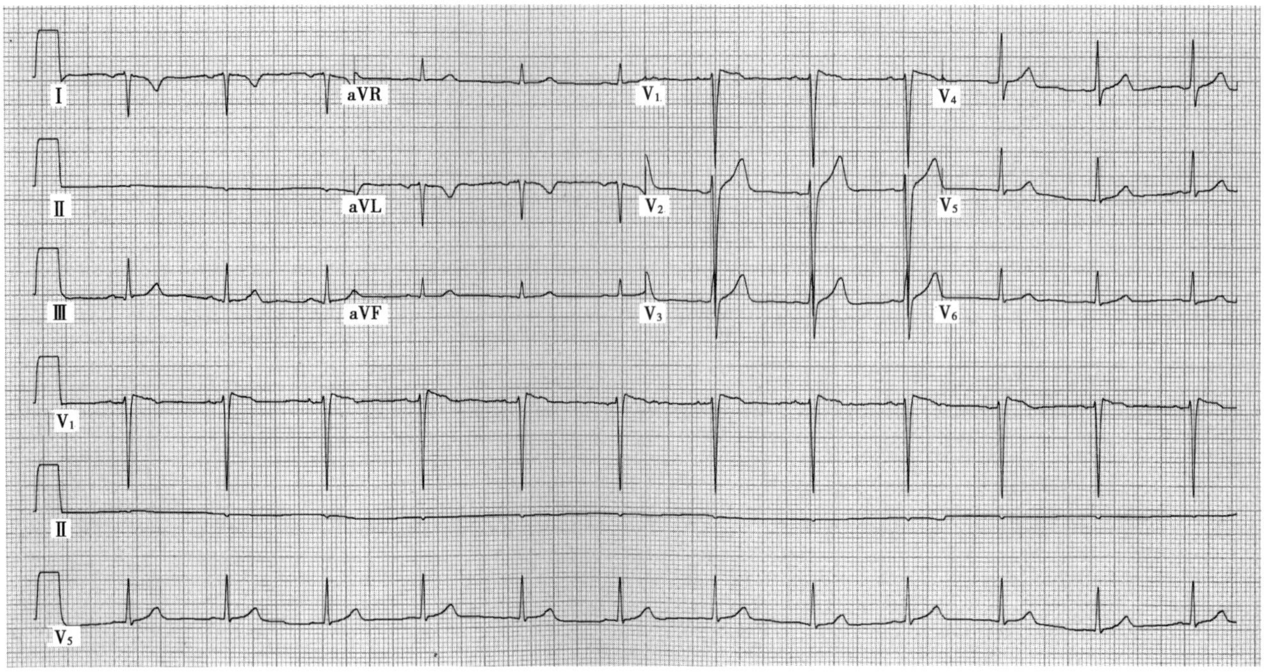

图 34-5　右上肢与右下肢反接

本图示右上肢与右下肢导联故意接反后肢体导联心电图的变化，与图 34-1 正常心电图相比可见Ⅰ导联为Ⅲ导联倒置，Ⅱ导联几乎呈直线，Ⅲ导联图形不变，aVR 导联为 aVF 导联图形，但振幅不同，aVL 导联、aVF 导联图形相似，但振幅不同。

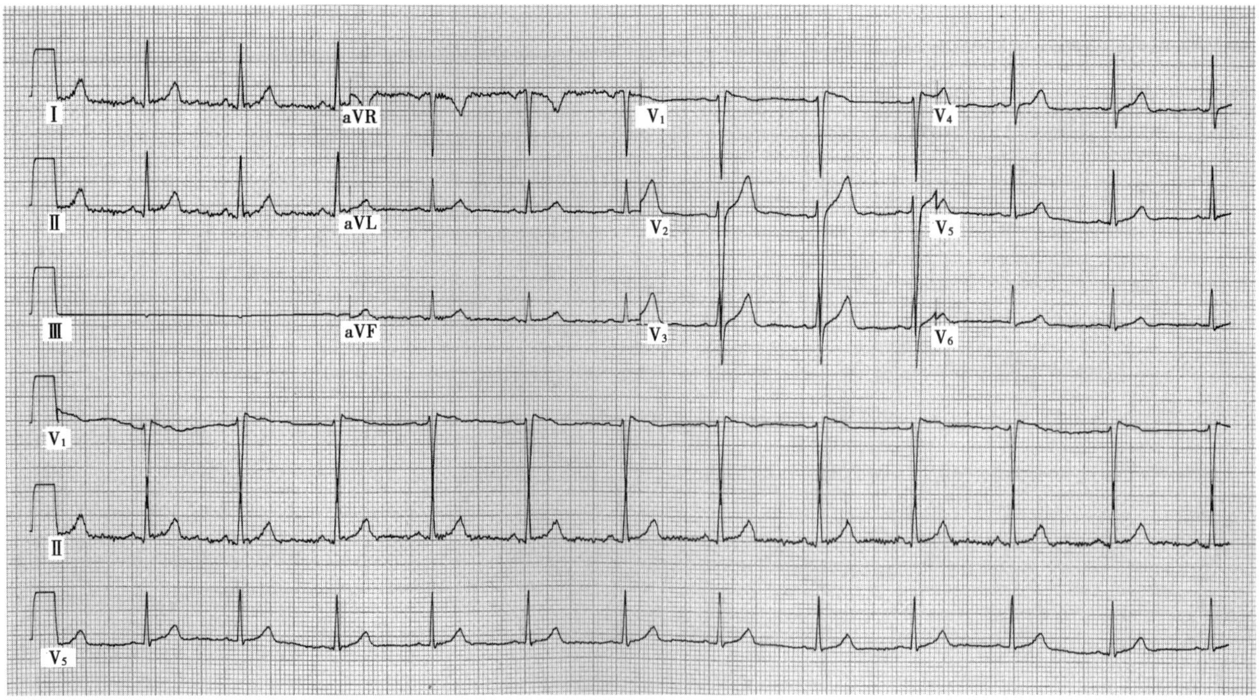

图 34-6　左上肢与右下肢反接

本图示左上肢与右下肢导联故意接反后肢体导联心电图的变化，与图 34-1 正常心电图相比可见Ⅰ导联实际为Ⅱ导联，Ⅱ导联没有变化，Ⅲ导联几乎呈直线。

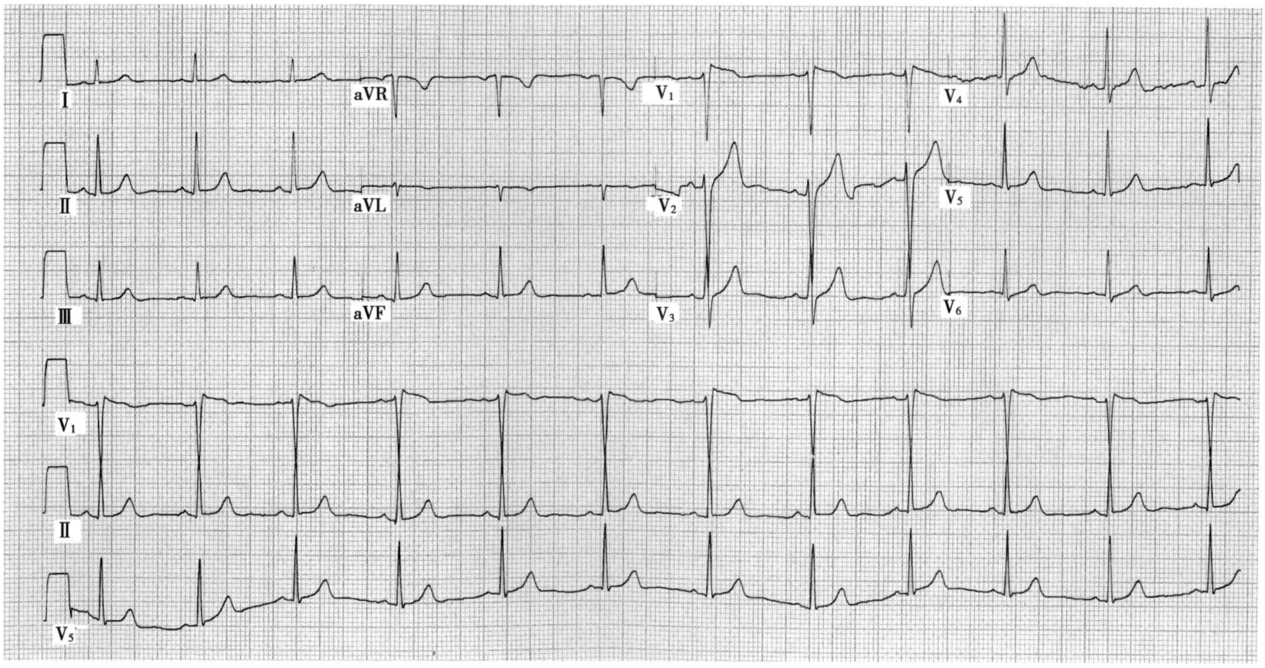

图 34-7　左右下肢反接

与正常心电图相比没有变化，因为左右下肢的电位是相等的。

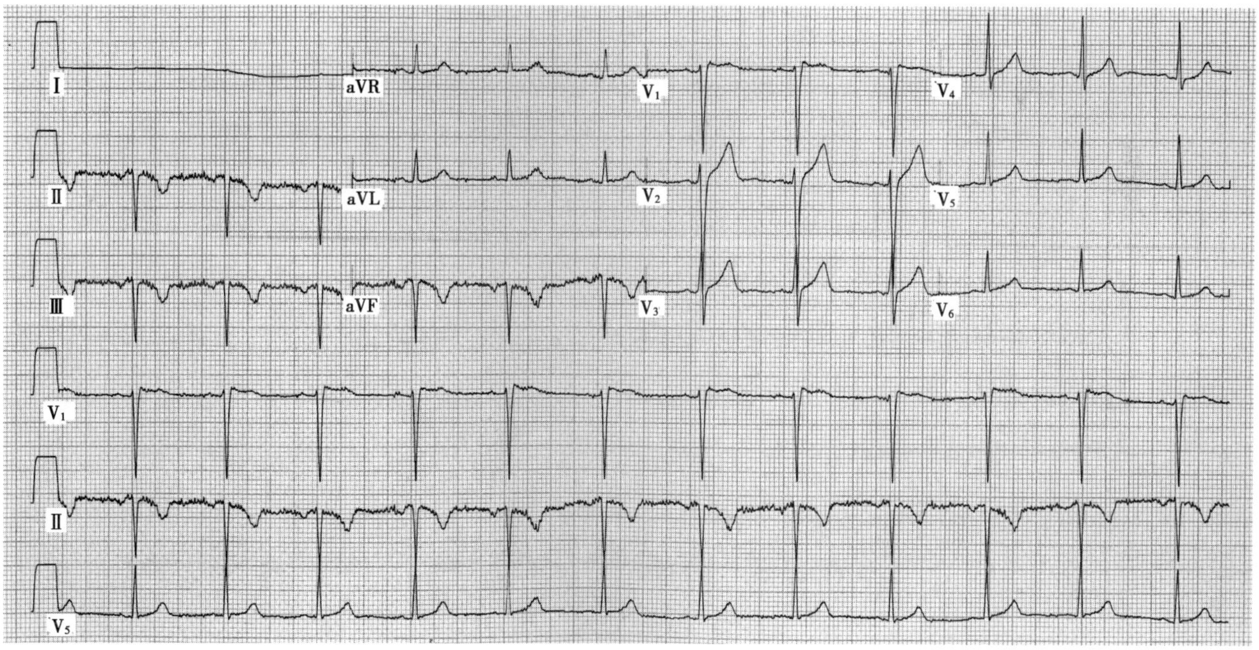

图 34-8　两上肢导联与相应的下肢导联反接

本图示两侧上下肢均接反后的心电图变化与图 34-1 正常心电图相比可见Ⅰ导联几乎呈直线，Ⅱ导联与Ⅲ导联为Ⅲ导联图形倒置。

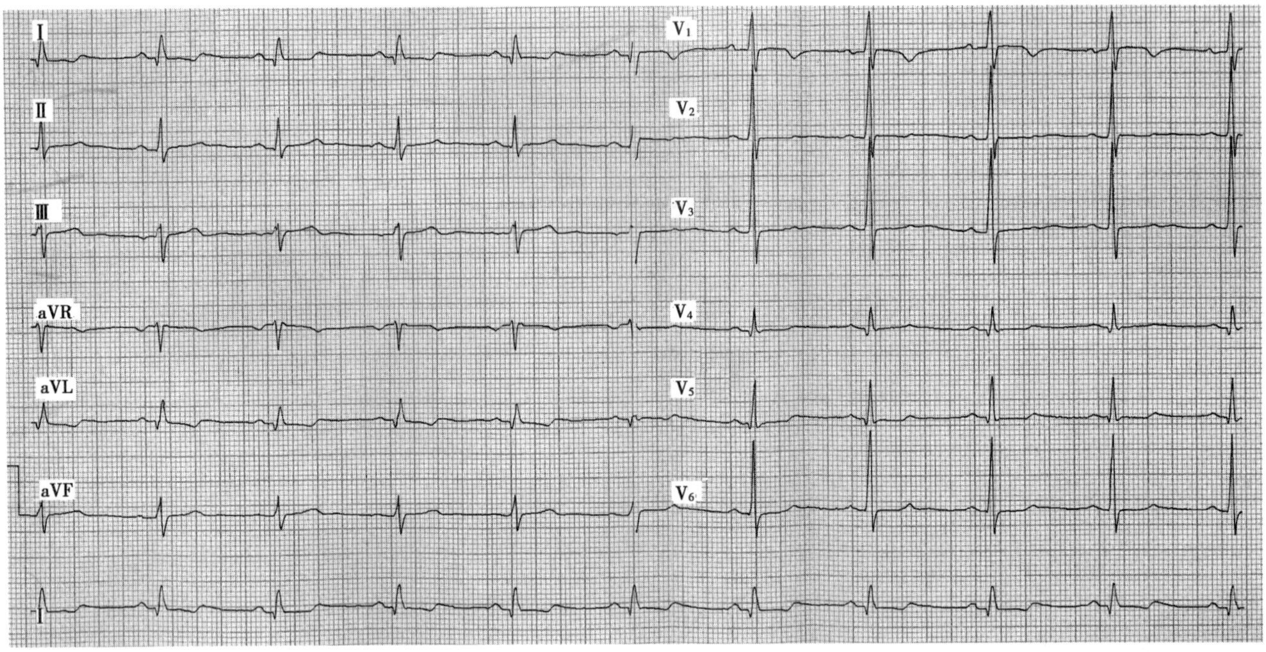

图 34-9　胸前导联误接

本图示胸前导联误接后的心电图变化可见 V_1 导联误接到 V_4 导联，V_2 导联误接到 V_5 导联，V_3 导联误接到 V_6 导联，V_4 导联误接到 V_1 导联，V_5 导联误接到 V_2 导联，V_6 导联误接到 V_3 导联所引起的 QRS 波群的不正常变化，应当与胸前导联递增不良相鉴别，递增不良的 QRS 波群变化是有规律的，而导联误接则没有。

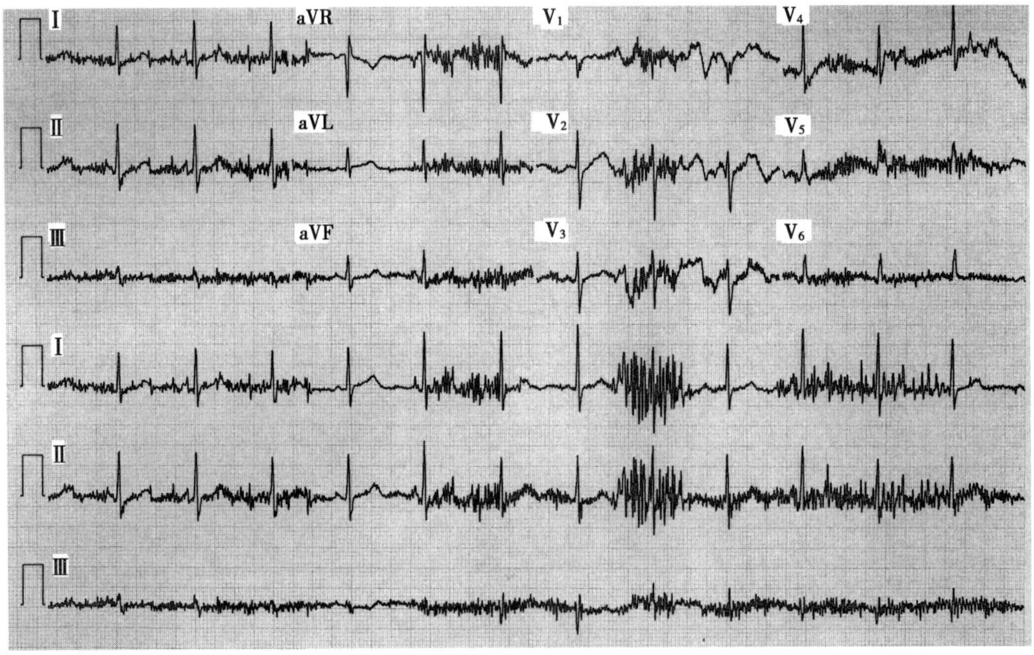

图 34-10　肌颤引起的心电图干扰

当患者肌肉震颤时，出现本图提示的干扰波，当干扰波不是很明显时，有时会误诊为心房颤动，但心房颤动一般表现为有规律的 f 波，且心室率不齐，临床应注意区别。

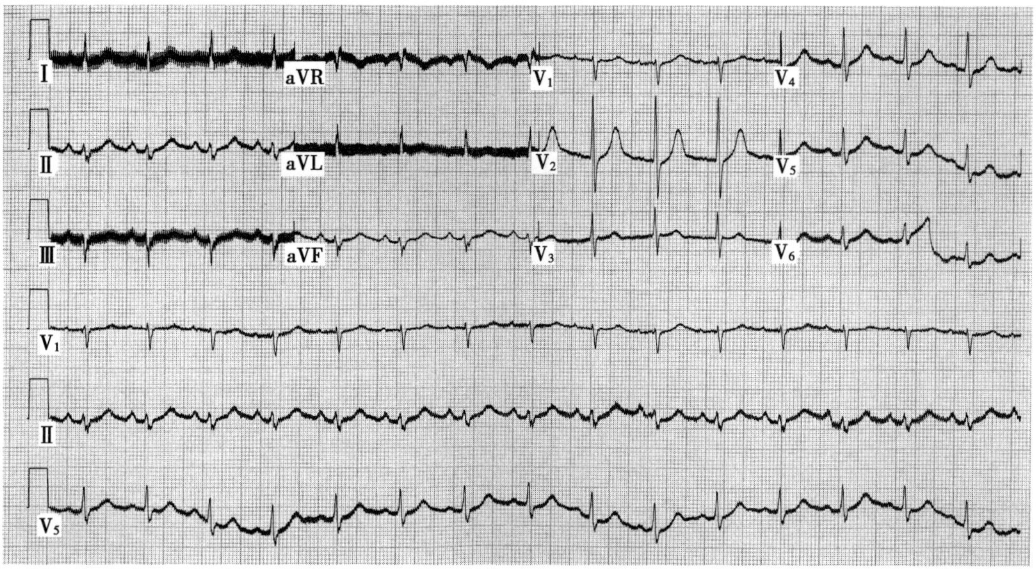

图 34-11　交流电干扰心电图形

见于Ⅰ、Ⅲ、aVR、aVL 导联振幅较大的瞬间干扰。

（王玉山　时晓蕾　刘 悦）

第三十五章

小儿正常心电图

本章内容提要:

第一节　心电图概论

一、小儿心电图基本特征

小儿心电图与成人心电图明显不同,年龄愈小,差异愈大。由于小儿在成长发育各个时期中,解剖生理变化较大,所以心电图呈现显著的年龄差异,具体表现在心率、心律、各间期、各导联的波形、振幅及时间的不同。

(一) 心率快

小儿因处在不断地生长发育阶段,新陈代谢旺盛,交感神经占优势,年龄愈小愈明显。因此,年龄愈小,心率愈快。

(二) 心律不齐明显

儿童大脑皮层控制机能较低,心律受情绪或呼吸影响较大,可以出现明显的心律不齐,婴幼儿发生率低。

(三) 各间期及各波时间短

小儿心脏较小,激动传导途径短,传导速度较快,故 P、QRS、T 波时限、PR、QT 间期时间均较成人短,并随年龄增长而相应增长。

(四) 各波振幅尤其胸导联振幅较高

小儿胸壁较薄,肺扩张不全,心脏靠胸壁较近,婴幼儿膈肌位置较高,心脏呈横位,心室与前胸贴近,加之皮肤及组织导电性能较好,因此,小儿 QRS 波振幅尤其胸导联振幅较成人为高。

(五) 右室占优势、心电轴右偏

在胎儿期营养和代谢产物的交换,氧与二氧化碳交换靠胎盘进行。肺处于萎缩状态,无功能。动脉导管及卵圆孔均开放,胎儿的左右心室都向体循环输送血液。右心室压力超过肺动脉压力及体循环压力,右室负荷较重;而胎盘阻力低,左室负荷较小,故新生儿右室占优势。这种血流动力学的特点可延续到出生后 6 个月,以后逐渐变化，至青春期心脏血管发育达到成人水平。所以，心电图表现心电轴右偏。

（六）T波在不同年龄期有一定改变

小儿心电图T波有许多特点，诸如新生儿早期T波振幅低平、Ⅰ、V_5、V_6导联T波倒置、V_1直立，自新生儿晚期至7岁前V_1导联T波变为倒置，其发生机制与新生儿及婴幼儿心电生理、自主神经及血流动力学特点相关。

二、小儿正常心电图

（一）心率（图35-1）

小儿心率易受情绪和镇静剂影响，操作时应保持安静，少用镇静剂。

1. 1岁以内100～140次/分

2. 1～5岁80～100次/分

3. 5岁以上60～100次/分

（二）心律

小儿心律受呼吸或情绪影响大，窦性心律不齐发生率较高。Nadoy报告婴幼儿窦性心律不齐发生率低，以后随年龄愈大发生率愈高。

1. 窦性心律　Ⅰ、Ⅱ、V_4～V_6导联P波直立、aVR导联P波倒置；

2. 窦性心律不齐　同导联RR间差＞0.12s、不同导联RR间差＞0.16s（图35-2）。

（三）P波

1. P波形态

（1）P波向量指向左下：Ⅰ、Ⅱ、V_2～V_6导联P波绝大多数直立，以Ⅱ导联最高。

（2）P波切迹：各年龄组均可见，以5～8岁多见。多出现于Ⅰ、aVL、V_2～V_6导联，切迹的双峰间期＜0.03s。

2. P波时间　P波时间过短无临床意义，随着年龄增长P波时间延长。

（1）6个月以内婴儿，P波≤0.07s；

（2）6月～5岁≤0.08s；

（3）5～14岁≤0.09s。

小儿P波时间在婴儿超过0.09s、儿童超过0.10s应考虑为异常。

3. P波电压　年龄越小由于右房占优势，P波电压越高。3个月后P波电压无明显特殊。

（1）新生儿P波电压可达0.3mV；

（2）＜3个月可达0.25mV；

（3）3个月以后≤0.2mV。

（四）PR间期

PR间期随年龄和心率而变化，小儿各年龄组PR间期随年龄增长而延长，随心率增快而缩短。

1. 儿童PR间期正常低限为0.09s，

2. 婴儿PR间期上限为0.14s；

3. 青春期延长到0.18s。

（五）QRS波

1. QRS波群时间　QRS波群时间随年龄增长逐渐延长，从出生时0.05s可增加到青少年的0.07s，最长实测值达0.10s。

2. QRS波群平均电轴　正常小儿QRS波群额面平均电轴普遍较成人右偏，年龄越小越显著。小儿心电轴正常值参考：

（1）1～3月婴儿心电轴＋20°～＋140°；

（2）3月～14岁0°～＋120°；

电轴异常除考虑左右心室肥厚外，还需考虑心脏在胸腔的位置以及室内传导等因素。

3. Q 波　小儿不同年龄各导联 Q 波出现率不同(图 35-3)。

(1) Q 波深度：小儿 Q 波较成人深。3 岁以内Ⅱ、Ⅲ、aVF 导联 Q 波可见＞1/4 R 波、Ⅲ、导联 Q 波可超过同导联 1/2 R 波，这一现象随年龄增长而逐渐减轻。

1) Ⅰ导联＜0.25mV，婴儿Ⅰ、aVL 导联一般无 Q 波；

2) V_5、V_6 导联＜0.45mV；

3) 1 岁以后，V_1、V_3 R 导联及其他右胸导联不能出现 Q 波或呈 qR 型。

(2) Q 波时间：各年龄组小儿 Q 波时间均不超过 0.04s，否则视为病理性 Q 波。

4. R 波

(1) R 波振幅：

1) aVR 导联 R 波随年龄增加而减小，R/Q＜1；

2) aVL 导联≤1.0mV；

3) aVF 导联：①＜1 月≤1.4mV；②1 月～1 岁≤1.6mV；③1～5 岁≤1.7mV；④5～15 岁≤1.8mV；超过以上振幅视为高电压。

4) V_1 导联：V_1 导联 R 波振幅以新生儿最高，以后随年龄增长而减少。①＜1 月≤2.5mV；②1 月～5 岁≤1.5mV；③5～10 岁＜1.2mV；④10～16 岁＜1.0mV。

5) V_5 导联：V_5 导联 R 波振幅随年龄增长而增加。除 7 天以内新生儿外，小儿 V_5 导联 R 波振幅均应大于成人(图 35-4)。

①7 天以内新生儿＜1.0mV；②7 天～5 岁＜3.0mV；③6～10 岁＜3.5mV；④10～16 岁＜3.0mV。

(2) QRS 波群综合振幅：QRS 波群综合振幅反映心室电势，左心室电势为：$R_{Ⅰ}+S_{Ⅲ}$ 和 $R_{V_5}+S_{V_1}$；右心室电势为 $R_{V_1}+S_{V_5}$。

1) 左心室 QRS 波综合振幅：①$R_{Ⅰ}+S_{Ⅲ}$＜1 岁＜2.5mV；＞1 岁＜2.0mV；②$R_{V_5}+S_{V_1}$：其值随年龄增长而增加：＜1 月＜2.8mV；1 月～2 岁＜3.5mV；2～4 岁＜3.8mV；4～13 岁＜4.5mV；14～16 岁＜4.0mV。

2) 右心室 QRS 波群综合振幅

①$R_{V_1}+S_{V_5}$ 为右心室电势，其值随年龄增长而减低：(图 35-5)＜1 岁＜2.0mV；1～3 岁＜2.0mV；3 岁以后＜1.5mV；成人＜1.2mV。②V_1 导联 R/S 比值：V_1 导联 R/S 比值随年龄增长而缩小。③V_5 导联 R/S 比值：V_5 导联 R/S 比值＜1，主要见于新生儿，6 个月以后少见。6 个月以后 R/S 比值应＞1。因此，V_5 导联 R/S 比值＜1，比 V_1 导联 R/S 比值＞1 诊断右心室肥厚更有意义。

5. 室壁激动时间(VAT)

(1) V_1 导联 VAT 小儿长于成人：≤0.04s；

(2) V_5 导联 VAT 小儿短于成人：＜1 月≤0.035s；＞1 岁≤0.04s。

(六) ST 段

1. 肢体导联(Ⅱ、Ⅲ、aVF)上移≤0.1mV，下移≤0.05mV。

2. 右胸导联上移＜0.2mV，下移＜0.05mV，婴幼儿最高可达 0.2mV。

(七) T 波

1. T 波形态　正常为光滑、圆钝形，前支较后支徒。T 波电轴与 QRS 电轴基本一致，因此 T 波方向与 QRS 主波方向一致。

2. T 波振幅　6 个月以后 T 波不应＜1/10 R 波。

(八) QT 间期

QT 间期包括全部心室除极和复极时间。QT 间期与年龄、心率密切相关，其随年龄增长逐渐延长，且心率愈快 QT 间期愈短。

第二节 图 谱

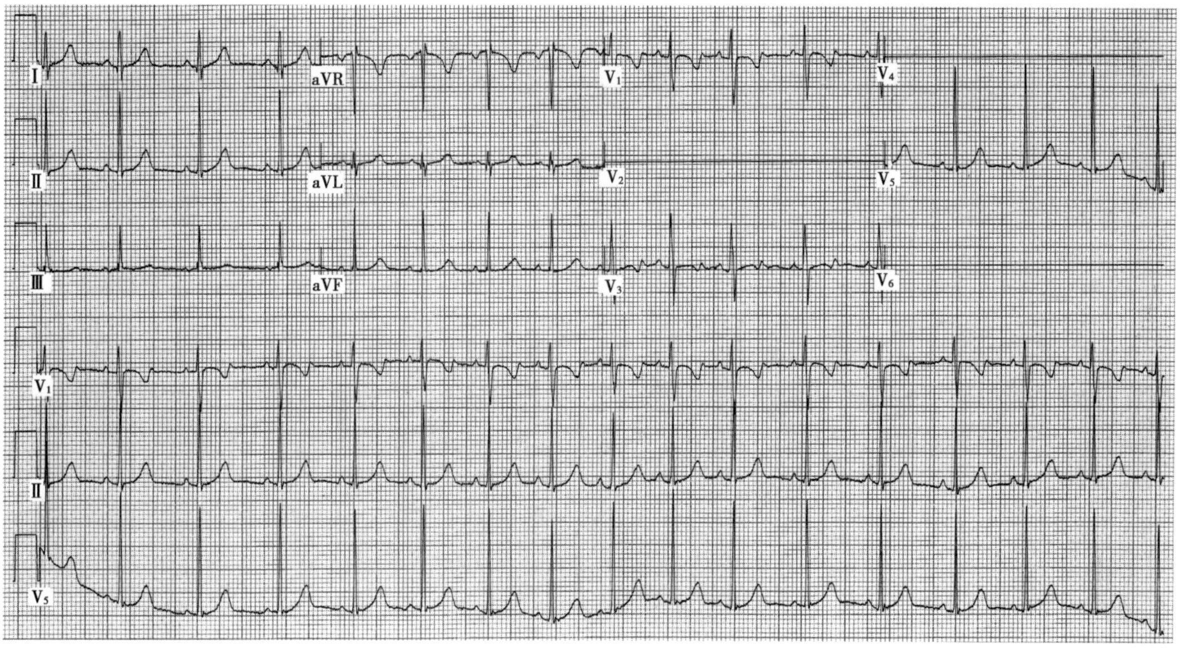

图 35-1 3 岁小儿心电图

心电图示：窦性心律不齐，心率 97 次/分，PR 间期 0.11s，QT 间期 0.34s，QRS 时限 0.66s，QRS 电压正常；电轴 66°；T：V_1 导联倒置、V_3 双向。

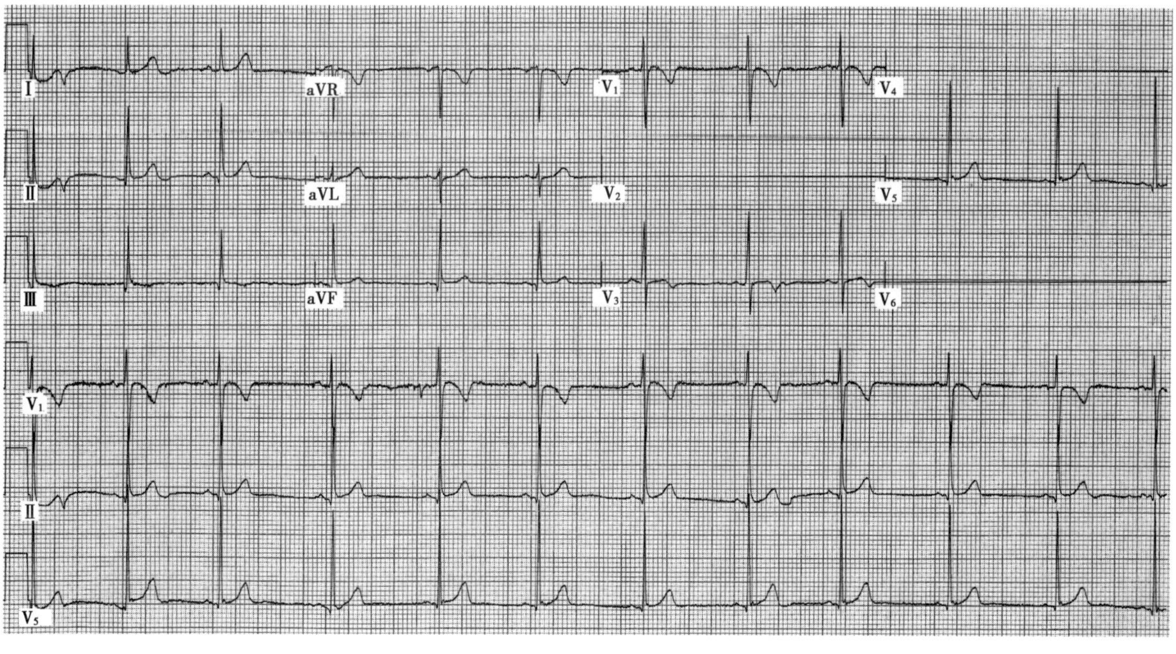

图 35-2 6 岁小儿心电图

心电图示：窦性心律不齐（同导联 PP 间差＞0.12s），平均心率 66 次/分，PR 间期 0.12s，QT 间期 0.33s，QRS 时限正常，电轴 62°；T：V_1、V_3 导联倒置。

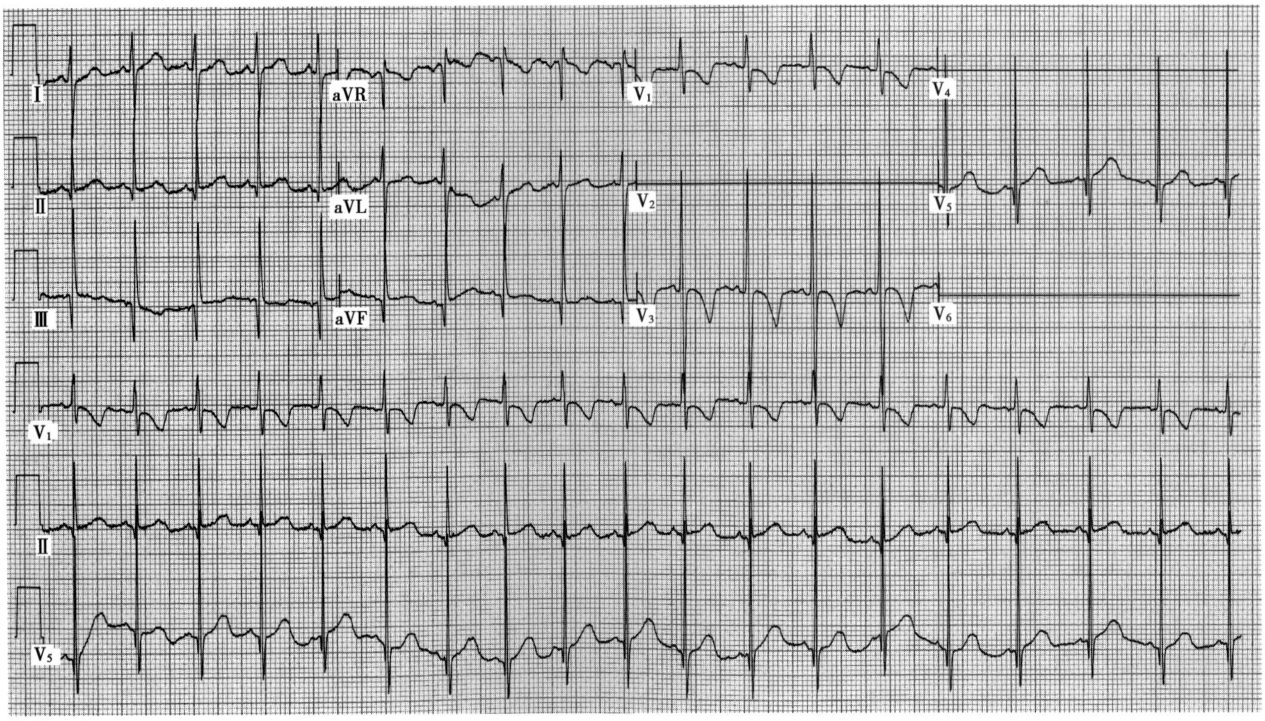

图 35-3　2 岁小儿心电图

心电图示：窦性心律，心率 94 次/分，PR 间期 0.94s，QT 间期 0.30s，电轴＋92°，QRS：Ⅲ、aVF 导联可见 Q 波，其 Q 波＞同导联 1/4R 波；T：V_1、V_3 倒置。

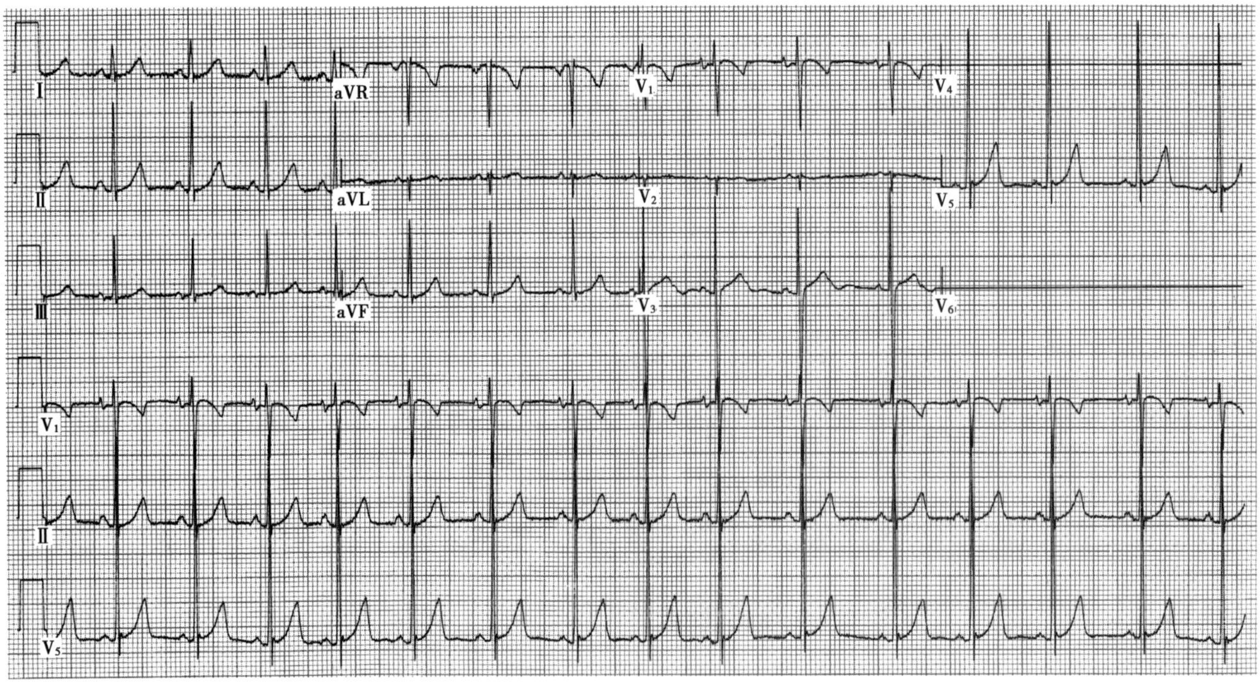

图 35-4　8 岁小儿心电图

心电图示：窦性心律不齐，心率 91 次/分，PR 间期 0.12s，QT 间期 0.38s，QRS：V_5 呈 Rs 型、V_5 电压 3.2mV，QRS 时限 0.62s。

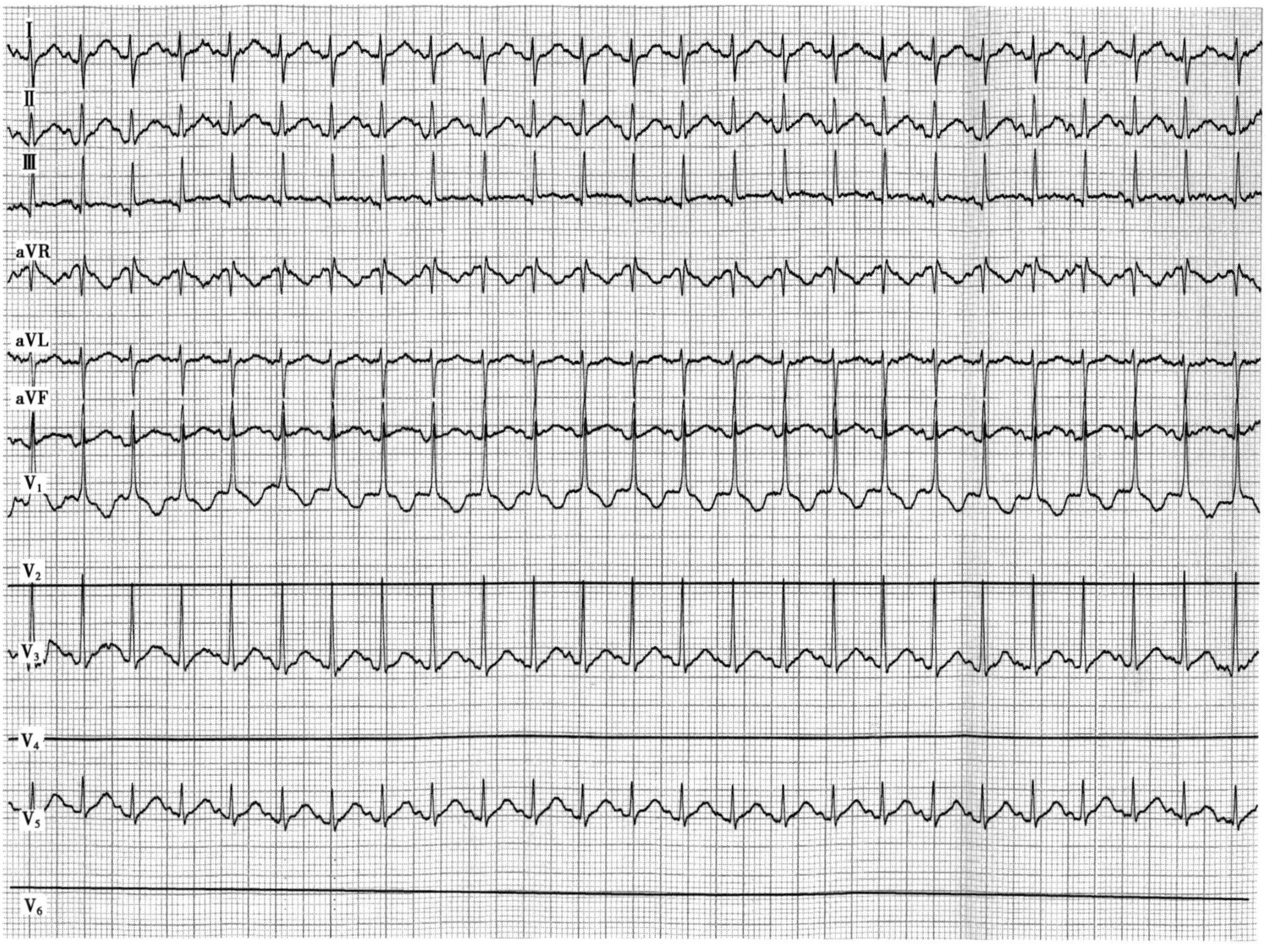

图 35-5　24 天小儿心电图

心电图示：窦性心动过速，心率 162 次/分，PR 间期 0.10s，QT 间期 0.26s，QRS：Ⅰ导呈 rS 型，Ⅲ呈 qR 型、电轴+113°；胸导 V_1 呈 R 型、V_5 呈 Rs 型，$R_{V_1}+S_{V_5}=1.4mV$。

（陶晓娟）

附录 1　额面心电轴测定表

Ⅲ \ Ⅰ	−10	−9	−8	−7	−6	−5	−4	−3	−2	−1	0	1	2	3	4	5	6	7	8	9	10
−10	240	242	244	246	248	251	254	257	261	265	−90	−84	−78	−72	−66	−60	−53	−47	−41	−35	−30
−9	238	240	242	244	247	249	252	256	260	264	−90	−83	−77	−70	−63	−56	−49	−42	−36	−30	−25
−8	236	238	240	242	245	247	251	255	259	263	−90	−82	−75	−68	−59	−51	−43	−37	−30	−24	−19
−7	234	236	238	240	243	245	249	253	257	262	−90	−81	−73	−64	−55	−45	−37	−30	−23	−17	−13
−6	232	234	235	237	240	243	246	251	256	261	−90	−80	−70	−60	−49	−39	−30	−22	−16	−11	−7
−5	229	231	233	235	237	240	244	248	254	260	−90	−77	−65	−53	−41	−30	−19	−14	−9	−4	0
−4	226	228	230	231	234	236	240	244	251	258	−90	−74	−58	−43	−30	−19	−11	−5	−1	3	6
−3	223	225	226	228	230	232	235	240	246	255	−90	−68	−50	−30	−15	−7	−1	4	8	11	13
−2	220	221	222	223	224	227	230	234	240	250	−90	−54	−30	−10	−1	6	11	13	16	18	19
−1	215	216	217	218	219	220	222	225	230	240	−90	−30	−2	8	14	18	20	21	22	23	24
0	210	210	210	210	210	210	210	210	210	210		30	30	30	30	30	30	30	30	30	30
1	206	204	203	202	200	198	194	187	178	150	90	60	50	44	42	40	39	38	37	36	35
2	199	197	195	193	190	185	179	168	150	124	90	70	60	52	50	47	45	43	42	41	40
3	192	190	188	184	180	173	163	150	132	112	90	75	66	60	56	52	50	48	46	44	43
4	186	184	179	175	169	161	150	137	120	106	90	78	70	65	60	56	54	52	50	48	47
5	180	176	172	166	159	150	139	127	114	103	90	80	74	68	64	60	57	55	53	51	49
6	173	169	164	158	150	141	130	120	110	100	90	82	76	71	67	63	60	58	56	54	52
7	167	162	157	150	143	134	125	116	107	99	90	83	77	73	69	66	63	60	58	56	54
8	161	156	150	144	136	129	120	112	105	98	90	83	79	75	71	68	65	62	60	58	56
9	155	150	145	138	131	125	116	110	103	97	90	84	80	76	73	70	67	64	62	60	58
10	150	145	140	135	127	120	114	108	101	96	90	85	81	77	74	71	68	66	64	62	60

注：横列及纵列分别为Ⅰ、Ⅲ导联 QRS 波振幅的代数和(mm)。

附录 2　不同心率 QT 间期正常值范围

图中注有 100%的粗线代表平均值，其上下曲线表示一般的最高及最低范围；QT 间期及 RR 间期的单位为秒，心率单位为次/分(bpm)。

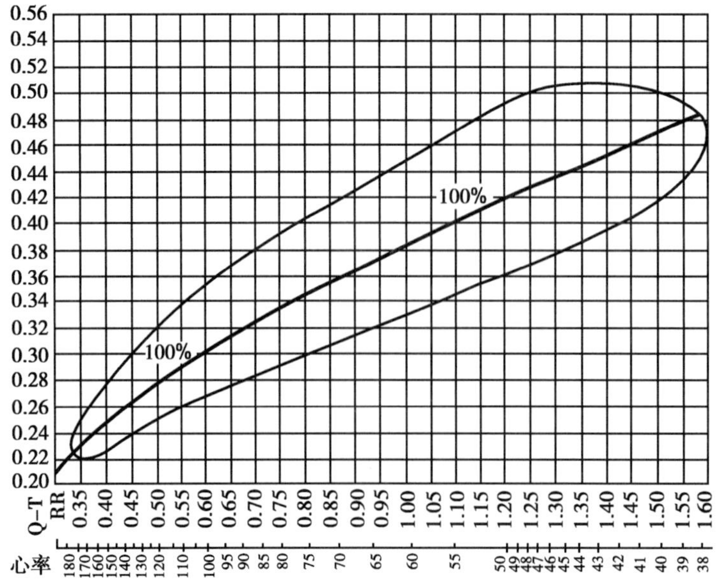

附录 3　心动周期、心率与 QT 间期正常最高值对照表

RR(s)	心率	QT(s)		RR(s)	心率	QT(s)		RR(s)	心率	QT(s)		RR(s)	心率	QT(s)	
		男	女			男	女			男	女			男	女
0.30	200	0.24	0.25	0.60	100	0.34	0.35	0.90	67	0.41	0.43	1.20	50	0.47	0.51
0.32	187	0.25	0.26	0.62	97	0.34	0.36	0.92	65	0.42	0.44	1.22	49	0.48	0.51
0.34	176	0.26	0.27	0.64	94	0.35	0.36	0.94	64	0.42	0.45	1.24	48	0.48	0.51
0.36	167	0.26	0.28	0.66	91	0.35	0.37	0.96	63	0.42	0.45	1.26	48	0.49	0.51
0.38	158	0.27	0.28	0.68	88	0.36	0.38	0.98	61	0.43	0.46	1.28	47	0.49	0.52
0.40	150	0.27	0.29	0.70	86	0.36	0.39	1.00	60	0.43	0.46	1.30	46	0.49	0.53
0.42	143	0.28	0.30	0.72	83	0.37	0.39	1.02	59	0.44	0.46	1.32	45	0.50	0.53
0.44	136	0.29	0.30	0.74	81	0.37	0.40	1.04	58	0.44	0.47	1.34	45	0.50	0.54
0.46	130	0.29	0.31	0.76	79	0.38	0.41	1.06	56	0.45	0.47	1.36	44	0.51	0.54
0.48	125	0.30	0.32	0.78	77	0.38	0.41	1.08	55	0.45	0.47	1.38	43	0.51	0.54
0.50	120	0.31	0.32	0.80	75	0.39	0.41	1.10	54	0.46	0.49	1.40	43	0.51	0.55
0.52	115	0.31	0.33	0.82	73	0.39	0.41	1.12	53	0.46	0.49	1.42	42	0.52	0.55
0.54	111	0.32	0.34	0.84	71	0.40	0.42	1.14	52	0.47	0.49	1.44	41	0.52	0.56
0.56	107	0.32	0.34	0.86	70	0.40	0.42	1.16	51	0.47	0.50	1.46	41	0.53	0.56
0.58	103	0.33	0.35	0.88	68	0.41	0.43	1.18	50	0.47	0.50	1.48	40	0.53	0.57

附录 4　正常 PR 间期的最高限度表(s)

年龄	心率(次/分)				
	<70	71～90	91～110	111～130	>130
成年人(高大)	0.21	0.20	0.19	0.18	0.17
成年人(瘦小)	0.20	0.19	0.18	0.17	0.16
14～17 岁	0.19	0.18	0.17	0.16	0.15
7～13 岁	0.18	0.17	0.16	0.15	0.14
1.5～6 岁	0.17	0.165	0.155	0.145	0.135
0～1.5 岁	0.16	0.15	0.145	0.135	0.125

附录 5　不同年龄组儿童 P、QRS、T 波的平均电轴

年龄	P			QRS			T		
	平均值	最小值	最大值	平均值	最小值	最大值	平均值	最小值	最大值
出生～1 天	60	−30	90	137	75	190	77	−10	180
1～30 天	58	0	90	116	−5	190	37	−10	130
1～6 个月	56	30	90	72	35	135	44	0	90
7～12 个月	55	30	75	64	30	135	39	−30	90
2～5 岁	50	−30	75	63	0	110	35	−10	90
6～12 岁	47	−30	75	66	−15	120	38	−20	70
13～16 岁	54	0	90	66	−15	110	41	30	90

附录 6　关键词英中文对照

A

2∶1 atrioventricular block	2∶1 房室阻滞
abnormal automaticity	自律性异常
accelerated atrial rhythm	加速性房性心律
accelerated idioventricular rhythm	加速性室性自主心律
accelerated junctional rhythm	加速性交界性心律
accelerated junctional tachycardia	加速性交界性心动过速
atrioventricular accessory pathway	房室旁路
acchrophage phenomenon	钩拢现象
acute myocardial infarction	急性心肌梗死
acute pericarditis	急性心包炎
acute coronary insufficiency	急性冠状动脉供血不足
Adams-Strokes syndrome	阿斯综合征
amiodarone	胺碘酮
angina pectoris	心绞痛
antiarrhythmic drugs	抗心律失常药物
aneurysm	室壁瘤
arrhythmogenic right ventricular cardiomyopathy, ARVC	致心律失常性右室心肌病
artifact	伪差
atrial dissociation	心房分离
atrial enlargement	心房肥大
atrial fibrillation, Af	心房颤动
atrial flutter, AF	心房扑动
atrial fusion wave	房性融合波
atrial parasystole	房性并行心律
atrial premature beat	房性早搏
atrial septal defect, ASD	房间隔缺损
atrial standstill	心房静止
atrial tachycardia	房性心动过速
atrio-ventricular block	房室阻滞
atrioventricular bundle	房室束
atrial ventricular dissociation	房室分离
atrioventricular junctional arrhythmia	房室交界性心律失常
atrioventricular node	房室结
atrioventricular nodal reentrant tachycardia, AVNRT	房室结折返性心动过速
atrioventricular reentrant tachycardia, AVRT	房室折返性心动过速
augmented unipolar limb lead	加压单极肢体导联
auricular infarction	心房梗死
automatic atrial tachycardia, AAT	自律性房性心动过速
automatic mode switching, AMS	自动模式转换

B

bidirectional ventricular tachycardia	双向性室性心动过速
bifascicular block	双分支阻滞
bradycardia-tachycardia syndrome	慢快综合征
bilateral atrial hypertrophy	双侧心房肥大
bilateral ventricular hypertrophy	双侧心室肥厚
brain hemorrhage	脑出血
Brugada syndrome	Brugada 综合征
Brugada wave	Brugada 波
bundle branch block	束支阻滞
bundle branch reentrant tachycardia	束支折返性心动过速
bundle of His	希氏束

C

Cabrera signe	Cabrera 征
cardiac pacing	心脏起搏
cardiac resynchronization therapy	心脏再同步治疗
cardiac vectors	心向量
cerebral arterial thrombosis	缺血性脑卒中
Chapman signe	Chapman 征
chest leads	胸导联
chronic pulmonary heart disease	慢性肺源性心脏病
chronic coronary insufficiency	慢性冠状动脉供血不足
chronic nonparoxysmal sinus tachycardia	慢性非阵发性窦性心动过速
compensatory period	代偿间期
complete atrioventricular block	完全性房室阻滞
concealed conduction	隐匿性传导
concealed accessory pathway	隐匿性旁道
congenital heart disease	先天性心脏病
connective tissue disorder,CTD	结缔组织病
constrictive pericarditis,CP	缩窄性心包炎
coronary artery spasm	冠状动脉痉挛
coronary sinus rhythm	冠状窦心律
coupling interval	联律间期

D

decremental conduction	递减传导
delayed depolarization	延迟除极
dextrocardia	右位心
digitalis toxicity	洋地黄中毒
dilated cardiomyopathy	扩张型心肌病
dissociation	分离

disturbance atrial tachycardia	紊乱性房性心动过速
dominant atrioventricular accessory pathway	显性房室旁路
dual chamber pace electrocardiogram	双腔起搏心电图
drug effects	药物影响
dual pathways	双径路
dynamic electrocardiogram, DCC	动态心电图

E

early after depolarization	早期后除极
early repolarization syndrome, ERS	早期复极综合征
ectopic beat	异位搏动
effective refractory period, ERP	有效不应期
Einthoven triangle	Einthoven 三角
Eisenmenger's syndrome	艾森曼格综合征
electrocardiac vector	心电向量
electrophysiologic study, EPS	心脏电生理检查
electronic modulation	电张调整
entrainment	拖带
escape-capture beat	逸搏-夺获搏动
escape rhythm	逸搏心律
esophagus lead	食管导联
exercise stress test	运动负荷试验
exploring electrode	探查电极
epsilon wave	epsilon 波

F

Fallot tetralogy	法洛四联症
fast pathway	快径路
first degree atrioventricular block	一度房室阻滞
frontal leads	额面导联

G

gap junctional, GJ	缝隙连接

H

heart rate	心率
heart rhythm	心律
heart transplantation, HT	心脏移植
heterogeneity	异质性
hexaxial reference system	六轴系统
high degree A-V block	高度房室阻滞
His bundle electrogram(HBE)	希氏束电图

horizontal leads	横面导联
hypercalcemia	高钙血症
hyperkalemia	高钾血症
hypertrophic cardiomyopathy	肥厚型心肌病
hypocalcemia	低钙血症
hypokalemia	低钾血症

I

idiopathic 1eft ventricular tachycardia, ILVT	特发性左室室性心动过速
idiopathic right ventricular tachycardia, IRVT	特发性右室室性心动过速
idiopathic ventricular fibrillation	特发性心室颤动
idiopathic ventricular tachycardia, IVT	特发性室性心动过速
idioventricular rhythm	心室自主心律
inappropriate sinus tachycardia, IST	不适当窦性心动过速
infarction with persistent elevated ST segment	ST 段抬高的心肌梗死
injury electrocardiogram change	损伤型心电图改变
interference	干扰
intermittent bundle branch block	间歇性束支阻滞
interpolated premature beat	插入性早搏
intra-atrial reentrant tachycardia, IART	折返性房性心动过速
intraventricular aberrant conduction	室内差异性传导
intraventricular block	室内阻滞
ischemic electrocardiogram change	缺血型心电图改变

J

junctional premature beat	交界性早搏
junctional tachycardia	交界性心动过速

K

Katz-Wachtel signe	Katz-Wachtel 征

L

ladder-shaped diagram	梯形图解
Lambda wave	Lambda 波
left anterior fascicular block	左前分支阻滞
left atrial hypertrophy	左房肥大
left bundle branch block	左束支阻滞
left posterior fascicular block	左后分支阻滞
left septal fascicular block	左间隔支阻滞
left ventricular hypertrophy	左心室肥厚
left ventricular outflow tract tachycardia	左室流出道室性心动过速
Lev's disease	Lev 病

linking phenomenon	蝉联现象
Long Cycle Short-Cycle Phenomenon	长短周期现象
Long QT Syndrome	长 QT 间期综合征

M

Mahaim fiber	Mahaim 纤维
monomorphic ventricular tachycardia	单形性室性心动过速
myocardial diseases	心肌病
myocardial infarction	心肌梗死
myocarditis	心肌炎

N

necrotic electrocardiogram change	坏死型心电图改变
Niagara wave	Niagara 波
none Q wave infarction	非 Q 波心肌梗死

O

old myocardial infarction	陈旧性心肌梗死
Osborn wave	Osborn 波
oscillatory afterpotential	震荡电位
overdrive suppression	超速抑制

P

P wave	P 波
P terminal force in lead V_1	P 波的终末电势(Ptf_{V_1})
pacemaker mediated tachycardia, PMT	起搏器介导性心动过速
parasystole	并行心律
paroxysmal supraventricular tachycardia, PSVT	阵发性室上性心动过速
paroxysmal ventricular tachycardia	阵发性室性心动过速
permanent junctional reentrant tachycardia, PJRT	持续性交界区折返性心动过速
phase 3 block	3 相阻滞
phase 4 block	4 相阻滞
polymorphic ventricular tachycardia	多形性室性心动过速
PR interval	PR 间期
pre-excitation syndrome	预激综合征
premature beat	过早搏动
prinzmetal angina	变异型心绞痛
proarrhythmia	促心律失常作用
programmability of pacemaker	起搏器程控
pulmonary embolism	肺栓塞

Q

Q wave	Q 波
QT interval	QT 间期
QRS complex	QRS 波群
quinidine	奎尼丁

R

R onT phenomenon	R onT 现象
R wave	R 波
rate adaptive pacemaker	频率适应性起搏器
rate dependent atrioventricular block	频率依赖性房室阻滞
reciprocal rhythm	反复心律
relative refractory period,RRP	相对不应期
repetitive monomorphic ventricular tachycardia, RMVT	反复性单形性室性心动过速
reset	重整
rest potential	静息电位
restricted cardiomyopathy	限制型心肌病
right atrial hypertrophy	右房肥大
right bundle branch block	右束支阻滞
right ventricular hypertrophy	右室肥厚
right ventricle infarction	右心室梗死
rule of bigeminy	二联律法则

S

S wave	S 波
$S_{I}S_{II}S_{III}$ syndrome	$S_{I}S_{II}S_{III}$ 综合征
second degree atrioventricular block	二度房室阻滞
second degree type Ⅰ atrioventricular block	二度Ⅰ型房室阻滞
second degree type Ⅱ atrioventricular block	二度Ⅱ型房室阻滞
short QT Syndrome	短 QT 间期综合征
sick sinus syndrome,SSS	病态窦房结综合征
single chamber pace electrocardiogram	单腔起搏心电图
sinoatrial block	窦房阻滞
sino-ventricular conduction	窦室传导
sinus arrest	窦性停搏
sinus arrhythmia	窦性心律不齐
sinus atrial conduction time,SACT	窦房传导时间
sinus bradycardia	窦性心动过缓
sinoatrial nodal reentrant tachycardia	窦房结折返性心动过速
sinus nodal recover time,SNRT	窦房结恢复时间
sinus premature beat	窦性早搏
sinus rhythm	窦性节律

sinus tachycardia	窦性心动过速
slow pathway	慢径
sotalol	索他洛尔
ST segment	ST 段
standard lead	标准导联
supernormal conduction	超常传导
sustained monomorphic ventricular tachycardia	持续性单形性室性心动过速
syndrome with short PR interval(L-G-L syndrome)	短 PR 间期综合征
systolic overloading	收缩期负荷过重

T

T wave	T 波
T-wave alternans	T 波电交替
three degree atrioventricular block	三度房室阻滞
Torsades de pointes, TDP	尖端扭转性室性心动过速
transition zone	移行区
triggered activity	触发激动
trifascicular block	三分支阻滞

U

U wave	U 波
unidirectional conduction block	单向阻滞

V

valvular disease of the heart, VDH	心脏瓣膜病
variant form of preexcitation	变异型预激综合征
ventricle activation time, VAT	室壁激动时间
ventricular escape	室性逸搏
ventricular premature beat	室性早搏
ventricular capture	心室夺获
ventricular fibrillation	心室颤动
ventricular flutter	心室扑动
ventricular fusion beats	室性融合波
ventricular hypertrophy	心室肥大
ventricular late potential, VLP	心室晚电位
ventricular parasystole	室性并行心律
ventricular premature beat	室性早搏
ventricular septal defect, VSD	室间隔缺损
ventricular tachycardia	室性心动过速
verapamil	维拉帕米(异搏定)
voltages of QRS complex	QRS 波电压
vulnerable period	易损期

W

warm up	温醒现象
wedensky effect	魏登斯基效应
Wellens syndrome	Wellens 综合征
Wenckbach phenomena	文氏现象
Wolff-Parkinson-White syndrome，WPW syndrome	WPW 综合征